医学检验技术专业
岗课赛证融合题库

全国卫生健康职业教育教学指导委员会医学检验技术专业分委会　组织编写

杨　拓　陈秀敏　樊永萍　孙　莉　主　编

陈华民　郭丽香　王　杰　罗　杰　刘　宇　肖　艳　李　卓　刘　倩　副主编

中国健康传媒集团
中国医药科技出版社

内 容 提 要

本书由临床检验基础、血液学检验、生物化学检验、免疫学检验、微生物学检验、寄生虫检验六篇的丰富题库构成，同时涵盖医学伦理。各篇严格按照新版全国规划医学检验专业教材框架进行编写，全面覆盖本科、高职、中职各个层次的教学内容并兼顾临床医学检验技术（士、师、主管）职称考试指导的要求，逐题对照《卫生专业技术资格考试大纲》标注"职称考试级别、年度与科目"，从而高效追踪并研析历年高频核心考点。本书的编写宗旨在于培养应用型、复合型和创新型的高素质技术技能人才，通过将岗位需求、课程内容、技能竞赛和职业证书的"岗课赛证"融合模式，逐级提升相关专业人员的基础能力、技术能力和综合创新能力。本书适合本科、高职、中职在校学生及参加全国临床医学检验技术职称考试人员使用。

图书在版编目（CIP）数据

医学检验技术专业岗课赛证融合题库 / 杨拓等主编 . 北京：中国医药科技出版社，2025. 5. -- ISBN 978-7-5214-5142-9

Ⅰ. R446.1-44

中国国家版本馆 CIP 数据核字第 20240PS656 号

责任编辑 高一鹭　刘孟瑞　高延芳
美术编辑 陈君杞
版式设计 也　在

出版 **中国健康传媒集团** | 中国医药科技出版社
地址 北京市海淀区文慧园北路甲 22 号
邮编 100082
电话 发行：010-62227427　邮购：010-62236938
网址 www.cmstp.com
规格 880×1230 mm $^1/_{16}$
印张 32
字数 1357 千字
版次 2025 年 5 月第 1 版
印次 2025 年 5 月第 1 次印刷
印刷 河北环京美印刷有限公司
经销 全国各地新华书店
书号 ISBN 978-7-5214-5142-9
定价 98.00 元

获取新书信息、投稿、为图书纠错，请扫码联系我们。

编委会

主　编　杨　拓　陈秀敏　樊永萍　孙　莉

副主编　陈华民　郭丽香　王　杰　罗　杰　刘　宇　肖　艳　李　卓　刘　倩

编　者（按姓氏笔画排序）

丁　彦（西安培华学院）
王　杰（石河子卫生学校）
王　琴（云南商务职业学院）
王丽媛（昌吉职业技术学院）
王玲玲（皖北卫生职业学院）
王晓烜（济南护理职业学院）
文　承（南宁市卫生学校）
田熙熙（北京卫生职业学院）
代海兵（黔南民族医学高等专科学校）
冯贞贞（达州中医药职业学院）
吕燕波（云南经济管理学院医学院）
朱　娅（达州职业技术学院）
乔竹稳（伊春职业学院）
任方媛（乌兰察布医学高等专科学校）
刘　欣（昌吉职业技术学院）
刘　莉（益阳医学高等专科学校）
刘　敏（哈尔滨市卫生学校）
江宇枫（牡丹江市卫生学校）
孙　莉（襄阳职业技术学院）
杜春艳（毕节医学高等专科学校）
李　庆（北海市卫生学校）
李　卓（西安市卫生学校）
李联巧（云南医药健康职业学院）
杨　拓（广东省湛江卫生学校）
杨　敏（北京卫生职业学院）
杨娟元（湖北职业技术学院）
吴　琳（鄱阳卫生学校）
何江梅（昌吉职业技术学院）
张　芸（福建省龙岩卫生学校）
马　莉（长治卫生学校）
王　敏（成都铁路卫生学校）
王红梅（昌吉职业技术学院）
王佳妮（四川护理职业学院）
王海凤（山东中医药高等专科学校）
王淑琴（吉安职业技术学院）
邓　侃（吉安职业技术学院）
申绯翡（洛阳职业技术学院）
包欢欢（北海市卫生学校）
成童童（江苏省南通卫生高等职业技术学校）
朱　伟（安徽省淮北卫生学校）
朱霞云（益阳医学高等专科学校）
乔继琛（江西中医药高等专科学校）
刘　宇（广西科技大学附属卫生学校）
刘　音（昌吉职业技术学院）
刘　倩（榆林职业技术学院）
闫　岩（广东新安职业技术学院）
汤小军（广西卫生职业技术学院）
孙江山（重庆市医药卫生学校）
严　颖（昭通卫生职业学院）
李　英（凉山卫生学校）
李　佳（眉山药科职业学院）
李媛媛（黑龙江护理高等专科学校）
杨　佳（黑龙江护理高等专科学校）
杨晋荣（临汾职业技术学院）
肖　艳（四川省宜宾卫生学校）
吴菲菲（聊城职业技术学院）
宋晓光（鹤壁职业技术学院）
张　晶（湖北职业技术学院）

张苏瑶（新疆伊宁卫生学校）
张丽娟（岳阳职业技术学院）
张彦军（上海城建职业学院）
陈华民（海南卫生健康职业学院）
陈秀敏（漯河医学高等专科学校第三附属医院）
武亚男（乌兰察布医学高等专科学校）
苗　宁（达州职业技术学院）
罗　洁（江西医学高等专科学校）
罗　浪（益阳医学高等专科学校）
金　锦（晋中市卫生学校）
房　芳（云南经济管理学院）
赵　绮（郑州铁路职业技术学院）
赵红霞（昌吉职业技术学院）
赵景秀（昆明卫生职业学院）
胡云姣（湘潭医卫职业技术学院）
胡培培（江苏省南通卫生高等职业技术学校）
柏　莎（黔南民族医学高等专科学校）
侯冬梅（乌兰察布医学高等专科学校）
姜　竹（黑龙江护理高等专科学校）
贾丽蓉（晋中市卫生学校）
原发家（晋中职业技术学院）
柴　迪（白城医学高等专科学校）
徐晓可（广东岭南职业技术学院）
殷　佳（广安职业技术学院）
殷　彦（西安培华学院）
高玉龙（扎兰屯职业学院）
郭丽香（天津医学高等专科学校）
黄　坚（西昌医学高等专科学校）
梁　莎（益阳医学高等专科学校）
梁绮雯（广州卫生职业技术学院）
韩冬霞（新疆伊宁卫生学校）
塔及古丽·牙库甫（新疆维吾尔自治区阿克苏职业技术学院）
葛会美（菏泽家政职业学院）
曾　锦（昭通卫生职业学院）
窦　迪（上海城建职业学院）
管　莹（湖北职业技术学院）
樊永萍（榆林职业技术学院）

序　言

医学检验技术是医疗卫生事业和医疗卫生体系不可或缺的重要组成部分，是精准诊断、疗效评估和疾病防控的关键支撑。随着精准医疗、分子诊断、智能化检验技术的快速发展，医学检验技术正经历着智能化、自动化的跨越式发展，这对医学检验技术人才的培养提出了更高要求。从业者不仅需要掌握扎实的理论知识和规范的操作技能，更需具备对接岗位标准的职业素养、应对技能竞赛的综合能力，以及通过职业资格认证的核心竞争力。《医学检验技术专业岗课赛证融合题库》的编纂出版，不仅是对学科知识的系统梳理，更是对职业能力标准的精准呼应。

《医学检验技术专业岗课赛证融合题库》深度践行“岗课赛证”四维融合的职业教育改革，以《医学检验技术专业国家教学标准》为基准，深度融合临床检验岗位核心能力、行业标准、全国职业院校检验技能大赛评分标准及临床医学检验技术（士/师/主管）资格考试大纲三大维度，形成“岗位任务－课程模块－竞赛指标－证书考点”四维映射。按专业课程章节知识点对历年检验职称真题进行分析归类，题库将历年检验资格考试真题按学科逻辑进行章节拆分与知识图谱重构，确保每个知识点都能对应到具体的岗位能力要求，既包含检验原理的系统化训练，又创设真实诊疗场景案例；既覆盖标准化操作全流程考核，更深度嵌入质量规范与生物安全应急处理等职业规范。

本题库不仅是知识练习的工具，更是连接学习与工作的实用桥梁——通过课堂内容与临床岗位的对接，帮助学习者明确学习方向；通过备赛训练强化操作技能，弥补实践短板；通过考证复习整合零散知识，建立系统化的专业体系，最终实现从“知识记忆”到“临床胜任力”的转化跃迁。

本题库既可作为职业院校医学检验技术专业学生的课业辅导与执业资格考试备考指南，亦可作为医疗机构检验科在职人员的继续教育工具书。同时希望这本题库成为医学检验技术专业师生的“好帮手”，助力更多学子在职业成长道路上夯实基础、找准方向；也期待检验老师们以此为契机，共同探索“岗课赛证”深度融合的人才培养新模式。期待以试题库为载体，培养具有数字素养、临床思维和创新能力的医学检验技术高技能人才，为健康中国输送更多“精检验、懂临床、善沟通”的高技能人才。

全国卫生健康职业教育教学指导委员会副秘书长

2025 年 4 月

前　言

我们团队历时两年，精心编写了这本《医学检验技术专业岗课赛证融合题库》，希望为学生提供一套“精准适配”的训练题库。

本书编写特色如下：①**题库逻辑缜密**。以“岗”为标，以“课”为基，以“赛”促练，以“证”验效。②**密接岗位需求**。严格参照《全国临床检验操作规程》《医学检验实验室基本标准》等新版全国规划医学检验专业教材，筛选梳理核心岗位模块，确保题目场景贴近真实工作流程。③**覆盖课程核心**。以临床检验基础、血液学检验、生物化学检验、免疫学检验、微生物学检验、寄生虫检验六大专业主干课程为框架，将历年医学检验技术专业职称考试真题按章节知识内容进行拆分，利于专业课程重点、难点的逐一攻克掌握。④**融入竞赛元素**。收录全国职业院校技能大赛重点考题，使学生备赛有方。⑤**强化考证导向**。逐题对照《卫生专业技术资格考试大纲》标注“职称考试级别、年度与科目”，从而高效追踪并研析历年高频核心职考知识点。

本书主要适用于本科、高职、中职医学检验技术专业学生配套课程进行学习与备考，还适用于备考医学检验技术（士、师、主管）职称资格证的从业人员、参加职业技能竞赛的师生团队，亦可供临床医学检验科室新入职人员进行岗前培训使用。

本书的编写过程中，我们得到了临床检验专家、职业院校骨干教师、行业技能大赛裁判的悉心指导，也参考了大量前沿行业标准和权威教材。尽管力求严谨，但难免存在疏漏，恳请读者批评指正。期待本书能陪伴广大读者在医学检验技术专业的学习道路上稳步前行，成为职业成长征途中的“铺路石”。

全国卫生健康职业教育教学指导委员会医学检验技术专业分委会副主任

2025 年 4 月

目　　录

第一篇　临床检验基础

第一章　血液检验基本技术 …………………… 2
　第一节　血液标本采集与处理 ……………… 2
　第二节　细胞显微镜计数 …………………… 6
　第三节　血涂片制备与染色 ………………… 6
第二章　血液一般检验 ………………………… 9
　第一节　白细胞检验 ………………………… 9
　第二节　红细胞检验 ………………………… 18
　第三节　血小板检验 ………………………… 30
　第四节　血栓与止血一般检验 ……………… 30
第三章　血细胞分析仪 ………………………… 34
　第一节　血细胞分析仪检验原理 …………… 34
　第二节　血细胞分析仪校准、性能评价及对比 …… 35
　第三节　血细胞分析仪检验结果的质量保证… 36
　第四节　血细胞分析仪的临床应用 ………… 37
第四章　血型与输血检验 ……………………… 40
　第一节　红细胞血型系统 …………………… 40
　第二节　红细胞血型及相关检验 …………… 42
　第三节　白细胞血型系统 …………………… 43
　第四节　采血、贮血与输血 ………………… 44
　第五节　血型与输血相关疾病 ……………… 44
第五章　尿液检验 ……………………………… 47
　第一节　尿液标本采集与处理 ……………… 47
　第二节　尿液一般性状 ……………………… 49
　第三节　尿液化学成分检验 ………………… 52
　第四节　尿液显微镜检验 …………………… 61
　第五节　尿液分析仪检验 …………………… 65
第六章　粪便检验 ……………………………… 73
　第一节　标本采集与处理 …………………… 73
　第二节　一般性状检验 ……………………… 73
　第三节　化学检查与免疫检验 ……………… 74
　第四节　显微镜检验 ………………………… 75
第七章　其他体液检验 ………………………… 79
　第一节　脑脊液检验 ………………………… 79
　第二节　浆膜腔积液 ………………………… 83
　第三节　关节腔积液检验 …………………… 86
　第四节　羊水检验 …………………………… 86
　第五节　痰液与支气管肺泡灌洗液检验 …… 87
第八章　生殖道分泌物检验 …………………… 89
　第一节　精液检验 …………………………… 89
　第二节　前列腺液检验 ……………………… 92
　第三节　阴道分泌物检验 …………………… 93
第九章　临床细胞学检验 ……………………… 96

第二篇　血液学检验

第一章　造血基础理论简介 …………………… 100
　第一节　造血器官及造血 …………………… 100
　第二节　造血细胞 …………………………… 101
　第三节　造血微环境与造血调控 …………… 101

第四节　血细胞的生长发育 ………………… 102

第二章　骨髓细胞基本形态及检验…… 103

第一节　骨髓细胞形态演变一般规律 …… 103

第二节　正常骨髓细胞形态特征 ………… 103

第三节　骨髓象检查 ……………………… 104

第三章　细胞化学染色…………………… 107

第四章　骨髓其他检验…………………… 110

第五章　贫血实验室诊断 ……………… 111

第六章　铁代谢障碍性贫血的相关检验 ……………………… 113

第七章　DNA 合成障碍性贫血的相关检验 ……………………… 118

第八章　造血功能障碍性贫血的相关检验 ……………………… 120

第九章　溶血性贫血的相关检验……… 122

第一节　概述 ……………………………… 122

第二节　免疫溶血性贫血检验 ………… 123

第三节　红细胞膜缺陷检验 …………… 124

第四节　红细胞酶缺陷检验 …………… 125

第五节　血红蛋白异常检验 …………… 126

第十章　白细胞检验基础 ……………… 129

第十一章　白血病检验…………………… 130

第一节　概述 ……………………………… 130

第二节　急性白血病分型与疗效判断标准… 130

第三节　急性髓系白血病检验 ………… 132

第四节　淋巴细胞系白血病检验 ……… 135

第五节　浆细胞病检验 ………………… 137

第六节　恶性淋巴瘤检验 ……………… 140

第十二章　骨髓增殖性肿瘤检验……… 141

第十三章　骨髓增生异常综合征检验… 145

第十四章　其他白细胞疾病 ………… 146

第十五章　血栓与止血检验 ………… 150

第一节　血管壁止血作用及检验 ……… 150

第二节　血小板止血作用及检验 ……… 150

第三节　血液凝固及凝血因子检验 …… 151

第四节　抗凝物质及检验 ……………… 153

第五节　纤维蛋白（原）溶解系统及检验… 153

第十六章　血栓与止血检验的临床应用 ……………………… 154

第一节　概述 ……………………………… 154

第二节　常见血管壁异常出血性疾病 …… 156

第三节　常见血小板疾病 ……………… 156

第四节　常见凝血功能异常疾病 ……… 157

第五节　弥散性血管内凝血 …………… 157

第六节　抗凝物质缺陷 ………………… 158

第七节　抗血栓和溶栓治疗监测 ……… 158

第三篇　生物化学检验

第一章　绪论 ……………………………… 166

第二章　生物化学检验基本知识……… 167

第一节　生物化学检验的标本 ………… 167

第二节　标本因素对检验结果的影响 …… 167

第三节　实验室检查相关 ……………… 167

第三章　生物化学检验常用技术……… 169

第一节　光谱分析技术 ………………… 169

第二节　电化学分析技术 ……………… 170

第三节　电泳分析技术 ………………… 171

第四章　自动生化分析技术 ………… 173

第五章　临床酶学分析技术 ………… 175

第一节　酶学分析技术基本知识 ……… 175

第二节　酶活性测定方法 ……………… 177

第三节　代谢物酶学分析技术 ………… 178

第四节　同工酶分析 …… 180
第五节　酶学分析技术的影响因素 …… 183
第六节　诊断酶学在临床中的应用 …… 183

第六章　实验方法的选择与检验系统的评价验证 …… 184

第七章　生物化学检验的质量控制 …… 186

第八章　血浆蛋白质检验 …… 189
第一节　血浆蛋白质概述 …… 189
第二节　体液蛋白质检验 …… 192

第九章　糖代谢紊乱检验 …… 196
第一节　概述 …… 196
第二节　葡萄糖及其相关代谢物的检验 …… 202

第十章　脂代谢紊乱检验 …… 208
第一节　概述 …… 208
第二节　血脂蛋白及载脂蛋白测定 …… 213

第十一章　体液电解质与微量元素检验 …… 216
第一节　钠、钾、氯代谢与检验 …… 216
第二节　钙、镁、磷代谢与检验 …… 218
第三节　微量元素代谢与检验 …… 222

第十二章　血气分析与酸碱平衡紊乱 …… 224

第十三章　肝胆疾病检验 …… 228
第一节　概述 …… 228
第二节　肝功能试验 …… 229
第三节　肝功能试验的选择与评价 …… 234

第十四章　肾功能及早期肾损伤检验 …… 239
第一节　概述 …… 239
第二节　肾功能常用检验 …… 241
第三节　早期肾损伤的检验 …… 243
第四节　肾功能特殊检验 …… 244

第十五章　心肌损伤标志物检验 …… 246
第一节　心肌损伤标志物的测定 …… 246
第二节　心力衰竭标志物 …… 249

第十六章　胰腺疾病检验 …… 251
第一节　概述 …… 251
第二节　胰腺疾病的检验 …… 251

第十七章　内分泌疾病检验 …… 257
第一节　概述 …… 257
第二节　甲状腺功能测定 …… 258
第三节　肾上腺功能测定 …… 260
第四节　性激素测定 …… 263

第十八章　骨骼疾病的生物化学检验 …… 265

第十九章　治疗药物浓度监测 …… 266

第四篇　免疫学检验

第一章　免疫学检验概论 …… 270
第一节　免疫学基本概念 …… 270
第二节　免疫学检验的应用 …… 271

第二章　免疫器官和免疫细胞 …… 272
第一节　免疫器官 …… 272
第二节　免疫细胞 …… 273

第三章　细胞因子 …… 275

第四章　抗原 …… 276
第一节　抗原的基本知识 …… 276
第二节　抗原的特异性 …… 276
第三节　抗原的分类 …… 276
第四节　医学上重要的抗原物质 …… 277

第五章　抗体 …… 278
第一节　抗体的结构 …… 278
第二节　抗体的生物学作用 …… 278
第三节　抗体的特性和功能 …… 278
第四节　单克隆抗体 …… 280

第六章　补体系统 …… 283
第一节　补体系统概述 …… 283

第二节 补体系统的活化与调控 …………… 284
第三节 补体系统的生物学功能 …………… 285
第四节 补体检测技术与临床应用 ………… 285

第七章 主要组织相容性复合体 ………… 287

第八章 免疫应答 ………………………… 288

第九章 免疫学防治 ……………………… 289

第十章 免疫原和抗血清的制备 ………… 290

第一节 免疫原的制备 …………………… 290
第二节 免疫血清的制备 ………………… 291

第十一章 抗原－抗体反应 ……………… 292

第一节 抗原－抗体反应的原理 ………… 292
第二节 抗原－抗体反应的特点 ………… 292
第三节 抗原－抗体反应的影响因素 …… 294
第四节 抗原－抗体反应的基本类型 …… 295

第十二章 凝集反应 ……………………… 296

第一节 直接凝集反应 …………………… 296
第二节 间接凝集反应 …………………… 298
第三节 抗球蛋白试验 …………………… 299

第十三章 沉淀反应 ……………………… 301

第一节 液相内沉淀试验 ………………… 301
第二节 凝胶内沉淀试验 ………………… 302
第三节 凝胶免疫电泳技术 ……………… 304

第十四章 免疫比浊分析 ………………… 306

第一节 免疫比浊技术原理 ……………… 306
第二节 自动化免疫比浊分析 …………… 307

第十五章 酶免疫技术 …………………… 308

第一节 概述 ……………………………… 308
第二节 酶联免疫吸附试验 ……………… 310
第三节 膜载体的酶免疫技术 …………… 312
第四节 生物素－亲和素系统酶联免疫吸附试验 …………………………………… 312
第五节 酶免疫技术的应用 ……………… 313

第十六章 荧光免疫技术 ………………… 314

第一节 基本知识 ………………………… 314
第二节 荧光免疫显微技术 ……………… 315
第三节 时间分辨荧光免疫测定 ………… 316

第十七章 流式细胞术 …………………… 318

第十八章 放射免疫技术 ………………… 320

第一节 放射性核素与放射标记物的制备… 320
第二节 放射免疫分析 …………………… 320
第三节 免疫放射分析 …………………… 322

第十九章 金免疫技术 …………………… 323

第二十章 化学发光免疫技术 …………… 324

第一节 发光的基本知识 ………………… 324
第二节 直接化学发光免疫分析 ………… 324
第三节 化学发光酶免疫分析 …………… 325
第四节 电化学发光免疫分析 …………… 325
第五节 发光氧通道免疫分析 …………… 326
第六节 化学发光免疫技术的临床应用 … 326

第二十一章 免疫组织化学检验技术 …… 327

第一节 免疫组织化学检验技术基本知识… 327
第二节 酶免疫组织化学检验技术 ……… 328
第三节 荧光免疫组织化学检验技术 …… 328

第二十二章 免疫细胞及其功能检测技术 ………………………………………… 329

第一节 免疫细胞的分离与纯化 ………… 329
第二节 淋巴细胞数量及功能检测 ……… 330
第三节 吞噬细胞功能检测 ……………… 331

第二十三章 超敏反应及临床检验 ……… 332

第一节 Ⅰ型超敏反应及临床检测 ……… 332
第二节 Ⅱ型超敏反应及临床检测 ……… 335
第三节 Ⅲ型超敏反应及临床检测 ……… 336
第四节 Ⅳ型超敏反应及临床检测 ……… 338

第二十四章 自身免疫病及检验 ………… 340

第一节 自身免疫病概述 ………………… 340
第二节 自身免疫病的发病机制 ………… 341
第三节 自身免疫病检验 ………………… 341

第二十五章 免疫缺陷病及检验 ………… 349

第一节 原发性免疫缺陷病 ……………… 349
第二节 继发性免疫缺陷病 ……………… 349

第三节　免疫缺陷病的检验技术 ………… 350

第二十六章　免疫增殖病及检验 ……… 353

第一节　免疫增殖病概述 ………………… 353

第二节　免疫增殖病的免疫损伤机制 …… 353

第三节　单克隆丙种球蛋白病的临床免疫学特征 ………………………………… 353

第四节　单克隆丙种球蛋白病的检测方法… 354

第二十七章　器官移植与免疫学检验… 356

第一节　器官移植的基本知识 …………… 356

第二节　避免移植排斥反应的免疫学检验及意义 ……………………………… 357

第三节　移植后的免疫监测 ………… 358

第二十八章　肿瘤标志物检验 ………… 359

第一节　肿瘤标志物概述 ……………… 359

第二节　常见肿瘤标志物 ……………… 360

第三节　肿瘤标志物的检测和联合应用 … 360

第二十九章　免疫学检验的质量控制… 364

第一节　免疫学检验的质量控制的基本保障 ……………………………… 364

第二节　免疫学实验常用评价指标 ……… 364

第五篇　微生物学检验

第一章　细菌的基本性状 ……………… 368

第一节　细菌的形态与结构 …………… 368

第二节　细菌的生理 …………………… 370

第三节　细菌与环境 …………………… 371

第四节　细菌的遗传与变异 …………… 372

第五节　细菌的分类与命名 …………… 374

第二章　细菌的感染与免疫 …………… 375

第三章　细菌检验基本技术 …………… 377

第一节　细菌形态检验技术 …………… 377

第二节　细菌接种与培养技术 ………… 378

第三节　细菌生化鉴定技术 …………… 380

第四节　细菌的其他检验技术 ………… 382

第四章　抗菌药物敏感试验 …………… 384

第五章　常见病原性球菌 ……………… 388

第一节　葡萄球菌属 …………………… 388

第二节　链球菌属 ……………………… 389

第三节　肠球菌属 ……………………… 391

第四节　奈瑟菌属 ……………………… 391

第六章　肠杆菌科 ……………………… 396

第一节　概述 …………………………… 396

第二节　埃希菌属 ……………………… 396

第三节　志贺菌属 ……………………… 397

第四节　沙门菌属 ……………………… 398

第五节　其他肠杆菌科细菌 …………… 399

第七章　非发酵革兰阴性杆菌 ………… 402

第一节　假单胞菌属 …………………… 402

第二节　其他非发酵革兰阴性杆菌 …… 403

第八章　弧菌科 ………………………… 405

第九章　弯曲菌属与螺杆菌属 ………… 408

第十章　其他革兰阴性杆菌 …………… 409

第一节　嗜血杆菌属 …………………… 409

第二节　布鲁菌 ………………………… 410

第十一章　常见革兰阳性需氧或兼性厌氧杆菌 ……………………… 412

第一节　革兰阳性无芽孢杆菌 ………… 412

第二节　革兰阳性需氧芽孢杆菌 ……… 413

第十二章　分枝杆菌属、放线菌属与诺卡菌属 ……………………… 414

第一节　分枝杆菌属 …………………… 414

第二节　放线菌属与诺卡菌属 ………… 417

第十三章　厌氧菌 …… 418

第十四章　其他原核细胞型微生物 …… 421

第一节　螺旋体 …… 421

第二节　支原体 …… 422

第三节　衣原体 …… 423

第四节　立克次体 …… 424

第十五章　真菌概述 …… 426

第十六章　常见病原性真菌 …… 427

第十七章　病毒的基本性状 …… 430

第十八章　病毒的基本性状检查与防治 …… 431

第十九章　病毒感染的检验方法 …… 432

第二十章　常见病毒 …… 433

第一节　呼吸道病毒 …… 433

第二节　肝炎病毒 …… 434

第三节　逆转录病毒 …… 437

第四节　肠道病毒 …… 437

第五节　疱疹病毒 …… 438

第六节　其他病毒 …… 439

第二十一章　临床微生物检验 …… 441

第六篇　寄生虫检验

第一章　总论 …… 446

第二章　线虫 …… 447

第一节　概述 …… 447

第二节　似蚓蛔线虫 …… 447

第三节　蠕形住肠线虫 …… 448

第四节　十二指肠钩口线虫和美洲板口线虫 448

第五节　毛首鞭形线虫 …… 449

第六节　班氏吴策线虫和马来布鲁线虫 … 449

第七节　旋毛形线虫 …… 450

第三章　吸虫 …… 451

第一节　华支睾吸虫 …… 451

第二节　卫氏并殖吸虫 …… 451

第三节　日本裂体吸虫 …… 451

第四节　布氏姜片吸虫 …… 452

第四章　绦虫 …… 453

第五章　根足虫 …… 454

第六章　鞭毛虫 …… 455

第七章　孢子虫纲 …… 456

第八章　医学节肢动物 …… 458

附　录

附录 1　医学伦理 …… 462

附录 2　参考答案 …… 465

附录 3　彩图 …… 493

第一篇

临床检验基础

第一章 血液检验基本技术

第一节 血液标本采集与处理

A1 型题

一、血液标本类型

1. 血液有形成分中数量最多的是（检验士 2018 专业，2013 相关）

A. 粒细胞　B. 红细胞
C. 血小板　D. 淋巴细胞
E. 单核细胞

2. 血清与血浆的区别主要在于血清中不含（检验士 2016 基础，2014 基础）

A. 白蛋白　B. 球蛋白
C. 纤维蛋白　D. 纤维蛋白原
E. 转铁蛋白受体

3. 血浆和血清的主要区别是（检验士 2017 基础、2015 基础）

A. 红细胞　B. 白细胞
C. 血小板　D. 凝血因子
E. pH

4. 血清和血浆的主要差别是（检验师 2016 基础）

A. 白蛋白含量　B. 球蛋白含量
C. 脂蛋白含量　D. 血细胞数量
E. 凝血因子含量

5. 血清与血浆的区别是（检验士 2020 相关）

A. 血清缺少某些凝血因子
B. 血浆缺少某些凝血因子
C. 血清缺少凝血酶
D. 血浆缺少凝血酶
E. 血清缺少纤维蛋白

6. 血清中缺少的物质是（检验士 2020 基础）

A. 某些凝血因子　B. 碱性蛋白质
C. 网织红细胞　D. 吞噬细胞
E. 淋巴细胞

7. 正常人血液 pH 为（检验士 2021 专业，2019 专业，2018 基础，2016 基础，2014 基础）（主管检验师 2017 基础，2015 专业）

A. 6.00~6.20　B. 6.34~6.45
C. 6.80~7.00　D. 7.35~7.45
E. 7.80~8.00

8. 下列关于人体血液的叙述中，错误的是（检验士 2019 专业）

A. 血小板有运输二氧化碳的功能
B. 红细胞具有运输氧的功能
C. 白细胞能吞噬病菌
D. 血浆能运载血细胞，运输养料和废物
E. 血小板能够维持血管内皮的完整性

9. 外周血中运送 O_2 和 CO_2 的细胞是（检验士 2014 基础，2012 基础）

A. 红细胞　B. 白细胞
C. 血小板　D. 淋巴细胞
E. 内皮细胞

10. 一般成人血量是（主管检验师 2021 基础）

A. 7~8L　B. 1~2L
C. 3~4L　D. 5.5~6.5L
E. 4~5L

11. 血液是物质运输的载体，下列说法正确的是（主管检验师 2021 相关，2019 基础）

A. 血浆是一种淡黄色液体，约占血液总量的 25%
B. 出现炎症时，血液中白细胞的数量多于红细胞
C. 促进伤口止血和凝血的只有血小板
D. 输血时，A 型血的患者可以接受 AB 型
E. 血液中血浆占 55%

12. 成年男性的体液总量约占正常人体中的（主管检验师 2014 基础）

A. 60%　B. 55%
C. 50%　D. 40%
E. 30%

二、血液标本添加剂

13. 患儿女，9 岁。因头晕、面色苍白、乏力加重，前来就诊。如进行血液分析检查，需使用的抗凝剂为（检验士 2021 专业，2019 专业，2015 实践，2012 实践）（主管检验师 2015 实践）

A. 草酸铵　B. EDTA-K_2
C. 肝素钠　D. 枸橼酸钠
E. 肝素钙

14. 血细胞分析应采用的抗凝剂是（检验士 2021 专业，2020 实践，2017 专业，2015 相关，2013 基础）（检验师 2012 基础）（主管检验师 2016 专业，2015 基础）

A. 枸橼酸钠　B. 肝素
C. EDTA-K_2　D. 草酸钾
E. 草酸钠

15. 用动脉血液分析仪进行血液分析，首选的抗凝剂是（检验师 2014 相关）

A. EDTA-K_2　　B. 肝素
C. 双草酸盐　　D. 草酸钠
E. 枸橼酸钠

16. ICSH 建议 CBC 使用的抗凝剂为（检验师 2018 基础，2016 基础，2013 基础）（主管检验师 2012 基础）

A. 肝素　　B. 草酸钾
C. 草酸铵　　D. 枸橼酸钠
E. 乙二胺四乙酸盐

17. 对血细胞计数影响最小的抗凝剂是（检验师 2020 专业，2017 专业）

A. EDTA-Na_2　　B. EDTA-K_2
C. 肝素　　D. 草酸钠
E. 枸橼酸钠

18. 乙二胺四乙酸（EDTA）盐的抗凝机制是（检验师 2012 专业）

A. 加强组织因子途径抑制物作用
B. 加强 AT 灭活丝氨酸蛋白酶作用
C. 加强蛋白 C 系统作用
D. 与血液中钙离子形成草酸钙沉淀
E. 与血液中钙离子结合形成螯合物

19. EDTA 抗凝血，适合于做（检验师 2012 专业）

A. PT 检查　　B. TT 检查
C. 血糖检查　　D. 全血细胞计数
E. 魏氏法红细胞沉降率测定

20. 红细胞渗透脆性试验的理想抗凝剂为（主管检验师 2021 基础，2020 相关，2018 实践，2017 基础，2014 相关）

A. 肝素　　B. 枸橼酸钠
C. EDTA-K_2　　D. 草酸铵
E. 双草酸盐

21. 进行红细胞沉降率试验时使用的抗凝剂为（检验士 2021 基础，2021 专业，2019 相关，2017 专业）

A. EDTA 盐　　B. 草酸钠
C. 枸橼酸钠　　D. 肝素
E. 双草酸盐

22. 能与钙离子形成螯合物，并产生抗凝作用的抗凝剂是（检验士 2020 相关，2019 基础，2015 专业）（主管检验师 2015 专业）

A. 肝素钠　　B. 草酸钠
C. 草酸钾　　D. 肝素锂
E. 枸橼酸钠

23. 下列中既可用作血象检验时的血样抗凝，又可作为血液保养液的抗凝剂是（检验士 2018 相关）

A. 乙二胺四乙酸盐　　B. 枸橼酸钠
C. 草酸钾　　D. 肝素
E. 双草酸盐

24. 枸橼酸钠用于红细胞沉降率检查时，其与血液的比例是（检验士 2021 专业，2020 基础，2019 相关，2015 实践，2014 专业，2013 相关，2012 专业）（主管检验师 2015 基础，2015 实践）

A. 1∶2　　B. 1∶4
C. 1∶6　　D. 1∶8
E. 1∶9

25. 凝血检查中，枸橼酸钠与血液的比例是（检验士 2015 基础）

A. 1∶1　　B. 1∶3
C. 1∶5　　D. 1∶7
E. 1∶9

26. 通常测定 PT 时，使用 3.2% 枸橼酸钠 0.2ml 加血液量为多少毫升（ml）（检验师 2019 专业）

A. 1.0　　B. 0.2
C. 1.8　　D. 2.0
E. 1.2

27. 枸橼酸钠螯合血液中的（检验士 2018 基础，2016 基础，2013 基础）

A. 钠离子　　B. 氯离子
C. 镁离子　　D. 钙离子
E. 锌离子

28. 用于输血保养液的抗凝剂是（检验师 2015 基础）

A. 肝素　　B. 草酸钾
C. 枸橼酸钠　　D. EDTA-K_2
E. EDTA-Na_2

29. 常用于凝血检查的抗凝剂是（检验师 2012 基础）

A. EDTA-K_2　　B. 枸橼酸钠
C. 草酸钠　　D. 肝素
E. 草酸钾

30. 肝素的抗凝作用需要依赖（检验士 2016 基础）

A. 肝素酶　　B. 抗凝血酶
C. 凝血因子 X　　D. 凝血因子 V
E. α_1- 抗胰蛋白酶

31. 具有灭活丝氨酸蛋白酶作用的抗凝剂是（检验士 2015 专业）（主管检验师 2015 专业）

A. 肝素钠　　B. 草酸钠
C. 草酸钾　　D. 枸橼酸钠
E. 乙二胺四乙酸钠

32. 加强抗凝血酶Ⅲ（AT-Ⅲ）灭活丝氨酸蛋白酶，从而具有阻止凝血酶形成的是（检验士 2012 实践）

A. 氟化钠　　B. 枸橼酸钠
C. 双草酸盐　　D. EDTA
E. 肝素

33. 具有明显加强 AT-Ⅲ的抗凝作用的是（主管检验师 2021 基础）

A. 凝血酶　　B. 纤溶酶
C. 肝素　　D. 蛋白 C
E. 蛋白 S

34. 关于肝素的性质，下列说法正确的是（检验师 2014 基础）

A. 是通过与血液中钙离子结合而发挥抗凝作用
B. 是血液细胞计数分析的首选抗凝剂
C. 做红细胞沉降率的抗凝最恰当
D. 可促进凝血活酶及凝血酶形成
E. 是红细胞渗透脆性试验理想的抗凝剂

35. 可使血涂片染色后产生蓝色背景的抗凝剂是（主

管检验师 2012 专业）

A. 肝素　　B. 草酸铵

C. 草酸钠　　D. 枸橼酸钠

E. 乙二胺四乙酸二钾

36. 不与钙离子结合的抗凝剂是（检验师 2019 基础）

A. 枸橼酸钠　　B. EDAT-Na_2

C. EDTA-K_2　　D. 肝素

E. 草酸钠

37. 可防止糖酵解的抗凝剂为（检验士 2018 相关）

A. EDTA- 氟化钠　　B. 肝素

C. 草酸钾　　D. 枸橼酸钠

E. EDTA

38. 血细胞计数及白细胞分类分析应采用的真空采血管颜色为（检验士 2020 实践，2018 专业，2016 专业，2014 专业，2012 专业）

A. 黑色试管盖试管　　B. 空色试管盖试管

C. 蓝色试管盖试管　　D. 紫色试管盖试管

E. 绿色试管盖试管

39. 全血细胞计数所采用的真空采血管的管帽颜色应是（检验士 2019 实践，2017 相关，2015 相关）（主管检验师 2015 相关）

A. 红色　　B. 紫色

C. 淡蓝色　　D. 绿色

E. 金黄色

40. 全血标本在室温放置一段时间后，血糖浓度有何变化（检验士 2020 实践）

A. 不变

B. 下降

C. 升高

D. 如果采用肝素抗凝，则血糖浓度不变

E. 采用含氟抗凝剂会加速血糖下降

41. 不能立即检测或分出血清时，应加入氟化钠抗凝，目的在于（检验师 2020 实践）

A. 防止红细胞破裂

B. 防止血小板减少

C. 抑制血浆蒸发，葡萄糖浓度增高

D. 抑制糖异生

E. 抑制糖酵解

42. 与血凝有关的离子是（检验师 2021 基础）

A. 钙离子　　B. 镁离子

C. 钠离子　　D. 钾离子

E. 氯离子

43. 下列关于抗凝剂的叙述，错误的是（检验师 2021 专业，2015 基础）

A. EDTA-Na 溶解度大于 EDTA-K

B. EDTA 盐与血浆中钙离子生成螯合物

C. 肝素作为抗凝血酶Ⅲ的辅因子而抗凝

D. 枸橼酸钠可用于红细胞沉降率测定

E. 枸橼酸钠可用于输血保养液

44. 凝血功能检测时，采集标本的真空管颜色是（检验师 2021 专业）

A. 红色　　B. 紫色

C. 蓝色　　D. 绿色

E. 黑色

45. 黑色帽采血管中，抗凝剂与血液的比例是（检验师 2020 基础）

A. 1：4　　B. 4：1

C. 1：9　　D. 9：1

E. 1：1

46. 对血钙测定影响较小的抗凝剂是（主管检验师 2012 专业）

A. 草酸钾　　B. 草酸铵

C. 肝素　　D. EDTA

E. 柠檬酸

三、血液标本采集

47. 静脉采血首选部位是（检验士 2021 基础，2019 相关，2017 基础，2015 基础）（主管检验师 2015 基础）

A. 手背静脉　　B. 内踝静脉

C. 肘部静脉　　D. 股静脉

E. 头皮静脉

48. 关于血液标本采集的说法，错误的是（检验士 2015 相关）（主管检验师 2015 相关）

A. 静脉输液同侧采血对检测结果无影响

B. 患者在采血前应该保持平静

C. 止血带结扎时间不应超过 1 分钟

D. 凝血会影响血细胞计数结果

E. 异物可对一些检测结果有影响

49. 静脉采血时，操作错误的是（检验士 2021 相关，2019 基础，2017 专业）

A. 从内向外消毒穿刺皮肤

B. 消毒后扎压脉带

C. 见回血后松压脉带

D. 未拔针头直接将血液打入容器

E. 如需抗凝时应轻轻混匀

50. 关于静脉采血操作过程，错误的是（检验士 2021 专业，2016 专业，2014 专业）

A. 患者在采血前应保持平静

B. 止血带结扎时间不应超过 1 分钟

C. 采血后应将真空采血管颠倒混匀

D. 溶血不会影响血细胞计数

E. 结果分析时应考虑药物、饮食的影响

51. 静脉采血时，错误的操作是（主管检验师 2013 实践，2012 实践）

A. 受检者取坐位

B. 在穿刺点上方系压脉带

C. 见回血后松开压脉带

D. 针头沿静脉走向使针头与皮肤成 30° 角

E. 采血后针头沿试管壁将血液和泡沫缓缓注入试管

52. 静脉采血时止血带压迫时间过长可引起（检验师 2012 相关）

A. 白细胞分类值异常　　B. 红细胞沉降率增快

C. 使某些凝血因子活性增高　　D. 红细胞计数值偏低

E. 红细胞形态改变

53. 静脉采血时，止血带压迫时间宜为（主管检验师 2019 基础）

A. 小于 10 分钟　　B. 小于 5 分钟
C. 小于 3 分钟　　D. 小于 2 分钟
E. 小于 1 分钟

54. WHO 推荐的婴幼儿皮肤采血部位是（检验士 2021 基础，2017 基础，2015 基础）

A. 拇指　　B. 环指
C. 足跟内外侧　　D. 耳垂
E. 任何皮肤完好处

55. WHO 推荐的成人皮肤采血部位是（检验士 2017 基础，2014 基础）

A. 耳垂　　B. 拇指
C. 环指　　D. 足跟内外侧
E. 任何皮肤完好处

56. 新生儿毛细血管采血部位是（检验士 2012 专业）（检验师 2020 基础）

A. 足跟　　B. 环指
C. 肘静脉　　D. 股静脉
E. 耳垂

57. 婴幼儿毛细血管采血法的采血部位应选择何处为宜（主管检验师 2019 基础，2015 基础）

A. 耳垂　　B. 指尖
C. 脚趾　　D. 足跟
E. 头皮

58. 关于毛细血管采血的叙述，错误的是（检验士 2021 相关，2019 基础，2017 基础 ）

A. 按照无菌技术操作
B. 针刺深度 2~3mm 为宜
C. WHO 推荐采血部位为左手
D. 酒精消毒皮肤后立即采血
E. 采血部位不应有冻疮等组织损伤

59. 婴幼儿毛细血管采血多采用（检验师 2014 基础）

A. 手指　　B. 颈静脉
C. 耳垂　　D. 足根部
E. 股静脉

60. 经皮肤采末梢血常用的部位是（检验师 2018 基础，2014 基础）

A. 手指　　B. 耳垂
C. 足跟　　D. 手背
E. 肘部

61. 新生儿做血细胞计数，常采用下列哪个部位采血（检验士 2020 实践，2016 实践，2014 实践）

A. 手背　　B. 耳垂毛细血管
C. 足跟毛细血管　　D. 肘部静脉
E. 颈静脉

62. 关于皮肤采血法，下列正确的是（检验士 2019 专业）

A. 婴幼儿宜用耳垂或手指采血
B. 如血流不畅可在穿刺处周围用力挤压
C. 耳垂血的血红蛋白、红细胞、白细胞、血细胞比容结果均比静脉血低
D. 耳垂采血时用力挤压出的第一滴血即可用于检查
E. 操作简便

63. 关于毛细血管采血的叙述，错误的是（检验师 2015 专业）

A. 用于血量少的试验
B. 血液可被组织液稀释
C. 手指血比耳垂血结果恒定
D. 所选采血部位的皮肤应完整
E. 手工法做血常规时，无需考虑采血顺序

64. 患者女，23 岁。重度烧伤，现需检测血液细胞分析，应采用的血液样本是（检验士 2017 实践）

A. 肘部静脉　　B. 耳垂末梢血
C. 手指血　　D. 颈外静脉血
E. 皮肤完整处采血

65. 皮肤采血的优点是（检验士 2014 相关）

A. 结果重复性良好　　B. 没有创伤
C. 不易混入组织液　　D. 针刺深度易控制
E. 操作方法简便

66. 外周血毛细血管采血的优点是（主管检验师 2014 相关）

A. 容易溶血、凝血，漏入组织液
B. 结果准确　　C. 结果重复性差
D. 方便快捷　　E. 操作难度高

67. 关于血液标本采集的叙述，错误的是（检验师 2017 实践，2012 实践）

A. 一般用三棱针或者专用采血针
B. 宜“一人一针一管”
C. 采用激光采血仪
D. 针刺入皮肤深度以 2~3mm 为宜
E. 血流不畅时可在针刺处四周用力挤压

68. 有关血液标本的采集。下列叙述错误的是（检验师 2020 实践）

A. 毛细血管采血成人在指端
B. 静脉采血婴幼儿常在颈外静脉
C. 血气分析时多在股动脉穿刺采血
D. 急诊采血不受时间限制
E. 采血过程不顺畅可以用力挤压

69. 真空采血的第一管宜做（检验师 2013 实践）

A. 血培养　　B. 凝血因子检查
C. 全血细胞计数　　D. 血糖测定
E. 免疫学检查

70. 真空采血法的不足是（检验师 2017 相关）

A. 避免容器之间的转移，减少溶血现象
B. 能有效保持样品的完整性，使检验结果准确可靠
C. 利于样本的转运
D. 有效避免交叉感染
E. 具有创伤性

四、血液标本处理

71. 溶血标本对下列哪个离子的影响最大（检验士 2016 基础）

A. 钙离子　　B. 钾离子

C. 钠离子　D. 氯离子
E. 镁离子

72. 用溶血标本测定血清中的离子浓度，其结果偏高的离子为（检验士 2020 相关）
A. K^+　B. Na^+
C. Cl^-　D. Ca^{2+}
E. Mg^{2+}

73. 导致溶血的因素不包括（检验师 2013 基础）（主管检验师 2012 基础）
A. 抽血速度太快
B. 血液注入容器时未取下针头
C. 加入抗凝管后剧烈振荡混匀
D. 注射器干燥
E. 取血后直接放入 4℃冰箱

74. 下列与溶血无关的因素是（检验师 2017 专业）
A. 穿刺不顺利　B. 抽血速度快
C. 见回血后松压脉带　D. 离心速度过快
E. 抗凝血用力振荡

75. 导致静脉采血标本溶血的原因不包括（主管检验师 2014 相关）
A. 组织液混入　B. 剧烈振荡
C. 容器不洁　D. 注入试管过快
E. 与水接触

76. 抽血不顺利可导致血凝甚或凝块形成，对结果影响较小的是（检验师 2016 实践）
A. 红细胞计数　B. 红细胞比容
C. 血小板计数　D. 丙氨酸氨基转移酶
E. 白细胞计数

77. 溶血标本不会影响以下检验结果的是（主管检验师 2019 实践）
A. 红细胞计数　B. 白细胞计数
C. 血涂片　D. 血清钾浓度
E. 丙氨酸氨基转移酶

第二节　细胞显微镜计数

A1 型题

1. 改良牛鲍计数板 1 个大方格的容积为（检验师 2012 相关）
A. 0.01μl　B. 0.1μl
C. 1μl　D. 10μl
E. 100μl

2. 显微镜计数白细胞稀释液能破坏红细胞，原因是其含有（检验师 2016 基础）
A. 乙酸　B. 亚甲蓝
C. 尿酸　D. 结晶紫
E. 甘油

3. 白细胞计数大方格间计数结果不超过（检验师 2016 相关）
A. 5%　B. 7%
C. 8%　D. 9%
E. 10%

4. 下列哪项属于固有误差（主管检验师 2020 专业）
A. 计数板　B. 计数域
C. 稀释倍数不准　D. 充池不当
E. 标本有凝块

5. 不影响血细胞在计数室内分布的是（主管检验师 2017 基础）
A. 样本稀释不准确　B. 反复充池
C. 有气泡出现　D. 计数池不干净
E. 充液后盖玻片移动

6. 关于改良的 Neubauer 计数板的说法，错误的是（主管检验师 2017 专业）
A. 计数池两侧各有一根支柱，将专用盖玻片覆盖其上可形成 0.1mm 高的计数池
B. 每个计数池边长均为 3mm
C. 每个计数池分为 9 个大方格，每个方格面积为 $1.0mm^2$，容积为 $0.1mm^3$
D. 中央大方格用双线分为 25 个中方格
E. 四角大方格用双线分为 8 个中方格

7. 下列不属于 WBC 计数技术误差的是（检验士 2019 相关，2016 专业）
A. 取血部位不当　B. 稀释倍数不准确
C. 用已校准的吸管　D. 充液外溢
E. 充池后盖玻片被移动

第三节　血涂片制备与染色

A1 型题

一、血涂片制备

1. 不符合良好血涂片要求的是（检验士 2021 相关，2020 实践，2019 专业，2017 实践，2015 实践）（主管检验师 2015 实践）
A. 头体尾分明　B. 血膜厚薄适宜
C. 两边留有空隙　D. 细胞分布均匀
E. 血膜占玻片长度 1/3 左右

2. 关于血涂片制备的描述，错误的是（检验士 2018 实践，2013 实践）（主管检验师 2013 专业）

A. 血滴越大血膜越厚

B. 角度越大血膜越薄

C. 推片速度越快血膜越厚

D. 载玻片不清洁血膜可出现气泡

E. 推片用力不均匀，血膜呈搓板状

3. 制备血涂片，如血膜较厚，可能由于（检验士 2012 实践）

A. 血滴较大　　B. 玻片不清洁

C. 推片角度太小　　D. 推片速度太慢

E. 推片用力不均

4. 患者男，32 岁。在拉萨工作 12 年。外周血检查结果：RBC 6.5×10^{12}/L，Hb 190g/L，HCT 0.65。如按常规操作进行外周血涂片，最可能出现的是（检验士 2016 实践）

A. 血膜分布不均　　B. 血膜过窄

C. 血膜过长　　D. 血膜过厚

E. 血膜过薄

5. 患者男，34 岁。面颊和口唇呈粉红色，有高血压病史，外周血检查结果：RBC 7.1×10^{12}/L，Hb 192g/L，HCT 0.65；WBC 22×10^9/L，仪器报警提示白细胞分类有核左移现象，需要制备血涂片显微镜检查。为了得到满意的血涂片，应采取的措施是（主管检验师 2015 实践）（检验师 2021 实践，2019 相关，2018 相关，2017 相关，2015 相关）（检验士 2018 实践，2015 实践，2012 实践）

A. 小血滴、大角度、快速推

B. 小血滴、小角度、慢速推

C. 大血滴、大角度、快速推

D. 大血滴、大角度、慢速推

E. 大血滴、小角度、快速推

二、血涂片染色

6. 瑞氏染色时缓冲液的最适 pH 为（检验士 2014 相关）

A. 6.0~6.4　　B. 6.4~6.8

C. 6.8~7.2　　D. 7.2~7.6

E. 7.35~7.45

7. 血涂片瑞氏染色时，缓冲液常用的 pH 值为（检验士 2021 基础）

A. 5.5~6.0　　B. 6.0−6.5

C. 6.4~6.8　　D. 7.0~7.5

E. 7.5−8.0

8. 瑞氏染色缓冲液的 pH 常为（检验师 2018 专业，2016 专业）

A. 4.4~4.8　　B. 5.4~5.8

C. 6.4~6.8　　D. 7.4~7.8

E. 8.4~8.8

9. 以下属于酸性着色剂的是（检验士 2020 专业，2017 专业，2014 专业）

A. 硫黄　　B. 苏木素

C. 天青　　D. 亚甲蓝

E. 伊红

10. 关于吉姆萨与瑞氏染色的叙述，错误的是（检验师 2016 专业）

A. 都含有伊红染料

B. 染色原理基本相同

C. 前者对胞核染色较好

D. 后者对寄生虫染色较好

E. 二者复合染色更好

11. 下列属于碱性蛋白的物质是（检验师 2014 基础）

A. 嗜碱性颗粒　　B. RNA

C. 红细胞胞质　　D. 杜勒小体

E. DNA

12. 关于血涂片 Wright 染色，正确的是（检验师 2013 专业）（主管检验师 2012 相关）

A. 在偏碱性环境中易与伊红结合

B. 在偏碱性环境中染色偏红

C. 在偏酸性环境中染色偏红

D. 在偏碱性环境中正电荷增多

E. 在偏酸性环境中负电荷增多

13. 关于瑞氏染液，错误的说法是（检验师 2012 专业）

A. 新鲜配制的染料偏酸性

B. 新鲜配制应贮存后才能使用

C. 贮存时间愈久染色效果愈好

D. 贮存中应加塞

E. 可用 rA 作为瑞氏染液质量评价指标

14. 配制瑞氏染液的溶剂是（检验师 2012 实践）

A. 蒸馏水　　B. 乙醇

C. 甲醇　　D. 异丙醇

E. 三氯甲烷

15. 溶解瑞氏染料的有机溶剂是（主管检验师 2018 相关）

A. 丙酮　　B. 无水乙醇

C. 甲醇　　D. 甲苯

E. 乙二醇

16. 瑞氏染色时，血涂片着色偏红，调整染色的方法是（主管检验师 2018 相关）

A. 增加缓冲液 pH　　B. 降低缓冲液 pH

C. 与缓冲液 pH 无关　　D. 首先更换染液

E. 稀释缓冲液

17. 下列关于瑞氏染色的叙述，正确的是（主管检验师 2016 专业）

A. 瑞氏染色的最适 pH 为 6~7

B. 瑞氏染料中含酸性染料亚甲蓝和碱性染料伊红

C. 染液配制后立即使用

D. 染色时间不受室温影响

E. 缓冲液 pH 偏高，血涂片颜色会偏蓝

A3 型题

（1~2 题共用题干）

患者女，56 岁。健康体检时进行生化常规检查，各项指标正常，但血钾为 22.3mmol/L。

1. 最有可能造成高血钾的原因是（检验士 2016 实践）

A. 患者有高钾血症病史

B. 患者使用保钾利尿剂

C. 使用了 EDTA 钾盐抗凝剂

D. 血液采集时未加抗凝剂

E. 患者近期有服用钾盐的病史

2. 抽血复查时，应该使用的真空抗凝管的颜色是（检验士 2016 实践）

A. 紫色　　B. 红色

C. 蓝色　　D. 灰色

E. 黑色

（3~4 题共用题干）

患者男，25 岁。从西藏当兵回内地 1 个月，体检发现 HCT 明显增高。

3. 计划对患者做血涂片检查，如按正常操作可能出现的情况是（检验师 2016 实践）

A. 血膜过薄　　B. 血膜过厚

C. 血膜过长　　D. 血膜过窄

E. 血膜分布不均

4. 为得到满意的结果，制备血涂片时应注意用（检验师 2016 实践）

A. 大血滴、大角度、快推

B. 小血滴、小角度、慢推

C. 小血滴、大角度、慢推

D. 大血滴、大角度、慢推

E. 大血滴、小角度、快推

B1 型题（标准配伍题）

（1~2 题共用备选答案）

A. 肝素　　B. EDTA

C. 草酸盐　　D. 分离胶

E. 枸橼酸盐

1. 生化试验应选用的抗凝剂是（检验士 2015 相关）

2. 常规凝血试验应选用的抗凝剂是（检验士 2015 相关）

（3~4 题共用备选答案）

A. 亚甲蓝　　B. 伊红

C. 沙黄　　D. 甲醇

E. 甘油

3. 瑞氏染液中的酸性染料是（检验师 2021 基础，2017 基础）

4. 瑞氏染液中的溶剂是（检验师 2021 基础，2017 基础）

（5~6 题共用备选答案）

A. 血培养瓶（厌氧瓶优先）　B. 黄帽管

C. 蓝帽管　　D. 绿帽管

E. 紫帽管

5. 临床多管采血应放在第一管的是（检验师 2020 实践）

6. 临床多管采血应放在最后一管的是（检验师 2020 实践）

（7~9 题共用备选答案）

A. 草酸盐　　B. 肝素

C. 枸橼酸钠　　D. 氟化钠

E. EDTA

7. 动脉血气分析时应用的抗凝剂是（检验师 2015 实践）

8. 急诊测定生化项目时应用的抗凝剂是（检验师 2015 实践）

9. 测定 PT 时应加入的抗凝剂是（检验师 2015 实践）

（10~12 题共用备选答案）

A. EDTA 盐　　B. 草酸钠

C. 枸橼酸钠　　D. 肝素

E. 双草酸盐

10. 进行血液常规细胞计数时使用的抗凝剂为（检验师 2014 实践）

11. 进行红细胞渗透脆性试验时使用的抗凝剂为（检验师 2014 实践）

12. 进行红细胞沉降率试验时使用的抗凝剂为（检验师 2014 实践）

第二章　血液一般检验

第一节　白细胞检验

A1 型题

一、白细胞计数

1. 不属于炎性细胞的是（检验士 2021 基础，2018 基础，2015 基础）（主管检验师 2015 基础）

A. 中性粒细胞　　B. 淋巴细胞
C. 红细胞　　D. 浆细胞
E. 肥大细胞

2. 患儿男，5 岁。发热 4 天就诊。白细胞计数 $23.2\times10^9/L$；中性粒细胞百分比 80%，伴核左移，可见明显中毒颗粒、核固缩。增多的中性粒细胞主要反映下列哪个池中的数量（检验士 2020 实践）

A. 分裂池　　B. 成熟池
C. 贮备池　　D. 循环池
E. 边缘池

3. 外周血白细胞计数结果反映的是下列哪种粒细胞数量变化（检验士 2017 基础）（检验师 2020 基础）

A. 分裂池　　B. 成熟池
C. 储存池　　D. 循环池
E. 边缘池

4. 可经血液进入组织体，并逐步转变为成熟吞噬细胞的是（检验士 2013 相关）

A. 单核细胞　　B. 淋巴细胞
C. 中性粒细胞　　D. 嗜酸性粒细胞
E. 嗜碱性粒细胞

5. 剧烈运动后白细胞数增高的主要原因是（检验师 2018 相关，2013 相关）

A. 分裂池细胞进入成熟池增多
B. 成熟池细胞进入储备池增多
C. 储备池细胞进入边缘池增多
D. 边缘池细胞进入循环池增多
E. 循环池细胞进入组织固有池增多

6. 单核细胞可转变为（检验师 2015 实践）

A. 凝血酶原　　B. 碱性蛋白质
C. 网织红细胞　　D. 吞噬细胞
E. 淋巴细胞

7. 按中性粒细胞动力学分析阶段分析外周血中中性粒细胞的变化，正确的是（主管检验师 2021 专业，2016 基础）

A. 严寒时由于细胞从循环池转入边缘池，白细胞数暂时性增高
B. 化脓性感染时由于分裂池异常，循环池细胞运转时间延长，白细胞数持续性增高
C. 伤寒由于细菌内毒素抑制骨髓释放成熟粒细胞而使白细胞数暂时性减低
D. 系统性红斑狼疮时由于粒细胞在骨髓生成不足而引起白细胞数持续性减低
E. 晚期肿瘤由于趋化因子作用而使白细胞数持续性减低

8. 显微镜法计数白细胞通常加标本（检验士 2013 基础）

A. 50μl　　B. 40μl
C. 30μl　　D. 20μl
E. 10μl

9. 白血病计数不包括（检验士 2020 专业，2017 相关）

A. 嗜酸性粒细胞　　B. 有核红细胞
C. 嗜碱性粒细胞　　D. 淋巴细胞
E. 单核细胞

10. 在手工法进行白细胞计数时，计数四周四个大方格内的白细胞数为 112 个，血液稀释比例为 20 倍，则白细胞的浓度为（主管检验师 2016 实践）

A. $2.8\times10^9/L$　　B. $4.0\times10^9/L$
C. $5.6\times10^9/L$　　D. $11.2\times10^9/L$
E. $22.4\times10^9/L$

11. 显微镜计数白细胞时，以测定值差的绝对值与靶值相比来表示质量控制的方法为（主管检验师 2014 实践，2016 实践）

A. 经验控制法　　B. 常规考核标准
C. 变异百分率评价法　　D. 两差值比值评价法
E. 双份比值评价法

12. 外周血出现较多有核红细胞时，白细胞计数值必须按下列公式校正（X：校正前白细胞数；Y：白细胞分类计数时，计数 100 个白细胞的同时见到的有核红细胞数），校正后白细胞数为（检验师 2019 专业，2015 基础，2012 基础）

A. X/（100+Y）/L　　B. X × 100/Y /L
C. 100/X ×（100+Y）/L　　D. X × 100/（100+Y）/L
E. 100/（X+Y）/L

13. 某白血病患者，血涂片检查发现有核 RBC 为 80 个 /100 个 WBC，仪器法白细胞计数为 $18\times10^9/L$，患者实际的白细胞计数值为（检验士 2015 专业，2012 专业）（主

管检验师 2015 专业）

A. $9.0\times10^9/L$　B. $17.2\times10^9/L$　C. $10.0\times10^9/L$　D. $13.4\times10^9/L$　E. $15.2\times10^9/L$

14. 患者男，36 岁。因乏力就诊，血常规检查白细胞为 $1.8\times10^9/L$。镜检分类计数 100 个有核细胞时，可见有核红细胞 20 个。其校正的白细胞数应为（检验士 2016 专业）

A. $1.44\times10^9/L$　B. $1.5\times10^9/L$　C. $1.8\times10^9/L$　D. $2.16\times10^9/L$　E. $2.55\times10^9/L$

15. 某患者白细胞计数为 $11\times10^9/L$，但分类 100 个白细胞中遇到有核红细胞为 10 个，校正后白细胞应报告为（检验师 2021 相关）

A. $6.0\times10^9/L$　B. $8.0\times10^9/L$　C. $10\times10^9/L$　D. $12\times10^9/L$　E. $15\times10^9/L$

16. 血涂片显微镜计数 100 个白细胞时见到 10 个有核红细胞，白细胞计数值为 $22\times10^9/L$，则白细胞计数真实值为（检验师 2014 相关）

A. $4\times10^9/L$　B. $5\times10^9/L$　C. $10\times10^9/L$　D. $15\times10^9/L$　E. $20\times10^9/L$

17. 患者白细胞计数为 $1.5\times10^9/L$，但分类 100 个白细胞中见到有核红细胞为 20 个，校正后白细胞应报告（主管检验师 2021 实践）

A. $1.40\times10^9/L$　B. $1.35\times10^9/L$　C. $1.30\times10^9/L$　D. $1.25\times10^9/L$　E. $1.50\times10^9/L$

18. 某患者外周血细胞计数值为 $10\times10^9/L$，但在分类时计数 100 个 WBC 时见到 25 个有核 RBC，则白细胞计数的真实值为（主管检验师 2016 专业）

A. $4\times10^9/L$　B. $8\times10^9/L$　C. $10\times10^9/L$　D. $12.5\times10^9/L$　E. $15\times10^9/L$

二、白细胞分类

19. 若 WBC 总数为 $20\times10^9/L$，应分类的 WBC 数是（检验师 2015 实践）

A. 50 个　B. 100 个　C. 200 个　D. 300 个　E. 500 个

20. 血涂片经瑞氏染色后，若每高倍镜视野平均白细胞数为 4~6 个，则其外周血中白细胞总数约为（检验师 2013 实践）

A.（4~7）$\times10^9/L$　B.（7~9）$\times10^9/L$　C.（10~12）$\times10^9/L$　D.（12~14）$\times10^9/L$　E.（13~15）$\times10^9/L$

21. 白细胞总数为 $8\times10^9/L$，应该分类计数的细胞是（检验师 2012 实践）

A. 50 个　B. 100 个　C. 200 个　D. 300 个　E. 500 个

22. 白细胞计数的参考值是（检验士 2015 相关）（主管检验师 2015 相关）

A. 成人（4~10）$\times10^9/L$、新生儿（15~20）$\times10^9/L$、2 岁以上儿童（5~12）$\times10^9/L$

B. 成人（6~10）$\times10^9/L$、新生儿（11~20）$\times10^9/L$、2 岁以上儿童（5~10）$\times10^9/L$

C. 成人（4~12）$\times10^9/L$、新生儿（12~15）$\times10^9/L$、2 岁以上儿童（15~20）$\times10^9/L$

D. 成人（4~10）$\times10^9/L$、新生儿（12~15）$\times10^9/L$、2 岁以上儿童（15~20）$\times10^9/L$

E. 成人（6~10）$\times10^9/L$、新生儿（15~20）$\times10^9/L$、2 岁以上儿童（5~12）$\times10^9/L$

23. 成人白细胞计数的参考值是（检验士 2021 相关，2018 基础，2016 基础，2013 基础）

A.（4~10）$\times10^9/L$　B.（5~12）$\times10^9/L$　C.（11~12）$\times10^9/L$　D.（12~20）$\times10^9/L$　E.（15~20）$\times10^9/L$

24. 新生儿白细胞计数的参考值是（检验师 2020 基础）

A.（3.5~10.0）$\times10^9/L$　B.（4.0~10.0）$\times10^9/L$　C.（5.0~12.0）$\times10^9/L$　D.（13.0~20.0）$\times10^9/L$　E.（15.0~20.0）$\times10^9/L$

25. 正常成人单核细胞所占白细胞的百分比是（检验士 2016 相关，2013 相关）

A. 50%~70%　B. 40%~50%　C. 20%~40%　D. 3%~8%　E. 0%~1%

26. 正常人外周血白细胞分类计数中，淋巴细胞所占比值为（检验士 2015 基础，2012 基础）（主管检验师 2015 基础，2013 专业）

A. 0.2~0.3　B. 0.2~0.4　C. 0.3~0.4　D. 0.3~0.5　E. 0.5~0.6

27. 正常成人淋巴细胞的绝对值是（检验师 2020 基础）

A.（2.00~7.00）$\times10^9/L$　B.（0.05~0.50）$\times10^9/L$　C.（0~0.10）$\times10^9/L$　D.（0.80~4.00）$\times10^9/L$　E.（0.12~0.80）$\times10^9/L$

28. 正常血涂片白细胞分类计数，嗜酸性粒细胞所占 HI 值为（检验士 2012 实践）

A. 0.2~0.4　B. 0.02~0.04　C. 0.05~0. 10　D. 0~0.05　E. 0.005~0.05

29. 中性粒细胞核左移是指外周血（检验士 2013 相关）

A. 中性粒细胞核分 5 叶以上者超过 3%

B. 中性粒细胞核分 3 叶以上者超过 5%

C. 血涂片中性粒细胞胞质内出现中毒颗粒

D. 中性粒细胞分叶核与杆状核比值大于 1：13

E. 杆状核粒细胞增多或出现幼稚粒细胞

30. 可引起中性粒细胞再生性核左移的疾病是（检验士 2015 相关）

A. 再生障碍性贫血　B. 粒细胞减少症

C. 急性溶血　　D. 恶性贫血
E. 伤寒

31. 有关中性粒细胞核象变化的叙述，错误的是（主管检验师 2012 专业）
A. 核分叶越多，说明细胞越衰老
B. 分 5 叶核＞ 3% 为核右移
C. 炎症恢复期可见一过性核右移
D. 炎症进行期出现核左移提示预后不良
E. 炎症进行期突然出现核右移提示预后不良

32. 下列疾病不会出现核左移的是（主管检验师 2020 专业）
A. 急性大出血　　B. 脓毒症
C. 化脓性感染　　D. 恶性贫血
E. 急性中毒

33. 关于中性粒细胞核左移，下列说法正确的是（检验师 2014 专业）
A. 中性粒细胞杆状核以上阶段的细胞增多称核左移
B. 核左移说明骨髓造血功能低下
C. 中性粒细胞的细胞核分 5 叶以上者比例增多称核左移
D. 分类中发现许多中性粒细胞核偏于左侧称核左移
E. 中性粒细胞核左移常提示预后不良

34. 核右移的判断标准为分 5 叶核细胞大于（检验师 2013 基础）（主管检验师 2012 基础）
A. 3%　　B. 5%
C. 8%　　D. 10%
E. 15%

35. 核右移常伴白细胞总数（检验士 2012 相关）
A. 增多　　B. 减少
C. 正常　　D. 恒定
E. 变化不定

36. 疾病进行期突然出现核右移，常提示（检验士 2021 基础，2017 相关，2015 相关，2013 相关）（主管检验师 2015 相关）
A. 患者恢复期　　B. 预后良好
C. 预后不良　　D. 机体抵抗能力强
E. 骨髓造血功能旺盛

37. 关于中性粒细胞核右移的叙述，错误的是（主管检验师 2013 专业）
A. 见于炎症恢复期
B. 造血物质缺乏不会引起
C. 常伴白细胞总数减低
D. 突然出现核右移表示预后不良
E. 分 5 叶以上者超过 3% 称为核右移

38. 白细胞总数及中性粒细胞百分比明显增高，杆状核粒细胞＞ 25%，并出现更幼稚的粒细胞即为（检验士 2019 相关）
A. 轻度核左移　　B. 中度核左移
C. 重度核左移　　D. 退行性核左移
E. 无核象改变

39. 外周血中性粒细胞核右移不会见于（检验师 2020 相关）
A. 应用抗代谢药物
B. 再生障碍性贫血
C. 恶性贫血
D. 营养性巨幼细胞贫血
E. 骨髓造血功能旺盛

40. 男性，36 岁，肺炎经过一段时间抗生素治疗后，突然出现发热、核右移现象，提示（主管检验师 2021 专业）
A. 预后不良　　B. 预后良好
C. 病情好转　　D. 机体抵抗力好
E. 骨髓造血功能旺盛

41. 关于中性粒细胞生理性变化的叙述，错误的是（检验师 2021 相关，2016 相关）
A. 新生儿较高　　B. 早晨较低
C. 运动后升高　　D. 吸烟者低于非吸烟者
E. 出生后 6~9 日与淋巴细胞大致相等

42. 在生理情况下，关于 WBC 变化规律的叙述，错误的是（检验师 2017 基础）
A. 新生儿较高　　B. 剧烈运动后降低
C. 进食后增高　　D. 上午较低
E. 妊娠期增高

43. 妊娠期血液白细胞数的数量将（检验士 2013 专业）
A. 增高　　B. 轻度减低
C. 不变　　D. 变化不定
E. 明显减低

44. 中性粒细胞反应性增多常见于（主管检验师 2020 专业）（检验师 2013 实践）
A. 急性粒细胞白血病　　B. 慢性粒细胞白血病
C. 系统性红斑狼疮　　D. 再生障碍性贫血
E. 化学物质或药物中毒

45. 急性大出血时，主要增多的白细胞是（检验士 2021 相关，2019 基础，2016 相关，2014 相关）
A. 单核细胞　　B. 淋巴细胞
C. 中性粒细胞　　D. 嗜酸性粒细胞
E. 嗜碱性粒细胞

46. 下列疾病中，中性粒细胞增多的是（检验士 2013 实践）
A. 副伤寒　　B. 伤寒
C. 慢性贫血　　D. 急性链球菌感染
E. 脾功能亢进症

47. 不会引起白细胞数量增多的疾病是（检验士 2020 专业）
A. 流行性出血热　　B. 伤寒
C. 狂犬病　　D. 百日咳
E. 急性心肌梗死

48. 病毒感染时，白细胞计数相对减少的是（主管检验师 2015 相关）（检验士 2021 基础，2017 相关，2015 相关）
A. 单核细胞　　B. 中性粒细胞

C. 嗜碱性粒细胞　　D. 嗜酸性粒细胞
E. 淋巴细胞

49. 正常成人外周血中，含量最少的白细胞是（检验士 2017 专业）
A. 中性粒细胞　　B. 嗜酸性粒细胞
C. 嗜碱性粒细胞　　D. 淋巴细胞
E. 单核细胞

50. 引起中性粒细胞减少的疾病是（检验士 2016 相关）
A. 尿毒症　　B. 急性失血
C. 链球菌感染　　D. 脾功能亢进症
E. 慢性粒细胞白血病

51. 中性粒细胞减少见于（检验士 2021 专业，2020 相关，2017 相关，2015 相关）（主管检验师 2015 相关）
A. 扁桃体炎　　B. 急性风湿热
C. 糖尿病酮症酸中毒　　D. 消化道肿瘤
E. 伤寒或副伤寒

52. 下列可引起中性粒细胞减少的疾病是（检验士 2020 实践）
A. 脾功能亢进
B. 急性心肌梗死后 1~2 天
C. 急性溶血
D. 肺吸虫病
E. 急性细菌性肺炎

53. 外周血中性粒细胞减少见于（检验师 2013 相关）
A. 脾破裂　　B. 大面积烧伤
C. 非白血性白血病　　D. 真性红细胞增多症
E. 原发性血小板增多症

54. 中性粒细胞减少不见于下列哪些疾病（主管检验师 2020 相关）
A. 伤寒　　B. 急性化脓性感染
C. 再生障碍性贫血　　D. 脾功能亢进症
E. PNH

55. 中性粒细胞减少见于（主管检验师 2018 相关）
A. 流行性出血热
B. 梅毒
C. 放疗或化疗后
D. 输卵管妊娠破裂出血
E. 肺梗死

56. 中性粒细胞减低见于（检验师 2015 相关）
A. 急性中毒　　B. 急性心肌梗死
C. 糖尿病酮症酸中毒　　D. 急性化脓性感染
E. 再生障碍性贫血

57. 中性粒细胞减低见于（主管检验师 2017 实践）
A. 急性化脓性胆囊炎　　B. 心肌梗死
C. 脓毒症　　D. 消化道大出血
E. 伤寒

58. 外周淋巴细胞计数增多的疾病是（检验士 2013 专业）
A. 粒细胞白血病　　B. 重度化脓性感染
C. 传染性单核细胞增多症　　D. 大手术创伤
E. 急性心肌梗死

59. 患者进行肾脏组织移植后需定期检查以早期发现排斥反应，在排斥前期绝对值增高的是（检验士 2019 基础，2016 相关）
A. 中性粒细胞　　B. 淋巴细胞
C. 单核细胞　　D. 嗜碱性粒细胞
E. 嗜酸性粒细胞

60. 某孕妇，体检时发现白细胞计数结果为 WBC 大于 12×10^9/L，中性粒细胞 0.6，无其他临床症状。其白细胞升高的原因可能是（检验师 2021 基础）
A. 病毒感染　　B. 阿米巴感染
C. 结核菌感染　　D. 化脓性细菌感染
E. 生理性增高

61. 急性白血病患者血液中最可能增多的是（检验师 2020 基础）
A. WBC　　B. Hb
C. RBC　　D. PLT
E. MCH

62. 单核细胞生理性增多，可见于正常（检验师 2020 相关）
A. 儿童　　B. 男性青年
C. 女性青年　　D. 老年男性
E. 老年女性

63. 嗜碱性粒细胞增多可见于（检验师 2018 专业）
A. 慢性粒细胞白血病　　B. 应激反应
C. 库欣综合征　　D. 甲状腺功能亢进症
E. 过敏性休克

64. 患者男，50 岁。健康体检，血常规结果显示淋巴细胞增多，其淋巴细胞绝对值应（检验师 2017 专业）
A. 大于 2×10^9/L　　B. 大于 2.5×10^9/L
C. 大于 3×10^9/L　　D. 大于 3.5×10^9/L
E. 大于 4×10^9/L

65. 在正常人血涂片白细胞分类计数中，嗜碱性粒细胞百分比参考范围是（检验师 2014 相关）
A. 20%~40%　　B. 0%~1%
C. 5%~10%　　D. 0.5%~5%
E. 3%~8%

66. 粒细胞缺乏所指的是白细胞中的（主管检验师 2018 相关）
A. 单核细胞　　B. 巨噬细胞
C. 淋巴细胞　　D. 中性粒细胞
E. 嗜酸性粒细胞

67. 严重感染时白细胞总数常明显增高，可达（主管检验师 2018 专业，2017 相关，2013 相关）
A. 20×10^9/L 以上　　B. 50×10^9/L 以上
C. 10.0×10^9/L 以上　　D. 18.0×10^9/L 以上
E. 20.0×10^9/L 以上

三、白细胞形态检验

68. 如图（附录 3 图 1–1）示，涂片中的有核细胞为

（检验士 2017 实践）

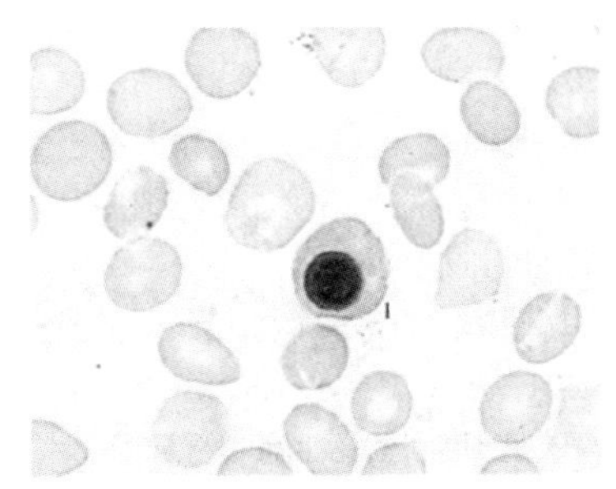

A. 淋巴细胞　　B. 单核细胞
C. 异型淋巴细胞　　D. 晚幼红细胞
E. 浆细胞

69. 如图（附录 3 图 1–2）示，涂片中的有核细胞是（检验士 2016 实践）

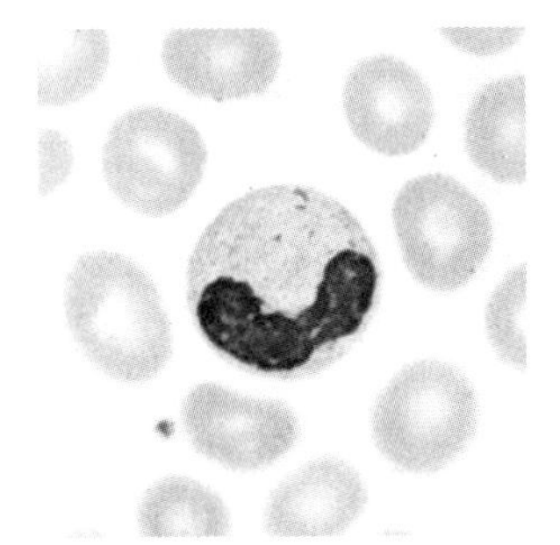

A. 中性粒细胞　　B. 中性晚幼粒细胞
C. 中性中幼粒细胞　　D. 淋巴细胞
E. 单核细胞

70. 如图（附录 3 图 1–3）示，涂片中的有核细胞为（检验士 2017 实践）

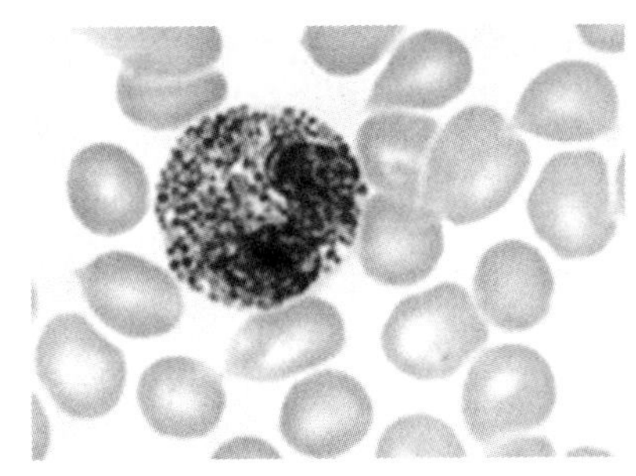

A. 嗜碱性杆状核粒细胞　　B. 嗜碱性晚幼粒细胞
C. 中性中幼粒细胞　　D. 嗜酸性杆状核粒细胞
E. 嗜酸性中幼粒细胞

71. 如图（附录 3 图 1–4）所示，血涂片所见的白细胞为（检验士 2014 实践）

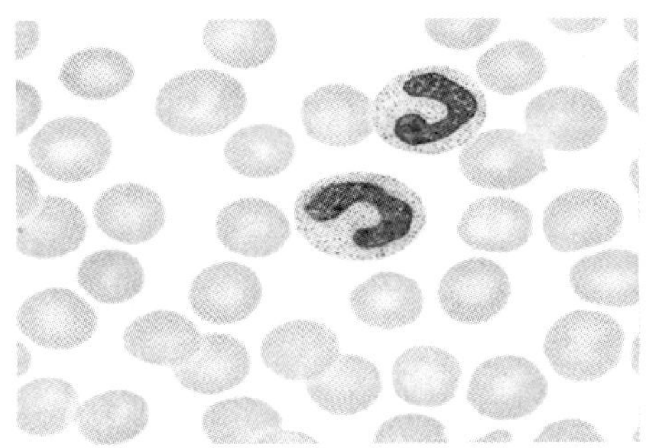

A. 单核细胞　　B. 嗜酸性粒细胞
C. 中性晚幼粒细胞　　D. 中性中幼粒细胞
E. 中性杆状核粒细胞

72. 外周血涂片镜检如图（附录 3 图 1–5）示，图中细胞是（检验士 2021 专业，2020 实践，2017 实践，2013 实践）（主管检验师 2013 实践）

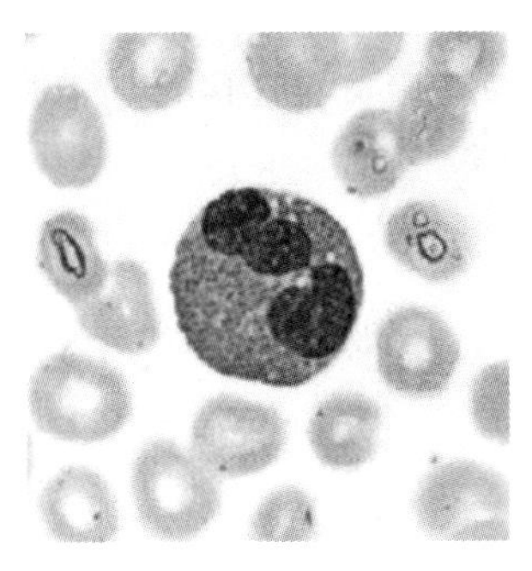

A. 中性粒细胞　　B. 嗜酸性粒细胞
C. 嗜碱性粒细胞　　D. 单核细胞
E. 淋巴细胞

73. 外周血涂片如图（附录 3 图 1–6）所示，箭头指示的细胞是（主管检验师 2017 实践）

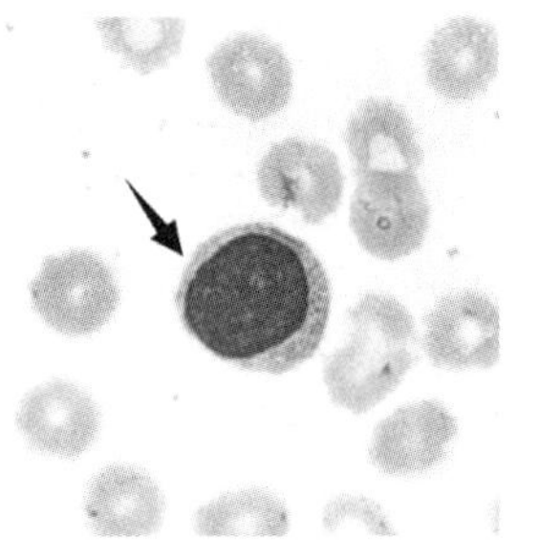

A. 中性粒细胞　　B. 嗜碱性粒细胞
C. 嗜酸性粒细胞　　D. 淋巴细胞
E. 单核细胞

74. 如（附录 3 图 1–7）所示，外周血涂片检查，箭头所示细胞是（检验士 2018 实践）

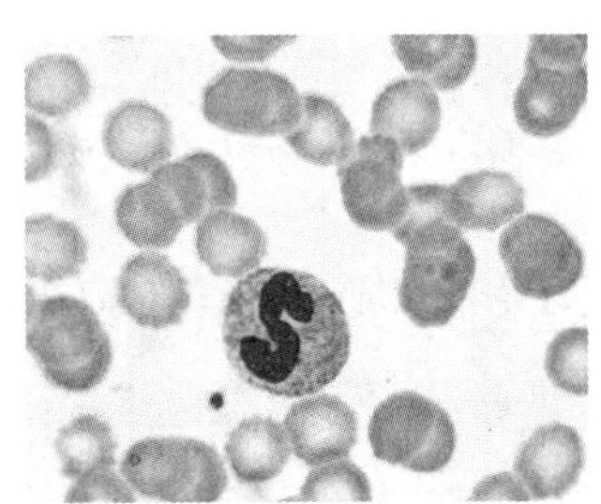

A. 多叶核中性粒细胞　　B. 中性分叶核粒细胞
C. 中性杆状核粒细胞　　D. 中性粒细胞
E. Pelger–Huet 畸形

75. 正常外周血细胞依据颗粒特点不同分为（检验士 2015 基础）

A. 早幼粒细胞、中幼粒细胞、晚幼粒细胞
B. 中性粒细胞、嗜酸性粒细胞、嗜碱性粒细胞
C. 呈分叶核粒细胞、杆状核粒细胞
D. 白细胞、红细胞、血小板
E. 单核细胞、淋巴细胞

76. 关于中毒颗粒的叙述，正确的是（检验士 2013 相关）

A. 云雾状呈灰蓝色的嗜碱性区域

B. 比中性颗粒粗大，大小不等、分布不均，呈黑色或紫色

C. 紫红色细杆状物质，分布不均、大小不等

D. 圆形颗粒粗大，量多、均匀，呈鲜桔红色

E. 大小和分布不均，呈蓝黑色，常覆盖于核上

77. 血片下图（附录 3 图 1–8）示，箭头所指细胞是（检验士 2013 实践）

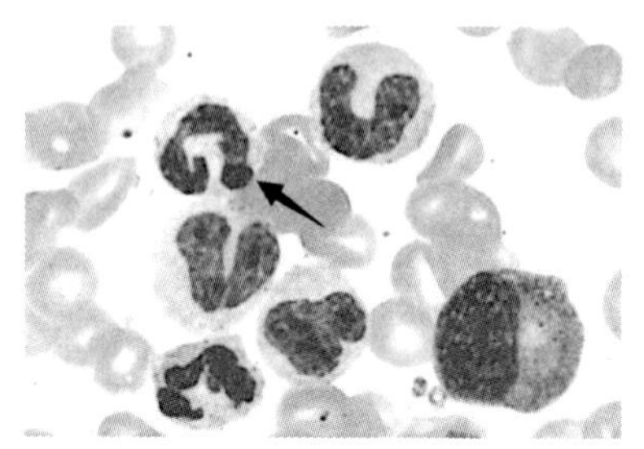

A. 巨分叶核中性粒细胞

B. 中性分叶核粒细胞

C. 中性杆状核粒细胞

D. 中性粒细胞 Pelger–Huet 畸形

E. 中性粒细胞退行性变

78. 患者女，36 岁。曾患有胆结石和胆管梗阻，因化脓性胆管炎入院治疗。CBC 检查：WBC 15.0×10^9/L。血涂片检查如彩图（附录 3 图 1–9）所示，所见白细胞内蓝色物质为（检验士 2012 实践）

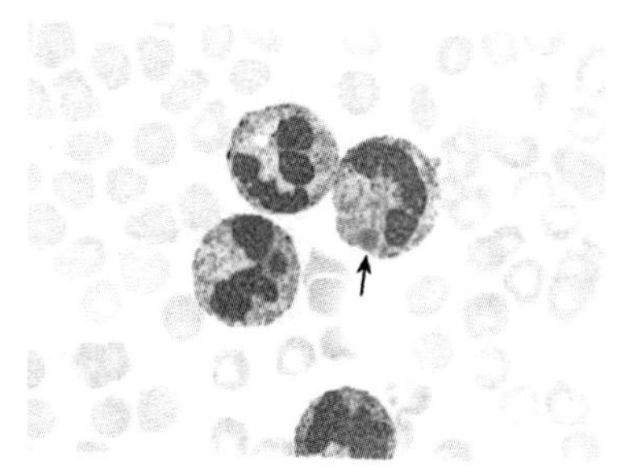

A. 染液残渣　　B. Auer 小体

C. Dohle 小体　　D. 嗜天青颗粒

E. 血小板卫星现象

79. 不属于外周血白细胞异常结构的是（检验士 2013 基础）

A. 空泡　　B. 染色质小体

C. 杜勒小体　　D. 退行性变

E. 中毒颗粒

80. 单核细胞的细胞核形态特征是（检验师 2020 相关，2017 相关，2012 相关）

A. 分为 2 叶，呈眼镜样

B. 分为 2~5 叶，以 3 叶为多，核结构不清

C. 分叶不明显，圆形或椭圆形，着边

D. 不规则形，肾形，马蹄形或扭曲折叠

E. 圆形，有核仁，胞质丰富

81. 中性粒细胞空泡变性认为是（检验师 2021 相关）（主管检验师 2014 基础）

A. 细胞脂肪变性　　B. 糖原颗粒变性

C. 染色不佳　　D. 胞浆溶解

E. 内质网变性

82. 中毒颗粒可见于下列哪种类型的细胞内（检验师 2019 基础，2017 基础，2012 基础）

A. 淋巴细胞　　B. 异形淋巴细胞

C. 中性粒细胞　　D. 红细胞

E. 嗜碱性粒细胞

83. 关于中性粒细胞毒性指数的描述，正确的是（2019 相关，2013 相关）

A. 毒性改变细胞占白细胞的百分率

B. 毒性改变细胞占中性粒细胞的百分率

C. 退行性变细胞占中性粒细胞的百分率

D. 有中毒颗粒的细胞占中性粒细胞的百分率

E. 有中毒颗粒的细胞占白细胞的百分率

84. 下列哪种细胞为单个核细胞（检验师 2017 专业，2012 专业）

A. 红细胞　　B. 淋巴细胞

C. 血小板　　D. 中性粒细胞

E. 嗜碱性粒细胞

85. 患者男，36 岁。外周血细胞分类、比例及形态均正常，其中性粒细胞杆状核与分叶核比例为（检验师 2016 专业）

A. 1 : 4　　B. 1 : 7

C. 1 : 10　　D. 1 : 13

E. 1 : 17

86. 下图（附录 3 图 1–10）中箭头所指的是（检验师 2021 实践）

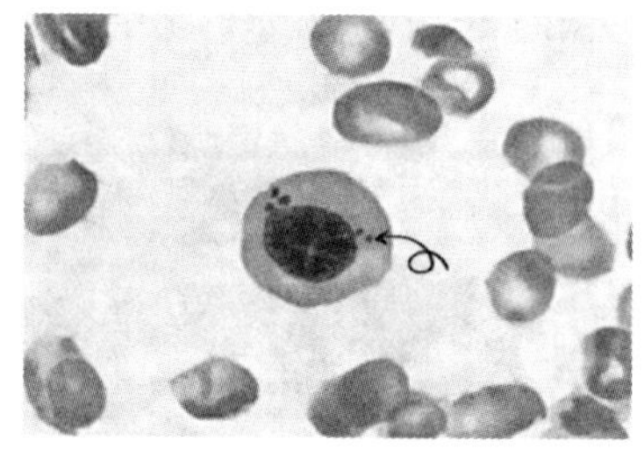

A. 中毒颗粒　　B. 豪焦小体

C. 棒状小体　　D. 空泡变性

E. 杜勒小体

87. 下图（附录 3 图 1–11）箭头所指的细胞是（检验师 2020 相关）

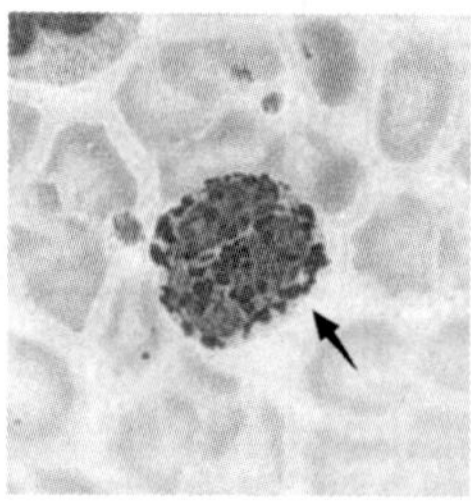

A. 嗜碱性粒细胞　　B. 嗜酸性粒细胞

C. 中性粒细胞　　D. 浆细胞

E. 淋巴细胞

88. 严重化脓性感染时，中性粒细胞的毒性改变是（主管检验师 2016 相关）

A. 出现中毒颗粒　　B. 出现染色质小体

C. 出现 Auer 小体　　D. 出现卡波环
E. 出现多个核反应

89. 下图（附录 3 图 1–12）箭头所指的细胞是（主管检验师 2020 实践）

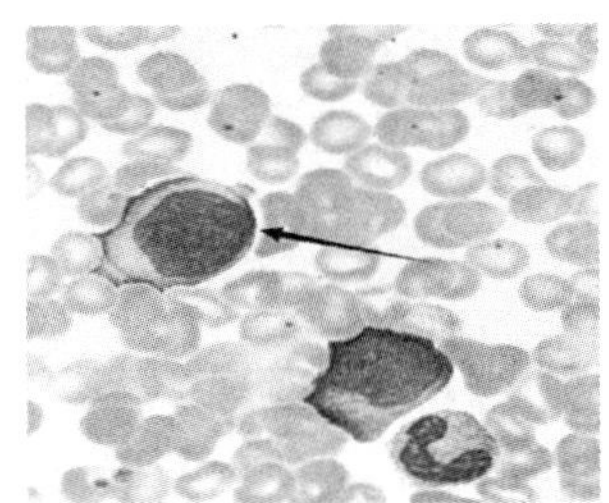

A. 单核细胞　　B. 中性晚幼粒细胞
C. 巨噬细胞　　D. 异型淋巴细胞
E. 原始红细胞

90. 下图（附录 3 图 1–13）中箭头所指的是（检验师 2021 实践）

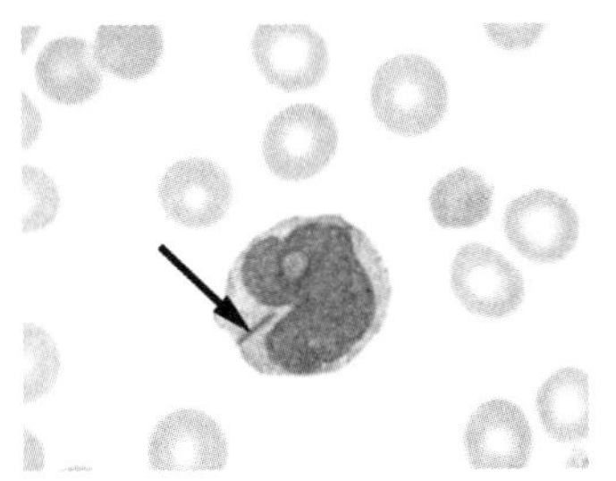

A. 杜勒小体　　B. 豪焦小体
C. 染色质小体　　D. 棒状小体
E. 狼疮小体

91. 不属于中性粒细胞中毒性改变的是（主管检验师 2019 基础，2019 实践，2017 相关）
A. 豪焦小体　　B. 中毒颗粒
C. 空泡变性　　D. Dohle 小体
E. 退行性变

92. 外周血中最大的白细胞是（主管检验师 2018 基础）
A. 中性粒细胞　　B. 嗜酸性粒细胞
C. 嗜碱性粒细胞　　D. 淋巴细胞
E. 巨噬细胞

93. 中性粒细胞的毒性变化不包括（主管检验师 2018 专业）
A. 中毒颗粒　　B. 空泡
C. 核变性　　D. 杜勒小体
E. 染色质小体

94. 下图（附录 3 图 1–14）中的有核细胞是哪种细胞（主管检验师 2018 实践）

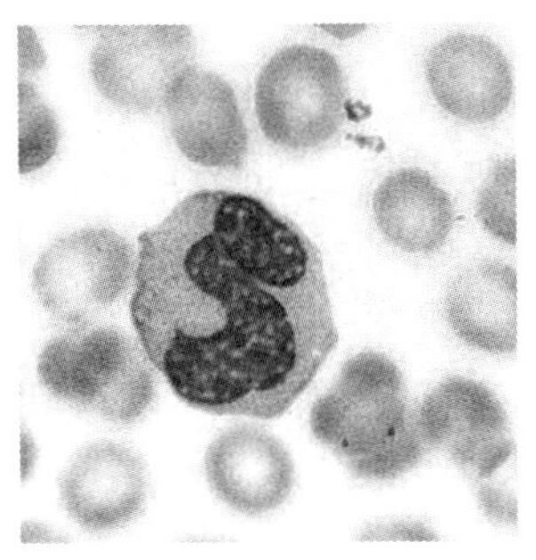

A. 中性粒细胞　　B. 嗜碱性粒细胞
C. 嗜酸性粒细胞　　D. 淋巴细胞
E. 单核细胞

95. 中性粒细胞出现空泡，提示（主管检验师 2014 相关）
A. 细胞分裂　　B. 细胞衰老
C. 细胞发生吞噬现象　　D. 细胞融合
E. 细胞核与胞质发育不平衡

96. 患者男，24 岁。因汽油火焰烧伤 5 小时入急诊观察室，神志清楚，烦躁不安，四肢冰冷，烧伤总面积 55%，颈部、颊面部、前胸、双上肢为Ⅲ度烧伤，背部、手掌、肩部为Ⅰ度烧伤。白细胞计数 23×10^9/L，中性粒细胞 95%，淋巴细胞 5%。白细胞形态学检查显示中性粒细胞毒性变，不符合上述的改变是（检验士 2015 相关）（主管检验师 2015 相关）
A. 中性粒细胞大小不均　　B. 空泡形成
C. 杜勒小体　　D. 退行性变
E. 棒状小体

四、嗜酸性粒细胞计数

97. 手工法嗜酸性粒细胞直接计数是计数两个计数池中的嗜酸性粒细胞数，共计大方格（检验师 2019 专业，2017 专业，2013 专业）（主管检验师 2012 相关）
A. 8 个　　B. 10 个
C. 14 个　　D. 16 个
E. 18 个

98. 嗜酸性粒细胞计数稀释液中起着色剂作用的是（检验士 2018 专业）
A. 枸橼酸钠　　B. 乙醇
C. 丙酮　　D. 伊红
E. EDTA

99. 手术后 4 小时显著减低的是（检验士 2016 相关）
A. 淋巴细胞　　B. 单核细胞
C. 中性粒细胞　　D. 嗜酸性粒细胞
E. 嗜碱性粒细胞

100. 关于嗜酸性粒细胞计数的临床应用，错误的是（主管检验师 2021 专业）
A. 测定肾上腺皮质功能
B. 观察手术患者的预后
C. 观察急性传染病的预后
D. 协助诊断变态反应性疾病
E. 判断感染的严重程度

101. 下列是有关嗜酸性粒细胞直接计数稀释液作用的叙述，错误的是（主管检验师 2016 专业）
A. 破坏红细胞
B. 使嗜酸性粒细胞分布均匀
C. 保护嗜酸性粒细胞
D. 使嗜酸性粒细胞着色
E. 破坏大部分其他白细胞

102. 嗜酸性粒细胞增多可见于（检验士 2016 相关）
A. 再生障碍性贫血
B. 急性早幼粒细胞白血病（M_3 型）

C. 急淋巴细胞白血病

D. 慢性淋巴细胞白血病

E. 霍奇金淋巴瘤

103. 不引起嗜酸性粒细胞增多的疾病是（检验师2013基础）（主管检验师2012基础）

A. 猩红热（急性期）　B. 血吸虫病

C. 湿疹　D. 大面积烧伤

E. 支气管哮喘

104. 嗜酸性粒细胞减少见于（检验师2012基础）（主管检验师2018相关）

A. 支气管哮喘

B. 猩红热的急性期

C. 钩虫病

D. 长期应用肾上腺皮质激素

E. 慢性粒细胞白血病

105. 嗜酸性粒细胞计数不具备的临床应用是（主管检验师2012实践）

A. 观察急性传染病的预后

B. 判断细胞感染的严重程度

C. 观察烧伤患者的预后

D. 测定肾上腺皮质功能

E. 观察手术患者的预后

106. 嗜碱性粒细胞增多可见于（主管检验师2018专业）

A. 慢性粒细胞白血病　B. 应激反应

C. 库欣综合征　D. 甲状腺功能亢进症

E. 过敏性休克

五、红斑狼疮细胞检验

107. 典型的红斑狼疮细胞是（主管检验师2016相关）

A. 中性分叶核粒细胞吞噬一个至数个均质体

B. 嗜酸性粒细胞吞噬均质体

C. 吞噬细胞吞噬衰老退变的细胞核

D. 退化变性的中性粒细胞

E. 退化变性的淋巴细胞

108. 患者男，17岁。发热、咽痛、咳嗽。体温39℃，咽部充血，颌下淋巴结肿大。外周血检查：Hb 110g/L，RBC 4.0×10^{12}L，WBC 25×10^9/L。血涂片中晚幼粒、杆状核粒细胞增多，胞质中可见中毒颗粒。最可能的诊断为

A. 风疹　B. 流感

C. 伤寒　D. 化脓性感染

E. 传染性单核细胞增多症

109. 患者男，70岁。急性阑尾炎术后突发高热。急查血常规结果：WBC 33×10^9/L，中性粒细胞占93%。血涂片染色镜检，中性粒细胞可出现的多种形态学改变不包括（检验师2017相关）

A. 棒状小体　B. 中毒颗粒

C. 空泡形成　D. 杜勒小体

E. 退行性变

110. 患者女，24岁。因胆囊炎入院，CBC检查发现：WBC 20.6×10^9/L。血涂片如下图（附录3 图1-15），所见成分是（检验师2013实践）

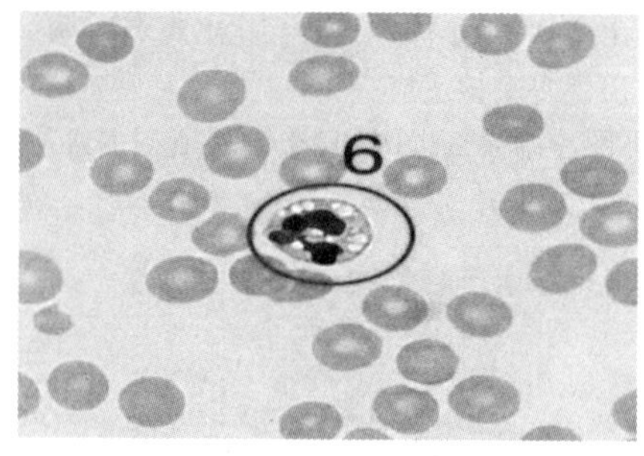

A. 巨大中性粒细胞

B. Pelger-Huet 畸形

C. 分叶过少中性粒细胞

D. 中性粒细胞空泡变性

E. 嗜酸性粒细胞脱颗粒征象

111. 老年人，65岁，近来乏力、疲倦，全身无痛性淋巴结肿大，发热和皮肤紫癜。血常规检查：白细胞计数 40×10^9/L；分类计数中性粒细胞4%，淋巴细胞96%。最可能的诊断是（主管检验师2021基础，2019相关）

A. 百日咳　B. 流感

C. 慢性淋巴细胞白血病　D. 伤寒

E. 慢性粒细胞白血病

A3 型题

（1~2题共用题干）

患者男，17岁。发热，咽痛，咳嗽。体格检查：体温39℃，咽部充血，颌下淋巴结肿大。外周血检查：Hb 110g/L，RBC 4.0×10^{12}/L，WBC 18×10^9/L。血涂片中性杆状核粒细胞增多，胞质内可见中毒颗粒。

1. 上述病例白细胞直方图变化将显示（检验师2021实践，2020实践）

A. 小细胞区异常

B. 大细胞区增高，小细胞区明显减少

C. 小细胞区右侧及中间细胞区之间异常

D. 小细胞区减少，中间细胞区增高

E. 中间细胞区与大细胞区之间异常

2. 上述病例分析，该患者最可能诊断为（检验师2021实践，2020实践）

A. 病毒性感染

B. 一般细菌性感染

C. 化脓性感染

D. 传染性单核细胞增多症

E. 伤寒

（3~4题共用题干）

患儿男，7岁。化脓性扁桃体炎症。外周血WBC为 14×10^9/L。

3. 患者的白细胞计数反映（检验师2018专业，2016专业）

A. 干细胞池的细胞数量　B. 分裂池的细胞数量

C. 成熟池的细胞数量　D. 储备池的细胞数量

E. 循环池的细胞数量

4. 患者白细胞分类增多的细胞是（检验师 2018 专业，2016 专业）

A. 中性粒细胞　　B. 淋巴细胞
C. 单核细胞　　D. 嗜酸性粒细胞
E. 嗜碱性粒细胞

（5~6 题共用题干）

患儿男，7 岁。腹痛、腹泻 1 周。食欲不振、夜间磨牙。皮肤未见异常。服用抗菌药物 3 天未见好转。血常规：WBC 12.5×10^9/L，中性粒细胞 50%，淋巴细胞 15%，嗜酸性粒细胞 32%，单核细胞 3%。

5. 可能患有的疾病是（检验师 2018 实践）

A. 支气管哮喘　　B. 寄生虫病
C. 慢性粒细胞白血病　　D. 荨麻疹
E. 食物蛋白过敏

6. 为明确诊断，应进一步做（检验师 2018 实践）

A. 骨髓检查　　B. 肠镜检查
C. 肝功能检查　　D. 血、尿淀粉酶测定
E. 粪便常规检查

（7~8 题共用题干）

患者女，15 岁。发热、咽痛、食欲差 2 天。查体：体温 38.5℃，咽充血，颈淋巴结肿大。RBC 4.0×10^{12}/L，Hb 130g/L，WBC 5.5×10^9/L，N 38%，L 60%，E 2%，PLT 210×10^9/L。

7. 该患者最可能的诊断为（检验师 2018 实践）

A. 流感　　B. 肺炎
C. 肺结核　　D. 急性扁桃体炎
E. 传染性淋巴细胞增多症

8. 血涂片检查最可能出现（检验师 2018 实践）

A. 中毒颗粒　　B. 核变性
C. 卫星核淋巴细胞　　D. 空泡变性
E. 异型淋巴细胞

（9~10 题共用题干）

患者男，76 岁。白细胞计数为 13.5×10^9/L，由于在白细胞曲线左侧见异常峰。

9. 首先应进行的是（检验师 2017 实践）

A. 咨询病史　　B. 重新抽血复查
C. 该样本重新上机检测　　D. 推片复查
E. 直接报告结果

10. 镜检分类计数 100 个白细胞可见有核红细胞 165 个，校正白细胞数为（检验师 2017 实践）

A. 5.09×10^9/L　　B. 8.78×10^9/L
C. 11.5×10^9/L　　D. 13.5×10^9/L
E. 22.28×10^9/L

（11~12 题共用题干）

患者男，23 岁。畏冷、高热伴咽痛 3 天。实验室检查：RBC 4.8×10^{12}/L，Hb 139g/L，WBC 12.9×10^9/L，PLT 161×10^9/L。分类：中性杆状核粒细胞 10%，中性分叶核粒细胞 78%，淋巴细胞 12%。

11. 正常成人外周血中，中性分叶核粒细胞的比例是（检验师 2015 实践）

A. 20%~40%　　B. 30%~50%
C. 40%~60%　　D. 50%~70%
E. 40%~75%

12. 下列中性粒细胞形态改变不能反映该患者感染程度的是（检验师 2015 实践）

A. 空泡变性　　B. 中毒颗粒
C. 核右移　　D. 核左移
E. 杜勒小体

B1 型题（标准配伍题）

（1~2 题共用备选答案）

A. 分裂池　　B. 成熟池
C. 贮存池　　D. 循环池
E. 边缘池

1. 粒细胞具有合成 DNA 及分裂能力的是（检验士 2016 实践）

2. 与循环池中粒细胞保持动态平衡的是（检验士 2016 实践）

（3~4 题共用备选答案）

A. 成熟池　　B. 循环池
C. 边缘池　　D. 贮存池
E. 分裂池

3. 机体处于急性感染时外周血白细胞计数所得白细胞值来自（检验师 2021 相关）

4. 严寒、酷热或剧烈运动后外周血白细胞增加与哪个池的白细胞释放有关（检验师 2021 相关）

（5~6 题共用备选答案）

A. 暂时性增高　　B. 持续性增高
C. 暂时性减低　　D. 持续性减低
E. 基本不变

5. 严寒或暴晒刺激时外周血中白细胞变化特点为（检验士 2019 基础，2014 基础）

6. 晚期肿瘤伴坏死与继发感染时外周血中白细胞变化特点为（检验士 2019 基础，2014 基础）

（7~9 题共用备选答案）

A. 中性粒细胞　　B. 嗜酸性粒细胞
C. 嗜碱性粒细胞　　D. 淋巴细胞
E. 单核细胞

7. 病毒感染时易出现异型改变的是（检验师 2016 相关）

8. 患者发生化脓性感染时易出现毒性变化的是（检验师 2016 相关）

9. 细胞核为不规则形、肾形、马蹄型且常折叠扭曲的是（检验师 2016 相关）

（10~12 题共用备选答案）

A. 分裂池　　B. 成熟池

C. 贮存池　　D. 循环池

E. 边缘池

10. 中幼粒细胞属于（检验师 2014 基础）

11. 外周血计数、分叶核粒细胞属于（检验师 2014 基础）

12. 晚幼粒细胞属于（检验师 2014 基础）

（13~15 题共用备选答案）

A. Auer 小体　　B. Dohle 小体

C. 异型淋巴细胞　　D. 中性粒细胞核左移

E. 中性粒细胞核右移

13. 急性粒细胞白血病胞质中可见（检验师 2014 基础）

14. 严重感染时中性粒细胞胞质中可见（检验师 2014 基础）

15. 分 5 叶核以上的中性粒细胞大量增多称为（检验师 2014 基础）

（16~17 题共用备选答案）

A. 胞质中颗粒大小和形态不一，呈紫色或者蓝黑色，胞质分布可不均，有时可见两种颗粒并存

B. 胞质中颗粒丰富且细小，大小不一，呈淡紫红色

C. 胞质中颗粒量少且粗大，大小和形态不一，常覆盖于核上，呈深紫黑色或者深紫红色

D. 胞质中颗粒粗大，大小一致，圆形，呈橘红色

E. 胞质中颗粒细小，分布均匀呈灰尘样，颗粒呈紫红色

16. 成熟中性粒细胞具有的特点是（检验师 2013 实践）

17. 嗜酸性粒细胞具有的特点是（检验师 2013 实践）

第二节　红细胞检验

A1 型题

一、红细胞计数

1. 正常人红细胞的平均寿命约为（检验士 2020 基础，2015 相关，2013 相关，2012 基础）（检验师 2012 基础）（主管检验师 2015 相关）

A. 60 天　　B. 80 天

C. 100 天　　D. 120 天

E. 160 天

2. 红细胞是血液中数量最多的有形成分，其平均寿命约为多少天（检验士 2016 基础）

A. 10　　B. 30

C. 60　　D. 120

E. 180

3. 释放入外周血的红细胞平均寿命为（检验士 2021 基础，2017 基础，2014 基础）

A. 48 小时　　B. 72 小时

C. 1~2 天　　D. 3~5 天

E. 120 天

4. 网织红细胞经过多少天成熟（检验士 2018 基础）

A. 15　　B. 120

C. 2　　D. 3

E. 5

5. 衰老红细胞的破坏主要在（检验士 2021 实践，2018 基础）

A. 肝　　B. 脾

C. 骨髓　　D. 肺

E. 肾

6. Hayem 红细胞稀释液中氯化钠的作用是（检验士 2019 相关，2013 专业）

A. 防腐抑菌　　B. 提高比容

C. 破坏白细胞　　D. 调节渗透压

E. 防止细胞粘连

7. 改良牛鲍计数时，其计算公式是（检验士 2018 实践，2015 实践）（主管检验师 2015 实践）

A. 红细胞 /L=25/5 × 10 × 10^6 × 200

B. 红细胞 /L=25/5 × 10 × 10^6 × 100

C. 红细胞 /L=25/5 × 10 × 10^6 × 50

D. 红细胞 /L=25/5 × 10 × 10^6 × 20

E. 红细胞 /L=25/5 × 10 × 10^6 × 10

8. 在显微镜下计数红细胞，若计数 5 个大方格内红细胞为 345 个，按计量单位报告的方式为（检验士 2017 实践）

A. 3.45 × 10^9/mm^3　　B. 3.45 × 10^3/L

C. 3.45 × 10^6/L　　D. 3.45 × 10^9/L

E. 3.45 × 10^{12}/L

9. 红细胞计数中，不属于技术误差的是（检验师 2017 基础，2013 基础）（主管检验师 2012 基础）

A. 血液发生凝固

B. 每次充池后细胞应在计数室内分布不完全相同

C. 充液不当

D. 采集部位不当

E. 稀释倍数不当

10. 若计数 5 个中方格内红细胞总数为 350 个，按法定单位，应报告为（主管检验师 2020 基础，2013 基础）

A. 350 万 /mm^3　　B. 350 万 /μl

C. 3.5 × 10^6/L　　D. 3.5 × 10^9/L

E. 3.5 × 10^{12}/L

11. 取 10μl 血加至 3.99ml 红细胞稀释液中混匀，静置后滴入计数盘，计数中央大方格内 10 个中方格内红细胞数为 500 个，应报告红细胞数为（主管检验师 2018 基础）

A. 2.50×10^{12}/L B. 5.00×10^{12}/L
C. 6.25×10^{12}/L D. 10.0×10^{12}/L
E. 3.50×10^{12}/L

12. 患者红细胞总数为 2.4×10^{12}/L，白细胞计数结果为 180×10^{9}/L，则实际红细胞计数的报告应为（主管检验师 2017 相关，2013 相关）

A. 2.01×10^{12}/L B. 2.11×10^{12}/L
C. 2.12×10^{12}/L D. 2.22×10^{12}/L
E. 2.32×10^{12}/L

二、血红蛋白测定

13. 每克血红蛋白可结合的氧量为（检验士 2012 专业）

A. 1.34ml B. 4.31ml
C. 3.14ml D. 3.41ml
E. 4.13ml

14. 正常血红蛋白的组成是（检验士 2019 实践，2013 基础）

A. 铁蛋白 B. 珠蛋白
C. 血红素 D. 原卟啉
E. 珠蛋白和亚铁血红素

15. 血红蛋白中的蛋白质部分是（主管检验师 2021 基础）

A. 血红素 B. 珠蛋白
C. 球蛋白 D. 亚铁血红素
E. 白蛋白

16. 关于血红蛋白和红细胞的叙述，正确的是（主管检验师 2018 相关）

A. 正常人血红蛋白是由 2 条珠蛋白肽链形成的二聚体和亚铁血红素构成
B. 红细胞膜具有可变性、半透性、免疫性和受体特异性等功能
C. 红细胞膜缺陷均为获得性
D. 新生儿 HbA 含量较高，至 1 岁左右接近成人水平
E. 红细胞膜主要成分为碳水化合物

17. 正常成人外周血红细胞中，主要的血红蛋白类型是（检验士 2016 基础）

A. HbA_2 B. HbH
C. HbF D. HbCO
E. HbA

18. 新生儿体内主要血红蛋白的肽链组成是（主管检验师 2016 基础）

A. $\alpha_2\beta_2$ B. $\alpha_2\gamma_2$
C. $\alpha_2\delta_2$ D. β_4
E. γ_4

19. ICSH 推荐的血红蛋白测定的参考方法是（检验士 2021 基础，2020 实践，2019 专业，2016 专业，2014 专业）

A. 碱羟血红蛋白测定法
B. 氰化高铁血红蛋白测定法
C. 叠氮高铁血红蛋白测定法
D. 十二烷基硫酸钠血红蛋白法
E. 溴代十六烷基三甲胺血红蛋白测定法

20. ICSH 推荐的测定 Hb 的参考方法是（检验士 2021 专业，2017 基础，2015 基础）（检验师 2012 相关）（主管检验师 2017 专业，2015 基础）

A. HiCN B. SDS
C. HiN3 D. CTAB
E. 沙利法

21. 已淘汰的测定血红蛋白方法是（检验士 2020 专业）

A. 十二烷基硫酸钠血红蛋白测定法
B. 氰化高铁血红蛋白测定法
C. 沙利酸化血红蛋白测定法
D. 碱羟血红蛋白测定法
E. 叠氮高铁血红蛋白测定法

22. HiCN 法测定血红蛋白所用波长为（检验士 2020 基础，2019 相关，2019 实践，2017 专业，2013 专业）

A. 500nm B. 530nm
C. 540nm D. 560nm
E. 570nm

23. HiCN 的吸收峰位于（检验士 2018 实践，2013 实践）（检验师 2019 基础，2017 基础）（主管检验师 2018 相关，2017 基础，2016 基础）

A. 504nm B. 540nm
C. 578nm D. 587nm
E. 634nm

24. 下列关于 SDS-Hb 测定血红蛋白的叙述，错误的是（检验士 2015 实践）（主管检验师 2015 实践）

A. 试剂无毒，操作简单 B. SDS 质量差异小
C. SDS 易破坏白细胞 D. 结果准确，重复性好
E. 是测定血红蛋白的次选方法

25. 关于 HiCN 法的叙述，错误的是（检验师 2020 专业，2013 专业）（主管检验师 2012 相关）

A. 操作简单 B. 反应速度快
C. 产物稳定 D. 能测定所有血红蛋白
E. KCN 有剧毒

26. HiCN 法的优点不包括（检验师 2015 相关）

A. 操作简单 B. 呈色稳定
C. 直接计算 D. 无公害
E. 结果准确

27. 引起氰化高铁血红蛋白测定时产生浑浊的原因不包括（检验师 2018 实践）（主管检验师 2018 实践，2016 专业）

A. 大量脂质
B. 煤气中毒
C. 异常球蛋白增高
D. 血小板计数> 700×10^{9}/L
E. 白细胞数 30×10^{9}/L

28. 关于血红蛋白的叙述，下列哪项错误（检验师 2012 相关）

A. 血红蛋白是由 4 条珠蛋白肽链各结合 1 个亚铁血红素形成的四聚体
B. 胎儿的血红蛋白主要成分为 HbF 正常人出生后就完全不能检出

C. HbF 较 HbA 抗碱性强

D. Hbs 为 δ 链异常，见于镰形细胞贫血

E. 血红蛋白的分子量是 64458

29. 关于 HiCN 法的叙述，正确的是（主管检验师 2020 专业）

A. HiCN 转化液应贮存在塑料瓶中

B. 可以在 0℃下保存

C. HiCN 转化液是一种近中性溶液

D. 测定后废液加酸性混合，放置 15 小时以上，再排入下水道

E. HiCN 转化液应贮存在白色玻璃瓶中

30. ICSH 规定 HiCN 参考液的条件不包括（主管检验师 2013 实践）

A. 吸收曲线的波峰为（540 ± 1）nm，波谷为 502~504nm

B. A_{540nm}/A_{504nm}=1.590~1.630

C. CV ≤ 0.5%

D. 5 年内不变质

E. 普通病原培养和厌氧病原培养阴性

31. 成男性红细胞的参考值是（检验士 2021 基础，2020 基础，2019 实践）

A.（3.5~4.5）× 10^{12}/L　B.（4.0~5.5）× 10^{12}/L

C.（5.0~6.0）× 10^{12}/L　D.（3.5~5.5）× 10^{12}/L

E.（4.5~5.5）× 10^{12}/L

32. 新生儿红细胞计数参考值是（检验士 2020 基础）（检验师 2016 专业）

A.（4.0~5.5）× 10^{12}/L　B.（4.2~5.2）× 10^{12}/L

C.（3.5~5.0）× 10^{12}/L　D.（6.0~7.0）× 10^{12}/L

E.（5.0~6.0）× 10^{12}/L

33. 关于红细胞参考值的叙述，错误的是（检验士 2020 专业，2016 相关）

A. 成年男性（4.0~5.5）× 10^{12}/L

B. 成年女性（3.5~5.0）× 10^{12}/L

C. 新生儿（3.5~4.5）× 10^{12}/L

D. 成人高于 6.8 × 10^{12}/L 应采取治疗措施

E. 成人低于 3.5 × 10^{12}/L 诊断为贫血，应寻找病因

34. 成人男性血红蛋白正常参考值为（检验士 2019 相关，2017 相关，2015 相关，2013 相关）（主管检验师 2015 相关）

A. 100~140g/L　B. 140~170g/L

C. 110~150g/L　D. 170~200g/L

E. 120~160g/L

35. 成人女性血红蛋白正常参考值范围是（检验士 2020 基础）

A. 100~140g/L　B. 110~150g/L

C. 120~160g/L　D. 140~170g/L

E. 170~200g/L

36. 下列血常规指标减少可引起贫血的是（检验士 2018 基础）

A. WBC　B. RBC

C. PLT　D. Hb+PLT

E. RBC+Hb

37. 用于贫血形态学分类的参数不包括（检验士 2016 相关，2014 相关）

A. MCV　B. MCH

C. MCHC　D. RDW

E. HCT

38. 诊断贫血最常用的指标是（检验士 2019 基础，2017 专业，2015 专业，2013 专业，2012 专业）（检验师 2018 相关）（主管检验师 2015 专业）

A. RBC　B. Hb

C. PLT　D. RDW

E. Ret

39. 我国采用 Hb 诊断贫血的标准，成年女性应低于（主管检验师 2013 专业，2012 专业）

A. 100g/L　B. 110g/L

C. 120g/L　D. 150g/L

E. 160g/L

40. 中度贫血时（检验士 2018 相关）

A. 血红蛋白从正常下限 ~90g/L

B. 血红蛋白从 145~120g/L

C. 血红蛋白从 90~60g/L

D. 血红蛋白从 60~30g/L

E. 血红蛋白＜ 30g/L

41. 患者女，Hb 65g/L，应属于（检验师 2016 基础，2013 基础）（主管检验师 2012 基础）

A. 轻度贫血　B. 极重度贫血

C. 重度贫血　D. 中度贫血

E. 无贫血

42. 重度贫血时（检验士 2018 相关）

A. 血红蛋白从正常下限 ~90g/L

B. 血红蛋白从 145~120g/L

C. 血红蛋白从 90~60g/L

D. 血红蛋白从 60~30g/L

E. 血红蛋白＜ 30g/L

43. 成人极重度贫血时，血红蛋白浓度为（检验士 2015 专业）（主管检验师 2015 专业）

A. ＜ 100g/L　B. ＜ 90g/L

C. ＜ 70g/L　D. ＜ 60g/L

E. ＜ 30g/L

44. 与红细胞生理性变化没有直接关系的因素是（检验士 2013 基础，2013 相关）

A. 年龄　B. 性别

C. 情绪　D. 红细胞寿命缩短

E. 妊娠

45. RBC 生理性增多不包括的原因是（检验士 2013 专业）（检验师 2018 相关）

A. 高原地区居民　B. 新生儿

C. 体力劳动　D. 慢性肺心病

E. 精神刺激

46. 生理情况下血液血红蛋白浓度较低见于（主管检验师 2013 基础）

A. 进食后　B. 冷水浴后

C. 运动后　D. 妊娠后期

E. 清晨

47. 新生儿血液红细胞数高，其主要原因是（检验师 2020 相关，2015 相关）

A. 内分泌功能过强　　B. 叶酸吸收过多
C. 铁吸收过多　　D. 生理性缺氧
E. 蛋白质吸收过多

48. 下列不属于红细胞病理性减少的是（检验士 2020 专业）

A. 急、慢性出血
B. 妊娠中、晚期的妇女红细胞减少
C. 缺铁性贫血
D. 再生障碍性贫血
E. 自身免疫性溶血性贫血

49. 引起生理性红细胞增多的因素不包括（检验士 2018 基础）（检验师 2019 相关）

A. 妊娠中期　　B. 多汗
C. 冷水刺激　　D. 恐惧
E. 新生儿

50. 红细胞病理性增多见于（主管检验师 2013 相关）

A. 婴幼儿　　B. 恐惧
C. 冷水刺激　　D. 妊娠中期
E. 多尿

51. 下列哪项不是引起红细胞相对性增多的原因（检验士 2020 专业）

A. 严重腹泻　　B. 多尿
C. 大面积烧伤　　D. 多汗
E. 某些先天性心脏病

52. 血常规结果显示红细胞和血红蛋白量均减少，可排除的疾病是（检验士 2016 相关）

A. 消化道溃疡　　B. 输血溶血反应
C. 缺铁性贫血　　D. 再生障碍性贫血
E. 严重腹泻

53. 红细胞绝对性增多见于（检验师 2019 相关）

A. 糖尿病酮症酸中毒　　B. 腹泻
C. 慢性肾上腺功能减退　　D. 严重慢性心肺疾病
E. 大面积烧伤

54. 红细胞相对性增多，应除外（检验师 2016 专业）

A. 大面积烧伤　　B. 多尿
C. 大量出汗　　D. 慢性肺心病
E. 水的摄入不足

55. 不会引起红细胞代偿性增多的是（主管检验师 2020 专业，2017 专业，2013 专业）

A. 法洛四联症　　B. 真性红细胞增多症
C. 慢性肺心病　　D. 新生儿
E. 高原地区居民

三、红细胞形态

56. 关于正常红细胞形态的描述，不正确的是（检验士 2016 基础）

A. 平均直径 7.8μm
B. 双凹圆盘状
C. 可用于用药安全的监测
D. 生理性淡染区占中央面积的 1/3
E. 胞内无异常结构

57. 血涂片形态学检查，成熟红细胞呈小细胞低色素性表现，可考虑（检验士 2018 相关）

A. 巨幼细胞贫血　　B. 溶血性贫血
C. 缺铁性贫血　　D. 脾功能亢进症
E. 急性失血性贫血

58. 外周血红细胞异常结构不包括（检验士 2016 基础）

A. 嗜碱性点彩红细胞　　B. 染色质小体
C. 卡波环　　D. 网织红细胞
E. 有核红细胞

59. 下图（附录 3 图 1–16）血涂片中，箭头所指的细胞排列状况是（检验士 2021 相关、2020 基础）

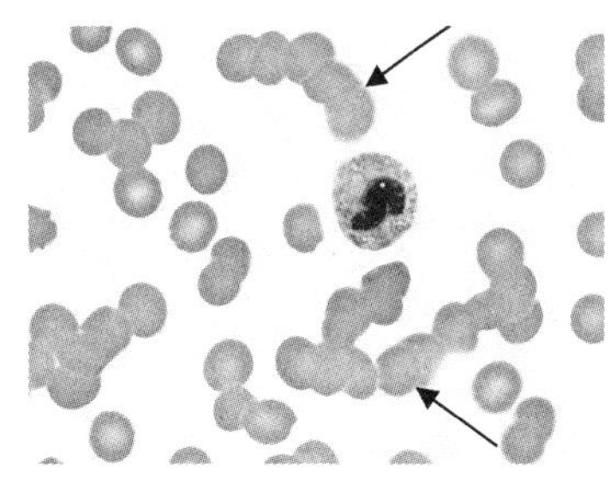

A. 椭圆形红细胞　　B. 镰刀形红细胞
C. 嗜碱性点彩红细胞　　D. 缗钱状红细胞
E. 棘形红细胞

60. 下图（附录 3 图 1–17）中箭头所指的细胞是（检验士 2020 基础，2019 实践，2018 实践，2017 实践）

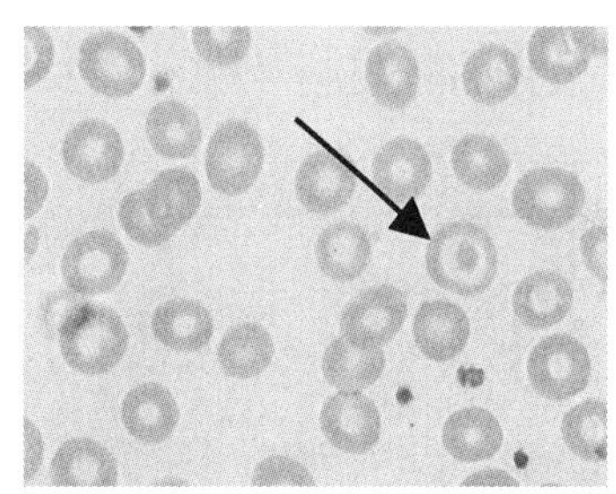

A. 靶形红细胞　　B. 口形红细胞
C. 环形红细胞　　D. 缺铁性贫血红细胞
E. 圆形红细胞

61. 下图（附录 3 图 1–18）中箭头所指的细胞（检验师 2021 专业）

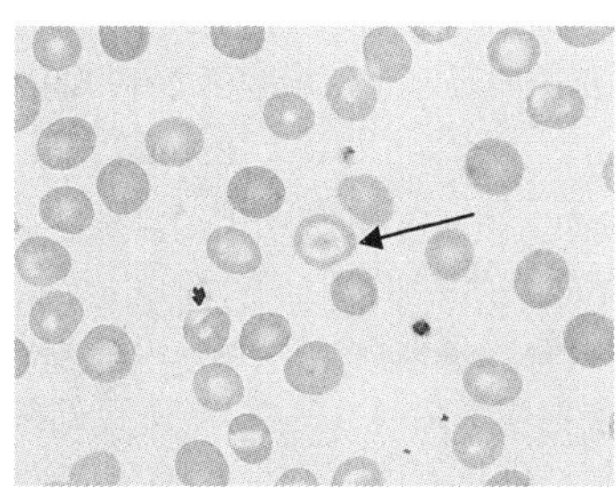

A. 棘形红细胞　　B. 口形红细胞
C. 靶形红细胞　　D. 镶型红细胞
E. 球形红细胞

62. 下列图片（附录 3 图 1–19）属于（检验士 2018 基础）

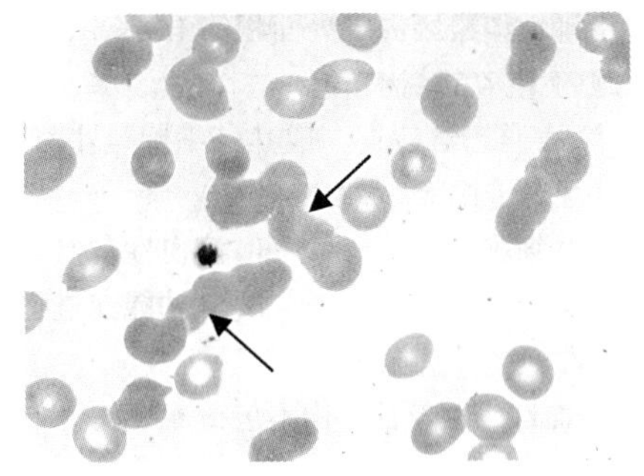

A. 靶形红细胞　　B. 椭圆形红细胞
C. 缗钱状红细胞　　D. 嗜多色红细胞
E. 镰刀形红细胞

63. 外周血涂片镜检如图（附录 3 图 1-20）示，箭头所指的红细胞是（检验士 2016 实践）

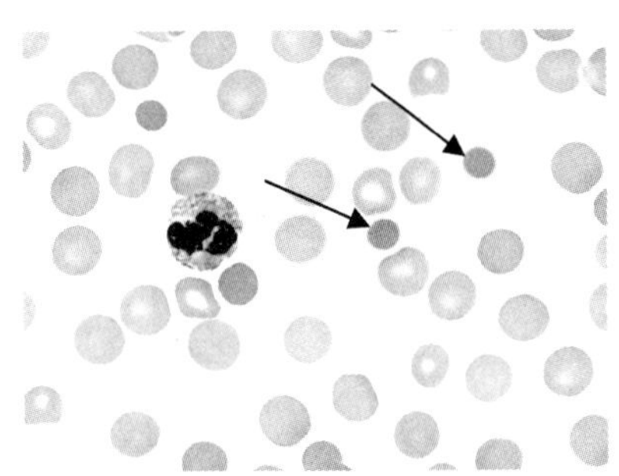

A. 红细胞碎片　　B. 口形红细胞
C. 球形红细胞　　D. 靶形红细胞
E. 低色素性红细胞

64. 外周血涂片镜检如图（附录 3 图 1-21）示，箭头所指的细胞是（检验士 2016 实践）

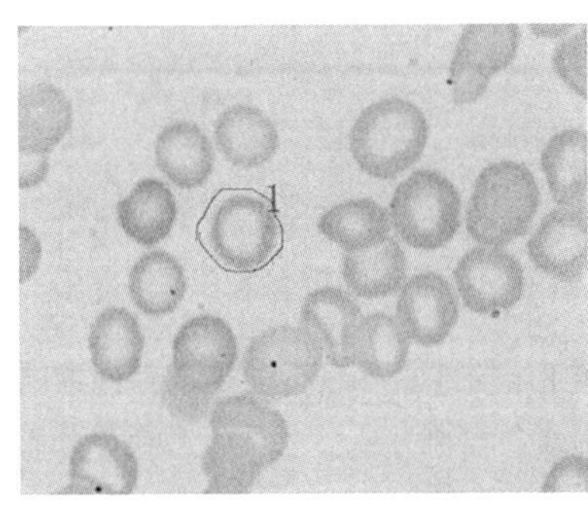

A. 椭圆形红细胞　　B. 正常红细胞
C. 环形红细胞　　D. 巨大血小板
E. 镰刀形红细胞

65. 小红细胞直径小于（检验师 2017 基础，2012 基础）
A. 7μm　　B. 6μm
C. 5.5μm　　D. 5μm
E. 4.5μm

66. 靶形红细胞多见于（检验师 2021 专业）
A. 珠蛋白生成障碍性贫血　　B. 巨幼细胞贫血
C. 骨髓纤维化　　D. 溶血性贫血
E. 理化损伤

67. 下列可见卡波环以及嗜碱性点彩细胞的是（检验师 2020 基础）
A. 铅中毒　　B. 巨幼细胞贫血
C. 地中海贫血　　D. 缺铁性贫血
E. 遗传性 β- 脂蛋白缺乏症

68. 外周血可出现泪滴形红细胞的是（检验师 2019 基础）
A. 巨幼细胞贫血
B. 骨髓纤维化
C. 缺铁性贫血
D. 弥散性血管内凝血性贫血
E. 急性白血病

69. 在血涂片镜检时发现嗜多色红细胞增多，表示骨髓造血功能（检验师 2014 实践）
A. 旺盛　　B. 正常
C. 低下　　D. 重度低下
E. 衰竭

70. 下图（附录 3 图 1-22）中的细胞是（检验师 2021 实践）

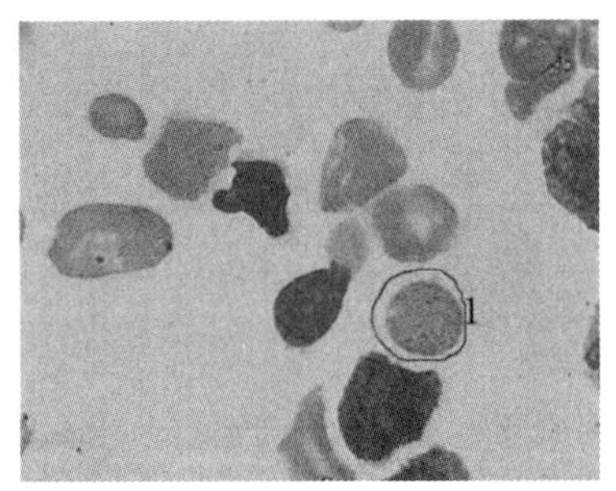

A. 嗜碱性点彩红细胞　　B. 晚幼红细胞
C. 血小板　　D. 嗜酸性粒细胞
E. 嗜碱性粒细胞

71. 以外周血出现泪滴形红细胞为特征性表现的是（检验师 2019 实践）
A. 肾衰竭　　B. 自身免疫性溶血性贫血
C. 巨幼细胞贫血　　D. 缺铁性贫血
E. 骨髓纤维化

72. 属于红细胞内可见的异常结构的是（检验师 2012 实践）
A. 中毒颗粒　　B. 棒状小体
C. 卡波环　　D. Alder- Reilly 畸形
E. 杜勒小体

73. 大红细胞直径大于多少微米（主管检验师 2015 实践）
A. 6　　B. 9
C. 10　　D. 12
E. 15

74. 巨红细胞直径为（主管检验师 2014 相关）
A. > 12μm　　B. > 14μm
C. > 15μm　　D. > 16μm
E. > 17μm

75. 红细胞内不会出现的异常是（主管检验师 2020 相关）
A. Auer 小体　　B. Cabot 环
C. Howell-Jolly 小体　　D. 嗜碱性点彩
E. 变性珠蛋白小体

76. 下图（附录 3 图 1-23）箭头指的是（主管检验师 2020 实践）

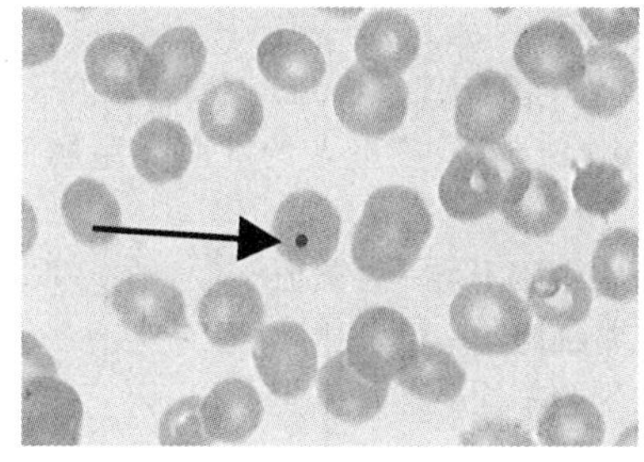

A. Rusell 小体　　B. Auer 小体

C. Howell-Jolly 小体　　D. Aschoff 小体

E. Negri 小体

77. 关于有核红细胞，不正确的是（主管检验师 2018 相关）

A. 外周血涂片中出现表示红系增生活跃

B. 溶血性贫血外周血偶见

C. 属幼稚红细胞

D. 1 周之内婴儿血涂片中仅可见少量

E. 正常成人外周血涂片中偶见

78. 不利于红细胞形成缗钱状排列的血浆内物质是（主管检验师 2018 专业，2017 相关）

A. 血脂　　B. 球蛋白

C. 胆固醇　　D. 白蛋白

E. 纤维蛋白原

79. 如图（附录 3 图 1-24）示，箭头所指的红细胞属于（主管检验师 2017 实践）

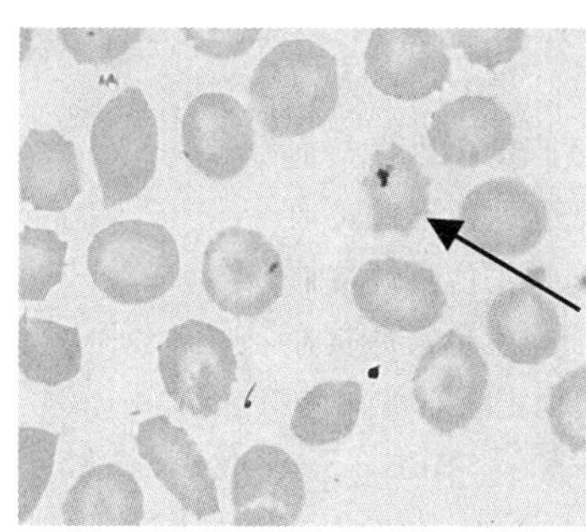

A. 球形红细胞　　B. 棘形红细胞

C. 新月形红细胞　　D. 红细胞形态不规整

E. 缗钱状红细胞

80. 有关各类红细胞的描述，错误的是（主管检验师 2012 实践）

A. 靶形红细胞的生存时间约为正常红细胞一半甚或更短

B. 镰刀形红细胞主要是因为含有异常血红蛋白 F

C. 棘形红细胞多见于遗传性或获得性 β- 脂蛋白缺乏症

D. 椭圆形红细胞是在细胞成熟后呈椭圆形

E. 有核红细胞如见于外周血涂片多为病理现象

四、红细胞比容测定

81. Wintrobe 法 HCT 测定，女性参考范围为（检验士 2021 实践，2018 相关）

A. 0.30~0.37　　B. 0.37~0.47

C. 0.40~0.54　　D. 0.43~0.51

E. 0.30~0.54

82. 血细胞比容的参考值是（检验师 2020 基础，2016 基础）

A. 男性 50%~60%，女性 40%~50%

B. 男性 30%~50%，女性 25%~40%

C. 男性 40%~50%，女性 37%~47%

D. 男性 60%~70%，女性 45%~50%

E. 男性 70%~80%，女性 60%~70%

83. 下列关于血细胞比容的测定，准确性最高的方法是（检验士 2015 专业）（主管检验师 2015 专业）

A. 温氏法　　B. 微量法

C. 微量离心计算法　　D. 出血分析仪法

E. 放射性核素法

84. 离心法测定血细胞比容，离心后分 5 层，从上到下依次为（检验士 2015 基础）（主管检验师 2015 基础）

A. 血浆层、血小板层、白细胞和有核红细胞层、还原红细胞层、红细胞层

B. 血浆层、白细胞和有核红细胞层、血小板层、还原红细胞层、红细胞层

C. 血浆层、白细胞和有核红细胞层、血小板层、红细胞层、还原红细胞

D. 血浆层、血小板层、白细胞和有核红细胞层、红细胞层、还原红细胞层

E. 血浆层、白细胞和有核红细胞层、还原红细胞层、红细胞层、血小板层

85. 关于红细胞比容的叙述，错误的是（检验士 2015 专业）

A. 与红细胞大小无关

B. 有助于贫血的鉴别诊断

C. 有助于贫血的诊断

D. 与红细胞数量无关

E. 可作为补液计算的依据

86. 下列哪种情况使血液黏度增高（检验师 2018 基础）

A. 红细胞比容明显降低　　B. 切变率降低

C. 纤维蛋白原减少　　D. 温度增高

E. 红细胞数减少

87. HCT 增高常见于（检验师 2016 相关，2013 相关）

A. 铁粒幼细胞贫血　　B. 再生障碍性贫血

C. 巨幼细胞贫血　　D. 缺铁性贫血

E. 大面积烧伤

88. 手工法 HCT 测定时，与血浆残留量增多无关的因素是（检验师 2013 实践）

A. 椭圆形红细胞　　B. 小红细胞

C. 大红细胞　　D. 镰刀形红细胞

E. 血液稀释

89. 温氏法测血细胞比容时，应读取（主管检验师 2016 实践，2012 实践）

A. 血小板层　　B. 白细胞

C. 有核红细胞层　　D. 还原红细胞层

E. 带氧红细胞层

90. 用以了解血液浓缩程度，作为补液计算依据的指

标是（主管检验师 2014 基础）

A. RBC B. RDW
C. RPI D. HCT
E. MPV

91. 评估血浆容量增减的实验室指标是（主管检验师 2014 相关）

A. RBC B. Hb
C. HCT D. WBC
E. PLT

五、红细胞平均指数

92. 反映红细胞平均体积的是（检验士 2020 基础）

A. MCV B. PDW
C. RET D. MCH
E. RDW

93. MCH 的参考范围是（检验师 2021 专业）

A. 17~34pg B. 27~34pg
C. 25~30pg D. 17~30pg
E. 30~34pg

94. 属于小细胞低色素性贫血的是（检验士 2020 基础）

A. 缺铁性贫血 B. 巨幼细胞贫血
C. 再生障碍性贫血 D. 急性失血性贫血
E. 自身免疫性溶血性贫血

95. 下列属于正细胞贫血的是（检验士 2019 基础）

A. 再生障碍性贫血 B. 缺铁性贫血
C. 嗜酸性粒细胞贫血 D. 嗜碱性粒细胞贫血
E. 巨幼细胞贫血

96. 正细胞贫血见于（检验士 2013 相关）

A. 再生障碍性贫血 B. 慢性失血性贫血
C. 海洋性贫血 D. 缺铁性贫血
E. 慢性感染性贫血

97. 属于小细胞低色素性贫血的是（检验士 2019 基础，2018 专业，2013 专业）

A. 再生障碍性贫血 B. 缺铁性贫血
C. 巨幼细胞贫血 D. 溶血性贫血
E. 急性失血性贫血

98. 下列哪种是小细胞低色素性贫血最常见的疾病类型（检验师 2014 相关）

A. 珠蛋白生成障碍性贫血 B. 慢性白血病
C. 再生障碍性贫血 D. 缺铁性贫血
E. 急性溶血性贫血

99. 按贫血的形态学分类，缺铁性贫血属于（检验师 2013 相关）

A. 正细胞正色素性贫血 B. 小细胞低色素性贫血
C. 正细胞低色素性贫血 D. 小细胞高色素性贫血
E. 大细胞正色素性贫血

100. 患者女，46 岁，突然晕倒被送到医院就诊。急查血常规：RBC 2.8×10^{12}/L，Hb 72g/L，HCT 0.32。该患者的红细胞平均体积是（检验师 2016 基础）

A. 225fl B. 114fl
C. 89.6fl D. 25.7fl
E. 23.00fl

101. 贫血患者 MCV 为 90fl，MCH 为 30pg，MCHC 为 333g/L，RDW 14.5%。该患者的贫血类型属于（检验师 2021 相关）

A. 正常细胞不均一性贫血
B. 正常细胞均一性贫血
C. 大细胞不均一性贫血
D. 小细胞不均一性贫血
E. 小细胞均一性贫血

102. 某贫血患者 MCV 85fl, MCH 30pg, MCHC 340g/L。该患者的贫血属于（检验师 2020 基础，2012 相关）

A. 正细胞贫血
B. 大细胞贫血
C. 单纯性小细胞贫血
D. 小细胞低色素性贫血
E. 大细胞高色素性贫血

103. 患者男，23 岁，重大车祸入院，右侧肝脏破裂，血红蛋白 58g/L。最符合的血常规结果（检验师 2020 相关）

A. MCV 正常、MCH 正常、MCHC 正常
B. MCV 减低、MCH 减低、MCHC 降低
C. MCV 增高、MCH 减低、MCHC 正常
D. MCV 减低、MCH 增高、MCHC 正常
E. MCV 增高、MCH 降低、MCHC 降低

104. 患者女，23 岁。明显贫血面容。实验室检查：MCV 85fl, MCH 28pg, MCHC 325g/L，最可能的诊断是（检验师 2018 基础，2016 基础）

A. 小细胞低色素性贫血
B. 大细胞低色素性贫血
C. 正细胞正色素性贫血
D. 大细胞正色素性贫血
E 小细胞正色素性贫血

105. 成年患者，RBC 3.3×10^{12}/L，Hb 85g/L，MCV 75fl，MCH 25.4pg，MCHC 340g/L。该患者的贫血类型是（检验师 2018 基础，2017 基础）

A. 单纯性小细胞贫血
B. 单纯性大细胞贫血
C. 小细胞低色素性贫血
D. 正细胞正色素性贫血
E. 大细胞高色素性贫血

106. 患者女，25 岁。实验室检查 MCV、MCH 均升高，MCHC 正常。最可能的诊断是（检验师 2015 相关）

A. 缺铁性贫血 B. 急性失血性贫血
C. 慢性失血性贫血 D. 巨幼细胞贫血
E. 急性溶血性贫血

107. 患者男，55 岁。MCV 70fl，MCH 21pg，MCHC 256g/L。该患者最可能的诊断是（检验师 2013 专业）（主管检验师 2012 相关）

A. 再生障碍性贫血 B. 缺铁性贫血
C. 溶血性贫血 D. 急性失血性贫血
E. 大细胞贫血

108. 巨幼细胞贫血时，MCHC 的测定结果为（主管检

验师 2017 相关）

A. 正常　B. 增高
C. 明显增高　D. 减低
E. 明显减低

109. 某患者 MCH 为 22pg，MCV 为 73fl，MCHC 为 250g/L。通过上述结果得出，可能的诊断为（主管检验师 2021 基础，2020 基础）

A. 正常细胞贫血　B. 巨幼细胞贫血
C. 单纯性小细胞贫血　D. 小细胞低色素性贫血
E. 缺铁性贫血

110. 女性，28 岁，头晕、乏力、面色苍白 2 年余。实验室检查：RBC 2.8×10^{12}/L，Hb 80g/L，MCV、MCH、MCHC 均低于正常。血涂片可见红细胞大小不等，中央淡染区扩大。最可能的诊断为（主管检验师 2020 实践）

A. 缺铁性贫血　B. 铁粒幼细胞贫血
C. 海洋性贫血　D. 巨幼细胞贫血
E. 再生障碍性贫血

111. 血液检查结果：MCV 120fl，MCH 45pg，MCHC 375g/L。有助于判断为（主管检验师 2016 相关）

A. 健康人　B. 大细胞贫血
C. 正常细胞贫血　D. 单纯性小细胞贫血
E. 小细胞低色素性贫血

112. 患者女，18 岁，确诊为溶血性贫血。RET 7.9%，MCV 70fl、MCH 29pg、MCHC 319g/L。外周血中最不可能见到（主管检验师 2020 实践）

A. 较多的点彩红细胞　B. 网织红细胞增多
C. 红细胞大小不等　D. 红细胞缗钱状排列
E. 外周血涂片可见有核红细胞

113. 患者男，65 岁。2 年前因胃癌行全胃切除术。近 3 个月来渐感头晕、乏力，活动后心慌、气急。外周血检查结果：RBC 2.8×10^{12}/L，Hb 96g/L，网织红细胞 0.16%，MCV 114fl、MCH 34g、MCHC 332g/L。根据外周血检查结果，该患者可初步诊断为（主管检验师 2017 相关）

A. 正常细胞贫血　B. 单纯性小细胞贫血
C. 小细胞低色素性贫血　D. 大细胞贫血
E. 大细胞均一性贫血

六、网织红细胞计数

114. 网织红细胞胞质中残存的嗜碱性物质是（检验师 2020 基础）

A. 核糖核酸　B. 溶酶体
C. 糖原　D. 线粒体
E. 脱氧核糖核酸

115. 网织红细胞活体染色的物质为（检验士 2021 基础，2020 基础，2019 基础，2016 基础，2013 基础）

A. 亚甲基蓝　B. 淡绿
C. 新亚甲基蓝　D. 俾斯麦棕
E. 伊红

116. 常用于网织红细胞的活体染色方法是（检验士 2018 基础）

A. 瑞氏染色　B. 普鲁士蓝染色
C. 吉姆萨染色　D. 新亚甲基蓝染色
E. 糖原染色

117. 手工法网织红细胞计数的染色液为（主管检验师 2013 基础）

A. 亚甲基蓝染液　B. 瑞氏染色
C. 吉姆萨染液　D. 普鲁士蓝染液
E. 新亚甲基蓝染液

118. 网织红细胞计数采用的染色方法是（主管检验师 2012 基础）（检验师 2013 基础）

A. 瑞氏染色　B. 煌焦油蓝染色
C. 革兰染色　D. 吉姆萨染色
E. H-E 染色

119. 关于网织红细胞计数的叙述，错误的是（主管检验师 2015 实践）（检验士 2015 实践）

A. 玻片法计数用乙醇染液　B. 试管法计数用盐水染料
C. 染色时间必须充分　D. 最好在 37℃下染色
E. 煌焦油蓝染色后，需用瑞氏染料复染

120. 关于网织红细胞计数的叙述，错误的是（检验师 2013 实践）

A. 属于活体染色
B. 染色时间须充分
C. 染色温度控制在 37℃
D. WHO 推荐使用新亚甲基蓝
E. 煌焦油蓝染好后用瑞氏染料复染

121. 关于网织红细胞计数的叙述，错误的是（检验师 2018 实践）（主管检验师 2018 实践）

A. 使用 Miller 窥盘可提高精密度
B. 国内主要采用显微镜计数法
C. WHO 推荐的染料是新亚甲基蓝
D. 可用煌焦油蓝染色
E. 玻片法优于试管法

122. 成人 RET 绝对值的参考范围是（检验士 2018 相关）

A. $(15\sim35) \times 10^9$/L　B. $(20\sim50) \times 10^9$/L
C. $(24\sim84) \times 10^9$/L　D. $(65\sim110) \times 10^9$/L
E. $(25\sim75) \times 10^9$/L

123. 手工采用 Miller 窥盘法进行网织红细胞计数时，如在计数小方格视野中的红细胞总数为 124 个，同时计数的大方格中的网织红细胞总数为 17 个，则网织红细胞计数结果应报告为（检验师 2018 实践，2017 专业）（主管检验师 2020 实践，2018 实践，2016 专业）

A. 0.012　B. 0.013
C. 0.014　D. 0.015
E. 0.016

124. 全血细胞减少，网织红细胞减少，考虑诊断为（检验士 2019 专业）

A. 白细胞减少症　B. 再生性障碍贫血
C. 缺铁性贫血　D. 白血病
E. 淋巴瘤

125. 可使网织红细胞计数增多的疾病是（检验士 2015 专业）（主管检验师 2015 专业）

A. 巨幼细胞贫血　B. 再生障碍性贫血
C. 慢性炎症　D. 溶血性贫血

E. 慢性肾衰竭

126. 网织红细胞成熟指数（RMI）减低见于（检验士 2013 实践）

A. 溶血性贫血　　B. 伤寒

C. 再生障碍性贫血　　D. 急性链球菌感染

E. 脾功能亢进症

127. 患者女，30 岁。缺铁性贫血治疗 2 周后，来医院复诊，在估计红细胞生成的有效性方面，较为准确的指标是（检验师 2021 基础，2017 基础）

A. 网织红细胞相对值　　B. 网织红细胞绝对值

C. 红细胞计数　　D. 网织红细胞校正值

E. 网织红细胞生成指数

128. 下列可引起外周血网织红细胞绝对值减少的疾病是（检验师 2021 相关）

A. 缺铁性贫血　　B. 巨幼细胞贫血

C. 再生障碍性贫血　　D. 溶血性贫血

E. 慢性失血性贫血

129. 网织红细胞生成指数（RPI）校正值 =1/2 网织红细胞比值（检验师 2021 相关，2019 基础，2018 相关，2017 相关，2013 相关）

A. +（患者血细胞比容 / 正常人血细胞比容）

B. −（患者血细胞比容 / 正常人血细胞比容）

C. ×（患者血细胞比容 / 正常人血细胞比容）

D. ÷（患者血细胞比容 / 正常人血细胞比容）

E. ×（正常人血细胞比容 / 患者血细胞比容）

130. 网织红细胞生成指数（RPI）的含义为（检验师 2019 相关）

A. 网织红细胞占红细胞的数量

B. 网织红细胞占红细胞的比例

C. 网织红细胞的产生速度与正常人的比例

D. 网织红细胞的数量与正常人的比例

E. 幼稚网织红细胞的产生速度

131. 有关网织红细胞生成指数（RPI），不正确的说法是（主管检验师 2019 实践）

A. 它代表网织红细胞的生成速度相当于正常人的多少倍

B. 它反映网织红细胞生成的相对速度

C. 在估计红细胞生成的有效性方面，使用 RPI 较正确

D. 溶血性贫血时 RPI 明显降低

E. RPI 计算时需要患者的 HCT 值

132. 缺铁性贫血患者给予铁剂治疗后，外周血中网织红细胞达峰时间为（检验师 2020 相关）

A. 1~2 天　　B. 3~5 天

C. 5~10 天　　D. 10~15 天

E. 15~30 天

133. 使用进行网织红细胞计数，如计数 10 个视野的小方格中的网织红细胞总数为 115 个，同时计数的大方格中的网织红细胞总数为 19 个，则网织红细胞数量应报告为（检验师 2014 实践）

A. 0.020　　B. 0.018

C. 0.016　　D. 0.014

E. 0.012

134. 患者女，32 岁。血常规结果：RBC 3×10^{12}/L。网织红细胞显微镜法技术采用 Miller 窥盘时，选择在红细胞散在且分布均匀的部位计数 10 个视野小方格中的红细胞数为 100 个，同时计数到大方格中的网织红细胞数为 15 个。该患者的网织红细胞的绝对值为（主管检验师 2017 基础）

A. 28×10^9/L　　B. 50×10^9/L

C. 2.8×10^9/L　　D. 5×10^9/L

E. 280×10^9/L

135. 网织红细胞降低常见于（检验师 2017 实践）

A. 肾性贫血　　B. 溶血性贫血

C. 再生障碍性贫血　　D. 缺铁性贫血治疗后

E. 巨幼细胞贫血治疗后

136. 网织红细胞降低见于（检验师 2012 相关）

A. 缺铁性贫血　　B. 溶血性贫血

C. 再生障碍性贫血　　D. 巨幼细胞贫血

E. 珠蛋白生成障碍性贫血

137. 不属于网织红细胞测定参数的是（检验师 2016 相关，2013 相关）

A. Ret%　　B. LFR

C. MFR　　D. HFR

E. MCV

138. 骨髓增生良好的患者，在给予抗贫血药物治疗后，外周血中网织红细胞达峰时间是（检验师 2015 专业）

A. 1~2 天　　B. 3~5 天

C. 5~10 天　　D. 10~15 天

E. 15~30 天

139. 关于网织红细胞的叙述，错误的是（检验师 2019 相关）

A. 属于尚未完全成熟的红细胞

B. 经活体染色后，嗜碱性颗粒聚集成金属色颗粒

C. 一般比成熟红细胞稍大

D. 是反映骨髓造血功能的重要指标

E. 可采用瑞氏染色后进行计数

140. 关于网织红细胞意义的叙述，错误的是（主管检验师 2019 基础）

A. 网织红细胞染色时首先固定红细胞

B. 骨髓中的网织红细胞比外周血中的幼稚

C. 通常网织红细胞比成熟红细胞体积大

D. 计数网织红细胞可用煌焦油蓝染色

E. ICSH 将网织红细胞分为 4 型

141. 患者女，27 岁，月经过多导致失血性贫血。经铁剂治疗后，网织红细胞计数为 5%。关于外周血网织红细胞相对数量及其意义的叙述，正确的是（主管检验师 2017 实践）

A. 正常人外周血网织红细胞不超过红细胞总数的 5%

B. 网织红细胞增高，说明骨髓造血功能改变

C. 网织红细胞长期增多，而不伴有红细胞增多者为骨髓发育不全，即红细胞成熟受阻

D. 网织红细胞降低，表示骨髓功能减低或衰竭

E. 网织红细胞增多或降低不代表骨髓造血功能改变

142. 关于网织红细胞绝对值的叙述，正确的是（主管检验师 2013 相关）

A. 是鉴别贫血的常用方法
B. 是评价贫血程度的常用方法
C. 是准确评估红细胞生成有效性的方法
D. 是评价红系造血有效性的最简单方法
E. 能更准确反映骨髓造血红细胞的实际情况

七、嗜碱性点彩红细胞计数

143. 重金属中毒时，可在血涂片中明显增多的细胞是（主管检验师 2021 实践，2020 实践）（检验师 2017 实践，2012 实践）

A. 有核红细胞　B. 靶形红细胞
C. 泪滴形红细胞　D. 嗜多色红细胞
E. 嗜碱性点彩红细胞

144. 铅中毒时血涂片中可见（主管检验师 2016 基础）

A. 染色质小体　B. 球形红细胞
C. 嗜碱性点彩红细胞　D. 有核红细胞
E. 靶形红细胞

145. 嗜碱性点彩红细胞形成的原因是（主管检验师 2014 基础）

A. 胞浆内残留的 DNA 变性
B. 胞浆内残留的 RNA 变性
C. 脂蛋白变性
D. 有核细胞脱核时产生
E. 纺锤体的残留物

八、红细胞沉降率测定

146. 红细胞沉降率是指一定条件下（检验师 2019 基础，2017 基础，2013 基础）（主管检验师 2012 基础）

A. 红细胞沉降速度
B. 红、白细胞沉降速度
C. 有核红细胞沉降速度
D. 成熟红细胞沉降速度
E. 全血细胞沉降速度

147. 目前红细胞沉降率测定首选的方法是（检验士 2012 相关）

A. 库氏法　B. 温氏法
C. 潘氏法　D. 魏氏法
E. 传统手工法

148. 红细胞沉降率测定的推荐方法为（主管检验师 2017 基础，2013 基础）

A. 温氏法　B. 微量法
C. Miller 法　D. 魏氏法
E. 血液分析仪法

149. 魏氏法测量红细胞沉降率，观察结果的时间是（检验士 2021 基础，2020 基础，2019 基础，2013 基础）

A. 30 分钟　B. 45 分钟
C. 1 小时　D. 1.5 小时
E. 2 小时

150. 成年男性魏氏法测定红细胞沉降率的正常参考值为（检验士 2020 基础，2018 基础，2016 基础）（检验师 2016 基础，2012 基础）

A. 0~6mm/h　B. 5~15mm/h
C. 0~20mm/h　D. 0~15mm/h
E. 3~15mm/h

151. 以下哪些因素不能使红细胞沉降率加快（检验士 2019 相关）

A. 血液中球蛋白增加　B. 血液中清蛋白增加
C. 血浆中纤维蛋白原增加　D. 风湿性疾病
E. 红细胞叠连加速

152. 最能使红细胞沉降率加快的是（主管检验师 2020 基础）

A. 清蛋白　B. 纤维蛋白原
C. 球蛋白　D. 卵磷脂
E. 胆固醇

153. 红细胞不易形成缗钱状排列的血液因素是（检验师 2012 专业）

A. 纤维蛋白原增高　B. 胆固醇增高
C. 球蛋白增高　D. 血脂增高
E. 卵磷脂增高

154. 引起红细胞沉降率减慢的因素有（检验师 2012 实践）

A. 卵磷脂　B. 巨球蛋白
C. 甘油三酯　D. 胆固醇
E. 免疫球蛋白

155. 关于魏氏法红细胞沉降率测定的说法，错误的是（检验士 2015 专业）（主管检验师 2015 专业）

A. 用 109mmol/L 的草酸钠溶液做抗凝剂
B. 抗凝剂与血液按 1：4 均匀
C. 红细胞沉降率管需清洁
D. 红细胞沉降率管必须垂直
E. 测定温度最好为 18℃ ~25℃

156. 关于魏氏法测定红细胞沉降率的描述，正确的是（检验师 2019 实践，2017 实践）

A. 可使用肝素抗凝
B. 抗凝剂与血液的比例为 1：9
C. 温度高低与测定结果无关
D. 需专用的魏氏红细胞沉降率管
E. 红细胞沉降率管用后经水冲洗即可再次使用

157. 红细胞沉降率测定的影响因素，正确的是（检验士 2014 专业）

A. 球形红细胞使红细胞沉降率加快
B. 红细胞越少，沉降越慢
C. 球蛋白使红细胞沉降率加快
D. 卵磷脂使红细胞沉降率加快
E. 红细胞沉降率管倾斜使红细胞沉降率减慢

158. 影响红细胞沉降率测定质量的因素不包括（检验士 2021 相关，2018 实践）

A. 抗凝剂　B. 温度
C. 器材　D. 标本处理
E. 患者是否为空腹采血

159. 引起红细胞沉降率减慢的疾病是（检验师 2015

实践，2013 实践）

A. 风湿热　　B. 结核病
C. 心肌梗死　　D. 高球蛋白血症
E. 真性红细胞增多症

160. 可出现红细胞沉降率减慢的是（主管检验师 2013 专业）

A. 风湿热　　B. 亚急性心内膜炎
C. 真性红细胞增多症　　D. 系统性红斑狼疮
E. 结核病

161. 患者男，32 岁。红细胞沉降率 35mm/h，WBC 12.6×10^9/L，其他检查正常。各种影像学检查亦正常。可引起红细胞沉降率加快的最可能原因是（检验师 2013 相关）

A. 炎症　　B. 组织坏死
C. 良性肿瘤　　D. 红细胞增多
E. 肝病

162. 红细胞沉降率增快见于（检验师 2012 相关）

A. 真性红细胞增多症　　B. 低纤维蛋白原血症
C. 充血性心力衰竭　　D. 多发性骨髓瘤
E. 镰状细胞贫血

163. 不会导致红细胞沉降率加快的是（检验师 2012 相关）

A. 风湿热　　B. 结核
C. 重度贫血　　D. 心绞痛
E. 胃癌

164. 以下哪种疾病不会出现红细胞沉降率增快（主管检验师 2021 基础，2020 实践，2019 基础）

A. 多发性骨髓瘤　　B. 恶性淋巴瘤
C. 系统性红斑狼疮　　D. 真性红细胞增多症
E. 严重贫血

165. 不会引起红细胞沉降率加快的情况是（主管检验师 2020 基础，2017 相关，2013 相关）

A. 心肌梗死 2~3 日后　　B. 恶性肿瘤
C. 急性细菌性炎症　　D. 系统性红斑狼疮
E. 真性红细胞增多症

166. 可引起红细胞沉降率减慢的因素是（检验师 2012 专业）

A. 风湿热　　B. 亚急性心内膜炎
C. 遗传性球形细胞增多症　D. 系统性红斑狼疮
E. 结核病

167. 关于红细胞沉降率的影响因素，正确的是（主管检验师 2020 专业）

A. 红细胞数越多，红细胞沉降率越快
B. 血浆纤维蛋白原增多，红细胞沉降率加快
C. 红细胞表面带正电荷，红细胞沉降率减慢
D. 球蛋白可增加红细胞表面负电荷
E. 球形红细胞易形成缗钱状

168. 红细胞沉降率测定的影响因素，正确的是（主管检验师 2020 实践）

A. 红细胞沉降率管倾斜使红细胞沉降率减慢
B. 球形红细胞使红细胞沉降率加快
C. 纤维蛋白原增多使红细胞沉降率减慢
D. 红细胞数量减少使红细胞沉降率减慢
E. 室温过高（> 25℃）使红细胞沉降率加快

169. 使红细胞沉降率减慢的因素是（主管检验师 2019 专业）

A. 纤维蛋白原　　B. 清蛋白
C. 胆固醇　　D. γ 球蛋白
E. C 反应蛋白

170. 生理性红细胞沉降率增快可见于（主管检验师 2017 实践）

A. 细菌感染　　B. 肺结核
C. 女性月经期　　D. 大手术
E. 高球蛋白血症

171. 下列哪种情况使血液黏度增高（主管检验师 2016 专业）

A. 红细胞比容明显降低
B. 红细胞比容明显增高
C. 纤维蛋白原减低
D. 温度增高
E. 红细胞数量减少

172. 患者女，32 岁。长期肥胖，控制饮食。近半年自觉头晕、乏力，心慌。查体：中度贫血貌，一般情况尚可。实验室检查：Hb 70g/L，RBC 2.2×10^{12}/L，MCV 121fl，MCH 38pg，MCHC 332g/L，WBC 3.6×10^9/L，PLT 75×10^9/L，网织红细胞绝对值 16.5×10^9/L。最可能的诊断是（检验士 2019 相关）

A. 缺铁性贫血　　B. 巨幼细胞贫血
C. 溶血性贫血　　D. 骨髓病性贫血
E. 再生障碍性贫血

173. 患者女，35 岁。头昏、乏力面色苍白 1 年，活动后心慌，气急 2 个月来诊。为确定患者有无贫血，首选的化验指标是（检验士 2018 相关）

A. 红细胞数量和血细胞比容
B. MCH、MCHC
C. 血沉
D. 红细胞数量、血红蛋白和血细胞比容
E. 血细胞比容

174. 患者女，20 岁，乏力 1 年，近期加重到医院就诊。血常规检查：Hb 70g/L，RBC 3.2×10^{12}/L，RDW 18%。患者贫血的形态学类型是（检验士 2014 相关）

A. 小细胞均一性　　B. 小细胞不均一性
C. 正常细胞均一性　　D. 大细胞均一性
E. 大细胞不均一性

175. 女性，35 岁，头昏、乏力、面色苍白 1 年，活动后心慌、气急 2 个月而来就诊。进行血液检查结果如下，红细胞 2.7×10^{12}/L，血红蛋白 60g/L，白细胞 4.5×10^9/L，MCV 70fl，MCH 25pg。提示异常的指标不包括（检验师 2020 专业）

A. 红细胞　　B. 血红蛋白
C. 白细胞　　D. MCV
E. MCH

A3 型题

（1~3 题共用题干）

患者男性，15 岁。因乏力、面色苍白前来就诊，平时挑食。血液分析结果：RBC 3.14×10^{12}/L，Hb 62g/L，HCT 0.21，RDW 21%。

1. 该患者红细胞直方图应表现为（检验士 2020 专业，2018 专业）

A. 峰左移，底部增宽　　B. 峰值不变
C. 峰右移，底部增宽　　D. 峰左移，底部不变
E. 峰右移，底部不变

2. 该患者诊断应首先考虑（检验士 2020 专业，2018 专业）

A. 再生障碍性贫血　　B. 溶血性贫血
C. 骨髓增生异常综合征　　D. 缺铁性贫血
E. 慢性失血性贫血

3. 该患者贫血的形态学类型应为（检验士 2020 专业，2018 专业）

A. 小细胞均一性
B. 小细胞不均一性
C. 大细胞均一性
D. 大细胞不均一性
E. 正常细胞均一性

（4~5 题共用题干）

患者女，32 岁。在一次体检时发现 RBC 2.8×10^{12}/L，Hb 92g/L，MCV 110fl，MCH 34pg，MCHC 330g/L。

4. 该患者最可能的诊断是（检验士 2019 实践）

A. 再生障碍性贫血　　B. 缺铁性贫血
C. 铁粒幼细胞贫血　　D. 巨幼细胞贫血
E. 溶血性贫血

5. 还需要进一步做的检查是（检验士 2019 实践）

A. ESR　　B. 血清总铁结合力
C. 血涂片　　D. RET
E. PLT

（6~7 题共用题干）

患者女，30 岁。有类风湿关节炎病史，近年出现膝关节和髋关节疼痛。实验室检查：WBC 12.1×10^{9}/L，RBC 4.50×10^{12}/L，Hb 105g/L，HCT 0.35，RDW-CV 15%，PLT 230×10^{9}/L。

6. 该患者的 MCHC 应为（检验士 2016 专业）

A. 129g/L　　B. 233g/L
C. 300g/L　　D. 433g/L
E. 429g/L

7. 该患者的红细胞形态特点是（检验士 2016 专业）

A. 正细胞、正色素　　B. 正细胞、低色素
C. 小细胞、正色素　　D. 小细胞、低色素
E. 大细胞、低色素

（8~9 题共用题干）

患者女，36 岁，贫血患者。外周血检查结果：RBC 3.5×10^{12}/L，网织红细胞百分率 15%。

8. 网织红细胞绝对值应为（检验士 2016 实践）

A. 525×10^{9}/L　　B. 5.25×10^{9}/L
C. 5.25×10^{9}/L　　D. 525×10^{12}/L
E. 52.5×10^{9}/L

9. 如果用 Miller 窥盘计数网织红细胞，计数 10 个视野小方格中的红细胞总数为 120 个，则计数到大方格中的网织红细胞总数应为（检验士 2016 实践）

A. 150 个　　B. 155 个
C. 162 个　　D. 182 个
E. 200 个

（10~11 题共用题干）

患者女，28 岁。乏力、头晕近 1 年，近日加重 1 年。查体：贫血貌，余无异常。外周血检查结果：Hb 85g/L，MCV 103fl，MCH 36pg，MCHC 350g/L，RDW 19.8%。

10. 该患者属于（检验师 2016 专业）

A. 大细胞非均一性贫血
B. 小细胞低色素性贫血
C. 单纯性小细胞贫血
D. 正常细胞均一性贫血
E. 大细胞均一性贫血

11. 最有价值的进一步检查是（检验师 2016 专业）

A. 网织红细胞　　B. 肝功能检查
C. 骨髓涂片检查　　D. 血清铁蛋白检查
E. 尿常规检查

B1 型题（标准配伍题）

（1~2 题共用备选答案）

A. 0~5mm/h　　B. 5~15mm/h
C. 0~20mm/h　　D. 0~15mm/h
E. 3~15mm/h

1. 成年男性红细胞沉降率的参考范围是（检验士 2019 实践，2018 专业，2015 专业）

2. 成年女性红细胞沉降率的参考范围是（检验士 2019 实践，2018 专业，2015 专业）

（3~5 题共用备选答案）

A. MCV　　B. MCH
C. MCHC　　D. RDW
E. HCT

3. 中文名称为“平均红细胞血红蛋白浓度”的指标是（检验士 2018 基础，2013 基础）

4. 反映红细胞大小变异程度的参数是（检验士 2018 基础，2013 基础）

5. 反映患者是否存在贫血的参数是（检验士 2018 基础，2013 基础）

（6~8 题共用备选答案）

A. 正细胞低色素性贫血　B. 正细胞正色素性贫血
C. 小细胞正色素性贫血　D. 小细胞低色素性贫血
E. 大细胞正色素性贫血

6. 缺铁性贫血属于（检验士 2020 专业）
7. 再生障碍性贫血属于（检验士 2020 专业）
8. 巨幼细胞贫血属于（检验士 2020 专业）

（9~10 题共用备选答案）

A. 锯齿形红细胞　B. 靶形红细胞
C. 泪滴形红细胞　D. 口形红细胞
E. 椭圆形红细胞

9. 制片不当容易引起的红细胞形态改变是（检验师 2020 相关）
10. 珠蛋白生成障碍性贫血可出现的红细胞形态改变是（检验师 2020 相关）

（11~12 题共用备选答案）

A. ＞ 6μm　B. ＞ 9μm
C. ＞ 10μm　D. ＞ 15μm
E. ＞ 20μm

11. 巨红细胞直径（检验师 2020 专业）
12. 大红细胞直径（检验师 2020 专业）

（13~15 题共用备选答案）

A. 豪焦小体　B. 卡波环
C. 缗钱状形成　D. 有核红细胞
E. 嗜碱性点彩红细胞

13. 红细胞内呈“8”字形的是（检验师 2017 基础）
14. 红细胞内呈紫色圆形小体的是（检验师 2017 基础）
15. 红细胞内呈灰蓝色点状颗粒的是（检验师 2017 基础）

（16~17 题共用备选答案）

A. Ⅰ型　B. Ⅱ型
C. Ⅲ型　D. Ⅳ型
E. Ⅴ型

16. 根据网织红细胞发育阶段分型，最成熟网织红细胞是（检验师 2015 相关）
17. 外周血中最易见的网织红细胞的分型是（检验师 2015 相关）

（18~19 题共用备选答案）

A. 细胞着色不一　B. 靶形红细胞
C. 缗钱状红细胞　D. 球形红细胞
E. 裂红细胞

18. 遗传性球形红细胞增多症常见（检验师 2014 专业）
19. 多发性骨髓瘤常见（检验师 2014 专业）

（20~21 题共用题干）

A. 折射计法　B. 比重法
C. 微量法　D. 放射性核素法
E. 血液分析仪法

20. 被 ICSH 定为 HCT 测定的参考法是（检验师 2012 基础）
21. 临床常用的 HCT 测定法是（检验师 2012 基础）

第三节　血小板检验

A1 型题

1. 正常血小板平均寿命为（检验士 2019 基础）（检验师 2019 基础）

A. 1~2日　B. 2~4日
C. 7~14日　D. 15~21日
E. 120日

2. 患者男，22 岁。因肝病入院，治疗后皮肤出现瘀点。在 CBC 检验结果中，实验室需要特别关注的参数是（检验士 2015 相关，2013 相关）（检验师 2019 相关）

A. 红细胞计数　B. 白细胞计数
C. 血小板计数　D. 红细胞分布宽度
E. 红细胞平均血红蛋白浓度

3. 草酸铵溶血计数血小板，在规定的计数区域内共计数 67 个血小板，则血小板数应为（检验师 2019 实践）

A. 67×10^9/L　B. 160×10^9/L
C. 230×10^9/L　D. 120×10^9/L
E. 78×10^9/L

第四节　血栓与止血一般检验

A1 型题

1. 患者以皮肤黏膜出血为主要临床表现，应选下列哪一组筛选试验（检验士 2021 专业 2018 专业）

A. 血小板计数，束臂试验，出血时间测定
B. 3P 试验　C. PT
D. BT　E. APTT

2. 一期止血缺陷常用的筛检试验是（检验士 2020

专业）

A. PT 和 APTT　　B. BT 和 BPC
C. BT 和 PT　　D. APTT 和 BPC
E. BT 和 CT

3. 一期止血缺陷是指（检验士 2012 实践）

A. 血管壁功能的异常
B. 血小板数量的异常
C. 凝血因子生成减低
D. 血管壁结构和功能或血小板的数量和功能的异常
E. 血浆纤维蛋白原减低

4. 对出血时间测定影响最大的因素是（检验士 2020 实践 2017 专业）

A. 皮肤弹力　　B. 皮肤切口深度
C. 皮肤切口长度　　D. 皮肤切口位置
E. 毛细血管所受压力

5. 出现 BT 延长的疾病不包括（检验师 2016 相关）

A. 遗传性出血性毛细血管扩张症
B. 血小板减少性紫癜　　C. 血小板无力症
D. 血管性血友病　　E. 血友病

6. 引起出血时间（BT）延长的是（检验师 2016 专业，2013 专业）

A. 血浆 PGI_2 减少
B. 血浆 TXA_2 增加
C. 血浆 vWF 减少
D. 血浆 6- 酮 -PGF Ⅰa 减少
E. 血液高凝状态

7. 出血时间延长通常见于下列哪种疾病（检验师 2014 相关）

A. 血友病甲　　B. 血友病乙
C. 凝血因子缺乏　　D. 血小板减少性紫癜
E. 过敏性紫癜

8. 不属于一期止血缺陷的筛查试验的是（主管检验师 2018 相关）

A. 血块回缩试验　　B. 血小板计数
C. 纤维蛋白原含量测定　　D. 出血时间
E. 毛细血管脆性试验

9. 出血时间正常可见于（主管检验师 2016 专业）

A. 因子Ⅷ缺乏症　　B. 血小板计数明显减少
C. 血小板功能异常　　D. 血管性血友病
E. 药物性反应

10. 目前凝血仪上使用的检测原理不包括（主管检验师 2015 专业）

A. 光学法　　B. 黏度法
C. 电流法　　D. 电极法
E. 发色底物法

11. 凝血时间测定方法，目前已经淘汰的是（检验士 2018 实践）

A. 玻片法　　B. 试管法
C. 硅管法　　D. 活化凝血时间法
E. 活化部分凝血活酶时间法

12. PT 测定使用的真空采血管盖子颜色是（检验师 2012 基础）

A. 红色　　B. 紫色
C. 绿色　　D. 蓝色
E. 黑色

13. PT 结果判断为异常是指超过正常对照（检验士 2021 基础，2020 实践，2018 实践，2017 实践，2015 实践，2013 实践，2012 实践）（主管检验师 2015 实践）

A. 2s 以上　　B. 3s 以上
C. 5s 以上　　D. 8s 以上
E. 10s 以上

14. 下列可引起 PT 延长的是（检验士 2020 相关 2015 基础）（主管检验师 2015 基础）

A. 缺乏 F Ⅷ　　B. 缺乏 F Ⅸ
C. 缺乏 F Ⅻ　　D. 缺乏 F Ⅺ
E. 缺乏 F Ⅶ

15. 下列凝血因子缺乏，不会引起 PT 延长的是（检验师 2020 基础）

A. Ⅹ因子　　B. Ⅶ因子
C. Ⅱ因子　　D. Ⅷ因子
E. Ⅴ因子

16. 凝血酶原时间（PT）测定的主要意义是筛查（检验师 2018 相关）

A. 外源性凝血因子　　B. 内源性凝血因子
C. 抗凝物质　　D. DIC
E. 高凝状态

17. 不会引起 PT 延长的是（检验师 2013 基础）

A. 血液标本放置室温过久　　B. 维生素 K 缺乏
C. 先天性Ⅷ因子缺乏　　D. 先天性Ⅶ因子缺乏
E. DIC 晚期

18. 根据瀑布学说，血液抽出后放在试管内凝固，以下述哪个凝血系统的作用为主（主管检验师 2018 相关）

A. 内源性凝血系统　　B. 内激活凝血系统
C. 外激活凝血系统　　D. 外源性凝血系统
E. 同时激活 A 和 B

19. 凝血酶原时间测定的缩写是（检验士 2017 基础）

A. APTT　　B. PT
C. TT　　D. BT
E. FDP

20. 血浆 PT 时间延长，加入贮存血浆、硫酸钡吸附血浆可以纠正，加入贮存血清不能纠正，可能缺乏的凝血因子是（检验师 2014 实践）

A. 因子Ⅰ　　B. 因子Ⅱ
C. 因子Ⅴ　　D. 因子Ⅶ
E. 因子Ⅹ

21. STGT 试验延长，用硫酸钡吸附血浆不能纠正，用正常血浆及正常血清均能纠正，提示（检验师 2014 实践）

A. 因子Ⅷ缺乏　　B. 因子Ⅸ缺乏
C. 因子Ⅺ缺乏　　D. 因子Ⅻ缺乏
E. 血循环中存在抗凝物质

22. 不会造成血浆白陶土部分凝血活酶时间延长的因子是（主管检验师 2018 基础）

A. 因子Ⅷ减少　　B. 因子Ⅸ减少
C. 因子Ⅶ减少　　D. 因子Ⅺ减少

E. 抗凝物质增多

23. APTT 延长见于（检验士 2016 专业）

A. 血友病　　B. 口服避孕药

C. DIC 高凝期　　D. 心肌梗死

E. 深静脉血栓形成

24. APTT 反映的是（检验师 2020 专业、2015 专业）

A. 共同途径凝血因子是否异常

B. 纤溶系统功能是否异常

C. 内源性凝血因子是否异常

D. 外源性凝血因子是否异常

E. 抗凝功能是否异常

25. APTT 测定中常使用的激活剂是（检验师 2013 实践）

A. 白陶土　　B. 血小板裂解液

C. 组织凝血活酶　　D. 血小板磷脂

E. 瑞斯托霉素

26. APTT 测定时加入白陶土的主要作用是（检验师 2020 实践）

A. 激活血小板因子　　B. 激活因子Ⅲ、Ⅶ

C. 激活因子Ⅺ、Ⅻ　　D. 便于观察血液凝固

E. 为凝血因子提供催化表面

27. 激活凝血因子 X 的内源性激活途径一般开始于（检验师 2019 专业）

A. 损伤的组织释放因子Ⅱ　　B. 血小板聚集

C. 接触激活因子Ⅻ　　D. 磷脂胶粒表面阶段

E. 凝血酶原激活

28. 不会造成血浆白陶土部分凝血活酶时间延长的因子是（检验师 2018 基础）

A. 因子Ⅷ减少　　B. 因子Ⅸ减少

C. 因子Ⅶ减少　　D. 因子Ⅺ减少

E. 抗凝物质增多

29. 在肝素抗凝治疗中，检测普通肝素的首选指标是（检验师 2018 实践）

A. PT　　B. APTT

C. TT　　D. FDP

E. D- 二聚体

30. APTT 反映的是（检验师 2017 专业）

A. 共同途径凝血因子是否异常

B. 纤溶系统功能是否异常

C. 内源性凝血因子是否异常

D. 外源性凝血因子是否异常

E. 抗凝功能是否异常

31. 患者 APTT 明显延长，能被正常新鲜血浆所纠正，常提示（检验师 2019 实践、2017 实践）

A. 外源性凝血途径有缺陷

B. 内源性凝血途径有缺陷

C. 循环血抗凝物质含量增高

D. 口服抗凝药所致

E. DIC 早期

32. 患者以皮肤黏膜出血为主要临床表现，应选下列哪一组筛选试验（检验士 2021 专业，2018 专业）

A. 血小板计数，束臂试验，出血时间测定

B. 3P 试验

C. PT

D. BT

E. APTT

33. 某患者 PT、APTT、TT 均延长，其可能缺乏的凝血因子是（检验师 2015 基础）

A. F Ⅶ　　B. F Ⅺ

C. F Ⅹ　　D. F Ⅷ

E. F Ⅰ

34. 有关 ISI，错误的是（检验师 2012 专业）

A. 即组织凝血活酶的国际敏感指数

B. 67/40 批号的 ISI 定为 1.0

C. ISI 值越高说明该试剂越敏感

D. ISI 与 INR 的计算直接有关

E. ISI 通常由厂家提供

35. TT 检测是向受检血浆中加入下列何种物质，观察血浆凝固时间（检验师 2012 实践）

A. 组织凝血活酶　　B. 部分凝血活酶

C. 凝血酶　　D. 白陶土

E. 钙离子

36. 患者男，20 岁，自幼不明显原因自发出血史昨日皮肤外伤出血不止。入院检查：血小板 78×10^9/L，乙肝小三阳，Fg 减低，凝血因子Ⅷ缺乏。最可能的诊断是（主管检验师 2015 相关）

A. 血友病甲　　B. 血友病乙

C. 血管性血友病　　D. 血小板减少症

E. 肝炎性 Fg 减低

37. 应用口服抗凝剂治疗，首选的监测指标是（主管检验师 2021 专业，2019 相关）

A. 血小板计数　　B. PT

C. APTT　　D. TT

E. D- 二聚体

38. 患者男，49 岁，急性胸前区疼痛 2 小时入院，诊断为急性心肌梗死。进行溶栓药物治疗期间实验室监测 FDP，其主要目的是（检验士 2016 相关）

A. 监测患者有无并发纤溶亢进

B. 监测患者有无发生 DIC 可能

C. 监测溶栓治疗效果

D. 监测患者有无纤维蛋白原缺乏

E. 监测患者有无出血风险

39. 目前常用的口服抗凝剂治疗监测指标是（主管检验师 2016 专业）

A. APTT　　B. PT

C. BT　　D. CT

E. TT

40. 香豆素类抗凝药的主要作用是（主管检验师 2013 基础）

A. 抑制维生素 K 依赖性凝血因子活性

B. 促进抗凝血酶的功能

C. 抑制血小板释放反应

D. 抑制血小板花生四烯酸代谢

E. 增强纤溶酶原的激活

41. 测定适于肝素治疗时首选的指标是（主管检验师 2019 实践）

A. PT　　B. APTT

C. BT　　D. FDP

E. 凝血酶－抗凝血酶复合物

42. 用于检测低分子量肝素治疗的指标是（主管检验师 2017 专业）

A. PT　　B. FIB

C. TT　　D. FDP

E. 抗 FXa 活性

43. 溶栓治疗通常选用的检测指标（主管检验师 2017 专业）

A. FIB、TT、FDP

B. PT、APTT、FⅧ：C

C. PLT、FDP、血小板聚集率

D. AT-Ⅲ、3P、FIB

E. APTT、D-D、PLT

44. 首例发现的易栓症的分子缺陷是（主管检验师 2016 基础）

A. 抗凝血酶Ⅲ（AT-Ⅲ）

B. 蛋白 C（PC）

C. 蛋白 S（PS）

D. 活化蛋白 C 抵抗（APC-R）

E. 纤溶酶原（PLG）

45. 排除深静脉血栓形成的首选试验是（主管检验师 2013 相关）

A. PT　　B. TT

C. APTT　　D. FDP

E. D-二聚体

第三章　血细胞分析仪

第一节　血细胞分析仪检验原理

A1 型题

1. 最早期的国产血液分析仪多属于（检验士 2021 相关，2016 相关，2014 相关）（检验师 2012 相关）

A. 光电型　　B. 电容型

C. 激光型　　D. 电阻型

E. 细胞化学染色型

2. 血液分析仪的库尔特原理是指（主管检验师 2012 专业）

A. 光电法　　B. 化学法

C. 激光法　　D. 电导法

E. 电阻抗法

3. 关于电阻抗法血细胞技术原理，正确的是（主管检验师 2020 实践）

A. 用低渗电解质溶液稀释

B. 细胞悬液置入导电的容器中

C. 由瞬间电压变化形成脉冲信号

D. 脉冲振幅越高，细胞体积越小

E. 脉冲数量越多，细胞数量越小

4. 关于电阻抗法血细胞分析仪原理的叙述，正确的是（检验士 2016 基础）

A. 脉冲数量越多，细胞数量越大

B. 脉冲数量越多，细胞体积越大

C. 脉冲振幅越高，细胞数量越多

D. 脉冲频率越高，细胞体积越大

E. 脉冲频率越高，细胞体积越小

5. 在电阻抗型血液分析仪中，下列哪项与脉冲高低成正比（检验士 2015 实践）（检验师 2016 相关）（主管检验师 2015 实践）

A. 细胞移动速度　　B. 细胞的数量

C. 细胞的大小　　D. 细胞的比重

E. 细胞是否有核

6. 血细胞直方图中脉冲信号大小代表的是（检验师 2021 基础）

A. 细胞的多少　　B. 细胞的大小

C. 细胞通过仪器的速度　　D. 细胞膜的薄厚

E. 细胞通过仪器的频率

7. 在电阻抗型血液分析仪中，下列血细胞的参数与产生的脉冲大小成正比的是（检验师 2021 基础，2014 专业）

A. 通过计数孔血细胞的数量

B. 血细胞在计数孔的移动速度

C. 血细胞的比容

D. 血细胞的大小

E. 血细胞是否有核

8. 在电阻抗型血液分析仪中，下列哪项与脉冲高低成正比（主管检验师 2021 基础，2012 基础）（检验师 2015 基础）

A. 细胞的数量　　B. 细胞的大小

C. 细胞的比重　　D. 细胞是否有核

E. 细胞的移动速度

9. 电阻抗法与脉冲高低成正比的参数是（检验师 2014 专业）

A. 细胞数量　　B. 细胞体积

C. 细胞的复杂程度　　D. 细胞颗粒的多少

E. 细胞核分叶情况

10. 患者进行血液分析检查，在血液分析仪 Perox 染色通道，细胞过氧化物酶活性最强的是（检验士 2014 相关）

A. 嗜酸性粒细胞　　B. 嗜碱性粒细胞

C. 中性粒细胞　　D. 单核细胞

E. 淋巴细胞

11. 三分群血液分析仪白细胞分布直方图中的第三群主要是（检验士 2012 实践）

A. 中性粒细胞　　B. 淋巴细胞

C. 单核细胞　　D. 嗜酸性粒细胞

E. 嗜碱性粒细胞

12. 三分群血液分析仪白细胞分布直方图之中间代表的细胞体积大小为（检验士 2020 基础）

A. ＜ 35fl　　B. 35~90fl

C. 90~160fl　　D. 160~320fl

E. ＞ 320fl

13. 三分群血液分析仪的 WBC 分布直方图中，“第三群大细胞群”主要是（检验师 2019 实践）

A. 淋巴细胞

B. 分叶核及杆状核中性粒细胞

C. 嗜酸性粒细胞

D. 原始、幼稚细胞

E. 单核细胞

14. 三分群自动血细胞分析仪的基本原理是（主管检验师 2021 基础，2019 基础）（检验师 2014 专业）

A. 电阻抗原理

B. 多角度偏振光散射原理

C. 电阻抗与射频法原理

D. 激光与细胞化学法原理

E. VCS 技术

15. 在三分群血液细胞分析仪白细胞分布直方图中，体积大小为 90~160fl 是下列哪个细胞区（主管检验师 2019 专业）

A. 小细胞区　　B. 单核细胞区

C. 中间型细胞区　　D. 大细胞区

E. 粒细胞区

16. 电阻型血液分析仪的参数中，可由直接测定得到的参数为（检验士 2017 相关，2015 相关，2012 相关）（主管检验师 2015 相关）

A. RBC　　B. PDW

C. MCHC　　D. RDW

E. MCH

17. 电阻抗法白细胞分类计数依据是（检验士 2019 相关）

A. 细胞形态　　B. 细胞功能

C. 细胞大小　　D. 细胞颜色

E. 细胞核型

18. 在白细胞直方图中淋巴细胞峰左侧出现异常，可能是（检验师 2019 专业）

A. 嗜酸性粒细胞增多　　B. 白细胞增多

C. 浆细胞　　D. 巨大血小板

E. 异常淋巴细胞

19. 正常白细胞直方图细胞峰从左到右依次为（检验师 2019 实践，2016 实践）

A. 淋巴细胞、中性粒细胞、单核细胞

B. 淋巴细胞、单核细胞、中性粒细胞

C. 单核细胞、淋巴细胞、中性粒细胞

D. 单核细胞、中性粒细胞、淋巴细胞

E. 中性粒细胞、单核细胞、淋巴细胞

20. 电阻抗法血细胞计数中电脉冲信号大小与下列血细胞特征相关的是（主管检验师 2019 相关，2019 实践，2016 基础）

A. 细胞体积大小　　B. 细胞是否有核

C. 细胞核分叶多少　　D. 细胞内颗粒多少

E. 细胞的成熟程度

21. 血液分析仪血小板直方图的纵坐标代表（检验师 2020 专业）

A. 血小板体积　　B. 血小板相对数量

C. MPV　　D. PDW

E. 血小板碎片

22. 电阻抗型血液分析仪红细胞直方图的横坐标代表（检验师 2019 专业）

A. 红细胞大小　　B. 红细胞相对数量

C. 红细胞形状　　D. 红细胞质量

E. 平均红细胞血红蛋白浓度

23. 血液分析仪红细胞直方图的横坐标代表（检验师 2012 实践）

A. 红细胞体积　　B. 红细胞相对数量

C. 红细胞比容　　D. 平均红细胞体积

E 红细胞幼稚程度

24. 血液分析仪直方图纵坐标代表（检验师 2019 相关，2013 专业）（主管检验师 2012 相关）

A. 细胞体积大小　　B. 细胞核大小

C. 细胞质颗粒多少　　D. 细胞相对数量

E. 细胞核分叶程度

25. 正常血小板直方图分布范围在（检验师 2017 实践）

A. 1~10fl　　B. 2~20fl

C. 5~30fl　　D. 10~40fl

E. 15~50fl

26. 电阻抗型血液分析仪的 WBC 直方图中，通道在 160~450fl 的细胞主要是（检验师 2015 基础）

A. 中性粒细胞　　B. 嗜酸性粒细胞

C. 碱性粒细胞　　D. 淋巴细胞

E. 单核细胞

27. 没有被 ICSH 列入血液分析仪性能评价内容的指标是（检验师 2014 实践）

A. 互染率　　B. 可比性

C. 准确度　　D. 灵敏度

E. 精密度

28. 正常红细胞直方图的分布范围是（检验师 2012 专业）

A. 36~360fl　　B. 40~370fl

C. 45~380fl　　D. 50~400fl

E. 60~500fl

29. ICSH 评价血细胞分析仪的方法学中不包括（检验师 2012 专业）

A. 线性范围　　B. 灵敏度

C. 携带污染率　　D. 可比性

E. 准确性

第二节　血细胞分析仪校准、性能评价及对比

A1 型题

1. 血细胞分析仪是用来检测（检验士 2018 基础）

A. 红细胞异质性　　B. 白细胞异质性

C. 血小板异质性　　D. 全血内血细胞异质性

E. 网织红细胞异质性

2. 血细胞分析仪的性能评价中不包括（检验士 2015 相关，2012 相关）

A. 准确性　　B. 精密度

C. 线性范围　　D. 携带污染率

E. 性价比

3. 若血液分析仪分析某一浓度质控品，测定结果稍低

于质控范围，首先采取的措施是（检验士 2013 专业）

A. 关闭仪器　B. 更换质控品
C. 通知维修　D. 重新做质控
E. 稍调高测定值

4. 若光学法 PLT 测定假性减低，可能的原因是标本出现（检验士 2019 基础）

A. 冷球蛋白阳性　B. 白细胞碎片增多
C. 红细胞碎片增多　D. 血小板卫星现象
E. 高甘油三酯血症

5. 患者，男性，电阻抗法 PLT 为 $49\times10^9/L$，光学法为 $149\times10^9/L$，未进行手工计数。若电阻抗法 PLT 假性减低，则其标本可能含有的是（检验士 2019 相关）

A. 冷球蛋白　B. 白细胞碎片
C. 红细胞碎片　D. 血小板卫星
E. 高三酰甘油血

6. 血液分析仪血小板直方图的纵坐标代表（检验师 2020 专业）

A. 血小板体积　B. 血小板相对数量
C. MPV　D. PDW
E. 血小板碎片

7. 血液分析仪性能评价的指标不包括（主管检验师 2012 实践）

A. 线性范围　B. 基质效应
C. 携带的污染　D. 精密度
E. 准确度

8. 血液标本 4℃保存，可使血液分析仪（主管检验师 2012 专业）

A. 红细胞计数结果减低
B. 红细胞分布宽度增加
C. 血小板计数结果增加
D. 血小板计数结果减低
E. 白细胞计数结果减低

9. 血液分析仪利用红细胞平均指数进行质量控制，称之为（主管检验师 2012 专业）

A. 变异百分数评价法　B. X_B 分析法
C. 两差比值评价法　D. 常规考核标准法
E. 双份计数标准差评价法

10. 关于血细胞计数，正确的是（主管检验师 2016 专业）

A. 仪器检测是金标准
B. 仪器法变异系数较手工法小
C. 仪器检测准确可信，不会产生干扰因素
D. 手工法操作复杂，现已淘汰
E. 当手工法与仪器法不一致时，需对手工计数进行复查

第三节　血细胞分析仪检验结果的质量保证

A1 型题

1. 关于白细胞直方图的叙述，错误的是（检验士 2016 相关）

A. 横坐标为细胞体积大小
B. 纵坐标为不同体积细胞的相对频率
C. 淋巴细胞峰多为又高又陡
D. 最左侧峰为单核细胞峰
E. 中性粒细胞峰多为又宽又低

2. 关于 RDW 的全称，正确的是（检验士 2020 专业，2017 实践，2015 实践）

A. 平均红细胞体积
B. 平均红细胞血红蛋白浓度
C. 平均红细胞血红蛋白含量
D. 红细胞体积分布宽度
E. 网织红细胞体积分布宽度

3. RDW 反映红细胞的（检验师 2021 实践）

A. 数量　B. 比容
C. 体积　D. 体积大小的异质性
E. 平均血红蛋白含量

4. RDW 反映的是红细胞的（检验师 2015 基础，2013 基础）

A. 厚度异质性　B. 体积异质性
C. 染色异质性　D. 结构异质性
E. 比容异质性

5. RDW 主要用于评估（检验师 2020 基础，2019 相关，2017 专业）

A. 红细胞数量　B. 血红蛋白浓度
C. 血细胞比容　D. 红细胞大小悬殊程度
E. 网织红细胞幼稚程度

6. 关于 RDW 的描述，错误的是（检验师 2018 基础，2016 基础）

A. 是反映与红细胞直径分布曲线差异的参数
B. 是反映外周血细胞间体积分布的离散程度
C. 可定量表示红细胞体积分布的离散程度
D. 是由血细胞分析仪直接测定
E. 可用于贫血的形态学分类

7. 关于 RDW 的描述，错误的是（检验师 2015 专业）

A. MCH/RDW 联合应用于贫血的形态学分类
B. RDW 可用于缺铁性贫血的筛选诊断
C. RDW 正常则缺铁性贫血的可能性很小
D. 可用于缺铁性贫血与轻型珠蛋白生成障碍性贫血的鉴别诊断
E. 再生障碍性贫血的 RDW 正常

8. 红细胞分布宽度（RDW）反映的是（检验师 2014 实践）

A. 血细胞比容　B. 红细胞数量
C. 红细胞体积的差异性　D. 血红蛋白含量
E. 血红蛋白浓度

9. MPV 和 PLT 均减低见于（检验士 2018 相关）

A. 反应性血小板增多症　B. DIC
C. SLE　D. 脾功能亢进
E. 白血病化疗

10. 若电阻抗法 PLT 假性增加，可能的原因是含有（检验士 2019 基础）
A. 小淋巴细胞　B. 巨大血小板
C. 血小板增多　D. 血小板活化
E. 白细胞碎片

11. 血小板直方图峰左移，MPV 偏小，提示（检验师 2021 相关）
A. 存在小红细胞　B. 存在红细胞碎片
C. 存在血小板聚集　D. 存在小血小板
E. 存在血小板卫星现象

12. MFR 是指（检验师 2020 基础）
A. 巨红细胞
B. 高荧光强度网织红细胞
C. 中荧光强度网织红细胞
D. 低荧光强度网织红细胞
E. 靶形红细胞

13. 血细胞分析仪的血小板直方图，其横坐标代表（检验师 2016 相关）（主管检验师 2018 基础）
A. 血小板体积　B. 血小板相对数量
C. 平均血小板容积　D. 血小板比容
E. 血小板体积分布宽度

14. 红细胞直方图中，正常大小的红细胞分布于（主管检验师 2017 基础，2013 专业）
A. 50~125fl　B. 125~200fl
C. 36~360fl　D. 150~200fl
E. 35~95fl

15. 血液分析仪评价细胞大小异质性的指标是（主管检验师 2017 专业）
A. RDW　B. CHr
C. HDW　D. MPV
E. HCT

16. 不属于血细胞分析仪红细胞参数的是（主管检验师 2017 实践，2016 专业）
A. MCV　B. RDW
C. MPV　D. HCT
E. Hb

17. 血细胞分析仪检测结果中，红细胞的参数包括（主管检验师 2014 专业）
A. WBC　B. RDW
C. MPV　D. PLT
E. PDW

18. 血细胞分析仪白细胞直方图中，中性粒细胞峰右移、抬高、增宽的原因可能是（主管检验师 2013 专业）
A. 有异型淋巴细胞
B. 存在血小板聚集现象
C. 存在有核红细胞
D. 存在中性粒细胞绝对值增多
E. 有巨大血小板增多

第四节　血细胞分析仪的临床应用

A1 型题

1. 红细胞直方图中出现双峰多见于（检验士 2020 实践，2014 基础）
A. 珠蛋白生成障碍性贫血　B. 缺铁性贫血恢复期
C. 慢性病性贫血　D. 再生障碍性贫血
E. 难治性贫血

2. 下列贫血经药物治疗后红细胞直方图不会出现双峰的是（检验士 2019 实践，2015 相关）
A. 铁粒幼细胞贫血治疗有效期
B. 巨幼细胞贫血治疗初期
C. 缺铁性贫血治疗有效期
D. 珠蛋白生成障碍性贫血
E. 重度贫血输血后

3. MCV ↑、RDW ↑，常见的疾病是（检验师 2021 基础）
A. 再生障碍性贫血　B. 轻型地中海贫血
C. 缺铁性贫血　D. 巨幼细胞贫血
E. 骨髓增生异常综合征

4. 巨幼细胞贫血时，MCV 与 RDW 的变化为（检验师 2021 专业）
A. MCV 减低，RDW 增高　B. MCV 与 RDW 均减低
C. MCV 增高，RDW 减低　D. MCV 与 RDW 均正常
E. MCV 与 RDW 均增高

5. 巨幼细胞贫血红细胞直方图的特点是（检验师 2018 实践，2014 基础）（主管检验师 2018 实践，2013 实践）
A. 峰左移，底变宽　B. 峰左移，底变窄
C. 峰左移，底无变化　D. 峰右移，底变宽
E. 峰右移，底变窄

6. 缺铁性贫血红细胞直方图的特点是（检验师 2021 专业）
A. 峰右移，底变宽　B. 峰左移，底无改变
C. 峰左移，底变宽　D. 峰右移，底变窄
E. 峰右移，底无改变

7. 小细胞均一性贫血是指（检验师 2021 实践，2017 相关）
A. MCV 正常，RDW 正常
B. MCV 正常，RDW 异常
C. MCV 增高，RDW 正常
D. MCV 增高，RDW 异常
E. MCV 降低，RDW 正常

8. 小细胞不均一性贫血是指（检验师 2018 实践）（主管检验师 2018 实践）

A. MCW 正常，RDW 正常

B. MCV 正常，RDW 异常

C. MCV 增高，RDW 正常

D. MCV 减低，RDW 异常

E. MCV 减低，RDW 正常

9. 红细胞直方图显示曲线主峰左移，峰底正常，常见于（检验师 2020 专业）

A. 缺铁性贫血　　B. 小细胞均一性贫血

C. 铁粒幼细胞贫血　　D. 再生障碍性贫血

E. 巨幼细胞贫血

10. MCV 70fl，MCH 正常，RDW 13% 属于（检验师 2019 相关）

A. 小细胞均一性贫血　　B. 小细胞不均一性贫血

C. 大细胞贫血　　D. 正细胞贫血

E. 无贫血

11. 缺铁性贫血患者血象中 RDW 和 MCV 可出现的变化是（检验师 2018 专业）

A. RDW ↑，MCV ↓　　B. RDW ↑，MCV ↑

C. RDW ↓，MCV ↓　　D. RDW ↓，MCV ↑

E. RDW ↑，MCV 正常

12. 引起 RDW 增高的原因不包括（检验师 2019 相关）（主管检验师 2017 相关）

A. 红细胞碎片

B. 红细胞凝集

C. 双相性红细胞

D. 遗传性球形红细胞增多症

E. 巨幼细胞贫血

13. 正常人 RDW 不超过（主管检验师 2016 基础）

A. 5%　　B. 8%

C. 10%　　D. 15%

E. 18%

14. 关于 RDW 的描述，正确的是（主管检验师 2015 实践）

A. 平均红细胞体积

B. 平均红细胞血红蛋白含量

C. 平均红细胞血红蛋白浓度

D. 红细胞体积分布宽度

E. 网织红细胞体积分布宽度

15. RDW 是反映红细胞的（主管检验师 2012 基础）

A. 厚度异质性　　B. 体积异质性

C. 染色异质性　　D. 结构异质性

E. 比容异质性

16. 贫血时，直方图出现峰左移、峰底变窄，显示小细胞均一性的是（主管检验师 2014 基础）

A. 缺铁性贫血　　B. 巨幼细胞贫血

C. 铁粒幼细胞贫血　　D. 急性溶血性贫血

E. 轻型珠蛋白生成障碍性贫血

17. 根据红细胞形态将贫血分类，错误的是（主管检验师 2012 基础）

A. 白血病造成的贫血为正常细胞均一性贫血

B. 骨髓增生异常综合征为大细胞均一性贫血

C. 缺铁性贫血为小细胞不均一性贫血

D. 再生障碍性贫血为小细胞不均一性贫血

E. 巨幼细胞贫血为大细胞不均一性贫血

A2 型题（病历摘要型最佳选择题）

1. 患者男，45 岁。有皮肤过敏史，多次检查血小板计数均正常。而本次检查血液分析仪显示血小板极度减低，报警提示有血小板聚集；血涂片镜检显示散在血小板少见，成簇分布的血小板多见。该患者的血液采集顺利，检测严格按操作规程进行。下列采取的措施中，正确的是（检验师 2020 实践）

A. 可直接发出报告

B. 相同的部位再行抽血检查

C. 换用不同的部位再行抽血检测

D. 血液稀释后再上机检测

E. 改用其他抗凝剂或者不加抗凝剂抽血后立即上机复查

2. 患者女，73 岁。因肺心病入院治疗。用全自动五分类血细胞计数仪连续 2 天检查 PLT 计数均在 20×10^9/L。与临床医生沟通了解到患者均无出血症状，血涂片检查有血小板聚集现象，提示仪器法计数血小板结果有误，采用手工法计数 PLT 221×10^9/L。当出现该种情况时应采取的措施是（主管检验师 2021 相关，2020 专业）

A. 改用枸橼酸钠抗凝管，重新测定样本

B. 采集末梢血

C. 换抗凝剂，稀释后重测

D. 温浴后，重新测定

E. 血浆置换后重测

3. 患者男，52 岁，消化道慢性失血。外周血象显示：白细胞 6.7×10^9/L，红细胞 3.49×10^{12}/L，血红蛋白 76g/L，血小板 415×10^9/L。血涂片显示红细胞形态呈环形，且大小不等。该患者的 MCV 和 RDW 的变化特点是（检验师 2019 专业）（主管检验师 2012 相关）

A. RDW 正常，MCV 正常

B. RDW 正常，MCV 增高

C. RDW 增高，MCV 增高

D. RDW 增高，MCV 减低

E. RDW 正常，MCV 减低

4. 患者女，58 岁。头晕、视物模糊伴耳鸣 2 个月。实验室检查：RBC 3.5×10^{12}/L，Hb 75g/L，HCT 0.26。血涂片可见红细胞大小不均，中央淡染区扩大。在治疗前，红细胞检查直方图显示较可能的是（检验师 2015 相关）

A. RDW ↑，红细胞直方图主峰左移

B. RDW 正常，红细胞直方图主峰左移

C. RDW 正常，红细胞直方图主峰右移

D. RDW 正常，红细胞直方图主峰正常

E. RDW ↑，红细胞直方图主峰正常

5. 患者女，60 岁。头晕 3 个月，有贫血病史。Hb 75g/L，RBC 3.1×10^{12}/L，HCT 0.28。外周血涂片见红细胞大小不均，中央淡染区扩大。其红细胞直方图曲线显示为（主管检验师 2020 实践）

A. 主峰左移，RDW 增宽
B. 主峰左移，RDW 正常
C. 主峰右移，RDW 增宽
D. 主峰正常，RDW 正常
E. 主峰正常，RDW 增宽

6. 患儿女，2 岁。体型瘦小，易患感冒。查体：贫血貌。血液检查结果：RBC 3.2×10^{12}/L，Hb 90g/L，MCV 72fl，MCH 24pg，MCHC 280g/L，RDW 13.9%。WBC 及 DC 正常。该患者的贫血类型属于（主管检验师 2021 基础，2016 专业）
A. 小细胞均一性　　B. 小细胞非均一性
C. 正常细胞均一性　　D. 大细胞均一性
E. 大细胞非均一性

A3 型题

（1~2 题共用题干）

患者女，PLT 电阻抗法结果为 59×10^{9}/L，光化学法结果为 10×10^{12}/L。

1. 若电阻抗法 PLT 假性增高，可能的原因是标本含（检验士 2021 实践，2018 专业，2017 专业，2014 专业）
A. 小淋巴细胞　　B. 巨血小板
C. 血小板碎片　　D. 血小板活化
E. 白细胞碎片

2. 若光化学法 PLT 测定假性减低，可能的原因是标本含（检验士 2021 实践，2018 专业，2017 专业，2014 专业）
A. 冷球蛋白阳性　　B. 白细胞碎片
C. 红细胞碎片　　D. 血小板卫星现象
E. 甘油三酯

B1 型题（标准配伍题）

（1~2 题共用备选答案）
A. MCV　　B. PDW
C. RET　　D. MCH
E. RDW

1. 反映红细胞平均体积的是（检验士 2019 专业，2018 实践）（检验师 2013 基础）

2. 反映红细胞平均血红蛋白含量的是（检验士 2019 专业，2018 实践）（检验师 2013 基础）

（3~4 题共用备选答案）
A. 血液分析仪法　　B. 牛鲍计数板法
C. PLT/RBC 比值法　　D. 草酸铵溶血计数法
E. 相差显微镜计数法

3. ICSH 推荐的血小板计数的参考方法是（检验师 2019 相关）

4. 血小板计数临床常用的分析法为（检验师 2019 相关）

（5~6 题共用备选答案）
A. 2~30fl　　B. 35~90fl
C. 36~360fl　　D. 90~160fl
E. 160fl 以上

5. 血液分析仪计数红细胞的体积大小范围是（检验师 2015 实践，2013 实践）

6. 血液分析仪计数血小板的体积大小范围是（检验师 2015 实践，2013 实践）

第四章 血型与输血检验

第一节 红细胞血型系统

A1 型题

一、ABO 血型系统

1. 控制 ABO 抗原的基因位点有（检验士 2017 基础，2012 基础）

A. 1 个　B. 2 个
C. 3 个　D. 4 个
E. 6 个

2. ABO 基因位于第几号染色体上（检验师 2014 基础）

A. 6　B. 7
C. 8　D. 9
E. 1

3. ABO 血型的表型有几个（检验士 2015 基础）（主管检验师 2017 专业，2015 基础）

A. 3　B. 4
C. 5　D. 6
E. 7

4. 关于 ABO 系统基因型与表现型之间对应关系的叙述，错误的是（检验士 2016 相关，2013 相关）（主管检验师 2014 基础）

A. 基因型 AA，表现型为 A
B. 基因型 BO，表现型为 O
C. 基因型 BB，表现型为 B
D. 基因型 AB，表现型为 AB
E. 基因型 OO，表现型为 O

5. ABO 血型系统的凝集素是一种天然抗体，主要为（检验师 2021 实践）（主管检验师 2013 实践）

A. IgA　B. IgD
C. IgE　D. IgG
E. IgM

6. B 型人血清中有（检验士 2020 实践，2013 基础）

A. 抗 AB 抗体
B. 抗 O 抗体
C. 无抗 A 抗体，有抗 B 抗体
D. 有抗 A 抗体，无抗 B 抗体
E. 既有抗 A 抗体，也有抗 B 抗体

7. H 抗原性最强的红细胞是（检验士 2012 实践）

A. A 型红细胞　B. O 型红细胞
C. A_2 型红细胞　D. B 型红细胞
E. AB 型红细胞

8. 父母血型分别为 AB 型、B 型，子代不可能有的血型是（检验士 2019 相关）

A. O 型　B. B 型
C. AB 型　D. A 型
E. A 型或 B 型

9. 父母血型基因为 BB 和 OO，其子女的血型是（检验士 2017 基础，2013 基础）

A. A 型　B. B 型
C. O 型　D. B 型或 O 型
E. AB 型

10. 父母血型均为 AB 型，子代不可能有的血型是（检验士 2016 基础）

A. O 型　B. B 型
C. AB 型　D. A 型
E. A 型或 B 型

11. A_2B 型红细胞抗原性弱，若抗 A 血清效价低时易误判为（检验师 2018 实践）（主管检验师 2019 专业，2018 实践）

A. B 型　B. A_2 型
C. AB 型　D. A 型
E. O 型

12. ABO 血型系统中，A 亚型主要有（检验师 2016 相关，2013 相关）

A. 1 种　B. 2 种
C. 3 种　D. 4 种
E. 5 种

13. ABO 反定型试验中，血型鉴定为 B 型时可观察到（检验师 2013 实践）

A. A 管不凝集、B 管凝集、O 管不凝集
B. A 管凝集、B 管不凝集、O 管不凝集
C. A 管不凝集、B 管凝集、O 管凝集
D. A 管凝集、B 管不凝集、O 管凝集
E. A 管凝集、B 管凝集、O 管不凝集

14. ABO 血型抗原性充分表达的时间是在出生后（主管检验师 2013 相关）

A. 3 个月　B. 6 个月
C. 8 个月　D. 10 个月
E. 18 个月

15. 一般新生儿的 A、B 抗原位点（主管检验师 2018 基础）

A. 较成人多　B. 较成人少

C. 与成人相同　　D. 变化不定
E. 尚未形成

16. B型人血清用A_2红细胞去吸附，剩下的抗体是（主管检验师2016专业）
A. 抗A　　B. 抗A_1
C. 抗A_2　　D. 抗A_3
E. 抗Am

17. ABO亚型的主要特征是（主管检验师2019专业）
A. 与抗A和抗B试剂无凝集反应
B. 与A细胞和B细胞试剂无凝集反应
C. 只做正定型试验即可判定
D. 抗体弱
E. 抗原性弱

18. 临床中，ABO血型鉴定最常采用的方法为（主管检验师2020专业，2018相关）
A. 正向间接凝集反应　　B. 反向间接凝集反应
C. 玻片凝集法　　D. 试管凝集法
E. 间接凝集抑制反应

19. 胎儿羊水血型检查试验显示，抗A血清孔无凝集，抗B血清孔和抗H血清孔凝集。提示胎儿血型可能是（主管检验师2021实践）
A. A型　　B. B型
C. O型　　D. AB型
E. 非分泌型

二、Rh血型

20. Rh血型抗原性最强的是（检验士2016基础，2014基础）（检验师2015基础）
A. D　　B. E
C. C　　D. c
E. e

21. 引起Rh溶血病最常见的Rh抗原是（检验士2018基础）
A. D抗原　　B. d抗原
C. C抗原　　D. C抗原
E. E抗原

22. RhD抗原存在于（检验师2020相关）
A. 人红细胞膜　　B. 组织细胞中
C. 体液中　　D. 分泌液中
E. 血浆中

23. Rh阳性是指红细胞膜上含有（检验师2020实践）
A. C抗原　　B. A抗原
C. D抗原　　D. E抗原
E. B抗原

24. 从血清学角度分析，属于Rh阴性血的是（检验师2015专业，2013专业）（主管检验师2012相关）
A. CcDee　　B. ccDEe
C. ccdee　　D. ccDee
E. CcdEe

25. 临床上Rh血型的定义是根据红细胞上是否含有（主管检验师2018相关）
A. D抗原　　B. C抗原
C. E抗原　　D. c抗原和e抗原
E. 以上都不是

26. Rh阳性是指红细胞膜上含有（主管检验师2016基础）
A. C抗原　　B. c抗原
C. D抗原　　D. E抗原
E. B抗原

27. 第一胎即可引起新生儿溶血病的血型不合最常见的是（检验师2019相关）
A. ABO血型　　B. Rh血型
C. Kidd血型　　D. Lewis血型
E. MNS血型

28. 新生儿溶血病的发病机制是（检验师2017专业）
A. 母婴血型不合　　B. IgM抗体
C. 抗D抗体　　D. 抗A抗体
E. 抗B抗体

29. 新生儿溶血病换血治疗时，如果诊断为单纯的ABO溶血，该患儿血型为A型Rh阳性，则采用下列哪种输血搭配为最好（检验师2014相关）
A. Rh阳性A型红细胞+AB型血浆
B. Rh阳性O型红细胞+AB型血浆
C. Rh阳性O型红细胞+O型血浆
D. Rh阳性A型红细胞+A型血浆
E. Rh阳性O型红细胞+A型血浆

30. 假如新生儿血型为AB型RhD阳性，母体为A型RhD阴性，导致新生儿溶血病。该患儿输注红细胞时适宜选择（检验师2012实践）
A. AB型RhD阳性洗涤红细胞
B. O型RhD阳性洗涤红细胞
C. O型RhD阴性洗涤红细胞
D. AB型RhD阴性洗涤红细胞
E. A型RhD阳性洗涤红细胞

31. 新生儿溶血病的临床表现不包括（检验师2012专业）
A. 贫血　　B. 高胆红素血症
C. 肝脾大　　D. 组织水肿
E. 肌张力增高

32. 患儿足月顺产，无窒息。第2天出现黄疸，逐渐加重且出现贫血、嗜睡。肝脾可触及。患儿最可能的诊断是（检验士2021实践，2020实践，2019相关，2017基础）
A. 生理性黄疸　　B. 新生儿肝炎
C. 新生儿溶血病　　D. 胆道闭锁
E. 先天性心脏病

33. 人类主要组织相容性抗原（HLA）主要分为（检验师2013专业）
A. 1类　　B. 2类
C. 3类　　D. 4类
E. 5类

第二节 红细胞血型及相关检验

A1 型题

一、红细胞血型鉴定

1. ABO 血型划分的根据是（检验士 2018 基础）

A. 红细胞膜凝集原的有无和类别

B. 红细胞膜凝集素的有无和类别

C. 血清中凝集素的有无和类别

D. 凝集素和凝集原的配合情况

E. 血清中凝集原的有无和类别

2. 抗 A 标准血清的效价要求在（检验师 2020 相关，2017 相关）

A. 1：16 以上　　B. 1：32 以上

C. 1：64 以上　　D. 1：128 以上

E. 1：256 以上

3. 血型反定型时，A 型及 B 型标准红细胞均与受检者血清发生凝集，则受检者血型为（检验士 2017 基础，2012 基础）

A. A 型　　B. B 型

C. O 型　　D. AB 型

E. A_1 型

4. 血型反定型时，标准红细胞与受检者血清均不发生凝集，则受检者血型为（检验士 2020 专业）

A. A 型　　B. B 型

C. AB 型　　D. O 型

E. A_1 亚型

5. 血型定型时，只有标准 A 型红细胞与受检者血清发生凝集，则受检者血型为（检验士 2017 专业）

A. O 型　　B. A 型

C. B 型　　D. AB 型

E. A_1 型

6. 下列正、反定型结果的是（检验士 2015 相关）（主管检验师 2015 相关）

A. 抗 A（-）、抗 B（+）；A 型红细胞（-）、B 型红细胞（+），判定为血型 B

B. 抗 A（+）、抗 B（-）；A 型红细胞（+）、B 型红细胞（-），判定为血型 A

C. 抗 A（+）、抗 B（+）；A 型红细胞（+）、B 型红细胞（+），判定为血型 AB

D. 抗 A（-）、抗 B（-）；A 型红细胞（-）、B 型红细胞（-），判定为血型 O

E. 抗 A（-）、抗 B（-）；A 型红细胞（+）、B 型红细胞（+），判定为血型 O

7. 关于 ABO 血型鉴定，错误的描述是（检验师 2020 基础）

A. 用已知特异性抗体检查红细胞上的未知抗原，称为正向定型

B. 用已知血型的标准红细胞检查血清中的未知抗体，称为反向定型

C. O 型血清在红细胞 ABO 亚型鉴定中不起作用

D. O 型红细胞可用于检查是否存在不规则抗体

E. 用抗 A_1 血清可区分 A 亚型

8. 血型鉴定时，A 型、B 型标准血清中如含有冷凝集素，在低温下进行血型鉴定。易出现（检验师 2015 基础、2012 基础）

A. A 型　　B. B 型

C. O 型　　D. AB 型

E. 溶血

9. 国家卫健委对抗 A、抗 B 血清定型试剂质量标准的要求是（检验师 2014 专业）

A. 抗 A 效价≥ 256，抗 B 效价≥ 256

B. 抗 A 效价≥ 256，抗 B 效价≥ 128

C. 抗 A 效价≥ 128，抗 B 效价≥ 128

D. 抗 A 效价≥ 128，抗 B 效价≥ 64

E. 抗 A 效价≥ 64，抗 B 效价≥ 64

10. 患者血清与 A 型、B 型红细胞均产生凝集，与 O 型红细胞不产生凝集。根据 ABO 血型系统的独特性质判断，该患者红细胞上的抗原情况是（检验师 2014 实践）

A. 存在 A 抗原

B. 存在 B 抗原

C. 存在 H 抗原

D. 存在 A 抗原和 B 抗原

E. 存在 AB 抗原

11. 用标准红细胞 A、B、O 与受检者血清反应均不凝集，受检者血型为（主管检验师 2017 专业）

A. A 型　　B. B. 型

C. A 型或 B 型　　D. AB 型

E. O 型

12. 患者红细胞与抗 A 及抗 B 均不产生凝集，其血清与 A、B 红细胞均产生凝集，则该患者的血型为（主管检验师 2017 基础）

A. A　　B. B

C. O　　D. AB

E. A_1

13. 用 A 型、B 型、O 型标准红细胞鉴定血型，如果分别为（-）（+）（-），则被鉴定的血型是（主管检验师 2016 专业，2012 专业）

A. A 型　　B. B 型

C. O 型　　D. AB 型

E. A_1 型

14. ABO 血型反向定型时，加标准 A、B、O 型红细胞后，结果分别出现（+）（+）和（-）反应，则被鉴定的血型为（主管检验师 2012 基础）（检验师 2017 基础，2013 基础）

A. A 型
B. B 型
C. AB 型
D. O 型
E. 不能确定

15. Rh 血型抗原 – 抗体反应的最适温度是（检验师 2012 实践）
A. 37℃
B. 25℃
C. 22℃
D. 18℃
E. 4℃

二、交叉配血试验

16. 供血者为 O 型，受血者为 B 型，交叉配血时出现的结果为（检验士 2015 专业）（主管检验师 2015 专业）
A. 主侧管凝集，次侧管凝集
B. 主侧管凝集，次侧管不凝集
C. 主侧管不凝集，次侧管不凝集
D. 主侧管不凝集，次侧管凝集
E. 主侧管溶血，次侧管不溶血

17. 供者为 O 型，受者为 A 型，交叉配血时，会出现（主管检验师 2012 实践）
A. 主侧管凝集，次侧管凝集
B. 主侧管凝集，次侧管不凝集
C. 主侧管不凝集，次侧管不凝集
D. 主侧管不凝集，次侧管凝集
E. 主侧管溶血，次侧管不溶血

18. 临床中进行交叉配血试验最常用的方法是（检验师 2021 实践）
A. 间接凝集试验
B. 玻片凝集试验
C. 试管凝集试验
D. 间接凝集抑制试验
E. 协同凝集试验

19. 交叉配血试验中直接配血（主侧）是指（检验师 2021 基础）
A. 把供血者的红细胞与受血者的血清相混合
B. 把受血者的红细胞与供血者的血清相混合
C. 把供血者的红细胞与受血者的红细胞相混合
D. 把供血者的血清与受血者的血清相混合
E. 把供血者的红细胞与供血者的血清相混合

20. 患者男，术中大量出血，需紧急输血，供受者血液交叉配型的方法为（检验师 2019 专业、2016 专业）
A. 自身红细胞凝集试验
B. Coombs 试验
C. 协同凝集试验
D. 试管凝集试验
E. 玻片凝集试验

21. 患者为 A 型，与献血者做检查配血试验，主侧发生凝集，次侧也发生凝集，献血者血型为（检验师 2019 实践）（主管检验师 2020 实践、2019 基础）
A. O 型
B. AB 型
C. B 型
D. A 型
E. 孟买型

22. 酶介质交叉配血试验中酶的作用不包括（检验师 2014 基础）
A. 破坏红细胞表面的唾液酸
B. 破坏红细胞表面的酶
C. 减少红细胞表面的排斥力
D. 消除红细胞表面的负电荷
E. 改变红细胞表面的结构

23. 自动化血型分析仪不能用于（主管检验师 2014 基础）
A. 交叉配血
B. 抗体筛查
C. 抗体鉴别
D. 白细胞抗原检测
E. ABO 血型鉴定

24. 已知受血者为 A 型，在交叉配血试验中，主侧不凝集，次侧凝集，供血者血型应该是（主管检验师 2019 实践）
A. A 型
B. B 型
C. O 型
D. AB 型
E. O 型、B 型都可能

25. 目前临床上推广使用交叉配血的方法是（主管检验师 2016 实践）
A. 木氏酶法
B. 清蛋白法
C. 聚凝胺法
D. 盐水介质法
E. 抗人球蛋白法

第三节 白细胞血型系统

A1 型题

1. 人类白细胞上有几类抗原（检验师 2013 专业）
A. 1 类
B. 2 类
C. 3 类
D. 4 类
E. 5 类

2. 属于主要组织相容性抗原的物质是（检验士 2012 基础、检验士 2014 基础）
A. 血管内皮细胞特异性抗原
B. 人类白细胞抗原
C. 脏肾特异性抗原
D. 心脏特异性抗原
E. 肝特异性抗原

3. MHC- Ⅰ类分子包括（检验士 2013 基础）
A. HLA–DP
B. HLA–E
C. HLA–DN
D. HLA–DQ
E. HLA–DM

4. 表达 MHC- Ⅰ类分子密度最高的细胞是（检验师 2013 基础）
A. 肝、肾细胞
B. 淋巴细胞、白细胞
C. 血小板、网织红细胞
D. 红细胞、神经细胞
E. 皮肤和肌细胞

5. MHC 是指（主管检验师 2016 相关）
A. 染色体上互不相干的几组基因群

B. 染色体上编码组织相容性抗原的一组紧密连锁的基因群

C. 染色体上编码移植抗的一组紧密连锁的基因群

D. 染色体上编码主要组织相容性抗原的一组紧密连锁的基因群

E. 染色体上编码次要组织相容性抗原的一组紧密连锁的基因群

6. 人类的 MHC-I 分子在下列哪些细胞表面的表达密度最高（检验师 2014 基础）

A. 成熟的红细胞 B. 淋巴细胞
C. 神经细胞 D. 滋养层细胞
E. 肌细胞

第四节 采血、贮血与输血

A1 型题

1. 血液保存液中，其配方 CPDA 中的 C 是指（检验士 2015 相关）（主管检验师 2015 相关）

A. 枸橼酸钠 B. 枸橼酸三钠
C. 葡萄糖 D. 腺嘌呤
E. 磷酸盐

2. CPD 保存液体保存血液的有效天数为多少天（检验师 2019 专业）

A. 42 B. 28
C. 35 D. 14
E. 21

3. 用于全血细胞计数的血液标本应保存在（检验师 2021 基础，2013 基础）

A. −70℃ B. −20℃
C. 4℃ D. 37℃
E. 室温

4. 血液保存液 ACD 加入下列哪种物质就变为 CPD（检验师 2012 专业）

A. 枸橼酸盐和磷酸盐 B. 葡萄糖和腺嘌呤
C. 腺嘌呤和鸟嘌呤 D. 鸟嘌呤和磷酸盐
E. 腺嘌呤和磷酸盐

5. 血液常用的保存液 ACD 和 CPD 加用一种物质就成为 ACDA 和 CPDA，这种物质是（主管检验师 2019 基础）

A. 枸橼酸 B. 枸橼酸钠
C. 磷酸二氢钠 D. 腺嘌呤
E. 葡萄糖

6. 下面成分输血无须交叉配血，只需 ABO 血型相合的是（检验士 2017 基础）

A. 全血 B. 浓缩红细胞
C. 悬液红细胞 D. 辐照红细胞
E. 新鲜冰冻血浆

7. 不属于成分输血优点的是（检验士 2021 基础，2018 专业，2016 专业）（检验师 2012 相关）（主管检验师 2020 专业）

A. 可提高疗效 B. 血液使用更合理
C. 避免输血传播疾病 D. 减少反应
E. 可节省血源

8. 考虑输注白细胞的条件是患者白细胞计数少于（检验士 2020 专业）

A. $0.1 \times 10^9/L$ B. $0.3 \times 10^9/L$
C. $0.5 \times 10^9/L$ D. $0.7 \times 10^9/L$
E. $2.0 \times 10^9/L$

第五节 血型与输血相关疾病

A1 型题

1. 输血后肝炎主要指（检验士 2019 基础，2016 实践，2015 相关）

A. 甲肝 B. 乙肝和丙肝
C. 丁肝 D. 戊肝
E. 庚肝

2. 最易引起输血后肝炎的病毒是（检验士 2019 专业）

A. HBV B. HAV
C. HCV D. HDV
E. HEV

3. 下列可以降低输血过敏反应发生率的是（检验师 2021 专业）

A. 选用一次性输血器
B. 输去除白细胞的红细胞
C. 严格清洗、消毒采血和输血用具
D. 采用无热源技术配置保存液
E. 减慢输血速度

4. 关于成分输血的叙述，错误的是（检验师 2020 专业，2016 专业）

A. 所获血液成分效价高
B. 可减少输血反应
C. 无血细胞引起的抗体反应
D. 可合理使用血液成分
E. 可减低患者的医疗费用

5. 当怀疑发生溶血性输血反应时，第 1 步应进行的是（检验师 2012 实践）

A. 降低输注速度并通知医生

B. 立即停止输血，维持静脉通道
C. 立即抽取标本到实验室检查
D. 给患者吸氧，使患者端坐呼吸
E. 立即核对输血记录

6. 对于存在凝血功能障碍的肝病患者，应给予输注（主管检验师 2020 相关）
A. 全血　B. 新鲜冰冻血浆
C. 清蛋白　D. 血小板
E. 红细胞悬液

7. 目前为预防非溶血性发热反应最理想的红细胞制剂是（主管检验师 2020 专业）
A. 悬浮红细胞　B. 洗涤红细胞
C. 辐照红细胞　D. 少量白细胞的红细胞
E. 全血

8. 输注血小板的指征是患者血小板数低于（主管检验师 2019 基础，2019 相关）
A. $20 \times 10^9/L$　B. $40 \times 10^9/L$
C. $60 \times 10^9/L$　D. $80 \times 10^9/L$
E. $100 \times 10^9/L$

9. 自身免疫性疾病的患者输血，应输注（主管检验师 2019 相关）
A. 浓缩红细胞　B. 辐射红细胞
C. 少白细胞的血浆　D. 全血
E. 以上都正确

10. 某患者无明显感染和出血症状，但输注血小板无效，患者可能的是（主管检验师 2018 基础）
A. 存在血小板自身抗体　B. 存在血小板同种抗体
C. 存在 HLA 自身抗体　D. 存在 HLA 同种抗体
E. 存在红细胞同种抗体

11. 成分输血的特点不包括（主管检验师 2015 相关）（检验士 2017 相关，2015 相关）
A. 制品容量小　B. 治疗效果好
C. 制品纯度高　D. 减少输血反应
E. 无病毒感染危险性

12. 如果要输注血浆量少的血液，可选择用（主管检验师 2014 相关）
A. 浓缩红细胞　B. 洗涤红细胞
C. 冷冻红细胞　D. 以上均不可
E. 以上均可

13. 患者男，56 岁。在进行右肝癌切除手术过程中突然大出血，急需输血。该患者的血型为“A 型、Rh 阴性”，但此时血站没有同血型，在紧急情况下可以接受的血型是（检验师 2019 实践，2017 实践）
A. AB 型、Rh 阴性　B. B 型、Rh 阴性
C. B 型、Rh 阳性　D. O 型、Rh 阴性
E. O 型、Rh 阳性

14. 患者男，52 岁。胃癌手术后，2 次输入了同一供血者的血液后出现寒战、发热等症状，考虑为非溶血性输血反应。为明确诊断，该患者应首先进行的检查是（检验师 2015 相关）
A. ABO 血型抗体
B. 抗 Ig 抗体
C. Rh 血型检查
D. 抗白细胞和血小板 HLA 抗体
E. 抗核抗体

A3 型题

（1~3 题共用题干）

患儿出生 1 天，为第 2 胎，足月顺产，24 小时内出现黄疸，嗜睡，吸吮无力，肝、脾轻度肿大。

1. 此患儿诊断最大可能是（检验师 2021 专业）
A. 生理性黄疸　B. 新生儿肝炎
C. 母乳性黄疸　D. 新生儿溶血症
E. 胆道闭锁

2. 诊断该患儿应做得最重要的实验室检查是（检验师 2021 专业）
A. 母亲血型
B. 婴儿血型
C. 患儿红细胞直接 Coombs 试验
D. 患儿血清游离抗体
E. 间接 Coombs 试验

3. 该患儿母亲血型最可能为（检验师 2021 专业）
A. A 型血　B. B 型血
C. AB 型血　D. Rh 阴性血型
E. Rh 阳性血型

（4~5 题共用题干）

患儿男。出生后 3 天皮肤出现黄染，抽取血样做血型鉴定如下表。

正定型		反定型	
抗 A	抗 B	标准 A	标准 B
+	−	−	−

4. 该患儿正常的血型是（检验师 2016 实践）
A. A 型　B. B 型
C. AB 型　D. O 型
E. AB 型

5. ABH 血型物质不存在于（检验师 2016 实践）
A. 唾液　B. 羊水
C. 血清　D. 乳汁
E. 脑脊液

B1 型题（标准配伍题）

（1~2 题共用备选答案）
A. 指红细胞表面抗原的差异
B. 指血小板表面抗原的差异
C. 指白细胞表面抗原的差异
D. 指抗原抗体系统的遗传特性
E. 指 A 和 B 抗原的共同抗体结构

1. 早期血型的定义是（检验师 2016 基础）

2. 目前血型的定义是（检验师 2016 基础）

（3~4 题共用备选答案）

A. A 型
B. B 型
C. O 型
D. 抗 D 抗体
E. AB 型

3. 孕妇，36 岁。血型：O 型，第一胎男孩，A 型血，健康，第二胎容易发生新生儿溶血的血型是（检验士 2021 相关、2016 基础）

4. 孕妇，30 岁。Rh（－），第二胎如果发生死胎或新生儿溶血，重要原因是孕妇体内存在（检验士 2021 相关、2016 基础）

第五章　尿液检验

第一节　尿液标本采集与处理

A1 型题

一、标本采集与运送

1. 尿液生成的基本单位是（检验士 2021 基础，2017 基础，2014 基础，2012 相关）（检验师 2019 相关）
   A. 肾单位　　B. 肾小球
   C. 肾小管　　D. 集合管
   E. 乳头管

2. 肾单位不包括（检验士 2019 实践）（主管检验师 2020 基础）
   A. 肾小球　　B. 肾小囊
   C. 肾小管　　D. 集合管
   E. 髓袢

3. 原尿中不被重吸收的物质是（检验士 2020 基础）
   A. 葡萄糖　　B. 尿酸
   C. 氨基酸　　D. 肌酐
   E. 无机磷酸盐

4. 不经肾小管重吸收的物质是（检验师 2015 基础）
   A. 葡萄糖　　B. 氨基酸
   C. 乳酸　　D. 肌酐
   E. 蛋白质

5. 正常情况下，能被肾小管几乎完全重吸收的物质是（检验士 2014 相关，2013 相关，2012 相关）
   A. 尿素　　B. 肌酐
   C. 尿酸　　D. 白蛋白
   E. 葡萄糖

6. 正常情况下，能被肾小管完全重吸收的物质是（检验师 2017 基础，2014 基础，2012 实践）
   A. 钠离子　　B. 尿酸
   C. 肌酐　　D. 葡萄糖
   E. 钾离子

7. 正常尿中主要含有（检验士 2013 基础）
   A. 水、蛋白质和钠　　B. 水、尿素和蛋白质
   C. 水、尿素和氯化钠　　D. 水、尿素和胆红素
   E. 水、蛋白质和胆红素

8. 肾重吸收物质最重要的部位是（检验师 2021 基础，2020 实践，2018 实践，2017 实践，2016 基础）（主管检验师 2018 实践）
   A. 近曲小管　　B. 远曲小管
   C. 集合管　　D. 髓袢
   E. 肾小球

9. 关于肾小球基底膜通透性的叙述，错误的是（检验师 2018 基础，2014 基础）
   A. 具孔径屏障，对分子的大小有通透性
   B. 正常情况下血细胞不可自由通过
   C. 血浆蛋白质可以自由通过
   D. 小分子物质如葡萄糖、水等可自由通过
   E. 具电荷屏障，正电荷相对多的物质容易通过

10. 原尿成分和血浆相比，不同的是（检验师 2013 基础）
   A. 尿蛋白含量　　B. 钠含量
   C. 钾含量　　D. 葡萄糖含量
   E. 尿素含量

11. 氨基酸通过主动运转全部被重吸收，其吸收部位在（主管检验师 2017 基础）
   A. 近曲小管　　B. 髓袢升支
   C. 髓袢降支　　D. 远曲小管
   E. 集合管

12. 作为肾小球滤过率测定物质应具备的基本条件不包括（主管检验师 2016 实践）
   A. 能自由通过肾小球的滤过屏障
   B. 不被肾小管分泌或重吸收
   C. 该物质在血及尿中的浓度测定方法简便易行
   D. 该物质的排出不受肾功能的影响
   E. 血中浓度能保持相对恒定

13. 正常情况下，原尿中不会出现的物质是（主管检验师 2016 基础）
   A. 尿胆原　　B. 尿胆红素
   C. 钾　　D. 钠
   E. 红细胞

14. 尿常规检查最适于留取哪种标本（检验士 2021 基础，2020 基础，2017 基础）
   A. 随机尿　　B. 晨尿
   C. 餐后尿　　D. 3 小时尿
   E. 12 小时尿

15. 尿量测定用量筒的精确度应控制在（检验士 2021 专业，2017 相关）
   A. ± 1ml　　B. ± 5ml
   C. ± 10ml　　D. ± 20ml
   E. ± 50ml

16. 24 小时尿量测定要求精确到（检验师 2017 相关，

2015 相关）

A. 0.1ml　　B. 0.5ml
C. 1ml　　D. 5ml
E. 10ml

17. 尿液标本采集容器的容量，一般应达到（检验士 2017 相关）

A. 5ml　　B. 10ml
C. 20ml　　D. 50ml
E. 100ml

18. 门诊患者尿液常规检查多采用（检验士 2016 实践）

A. 晨尿　　B. 随机尿
C. 餐前尿　　D. 餐后尿
E. 中段尿

19. 晨尿的特点是（检验士 2017 相关）

A. 偏碱性　　B. 不受时间限制
C. 有形成分多且保存完整　　D. HCG 浓度低
E. 浓缩程度低

20. 尿标本的留取方法正确的是（检验师 2020 实践）

A. 应留取尿液量为 4~6ml
B. 将中段尿留进有封口干燥清洁的无渗透塑料盒子
C. 必须留取晨起第一次尿
D. 女性患者月经期可留取标本
E. 尿液留取完可敞口送检

21. 不符合尿液标本采集要求的是（检验师 2013 实践）

A. 容器清洁、干燥　　B. 容器有较大开口
C. 避免血、便等污染　　D. 加入消化剂防腐剂
E. 及时送检

22. 1 小时尿排泄率试验，留取尿标本为（检验师 2020 基础）

A. 晨尿　　B. 24 小时尿
C. 餐后尿　　D. 3 小时尿
E. 随机尿

23. 住院患者尿常规检查常采用（检验师 2019 专业）

A. 导管尿　　B. 随机尿
C. 24 小时尿　　D. 3 小时尿
E. 晨尿

24. 适用于尿管型、细胞等有形成分检查的标本是（检验师 2016 基础）

A. 空腹尿　　B. 餐后尿
C. 晨尿　　D. 随机尿
E. 24 小时尿

25. 尿培养时，尿液标本采集后一般不能超过（检验师 2018 实践）

A. 0.5 小时　　B. 1 小时
C. 2 小时　　D. 3 小时
E. 6 小时

26. 尿液标本采集后的送检时间应在（检验师 2017 基础）

A. 2 小时内　　B. 2.5 小时内
C. 3 小时内　　D. 3.5 小时内
E. 4 小时内

27. 尿液常规检查，标本从送检到检查的时间要求不超过（检验师 2016 专业）

A. 0.5 小时　　B. 1 小时
C. 2 小时　　D. 3 小时
E. 4 小时

28. 尿蛋白定量检测采用（检验师 2013 实践）

A. 1 小时尿　　B. 2 小时尿
C. 3 小时尿　　D. 12 小时尿
E. 24 小时尿

29. 尿胆原检测最好收集（检验师 2013 基础）（主管检验师 2012 基础）

A. 晨尿　　B. 早餐后 2~4 小时尿
C. 午餐后 2~4 小时尿　　D. 晚餐后 2~4 小时尿
E. 晚上 12 点尿液

30. 关于尿液标本的叙述，错误的是（主管检验师 2019 基础，2017 专业，2013 专业）（检验师 2015 相关）

A. 晨尿较浓缩和酸化
B. 随机尿适用于门诊、急诊患者
C. 餐后尿对检出病理性糖尿较敏感
D. 1 小时尿标本用于尿液有形成分计数
E. 24 小时尿用于化学成分的定量

31. 尿三杯试验结果为第 1 杯和第 2 杯均为清晰，第 3 杯有弥漫的脓液，可初步诊断为（检验师 2021 相关，2018 基础，2018 专业）（主管检验师 2021 专业，2018 基础，2018 专业）

A. 急性肾盂肾炎　　B. 肾病综合征
C. 前列腺炎　　D. 急性肾炎
E. 急性膀胱炎

32. 某患者血尿就诊，为了定位出血部位，推荐的检查是（检验师 2020 专业）

A. 尿常规
B. 尿三杯
C. 尿细胞形态检查
D. 尿血细胞比容分布曲线
E. 尿蛋白

33. 关于尿液标本采集的叙述，错误的是（检验师 2016 实践）

A. 餐后 2 小时尿液有利于尿胆原检测
B. 晨尿较适合尿液形态学的检测
C. 随机尿常用于糖尿病病人的尿糖检测
D. 尿常规检查无需留取中段尿
E. 检测尿蛋白定量的防腐剂是甲醛

二、尿液标本接收与处理

34. 常用于尿化学成分检查的防腐剂是（检验师 2021 基础、2019 相关）

A. 甲苯　　B. 甲醛
C. 麝香草酚　　D. 三氯甲烷
E. 乙酸

35. 常用于尿糖、尿蛋白等化学成分定性或定量检查的防腐剂是（检验师 2021 专业）

A. 碳酸氢钠　　B. 甲醛
C. 浓盐酸　　D. 麝香草酚
E. 甲苯

36. 常用于尿糖等化学成分检测的防腐剂是（检验师2016相关，2013相关）
A. 甲苯　　B. 甲醛
C. 盐酸　　D. 三氯甲苯
E. 叠氮钠

37. 尿蛋白定量检查常选用的防腐剂是（检验师2015基础）
A. 甲苯　　B. 甲醛
C. 浓盐酸　　D. 冰乙酸
E. 叠氮钠

38. 24小时尿蛋白、尿糖检查常用的防腐剂是（检验师2012实践）
A. 甲苯　　B. 甲醛
C. 浓盐酸　　D. 麝香草酚
E. 碳酸钠

39. 每升尿液中加入防腐剂甲苯的量是（主管检验师2017实践）
A. 5~20ml　　B. 10~25ml
C. 15~30ml　　D. 20~25ml
E. 25~40ml

40. 不适于尿液中尿酸测定的防腐剂为（检验士2018相关）
A. 甲苯　　B. 二甲苯
C. 草酸钾　　D. 盐酸
E. 麝香草酚

41. 适用于17-羟、17-酮检查的防腐剂是（检验士2013专业）（主管检验师2021相关）
A. 二甲苯　　B. 甲醛
C. 浓盐酸　　D. 浓硫酸
E. 麝香草酚

42. 类固醇、儿茶酚胺、肾上腺素等物质测定时，尿标本防腐剂应选用（主管检验师2021相关）
A. 麝香草酚　　B. 甲苯
C. 二甲苯　　D. 浓盐酸
E. 4% 甲醛

43. 体育运动员兴奋剂检查时，尿标本适宜的防腐剂是（主管检验师2013专业）
A. 甲醛　　B. 磷酸
C. 浓盐酸　　D. 硫酸钠
E. 稀硫酸

44. 尿液中细胞、管型的检查，保存标本适用的防腐剂是（检验士2019相关，2018实践，2013实践）（检验师2020相关）
A. 甲苯　　B. 戊二醛
C. 甲醛　　D. 浓盐酸
E. 麝香草酚

45. 管型检查的防腐剂是（检验师2017实践）
A. 甲醛　　B. 甲苯
C. 麝香草酚　　D. 稀盐酸
E. 浓盐酸

46. 尿液中有形成分的保存，应选用的防腐剂是（检验师2016基础、2015实践、2012专业）（主管检验师2017基础）
A. 甲苯　　B. 氯仿
C. 40% 甲醛　　D. 麝香草酚
E. 盐酸

47. 适合尿液有形成分保存的防腐剂是（主管检验师2020实践）
A. 甲苯　　B. 甲醛
C. 浓盐酸　　D. 冰乙酸
E. 叠氮钠

48. 适于尿糖测定的标本为（主管检验师2021实践）
A. 首次晨尿　　B. 随机尿
C. 3小时尿　　D. 24小时尿
E. 餐后尿

49. 24小时尿标本不适于定量测定的物质有（主管检验师2014专业）
A. 糖　　B. 蛋白质
C. 尿胆原　　D. 电解质
E. 激素

50. 尿标本采集必须具备的最基本信息不包括（主管检验师2012专业）
A. 患者全名　　B. 患者性别
C. 患者地址　　D. 采集日期
E. 采集时间

第二节　尿液一般性状

A1型题

一、尿量

1. 体内尿量多少主要取决于（检验士2021实践，2016基础）
A. 精神因素　　B. 环境温度
C. 药物种类　　D. 内分泌因素
E. 肾浓缩和稀释能力

2. 以下属于尿量不增加的情况是（检验士2021实践，2017基础）
A. 尿崩症　　B. 糖尿病
C. 利用利尿剂　　D. 大量饮水
E. 交感神经兴奋

3. 多尿是（检验士2021基础，2020基础）
A. 尿量＞2500ml/24h　　B. 尿量约1500ml /24h

C. 尿量< 400ml/24h D. 尿量< 100ml/24h
E. 夜间尿量> 750ml

4. 引起多尿常见的病因是（检验士 2020 基础，2019 基础，2017 专业，2013 专业）
A. 呕吐 B. 烧伤
C. 尿崩症 D. 前列腺癌
E. 重度肝炎

5. 多尿的原因不包括（主管检验师 2013 相关）
A. 饮水过多 B. 喝咖啡饮料
C. 静脉注射液体 D. 精神紧张
E. 严重创伤

6. 引起多尿的疾病是（检验士 2019 相关，2017 相关）
A. 糖尿病 B. 严重腹泻
C. 重症肝病 D. 大面积烧伤
E. 急性肾小球肾炎

7. 不属于生理性多尿的是（检验士 2016 相关）
A. 过多饮水 B. 精神紧张
C. 癔症 D. 使用利尿药物或食物
E. 甲亢

8. 多尿指 24h 尿量超过（检验士 2016 实践）
A. 400ml B. 800ml
C. 1000ml D. 2000ml
E. 2500ml

9. 下列能够引起尿量增多的疾病是（检验师 2020 相关）
A. 休克 B. 水肿
C. 高热 D. 糖尿病
E. 急性肾小球肾炎

10. 少尿是指 24 小时尿量少于（检验士 2020 专业，2016 专业）（检验师 2019 相关、2016 相关）
A. 17ml B. 100ml
C. 400ml D. 500ml
E. 800ml

11. 患儿男，8 岁。血尿、少尿一周，伴随眼睑浮肿、乏力、腰酸。血压 187/105mmHg。既往无肾脏病史，少尿的病因常见于（检验士 2021 基础，2018 专业，2014 专业、2012 专业）
A. 急性肾小球肾炎 B. 慢性肾小球肾炎
C. 肾盂肾炎 D. 膀胱炎
E. 尿道炎

12. 尿崩症是由于缺乏（检验士 2017 实践）
A. 黄体生成素（LH）
B. 促肾上腺素皮质激素
C. 抗利尿激素（ADH）
D. 促甲状腺激素（TSH）
E. 生长激素（GH）

13. 正常人每日通过肾小球滤过的原尿约为（检验师 2020 基础，2017 基础，2015 基础）（主管检验师 2018 基础）
A. 50L B. 80L
C. 100L D. 180L
E. 300L

14. 下列属于肾性少尿的是（检验师 2021 专业）
A. 肾动脉血栓形成 B. 休克
C. 急性肾炎 D. 重度失水
E. 前列腺肥大

15. 无尿是指 24 小时尿量（主管检验师 2021 基础）
A. < 100ml B. < 200ml
C. < 700ml D. < 400ml
E. < 500ml

二、外观

16. 尿色主要取决于（检验士 2021 基础，2020 专业）
A. 尿色素、尿胆素、尿胆原
B. 胆红素
C. 卟啉
D. 运动
E. 渗透量

17. 肉眼血尿是指每升尿内含血量超过多少毫升（检验士 2021 相关，2021 实践，2020 基础，2019 相关，2015 基础，2013 基础）（主管检验师 2015 基础）
A. 0.5 B. 1.0
C. 1.5 D. 2.0
E. 2.5

18. “镜下血尿”是指离心尿中红细胞的数量（检验士 2019 基础，2016 实践，2014 实践）（检验师 2019 基础，2018 实践，2016 实践）（主管检验师 2021 相关，2019 专业，2018 实践）
A. 0~ 偶见 /HP B. > 3/HP
C. > 5/HP D. > 8/HP
E. > 10/HP

19. 正常成人新鲜尿液呈（检验士 2017 基础）
A. 淡黄色 B. 深黄色
C. 绿色 D. 茶色
E. 褐色

20. 尿液呈深黄色，震荡后产生的泡沫亦为黄色，原因是尿中含有（检验师 2015 基础）
A. 尿胆红素 B. 尿糖
C. 红细胞 D. 尿酮体
E. 尿蛋白

21. 不会影响尿液颜色的因素有（主管检验师 2014 专业）
A. 尿胆原 B. 亚硝酸盐
C. pH 值 D. 尿卟啉
E. 尿量

22. 尿液离心或加热加酸仍不变清，最可能的是（检验士 2021 专业，2016 专业、2014 专业）
A. 尿酸盐结晶 B. 乳糜尿
C. 草酸钙结晶 D. 磷酸盐结晶
E. 碳酸盐结晶

23. 尿液标本放置时间过长，发生浑浊变化的主要原因是（检验士 2021 专业，2019 实践，2017 实践，2015 实践）（主管检验师 2015 实践）
A. 尿液被污染、细菌生长 B. 尿液葡萄糖被分解

C. 尿液蛋白质解析 D. 尿液细胞被破坏

E. 尿液酸碱度改变

24. 加热加酸后使浑浊尿液变清，可判断尿液为（检验士 2021 相关，2020 相关，2019 基础，2019 实践，2017 专业，2013 专业）（主管检验师 2012 专业）

A. 脓尿 B. 结晶尿

C. 菌尿 D. 胆红素尿

E. 血红蛋白尿

25. 正常尿液混浊的原因是（检验士 2014 相关）

A. WBC B. RBC

C. 细菌 D. 蛋白

E. 结晶

26. 下列尿液中不会出现浑浊的是（检验士 2013 实践）

A. 脓尿 B. 菌尿

C. 蛋白尿 D. 乳糜尿

E. 血尿

27. 混浊碱性尿加酸后变清且有气泡产生，可能是因为尿中含有（检验师 2019 相关，2013 相关）

A. 无定形磷酸盐 B. 硫酸盐

C. 碳酸盐 D. 尿酸胺

E. 三联磷酸盐

28. 尿液外观呈白色浑浊，pH 为 8.0，离心后见一层白色颗粒状沉淀，此沉淀可能为（检验师 2015 实践）

A. 尿酸盐 B. 磷酸盐

C. 草酸盐 D. 亮氨酸结晶

E. 磺胺结晶

三、尿比重

29. 尿比密测定，NCCLS 和 CCCLS 建议的参考方法是（检验士 2021 相关，2020 相关，2019 基础，2018 专业，2014 基础）（主管检验师 2021 实践，2020 专业，2017 专业）

A. 称量法 B. 超波法

C. 折射仪法 D. 化学试带法

E. 尿比重计法

30. 出现尿量增多、比重增高的疾病是（检验士 2021 实践，2017 相关，2015 相关）

A. 休克 B. 尿崩症

C. 糖尿病 D. 慢性肾炎

E. 急性肾炎

31. 尿量多、比密大，临床上见于（检验士 2014 专业）（检验师 2019 实践）

A. 糖尿病 B. 尿崩症

C. 慢性肾炎 D. 急性肾炎

E. 慢性肾盂肾炎

32. 正常人随机尿的尿比密范围一般在（检验师 2021 专业、2018 专业）（主管检验师 2018 专业、2013 基础）

A. 1.005~1.010 B. 1.010~1.015

C. 1.015~1.025 D. 1.025~1.030

E. 1.003~1.035

33. 晨尿的尿比密范围一般在（检验师 2019 相关，2017 相关）

A. 1.005~1.010 B. 1.010~1.015

C. 1.015~1.025 D. 1.025~1.030

E. 1.030~1.035

34. 下列病人是低比重尿液的有（2019 相关，2016 相关）

A. 腹泻病人 B. 糖尿病人

C. 发高烧病人 D. 脱水病人

E. 大量饮水

35. 尿比密升高可见于（主管检验师 2018 基础）

A. 婴幼儿 B. 尿崩症

C. 慢性肾小球肾炎 D. 心功能不全

E. 肾盂肾炎

36. 糖尿病患者尿液的特点是（主管检验师 2017 相关）

A. 尿量增多，比密下降 B. 尿量增多，比密升高

C. 尿量较少，比密下降 D. 尿量减少，比密升高

E. 尿量正常，比密正常

37. 尿比密是尿液与同体积纯水的重量之比，比较时的温度条件是（主管检验师 2016 专业）

A. 0℃ B. 4℃

C. 18℃ D. 20℃

E. 25℃

38. 高比密尿不常见于（主管检验师 2014 基础）

A. 高热 B. 脱水

C. 心功能不全 D. 周围循环衰竭

E. 尿崩症

39. 关于尿干化学比密测定的叙述，错误的是（检验士 2014 专业）（检验师 2018 相关）

A. 尿干化学比密测定，pH 变化的范围为 6.2~7.0

B. 当 pH ＞ 7.0 时，比密测定结果偏低

C. 当 pH ＞ 7.0 时，比密测定结果应在干化学测定结果的基础上加 0.005

D. 尿干化学比率制定值变化范围为 1.000~1.030

E. 尿中蛋白和糖浓度增高将使比值测定结果降低

四、尿渗量

40. 正常人尿渗透压一般在下列哪项范围内（检验士 2020 专业）（主管检验师 2018 基础）

A. 100~200mOsm/（kg · H_2O）

B. 300~500mOsm/（kg · H_2O）

C. 1000~2000mOsm/（kg · H_2O）

D. 200~300mOsm/（kg · H_2O）

E. 600~1000mOsm/（kg · H_2O）

41. 临床上尿渗量常用来反映肾浓缩功能，尿渗量参考值为（检验师 2020 基础）

A. 280~320m0sm/（kg · H_2O）

B. 320~400m0sm/（kg · H_2O）

C. 280~500m0sm/（kg · H_2O）

D. 600~1000m0sml/（kg · H_2O）

E. 1000~2000m0sm/（kg · H_2O）

42. 常用于评价肾远曲小管的浓缩、稀释功能的是

（检验士 2012 专业）

A. 血、尿渗透压　　B. 血白蛋白
C. 尿总蛋白　　D. 尿酶
E. 血肌酐

43. 尿液渗透量测定，与尿中溶质的（检验师 2018 基础）（主管检验师 2018 基础）

A. 分子大小有关
B. 分子（离子）数量有关
C. 分子（离子）所带负电荷有关
D. 离子大小有关
E. 分子（离子）所带正电荷有关

44. 关于尿渗量测定，错误的是（检验师 2016 实践）

A. 与尿液中溶质颗粒数量有关
B. 与颗粒大小无关
C. 评价肾浓缩稀释功能较好的指标
D. 参考值为 600~1000m0sm/(kg・H_2O)
E. 尿渗量 / 血浆渗量之比小于 1

45. 尿渗透压测定是检测（检验师 2013 相关）

A. 肾小球滤过功能
B. 肾脏浓缩稀释功能
C. 肾小管分泌 H^+ 功能
D. 肾小管分泌 NH_4^+ 功能
E. 肾小管分泌 $H_2PO_4^-$ 功能

46. 尿渗量测定主要用于了解（主管检验师 2012 专业）

A. 肾小球滤过功能　　B. 肾浓缩和稀释功能
C. 肾血管舒缩功能　　D. 肾内分泌功能
E. 肾集合管分泌功能

47. 关于尿比密和尿渗量的描述，错误的是（检验师 2012 专业）

A. 两者都能反映肾脏的浓缩稀释功能
B. 尿比密是尿液中所含溶质浓度的指标
C. 尿渗量主要与溶质颗粒数量有关
D. 尿比密受大分子蛋白质和糖的影响较大
E. 尿比密与尿液有机物含量关系不大

48. 对尿渗量影响最大的物质是（主管检验师 2019 基础）

A. 肌酐　　B. 氯化钠
C. 蛋白质　　D. 尿素氮
E. 葡萄糖

49. 高渗尿中红细胞的形态为（主管检验师 2019 基础）

A. 边缘不规则
B. 体积膨胀、无色，大小不等的空影
C. 细胞皱缩，似桑仁状
D. 存在一定时间，但体积小
E. 无明显变化

50. 白细胞形态呈现肿胀，并形成成块凝块，容易出现在（主管检验师 2015 基础）（检验士 2015 基础）

A. 高渗尿　　B. 低渗尿
C. 碱性尿　　D. 正常尿
E. 镜下血尿

五、尿气味

51. 苯丙酮尿症患者尿液（检验师 2019 相关）

A. 烂苹果味　　B. 氨臭味
C. 腐臭味　　D. 大蒜臭味
E. 老鼠尿臭味

52. 患儿男，1 月。父母主诉患儿尿有鼠臭味，可能的疾病是（2019 相关，2013 相关）

A. 尿道炎　　B. 苯丙酮尿症
C. 有机磷中毒　　D. 慢性膀胱炎
E. 先天性甲减

53. 新鲜尿液有烂苹果味提示（检验师 2012 相关）

A. 慢性膀胱炎　　B. 慢性尿潴留
C. 糖尿病酮症酸中毒　　D. 苯丙酮尿症
E. 有机磷中毒

第三节　尿液化学成分检验

A1 型题

一、尿液 pH 测定

1. 可导致尿液 pH 值病理降低的是（检验师 2021 实践）

A. 糖尿病酮症酸中毒　　B. 长期呕吐
C. 食用大量碳酸氢钠　　D. 呼吸性碱中毒
E. 肾小管性酸中毒

2. 尿液 pH 值升高见于（检验师 2019 基础）

A. 酸中毒　　B. 痛风
C. 糖尿病　　D. 严重呕吐
E. 慢性肾小球肾炎

3. 增加尿液的碱性，有利于何种药物排泄（主管检验师 2016 基础）

A. 弱碱性药物　　B. 强碱性药物
C. 弱酸性药物　　D. 脂溶性药物
E. 水溶性药物

4. 干化学试带法 pH 测定所使用的指示剂是（检验师 2013 基础）（主管检验师 2012 基础）

A. 甲基红
B. 溴麝香草酚蓝
C. 中性红
D. 甲基红和溴麝香草酚蓝
E. 中性红和溴麝香草酚蓝

二、尿液蛋白质定性检验

5. 蛋白尿是指尿液中的蛋白质含量为（检验士 2021 相关，2017 专业）（检验师 2019 基础，2017 基础，2016 基础，2013 基础）

A. 100mg/24h　　B. 150mg/24h
C. 200mg/24h　　D. 250mg/24h
E. 500mg/24h

6. 关于尿蛋白质，正确的（检验士 2013 基础）

A. 尿液中蛋白质＞ 100mg/24h 或 100mg/L
B. 尿液中蛋白质＞ 150mg/24h 或 100mg/L
C. 尿液中蛋白质＞ 100mg/24h 或 150mg/L
D. 尿液中蛋白质＞ 150mg/24h 或 150mg/L
E. 尿液中蛋白质＞ 200mg/24h 或 200mg/L

7. 蛋白尿指 24h 尿蛋白超过（主管检验师 2012 基础）

A. 100mng　　B. 150mg
C. 200mg　　D. 250mg
E. 300mg

8. 尿液中的蛋白质在低于多少时，尿蛋白定性试验为阴性（检验师 2012 相关）

A. ＜ 50mg/L　　B. ＜ 80mg/L
C. ＜ 100mg/L　　D. ＜ 150mg/L.
E. ＜ 200mg/L

9. 下列哪项不是引起肾小管性蛋白尿的常见病（检验士 2020 专业）

A. 间质性肾炎　　B. 急性肾炎
C. 药物中毒　　D. 急性肾盂肾炎
E. 重金属中毒

10. 患者男，56 岁。尿常规：尿蛋白（+++），可能诊断为（检验士 2019 实践）

A. 肾小球损伤
B. 肾小管近端小管功能障碍
C. 肾小管远端小管功能障碍
D. 集合管功能障碍
E. 膀胱炎

11. 肾小球性蛋白尿的主要蛋白类型是（检验师 2021 专业）

A. 轻链蛋白　　B. 白蛋白
C. β_1- 微球蛋白　　D. β_2- 微球蛋白
E. α_2- 微球蛋白

12. 肾小球性蛋白尿主要的蛋白种类为（检验师 2012 基础）

A. 球蛋白　　B. β- 球蛋白
C. 白蛋白　　D. 转铁蛋白
E. 本 – 周蛋白

13. 可出现肾前性蛋白尿的疾病是（检验师 2017 相关）

A. 急性肾炎　　B. 肾病综合征
C. 泌尿系结石　　D. 多发性骨髓瘤
E. 肾小管间质病变

14. 下列以选择性蛋白尿为主的疾病是（检验师 2021 专业）

A. 糖尿病性肾炎　　B. 膜增生性肾炎
C. 局灶性肾小球硬化　　D. 红斑狼疮性肾炎
E. 早期肾小球肾炎

15. 下列属于病理性蛋白尿的是（检验师 2020 基础）

A. 直立性蛋白尿　　B. 摄入性蛋白尿
C. 溢出性蛋白尿　　D. 妊娠性蛋白尿
E. 剧烈运动后蛋白尿

16. 多发性骨髓瘤患者尿中本 – 周蛋白属于（检验师 2019 专业）

A. 选择性蛋白尿　　B. 肾小球性蛋白尿
C. 肾小管性蛋白尿　　D. 溢出性蛋白尿
E. 组织性蛋白尿

17. 尿蛋白的选择性指数是指下列哪两个参数的比值（检验师 2020 相关）

A. IgG 与转铁蛋白清除率
B. IgM 与尿白蛋白
C. 尿蛋白与本 – 周蛋白
D. 微量白蛋白与本 – 周蛋白
E. 尿转铁蛋白与微量白蛋白

18. 生理性蛋白尿不包括（检验师 2020 专业）

A. 功能性蛋白尿　　B. 体位性蛋白尿
C. 混合性蛋白尿　　D. 偶然性蛋白尿
E. 妊娠性蛋白尿

19. 下列不属于生理性蛋白尿的是（检验师 2019 相关）

A. 妊娠性蛋白尿　　B. 偶然性蛋白尿
C. 肌红蛋白尿　　D. 运动后出现的蛋白尿
E. PNH

20. 不属于尿蛋白定量检查的方法是（检验师 2019 实践）

A. 加热醋酸法　　B. 比色法
C. 电泳法　　D. 染料结合法
E. 比浊法

21. 肾小球通透性增加时产生的蛋白尿为（检验师 2018 专业，2016 专业，2013 专业）

A. 肾小球性蛋白尿　　B. 感染性蛋白尿
C. 溢出性蛋白尿　　D. 肾小管性蛋白尿
E. 组织性蛋白尿

22. 蛋白尿以白蛋白增多为主 β_2- 微球蛋白正常或轻度增多属于（主管检验师 2012 相关）（检验师 2018 专业）

A. 肾小球性蛋白尿　　B. 肾小管性蛋白尿
C. 溢出性蛋白尿　　D. 组织性蛋白尿
E. 假性蛋白尿

23. 加热醋酸法尿蛋白定性，结果呈明显白色颗粒状浑浊，但无絮状沉淀，应判为（检验师 2018 专业）（主管检验师 2018 专业，2016 实践）

A. ±　　B. +
C. ++　　D. +++
E. ++++

24. 出现肾小球性蛋白尿的原因是（检验师 2016 相关）

A. 肾小球通透性增加

B. 近曲小管上皮细胞受损
C. 远曲小管上皮细胞损伤
D. 肾盂肾炎
E. 肾小管上皮细胞分泌 H 蛋白

25. 肾小球通透性增加时产生的蛋白尿为（主管检验师 2012 相关）
A. 肾小球性蛋白尿　B. 感染性蛋白尿
C. 溢出性蛋白尿　D. 肾小管性蛋白尿
E. 组织性蛋白尿

26. 被 NCCLS 推荐作为干化学检测尿蛋白参考方法的是（检验师 2012 相关）
A. 加热醋酸法　B. 沉淀法
C. 色谱法　D. 电泳法
E. 磺基水杨酸法

27. 尿蛋白质量检测的经典方法是（主管检验师 2014 专业）
A. 低铁氯化钾法　B. 双缩脲比色法
C. 考马斯亮蓝法　D. 丽春红 S 法
E. 免疫测定法

28. 磺基水杨酸法测定尿蛋白质，错误的是（主管检验师 2017 实践）
A. 强碱性尿易出现假阴性
B. 大剂量青霉素可致假阳性
C. 含高浓度尿酸盐可致假阳性
D. 不能检测尿本 – 周蛋白
E. 检测灵敏度高于加热乙酸法

29. 关于试带法尿蛋白试验的叙述，下列哪项错误（主管检验师 2021 专业，2020 专业）
A. 大剂量青霉素可呈假阳性　B. pH 高引起假阳性
C. 对球蛋白的反应不敏感　D. 对白蛋白较敏感
E. 可漏检本周蛋白尿

30. 肾小管重吸收功能受损会导致（主管检验师 2019 基础）
A. 小分子蛋白尿　B. 选择性蛋白尿
C. 非选择性蛋白尿　D. 溢出性蛋白尿
E. 组织性蛋白尿

31. 体位性蛋白尿的特点是（主管检验师 2021 基础）
A. 本周蛋白尿
B. 活动后出现尿蛋白，平卧后仍持续存在
C. 过度活动后出现尿蛋白，平卧后消失
D. 尿中以相对小分子量蛋白为主
E. 尿中有 T–H 糖蛋白

32. 患者男，15 岁。体检尿常规检查发现尿蛋白质（+）、但晨尿复查，尿蛋白质阴性，可能的原因是（主管检验师 2013 相关）
A. 溢出性蛋白尿　B. 体位性蛋白尿
C. 偶然性蛋白尿　D. 肾小球性蛋白尿
E. 肾小管性蛋白尿

33. 干化学法主要检测尿蛋白中的（检验士 2018 基础，2014 基础）
A. 白蛋白　B. 球蛋白
C. 粘蛋白　D. 本周蛋白
E. 糖蛋白

34. 尿蛋白定性干化学试带法只适用于检测（主管检验师 2018 基础，2014 相关）（检验士 2017 基础）
A. 白蛋白　B. 球蛋白
C. 糖蛋白　D. 黏蛋白
E. 核蛋白

35. 尿干化学分析仪检测尿蛋白质，可检测出的蛋白质为（检验士 2017 实践）
A. 白蛋白　B. 糖蛋白
C. 轻链　D. β– 微球蛋白
E. γ– 球蛋白

36. 尿蛋白试带法中哪种蛋白质最敏感（检验士 2016 专业）
A. 血红蛋白　B. 肌红蛋白
C. 球蛋白　D. 白蛋白
E. 黏蛋白

37. 干化学法检验尿蛋白的参考方法是（检验师 2016 专业）
A. 磺基水杨酸法　B. 加热醋酸法
C. 双缩脲比色法　D. 层析法
E. 电泳法

38. 试带法测定尿蛋白，主要检测（检验师 2012 基础）
A. α_1– 球蛋白　B. β– 球蛋白
C. 本周蛋白　D. 白蛋白
E. T–H 蛋白

39. 干化学法测定球蛋白的敏感性为清蛋白的（主管检验师 2021 相关，2014 相关）
A. 100 倍　B. 10 倍
C. 1 倍　D. 1/50~1/10 倍
E. 1/100~1/50 倍

40. 关于干化学法检测尿蛋白的叙述，下列错误的是（主管检验师 2019 基础）
A. 指示剂蛋白误差原理
B. 大量青霉素可导致假阴性
C. 对清蛋白和球蛋白都敏感
D. 生殖系统分泌物可致假阳性
E. 细胞多时可致假阳性

三、尿液葡萄糖定性检验

41. 尿糖是指血液中的（检验士 2021 相关，2020 基础）
A. 葡萄糖　B. 果糖
C. 蔗糖　D. 麦芽糖
E. 甘露糖

42. 糖尿一般指（检验士 2015 基础）
A. 葡萄糖尿　B. 乳糖尿
C. 半乳糖尿　D. 果糖尿
E. 戊糖尿

43. 尿糖定性特异性最好的方法是（检验士 2021 相关，2018 专业）
A. 班氏法　B. 葡萄糖氧化酶法

C. Lange 法　　D. Harrison 法
E. 葡萄糖酸化法

44. 血糖正常，但尿糖阳性见于（检验士 2020 相关）
A. 甲亢　　B. 糖尿病
C. 肢端肥大症　　D. 慢性肾炎
E. 肾病综合征

45. 尿中筛查新生儿代谢性疾病，所涉及的代谢物是（检验士 2016 基础）
A. 果糖　　B. 乳糖
C. 蔗糖　　D. 半乳糖
E. 葡萄糖

46. 尿液化学检查利用酶反应原理的是（检验士 2013 专业）
A. 磺基水杨酸法　　B. 尿比重折射计法
C. 葡萄糖定性测定法　　D. 尿蛋白考马斯亮蓝法
E. 尿胆红素 Harrison 法

47. 肾糖阈的血糖值通常为（检验师 2014 基础）
A. 3.9mmol/L　　B. 6.1mmol/L
C. 8.88mmol/L　　D. 11.1mmol/L
E. 15.0mmol/L

48. 糖尿病患者尿液的特点是（检验师 2018 基础、2018 实践）
A. 尿量增多，比密下降
B. 尿量增多，比密升高
C. 尿量少，比密下降
D. 尿量少，比密升高
E. 尿量正常，比密正常

49. 关于糖尿病患者尿液检查，正确的是（检验师 2017 基础）（主管检验师 2016 基础）
A. 尿外观似无色，量常增多，比密较高，尿糖定性试验阳性
B. 尿外观似无色，量常增多，比密较低，尿糖定性试验阴性
C. 尿外观乳白色，量常增多，比密较低，尿糖定性试验阳性
D. 尿外观乳白色，量常增多，比密较高，尿糖定性试验阳性
E. 尿外观乳白色，量常增多，比密较低，尿糖定性试验阴性

50. 班氏法检测尿糖试验，试剂与标本的比例是（检验师 2017 相关）
A. 4∶1　　B. 8∶1
C. 10∶1　　D. 15∶1
E. 25∶1

51. 不属于血糖正常性糖尿的是（检验师 2016 专业）
A. 库欣综合征所致糖尿　　B. 家族性糖尿
C. 新生儿糖尿　　D. 妊娠期糖尿
E. 哺乳期糖尿

52. 可引起真性糖尿病的主要原因是（检验师 2015 相关）
A. 甲亢　　B. 肝功能异常
C. 胰岛素绝对不足　　D. 慢性肾病综合征
E. 库欣综合征

53. 持续性糖尿最常见于（主管检验师 2017 相关）
A. 颅脑外伤　　B. 脑血管意外
C. 糖尿病　　D. 新生儿
E. 妊娠早期

54. 试带法测定尿糖，主要检出尿中的（检验士 2021 基础，2020 基础，2020 相关、2019 基础、2017 相关、2016 实践、2015 专业）（检验师 2021 基础、2017 实践，2014 实践、2013 实践）
A. 果糖　　B. 蔗糖
C. 乳糖　　D. 半乳糖
E. 葡萄糖

55. 尿糖试带法试剂中含有（检验士 2016 基础）
A. 葡萄糖氧化酶　　B. 碱性磷酸酶
C. 酸性磷酸酶　　D. 氰化钾
E. 凝血酶

56. 影响干化学试带法葡萄糖测定的物质是（检验师 2020 专业、2017 专业）
A. 维生素 A　　B. 维生素 B
C. 维生素 C　　D. 维生素 E
E. 维生素 D

57. 尿葡萄糖干化学试带法产生假阴性反应常见的干扰物质是（检验师 2020 实践）
A. 过氧化物　　B. 蛋白质
C. 维生素 C　　D. 青霉素
E. 链霉素

58. 导致试带法尿糖测定结果是假阴性的是（检验师 2019 实践）
A. 阿司匹林　　B. 双氧水
C. 大剂量维生素 C　　D. 维生素 K
E. 麻黄碱

59. 试带法测定尿葡萄糖出现临床症状不相符的假阴性，应怀疑尿中存在大量（检验师 2018 专业）
A. 结晶　　B. 红细胞
C. 白细胞　　D. 维生素 C
E. 管型

60. 尿糖测定（葡萄糖氧化酶法）引起假阳性的物质是（检验师 2017 相关）
A. 维生素 C
B. 左旋多巴
C. 试剂带被氧化物污染
D. 尿中含对氧亲和力强的物质
E. 尿标本放置过久

61. 下列关于尿糖试带法测定的叙述，错误的是（检验师 2013 专业）
A. 利用葡萄糖氧化酶法原理
B. 试剂中主要成分是葡萄糖氧化酶
C. 试剂中色原是邻联甲苯胺
D. 尿中所有的糖均起反应
E. 服用大剂量 VitC 可致假阴性

62. 尿干化学法利用氧化还原反应检测的物质是（检验师 2021 基础）

A. 蛋白质　　B. 尿糖
C. 酸碱度　　D. 酮体
E. 尿胆原

四、尿液酮体定性检验

63. 属于酮体的三种物质是（检验士 2021 专业，2017 相关）（检验师 2020 基础）（主管检验师 2015 相关）
A. 丙酮、β- 羟丁酸、乙酰乙酸
B. 丙酮、丙酮酸、β- 羟丁酸
C. 乙酰 CoA、丙酮、乙酰乙酸
D. 乙酰 COA、丙酮、β- 羟丁酸
E. 丙酮酸、β- 羟丁酸、乙酰乙酸

64. 酮尿是指尿液中出现大量的（检验士 2015 基础）（主管检验师 2015 基础）
A. 葡萄糖　　B. 胆红素
C. 尿胆原　　D. 尿胆素
E. 乙酰乙酸

65. 试带法检测尿酮体主要检测的是（检验师 2016 相关）
A. 乙酰乙酸　　B. β- 羟丁酸
C. 丙酮　　D. 戊酮
E. α- 羟丁酸

66. 采用亚硝基铁氰化钠法原理的尿试带分析项目是（检验士 2014 相关）
A. 酸碱度　　B. 葡萄糖
C. 蛋白质　　D. 胆红素
E. 乙酰乙酸

67. 关于尿试带法检测酮体的叙述，错误的是（检验师 2013 相关）
A. 与酮体反应产生紫色
B. 采用亚硝基铁氰化钠法
C. 颜色深浅与 β- 羟丁酸成正比关系
D. 糖尿病酮症酸中毒患者尿液可出现阳性
E. 试剂模块中含有亚硝基铁氰化钠、甘氨酸、碱缓冲液

五、尿液胆红素定性检验

68. 临床上尿三胆包括（检验士 2021 专业，2018 基础，2013 基础）
A. 胆红素、胆绿素、尿胆原
B. 胆红素、尿胆原、尿胆素
C. 粪胆原、粪胆素、尿胆素
D. 粪胆原、胆绿素、胆红素
E. 尿胆原、尿胆素、粪胆素

69. 患者男，42 岁。因食欲不振，肝区疼痛，巩膜黄染入院，临床初步诊断为急性肝炎。此时患者尿液中胆色素的检查结果最可能是（检验士 2020 实践，2019 实践）
A. 胆红素阴性，尿胆原弱阳性
B. 胆红素阴性，尿胆原阴性
C. 胆红素阳性，尿胆原强阳性
D. 胆红素阳性，尿胆原阴性
E. 尿阳红素阳性，尿胆原不确定

70. 阻塞性黄疸时，尿中胆红素（主管检验师 2014 基础）
A. 阴性　　B. 正常
C. 增加　　D. 减少
E. 不定

71. 尿液干化学分析仪报告单上的 BIL 指的是（检验师 2021 基础，2019 实践，2017 实践）（检验士 2019 实践）
A. 葡萄糖　　B. 蛋白质
C. 胆红素　　D. 亚硝酸盐
E. 酮体

72. 关于试带法测定胆红素的叙述，不正确的是（主管检验师 2018 实践）（检验师 2018 实践）
A. 对鉴别黄疸有意义
B. 采用偶氮反应原理
C. 维生素 C 对胆红素没有影响
D. 易见光分解，应该使用新鲜尿标本
E. 吩噻嗪类药物可干扰反应引起假阳性

六、尿液尿胆原定性检验

73. 尿胆原检测多采用（检验士 2012 相关）
A. Harrison 法　　B. Schleisinger 法
C. Ehrlich 法　　D. Livenson 法
E 碘环法

74. 尿胆素（+++）、尿胆原（++）、尿胆红素（–），应考虑（检验师 2021 相关）
A. 阻塞性黄疸　　B. 溶血性黄疸
C. 肠梗阻　　D. 药物性黄疸
E. 肝细胞性黄疸

75. 患者尿胆原（+++），尿胆素（+++），尿胆红素（+），则患者诊断为（检验师 2021 专业）
A. 溶血性黄疸
B. 肝细胞性黄疸
C. 梗阻性黄疸
D. 阵发性睡眠性血红蛋白尿
E. 急性肝炎

76. 患者男，入院后出现黄疸症状，经检查为自身免疫性溶血性贫血尿胆原通常采用湿化学 Ehrlich 法，结果呈阳性反应的颜色为（检验师 2021 实践）
A. 砖红色　　B. 胆绿色
C. 樱红色　　D. 黄色
E. 黑色

77. 溶血性黄疸时，尿胆原呈（检验师 2019 相关）
A. 阴性　　B. 尿 1∶5 阴性
C. 尿 1∶10 阴性　　D. 弱阳性
E. 强阳性

78. 尿干化学试带基于 Ehrich 法检测原理测定的物质是（检验师 2021 基础）
A. 酮体　　B. 血红蛋白
C. 尿胆原　　D. 胆红素
E. 亚硝酸盐

79. 关于尿胆原、胆红素的化学试带法测定的说法，正确的是（主管检验师 2016 基础，2013 基础）

A. 正常人尿胆原排出以中午 12 时左右达高峰
B. 患者服碳酸氢钠后，尿胆原检出率降低
C. 尿胆红素检测采用偶氮反应法
D. 尿胆原检测采用酶法
E. 尿中含有吩噻嗪等药物时可使胆红素结果呈假阴性

七、尿液亚硝酸盐定性检验

80. 可使尿液亚硝酸盐试验出现假阳性的情况是（检验师 2016 相关）
A. 食物中缺乏硝酸盐
B. 感染有链球菌引起
C. 尿液中含维生素 C
D. 尿液在膀胱中停留不足 4 小时
E. 尿液被环境中产酸还原酶的细菌污染

81. 试带法测定尿亚硝酸盐出现假阳性，可能的原因是（检验师 2012 实践）
A. 使用利尿剂
B. 尿液放置时间过长
C. 尿液中维生素 C 浓度过高
D. 饮食中硝酸盐含量过低
E. 尿液在膀胱中停留时间过短

82. 下列有关于尿液试带法检测亚硝酸盐的说法，错误的是（主管检验师 2019 基础）
A. 适用于尿路细菌感染的快速筛检试验
B. 尿液中须含有硝酸盐还原酶
C. 体内有适量硝酸盐存在
D. 阴性可排除泌尿系统感染
E. 单纯的亚硝酸盐阳性也需进行显微镜检查

83. 关于尿试带法检测亚硝酸盐的叙述，下列错误的是（主管检验师 2018 基础，2016 基础）
A. 正常人尿液中有适量的硝酸盐
B. 结果阳性不能完全肯定泌尿系统感染
C. 阳性率与感染细菌含有亚硝酸盐氧化酶有关
D. 结果阴性不能完全排除菌尿的可能
E. 使用晨尿标本检测

八、尿液血红蛋白定性检验

84. 尿液中出现血红蛋白时的血浆游离血红蛋白浓度应大于（检验师 2015 相关）
A. 600mg/L　　B. 800mg/L
C. 1000mg/L　　D. 1200mg/L
E. 1400mg/L

85. 试带试测定尿血红蛋白主要利用血红蛋白具有（检验师 2016 实践、2012 实践）
A. 特异性酯酶样活性　　B. 过氧化物酶样活性
C. 非特异性酯酶样活性　　D. 酸性磷酸酶样活性
E. 碱性磷酸酶样活性

九、尿液白细胞酯酶定性检验

86. 尿试带法是检测尿中白细胞种类细胞的酯酶（检验士 2018 基础）
A. 单核细胞　　B. 中性粒细胞
C. 淋巴细胞　　D. 嗜酸性粒细胞
E. 嗜碱性粒细胞

87. 尿干化学法测白细胞主要是检测（检验士 2012 基础）
A. 中性粒细胞　　B. 嗜碱性粒细胞
C. 嗜酸性粒细胞　　D. 淋巴细胞
E. 单核细胞

88. 尿干化学法检测白细胞呈阴性，离心镜检尿沉渣白细胞 15~20 个 /HP，合理的解释是镜下所见为（检验士 2015 相关、2012 相关）（主管检验师 2015 相关）
A. 淋巴细胞　　B. 中性粒细胞
C. 红细胞　　D. 酵母样真菌
E. 上皮细胞

89. 临床常用于干化学法检测尿液白细胞，只能检测到（主管检验师 2021 实践，2020 基础，2020 实践，2017 实践）
A. 淋巴细胞　　B. 嗜酸性粒细胞
C. 中性粒细胞　　D. 单核细胞
E. 嗜碱性粒细胞

90. 尿试带法白细胞检查时，出现假阴性可能是由于尿蛋白大于（主管检验师 2020 相关）
A. 0.01g/L　　B. 0.1g/L
C. 1g/L　　D. 2g/L
E. 5g/L

十、尿液维生素 C 定性检验

91. 试带法测定尿葡萄糖假阴性，可能尿中存在大量的（检验士 2021 专业，2017 实践）
A. 过氧化物　　B. 红细胞
C. 白细胞　　D. 维生素 C
E. 细菌

92. 使尿试带法检测葡萄糖产生假阴性反应的主要干扰物质是（检验士 2020 专业）
A. 过氧化物　　B. 青霉素
C. 尿酸盐结晶　　D. 维生素 C
E. 链霉素

93. 最可能使尿糖试带产生假阴性反应的是（检验师 2021 基础）
A. 奎宁　　B. 链霉素
C. 青霉素　　D. 维生素 C
E. 过氧化物

94. 进行尿液干化学法检测时，不受 VitC 影响的指标是（检验士 2020 相关，2019 相关，2016 基础，2013 基础，2012 相关）（检验师 2020 相关）
A. 隐血　　B. 尿糖
C. 比密　　D. 白细胞
E. 亚硝酸盐

95. 维生素 C 可使尿糖检测（检验士 2016 相关）
A. 班氏法呈假阳性、试带法呈假阴性
B. 班氏法、试带法均呈假阴性
C. 班氏法、试带法均呈假阳性

D. 班氏法假阴性、试带法呈假阳性

E. 对实验无干扰

96. 维生素 C 对干化学试带法干扰作用主要是由于它（检验师 2020 专业）

A. 具有氧化性　　B. 具有还原性

C. 改变了反应的 pH　　D. 与被测物的络合作用

E. 改变了被测物的空间结构

97. 大量维生素 C 可使尿干化学法产生假阴性结果的是（2019 相关，2016 相关）

A. 蛋白质　　B. 葡萄糖

C. 酮体　　D. PH

E. 比密

98. 检测下列物质时，大剂量 VitC 可引起尿试带法假阴性，但不包括（主管检验师 2017 专业，2012 专业）

A. GLU　　B. KET

C. BIL　　D. BLD

E. NIT

十一、尿液本－周蛋白定性检验

99. 尿本－周蛋白阳性提示（检验士 2018 相关，2014 相关）

A. 急性肾炎　　B. 急性白血病

C. 多发性骨髓瘤　　D. 恶性组织细胞病

E. 骨髓增生异常综合征

100. 本－周蛋白的本质是（检验士 2017 实践，2015 实践，2012 专业）（主管检验师 2015 实践）

A. 尿中的微球蛋白

B. 尿中的游离的免疫球蛋白

C. 中游离的白蛋白

D. 尿中游离的管型物

E. 尿中的免疫球蛋白

101. 被称为凝溶蛋白的是（检验士 2013 专业）

A. 冷球蛋白　　B. 本－周蛋白

C. 纤维蛋白　　D. 巨球蛋白

E. C- 反应蛋白

102. 本周蛋白发生凝固和溶解的温度为（检验师 2019 相关，2013 相关）

A. 26℃、70℃　　B. 36℃、90℃

C. 56℃、100℃　　D. 76℃、100℃

E. 36℃、80℃

103. 尿中检测本－周蛋白，最常见于（检验师 2019 专业）

A. 急性膀胱炎　　B. 急性肾小球肾炎

C. 多发性骨髓瘤　　D. 肾盂肾炎

E. 狼疮肾炎

104. 某患者诊断为 MM（多发性骨髓瘤），其尿液在 pH 为 5.0 时，加热至 40~60℃左右出现沉淀，继续加热至 90~100℃又重新溶解，则尿中存在（检验师 2018 相关，2016 相关）

A. 白蛋白　　B. 血红蛋白

C. 本－周蛋白　　D. 亚硝酸盐

E. 维生素 C

105. 关于本－周蛋白的叙述，错误的是（检验师 2017 实践）

A. 又称凝溶蛋白

B. pH 在 5.0 时，加热到 40~60℃出现沉淀继续加热到 90~100℃沉淀重新溶解

C. 主要存在尿中

D. 是尿中的重链蛋白

E. 加热沉淀法是本周蛋白的筛查试验

106. 本－周蛋白主要提示哪种免疫性疾病（检验师 2013 专业）（主管检验师 2012 相关）

A. 艾滋病　　B. 移植物抗宿主病

C. 多发性骨髓瘤　　D. IgA 缺乏症

E. 急性淋巴细胞白血病

107. 根据本－周蛋白的特性，还可以称为（检验师 2012 专业）

A. T-H 蛋白　　B. 凝溶蛋白

C. α_1 微球蛋白　　D. β_2 微球蛋白

E. β_3 巨球蛋白

108. 关于尿本－周蛋白的叙述，正确的是（主管检验师 2019 基础，2014 实践）

A. 加热至 80~100℃时，沉淀溶解

B. 不能自由通过肾小球滤过膜

C. 能通过近曲小管分泌

D. 加热至 30~50℃时沉淀

E. 免疫球蛋白轻链

109. 本－周蛋白尿最好的确证试验是（主管检验师 2013 专业）

A. 对甲苯磺酸法　　B. 免疫速率散射法

C. 免疫分析法　　D. 免疫固定电泳法

E. 热沉淀－溶解法

十二、尿液肌红蛋白定性检验

110. 某战士长时间行军出现血尿，形成血尿的原因是由于尿中含有（检验师 2021 相关）

A. 肌钙蛋白　　B. 血红蛋白

C. 红细胞　　D. 肌红蛋白

E. 胆红素

111. 血红蛋白尿属于（主管检验师 2021 相关，2017 专业，2013 专业，2012 专业）

A. 肾小球蛋白尿　　B. 组织性蛋白尿

C. 肾小管性蛋白尿　　D. 溢出性蛋白尿

E. 混合性蛋白尿

112. 尿肌红蛋白主要的检测方法有（主管检验师 2021 实践）

A. 单克隆抗体法、放射免疫法、酶联免疫吸附法

B. Pandy 试验法、隐血试验法、酶联免疫吸附法

C. 80% 硫酸铵法、单克隆抗体法、酶联免疫吸附法

D. 80% 硫酸铵法、单克隆抗体法、放射免疫法

E. 80% 硫酸铵法、单克隆抗体法、隐血试验法

十三、尿液微量清蛋白定量测定

113. 糖尿病肾病早期诊断和监测的首选指标是（检验

师 2021 基础）

A. 尿中微量白蛋白浓度　B. 尿中钾离子浓度

C. 尿中钠离子浓度　D. 尿中肌酐浓度

E. 尿中尿素浓度

114. 下列有关尿微量白蛋白的叙述，错误的是（检验师 2018 相关）

A. 一次阳性即可诊断

B. 可用于疗效评价

C. 反映肾小球通透性的改变

D. 排出量在（30mg~300mg）/24h

E. 糖尿病 / 高血压肾病的早期诊断标志物

115. 关于尿微量白蛋白的叙述，下列错误的是（检验师 2018 实践）（主管检验师 2018 实践）

A. 用蛋白定性的化学方法不能检出

B. 多采用免疫化学法进行常规测定

C. 可随机留取标本

D. 可见于糖尿病性肾病

E. 为晚期肾损伤的测定指标

116. 用于检测早期糖尿病肾病的指标是（主管检验师 2021 基础）

A. 本 - 周蛋白　B. β_2- 微球蛋白

C. 微量白蛋白　D. 尿液蛋白电泳

E. T-H 蛋白

117. 微量白蛋白尿是指尿中白蛋白排出量为（主管检验师 2012 专业）

A. 30~300mg/gCr　B. 30~400ng/gCr

C. 400~500ng/gCr　D. 500~600ng/gCr

E. 700~800ng/gCr

118. 糖尿病肾病早期诊断和监测的首选项目是（检验士 2012 实践、检验士 2019 基础、主管检验师 2015 基础、主管检验师 2019 基础、检验士 2017 基础、主管检验师 2014 基础）

A. 尿中微量白蛋白浓度　B. 尿中钾离子浓度

C. 尿中钠离子浓度　D. 尿中肌酐浓度

E. 尿中尿素浓度

十四、乳糜尿定性检验

119. 关于乳糜尿的叙述，错误的是（检验士 2018 基础）

A. 由淋巴管破裂致乳糜流入尿中所致

B. 加入乙醚充分震荡后，浑浊程度明显减轻

C. 离心后上清液澄清

D. 苏丹Ⅲ染色后，镜下可见大小不等的橘红色球形小体

E. 常见于丝虫病

120. 关于乳糜尿的叙述，正确的是（检验士 2018 相关）（检验师 2015 基础）

A. 有机溶剂抽提法常用乙醇作为溶剂

B. 淋巴液是乳糜尿的主要成分

C. 加热加酸或加碱不能鉴别乳糜尿

D. 乳糜尿试验阳性即可确诊丝虫病

E. 离心沉淀法并不能初步区分乳糜尿和脓尿

121. 下列不属于引起乳糜尿的原因是（检验师 2021 相关）

A. 慢性丝虫病　B. 腹膜结核

C. 高血压　D. 肾小管变性疾病

E. 先天性淋巴管畸形

122. 乳糜尿形成的原因是（检验师 2019 实践，2016 实践）

A. 毛细血管通透性升高　B. 肾小球滤过压升高

C. 肾小球滤过膜损伤　D. 淋巴循环受阻

E. 尿路感染

123. 乳糜尿检验常用的染色方法是（检验师 2017 实践）

A. 瑞氏染色　B. 苏木紫染色

C. 革兰染色　D. 苏丹Ⅲ染色

E. 吉姆萨染色

十五、尿液人绒毛膜促性腺激素定性检验

124. 患者女，25 岁。停经 40 天，腹痛待查，应首先留尿检测（检验士 2021 相关，2020 基础，2019 相关，2016 相关，2014 相关）

A. 红细胞　B. 白细胞

C. 尿蛋白　D. 尿 hCG

E. 酮体

125. hCG 浓度达到高峰的时间是妊娠后（检验士 2021 相关，2018 基础）

A. 4~5 周　B. 6~7 周

C. 8~10 周　D. 1~13 周

E. 14~15 周

126. 尿液 hCG 浓度在妊娠后多少天最高（检验士 2018 相关）

A. 7~15 天　B. 22~24 天

C. 38~40 天　D. 40~70 天

E. 80~120 天

127. 检查尿 hCG 灵敏度最高的试验是（检验士 2021 专业，2019 实践，2016 专业，2013 专业）

A. 检孕卡法　B. 生物学试验

C. 血凝抑制试验　D. 胶乳凝集抑制试验

E. 单克隆抗体胶体金试验

128. 尿液 hCG 检测常用的方法是（主管检验师 2018 基础）

A. 检孕卡法　B. 放射免疫试验

C. 胶乳凝集抑制试验　D. 酶联免疫吸附试验

E. 单克隆抗体胶体金法

129. 用于尿 hCG 定性检测的最适标本是（检验士 2020 实践，2017 相关、2015 相关，2013 相关）（主管检验师 2015 相关，2014 专业）

A. 晨尿　B. 随机尿

C. 餐后尿　D. 3 小时尿

E. 24 小时尿

130. 尿 hCG 阴性不能排除的疾病是（检验士 2019 相关）

A. 葡萄胎术后 8 周　B. 异位妊娠
C. 先兆流产保胎无效　D. 正常分娩后 3 周
E. 完全流产后

131. 下列疾病中，尿 hCG 不增高的有（检验士 2018 基础、2014 基础）

A. 恶性葡萄胎　B. 绒毛膜上皮癌
C. 妊娠　D. 睾丸畸胎瘤
E. 盆腔炎

132. 下列不能引起 hCG 含量升高的疾病是（检验师 2020 专业）

A. 妊娠妇女　B. 葡萄胎
C. 盆腔炎　D. 绒癌
E. 侵袭性葡萄胎

133. 与 hCG 有交叉反应的物质是（检验士 2017 基础）

A. T_3　B. T_4
C. FT_3　D. FT_4
E. TSH

134. 患者女，28 岁。疑妊娠就诊，做人绒毛膜促性腺激素检验的最佳尿液标本是（检验师 2021 基础，2020 专业，2019 专业，2017 专业，2013 专业）（主管检验师 2012 相关）

A. 晨尿　B. 随机尿
C. 中段尿　D. 导管尿
E. 穿刺尿

135. 怀疑妊娠时，检测 hCG 含量是针对 hCG 的（2021 基础）

A. α 多肽链　B. β 多肽链
C. γ 多肽链　D. δ 多肽链
E. ε 多肽链

136. 关于 hCG 检查，错误的判断是（检验师 2021 相关）

A. 在保胎治疗过程中，如 hCG 不断增高，说明保胎有效
B. 完全流产或死胎时，hCG 由阳性转为阴性
C. 不全流产时，hCG 仍可呈阳性
D. 当 hCG 阴性时，不会发生异位妊娠
E. 畸胎瘤时 hCG 也明显增高

137. 患者女，检查血 hCG，第一周测定浓度为 1000IU/L，第二周测的 800IU/L，患者可能为（检验师 2020 相关）

A. 异位妊娠　B. 先兆流产
C. 子宫肌瘤　D. 葡萄胎
E. 葡萄胎术后 8 周

138. 妊娠时，尿中 hCG 含量出现高峰的时间约在多少周（检验师 2019 专业）

A. 8~10　B. 11~13
C. 分娩时　D. 4~6
E. 14~16

139. 最适合家庭检测 hCG 的方法是（检验师 2017 实践）

A. 单克隆抗体胶体金试验
B. 酶联免疫吸附试验
C. 放射免疫试验
D. 乳胶凝集抑制试验
E. 电化学发光免疫

140. 尿液 hCG 较同期正常妊娠低的疾病是（检验师 2015 基础）

A. 宫外孕　B. 葡萄胎
C. 绒毛膜癌　D. 侵袭性葡萄胎
E. 恶性葡萄胎

141. hCG 检查不能协助诊断的疾病是（检验师 2012 基础）

A. 宫外孕　B. 葡萄胎
C. 绒毛膜胎　D. 前列腺癌
E. 睾丸畸胎瘤

142. 患者女，32 岁。第二次妊娠 14 周，尿液稀释 250 倍后，仍出现尿 hCG 阳性，该患者最可能是（主管检验师 2021 相关）

A. 延期妊娠　B. 人工流产术后
C. 不全流产　D. 恶性葡萄胎
E. 先兆流产

143. 受孕多少天后，可用 ELISA 法检测尿液中的 hCG（主管检验师 2016 相关）

A. 3 天　B. 7 天
C. 10 天　D. 30 天
E. 40 天

144. hCG 检查作为葡萄胎和正常妊娠鉴别诊断的试验是（主管检验师 2012 专业）

A. 胶乳凝集抑制试验
B. 胶体金免疫测定
C. 红细胞凝集抑制稀释试验
D. 胶乳凝集抑制稀释试验
E. hCG 浓缩定量试验

十六、尿液相关酶类检验

145. 卟啉尿呈（主管检验师 2020 专业）

A. 酒红色　B. 淡黄色
C. 无色　D. 乳白色
E. 浓茶色

146. 反映肾小管重吸收功能的是（检验士 2021 基础）

A. 血清白蛋白　B. 血清前白蛋白
C. 尿 α_1- 微球蛋白　D. 尿转铁蛋白
E. 血清 C- 反应蛋白

147. 尿液检查指标中，作为远端肾小管病变定位的标志物是（检验师 2012 专业）

A. 尿 β_2-M
B. 尿 FDP
C. 尿 α_1-M
D. 尿液 Tamm-Horsfall 蛋白
E. 尿中 BJP

第四节　尿液显微镜检验

A1 型题

一、检验方法

1. 尿沉渣镜检细胞时，至少应观察的高倍镜视野（检验士 2019 实践，2017 相关）

A. 5 个　　B. 10 个

C. 15 个　　D. 20 个

E. 30 个

2. 正常人尿沉渣检查时，可见以下有形成分，但除外（检验士 2020 相关、2015 相关）

A. 细菌　　B. 结晶

C. 红细胞　　D. 白细胞

E. 透明管型

3. 尿沉渣镜检离心所需的尿量为（检验士 2017 实践）

A. 2ml　　B. 5ml

C. 10ml　　D. 15ml

E. 20ml

4. 1 小时尿中有形成分计数参考值，成年男性红细胞（检验士 2012 相关）

A. ＜ 30000/h　　B. ＜ 40000/h

C. ＜ 50000/h　　D. ＜ 60000/h

E. ＜ 70000/h

5. 10ml 尿标本经离心处理去上清液后，一般约留多少 ml 上清液与沉渣混匀镜检（检验士 2012 专业）

A. 0.1　　B. 0.2

C. 0.4　　D. 0.5

E. 1.0

6. 尿沉渣检查标准化操作要求相对离心力为（主管检验师 2021 基础）

A. 100g，10min　　B. 200g，10min

C. 300g，5min　　D. 400g，5min

E. 500g，3min

7. 关于尿沉渣显微镜检查的评价，正确的是（主管检验师 2020 相关，2017 实践，2013 实践，2012 实践）

A. 直接镜检法 – 阳性率高

B. 离心法 – 有助于识别细胞、管型

C. 定量尿沉渣技术板法 – 更符合标准化要求

D. 染色法 – 阳性率低

E. 偏正光显微镜检查 – 简便

8. 相差显微镜常用于检测尿液中的（主管检验师 2016 基础）

A. 颗粒管型　　B. 吞噬细胞

C. 中性粒细胞　　D. 变形红细胞

E. 血红蛋白型

9 尿沉渣，wright–Giemas 染色后，中性粒细胞胞核为（主管检验师 2020 相关）

A. 蓝色　　B. 粉红色

C. 橙色　　D. 紫红色

E. 天青色

10. 关于尿沉渣镜检标准化要求的叙述，错误的是（主管检验师 2019 实践）

A. 10ml 尿液离心后保留 0.2ml 尿沉渣

B. 先用低倍镜，再用高倍镜观察

C. 检查细胞应观察 10 个高倍视野

D. 取 1~2 滴置载玻片上观察

E. 以观察视野的细胞、管型的平均值报告，逐步实行定量报告方式

二、尿液有形分形态及临床意义

11. 正常成人尿液直接镜检红细胞为（检验士 2018 实践，2013 实践）

A. 1~2 个 /HPF　　B. 0~2 个 /HPF

C. 0~3 个 /HPF　　D. 0~4 个 /HPF

E. 0~ 偶见 /HPF

12. 非均一性红细胞血尿的病因是（检验士 2019 基础，2017 专业，2015 专业，2013 专业）（主管检验师 2015 专业）

A. 阴道炎　　B. 宫颈炎

C. 输尿管炎　　D. 急性膀胱炎

E. 急性肾小球肾炎

13. 对肾小球源性血尿的描述错误的是（检验士 2012 实践）

A. 红细胞体积相差 3~4 倍

B. 红细胞有 2 种以上的形态变化

C. 见到炸面包圈样红细胞

D. 尿液 MCV 与血液 MCV 相同

E. 异形红细胞＞ 80%

14. 如尿液中多形性红细胞为 60%，应首先考虑为（检验师 2021 专业）

A. 急性膀胱炎　　B. 急性肾小球肾炎

C. 肾肿瘤　　D. 肾结石

E. 尿道炎

15. 尿中出现 75% 多形性红细胞，应考虑为（检验师 2013 基础）（主管检验师 2012 基础）

A. 急性肾盂肾炎　　B. 急性肾小球肾炎

C. 急性膀胱炎　　D. 肾结石

E. 肾肿瘤

16. 尿液中变形红细胞为 85%，应首先考虑（主管检验师 2013 专业）

A. 急性肾小球肾炎　　B. 急性肾盂肾炎

C. 急性膀胱炎　　D. 肾肿瘤

E. 尿道炎

17. 有关尿红细胞形态的叙述，下列叙述错误的是

（检验师 2018 专业）（主管检验师 2018 专业）

A. 可用来鉴别血尿的来源

B. 均一性红细胞多见于非肾小球源性疾病

C. 可呈酵母菌样状

D. 非肾小球源性血尿多为变形红细胞

E. 肾小球源性血尿多为变形红细胞

18. 观察尿液红细胞异常形态，常采用的检测方法是（检验师 2017 基础、2015 基础）

A. 扫描电镜　　B. 透射电镜

C. 光显微镜　　D. 相差显微镜

E. 偏振光显微镜

19. 患者女，45 岁。因尿痛难忍，到医院就诊。检查：B 超显示尿路有多颗结石，尿液常规检验红细胞（+++）。该患者的尿液中红细胞形态一般为（检验师 2017 基础）

A. 正常红细胞　　B. 畸形红细胞

C. 半月形红细胞　　D. 小红细胞

E. 皱缩红细胞

20. 对诊断肾小球疾病没有意义的红细胞形态是（检验师 2016 基础，2014 基础）

A. 面包型　　B. 颗粒型

C. 半月形　　D. 碎片

E. 双凹圆盘状

21. 尿沉渣中红细胞与其真菌孢子的鉴别方法是（检验师 2016 实践）

A. 苏丹黑染色　　B. 苏丹Ⅲ染色

C. 加稀醋酸　　D. 巴氏染色

E. 过氧化物酶染色

22. 按照尿中红细胞形态，可将血尿分为（检验师 2013 相关）

A. 2 类　　B. 3 类

C. 4 类　　D. 5 类

E. 6 类

23. 患者女，35 岁。尿常规检查 RBC（+++），最不可能出现的情况是（主管检验师 2021 相关，2019 实践）

A. 月经期间　　B. 膀胱肿瘤

C. 输尿管结石　　D. 肾炎

E. 卵巢囊肿

24. 尿液检查隐血试验和尿蛋白均为阳性，尿沉渣显微镜检查见红细胞，可能的诊断为（主管检验师 2021 专业，2016 基础）

A. 子宫肌瘤　　B. 阴道炎

C. 急性膀胱炎　　D. 急性肾盂肾炎

E. 急性肾小球肾炎

25. 闪光细胞常出现于下列哪种疾病（检验士 2021 相关，2020 专业）

A. 肾移植后排斥反应　　B. 肾移植后正常反应

C. 急性肾盂肾炎　　D. 急性肾小管肾炎

E. 慢性肾小管肾炎

26. 尿液出现闪光细胞的是（检验师 2020 专业）

A. 慢性肾小球肾炎　　B. 急性肾小球肾炎

C. 慢性肾衰竭　　D. 急性肾衰竭

E. 肾盂肾炎活动期

27. 尿沉渣出现闪光细胞可见于（主管检验师 2013 专业）

A. 肾小球肾炎　　B. 中毒性肾炎

C. 肾盂肾炎　　D. 肾结核

E. 肾移植排斥反应

28. 正常人尿液中可能出现的白细胞主要是（检验士 2021 相关，2017 基础，2015 基础，2013 基础）（主管检验师 2015 基础）

A. 单核细胞　　B. 淋巴细胞

C. 中性粒细胞　　D. 嗜酸性粒细胞

E. 嗜碱性粒细胞

29. 新鲜尿液中白细胞主要是（主管检验师 2014 相关）

A. 中性粒细胞　　B. 嗜酸性粒细胞

C. 碱性粒细胞　　D. 淋巴细胞

E. 单核细胞

30. 尿液中出现多量的嗜酸性粒细胞多见于（检验士 2016 专业）

A. 急性膀胱炎　　B. 急性输血管炎

C. 急性间质性肾炎　　D. 急性肾小球肾炎

E. 慢性肾功能衰竭后期

31. 患者女，24 岁。尿频、尿急、尿痛 2 天。尿沉渣镜检发现满视野形态不规则、结构模糊浆内充满粗大颗粒，核不清晰、边缘不清、成堆的细胞。此类细胞为（检验士 2015 基础）

A. 红细胞　　B. 白细胞

C. 脓细胞　　D. 上皮细胞

E. 单核细胞

32. 尿道炎尿中可出现的有形物质是（检验师 2018 基础）（主管检验师 2018 基础）

A 多形性红细胞　　B. 大量白细胞

C. 多量扁平上皮细胞　　D. 复粒细胞

E. 尾形上皮细胞

33. 镜下脓尿是指每高倍镜视野脓细胞数量超过（检验师 2016 专业）

A. 1 个　　B. 2 个

C. 3 个　　D. 4 个

E. 5 个

34. 肾盂肾炎时尿液常可呈（检验师 2013 相关）

A. 乳糜尿　　B. 脓尿

C. 血红蛋白尿　　D. 盐类结晶尿

E. 血尿

35. 关于白细胞尿的叙述，下列错误的是（检验师 2019 相关）

A. 尿中有大量白细胞可见于膀胱炎

B. 新鲜尿中白细胞外形完整

C. 系统性红斑狼疮性肾炎亦可出现白细胞尿

D. 尿中加冰醋酸可破坏白细胞

E. 尿沉渣镜检＞ 5 个 /HP

36. 尿液中的小吞噬细胞主要来自（主管检验师 2020 基础，2018 相关）

A. 红细胞　　B. 中性粒细胞

C. 淋巴细胞　　D. 肾小管上皮细胞

E. 单核细胞

37. 肾移植后出现排斥反应，尿中会出现大量（2019 相关）

A. 中性粒细胞　B. 嗜酸性粒细胞
C. 移行上皮细胞　D. 红细胞
E. 淋巴细胞

38. 尿液细胞计数可在参考值范围之内的疾病是（主管检验师 2017 基础）

A. 急性肾小球肾炎
B. 肾盂肾炎
C. 尿路感染
D. 慢性活动性肾小球肾炎
E. 肾动脉硬化

39. 关于尿沉渣有形成分参考值的叙述，正确的是（主管检验师 2013 基础）

A. 无红细胞　B. 无白细胞
C. 无吞噬细胞　D. 无透明管型
E. 无鳞状上皮细胞

40. 尿沉渣镜检如图（附录 3 图 1-25）示，该细胞是（主管检验师 2014 实践）

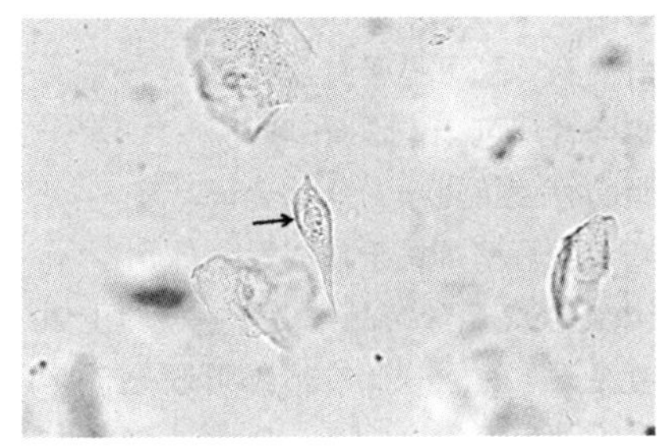

A. 鳞状上皮细胞　B. 移行上皮细胞
C. 肾小管上皮细胞　D. 柱状上皮细胞
E. 异型细

41. 提示肾脏实质性病变的尿液有形成分是（检验士 2020 实践，2019 相关，2015 基础）（主管检验师 2015 基础）

A. 鳞状上皮细胞　B. 尾形上皮细胞
C. 大圆上皮细胞　D. 纺锤体上皮细胞
E. 肾小管上皮细胞

42. 在尿液中增多并特别提示肾实质性病变的细胞是（检验士 2012 相关）

A. 红细胞　B. 白细胞
C. 肾小管上皮细胞　D. 鳞状上皮细胞
E. 移行上皮细胞

43. 尾形上皮细胞来自（检验士 2015 基础）（主管检验师 2015 基础）

A. 尿道　B. 阴道
C. 肾小球　D. 肾盂
E. 肾小管

44. 尿液内上皮细胞形态的描述，胞体比白细胞稍大，直径不超过 15μm，胞质内常含有脂肪滴及小空泡，此细胞应为（主管检验师 2021 相关，2020 基础，2019 实践，2017 专业）（检验师 2012 专业）

A. 大圆上皮细胞　B. 肾小管上皮细胞
C. 尾形上皮细胞　D. 鳞状上皮细胞
E. 小圆上皮细胞

45. 关于肾小管上皮细胞，错误的是（主管检验师 2016 实践）

A. 比尿白细胞稍大
B. 胞质内常见脂肪滴
C. 胞质内常见小空泡
D. 正常时可见 3~5 个 /HPF
E. 肾移植术后如排异反应可成片脱落

46. 尿沉渣镜检提示肾实质病变的是（检验士 2015 基础，2013 基础）

A. 红细胞 0~1 个 /Hp　B. 白细胞 1~3 个 /Hp
C. 上皮细胞 2~5 个 /Hp　D. 透明管型 0~1 个 /Hp
E. 颗粒管型 0~1 个 /Hp

47. 管型形成的基础物质是（检验士 2021 实践，2019 实践）

A. 清蛋白　B. T-H 蛋白
C. 球蛋白　D. 粘蛋白
E. 免疫球蛋白

48. 形成管型尿的主要机制是（检验师 2013 基础）

A. 血浆蛋白浓度增高　B. 纤维蛋白浓度增高
C. T-H 蛋白浓度增高　D. 尿液碱化
E. 草酸钙结晶增多

49. 下列哪项不是管型形成的必要条件（主管检验师 2021 专业）

A. T-H 蛋白浓度增高　B. 尿液浓缩
C. 肾小管内环境碱化　D. 交替使用的肾单位
E. 肾小管内环境酸化

50. 形成管型的主要基质成分是（主管检验师 2014 基础）

A. T-H 蛋白　B. 纤维蛋白
C. 肾小管上皮细胞　D. 结晶
E. 细胞碎片

51. 形成尿管型的主要机制是（主管检验师 2012 基础）

A. 血浆蛋白浓缩增高　B. 纤维蛋白浓度增高
C. T-H 蛋白浓度增高　D. 尿液液化
E. 草酸钙结晶增多

52. 正常人尿中可见的管型是（检验士 2021 相关，2020 相关，2016 基础）（检验师 2015 基础）（主管检验师 2012 基础）

A. 透明管型　B. 结晶管型
C. 白细胞管型　D. 细颗粒管型
E. 红细胞管型

53. 细胞管型指管型内含有的细胞超过管型体积的（检验士 2013 专业）

A. 1/5　B. 1/4
C. 1/3　D. 1/2
E. 3/4

54. 提示肾脏存在实质性病变的管型是（检验士 2018 基础）

A. 透明管型　B. 颗粒管型

C. 红细胞管型　D. 脂肪管型
E. 白细胞管型

55. 红细胞管型主要见于（检验师 2019 相关）
A. 肾盂肾炎　B. 肾淀粉样变
C. 慢性肾小球肾炎　D. 急性肾小球肾炎
E. 类脂质肾病

56. 尿液中出现何种管型，多提示存在早期肾小球病变（检验师 2018 基础）（主管检验师 2020 相关，2018 基础）
A. 红细胞管型　B. 白细胞管型
C. 蜡样管型　D. 颗粒管型
E. 透明管型

57. 肾小管病变易出现（检验师 2017 相关）
A. 透明管型　B. 颗粒管型
C. 红细胞管型　D. 白细胞管型
E. 上皮细胞管型

58. 蜡样管型不见于哪种病变（检验师 2015 实践）
A. 肾小管有严重病变　B. 慢性肾小球肾炎晚期
C. 尿毒症　D. 肾功能不全
E. 急性肾小球肾炎

59. 管型形态的描述，错误的是（检验师 2012 专业）
A. 透明管型两端钝圆
B. 肾衰竭管型形态粗短
C. 细胞管型内细胞占 1/3 以下
D. 蜡样管型可有切迹
E. 脂肪管型内可见脂肪滴

60. 尿检中有较多的白细胞管型多见于（主管检验师 2020 专业）
A. 急性肾小球肾炎　B. 慢性肾炎
C. 肾盂肾炎　D. 肾病综合征
E. 慢性间质性肾炎

61. 颗粒管型内颗粒量超过管型面积的（主管检验师 2020 专业）
A. 1/10　B. 1/5
C. 1/4　D. 1/3
E. 1/2

62. 肾移植后排斥反应，尿内一般不会出现的管型是（主管检验师 2017 相关）
A. 红细胞管型　B. 细菌管型
C. 肾上皮细胞管型　D. 颗粒管型
E. 混合管型

63. 脂肪管型多见于（主管检验师 2016 基础）
A. 膀胱炎　B. 肾小球肾炎
C. 肾病综合征　D. 肾盂肾炎
E. 尿道炎

64. 离心法尿沉渣检查，正常情况下透明管型为（检验士 2019 相关，2018 专业，2014 专业）
A. 0~1 个 /LPF　B. 1~3 个 /LPF
C. 3~5 个 /LPF　D. 0~1 个 /HPF
E. 0~ 偶见个 /HPF

65. 尿沉渣镜检提示肾实质性病变的是（检验士 2013 基础）（主管检验师 2015 基础）
A. 红细胞 0~1/HP　B. 白细胞 1~3/HP
C. 上皮细胞 2~5/HP　D. 透明管型 0~1/LP
E. 颗粒管型 0~1/LP

66. 类圈柱体的形态特点是（主管检验师 2012 专业）
A. 红色透明
B. 两边平行
C. 两端钝圆
D. 似透明管型，一端或两端尖细呈螺旋形卷曲
E. 两端球形

67. 关于尿液管型检查的说法，正确的是（主管检验师 2017 实践）
A. 在低渗尿中，透明管型可存在较久
B. 蜡样管型又称为肾衰管型
C. POX 染色无法鉴别白细胞管型和肾小管上皮管型
D. 脂肪管型常见于亚急性肾小球肾炎
E. 正常人尿中偶见粗颗粒管型

68. 关于管型的临床意义，错误的是（主管检验师 2016 专业）
A. 透明管型可见于正常人
B. 白细胞管型可见于肾盂肾炎
C. 蜡样管型可于慢性肾衰
D. 脂肪管型可见于肾病综合征
E. 红细胞管型可见于输尿管结石

69. 尿中出现亮氨酸结晶常见于（检验士 2017 相关）
A. 肾结石　B. 肝硬化
C. 肾盂肾炎　D. 肾小球肾炎
E. 急性肝坏死

70. 属于尿液病理性结晶的是（检验士 2014 基础）
A. 磷酸盐类结晶　B. 胆红素结晶
C. 非结晶性尿酸盐　D. 尿酸结晶
E. 草酸钙结晶

71. 下列属于病理性结晶的是（检验士 2012 专业）（检验师 2012 专业，2021 基础）
A. 尿酸结晶　B. 亮氨酸结晶
C. 三联磷酸盐结晶　D. 草酸钙结晶
E. 磷酸钙结晶

72. 患者男，37 岁。肝硬化多年，现黄疸，脾大，腹水。尿沉渣镜检见黄红色，呈束的针状或块状结晶。此为（检验师 2017 专业）
A. 亮氨酸结晶　B. 酪氨酸结晶
C. 氨酸结晶　D. 胆红素结晶
E. 胆固醇结晶

73. 尿酸结晶常见于下列哪种疾病（主管检验师 2021 专业）
A. 痛风　B. 关节炎
C. 类风湿性关节炎　D. 风湿热
E. 大骨节病

74. 下图（附录 3 图 1–26）中的结晶是（主管检验师 2021 专业）

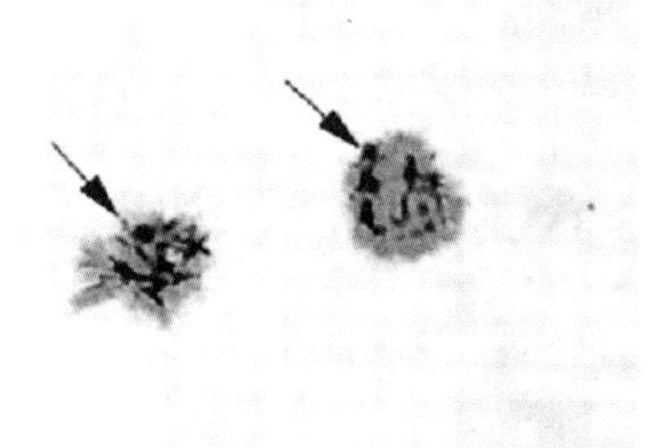

A. 尿酸结晶　　B. 磷酸盐结晶
C. 硝酸盐结晶　　D. 草酸钙结晶
E. 胆红素结晶

75. 尿沉渣涂片如彩图（附录 3 图 1-27）所示，片中的结晶是（主管检验师 2020 实践）

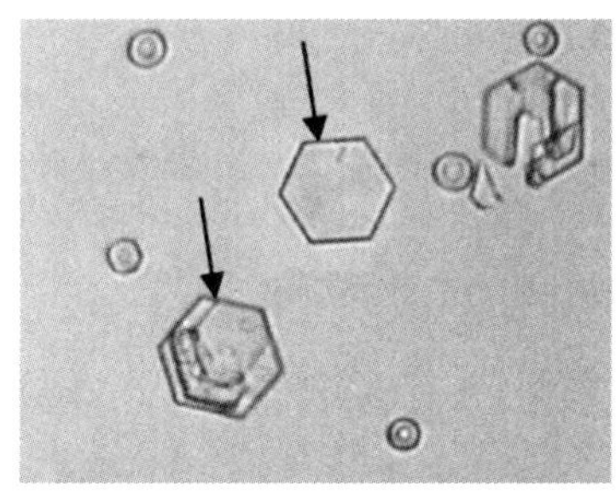

A. 三联磷酸盐结晶　　B. 胱氨酸结晶
C. 尿酸结晶　　D. 胆固醇结晶
E. 马尿酸结晶

76. 下图（附录 3 图 1-28）中箭头所指的是（主管检验师 2019 实践）

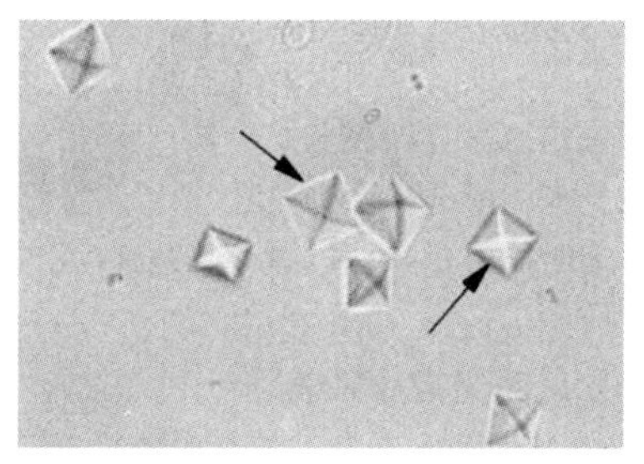

A. 草酸钙结晶　　B. 胆红素结晶
C. 磷酸钙结晶　　D. 碳酸钙结晶
E. 尿酸结晶

77. 如图（附录 3 图 1-29）所示，尿沉渣涂片中的结晶是（主管检验师 2013 实践）

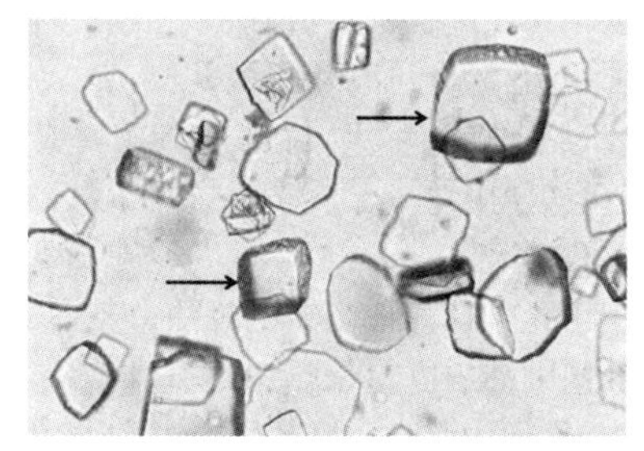

A. 三联磷酸盐结晶　　B. 草酸钙结晶
C. 尿酸结晶　　D. 胆固醇结晶
E. 马尿酸结晶

第五节　尿液分析仪检验

A1 型题

1. 影响化学试带法变质的外在因素不包括（检验士 2021 专业，2016 基础）

A. 贮存温度　　B. 光线
C. 放置时间　　D. 环境温度
E. 试剂的物理性质

2. 尿试带必须储存在（检验士 2020 专业，2018 专业）

A 打开罐子暴露空气中　　B. 4℃ ~7℃冰箱
C. 2℃ ~8℃冰箱　　D. 干燥区
E. -20℃放置

3. 尿干化学检查主要用于疾病（检验士 2016 专业，2013 专业）（检验师 2018 相关）

A. 筛检　　B. 诊断
C. 监测　　D. 预后
E. 预防

4. 在临床上使用的尿 10 项试纸不包括（检验师 2019 基础，2018 相关，2017 相关，2015 相关，2012 相关）

A. 亚硝酸盐　　B. 尿维生素 C
C. 尿葡萄糖　　D. 尿酮体
E. 尿比密

5. 属于干化学分析法的是（检验师 2016 基础，2012 专业）

A. 尿葡萄糖氧化酶试纸法　B. 尿胆红素哈里森法
C. 尿蛋白考马斯亮蓝法　D. 尿比密折射仪法
E. 尿蛋白磺基水杨酸法

6. 下列尿干化学分析操作中，错误的是（检验师 2015 专业）

A. 尿试带在尿中浸泡时间尽可能延长，测定结果准确

B. 每次检测时从试纸筒中取出少量纸条，并立即盖好盖子

C. 每天做质控，必须通过后才能进行病人标本测定

D. 每次质控使用正常和异常两种浓度的质控品

E. 做质控时，任意一个模块测定结果与质控液期望靶值允许有一个定性登记的差异

7. 关于尿沉渣分析仪评价的叙述，错误的是（检验师 2015 实践）

A. 尿沉渣分析仪应用了流式细胞术和电阻抗原理

B. 尿沉渣自动分析仪目前不能检出滴虫

C. 尿沉渣分析仪报告管型数量并鉴别其种类

D. 目前的流式细胞术尿沉渣分析仪还不能完全取代显微镜镜检

E. 尿沉渣分析仪提示有酵母菌、结晶和精子时，应

离心镜检

8. 关于试带法尿液分析原理，错误的是（主管检验师 2018 相关）

A. 尿蛋白 – 考马斯亮蓝结合法
B. 尿比密 – 酸碱指示剂法
C. 尿葡萄糖氧化酶 – 过氧化物酶法
D. 尿胆原 – 改良 Ehrlich 法
E. 尿 pH– 酸碱指示剂法

9. 下列哪项尿液干化学检查阳性时，需要进行显微镜检查（主管检验师 2021 相关，2020 相关，2020 专业，2017 基础）

A. 尿蛋白　　B. 尿酮体
C. 葡萄糖　　D. 胆红素
E. 尿胆原

10. 尿液干化学分析仪筛检时，无需显微镜检查的是（主管检验师 2020 实践，2014 实践）

A. 红细胞增加　　B. 白细胞增加
C. 亚硝酸盐阳性　　D. 尿胆原弱阳性
E. 尿蛋白阳性

11. 关于干化学法尿液测定的说法，正确的是（主管检验师 2020 基础，2017 基础，2013 基础）

A. 试带在尿中浸渍时间过长，pH 结果升高
B. pH 是影响尿蛋白测定的重要因素之一
C. 尿中含有苯丙酮可使酮体检测出现假阴性
D. 尿比密高时，试带呈现蓝色
E. 白细胞检测对中性粒细胞、淋巴细胞同样敏感

12. 尿试带法不能检测的物质是（主管检验师 2020 相关）

A. 白细胞　　B. 红细胞
C. 葡萄糖　　D. 管型
E. 尿胆原

13. 尿液 pH 值大于多少时，可使试带法测尿蛋白出现假阳性（检验师 2013 实践）（主管检验师 2017 相关）

A. 3.2　　B. 5.0
C. 6.0　　D. 7.0
E. 9.0

14. 试带法测定尿蛋白，错误的是（检验师 2012 相关）

A. 采用指示剂蛋白误差原理
B. pH ＜ 3. 0 可出现假阴性
C. pH ＞ 9.0 可出现假阳性
D. 对清蛋白、球蛋白反应灵敏
E. 试带浸渍时间过长可致假阴性

15. 试带法测尿蛋白质，错误的是（检验师 2012 专业）

A. 尿液 pH ＞ 9.0 可出现假阳性
B. 主要对清蛋白敏感
C. 滴注大剂量青霉素可能出现假阳性
D. 服用奎宁可能出现假阳性
E. 含生殖系统分泌物时可引起假阳性

16. 干化学法测定尿液蛋白质，可导致阴性的原因是（主管检验师 2017 实践）

A. 患者服用奎宁药物　　B. 患者服用嘧啶药物
C. 尿中含有大量聚乙醚　　D. 尿中含有大量磷酸盐
E. 滴注大量青霉素

17. 关于试带法测尿蛋白的叙述，正确的是（主管检验师 2013 基础）

A. 测定最适尿液 pH 值为 3~9
B. 尿液细胞成分明显增多呈阴性反应
C. 对球蛋白的反应不敏感
D. 尿液浑浊对本法影响不大
E. 使用大剂量青霉素时呈假阳性

18. 不属于流式尿沉渣分析仪的优点的是（检验士 2017 实践）

A. 标本不需离心
B. 标本用量少
C. 检测细胞数多
D. 每一标本分析量相当于纤维镜检测 50 个高倍镜视野
E. 可替代尿沉渣离心镜检

A2 型题（病历摘要型最佳选择题）

1. 患者女，25 岁。因尿频、尿急、尿痛 3 天就诊。体检：体温 40℃，右肾区有叩痛；实验室检查：尿液外观浑浊，尿蛋白定性（+），尿白细胞布满视野，红细胞 7~12 个 /HP，患者最可能的诊断是（检验士 2021 专业，2020 基础，2019 专业，2016 专业）

A. 急性尿道炎　　B. 急性膀胱炎
C. 急性肾盂肾炎　　D. 肾结石
E. 急性肾小球肾炎

2. 患儿，9 岁。水肿 1 个月就诊，实验室检查：尿蛋白（++），24 小时尿蛋白定量 3.5g，为非选择性蛋白尿，补体 C3 降低。可能的诊断是（检验士 2021 实践，2020 专业）

A. 单纯型肾病　　B. 肾炎型肾病
C. 急进性肾炎　　D. IgA 肾病
E. 膜性肾病

3. 患儿男，11 岁。晨起眼睑水肿，血尿 1 周。血压 185/105mmHg，既往无肾病史。若血清补体 C3 及总补体下降，中度尿蛋白并见颗粒管型。患者最可能的诊断是（主管检验师 2018 专业）

A. 肾结核　　B. 肾结石
C. 肾移植术后　　D. 急性肾小球肾炎
E. 急性肾盂肾炎

4. 患者女，38 岁。尿频、尿急、尿痛伴发热 2 天。实验室检查：WBC 8.8×10^9/L，Hb 109g/L，尿蛋白（+）；离心尿镜检：白细胞满视野，红细胞 3~5/HP，最可能的诊断是（检验士 2019 专业，2017 相关，2014 相关）（检验师 2021 实践）

A. 急性肾炎　　B. 慢性肾炎
C. 急性肾盂肾炎　　D. 慢性肾盂肾炎
E. 肾病综合征

5. 患者男，47 岁。低热半年伴尿频，腰痛，实验室检查：尿红细胞（±）、白细胞（+）、蛋白质（+）；显微镜

检查：见较多新鲜红细胞和白细胞，管型未见，尿沉渣抗酸染色（+），该患者最可能的诊断是（检验士 2018 专业，2015 专业，2012 专业）（主管检验师 2015 专业）

A. 急性肾盂肾炎　　B. 肾结石
C. 肾静脉栓塞　　D. 急性肾小球肾炎
E. 肾结核

6. 关于尿液检查结果临床意义的叙述，错误的是（检验士 2013 基础）

A. 急性肾盂肾炎易见白细胞
B. 肾移植急性排斥反应易见蜡样管型
C. 慢性肾炎易见颗粒管型
D. 肾出血尿易见变形红细胞
E. 急性肾炎易见红细胞

7. 患者男，56 岁。糖尿病十余年。某日到医院就诊，查 24 小时尿蛋白 210mg/L，尿总量为 2800ml，随机尿比重为 1.038。该患者（检验师 2020 相关，2016 相关）

A. 尿蛋白阳性，高比重，多尿
B. 尿蛋白阴性，高比重，多尿
C. 尿蛋白阳性，高比重，正常尿量
D. 尿蛋白阴性，低比重，正常尿量
E. 尿蛋白阳性，高比重，少尿

8. 患者女，42 岁。尿色偏暗，尿蛋白质定性（++），体检：体温 39℃，左肾区有叩击痛。自服抗生素后腰疼无缓解，无尿频、尿急、尿痛，其最可能的诊断是（检验师 2021 专业）

A. 急性膀胱炎　　B. 急性间质性肾炎
C. 急性尿道炎　　D. 慢性肾盂肾炎
E. 急性肾盂肾炎

9. 患者女，26 岁。疲乏无力伴血尿 4 天就诊。实验室检查：尿液外观红色，稍浑浊，显微镜见红细胞 3~5 个 /HP，白细胞 1~2 个 /HP，透明管型 0~2 个 /HP，红细胞管型 1~2 个 /HP。最可能的诊断为（检验师 2019 相关，2018 实践，2016 基础）

A. 急性肾盂肾炎　　B. 急性肾小球肾炎
C. 肾肿瘤　　D. 肾静脉血栓
E. 急性膀胱炎

10. 患者女，23 岁。因疲乏、无力，血尿 3 天就诊。实验室检查：尿液外观红色，稍浑浊，蛋白质（++），红细胞 1~3 个 /HP，颗粒管型 0~1 个 /LPF，透明管型 0~2 个 /LPF，红细胞管型 2~3 个 /LPF，最可能的诊断是（检验师 2018 实践）

A. 急性肾小球肾炎　　B. 膀胱炎
C. 肾结核　　D. 肾肿瘤
E. 肾盂肾炎

11. 患者女，32 岁。近 2 天有尿频、尿急及出现血尿到医院就诊。体检：一般体征均可，无既往史，检查后诊断为急性膀胱炎。该疾病的尿常规沉渣分析结果中，最不可能出现的成分是（检验师 2017 基础）

A. 红细胞　　B. 白细胞
C. 上皮细胞　　D. 结晶
E. 异常细胞

12. 患者女，22 岁。发烧 2 天，同时伴有乏力、腹痛、无出现痛性肉眼血尿。查体：体温 38℃，脊肋角及输尿管压痛阳性，尿白细胞（10~15）/HP，诊断为肾盂肾炎。则尿液中可能出现（检验师 2017 基础）

A. 颗粒管型　　B. 蜡样管型
C. 上皮细胞管型　　D. 白细胞管型
E. 红细胞管型

13. 患者女，50 岁。发高烧、腰痛 1 天到医院就诊。查体：T39.5℃，血压 110/79mmHg，脊肋角及输尿管压痛阳性。实验室检查：WBC 13.7×10^9/L，NE 92.9%，尿蛋白（-），尿白细胞酯酶（++++）、尿隐血（+）。临床诊断该患者为急性肾盂肾炎。该患者的尿液可见何种典型的细胞（检验师 2017 专业）

A. 红细胞　　B. 闪光细胞
C. 鳞状上皮细胞　　D. 颗粒管型
E. 吞噬细胞

14. 患者男，60 岁。多年糖尿病和高血压史，实验室：随机尿蛋白（+），红细胞（3~5）/HP，尿微量白蛋白 103.2mg/L。下列叙述正确的是（检验师 2017 实践）

A. 尿试纸条对白蛋白和球蛋白一样敏感
B. 尿试纸条只对白蛋白敏感
C. 尿试纸条只对球蛋白敏感
D. 微量白蛋白属于非选择性蛋白尿
E. 微量白蛋白属于大分子蛋白

15. 患者女，35 岁。尿常规检查 RBC（+++），最不可能出现的情况是（检验师 2016 专业）

A. 月经期间　　B. 膀胱肿瘤
C. 输尿管结石　　D. 肾炎
E. 附件炎

16. 患儿女，10 岁。1 个月前曾反复上呼吸道感染，并口服抗生素治疗。3 天前晨起后发现双眼睑水肿，并发现洗肉水样尿液。既往无肾病史。实验室检查：尿蛋白（++）、尿隐血（+++）、镜检红细胞 220~250/HPF，比重 1.010。最可能的诊断是（检验师 2016 实践）

A. 肾病综合征　　B. 急性肾小球肾炎
C. 急性肾炎　　D. 慢性肾盂肾炎
E. 肾结石

17. 患儿男，12 岁。发热 1 周后就诊，下肢水肿，腰痛，尿液检查结果：外观呈红色、稍混。蛋白定性（++）、红细胞（+++）、白细胞管型 2~6/HP，粗颗粒管型 1~2/LP，透明管型 1~2/HP，红细胞管型 0~1/HP，最可能的诊断是（主管检验师 2021 基础，2021 专业，2019 专业，2018 实践，2012 相关）

A. 膀胱炎　　B. 肾盂肾炎
C. 肾结核　　D. 急性肾小球肾炎
E. 肾动脉硬化

18. 患者女，26 岁。三年前诊断为 SLE，一直常规治疗，病情时有反复。近一月尿常规检查结果：WBC（+）、RBC（+），尿蛋白定性（++~+++），尿糖（+），粗颗粒管型 2~4/HP。该患者可能的并发症是（检验师 2016 实践，2013 实践）

A. 慢性肾炎　　B. 肾病综合征
C. 糖尿病肾病　　D. 狼疮性肾炎

E. 尿毒症

19. 患者男，56 岁。空腹血糖 11.5mmol/L，尿糖（+），尿酮体（+），引起该患者尿酮体呈阳性的主要原因是（检验师 2015 相关）

A. 糖尿病　　B. 饥饿
C. 结核　　D. 胆囊炎
E. 肺炎

20. 患者男，36 岁。24 小时尿量 6.5L，尿比密 1.001，引起该患者尿量增多的最可能的原因是（检验师 2015 相关）

A. 尿崩症　　B. 糖尿病
C. 饮水过多　　D. 慢性肾炎
E. 精神性多尿

21. 患者女，30 岁。出国体检时，尿沉渣镜检 RBC 10/HP，既往体检，现无不适。最可能的原因是（检验师 2012 相关）

A. 剧烈运动后　　B. 肾盂肾炎
C. 月经期　　D. 肾结核
E. 肾结石

22. 患儿男，5 岁。1 周前，出现脸水肿或伴有下肢轻度可凹性水肿，伴血尿，尿沉渣镜下见大量红细胞，呈碎杆状畸形，多形性变形率 50%，其血尿是由哪种疾病导致（主管检验师 2021 相关，2020 相关，2019 实践，2017 实践）

A. 急性膀胱炎　　B. 急性肾小球肾炎
C. 尿道炎　　D. 肾盂肾炎
E. 原发性血小板减少性紫癜

23. 患者女，32 岁。近半年自觉发胖、乏力，易感冒。现水肿来就诊，空腹血生化 TP52g/L，Alb 22g/L，CHOL 12.1mmol/L，LDL-C9.3μmol/L，BUN6.2mmol/L，Cr102.7μmol/L，GLU4.2mmol/L。24h 蛋白尿 5.5g/24h，尿蛋白（+++）、尿 WBC（+）、尿糖（-）、血常规 Hb 80g/L，其余正常。该患者最可能的诊断是（主管检验师 2019 专业）

A. 肾功能衰竭　　B. 急性肾小球肾炎
C. 泌尿系统感染　　D. 糖尿病肾病
E. 肾病综合征

24. 门诊患者，尿频、尿急、尿痛，腰背痛数日，尿沉渣镜检：RBC（+++），为混合型红细胞，草酸钙结晶（++），最可能的诊断是（主管检验师 2017 实践）

A. 尿道炎　　B. 肾小球病变
C. 膀胱炎　　D. 肾结石
E. 肾盂肾炎

25. 患者女，30 岁。尿频、尿急、尿痛，腰腹酸痛数日。尿检：WBC（+++）、RBC（+）、亚硝酸盐（++）、可见大量大圆上皮细胞。最可能的诊断是（主管检验师 2013 实践）

A. 肾盂肾炎　　B. 膀胱炎
C. 输尿管结石　　D. 肾结核
E. 肾小球肾炎

26. 患者女，30 岁。疲乏无力、血尿 4 天就诊，实验室检查：尿液外观红色，蛋白质（+）、红细胞满视野，白细胞 5~8 个 /HPF，粗颗粒管型 0~1 个 /LPF，透明管型 0~2 个 /LPF，红细胞管型 2~3 个 /LPF。此患者尿中最典型的变化是（主管检验师 2012 相关）

A. 红细胞管型　　B. 闪光细胞
C. 白细胞增多　　D. 透明管型
E. 上皮细胞

27. 患者女，59 岁。呼吸道感染后使用抗生素 15 天出现尿频、尿急，体温升高，尿液干化学检查：白细胞（+），NIT（+），隐血（-）。尿有形成分检查：红细胞 45 个 /μl，白细胞 35 个 /μl，管型（-），酵母样真菌 18 个 /μl。其假阳性形成的原因是（主管检验师 2012 相关）

A. 白细胞　　B. 红细胞
C. 酵母样真菌　　D. 蛋白
E. 隐血

A3 型题

（1~2 题共用题干）

患者女，31 岁。因突然出现血尿就诊，当日排除例假。实验室检查：尿蛋白微量，尿红细胞（+），红细胞形态均一，尿蛋白（+++），尿 hCG（-）。

1. 该患者红细胞不可能来自（检验士 2021 专业，2017 专业）

A. 尿路　　B. 膀胱
C. 输尿管　　D. 肾盂
E. 肾小球

2. 下列描述错误的是（检验士 2021 专业，2017 专业）

A. 1L 尿液中含有 1ml 以上血液，尿液呈红色，可判断为肉眼血尿

B. 尿液黄色，离心后镜检下红细胞超过 3 个 /HP，可判断为镜下血尿

C. 该尿称为肾性血尿

D. 镜下白细胞超过 5 个 /HP，可判断为镜下脓尿

E. 该患者可能出现白细胞管型

（3~5 题共用题干）

患儿男，9 岁。水肿、血尿 10 天，进行性少尿 8 天。10 天前晨起发现双颊水肿，尿发红，8 天前尿色变浅，但尿量进行性减少。查体：体温 36.9℃，呼吸 24 次 / 分，血压 145/80mmHg，发育正常，营养中等，重病容。化验：尿蛋白（+），镜检白细胞（+）/HP，红细胞（++）/HP，补体 C30.48g/L，ASO800U/L。

3. 少尿是指 24 小时尿量少于（检验士 2021 专业，2019 专业）

A. 17ml　　B. 100ml
C. 400ml　　D. 500ml
E. 800ml

4. 最可能的诊断是（检验士 2021 专业，2019 专业）

A. 急性肾小球肾炎　　B. 肾病综合征
C. 肾小管间质病　　D. 肾出血
E. 病毒性肝炎

5. 不会出现血尿的疾病是（检验士 2021 专业，2019 专业）

A. 肾肿瘤　　B. 肾结核

C. 急性肾小球肾炎　　D. 肾结石
E. 单纯性肾病综合征

（6~7 题共用题干）
患者女，65 岁。因水肿就诊，尿蛋白定性（+）。
6. 如果怀疑肾病综合征，应进行的检查是（检验士 2021 实践）
A. 尿 a_1- 微球蛋白　　B. 尿沉渣流式细胞
C. 本周蛋白试验　　D. 24h 尿蛋白定量
E. 肌酐清除率
7. 患者可能不会出现的检查结果是（检验士 2021 实践）
A. 胆固醇升高　　B. 甘油三酯升高
C. 高凝状态　　D. 血浆蛋白升高
E. 镜下血尿

（8~9 题共用题干）
患者女，52 岁。自觉口干、多尿伴双下肢麻木 3 周，体重较前下降 2kg，实验室检查：空腹血糖 8.6mmol/L，尿蛋白（+），葡萄糖（++），白细胞（+）。
8. 根据以上资料，患者的基础疾病是（检验士 2017 实践）
A. 肾病综合征　　B. 输尿管结石
C. 糖尿病　　D. 尿崩症
E. 尿路感染
9. 若患者 2 天前出现尿频、尿急和尿痛的症状。不可能出现的尿液成分是（检验士 2017 实践）
A. 脓细胞　　B. 红细胞
C. 大圆上皮细胞　　D. 底层移行上皮细胞
E. 鳞状上皮细胞

（10~11 题共用题干）
患儿男，10 岁。10 天前晨起双眼水肿，尿色发红，尿量逐渐减少，入院查体，生命体征正常，发育正常，重病容，精神差。化验尿常规显示镜下红白细胞可见，尿中有病理性管型，尿蛋白（+++）。
10. 最可能的诊断是（检验士 2020 专业，2016 专业）
A. 急性肾小球肾炎　　B. 肾病综合征
C. 肾小管间质性肾炎　　D. 肾出血
E. 紫癜性肾病
11. 可出现血尿的疾病不包括（检验士 2020 专业，2016 专业）
A. 肾肿瘤　　B. 肾结石
C. 肾结核　　D. 急性肾小球肾炎
E. 单纯性肾病综合征

（12~13 题共用题干）
患者女，33 岁。有重金属接触史，常感腹痛，尿常规：PRO（+）、WBC（+++）、RBC（+），蛋白电泳显示多为小分子量蛋白。
12. 最有可能诊断的疾病是（检验士 2015 实践）
A. 肾结核　　B. 慢性间质性肾炎
C. 急性膀胱炎　　D. 急性肾小球肾炎
E. 肾结石
13. 该患者蛋白尿属于（检验士 2015 实践）
A. 混合性蛋白尿　　B. 溢出性蛋白尿
C. 选择性蛋白尿　　D. 体位性蛋白尿
E. 肾小管性蛋白尿

（14~15 题共用题干）
患者男，52 岁。患慢性肾炎多年，近 2 个月出现恶心、呕吐。体检：血压 182/105mmHg，实验室检查：血红蛋白 65g/L，BUN 24mmol/L，Scr 501μmol/L。
14. 该患者可能患有的疾病是（检验士 2012 专业）
A 急性肾小球肾炎　　B. 慢性肾小球肾炎
C. 急性肾盂肾炎　　D. 慢性肾盂肾炎
E. 慢性肾衰竭
15. 对该患者上述诊断有较大支持作用的尿液沉渣中管型是（检验士 2012 专业）
A. 颗粒管型　　B. 上皮管型
C. 蜡样管型　　D. 红细胞管型
E. 白细胞管型

（16~17 题共用题干）
患者黄疸，入院检查尿胆原（+++）尿胆红素阴性，Ham 试验阳性。
16. 最可能的临床诊断是（检验士 2013 实践）
A. 地中海贫血
B. 自身免疫性溶血性贫血
C. 阵发性睡眠性血红蛋白尿
D. 慢性肝炎
E. 肾小球肾炎
17. 黄疸类型属于（检验士 2013 实践）
A. 阻塞性黄疸　　B. 肝细胞性黄疸
C. 溶血性黄疸　　D. 生理性黄疸
E. 先天性高胆红素血症

（18~19 题共用题干）
患者女，59 岁。呼吸道感染后使用抗生素 15 天出现尿频、尿急、体温升高，尿液干化学检查：白细胞（+）、NIT（+）、隐血（-）。尿有形成分检查：红细胞 45/μl，白细胞 35/μl，管型（-），酵母样真菌 18/μl。
18. 其结果可能为阳性的是（检验师 2021 实践，2013 专业）
A. 白细胞　　B. 红细胞
C. 酵母样真菌　　D. 蛋白
E. 隐血
19. 其假阳性形成的原因（检验师 2021 实践，2013 专业）
A. 白细胞　　B. 红细胞
C. 酵母样真菌　　D. 蛋白
E. 隐血

（20~22 题共用题干）
患儿男，9 岁。血尿、少尿一周，晨起眼睑水肿，血压 185/105mmHg。既往无肾脏疾病。

20. 1L 尿液中含有血量＞1ml 肉眼即可观察到血色，诊断镜下血尿的标准是（检验师 2020 专业）

A. 红细胞＞1/HP　　B. 红细胞＞2/HP
C. 红细胞＞3/HP　　D. 红细胞＞4/HP
E. 红细胞＞5/HP

21. 若血清补体 C3 及总补体下降，中度尿蛋白并见颗粒管型患者最可能的诊断是（检验师 2020 专业）

A. 肾结核　　B. 肾结石
C. 肾移植术后　　D. 急性肾小球肾炎
E. 急性肾盂肾炎

22. 尿沉渣镜检示：红细胞满视野，大小明显不一，相差 3~4 倍，可见大红细胞、棘形红细胞、面包形红细胞等患者的血尿类型属（检验师 2020 专业）

A. 均一性血尿　　B. 非均一性血尿
C. 小细胞血尿　　D. 大细胞血尿
E. 棘形细胞血尿

（23~24 题共用题干）

患者男，心肌梗死，尿液呈粉红色，离心后上清液为红色，尿隐血试验阳性，镜下无红细胞。

23. 该尿液最可能为（检验师 2019 实践）

A. 血红蛋白尿　　B. 假性血尿
C. 肌红蛋白尿　　D. 血尿
E. 高铁血红蛋白血尿

24. 尿中肌红蛋白的确诊试验是（检验师 2019 实践）

A. 热沉淀溶解试验
B. 邻联甲苯胺试验
C. 对甲苯磺酸试验
D. 胶体金单克隆抗体试验
E. 尿液中加入 80% 饱和硫酸铵，再进行隐血试验

（25~27 题共用题干）

患儿男，10 岁。10 天晨起双眼水肿，尿色发红，尿量逐渐减少，入院查体，生命体征正常，发育正常，重病容，精神差。化验常规显示镜下红白细胞可见，尿中有病理性管型。尿蛋白（+++）。

25. 最可能的诊断是（检验师 2018 相关，2018 实践）

A. 急性肾小球肾炎　　B. 肾病综合征
C. 肾小管间质性肾类　　D. 肾出血
E. 紫癜性肾病

26. 少尿是指 24 小时尿量少于（检验师 2018 相关，2018 实践）

A. 17ml　　B. 100ml
C. 400ml　　D. 500ml
E. 800ml

27. 可出现血尿的疾病不包括（检验师 2018 相关，2018 实践）

A 肾肿瘤　　B. 肾结石
C. 肾结核　　D. 急性肾小球肾炎
E. 单纯性肾病综合征

（28~29 题共用题干）

患者女，30 岁。疲乏无力，血尿 4 天就诊。实验室检查：尿液外观红色，蛋白质（++）、红细胞满视野、白细胞 5~8 个 /HP，粗颗粒管型 0~1 个 /LPF，透明管型 0~2 个 /LPF，红细胞管型 2~3 个 /LPF。

28. 该患者最可能的诊断是（检验师 2013 专业）

A. 急性肾小球肾炎　　B. 肾肿瘤
C. 膀胱炎　　D. 肾盂肾炎
E. 肾结核

29. 此患者尿中最典型的变化是（检验师 2013 专业）

A. 红细胞管型　　B. 闪光细胞
C. 白细胞增多　　D. 透明管型
E. 上皮细胞

（30~31 题共用题干）

患者女，45 岁。血 β_2- 微球蛋白正常，尿中 β_2 微球蛋白增高。

30. 最有可能的原因是（检验士 2012 专业）

A. 非霍奇金淋巴瘤　　B. 系统性红斑狼疮
C. 肾移植排斥反应　　D. 肾小管损伤
E. 类风湿关节炎

31. 反映肾小管严重受损的管型是（检验士 2012 专业）

A. 细胞管型　　B. 透明管型
C. 蜡样管型　　D. 脂肪管型
E. 颗粒管型

B1 型题（标准配伍题）

（1~2 题共用备选答案）

A. 尿量＞2500ml/24h　　B. 尿量约 1500ml/24h
C. 尿量＜400ml/24h　　D. 尿量＜100ml/24h
E. 夜间尿量＞750ml

1. 多尿是（检验士 2019 基础）
2. 少尿是（检验士 2019 基础）

（3~5 题共用备选答案）

A. 肾小球　　B. 近曲小管
C. 髓袢　　D. 远曲小管
E. 集合小管

3. 具有“逆流倍增”的功能，在尿液浓缩稀释功能中起重要作用的是（检验士 2021 相关，2018 基础，2017 基础，2013 基础）

4. 具有选择性滤过功能的是（检验士 2021 相关，2020 相关，2018 基础，2017 基础，2013 基础）

5. 肾的重吸收最重要的部位是（检验士 2021 相关，2020 相关，2018 基础，2017 基础，2013 基础）

（6~7 题共用备选答案）

A. 肾盂肾炎　　B. 肾小球肾炎
C. 肾小管肾炎　　D. 肾病综合征
E. 肾结石

6. 小分子蛋白尿常见于（检验士 2020 专业）
7. 大分子蛋白尿常见于（检验士 2020 专业）

（8~10 题共用备选答案）
A. 小分子蛋白质为主，伴有少量清蛋白
B. 大量清蛋白为主
C. 可有大、中、小分子量的蛋白质
D. 尿本周蛋白增多
E. 尿中有 T-H 糖蛋白
8. 选择性蛋白尿的特点（检验士 2019 相关）
9. 肾小管型蛋白尿特点（检验士 2019 相关）
10. 混合型蛋白尿特点（检验士 2019 相关）

（11~12 题共用备选答案）
A. 首次晨尿　B. 随机尿
C. 3 小时尿　D. 24 小时尿
E. 餐后 2 小时尿
11. 适于尿沉渣检查的标本是（检验士 2016 专业，2013 专业）
12. 适于尿胆原检查的标本是（检验士 2016 专业，2013 专业）

（13~14 题共用备选答案）
A. 维生素 C　B. 白细胞
C. pH　D. 亚硝酸盐
E. 上皮细胞
13. 对血红蛋白、胆红素、葡萄糖、亚硝酸盐尿干化学测定结果有干扰的物质是（检验士 2016 实践、2013 实践）
14. 对尿干化学测定蛋白、比密、亚硝酸盐结果影响的是（检验士 2016 实践、2013 实践）

（15~17 题共用备选答案）
A. 肾小球　B. 近曲小管
C. 髓袢　D. 远曲小管
E. 集合管
15. 对葡萄糖重吸收的部位是（检验士 2020 专业，2015 相关）
16. 对蛋白选择性滤过的部位是（检验士 2015 相关）
17. 对钠重吸收的主要部位是（检验士 2020 专业，2015 相关）

（18~20 题共用备选答案）
A. 草酸盐　B. 碳酸盐
C. 硫酸盐　D. 尿酸盐
E. 磷酸盐
18. 浑浊酸性尿加热后变清可能的是（检验士 2015 实践）
19. 浑浊碱性尿加酸后变清且有气泡产生可能是（检验士 2015 实践）
20. 浑浊尿加 3% 醋酸后变清，但无气泡产生可能是（检验士 2015 实践）

（21~22 题共用备选答案）
A. 真菌管型　B. 红细胞管型
C. 白细胞管型　D. 蜡样管型
E. 肾上皮细胞管型
21. 急性肾小球肾炎，患者尿中可出现（检验士 2014 相关）
22. 急性肾小管坏死，患者尿中可出现（检验士 2014 相关）

（23~24 题共用备选答案）
A. 肉眼血尿　B. 血红蛋白尿
C. 肌红蛋白尿　D. 脓尿
E. 胆红素尿
23. 膀胱癌患者尿液最常见（检验士 2012 相关）
24. 阵发性睡眠性血红蛋白尿患者尿液常见（检验士 2012 相关）

（25~26 题共用备选答案）
A. 肾衰管型　B. 脂肪管型
C. 细菌管型　D. 颗粒管型
E. 透明管型
25. 宽大管型又称为（检验师 2021 相关）
26. 肾小管上皮细胞脂肪变性后形成的管型是（检验师 2021 相关）

（27~28 题共用备选答案）
A. 5 个　B. 10 个
C. 15 个　D. 20 个
E. 25 个
27. 管型检查时至少应观察多少个低倍视野（检验师 2021 相关，2016 实践）
28. 尿沉渣镜检细胞至少观察多少个高倍镜视野（检验师 2021 相关，2016 实践）

（29~30 题共用备选答案）
A. 3 万 ~5 万　B. 2 万 ~4 万
C. 大于 3 万　D. 7 万 ~9 万
E. 小于 1 万
29. 正常肾小球滤过膜允许顺利通过的蛋白质分子量为（检验师 2021 基础）
30. 正常情况下，不能通过肾小球滤过膜的蛋白质分子量是（检验师 2021 基础）

（31~32 题共用备选答案）
A. 维生素 C　B. 红细胞
C. pH　D. 亚硝酸盐
E. 上皮细胞
31. 反映尿液酸碱度的是（检验师 2020 实践）
32. 说明尿液有细菌感染的是（检验师 2020 实践）

（33~34 题共用备选答案）
A. 尿溶菌酶　B. 尿 NAG

C. 血 β_2- 微球蛋白　　D. 肌酐

E. 尿微量白蛋白

33. 反映肾小球早期损伤的指标是（检验师 2019 专业）

34. 反映肾小管早期损伤的指标是（检验师 2019 专业）

（35~36 题共用备选答案）

A. 红细胞容积曲线法　　B. 棘形红细胞百分比法

C. 红细胞直径测定法　　D. 流式细胞法

E. 荧光染色法

35. 尿 MCV 小于静脉血 MCV，认为肾性血尿可能性大，此为（检验师 2019 专业、2016 专业）

36. 观察红细胞具有 1 个或多个胞质突起的炸面圈样细胞的百分比≥ 5% 认为肾形出血可能性大，此为（检验师 2019 专业、2016 专业）

（37~38 题共用备选答案）

A. 红细胞管型　　B. 白细胞管型

C. 脂肪管型　　D. 蜡样管型

E. 透明管型

37. 正常情况下，尿液中可能出现的（检验师 2018 基础）

38. 肾病综合征患者，尿液中会出现（检验师 2018 基础）

（39~40 题共用备选答案）

A. 透明管型　　B. 红细胞管型

C. 白细胞管型　　D. 上皮细胞管型

E. 颗粒管型

39. 急性肾小球肾炎时出现的特征管型是（检验师 2016 相关）

40. 急性肾盂肾炎时出现的特征管型是（检验师 2016 相关）

（41~42 题共用备选答案）

A. 酯酶法　　B. 吲哚酚法

C. 偶氮反应法　　D. 酸碱指示剂法

E. 多聚电解质离子解离法

41. 尿比重测定采用的方法是（检验师 2015 基础，2013 基础）

42. 尿白细胞测定采用的方法是（检验师 2015 基础，2013 基础）

（43~44 题共用备选答案）

A. 亚硝基铁氰化钠法

B. 指示剂蛋白误差法

C. 偶氮反应法

D. 多聚电解质离子解离法

E. 醛反应法

43. 试带法尿蛋白测定采用的是（检验师 2015 专业）

44. 试带法尿酮体测定用的是（检验师 2015 专业）

（45~46 题共用题干）

A. 球蛋白　　B. T–H 蛋白

C. 粘蛋白　　D. 纤维蛋白

E. 免疫球蛋白轻链

45. 形成管型的基础物质是（检验师 2012 基础）

46. 本 – 周蛋白是（检验师 2012 基础）

（47~48 题共用备选答案）

A. 脓尿　　B. 菌尿

C. 乳糜尿　　D. 胆红素尿

E. 血红蛋白尿

47. 呈酱油色的尿液可能是（检验师 2012 相关）

48. 呈乳白色浑浊的尿液可能的是（检验师 2012 相关）

第六章　粪便检验

第一节　标本采集与处理

A1 型题

1. 不属于正常粪便成分的是（检验士 2012 专业）

A. 食物残渣　　B. 消化道分泌物

C. 寄生虫及其虫卵胞囊　　D. 大肠埃希菌

E. 肠球菌

2. 粪便标本中，要求选取的部位是（检验士 2013 专业）（检验师 2018 相关）

A. 黏液　　B. 脓液

C. 血液　　D. 脓液和血液

E. 含脓液和血液的便

3. 需要保温送检粪便的标本检查（检验士 2013 实践）

A. 蛔虫卵　　B. 鞭虫卵

C. 吸虫卵　　D. 肝吸虫卵

E. 溶组织阿米巴

4. 为了计数寄生虫虫卵，应采集全部粪便的时间是（检验士 2012 实践）

A. 1 小时　　B. 12 小时

C. 24 小时　　D. 36 小时

E. 48 小时

5. 与粪便检查无关的器官是（检验师 2013 基础）（主管检验师 2012 基础）

A. 胃　　B. 脾

C. 肝　　D. 肠

E. 胰

6. 粪便涂片检查寄生虫，错误的是（检验师 2012 实践）

A. 粪便必须新鲜　　B. 盛装容器清洁干燥

C. 容器需保持无菌　　D. 防止尿液等污染

E. 保温及时送检

第二节　一般性状检验

A1 型题

1. 消化道肿瘤大便会出现（检验士 2018 基础）

A. 带血便　　B. 稀便

C. 潜血　　D. 黑便

E. 脓血便

2. 粪便为果酱色，常见于（检验士 2021 相关，2021 实践，2019 实践，2016 专业）（检验师 2016 专业）

A. 细菌性痢疾　　B. 阿米巴痢疾

C. 直肠癌　　D. 胆道梗阻

E. 胃溃疡

3. 胆道梗阻病人粪便颜色是（检验士 2017 基础）

A. 蓝绿色　　B. 白色或灰白色

C. 红色　　D. 黄色

E. 黑色

4. 胆道阻塞的病人的粪便颜色一般为（检验士 2020 基础，2019 实践）

A. 灰白色样便　　B. 黄色便

C. 浅绿色便　　D. 白陶土样便

E. 奶酪样便

5. 粪便呈柏油样外观，常见于（检验士 2016 专业）

A. 痔疮　　B. 细菌性痢疾

C. 阿米巴痢疾　　D. 溃疡性结肠炎

E. 上消化道出血

6. 柏油样便提示上消化道出血至少超过（检验士 2019 基础，2014 基础）（主管检验师 2016 基础）

A. 10ml　　B. 20ml

C. 40ml　　D. 50ml

E. 100ml

7. 患者大便呈米泔水样，最有可能是（检验师 2021 基础）

A. 急性胃肠炎　　B. 小肠炎症

C. 消化不良　　D. 霍乱

E. 慢性菌痢

8. 粪便呈白色淘米水样，量多，内含黏液片块，脓细胞少见，应注意查找（检验师 2021 相关）（检验师 2014 专业）

A. 巨噬细胞　　B. 真菌

C. 癌细胞　　D. 阿米巴滋养体

E. 呈鱼群穿梭样运动活泼的弧菌

9. 白陶土样粪便见于（检验师 2021 专业、2017 专业，2013 专业）（主管检验师 2012 相关）

A. 阻塞性黄疸　　B. 霍乱
C. 上消化道出血　　D. 急性胃肠炎
E. 慢性细菌性痢疾

10. 脓血便常见于（检验师 2021 实践，2017 相关，2013 相关）（主管检验师 2016 相关）
A. 直肠息肉　　B. 急性肠炎
C. 细菌性痢疾　　D. 胃溃疡
E. 霍乱

11. 粪便有鱼腥味提示（检验师 2020 专业）
A. 细菌性痢疾　　B. 阿米巴痢疾
C. 急性血吸虫病　　D. 上消化道出血
E. 结肠癌

12. 婴儿可出现的正常便（检验师 2019 基础）
A. 灰白色　　B. 金黄色
C. 红色　　D. 白色
E. 陶土色

13. 阿米巴痢疾的特点是（检验师 2019 基础）
A. 隐血便　　B. 洗肉水样粪便
C. 黑便　　D. 黏液脓性鲜血便
E. 果酱样脓血便

14. 正常人便呈黄色或褐色的主要因素是粪便中有（检验师 2017 实践，2013 实践）
A. 粪游离胆红素　　B. 粪胆原
C. 粪胆素　　D. 粪结合胆红素
E. 粪卟啉

15. 黏液稀便多见于（主管检验师 2016 基础）
A. 门出血　　B. 直肠癌
C. 结癌　　D. 霍乱
E. 肠炎

16. 不会出现新鲜血便的疾病是（主管检验师 2013 专业）
A. 结肠癌　　B. 直肠息肉
C. 胃溃疡　　D. 肛裂
E. 痔

17. 正常婴儿粪便可呈（主管检验师 2013 专业、2012 专业）
A. 金黄色糊状　　B. 白陶土样
C. 白色米泔样　　D. 黄色胶胨状
E. 黄色乳凝块状

18. 粪便中肠黏膜柱状上皮细胞增多最明显的疾病是（主管检验师 2013 专业）
A. 霍乱　　B. 结肠炎
C. 副霍乱　　D. 坏死性肠炎
E. 伪膜性肠炎

19. 关于粪便镜检的叙述，错误的是（主管检验师 2016 实践、2013 实践）
A. 高倍镜观察白细胞
B. 观察由上至下、由左至右
C. 至少每张涂片观察 10 个视野
D. 高倍镜观察原虫
E. 用生理盐水稀释标本

第三节　化学检查与免疫检验

A1 型题

1. 上消化道出血患者粪便呈黑色的原因是（检验士 2021 专业，2017 基础，2013 基础，2012 基础）
A. 细菌使 Hb 分解
B. 服用过量维生素 C
C. 含有过量的胆绿素
D. 肠道内产生的胆汁减少
E. Hb 被转化成含铁血黄素

2. 可作为检测消化道恶性肿瘤的过筛试验是（检验士 2021 实践，2020 相关，2016 基础，2014 基础）
A. 隐血试验　　B. 脂肪检查
C. 粪胆素试验　　D. 粪胆原试验
E. 粪胆红素试验

3. 推荐作为消化道肿瘤筛选的试验是（检验士 2017 相关）
A. 粪隐血试验　　B. 红细胞计数
C. 粪脂肪定量试验　　D. 乙状结肠镜检查
E. 血肿瘤标记物测定

4. 消化道恶性肿瘤首选的筛查指标是（主管检验师 2019 基础）
A. 大便隐血试验　　B. 消化道内窥镜检查
C. 消化道脱落细胞检查　　D. 血清 CEA
E. 血清 CA199

5. 临床上判断消化道出血完全停止的最可靠指标是（检验士 2017 专业，2015 专业）（检验师 2020 实践）（主管检验师 2015 专业）
A. 粪便外观无柏油样改变　　B. 粪便镜检无红细胞
C. 粪便隐血试验阴性　　D. 粪胆原试验阴性
E. 粪胆素试验阴性

6. 高灵敏度检测粪便中隐血的方法是（检验士 2016 实践，2014 实践，2012 实践）
A. 四甲基联苯胺法　　B. 匹拉米洞法
C. 愈创木法　　D. 手工计法
E. 邻联甲苯胺法

7. 特异性最高的粪便隐血试验方法是（检验师 2019 实践）
A. 还原酚酞法　　B. 邻联甲苯胺法
C. 愈创木酯法　　D. 联苯胺法
E. 匹拉米洞法

8. 引起化学法隐血试验结果假阴性的因素是（检验士 2015 专业，2014 相关，2013 专业）

A. 维生素 C　　B. 生理性失血
C. 大量生食蔬菜　　D. 食用动物食品
E. 消化道大出血

9. 患者，便血，化学法隐血试验结果阴性可能是（检验士 2014 专业）
A. 阿司匹林　　B. 秋水仙素
C. 维生素 C　　D. 吲哚美辛
E. 糖皮质激素

10. 粪便隐血试验愈创木酯法的最大优点是（检验师 2021 相关）
A. 特异性高
B. 敏感性高
C. 无需其他试剂
D. 反应阳性时，基本可确诊消化道出血
E. 反应阴性时，基本可排除消化道出血

11. 关于各种化学法隐血试验的叙述，错误的是（检验师 2021 专业，2019 专业，2017 专业）
A. 检测原理基本相同　　B. 检测灵敏度差异大
C. 动物血可致假阴性　　D. 要求素食 3 天
E. 大剂量维生素 C 可致假阴性

12. 不受动物血影响的粪便隐血方法（检验师 2020 专业）
A. 邻联甲苯胺法　　B. 匹拉米洞法
C. 愈创木酯法　　D. 免疫胶体金法
E. 还原酚酞法

13. 用作消化道恶性肿瘤的诊断筛查指标是（检验师 2016 实践）
A. 外观为柏油样便　　B. 镜检见大量红细胞
C. 镜检见大量红细胞　　D. 粪胆素减少
E. 隐血试验强阳性

14. 关于免疫学法类便隐血试验的叙述，错误的是（检验师 2016 实践）
A. 快速　　B. 操作简单
C. 灵敏度高　　D. 特异性强
E. 无假阴性

15. 用作消化道恶性肿瘤的诊断筛查指标是（检验师 2013 实践）
A. 外观为柏油样便　　B. 镜检见大量红细胞
C. 镜检见大量吞噬细胞　　D. 粪胆素减少
E. 隐血试验强阳性

16. 粪便隐血试验能区别消化道良性出血与恶性肿瘤出血的关键在于（检验师 2012 相关）
A. 出现阳性的程度　　B. 出现阳性的颜色深浅
C. 出现阳性持续的时间　　D. 标本采集的方法
E. 出现阳性的早晚

17. 特异性最好的粪便隐血试验是（主管检验师 2021 相关）
A. 免疫学法　　B. 还原酚酞法
C. 邻－甲苯胺法　　D. 无色孔雀绿法
E. 愈创木酯法

18. 不会使粪便化学法隐血试验出现假阳性的是（主管检验师 2019 基础、2016 专业）
A. 铁剂　　B. 铋剂
C. 维生素 C　　D. 食物鱼肉
E. 动物血

19. 引起化学法隐血试验结果假阴性的因素是（主管检验师 2015 专业）
A. 维生素 C　　B. 生理性失血
C. 大量生食蔬菜　　D. 食用动物食品
E. 消化道大出血

20. 粪便隐血试验（化学法）时，患者最好素食（主管检验师 2014 专业）
A. 2 天　　B. 3 天
C. 4 天　　D. 5 天
E. 6 天

第四节　显微镜检验

A1 型题

1. 正常粪便含有少量（检验士 2020 基础，2019 实践，2017 基础，2014 基础）
A. 血液　　B. 脓液
C. 黏液　　D. 寄生虫
E. 虫卵

2. 正常人粪便中可见较多的（检验士 2016 基础）
A. 细菌　　B. 红细胞
C. 淋巴细胞　　D. 吞噬细胞
E. 上皮细胞

3. 粪便脂肪滴常见的原因是（检验士 2018 基础，2014 基础）
A. 肝功能损害　　B. 小肠吸收功能受损
C. 胆囊阻塞　　D. 肾功能损害
E. 胰脏功能损害

4. 正常粪便显微镜检查不能见到的成分是（检验士 2016 基础）
A. 中性粒细胞　　B. 巨噬细胞
C. 淀粉颗粒　　D. 脂肪颗粒
E. 植物纤维

5. 典型的急性细菌性痢疾大便中会出现（检验士 2021 专业，2018 基础）
A. 红细胞　　B. 脓细胞
C. 白细胞　　D. 巨噬细胞
E. 吞噬细胞

6. 粪便检查，可作为细菌性痢疾诊断指标的细胞是（主管检验师 2014 基础）

A. 淋巴细胞　　B. 巨噬细胞
C. 中性粒细胞　　D. 上皮细胞
E. 红细胞

7. 胃肠道出血后，粪便中可见（检验师 2021 相关）
A. 夏科－莱登结晶　　B. 草酸钙结晶
C. 磷酸钙结晶　　D. 血红素结晶
E. 脂肪酸结晶

8. 粪便中巨噬细胞来自（检验师 2020 基础）
A. 单核细胞　　B. 嗜酸性粒细胞
C. 中性粒细胞　　D. 淋巴细胞
E. 嗜碱性粒细胞

9. 粪便检查见红细胞多于白细胞，并成堆有残缺现象，诊断为（检验师 2016 专业）
A. 细菌性痢疾　　B. 阿米巴痢疾
C. 直肠息肉　　D. 溃疡性结肠炎
E. 急性肠炎

10. 正常人粪便中没有（检验师 2015 基础）
A. 白细胞　　B. 红细胞
C. 上皮细胞　　D. 结晶
E. 细菌

11. 正常粪便中可以出现的是（检验师 2014 相关）
A. 夏科－雷登颗粒　　B. 菱形血晶
C. 红细胞　　D. 淀粉颗粒
E. 大吞噬细胞

12. 粪便镜检时，被检的 10 个高倍镜视野中，最低为 0，最多可见 2~3 个细胞，应报告为（主管检验师 2017 实践、2014 实践）
A. 偶见　　B. 0~3/HP
C. 少量　　D. 多数
E. 满视野

13. 正常粪便显微镜检查不会出现的是（主管检验师 2014 实践）
A. 白细胞　　B. 红细胞
C. 上皮细胞　　D. 草酸钙结晶
E. 磷酸钙结晶

14. 粪便中肠黏膜柱状上皮细胞增多最明显的疾病是（主管检验师 2019 基础）
A. 消化道息肉　　B. 肠道寄生虫感染
C. 溃疡性结肠炎　　D. 伪膜性肠炎
E. 消化道肿瘤

15. 粪便检验，标本应采集（主管检验师 2018 相关）
A. 可见的黏液　　B. 可见的脓液
C. 可见的血液　　D. 含脓血粪便
E. 表层的粪便

16. 婴儿粪便中可见白色、黄色或绿色的乳凝块，提示（主管检验师 2018 相关）
A. 脂肪或酪蛋白消化不完全　　B. 葡萄糖消化不完全
C. 氨基酸消化不完全　　D. 果糖消化不完全
E. 蔬菜消化不完全

17. 消化道恶性肿瘤首选的筛查指标是（主管检验师 2017 实践）
A. 大便隐血试验
B. 消化道内窥镜检查
C. 消化道脱落细胞检查
D. 血清 CEA
E. 血清 CA199

18. 粪便中发现肌肉纤维增多，且纵横纹易见，偶见细胞核。提示可能为（主管检验师 2017 实践）
A. 严重腹泻　　B. 胰腺功能严重不全
C. 消化道炎症　　D. 消化道溃疡
E. 肠癌

19. 在急性阿米巴痢疾的粪便中最常见的是（主管检验师 2016 实践）
A. 包囊　　B. 大滋养体
C. 小滋养体　　D. 四核包囊
E. 未成熟包囊

20. 有关正常粪便的组成，错误的是（主管检验师 2012 基础）
A. 可有淀粉颗粒　　B. 可有植物细胞
C. 无细菌　　D. 无吞噬细胞
E. 无虫卵

21. 阿米巴痢疾时，粪便中可见（主管检验师 2021 相关，2020 专业）
A. 夏科－雷登结晶　　B. 草酸钙结晶
C. 磷酸钙结晶　　D. 血红素结晶
E. 脂肪酸结晶

A2 型题（病历摘要型最佳选择题）

1. 患者男，30 岁。在小饭店就餐后出现腹痛腹胀，剧烈腹泻，呈水样便伴呕吐 1 天。头晕无力，无腹痛，无里急后重。查体：血压 80/60mmHg，面容疲倦，皮肤松弛，有口干舌燥，眼窝内陷。首选的检查是（检验士 2021 专业，2019 相关，2017 相关）
A. 尿常规检查
B. 取外周血进行白细胞计数
C. 碱性蛋白胨水接种
D. 大便常规检查
E. 粪便标本立即进行直接悬滴检查

2. 患者男，25 岁。腹泻，1 日 10 次黄色黏液便，伴腹痛及里急后重感。查体：体温 37.8℃，血压 110/78mmHg，临床诊断为细菌性痢疾，则粪便常规中会大量出现（检验士 2017 实践）
A. 内皮细胞　　B. 柱状上皮细胞
C. 红细胞　　D. 白细胞
E. 单核细胞

3. 患者女，28 岁。农民，反复发作性腹痛、腹泻 2 年，发作时每天大便 5~6 次，有黏液，间歇期有时有便秘，伴全身乏力、失眠。查体：轻度贫血貌，左下腹可扪及条索状物。大便镜检：红细胞 2~5/HP，白细胞 20~25/HP。下列诊断最可能的是（检验士 2021 专业）
A. 急性菌痢　　B. 慢性菌痢
C. 直肠癌　　D. 肠结核
E. 结肠癌

4. 患者男，24 岁。突然起病，畏冷发热，体温常在

38℃以上，同时或一天以后出现腹痛、腹泻，每天大便10余次，精神、食欲不振、恶心呕吐。最可能诊断的是（检验士 2016 专业）

A. 急性痢疾普通型　　B. 慢性痢疾
C. 慢性痢疾急性发作型　　D. 急性痢疾中毒型
E. 慢性痢疾迁延型

5. 细菌性痢疾与阿米巴痢疾最重要的鉴别依据是（检验师 2018 基础）

A. 发热与毒血症症状　　B. 腹痛及腹部压痛部位
C. 粪便中红、白细胞多少　D. 粪便检出不同病原体
E. 结肠镜检查发现不同病变

6. 细菌性痢疾的粪便特点是（检验师 2020 实践）

A. 黏液脓血样，可见大量吞噬细胞
B. 果酱样
C. 黄色或米泔水样
D. 血液与粪质混匀
E. 粪质较多

7. 婴儿10个月，急查粪便常规，大便黏液便，绿色凝乳状，镜下最可能见到的大便成分是（检验师 2020 相关）（主管检验师 2021 实践，2020 基础）

A. 红细胞，结晶　　B. 白细胞，结晶
C. 白细胞，红细胞　　D. 白细胞，脂肪滴
E. 红细胞，脂肪滴

8. 患儿男，2岁。因急性腹泻3小时来门诊求治。粪常规显示：白细胞满视野，红细胞 20~25/HP，巨噬细胞 5~8/HP。患儿最可能的诊断是（检验师 2021 基础，2017 基础）

A. 溃疡性结肠炎　　B. 急性细菌性痢疾
C. 急性阿米巴痢疾　　D. 上消化道出血
E. 肠易激综合征

9. 患者男，46岁。因发热，腹痛，腹泻急诊就医。急查便常规，粪便镜检可见大量脓细胞，红细胞每高倍镜视野10~20个，最可能的诊断是（检验师 2021 相关）（主管检验师 2021 专业，2019 专业，2017 基础）

A. 消化道出血　　B. 细菌性痢疾
C. 阿米巴痢疾　　D. 急性胃肠炎
E. 伤寒

10. 某患者粪便常规检查结果：暗红色稀果酱便，红细胞成堆存在有残碎现象，白细胞较少，可见夏科 – 雷登结晶，最可能的诊断是（检验师 2020 实践）

A. 细菌性痢疾　　B. 阿米巴痢疾
C. 结肠癌　　D. 婴儿消化不良
E. 胃溃疡出血

11. 患者男性，突发寒战，体温39℃腹泻十余次，伴里急后重，便为稀便，未发现阿米巴原虫，很快转化为脓血便，便常规红细胞3个 /HP，白细胞8个 /HP，脓细胞（++）。最可能的诊断是（检验师 2020 实践）

A. 急性细菌性痢疾　　B. 伤寒
C. 肠炎　　D. 阿米巴痢疾
E. 食物中毒

12. 患者男，25岁。轻度发热，腹诊，里急后重就诊。实验室粪便检查：黏液脓血便，隐血实验阳性，镜检见大量成堆白细胞、红细胞及脓细胞，红细胞少于白细胞数且形态完整则该患者最可能的诊断是（检验师 2019 实践）

A. 阿米巴痢疾　　B. 细菌性痢疾
C. 伪膜性肠炎　　D. 消化道出血
E. 痔疮

13. 患者男，35岁。3天前食用海鲜，次日出现腹泻，一天多达13次，伴有腹痛（无胀气）、呕吐、头痛、发热、以急性胃炎对症治疗无好转。实验室检查：WBC 12.3×10^9/L，中性粒细胞 76%，淋巴细胞 24%。粪便检查：米泔水样，镜下：WBC（+），RBC 5~8个 /HPF。可能的诊断是（检验师 2016 基础）

A. 细菌性痢疾　　B. 肠伤寒
C. 阿米巴痢疾　　D. 霍乱
E. 胃肠炎

14. 患者男，28岁。有慢性胰腺炎病史，消瘦，食欲欠佳，胀气。查体未见异常，血淀粉酶略高，维生素A水平减低，余正常，尿液检查正常，大便次数增多，常可见乳块状，呈酸臭味，镜检可见脂肪滴。最可能的诊断是（检验师 2015 基础）

A. 消化道溃疡　　B. 脂肪泻
C. 十二指肠溃疡　　D. 消化道恶性肿瘤
E. 萎缩性胃炎

15. 患儿男，12岁。因腹泻1天来门诊求治。粪常规示：暗红色果酱样、镜检红细胞满视野，少量白细胞，患者可能的诊断是（检验师 2014 专业）（检验士 2018 相关）

A. 溃疡性结肠炎　　B. 急性细菌性痢疾
C. 急性阿米巴痢疾　　D. 消化道出血
E. 肠易激综合征

16. 患者男，55岁。腹泻，水样便。便常规：隐血阳性，WBC++/HP，RBC 未查见。治疗后3天好转。复查：大便性状正常，隐血阳性，WBC 未查见。7天后复查：大便性状正常，隐血仍为阳性，其他均正常。下列说法正确的是（主管检验师 2021 相关，2017 基础）

A. 患者症状消失，无需处理
B. 隐血阳性说明还有问题，应进一步检查
C. 大便隐血阳性说明患者为消化道恶性肿瘤
D. 大便隐血阳性说明患者为消化道溃疡
E. 大便隐血阳性说明患者为肠结核

17. 某病人因黄疸急诊入院，病人无病毒肝炎史，查尿胆红素（+）、尿胆原（–），查大便呈白陶土色，并将病人转至外科。应该考虑（2019 相关）

A. 胆石症　　B. 肝癌
C. 胰头癌　　D. 脂肪肝
E. 免疫反应性肝炎

A3 型题

（1~2 题共用题干）

患者女，25岁。大便呈黏液样，大便常规检查：红细胞（+）/HP，白细胞（++）/HP。

1. 最可能的初步诊断为（检验士 2021 实践，2017 实践）

A. 急性胃肠炎　　B. 消化不良
C. 过敏性肠炎　　D. 细菌性痢疾
E. 肠道肿瘤

2. 如果上述诊断成立，显微镜下可查见（检验士 2021 实践，2017 实践）

A. 未受精蛔虫卵　　B. 蛲虫卵
C. 夏科 – 雷登结晶　　D. 巨噬细胞
E. 肝吸虫卵

（3~4 题共用题干）

患者男，54 岁。有胃溃疡史 10 余年，近 1 个月上腹部持续疼痛，纳差、消瘦，大便呈黑色就诊。

3. 黑色粪便常见于（检验师 2021 专业）

A 进食少量动物血　　B. 上消化道出血
C. 下消化道出血　　D. 便秘
E. 服用维生素 C

4. 化学法检测粪便隐血试验可导致假阳性的是（检验师 2021 专业）

A. 食用动物性食品
B. 血红蛋白被消化酶分解
C. 服用大量维生素 C
D. 血红蛋白被细菌降解
E. 血液在肠道中停留过久

（5~6 题共用题干）

患者男，20 岁。因上腹隐痛 2 天入院。患者自述上腹疼痛，饥饿时加重，进食后缓解，解出黑色大便一次，质软而富有光泽，宛如柏油，无腹泻。

5. 如果用化学法检测患者粪便隐血，可能使试验出现假阴性的物质是（检验师 2014 实践）

A. 铁剂
B. 含过氧化物酶的新鲜蔬菜
C. 维生素 C
D. 动物血
E. 粪便中血红蛋白浓度过高

6. 如果用免疫法检测患者粪便隐血，下列关于粪便隐血试验质量控制说法正确的是（检验师 2014 实践）

A. 应作阳性对照，不必做阴性对照
B. 抗原过剩会出现前带现象，应将标本稀释
C. 抗原过剩会出现前带现象，应加大标本量
D. 抗原过剩会出现后带现象，应将标本稀释
E. 抗原过剩会出现后带现象，应加大标本量

B1 型题（标准配伍题）

（1~3 题共用备选答案）

A. 米泔样便　　B. 球形硬便
C. 胨状便　　D. 鲜血便
E. 黏液便

1. 肠易激综合征常出现的是（检验士 2015 基础，2012 相关）
2. 霍乱患者常出现的是（检验士 2015 基础，2012 相关）
3. 长期便秘患者常出现的是（检验士 2015 基础，2012 相关）

（4~5 题共用备选答案）

A. 痔疮　　B. 霍乱
C. 梗阻性黄疸　　D. 上消化道出血
E. 细菌性痢疾

4. 白陶土样便常见于（检验士 2021 基础，2018 基础）
5. 米泔样便常见于（检验士 2018 基础）

第七章　其他体液检验

第一节　脑脊液检验

A1 型题

一、标本采集与处理

1. 脑脊液标本的采集与处理，不正确的是（检验士 2021 专业，2019 基础，2017 基础）

A. 穿刺成功后立即测定脑脊液压力

B. 留取的第一管作病原生物学检查

C. 标本采集后立即送检，并于 2 小时内检验完毕

D. 标本放置过久造成细胞破坏，葡萄糖等分解，细菌溶解，影响检验结果

E. 标本若混入血液应注明

2. 下列属于脑脊液检验适应症的是（检验师 2018 实践，2012 专业）（主管检验师 2020 相关，2018 实践））

A. 明显视盘水肿者

B. 有脑膜刺激征状者

C. 有脑疝先兆者

D. 颅后窝有占位性病变者

E. 穿刺局部皮肤有炎症者

3. 下列是脑脊液穿刺的禁忌证的是（检验师 2018 基础，2014 基础）

A. 脑膜感染性疾病　　B. 蛛网膜下腔出血

C. 不明原因的抽搐　　D. 不明原因的昏迷

E. 休克的病人

4. 脑脊液采集的禁忌证是（主管检验师 2019 基础）

A. 脑膜白血病　　B. 疑有颅内出血

C. 颅内高压　　D. 不明原因的剧烈头痛

E. 脑膜感染性疾病

5. 关于脑脊液的生成、吸收、分布的叙述，错误的是（主管检验师 2016 基础）

A. 仅分布于脑室

B. 脉络丛有过滤作用

C. 脑脊液可返回静脉

D. 主要由脑室脉络丛产生

E. 主要通过脊髓蛛网膜绒毛吸收

6. 脑脊液的形成部位主要是（主管检验师 2018 相关）

A. 第三脑室　　B. 组织间隙

C. 脊髓蛛网膜　　D. 中脑导尿管

E. 脑室脉络丛

7. CSF 采集后检验完成的时间应在（检验师 2021 实践，2020 相关，2016 相关）

A. 1 小时内　　B. 2 小时内

C. 3 小时内　　D. 4 小时内

E. 5 小时内

8. 脑脊液检查，共采集几管脑脊液（检验师 2018 基础）（主管检验师 2018 基础）

A. 1　　B. 2

C. 3　　D. 4

E. 5

9. CSF 采集的第一管用于（检验士 2021 基础，2017 基础，2015 基础，2014 基础）（主管检验师 2015 基础）

A. 细菌培养　　B. 蛋白质测定

C. 免疫学检查　　D. 葡萄糖测定

E. 显微镜检查

10. 第一管脑脊液标本用于（检验师 2021 基础）

A. 理学检查　　B. 病原生物学检查

C. 免疫学检查　　D. 显微镜检查

E. 化学检查

11. 脑脊液第二管标本适合于（检验士 2018 基础，2013 相关）

A. 免疫学检查

B. 化学检查或免疫学检查

C. 理学和细胞学检查

D. 病原生物学检查

E. 显微镜检查

12. 采集第 2 管脑脊液用于（检验士 2016 基础）

A. 颜色观察　　B. 蛋白质测定

C. 凝固性观察　　D. 透明度观察

E. 微生物检查

13. 第三管脑脊液用于（检验士 2021 实践，2016 相关）

A. 微生物学和化学检查　　B. 化学和免疫学检查

C. 理学和免疫学检查　　D. 免疫学和细胞学检查

E. 细胞学和理学检查

14. 脑脊液采集的第三管用于（主管检验师 2013 基础）

A. 细菌检查　　B. 化学检查

C. 免疫检查　　D. 显微镜检查

E. 一般性状检查

15. 脑脊液第三管常用作（检验师 2019 实践，2016 基础）

A. 蛋白质测定　　B. 细菌培养

C. 细胞计数　D. 葡萄糖测定
E. 免疫球蛋白测定

16. 疑似流行性脑脊髓膜炎患者的脑脊液标本应注意（2018 实践，2014 实践，2012 实践）
A. 冷藏送检　B. 低温存放过夜
C. 即接种于普通琼脂平板　D. 常温存放过夜
E. 保温立即送检

17. 蛛网膜下腔出血患者，采集的 3 管脑脊液为（主管检验师 2018 相关）
A. 第一管血性，后两管逐渐变淡，上清液无色透明
B. 第一管血性，后两管逐渐变淡，上清液淡红色或黄色
C. 三管均红色，上清液均淡红色或黄色
D. 三管均红色，上清液均无色透明
E. 第三管血性，上清液呈现黄色

18. 脑脊液标本，外观呈中度血性，以下说法正确的是（主管检验师 2013 相关）
A. 血性较严重，为穿刺损伤　B. 不排除穿刺损伤
C. 为颅内出血　D. 为蛛网膜下腔出血
E. 为急性颅脑外伤导致

二、一般性状检验

19. 不属于脑脊液物理学检查的是（检验师 2016 相关）
A. 颜色　B. 透明度
C. 凝固性　D. 量
E. 比密

20. 脑脊液 1~2 小时形成凝块见于（检验士 2019 相关，2013 相关、2012 相关）
A. 化脓性脑膜炎　B. 病毒性脑膜炎
C. 流行性乙脑　D. 神经性梅毒
E. 脑出血

21. 脑脊液抽出后 2 小时形成凝块，多考虑为（主管检验师 2016 相关）
A. 结核性脑膜炎　B. 正常脑积液
C. 化脓性脑膜炎　D. 脑肿瘤
E. 病毒性脑膜炎

22. 脑脊液抽出后 1~2 小时有明显的凝块或沉淀出现，则首先考虑为（主管检验师 2019 专业）
A. 化脓性脑膜炎　B. 脊髓灰质炎
C. 结核性脑膜炎　D. 蛛网膜下腔阻塞
E. 穿刺出血

23. 脑脊液静置 12~24 小时后出现薄膜，见于下列哪种疾病（主管检验师 2016 相关，2018 基础，2020 相关）（检验士 2013 实践）（检验师 2014 专业）
A. 化脓性脑膜炎　B. 结核性脑膜炎
C. 蛛网膜下腔梗阻　D. 神经梅毒
E. 脊髓灰质炎

24. 脑脊液呈脓性浑浊的是（检验士 2017 实践，2014 实践）（检验师 2019 实践）
A. 结核性脑膜炎　B. 化脓性脑膜炎
C. 病毒性脑膜炎　D. 神经梅毒
E. 蛛网膜下腔梗阻

25. 结核性脑膜炎的脑脊液常呈（检验士 2017 实践，2015 实践）（主管检验师 2015 实践）
A. 脓性白色浑浊　B. 淡粉红色浑浊
C. 淡黄绿色浑浊　D. 毛玻璃样浑浊
E. 深褐色浑浊

26. 脑脊液出现毛玻璃样浑浊最常见的原因是（检验士 2019 基础，2014 基础，2012 基础）
A. 结核性脑膜炎　B. 化脓性脑膜炎
C. 病毒性脑膜炎　D. 蛛网膜下腔出血
E. 脑出血

27. 脑脊液外观呈轻度毛玻璃样浑浊，多见于（检验师 2021 基础）（主管检验师 2020 基础）
A. 化脓性脑膜炎　B. 结核性脑膜炎
C. 脊髓灰质炎　D. 神经梅毒
E. 脑肿瘤

28. 符合结核性脑膜炎特点的是（检验师 2020 实践）
A. 脑脊液外观呈米汤样混浊
B. 脑脊液外观呈毛玻璃样
C. 脑脊液外观呈清亮、微浑
D. 脑脊液外观呈血性状
E. 脑脊液外观呈清亮透明

29. 正常脑脊液为（检验士 2016 专业，2014 专业）
A. 无色透明　B. 褐色不透明
C. 淡红色半透明　D. 灰白色不透明
E. 淡黄色半透明

30. 化脓性脑膜炎时，脑脊液抽取后，开始出现凝块的时间常为（检验士 2012 专业）
A. 1 小时　B. 5 小时
C. 3 小时　D. 7 小时
E. 10 小时

31. 脑脊液呈乳白色常见于（检验师 2015 专业）
A. 病毒性脑膜炎　B. 陈旧性出血
C. 化脓性脑膜炎　D. 脑脊液循环激活
E. 神经梅毒

32. 新鲜脑脊液混浊，最常见的原因是含大量（检验师 2012 基础）
A. 葡萄糖　B. 细胞
C. 胆红素　D. 氯化物
E. 甘油三酯

33. 脑脊液标本外观呈褐色常见于（检验师 2012 相关）
A. 骨髓外肿瘤　B. 吉兰－巴雷综合征
C. 化脓性脑膜炎　D. 脑膜黑色素瘤
E. 结核性脑膜炎

三、化学检验

34. 脑脊液 Pandy 试验，需要滴加的脑脊液量为（检验士 2014 专业）
A. 1~2 滴　B. 2~4 滴
C. 4~6 滴　D. 6~8 滴
E. 8~10 滴

35. 脑脊液中出现凝块时，其蛋白质含量超过（检验

士 2021 基础，2019 实践，2013 基础）

A. 1.5g/L　B. 2.5g/L
C. 5g/L　D. 7.5g/L
E. 10g/L

36. 正常人脑脊液中氯化物的浓度的参考值为（检验士 2020 专业）

A. 110~120mmol/L　B. 120~130mmol/L
C. 120~135mmol/L　D. 130~140mmol/L
E. 130~135mmol/L

37. 脑脊液氯化物含量明显降低见于（检验士 2017 相关，2013 相关）

A. 脑出血　B. 脑肿瘤
C. 化性脑膜炎　D. 结核性脑膜炎
E. 流行性乙脑

38. 脑脊液葡萄糖含量正常可见于（检验士 2018 相关）

A. 细菌性脑膜炎　B. 隐球菌性脑膜炎
C. 病毒性脑膜炎　D. 化脓性脑膜炎
E. 结核性脑膜炎

39. 正常 CSF 静置 24 小时后（主管检验师 2016 基础）

A. 出现薄膜　B. 出现凝块
C. 现絮状凝块　D. 呈黄色胶样
E. 无沉淀

40. 抑制脑液葡萄糖被分解，应加入（主管检验师 2016 专业）

A. 氟化钠　B. 氧化汞
C. 氯化钙　D. 氯化钠
E. 氢氧化钾

41. 正常脑脊液蛋白质定性试验为（主管检验师 2014 基础、2014 相关）

A. 阳性　B. 弱阳性
C. 阴性或弱阳性　D. 中度阳性
E. 不定

42. 下列哪种试验与苯酚结合出现不溶性蛋白盐而出现浑浊（主管检验师 2021 相关）

A. Ross-Jone 试验　B. Nonne-Apelt 试验
C. Pandy 试验　D. Rivalta 试验
E. 李凡他试验

43. 灵敏度较高的脑脊液蛋白质定性检验方法是（主管检验师 2020 相关）

A. Ross-Jone 试验　B. Nonne-Apelt 试验
C. Pandy 试验　D. 染料结合比色法
E. 磺基水杨酸 - 硫酸钠比浊法

44. Pandy 试验与硫酸铵试验比较，前者（主管检验师 2021 相关）

A. 需 CSF 标本量少　B. 操作复杂
C. 敏感性差　D. 正常人肯定阴性
E. 能分别测试球蛋白和白蛋白

45. 关于脑脊液 Pandy 试验评价，错误的是（主管检验师 2019 基础，2014 实践，2012 实践）

A. 所需标本量少　B. 灵敏度过高
C. 主要测定白蛋白　D. 结果易观察
E. 操作简单

46. 操作简便、标本量少、灵敏度高的脑脊液蛋白定性方法是（主管检验师 2016 专业）

A. 比色法　B. 免疫学方法
C. Pandy 试验　D. Ross-Jone 试验
E. 染料结合比色法

47. 正常脑脊液蛋白电泳含量最高的是（主管检验师 2013 专业）

A. α_1- 球蛋白　B. α_2- 球蛋白
C. β- 球蛋白　D. γ- 球蛋白
E. Alb

48. 脑脊液葡萄糖明显降低见于（主管检验师 2016 相关、2015 基础）

A. 结核性脑膜炎　B. 病毒性脑膜炎
C. 化脓性脑膜炎　D. 真菌性脑膜炎
E. 脑肿瘤

49. CSF 中葡萄糖含量明显减少的疾病是（检验士 2021 实践，2019 实践，2015 基础）

A. 脑出血　B. 脑梗死
C. 化脓性脑膜炎　D. 病毒性脑膜炎
E. 流行性乙脑

50. 下列疾病时 CSF 中葡萄糖含量明显减少的是（主管检验师 2018 专业）

A. 病毒性脑膜炎　B. 化脓性脑膜炎
C. 隐球菌性脑膜炎　D. 结核性脑膜炎
E. 以上都不对

51. 关于脑脊液氯化物等检测，正确的是（检验师 2017 相关）

A. 正常脑脊液中氯化物含量比血中高
B. 正常脑脊液中氯化物含量为 95~106mmol/L
C. 氯化物的测定方法多用己糖激酶法
D. 呼吸性碱中毒时脑脊液氯化物含量会减低
E. 尿毒症时脑脊液氯化物含量会降低

52. 下列选项中，CSF 葡萄糖含量常见升高的疾病是（检验师 2015 专业）

A. 急性化脓性脑膜炎　B. 结核性脑膜炎
C. 梅毒性脑膜炎　D. 蛛网膜下腔出血
E. 隐球菌性脑膜炎

53. 脑脊液与血浆氯化物含量之比约为（检验师 2013 基础）（主管检验师 2012 基础）

A. 0.5~0.6　B. 0.8~0.9
C. 1.2~1.3　D. 1.5~1.6
E. 1.8~1.9

54. CSF 中氯化物含量明显降低见于（检验师 2013 实践）

A. 肾炎　B. 尿毒症
C. 心衰　D. 病毒性脑炎
E. 结核性脑膜炎

55. 下列疾病 CSF 氯化物浓度有显著变化的是（主管检验师 2016 基础）

A. 病毒性脑炎　B. 脑出血
C. 脊髓灰质炎　D. 结核性脑膜炎

E. 化脓性脑膜炎

56. 脑脊液氯化物明显减少见于（主管检验师 2016 相关、2012 专业）

A. 化脓性脑膜炎　　B. 结核性脑膜炎
C. 病毒性脑膜炎　　D. 脊髓灰质炎
E. 中毒性脑炎

57. 脑脊液中氯化物减低早于葡萄糖减低的疾病是（主管检验师 2015 实践）

A. 蛛网膜下腔梗阻　　B. 神经梅毒
C. 化脓性脑膜炎　　D. 结核性脑膜炎
E. 新隐球菌性脑膜炎

四、显微镜检验

58. 正常脑脊液中主要的白细胞是（检验士 2018 相关）

A. 中性粒细胞　　B. 淋巴细胞
C. 单核细胞　　D. 嗜碱性粒细胞
E. 嗜酸性粒细胞

59. 如图（附录 3 图 1–30）示，脑脊液涂片所见细胞为（检验士 2018 实践、2014 实践）

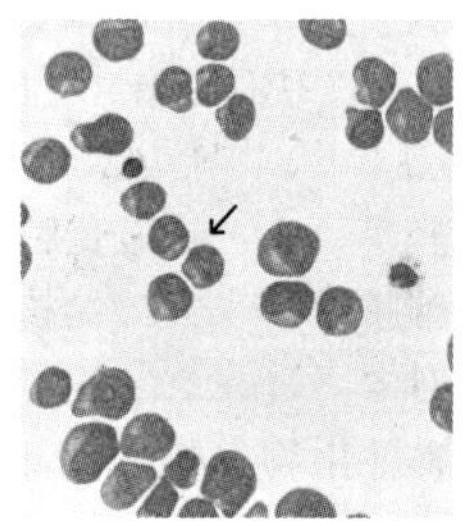

A. 浆细胞　　B. 粒细胞
C. 淋巴细胞　　D. 间皮细胞
E. 单核细胞

60. 中枢神经系统白血病的诊断标准是（检验士 2015 相关）

A. 脑脊液含糖量明显升高
B. 脑脊液中成熟小淋巴细胞比例升高
C. 脑脊液中蛋白质总量大于 50mg/L，潘氏试验阳性
D. 脑脊液查到白血病细胞
E. 脑脊液中白细胞大于 $1.0 \times 10^9/L$

61. 脑脊液检查，欲确诊新型隐球菌可用（检验士 2014 实践）

A. 瑞特染色　　B. 革兰染色
C. 墨汁染色　　D. 抗酸染色
E. 吉姆萨染色

62. 脑脊液白细胞分类阳性率较高的方法是（检验士 2013 专业）

A. 直接涂片法　　B. 自然沉淀法
C. 尿液分析仪法　　D. 玻片离心沉淀法
E. 血细胞分析仪法

63. 成年人脑室穿刺脑脊液有核细胞计数的参考值为（检验士 2012 专业）（检验师 2017 专业）

A. $(0\sim5) \times 10^6/L$　　B. $(0\sim8) \times 10^6/L$
C. $(0\sim15) \times 10^6/L$　　D. $(0\sim20) \times 10^6/L$
E. $(0\sim30) \times 10^6/L$

64. 下列疾病脑脊液中，均以淋巴细胞增高为主，但除外（检验士 2012 实践）

A. 化脓性脑膜炎　　B. 病毒性脑膜炎
C. 结核性脑膜炎　　D. 脑脊髓梅毒
E. 脑瘤

65. 正常人 CSF 中，红细胞数量应为（主管检验师 2017 专业）

A. 无红细胞　　B. $(0\sim10) \times 10^6/L$
C. $(0\sim5) \times 10^6/L$　　D. $(0\sim15) \times 10^6/L$
E. $(0\sim30) \times 10^6/L$

66. 脑脊液出现浑浊现象，白细胞数量应超过（主管检验师 2021 专业）

A. $100 \times 10^6/L$　　B. $150 \times 10^6/L$
C. $200 \times 10^6/L$　　D. $250 \times 10^6/L$
E. $300 \times 10^6/L$

67. 结核性脑膜炎时，脑脊液中细胞学的变化是（主管检验师 2019 基础）

A. 中性粒细胞明显增多
B. 淋巴细胞明显增多
C. 淋巴细胞明显减少
D. 可见较多的含铁血黄素巨噬细胞
E. 中性粒细胞增多同时淋巴细胞明显减少

68. 关于脑脊液白细胞分类的叙述，错误的是（主管检验师 2014 实践）

A. 直接在高倍镜下计数
B. 必须计数 100 个白细胞
C. 沉淀物涂片用瑞氏染色法
D. 染色涂片需用油镜观察
E. 单个核细胞包括淋巴细胞

69. 若脑脊液白细胞分类嗜酸性粒细胞为 60%，则可能是（检验师 2019 实践）

A. 病毒感染　　B. 化脓性细菌感染
C. 新型隐球菌感染　　D. 结核分枝杆菌感染
E. 寄生虫感染

五、脑脊液检验的临床应用

70. 病毒性脑炎 CSF 检验的特点是（检验士 2018 相关）

A. 外观多透明　　B. 有凝块
C. 蛋白明显增高　　D. 葡萄糖含量增高
E. 氯化物含量增高

71. 下列化脓性脑膜炎的脑脊液检查结果，错误的是（检验师 2017 实践）

A. 浑浊　　B. 蛋白质明显升高
C. 葡萄糖显著增高　　D. 细胞数显著增高
E. 可见致病菌

72. 化脓性脑膜炎脑脊液的主要特点是（主管检验师 2013 专业）

A. 外观透明　　B. 蛋白质定性为（+）
C. 氯化物含量正常　　D. 葡萄糖含量明显降低

E. 中性粒细胞轻度增高

73. 脑脊液细胞数量显著增高的是（主管检验师 2017 专业）

A. 病毒性脑膜炎　B. 中枢神经系统肿瘤
C. 化脓性脑膜炎　D. 结核性脑膜炎
E. 新型隐球菌脑膜炎

74. 患者脑脊液标本放置后表面形成网状薄膜，涂片抗酸染色后，镜下查到分枝杆菌，该患者最有可能的诊断为（主管检验师 2015 专业）

A. 病毒性脑膜炎　B. 化脓性脑膜炎
C. 结核性脑膜炎　D. 隐球菌性脑膜炎
E. 脊髓灰质炎

A2 型题（病历摘要型最佳选择题）

1. 患者女，22 岁。发热伴头痛一天，喷射状呕吐 2 次。查体，38℃，表情淡漠，颈项强直，呼吸音清，肝脾肋下未见，腰椎穿刺抽取脑脊液，胆管均呈浑浊状，但无血性改变。检验结果为：WBC 60×10^6/L，中性粒细胞占 95%，氯化物 85mmol/L，葡萄糖 1.2mmol/L，培养见革兰阴性球菌，该患者可初步诊断为（检验师 2021 基础）

A. 结核性脑膜炎　B. 病毒性脑膜炎
C. 流行性脑膜炎　D. 化脓性乙型脑炎
E. 新型隐球菌性脑膜炎

2. 患者男，56 岁。因持续性呕吐、非特异性腹痛和高血压就诊。患者在 3 年多的时间里因频繁发生严重呕吐入院 15 次，每次呕吐持续数天。在多次入院期间，出现神经症状和自发症状，如意识错乱、定性障碍、枕部头痛、视力障碍、目光凝视、无反应性斜瞳孔，左侧肢体僵直，血压波动以及升高。怀疑脑组织损伤，目前评价血脑屏障受损程度的指标是白蛋白商值，该患者白蛋白商值为 35，其程度属于（主管检验师 2013 实践）

A. 无明显受损　B. 轻度受损
C. 中度受损　D. 重度受损
E. 完全破裂

B1 型题（标准配伍题）

（1~2 题共用备选答案）

A. 化脓性脑膜炎　B. 结核性脑膜炎
C. 蛛网膜下腔梗阻　D. 流行性乙型脑炎
E. 脑脊髓梅毒

1. 脑脊液呈黄色胶胨状见于（检验师 2020 专业，2013 专业）

2. 脑脊液标本，静置 12~24 小时后形成纤维丝状或挂漏斗状薄膜，见于（检验师 2020 专业，2013 专业）

（3~4 题共用备选答案）

A. 结核性脑膜炎　B. 化脓性脑膜炎
C. 病毒性脑膜炎　D. 蛛网膜下腔出血
E. 脑出血

3. 脑脊液出现毛玻璃样浑浊最常见的原因是（检验士 2020 基础）

4. 脑脊液 1~2 小时形成凝块见于（检验士 2020 基础）

（5~7 题共用备选答案）

A. 0~1 小时内　B. 1~2 小时内
C. 2~12 小时内　D. 12~24 小时内
E. 24~36 小时内

5. 完成脑脊液细胞学检查的时间应在标本收集后（检验士 2017 专业）

6. 结核性脑膜炎脑脊液出现纤维的网膜，常在脑脊液静置（检验士 2017 专业）

7. 化脓性脑膜炎出现凝块，常在脑脊液静置（检验士 2017 专业）

第二节　浆膜腔积液

A1 型题

1. 漏出液特点不包括（检验士 2019 相关，2014 相关）

A. 比密＜ 1.018
B. 细胞数＜ 1.0×10^9/L
C. 黏蛋白定性阴性
D. 能自凝
E. 以淋巴细胞为主

2. 胸导管阻塞或破裂所致的胸腔积液为（检验士 2019 专业）

A. 漏出液　B. 渗出液
C. 脓性胸腔积液　D. 血性胸腔积液
E. 乳糜性胸腔积液

3. 漏出液的描述中哪项是错误的（检验士 2019 专业）

A. 液体比重低
B. 液体静置后不凝固
C. 液体内无或极少纤维蛋白原
D. 漏出与流体静力学有关
E. 液体内含有大量炎细胞

4. 关于浆膜腔积液的叙述，错误的是（检验士 2016 相关）

A. 正常浆膜腔有少量液体
B. 浆膜腔液体无生理作用
C. 胸腔积液即胸水
D. 腹腔积液即腹水
E. 积液可分为漏出液和渗出液

5. 不符合胸水渗出液的叙述的是（检验士 2016 专业，2012 专业）

A. 蛋白质定量＞ 30g/L
B. 浆膜腔积液葡萄糖 / 血清葡萄糖＜ 0.5

C. 凝固

D. LD < 200U/L

E. 比重> 1.018

6. 下列检测结果不符合渗出液的是（检验师 2012 实践）

A. 易凝固

B. 比重> 1.018

C. 李凡他试验阳性

D. 积液 LD/ 血清 LD > 0.1

E. 细胞总数> 500×10^6/L

7. 下列关于胸水漏出液的叙述，正确的是（检验士 2015 实践）（主管检验师 2015 实践）

A. 比重> 1.020　　B. LD 值> 200U/L

C. 黏蛋白质> 40g/L　　D. 细胞计数相对减少

E. 甘油三酯> 126mmol/L

8. 渗出液的特点不包括（检验士 2014 相关）

A. 比密> 1.018

B. 细胞数> 0.2×10^9/L

C. 蛋白定性阳性

D. 能自凝

E. 以间皮细胞为主

9. 浆膜腔积液化学检查，标本内应加的抗凝剂是（检验师 2012 实践）

A. 枸橼酸钠　　B. 草酸钾

C. 草酸钠　　D. 肝素

E. EDTA-K_2

10. 漏出液蛋白质含量一般小于（检验士 2012 专业）

A. 10g/L　　B. 20g/L

C. 50g/L　　D. 15g/L

E. 25g/L

11. 临床上浆膜腔积液常检测（检验士 2014 专业）

A. ALT　　B. AST

C. LDH　　D. CHE

E. CK

12. 浆膜腔黏蛋白定性试验为（检验士 2013 实践）

A. Pandy 试验　　B. Rivalta 试验

C. Behedict 试验　　D. Wintrobe 试验

E. Westergren 试验

13. 浆膜腔液理学检查和细胞学检查宜采用的抗凝剂是（检验师 2020 基础）

A. 肝素锂　　B. 肝素钠

C. 草酸铵　　D. 枸橼酸钠

E. EDTA-Na_2

14. 渗出液产生的原因不包括（检验师 2020 基础）

A. 外伤　　B. 胆汁刺激

C. 晚期肝硬化　　D. 恶性肿瘤

E. 细菌感染

15. 漏出液的产生原因不包括（检验师 2018 基础，2017 基础，2012 基础）

A. 静脉回流受阻　　B. 充血性心力衰竭

C. 晚期肝硬化　　D. 肾病综合征

E. 细菌性感染

16. 下列关于渗出液的叙述，错误的是（检验师 2021 相关、2016 实践）

A. 多为浑浊　　B. 常自凝

C. 比密度> 1.018　　D. 蛋白定量多> 30g/L

E. Rivalta 试验常阴性

17. 漏出液的性质正确的是（检验师 2021 专业）

A. 非炎症性　　B. 多混浊

C. 比密> 1.018　　D. 易凝固

E. 无细胞

18. Rivalta 试验主要用于下列何种体液的检验（2021 实践）（主管检验师 2013 专业）

A. 精液　　B. 羊水

C. 脑脊液　　D. 尿液

E. 浆膜腔积液

19. Rivalta 试验主要测定积液中的（检验师 2020 相关，2015 实践）

A. 清蛋白　　B. 黏蛋白

C. 球蛋白　　D. 纤维蛋白原

E. 腺苷脱氨酶

20. 下列描述中，符合漏出液特点的是（检验师 2020 专业）

A. 细胞数常> 500×10^6/L　　B. Rivalta 试验阳性

C. 外观多浑浊　　D. pH > 7.3

E. 比重> 1.018

21. 不属于渗出液特点的是（检验师 2015 实践）

A. 不会自凝　　B. 外观多浑浊

C. 炎症刺激引起　　D. Rivalta 试验一般阳性

E. 慢性感染以淋巴细胞为主

22. 渗出液的实验室检查特点不包括（主管检验师 2014 实践、2012 实践）

A. 比重> 1.018

B. 积液总蛋白 / 血清总蛋白< 0.5

C. 黏蛋白定性试验阳性

D. 葡萄糖< 3.3mmol/L

E. 蛋白质> 30g/L

23. 腹水中甲胎蛋白定量超过多少时。对诊断原发性肝癌引起的腹水有价值（检验师 2018 基础）

A. > 5ug/L　　B. > 10ug/L

C. > 15ug/L　　D. > 20ug/L

E. > 25ug/L

24. 可作为结核性胸膜炎抗结核治疗时的疗效观察指标是测定浆膜腔积液的（检验师 2018 专业）

A. 碱性磷酸酶　　B. 腺苷脱氨酶

C. 淀粉酶　　D. C 反应蛋白

E. 溶菌酶

25. 可作为结核性胸膜炎抗结核治疗时的疗效观察指标是测定浆膜腔积液的（主管检验师 2021 实践）

A. 碱性磷酸酶　　B. 腺苷脱氨酶

C. 淀粉酶　　D. C- 反应蛋白

E. 溶菌酶

26. 渗出液的有核细胞计数常超过（检验师 2016 专业）

A. 100×10^6/L　　B. 200×10^6/L

C. 300×10^6/L　　D. 400×10^6/L

E. 500×10^6/L

27. 漏出液 LD/ 血清 LD 的比值常小于（检验师 2015 相关）

A. 0.6　　B. 0.7

C. 0.8　　D. 0.9

E. 1.0

28. 浆膜腔积液中蛋白的等电点 pH 值约为（检验师 2015 相关）

A. 7~8　　B. 5~6

C. 4~5　　D. 3~5

E. 1~3

29. 将胸水混匀后冲入改良牛鲍计数板，计数四个大方格中细胞数为 80 个，则报告细胞数为（检验师 2015 实践）

A. 10 个 /ul　　B. 50 个 /ul

C. 100 个 /ul　　D. 200 个 /ul

E. 400 个 /ul

30. 不属于浆膜腔积液二级检验项目的是（检验师 2013 专业）（主管检验师 2012 相关）

A. C- 反应蛋白　　B. 腺苷脱氨酶

C. 溶菌酶　　D. 癌胚抗原

E. 乳酸脱氢酶

31. Rivalta 试验测定的是积液中的（检验师 2012 实践）

A. 球蛋白　　B. 黏蛋白

C. 球蛋白　　D. 纤维蛋白原

E. 腺苷脱氨酶

32. 下列关于漏出液与渗出液描述正确的是（主管检验师 2020 相关）

A. 渗出液的外观澄清

B. 漏出液外观浑浊

C. 渗出液相对密度＞ 1.016，蛋白质＞ 30g/L

D. 漏出液容易凝固

E. LD 可鉴别渗出液和漏出液

33. 渗出液标本易形成凝块的主要原因是（主管检验师 2014 基础）

A. 细胞过多　　B. 与空气接触

C. 有较多凝固酶　　D. 蛋白质发生变质

E. 有较多纤维蛋白原

34. 有关浆膜腔积液标本，正确的是（主管检验师 2014 相关）

A. 观察标本凝固性必须抗凝

B. 外观检查用肝素抗凝

C. 生化检查标本宜用枸橼酸钠抗凝

D. 细胞检查用 EDTA-Na 抗凝

E. 所有标本均应抗凝

35. 关于 Rivalta 试验的叙述，错误的是（主管检验师 2019 专业，2017 专业）

A. 主要检查黏蛋白

B. 黏蛋白的等电点为 pH3.0~5.0

C. 黏蛋白在稀乙酸中出现白色沉淀

D. 漏出液多为阳性反应

E. 不能单靠此试验来鉴别漏出液与渗出液

36. 作为判别渗出液和漏出液的指标之一，积液总蛋白与血清总蛋白的比值，其界线为（主管检验师 2018 相关）

A. 0.3　　B. 0.5

C. 0.6　　D. 0.7

E. 0.9

37. 符合漏出液特点的是积液蛋白质定量小于（主管检验师 2018 相关）

A. 50g/L　　B. 40g/L

C. 60g/L　　D. 25g/L

E. 70g/L

38. 渗出液的蛋白定量（主管检验师 2016 实践）

A. ＞ 100g/L　　B. ＞ 50g/L

C. ＞ 30g/L　　D. ＞ 10g/L

E. ＞ 5g/L

39. 结核性浆膜腔积液明显增高的指标是（主管检验师 2018 基础）

A. LD　　B. ADA

C. AMY　　D. AKP

E. ACP

40. 积液中腺苷脱氨酶活性增加最明显的是（主管检验师 2019 基础，2017 相关）

A. 恶性积液　　B. 狼疮性积液

C. 化脓性积液　　D. 结核性积液

E. 消化道穿孔所致腹腔积液

41. 胸腔黏稠样积液常见于（主管检验师 2021 专业，2014 相关）

A. 白血病　　B. 肝硬化

C. 恶性间皮瘤　　D. 阿米巴脓肿

E. 结核疾病

42. 可作为结核性胸膜炎抗结核治疗时的疗效观察指标是测定浆膜腔积液的（主管检验师 2018 专业）

A. 碱性磷酸酶

B. 腺苷脱氨酶

C. 淀粉酶

D. C- 反应蛋白

E. 溶菌酶

43. 关于血性渗出液（癌性）的叙述，正确的是（主管检验师 2016 相关）

A. 采集后凝固较慢　　B. 乳酸脱氢酶降低

C. 肿瘤标记物阴性　　D. 腺苷脱氨酶升高

E. 铁蛋白升高

44. 浆膜腔积液生物化学检查应加的抗凝剂是（主管检验师 2014 实践）

A. 枸橼酸钠　　B. 草酸钾

C. 草酸钠　　D. 肝素

E. EDTA-K_2

45. 符合渗出液特点的是（检验师 2013 专业）（主管检验师 2012 相关）

A. 淡黄色　　B. 清晰透明

C. Rivalta 试验阴性　　D. 蛋白质大于 30g/L

E. 积液 / 血清 LD 比值小于 0.3

46. 属于浆膜腔积液一级检查内容的是（主管检验师 2012 专业）

A. CRP　　B. ADA

C. LDMH　　D. CEA

E. SG

47. 浆膜腔积液一级检查内容包括（检验师 2012 专业）

A. CRP　　B. ADA

C. GP　　D. CEA

E. pH

A2 型题（病历摘要型最佳选择题）

1. 患者男，58 岁。肝硬化失代偿期，X 光显示胸腔有积液。进行胸腔穿刺术，实验室检查胸水为漏出液，以下不符合的是（检验师 2019 实践）

A. 葡萄糖 5.78mmol/L　　B. 李凡他试验阴性

C. 有核细胞 700 个 /ul　　D. 乳酸脱氢酶 97IU/L

E. 比重 1.010

2. 患者男，54 岁。因胸闷气急两周就诊，检查发现右侧大量胸腔积液，胸水为血性，CEA35.1U/L，ADA27U/L。则应首先考虑（主管检验师 2021 相关）

A. 恶性肿瘤　　B. 心肌炎

C. 肝硬化　　D. 肺结核

E. 溶血性疾病

第三节　关节腔积液检验

A1 型题

1. 患者男，50 岁。双膝关节红肿，疼痛。B 超关节腔积液，需做穿刺进行关节腔积液检查。做化学和细胞学检查的抗凝宜选用（检验士 2017 实践）

A. EDTA 粉剂　　B. 草酸盐

C. 肝素　　D. 生理盐水

E. 枸橼酸钠

2. 采集和处理关节腔积液，正确的是（检验师 2016 实践）

A. 通常采集 1~3 管

B. 一般无需观察凝固现象

C. 第一管做一般性状和微生物检查

D. 第二加 EDTA 抗凝作化学检查

E. 第三管加双草酸盐抗凝作细胞检查

3. 关节积液性进行化学检查，应采用第几管的标本（主管检验师 2014 专业）

A. 第一管　　B. 第二管

C. 第三管　　D. 第四管

E. 第五管

第四节　羊水检验

A1 型题

1. 羊水的溶质占多少（检验师 2019 相关）

A. 1%~2%　　B. 5%

C. 10%　　D. 15%

E. 20%

2. 羊水的溶质含量为（主管检验师 2019 相关）

A. 98%~99%　　B. 30%~50%

C. 20%~30%　　D. 10%~20%

E. 1%~2%

3. 羊水中含量最多的有机物是（主管检验师 2014 基础）

A. 葡萄糖　　B. 肌酐

C. 蛋白质及衍生物　　D. 脂肪

E. 胆红素

4. 下列哪种情况需进行羊水检查（检验师 2018 基础）（主管检验师 2018 基础）

A. 疑为母婴血型不合　　B. 确定胎儿性别

C. 胎盘前置　　D. 多胎妊娠

E. 胎位异常

5. 妊娠 16 周后羊水主要成分是（检验士 2016 基础，2012 基础）

A. 胎儿尿　　B. 有机物

C. 无机盐　　D. 组织液

E. 胎儿上皮细胞

6. 妊娠晚期羊水量约为（检验士 2012 基础）

A. 500ml　　B. 1000ml

C. 1500ml　　D. 2000ml

E. 2500ml

7. 羊水黄色黏稠，且能拉丝提示（主管检验师 2014 相关）

A. 过期妊娠　　B. 胎儿窘迫
C. 母婴血型不合　　D. 腔内感染
E. 胎盘功能正常

8. 了解胎儿肺成熟度可测定羊水的（检验师 2012 相关）

A. 肌酐比值　　B. 胆红素值
C. 淀粉酶值　　D. 脂肪细胞值
E. 卵磷脂 / 鞘磷脂比值

9. 反映肺成熟度的羊水检查是（检验士 2019 实践，2015 专业）（主管检验师 2015 专业）

A. 泡沫试验　　B. 淀粉酶测定
C. 葡萄糖测定　　D. 肌酐测定
E. 胆红素测定

10. 羊水泡沫试验可用来判断胎儿（检验士 2012 专业）

A. 肺成熟度　　B. 肾成熟度
C. 肝成熟度　　D. 皮肤成熟度
E. 唾液腺成熟度

11. 羊水中的脂肪细胞出现率达到多少反映胎儿皮肤成熟（检验师 2017 相关）

A. ＞ 10%　　B. ＞ 20%
C. ＞ 50%　　D. ＜ 10%
E. ＜ 20%

12. 羊水淀粉达到多少时为胎儿唾液腺成熟的标志（主管检验师 2014 相关）

A. ＞ 100U/L　　B. ＞ 200U/L
C. ＞ 300U/L　　D. ＜ 300U/L
E. ＜ 200U/L

13. 测定羊水中的哪个物质有助于胎儿肝成熟度的判断（检验师 2021 相关，2019 相关，2013 相关）

A. 蛋白质　　B. 脂肪
C. 胆红素　　D. 葡萄糖
E. 激素

14. 提示胎儿肾是否成熟的指标是（检验师 2020 实践）

A. 测羊水中的肌酐值
B. 测羊水中淀粉酶值
C. 测羊水中脂肪细胞出现率
D. 测羊水中卵磷脂 / 鞘磷脂比值
E. 测羊水中胆红素类物质值

15. 孕妇，39 周。行羊水检查，标志胎儿肾脏成熟的指标是（检验师 2016 实践）

A. 淀粉酶　　B. 卵磷脂 / 鞘磷脂
C. 肌酐　　D. 胆红素
E. 羊水泡沫试验

16. 孕妇，28 岁。妊娠具体周数不详，欲判断胎儿成熟度，行羊膜腔穿刺。羊水卵磷脂 / 鞘磷脂（L/S）测定结果为 1.5，提示（检验师 2020 相关，2016 相关）

A. 胎儿肺成熟　　B. 胎儿肾不成熟
C. 胎儿肺不成熟　　D. 胎儿肝不成熟
E. 胎儿肝成熟

17. 患者女，38 岁。妊娠 33 周，因妊娠高血压须择机进行剖宫产，对胎儿肺进行成熟度评估时应选择的检查是（检验士 2019 相关，2014 实践，2012 实践）

A. 羊水 AFP 测定
B. 羊水卵磷脂 / 鞘磷脂比率
C. 胎儿纤维连接蛋白
D. 羊水胆红素
E. 羊水 hCG

B1 型题（标准配伍题）

（1~2 题共用备选答案）

A. 32 周后　　B. 33 周后
C. 34 周后　　D. 35 周后
E. 36 周后

1. 胎儿肺成熟度的检测时机是（检验师 2016 基础）
2. 胎儿唾液腺成熟度的检测时机是（检验师 2016 基础）

第五节　痰液与支气管肺泡灌洗液检验

A1 型题

1. 灰尘细胞常见于（检验士 2021 专业，2017 相关，2015 相关）（主管检验师 2015 相关）

A. 胸水　　B. 腹水
C. 痰液　　D. 胃液
E. 尿液

2. 大叶性肺炎患者痰液的性状多为（检验师 2018 基础）（主管检验师 2018 基础）

A. 铁锈色　　B. 红色
C. 烂桃样　　D. 棕褐色
E. 黄色脓性

3. 哮喘患者痰液中通常不能见到（检验师 2016 实践）

A. 红细胞　　B. 白细胞
C. 夏科 – 雷登结晶　　D. 库什曼螺旋体
E. 纤毛柱状上皮

4. 证明痰液标本来自下呼吸道的标本是（检验师 2016 实践）

A. 中性粒细胞　　B. 储备细胞
C. 肺泡巨噬细胞　　D. 黏液柱状上皮细胞

E. 淋巴细胞

5. 棕褐色痰常见于（检验师 2015 专业）

A. 阿米巴肺脓肿　　B. 支气管哮喘

C. 支气管扩张症　　D. 肺癌

E. 细菌性肺脓肿

6. 库施曼螺旋体引起的疾病是（主管检验师 2021 专业）

A. 支气管哮喘　　B. 肿放线菌病

C. 结核病　　D. 支气管扩张

E. 卡氏肺孢子虫病

7. 痰液中出现支气管管型常见于（主管检验师 2018 基础）

A. 肿结核　　B. 肺坏疽

C. 肺放线菌病　　D. 纤维蛋白性支气管炎

E. 肺吸虫病

8. 铁锈色痰常见于（主管检验师 2018 相关）

A. 慢性支气管炎　　B. 大叶性肺炎

C. 肺脓肿　　D. 肺结核

E. 支气管扩张

9. 属于不合格的痰标本是（主管检验师 2013 实践）

A. 较多的白细胞内外有成堆的革兰阳性菌群

B. 鳞状上皮细胞＞ 25 个 /LP

C. 柱状上皮细胞较多

D. 白细胞大于 25 个 /LP

E. 痰培养可抑制病菌浓度≥ 10CFU/ml

第八章　生殖道分泌物检验

第一节　精液检验

A1 型题

1. 精液标本送检应于采集标本后（检验士 2018 相关）

A. 10 分钟内　B. 20 分钟内　C. 30 分钟内　D. 40 分钟内　E. 50 分钟内

2. 精液收集后送检时间的要求是（检验士 2021 专业，2018 实践，2016 实践，2014 实践）

A. 30 分钟内　B. 60 分钟内　C. 90 分钟内　D. 120 分钟内　E. 150 分钟内

3. 导致精液分析结果不准确的原因是（检验士 2017 相关，2015 相关，2013 相关）（主管检验师 2015 相关）

A. 性生活后采集标本
B. 无菌容器采集标本
C. 未用避孕套采集标本
D. 采集后应在 1 小时内保温送检
E. 标本采集时未加抗凝剂

4. 正常人一次排精量约为（检验士 2018 相关）

A. 1~2ml　B. 2~3ml　C. 2~6ml　D. 6~7ml　E. 5~8ml

5. 正常精液 pH 为（检验士 2018 相关）（检验师 2021 专业，2019 专业，2018 相关，2015 相关，2013 相关）

A. 4.0~5.0　B. 5.0~6.2　C. 6.2~7.2　D. 7.2~7.8　E. 7.8~8.0

6. 精液中最主要的成分是（2021 相关，2017 基础，2015 基础，2012 基础）（主管检验师 2015 基础）

A. 精囊液体　B. 前列腺液　C. 睾丸分泌液　D. 尿道球腺液　E. 尿道旁腺液

7. 适用于男性不育症辅助诊断的主要标本是（检验士 2017 基础）

A. 全血　B. 血浆　C. 尿液　D. 精液　E. 前列腺液

8. 正常人精液排出后 1 小时内精子存活率至少应（检验士 2018 基础）

A. ≥ 10%　B. ≥ 30%　C. ≥ 50%　D. ≥ 75%　E. ≥ 90%

9. 关于精液生理学的叙述，错误的是（检验士 2015 实践）（主管检验师 2015 实践）

A. 一次排精量 1.5~6ml
B. 外观不透明，灰白或乳白色
C. pH7.2~7.8
D. 室温下 30~60 分钟可自行液化
E. 拉丝长度＞ 2cm

10. 正常人精液在排精 30~60 分钟内，精子活动率应大于（检验士 2013 基础）

A. 50%　B. 60%　C. 70%　D. 8%　E. 9%

11. 有生育能力的男性精子活动率参考值（伊红染色法）为（主管检验师 2013 基础）

A. ≥ 35%　B. ≥ 50%　C. ≥ 65%　D. ≥ 75%　E. ≥ 80%

12. 生育能力检测，除精子计数外，还包括（检验士 2013 专业）（检验师 2018 相关）

A. 精液液化时间、精子活动力、精子形态
B. 精液液化时间、血红蛋白量、精子活动力
C. 精子活动力、精子形态学、碱性磷酸酶量
D. 精子活动、力精液液化时间、酸性磷酸酶
E. 精液液化时间、酸性磷酸酶、血红蛋白量

13. 精子活动良好是指精子（检验士 2018 基础）

A. 呈前向直线运动
B. 呈缓慢或呆滞的前向运动
C. 在原地打转或抖动
D. 不活动，加温后活动迟缓
E. 不活动，加温后仍不活动

14. 正常精子头部呈（检验士 2017 专业，2015 专业）（主管检验师 2015 专业）

A. 正方形　B. 长方形　C. 椭圆形　D. 卵圆形　E. 不规则形

15. 关于正常精子形态的叙述，错误的是（检验士 2016 实践）

A. 正常的精子形似蝌蚪
B. 由头、体、尾三部分构成
C. 头部正面呈圆形，侧面卵圆形

D. 体部轮廓直而规则，长约 5~7μm，宽约 1μm

E. 尾部细长，长约 50~60μm

16. 不符合正常精子形态特征的是（检验士 2014 基础，2012 基础）

A. 形似蝌蚪状　B. 尾部粗短

C. 头部正面圆形　D. 体部轮廓直而规则

E. 由头、体、尾三部分构成

17. 有生殖能力男性的活精子率一般大于（检验士 2012 相关）

A. 55%　B. 60%

C. 65%　D. 70%

E. 75%

18. 精液中的果糖来源于（检验师 2020 基础）（主管检验师 2021 专业，2014 基础）

A. 精囊腺　B. 附睾

C. 前列腺　D. 尿道旁腺

E. 尿道球腺

19. 畸形精子症指正常形态的精子百分数小于（检验师 2020 专业，2015 专业）

A. 30%　B. 35%

C. 40%　D. 45%

E. 50%

20. 正常精液中畸形精子应少于（检验师 2018 实践）（主管检验师 2021 相关，2018 实践）

A. 30%　B. 20%

C. 60%　D. 40%

E. 50%

21. 正常精液液化时间不超过（检验师 2020 实践）

A. 5 分钟　B. 10 分钟

C. 20 分钟　D. 25 分钟

E. 30 分钟

22. 精液迟缓液化症指液化时间超过（检验师 2013 专业）

A. 5min　B. 15min

C. 30min　D. 45min

E. 60min

23. 精浆中不存在的化学成分是（检验师 2019 相关）（主管检验师 2018 相关）

A. 碱性磷酸酶　B. 白蛋白

C. 免疫球蛋白　D. 纤溶酶

E. 凝固酶

24. 正常精液颜色一般为（检验师 2019 专业）

A. 无色　B. 灰白色

C. 黄色　D. 淡红色

E. 棕色

25. 关于正常精液的叙述，不正确的是（检验师 2016 实践）

A. 刚射出为灰白色　B. pH 值为 6.2~7.4

C. 射精量为 2~6ml/ 次　D. 60 分钟内完全液化

E 自行液化后为半透明乳白色

26. WHO 将精子不活动定为（检验师 2019 实践，2013 实践）

A. a 级　B. b 级

C. c 级　D. d 级

E. e 级

27. 精液分析检查时见到精子运动缓慢，则精子活动力属于 WHO 分级的（主管检验师 2021 相关）（检验师 2017 相关）

A. a 级　B. b 级

C. c 级　D. d 级

E. e 级

28. WHO 将“精子快速向前运动”活力定为（检验师 2015 实践）

A. 0 级　B. Ⅰ级

C. Ⅱ级　D. Ⅲ级

E. Ⅳ级

29. 世界卫生组织将精子活力分为（检验师 2012 专业）

A. 2 级　B. 3 级

C. 4 级　D. 5 级

E. 6 级

30. WHO 规定精子活力 c 级为（检验师 2012 实践）

A. 快速前向运动　B. 慢速前向运动

C. 呆滞前向运动　D. 非前向运动

E. 不动

31. 精液分析时检查见到精子原地运动，则精子活动力属于 WHO 分级的（主管检验师 2021 专业）（检验师 2016 实践）

A. a 级　B. b 级

C. c 级　D. d 级

E. e 级

32. WHO 精子活力分级，b 级是指（主管检验师 2019 实践）

A. 精子呈不动状态

B. 精子呈缓慢或呆滞前向运动

C. 精子呈中速直线运动

D. 精子呈高速直线运动

E. 精子呈高速旋转运动

33. WHO 对精子活动力的划分与解释，错误的是（主管检验师 2014 实践）

A. a 级：呈直线运动　B. b 级：呈前向运动

C. c 级：原地运动　D. d 级：不活动

E. e 级：呆滞的运动

34. 射精 60 分钟内，正常人的 a 级精子应大于（检验师 2016 专业）

A. 5%　B. 10%

C. 15%　D. 20%

E. 25%

35. 精浆果糖为阴性，最常见的疾病是（2019 相关）

A. 精囊腺炎　B. 先天性精囊腺缺如

C. 射精管阻塞　D. 睾丸畸形

E. 前列腺炎

36. 正常人每次射精的精子总数为（主管检验师 2013 专业）

A. ≥ 20×10^6/L　B. ≥ 25×10^6/L

C. ≥ 30×10^6/L　D. ≥ 25×10^6/L

E. ≥ 40×10^6/L

37. WHO 推荐精液检查中中性粒细胞染色的方法是（主管检验师 2020 专业）

A. 不染色法 B. Wright 染色
C. Giemsa 染色 D. 革兰染色
E. 正甲苯胺蓝过氧化酶染色

38. 精子约占精液的（主管检验师 2013 基础）

A. 3% B. 4%
C. 5% D. 6%
E. 7%

39. 精液检查的目的不包括（主管检验师 2017 基础、2012 专业）

A. 婚前检查
B. 法医学鉴定
C. 性功能减弱
D. 检查男性不育症的原因
E. 观察输精管结扎术后的疗效

40. 一对夫妇、结婚 5 年后未生育，去医院就诊时应首先做的检查是（主管检验师 2021 实践）

A. 脱落细胞学检查 B. 阴道清洁度检查
C. 细菌学检查 D. 前列腺常规
E. 精液常规

41. 泌尿系结核或肿瘤患者的精液是（主管检验师 2018 相关）

A. 黄色或脓性 B. 红色或血性
C. 淡黄色 D. 半透明状
E. 灰白色或乳白色

42. 精液排出后可自行液化，是由于精液中存在（主管检验师 2018 相关）

A. α- 葡萄糖苷酶 B. 蛋白分解酶
C. 凝固蛋白酶 D. 酸性磷酸酶
E. 乳酸脱氢酶同工酶

43. 精液 2 小时不液化，最可能的原因是（主管检验师 2016 专业）

A. 精液量少 B. 温度太低
C. 容器不洁 D. 纤溶酶被破坏
E. 凝固酶过多

44. 精子计数所需的稀释液中含有碳酸氢钠，它的作用是（主管检验师 2021 基础）

A. 杀死精子 B. 保持精子的形态
C. 破坏精液的黏稠度 D. 增加透明度
E. 染色

45. 睾丸曲细精管受损，精液检查可增多的是（主管检验师 2021 基础，2020 实践，2017 专业）

A. 红细胞 B. 白细胞
C. 未成熟生精细胞 D. 前列腺上皮细胞
E. 淀粉样小体

46. 用直接玻璃棒法检测精液黏稠度，正常精液黏丝长度（主管检验师 2014 基础）

A. 不超过 2cm B. 超过 3cm
C. 不超过 3cm D. 超过 2cm
E. 形成长于 2cm 的长丝

A2 型题（病历摘要型最佳选择题）

1. 患者男，35 岁。精液常规检查结果如下：精子存活率 75%，精子活力 a 级和 b 级占 55%。精子计数 60×10^9/L，异常精子形态 25%，白细胞数为 3 个 /HPF。该患者精液检查结果异常的是（检验师 2019 实践）

A. 精子活力 B. 精子形态
C. 精子计数 D. 白细胞数
E. 精子活率

2. 患者男，32 岁。精液检查结果显示液化时间正常，pH7.5，精子活动力减低，精子数量减低，畸形精子数量增加。导致该精液异常的病理原因最可能是（检验师 2017 专业）

A. 精囊腺炎 B. 前列腺炎
C. 附睾炎 D. 精索静脉曲张
E. 前列腺肥大

3. 患者男，34 岁。结婚 2 年未避孕，妻子未怀孕，行精液常规检查，发现精液液化时间过长，导致不育。正常精液液化时间不超过（检验师 2017 实践）

A. 5 分钟 B. 10 分钟
C. 20 分钟 D. 25 分钟
E. 30 分钟

4. 患者男，22 岁。发现左阴囊内肿物 1 年，B 超检查：左侧精索静脉曲张。该患者不可能出现（主管检验师 2017 基础）

A. 精子活动力下降 B. 精子活动率减少
C. 精子计数减少 D. 畸形精子数增高
E. 精子存活率增高

5. 患者男，35 岁。因不发育入院检查，精液数小时不液化，常见的原因是（主管检验师 2017 专业）

A. 蛋白质分泌减少
B. 前列腺分泌纤溶酶减少
C. 精子数量减少
D. 温度太低
E. 精子活动不良

6. 患者男，34 岁。婚后 5 年不育，做精液检查，正常精液常规结果中，不正确的是（主管检验师 2017 实践）

A. 精液量 4.3ml B. 精液液化时间 30 分钟
C. 精子浓度 10×10^9/L D. 精子活动率 74%
E. 精子存活 78%

A3 型题

（1~2 题共用题干）

某患者精液检查结果显示，液化时间正常，pH 7.5，精子活动力减低，精子数量减低，畸形精子数量增加。

1. 导致该精液异常的病理原因最有可能的是（检验师 2021 专业）

A. 精囊腺炎 B. 前列腺癌
C. 附睾炎 D. 精索静脉曲张
E. 前列腺肥大

2. 畸形精子最可能表现的主要类型是（检验师 2021

专业）

A. 头部和体部的肿胀或缺陷
B. 头、体、尾部缺陷
C. 体部和尾部的肿胀或缺陷
D. 头部和尾部的肿胀或缺陷
E. 尾部缺陷

B1 型题（标准配伍题）

（1~2 题共用备选答案）

A. 快速向前运动　　B. 慢速向前运动
C. 原地打转　　D. 非向前运动
E. 不动

1. WHO 将精子活动划分为 a 级，是指精子（检验师 2020 专业）

2. WHO 将精子活动划分为 d 级，是指精子（检验师 2020 专业）

（3~4 题共用备选答案）

A. 果糖　　B. 酸性磷酸酶
C. 葡萄糖　　D. 锌
E. 糖原

3. 精液中精子能量的主要来源是（检验士 2012 相关）

4. 精浆中有助于前列腺疾病诊断的成分是（检验士 2012 相关）

（5~6 题共用备选答案）

A. 淡黄色精液　　B. 灰黄色精液
C. 暗红色精液　　D. 乳白色精液
E. 黄色脓性精液

5. 精囊炎可见（检验士 2018 专业）

6. 生殖系统结核可见（检验士 2018 专业）

（7~8 题共用备选答案）

A. 快速前向运功　　B. 慢速前向运动
C. 原地打转　　D. 非前向运动
E. 不动

7. WHO 将精子活动划分为 0 级，是指精子（检验士 2020 实践，2014 实践）

8. WHO 将精子活动划分为Ⅲ级，是指精子（检验士 2020 实践，2014 实践）

（9~10 题共用备选答案）

A. 快速向前运动　　B. 慢速向前运动
C. 原地打转　　D. 非向前运动
E. 不动

9. WHO 将精子活动划分为 a 级，是指精子（检验士 2013 实践）（检验师 2020 专业）

10. WHO 将精子活动划分为 d 级，是指精子（检验士 2013 实践）（检验师 2020 专业）

第二节　前列腺液检验

A1 型题

1. 正常前列腺液可大量出现的是（2021 基础，2019 相关，2016 实践，2014 实践）

A. 红细胞　　B. 白细胞
C. 淀粉样小体　　D. 前列腺颗粒细胞
E. 卵磷脂小体

2. 正常前列腺液中最多见的成分是（检验士 2013 专业）（检验师 2018 相关）

A. 精子　　B. 内胞
C. 红细胞　　D. 卵磷脂小体
E. 上皮细胞

3. 正常前列腺液镜检可见大量（检验师 2019 基础，2017 基础，2015 基础）

A. 红细胞　　B. 白细胞
C. 滴虫　　D. 卵磷脂小体
E. 前列腺颗粒细胞

4. 微镜观察前列腺涂片见圆形或卵圆形、大小不等，小于红细胞，折光性强的物质是（检验士 2021 专业，2020 实践，2018 实践，2017 实践，2015 实践，2013 实践，2012 专业）（主管检验师 2015 实践）

A. 前列腺颗粒细胞　　B. 淀粉样小体
C. 卵磷脂小体　　D. 结石
E. 白细胞

5. 卵磷脂小体减少常见于（检验士 2021 实践，2020 基础、2020 专业，2015 相关，2012 相关）

A. 精囊炎　　B. 附睾炎
C. 前列腺炎　　D. 尿道旁腺炎
E. 尿道球腺炎

6. 正常前列腺液显微镜检查，卵磷脂小体应（检验士 2015 专业，2012 专业）（主管检验师 2015 专业）

A. 布满视野　　B. 长方形
C. 成簇分布　　D. 无折光性
E. 大小相等

7. 关于卵磷脂小体的叙述，错误的是（检验师 2017 相关）

A. 圆形或卵圆形　　B. 大小一致
C. 折光性强　　D. 略大于血小板
E. 炎症时可见减少

8. 关于正前列腺液中的卵磷脂小体，错误的是（检验师 2016 相关、2012 相关）

A. 外观可呈圆形或卵圆形　B. 大小不等
C. 折光性强　　D. 多大于红细胞
E. 分布均匀

9. 关于卵磷脂小体，错误的是（主管检验师 2021 相关，2019 实践，2016 基础，2014 实践）

A. 圆形或卵圆形　B. 大小均匀
C. 折光性强　D. 形似血小板
E. 尿中可出现

10. 前列腺液外观颜色应为（检验师 2020 相关）

A. 无色　B. 乳白色
C. 灰白色　D. 黄色
E. 红色

11. 患者男，36 岁。临床诊断为慢性前列腺炎，经过一段时间的治疗后，前往医院复查，前列腺直接涂片结果无异常，此前列腺液体颜色为（检验士 2017 实践）

A. 无色　B. 乳白色
C. 灰白色　D. 黄色
E. 红色

12. 正常前列腺液可见到白细胞数为（检验士 2012 基础）

A. 0~5/HP　B. 5~10/HP
C. 0~10/HP　D. 10~15/HP
E. 10~20/HP

13. 前列腺炎症时明显减少的是（检验师 2020 专业）

A. 卵磷脂小体　B. 红细胞
C. 白细胞　D. 脓细胞
E. 吞噬细胞

14. 前列腺液检查发现卵磷脂小体数量很少，常提示（主管检验师 2015 相关）

A. 精囊炎　B. 前列腺炎
C. 前列腺肥大　D. 前列腺结石
E. 前列腺肿瘤

15. 前列腺液中不含哪种物质（检验师 2018 基础）

A. 卵磷脂小体　B. 凝固酶
C. 淀粉样小体　D. 红细胞
E. 前列腺颗粒细胞

16. 前列腺液的作用不包括（检验师 2012 基础）

A. 参与精子的生成　B. 调节精液的 pH 值
C. 参与精子能量代谢　D. 抑制细菌生长
E. 促进精液液化

17. 前列腺液标本采集后加盖玻片的目的和原因不包括（主管检验师 2016 实践）

A. 防止标本污染　B. 防止标本干涸
C. 有利于镜检　D. 因为标本量少
E. 节约标本

18. 高倍镜下，卵磷脂小体分布不均占视野的 1/4，则可报告为（主管检验师 2020 实践）

A. “_”　B. “+”
C. “++”　D. “+++”
E. “++++”

19. 前列腺肿瘤患者前列腺液中（主管检验师 2018 基础）

A. 红细胞增加　B. 发现滴虫
C. 前列腺颗粒细胞增加　D. 精子
E. 淀粉样小体

20. 前列腺液 pH 增高可见于（主管检验师 2014 相关）

A. 结核　B. 老年人
C. 结石　D. 恶性肿瘤
E. 滴虫性前列腺炎

21. 非染色湿片前列腺液标本，不适于观察（主管检验师 2012 实践）

A. 卵磷脂小体　B. 滴虫
C. 嗜酸性粒细胞　D. 淀粉样小体
E. 前列腺颗粒细胞

第三节　阴道分泌物检验

A1 型题

1. 下列生殖道感染时所对应的标本采集方法，正确的是（检验士 2017 专业）

A. 尿道炎 – 阴道拭子
B. 宫颈炎 – 外阴皮肤拭子
C. 阴道炎 – 细菌藻酸盐拭子
D. 外阴炎 – 宫颈管拭子
E. 盆腔脓肿 – 腹腔镜吸取物

2. 正常阴道分泌物为（检验士 2012 基础）

A. 白色稀糊状、无气味、量多少不等
B. 白带浑浊黏稠、量少
C. 量不增加
D. 白带量较多
E. 白带量多，清澈透明，稀薄似蛋清

3. 阴道分泌物的采集，不恰当的是（检验士 2012 实践）

A. 取材前 24 小时内禁止性交
B. 不要采用盆浴和阴道灌洗
C. 检验技术人员可直接采集标本
D. 需使用消毒棉拭子取材
E. 取材前不要实施阴道局部上药治疗

4. 阴道常见的炎症是（检验士 2020 相关，2015 相关，2013 相关）（主管检验师 2015 相关）

A. 非特异性阴道炎　B. 滴虫性阴道炎
C. 阿米巴性阴道炎　D. 嗜血杆菌性阴道炎
E. 特异性阴道炎

5. 黄色泡沫样脓性白带常见于（检验士 2018 基础、2016 相关）

A. 真菌性阴道炎　B. 滴虫性阴道炎
C. 老年性阴道炎　D. 细菌性阴道炎
E. 慢性宫颈炎

6. 不属于阴道分泌物检查的临床用途是（检验士 2013 基础）

A. 炎症判断　B. 肿瘤筛查

C. 不孕症诊断　　D. 激素水平排判断
E. 性传播疾病诊断

7. 真菌性阴道炎病人，阴道分泌物可呈（检验士 2012 专业）
A. 黄色泡沫状脓性　　B. 血性
C. 黄色水样　　D. 奶油状
E. 豆腐渣样

8. 显微镜下判断阴道分泌物清洁度的依据不包括（检验士 2013 专业，2012 专业）（检验师 2018 相关）
A. 白细胞数量　　B. 杆菌数量
C. 球菌数量　　D. 上皮细胞数量
E. 寄生虫卵数量

9. 符合阴道清洁度Ⅰ度的特点是（检验士 2013 实践）
A. 无球菌　　B. 无杆菌
C. 无细胞　　D. 无白细胞
E. 无上皮细胞

10. 阴道分泌物清洁度检验报告为Ⅲ度。则其分泌物中球菌为（检验师 2018 专业）（主管检验师 2021 相关、2018 专业）
A. +　　B. ++
C. +++　　D. ++++
E. –

11. 阴道清洁度为Ⅱ度，则可见的杆菌为（检验师 2016 基础）
A. –　　B. +
C. ++　　D. +++
E. ++++

12. 阴道清洁度为Ⅰ度，则可见的杆菌为（检验师 2013 基础）
A. –　　B. +
C. ++　　D. +++
E. ++++

13. 阴道清洁度为Ⅰ度时，上皮细胞数为（主管检验师 2014 实践，2012 基础）
A. –　　B. +
C. ++　　D. +++
E. ++++

14. 下列哪项不是阴道清洁度判断的依据（主管检验师 2018 基础、2012 实践）
A. 白细胞　　B. 红细胞
C. 上皮细胞　　D. 阴道杆菌
E. 杂菌

15. 正常道清洁度判断标不包括（主管检验师 2016 实践）
A. 杆菌（++++）　　B. 球菌（–）
C. 红细胞 0~3/HP　　D. 白细胞 0~5/HP
E. 上皮细胞（++++）

16. 阴道清洁度检查结果为Ⅳ度。其中的白细胞（个/HPF）数应在（主管检验师 2018 专业）
A. 0~5　　B. 5~10
C. 10~15　　D. 15~30
E. ＞ 30

17. 阴道分泌物见到杆菌（+）、球菌（++）、上皮细胞内（+）、白细胞 20/HP。则清洁度为几度（主管检验师 2016 相关、2014 相关）（检验师 2019 相关）
A. Ⅰ度　　B. Ⅱ度
C. Ⅲ度　　D. Ⅳ度
E. Ⅰ ~ Ⅱ度

18. 阴道分泌物涂片镜检：阴道杆菌（++）、上皮细胞（++），白细胞 5~15 个 /HP，其清洁度分级是（检验士 2017 相关）
A. Ⅰ度　　B. Ⅱ度
C. Ⅲ度　　D. Ⅳ度
E. Ⅴ度

19. 阴道分泌物检查：杆菌（++），上皮细胞（+），白细胞 7/HP，球菌（–），清洁度判断为（检验士 2020 相关，2019 基础，2019 实践，2015 专业，2013 专业）（检验师 2018 相关）（主管检验师 2015 专业）
A. Ⅰ度　　B. Ⅱ度
C. Ⅲ度　　D. Ⅳ度
E. Ⅴ度

20. 阴道分泌物检查，杆菌（–），上皮细胞（–），白细胞 32/HP，球菌（++++），则清洁度为（检验师 2021 专业，2015 相关）
A. Ⅰ度　　B. Ⅱ度
C. Ⅲ度　　D. Ⅳ度
E. Ⅴ度

21. 阴道分泌物常规检查：镜下见少量阴道杆菌和上皮细胞，白细胞 28 个 /HP，其清洁度分级是（检验师 2020 相关）
A. Ⅰ度　　B. Ⅱ度
C. Ⅲ度　　D. Ⅳ度
E. Ⅴ度

22. 滴虫阴道炎患者，阴道分泌物可呈（检验师 2015 专业）
A. 脓性　　B. 血性
C. 黄色水样　　D. 奶油状
E. 豆腐渣样

23. 诊断细菌性阴道病的重要指标是（检验士 2019 实践，2017 实践，2012 专业）
A. 脂肪细胞　　B. 线索细胞
C. 泡沫细胞　　D. 巨噬细胞
E. 汗腺细胞

24. 阴道分泌物检查，白带外观呈豆腐渣样，提示为（检验师 2021 专业）（主管检验师 2016 实践）
A. 老年性阴道炎　　B. 滴虫样阴道炎
C. 念珠菌性阴道炎　　D. 宫颈息肉
E. 子宫内膜炎

25. 患者女，36 岁。外阴奇痒 1 个月，白带呈凝乳块状，最可能的诊断是（检验师 2020 相关）
A. 滴虫性阴道炎　　B. 念珠菌性阴道炎
C. 老年性阴道炎　　D. 宫颈炎
E. 子宫内膜炎

26. 诊断滴虫性阴道炎最确切的依据是阴道分泌物涂片中（检验士 2017 专业）
A. 阴道杆菌减少　　B. 找到病原体
C. 白细胞增多　　D. 上皮细胞减少

E. 红细胞增多

27. 大量无色透明黏性白带常见于（检验师 2017 专业）

A. 应用雌激素药物后　B. 滴虫性阴道炎

C. 慢性宫颈炎　D. 真菌性阴道炎

E. 宫颈息肉

28. 阴道毛滴虫的最适 pH 是（主管检验师 2021 实践，2020 实践，2013 实践，2012 实践）

A. 3.5~4.0　B. 4.0~4.5

C. 4.5~5.0　D. 5.0~5.5

E. 5.5~6.0

29. 阴道毛滴虫的检查方法，错误的是（主管检验师 2015 实践）

A. 生理盐水涂片法　B. 涂片后染色

C. 粪便涂片　D. 沉渣涂片

E. 前列腺分泌物涂片

30. 细菌性阴道炎的诊断标准不包括（主管检验师 2020 专业）

A. 检出衣原体

B. 均质、稀薄、灰白色阴道分泌物

C. 线索细胞阳性

D. 阴道分泌物 pH ＞ 4.5

E. 胺臭味试验阳性

31. 线索细胞有助于判断（主管检验师 2019 实践）

A. 滴虫性阴道炎　B. 真菌性阴道炎

C. 细菌性阴道炎　D. 老年性阴道炎

E. 慢性宫颈炎

32. 关于线索细胞的描述，错误的是（主管检验师 2013 相关）

A. 属于阴道鳞状上皮细胞 B. 直接涂片可见到

C. 细胞核清晰可见　D. 细胞边缘不整齐

E. 表面附有大量加德纳菌

A2 型题（病历摘要型最佳选择题）

1. 患者女，30 岁。外阴瘙痒伴阴道分泌物增多 2 个月。妇科检查：外阴充血，阴道内见多量豆渣样分泌物，黏膜红肿。首先考虑为（检验士 2021 实践）

A. 滴虫阴道炎　B. 支原体性阴道类

C. 细菌性阴道炎　D. 念珠菌性阴道炎

E. 衣原体性阴道炎

2. 患者女，35 岁。自述阴道瘙痒，白带量增多，白带常规镜检结果，阴道杆菌（–），球菌（++++），上皮少见，白细胞（+++）/HP，此患者白带清洁度为（检验师 2016 专业）

A. Ⅰ度　B. Ⅱ度

C. Ⅲ度　D. Ⅳ度

E. Ⅰ ~ Ⅱ度

3. 患者女，35 岁。做阴道分泌检查，结果为阴道杆菌（–）、WBC（+++）、球菌（++）、此患者的阴道清洁度应为（主管检验师 2017 相关）度

A. Ⅰ度　B. Ⅱ度

C. Ⅲ度　D. Ⅳ度

E. Ⅴ度

4. 患者女，38 岁。自诉有腥臭味的灰白色白带量多、外阴瘙痒。白带检查：外观稀薄均匀，pH5.4，胺试验阳性，可见线索细胞，诊断为（检验士 2016 专业）

A. 细菌性阴道炎　B. 真菌性阴道炎

C. 滴虫性阴道炎　D. 老年性阴道炎

E. 淋菌性阴道炎

5. 患者女，34 岁。体检做阴道分泌物检查结果正常，正常阴道分泌物其外观描述一般为（检验师 2017 相关）

A. 无色透明黏性　B. 黄色水样

C. 灰白色奶油样　D. 白色稀糊状

E. 豆腐渣样

6. 患者女，38 岁。自诉有腥臭味的灰白色的白带，量多，阴道瘙痒。白带检查：外观稀薄均匀，pH5.4，胺试验阳性，可见线索细胞。诊断为（主管检验师 2019 专业、2017 实践）

A. 细菌性阴道炎　B. 霉菌性阴道炎

C. 滴虫性阴道炎　D. 萎缩性阴道炎

E. 混合性阴道炎

7. 患者女，26 岁。外阴瘙痒伴分泌物增多 2 天，分泌物稀薄，实验室检查：阴道清洁度Ⅲ度，线索细胞阳性、加德纳菌（++）、杂菌（+）、白细胞（++），未检出真菌和滴虫，该患者可能的诊断是（检验士 2019 相关，2017 专业，2015 专业，2012 专业）（主管检验师 2015 专业）

A. 滴虫性阴道炎　B. 细菌性阴道炎

C. 淋病　D. 真菌性阴道炎

E. 阿米巴性阴道炎

A3 型题

（1~2 题共用题干）

患者女，47 岁。主诉外阴瘙痒，外阴及阴道灼痛，白带增多呈豆腐渣样，有时伴有尿频、尿急、尿痛。阴道分泌物检查其杆菌（–），上皮细胞（–），查见大量脓细胞和球菌。

1. 判断其阴道清洁度应为（检验师 2020 专业，2019 专业，2013 专业）（主管检验师 2012 相关）

A. Ⅰ度　B. Ⅱ度

C. Ⅲ度　D. Ⅳ度

E. Ⅴ度

2. 最可能的临床诊断是（检验师 2020 专业，2019 专业，2013 专业）（主管检验师 2012 相关）

A. 细菌性阴道炎　B. 真菌性阴道炎

C. 子宫内膜炎　D. 老年性阴道炎

E. 子宫颈癌

B1 型题（标准配伍题）

（1~2 题共用备选答案）

A. 大量透明色黏性白带　B. 泡沫脓性白带

C. 豆腐渣样白带　D. 血性白带

E. 奶油样白带

1. 滴虫性阴道炎患者可见（检验师 2012 实践）

2. 阴道分泌物检查时，应用雌激素药物后常可见（检验师 2012 实践）

第九章　临床细胞学检验

A1 型题

1. 脱落细胞常用的染色法为（检验士 2020 专业）

A. 巴氏染色　　B. H–E 染色

C. 瑞氏 – 姬姆萨染色　　D. 抗酸染色法

E. 瑞特染色

2. 一圆形脱落上皮细胞，胞质肿胀，体积为正常的 2~3 倍，胞质可见大小不等的空泡，将胞核挤压到一边，染色质模糊不清，着色淡，此情形为（检验士 2020 实践，2016 实践）（主管检验师 2016 实践）

A. 肿胀性退变　　B. 固缩性退变

C. 炎症性退变　　D. 增生性退变

E. 核异质退变

3. 浆膜腔积液中最常出现的转移癌细胞类型是（检验士 2017 相关）

A. 腺癌　　B. 鳞癌

C. 小细胞癌　　D. 间皮瘤

E. 淋巴瘤

4. 导致胸腔积液最常见的肿瘤是（检验士 2016 相关，2013 相关）

A. 肺癌　　B. 肝癌

C. 乳腺癌　　D. 淋巴瘤

E. 胰腺癌

5. 角化型的鳞状上皮细胞分布于（检验士 2016 专业）

A. 外阴表层　　B. 口腔前庭

C. 角膜　　D. 食管

E. 咽

6. 印戒样癌细胞多见于（检验士 2015 实践）（主管检验师 2015 实践）

A. 角化型鳞癌　　B. 腺癌

C. 小细胞肿瘤　　D. 大细胞分化型的癌

E. 非霍奇金淋巴瘤

7. 下列多呈蜂窝状及栅栏排列的细胞是（检验士 2015 实践）（主管检验师 2015 实践）

A. 呼吸道纤毛上皮细胞　　B. 柱状上皮细胞

C. 平滑肌细胞　　D. 淋巴瘤细胞

E. 间皮细胞

8. 恶性肿瘤细胞的主要特征（检验士 2013 专业）

A. 细胞体积增大　　B. 胞质改变

C. 核深染畸形　　D. 伴有细胞团

E. 伴有大量红细胞

9. 恶性肿瘤脱落细胞的主要形态特征不包括（检验师 2016 基础）

A. 核增大　　B. 核畸形

C. 核浆比例失调　　D. 核深染

E. 核染色浅

10. 膀胱癌多为（检验士 2012 相关）

A. 鳞癌　　B. 腺癌

C. 移行上皮癌　　D. 混合癌

E. 小细胞腺癌

11. 角化不良可见于下列细胞的是（检验士 2012 实践）

A. 鳞状上皮　　B. 柱状上皮

C. 移行上皮细胞　　D. 黏液柱状上皮

E. 间皮细胞

12. 脱落细胞不宜采用的染色法为（检验师 2021 相关，2019 实践，2017 实践）

A. 巴氏染色　　B. H–E 染色

C. 瑞氏 – 吉姆萨染色　　D. 抗酸染色

E. 瑞氏染色

13. 排卵期女性的阴道脱落细胞表现为（检验师 2020 相关，2015 相关，2013 相关）

A. 角化细胞增多

B. 角化前细胞为主，角化细胞增多

C. 角化细胞减少，以中层细胞为主

D. 角化细胞占 30%~50%

E. 角化细胞占 50%~70%，胞质鲜艳多彩，涂片背景清晰

14. 尿液细胞学检查中，最常见的恶性肿瘤细胞为（检验师 2020 相关）（主管检验师 2020 基础）

A. 非上皮性肿瘤　　B. 鳞癌

C. 腺癌　　D. 肾细胞癌

E. 移行细胞癌

15. 下列不符合正常脱落鳞状上皮中层细胞形态的是（检验师 2019 基础，2018 基础，2017 基础，2012 基础）

A. 细胞可成圆形　　B. 细胞可呈多角形

C. 核体积小于胞质　　D. 核与胞质比为 1∶3

E. 核与胞质比为 1∶1

16. 浆膜腔积液中，少见的恶性肿瘤细胞为（检验师 2018 基础）

A. 肺癌细胞　　B. 卵巢癌细胞

C. 恶性间皮瘤细胞　　D. 胃癌细胞

E. 乳腺癌细胞

17. 前列腺肿瘤患者前列腺液检查中（检验师 2018 基础）

A. 红细胞增加　　B. 发现滴虫

C. 前列腺颗粒细胞增加　　D. 精子

E. 淀粉样小体

18. Papanicolaou 分级中Ⅰ级表示（检验师 2017 专业）

A. 无异常细胞　　B. 有不典型细胞

C. 细胞学提示可能为恶性　　D. 细胞学强烈提示恶性

E. 细胞学为恶性

19. 阴道脱落细胞学检查最适用于进行早期诊断和普

查的疾病是（检验士 2021 相关，2016 相关）
A. 阴道癌　B. 宫颈癌
C. 阴道炎　D. 卵巢癌
E. 子宫内膜癌

20. 分化差的腺癌细胞可呈（检验师 2013 专业）
A. 镶嵌状结构　B. 桑葚状结构
C. 腺腔样结构　D. 纤维状癌细胞
E. 癌珠

21. 血清酸性磷酸酶大幅升高的疾病是（检验师 2012 实践）
A. 肺癌　B. 肝癌
C. 前列腺癌　D. 卵巢癌
E. 结肠癌

22. 痰脱落细胞学中发现一细胞，头部膨大，尾部较细长，染色质浓缩，染色较深，则此细胞是（主管检验师 2021 相关）
A. 纤维细胞　B. 上皮细胞
C. 网状细胞　D. 蝌蚪细胞
E. 核异质

23. 下图（附录 3 图 1–31）中箭头所指的细胞是（主管检验师 2021 专业）

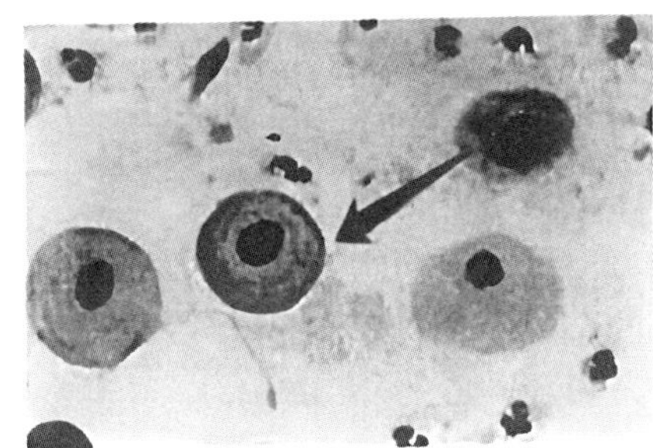

A. 角化前细胞　B. 角化细胞
C. 角化后细胞　D. 中层细胞
E. 底层细胞

24. 与下图（附录 3 图 1–32）相关的疾病是（主管检验师 2020 基础）

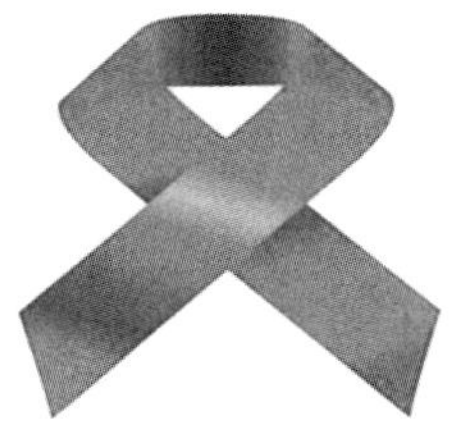

A. 睾丸癌　B. 艾滋病
C. 乳腺癌　D. 宫颈癌
E. 白血病

25. 重度核异质细胞和癌细胞的鉴别要点不包括（主管检验师 2020 相关）
A. 细胞大小　B. 核大小
C. 核畸形　D. 核边界
E. 核质比

26. 分布于支气管，胃肠道，子宫颈管的细胞为（主管检验师 2020 实践）
A. 柱状上皮细胞　B. 单层立方上皮细胞
C. 鳞状上皮细胞　D. 移行上皮细胞
E. 间皮细胞

27. 泌尿道恶性肿瘤多见于（主管检验师 2016 基础）
A. 腺癌　B. 浸润癌
C. 未分化癌　D. 移行细胞癌
E. 鳞状细胞癌

28. 恶性肿瘤细胞与核异质细胞的主要区别是前者（主管检验师 2016 专业）
A. 核仁增大　B. 核边增粗
C. 核大小不一　D. 病理性核分裂
E. 核染色质呈结块状

29. 胸腔恶性积液最常见的疾病是（主管检验师 2014 基础）
A. 乳腺癌　B. 胃癌
C. 原发性周围型肺癌　D. 原发性间皮瘤
E. 肠癌

30. 关于细针吸取细胞学检查，错误的是（主管检验师 2014 实践）
A. 检查结果阳性，一般能肯定临床诊断
B. 检查结果阴性，不能完全否定临床诊断
C. 癌细胞检出率高
D. 易于对肿瘤作出组织学分类
E. 有一定误诊率

31. 巴氏染色时，完全角化细胞质被染成（主管检验师 2013 基础）
A. 灰蓝色　B. 橘黄色
C. 浅绿色　D. 深绿色
E. 粉色

32. 脱落细胞五级分类法，Ⅴ级表示涂片可见（主管检验师 2013 相关）
A. 正常细胞和一般炎症变性细胞
B. 有少量轻度核异质细胞
C. 有较多中度核异质细胞
D. 有可疑癌细胞
E. 可见典型癌细胞，细胞有明显恶性特征

33. 正常排卵前期妇女，阴道涂片中（主管检验师 2013 相关）
A. 以角化前细胞为主
B. 角化细胞占 35%~50%
C. 以内底层细胞为主
D. 以外底层细胞为主
E. 以中层细胞为主

34. 正常脱落柱状上皮除了包括纤维柱状上皮细胞、黏液柱状上皮细胞外，还包括（主管检验师 2013 专业）
A. 内基底层细胞　B. 中层细胞
C. 角化前细胞　D. 储备细胞
E. 不完全角化细胞

35. 分化差的腺癌细胞可呈（主管检验师 2012 相关）
A. 镶嵌状结构　B. 桑葚样结构
C. 腺腔状结构　D. 纤维状癌细胞
E. 癌珠

A2 型题（病历摘要型最佳选择题）

1. 患者男，65 岁。长期抽烟，因咳嗽三个月来就诊，咳嗽白色黏痰，偶尔痰中带血，痰脱落细胞发现有少量散在体积增大细胞，细胞核居中，成炭块状，细胞质少，嗜酸性。该细胞最可能是（检验士 2017 相关）

A. 腺癌细胞　　B. 鳞癌细胞

C. 小细胞癌细胞　　D. 未分化癌细胞

E. 吞噬细胞（尘细胞）

2. 患者男，69 岁。咳嗽、咳痰，带血丝，既往有“抽烟”病史 30 余年，约 20 支 / 日。痰液脱落细胞检查：细胞呈细长形；含有一个深染而细长的胞核，核染色质粗糙，居中，无核仁；胞质含间质，染鲜红色，提示为（检验师 2014 实践）

A. 大细胞未分化癌　　B. 线形癌细胞

C. 纤维型癌细胞　　D. 非角化型鳞癌

E. 腺癌

3. 患者男，58 岁。肺部恶性肿瘤晚期，胸片显示胸腔有大量积液，行胸腔穿刺术，胸水细胞检查可见肿瘤细胞。对该类细胞描述，不正确的是（检验士 2021 专业，2017 相关）

A. 核胞质比失调　　B. 核增大

C. 核畸形　　D. 空泡变异

E. 无封入细胞或鸟眼细胞

第二篇

血液学检验

第一章　造血基础理论简介

第一节　造血器官及造血

A1 型题

1. 人体最早的造血器官是（检验士 2020 基础）（主管检验师 2013 基础）（检验师 2017 相关）

A. 肝脏　B. 脾脏　C. 骨髓　D. 卵黄囊　E. 胸腺

2. 正常情况下，人体最大的造血器官是（检验士 2021 相关，2019 实践，2015 基础，2013 基础）（主管检验师 2015 基础）

A. 脾脏　B. 肝脏　C. 骨髓　D. 胸腺　E. 淋巴结

3. 人类最初的造血中心是（检验士 2018 专业）

A. 黄骨髓　B. 红骨髓　C. 卵黄囊血岛　D. 脾脏　E. 胎肝

4. 骨髓的造血干细胞最早来源于（检验师 2015 基础，2012 基础）

A. 肝脏　B. 脾脏　C. 胸腺　D. 淋巴结　E. 卵黄囊血岛

5. 在人胚胎发育中，中胚叶造血始于（检验师 2013 基础）

A. 第 2 周末　B. 第 3 周末　C. 第 4 周末　D. 第 5 周末　E. 第 6 周末

6. 人类发育过程中，骨髓造血始于（主管检验师 2021 基础）（检验师 2014 相关）

A. 胚胎第 3 个月　B. 胚胎第 3 周　C. 胚胎第 2 周　D. 胚胎第 6 周　E. 胚胎第 9 周

7. 下列属于造血干细胞的是（检验士 2018 基础）

A. 网织红细胞　B. 红细胞　C. 卵黄囊　D. 骨髓　E. 血岛

8. 出生后，人类的造血干细胞的主要来源是（检验士 2018 基础）

A. 胸腺　B. 淋巴结　C. 骨髓　D. 肝脏　E. 卵黄囊

9. 所有的造血细胞都起源于（主管检验师 2015 基础）（检验士 2015 基础）

A. 多向祖细胞　B. 单向祖细胞　C. 造血干细胞　D. 髓细胞　E. 原始细胞

10. 胚骨化开始于胚胎第 6 周，最先骨化的是（检验士 2018 基础）

A. 股骨　B. 胫骨　C. 锁骨　D. 四肢骨　E. 肩胛骨

11. 出生后人体最主要的造血组织器官是（检验士 2017 基础）（检验师 2020 基础，2019 基础，2017 相关）（主管检验师 2014 相关）

A. 脾脏　B. 肝脏　C. 骨髓　D. 淋巴结　E. 胸腺

12. 成人正常情况下唯一产生红细胞、粒细胞和血小板的场所是（检验士 2016 基础）

A. 脾脏　B. 肝脏　C. 骨髓　D. 淋巴结　E. 卵黄囊

13. 3~6 个月胚胎主要的造血器官是（检验师 2017 相关）

A. 肝脏　B. 脾脏　C. 胸腺　D. 卵黄囊　E. 骨髓

14. 卵黄囊造血开始于（检验师 2021 基础）

A. 1 周胚胎　B. 2 周胚胎　C. 3 周胚胎　D. 4 周胚胎　E. 5 周胚胎

15. 关于正常人骨髓造血的叙述，正确的是（检验师 2014 基础）

A. 髂骨和股骨远心端

B. 胸肋骨、肱骨、股骨远端

C. 颅骨、胸肋骨、脊柱骨和股骨远心端

D. 颅骨、胸肋骨、脊柱骨、胯骨、肱骨和股骨远心端

E. 颅骨、胸肋骨、脊柱骨、胯骨、脑骨和股骨近心端

16. 关于造血器官的叙述，正确的是（主管检验师 2017 基础）

A. 红骨髓与黄骨髓不能相互转变
B. 出生后骨髓只产生红细胞和粒细胞
C. 红骨髓脂肪化由近心端向远心端发展
D. 5~10 岁儿童几乎全部骨髓参与造血
E. 成人红骨髓仅存在于扁平骨、短骨及长骨的近心端

17. 具有贮存血液和调节血量的脏器是（检验士 2018 相关）
A. 心脏　　B. 肝脏
C. 脾脏　　D. 肺脏
E. 肾脏

18. 随着年龄的增长，最先出现骨髓脂肪化的部位是（检验士 2015 基础）（主管检验师 2015 基础）
A. 四肢长骨　　B. 肋骨
C. 胸骨　　D. 头骨
E. 髂骨

19. 红骨髓中造血细胞的分布，正确的是（主管检验师 2018 专业，2013 相关）
A. 红细胞造血岛中心为 1~2 个巨噬细胞，位于造血索的中央
B. 粒细胞造血岛中心为 1 个巨噬细胞，位于血窦附近
C. 巨核细胞紧贴在血窦壁上
D. 单核细胞散在于造血细胞之间，存在于小静脉附近
E. 淋巴小结中心为 1 个巨噬细胞，往往散在性分布于造血索中

20. 关于骨髓造血，正确的是（检验师 2012 相关）
A. 仅在出生后发生
B. 不产生单核细胞和淋巴细胞
C. 红骨髓和黄骨髓可互相转化
D. 健康成人黄骨髓可占骨髓总量的 10%
E. 成年后红骨髓可存在于全身所有骨髓的髓腔中

第二节　造血细胞

A1 型题

1. 具有高度自我更新能力和分化能力的最早的造血细胞是（检验师 2020 专业，2012 基础）
A. 造血干细胞　　B. 造血祖细胞
C. 原始细胞　　D. 幼稚细胞
E. 红细胞

2. 骨髓的造血干细胞最早来源于（检验师 2019 基础，2017 基础）
A. 肝脏　　B. 脾脏
C. 胸腺　　D. 淋巴结
E. 卵黄囊血岛

3. 造血干细胞不具备的特征是（主管检验师 2016 基础）
A. 具有多向分化性
B. CD34 阳性表达
C. 对称性有丝分裂方式增殖
D. 骨髓中占有核细胞的 0.1%~0.5%
E. 外周血中占单个核细胞的 0.01%~0.1%

4. 关于造血干细胞的叙述，错误的是（主管检验师 2013 基础）
A. 绝大多数表达 CD34
B. 低表达或不表达 CD38
C. 多数处于 G 期或静止期
D. 缺乏特异系统抗原标志
E. 是一类失去自我更新能力的细胞群

第三节　造血微环境与造血调控

A1 型题

1. 参与造血正向调控的细胞因子是（主管检验师 2021 专业）
A. 干细胞因子和转化生长因子
B. 干细胞因子和集落刺激因子
C. 干细胞因子和趋化因子
D. 干细胞因子和干扰素
E. 集落刺激因子和转化生长因子

2. 下列属于造血负向调控因子的是（主管检验师 2021 基础）
A. TGF-β　　B. G-CSF
C. SCF　　D. FL
E. LIF

3. 造血干细胞分选的主要标志是（主管检验师 2021 基础）
A. CD32　　B. CD33
C. CD34　　D. CD35
E. CD38

4. 造血干细胞的特异性免疫标志是（主管检验师 2020 基础）
A. CD14　　B. CD34

C. CD41　　D. CD61
E. CD56

5. 下列属于单核细胞集落刺激因子的是（主管检验师2021 实践）
A. Multi-CSF　　B. GM-CSF
C. G-CSP　　D. M-CSF
E. Meg-CSF

6. 能特异性刺激红细胞集落形成单位生长的是（检验士 2021 基础，2018 专业，2016 相关）
A. EPO　　B. G-CSF
C. M-CSF　　D. GM-CSF
E. Meg-CSF

7. 对红系细胞造成影响最具特异性的细胞因子是（检验师 2013 相关，2016 相关）
A. G-CSF　　B. MG-CSF
C. Meg-CSF　　D. M-CSF
E. EPO

8. 集落刺激因子的英文缩写是（主管检验师 2013 基础）
A. INF　　B. IL
C. CSF　　D. IFN
E. TNF

9. 白细胞介素的英文缩写是（主管检验师 2015 基础）（检验士 2019 相关，2021 基础，2020 相关）
A. CSF　　B. EPO
C. INF　　D. IL
E. TNF

10. 红细胞生成素的英文缩写是（检验士 2021 基础，2020 相关）
A. CSF　　B. EPO
C. INF　　D. IL
E. TNF

11. 不属于髓细胞免疫标志的是（检验士 2019 专业）
A. CD33　　B. MPO
C. CD13　　D. CD14
E. HLA-DR

12. CFU-GM 是指（检验师 2017 基础）
A. 髓细胞集落形成单位
B. 淋巴系集落形成单位
C. 巨核系集落形成单位
D. 爆式红系集落形成单位
E. 粒单核系集落形成单位

13. 骨髓瘤患者疾病恶化之一是溶骨性病变，患者体内破骨细胞增多的重要因子是（检验士 2016 相关）
A. IL-6　　B. IL-5
C. IL-3　　D. 蛋白
E. IgM

第四节　血细胞的生长发育

A1 型题

1. 无增殖能力的血细胞是（检验士 2021 专业，2017 基础，2015 基础）（主管检验师 2015 基础）
A. 造血干细胞　　B. 原始红细胞
C. 早幼红细胞　　D. 中幼红细胞
E. 晚幼红细胞

2. 不具有分裂能力的正常血细胞是（检验士 2021 基础）
A. 早幼粒细胞　　B. 原始单核细胞
C. 早幼红细胞　　D. 中幼红细胞
E. 晚幼红细胞

3. 粒细胞造血开始失去增殖能力的阶段是（检验士 2019 基础）
A. 原始粒细胞　　B. 早幼粒细胞
C. 中幼粒细胞　　D. 晚幼粒细胞
E. 杆状核粒细胞

4. 关于血细胞的发育过程的叙述，正确的是（检验士 2015 相关）（主管检验师 2015 相关）
A. 原粒细胞→粒系祖细胞→早幼粒细胞一中幼粒细胞→晚幼粒细胞→杆状核和分叶核粒细胞
B. 粒系祖细胞一原粒细胞→中幼粒细胞一早幼粒细胞→晚幼粒细胞→杆状核和分叶核粒细胞
C. 原粒细胞一粒系祖细胞一早幼粒细胞一中幼粒细胞→晚幼粒细胞和分叶核粒细胞
D. 粒系祖细胞→原粒细胞→中幼粒细胞→晚幼粒细胞和分叶核粒细胞
E. 粒系祖细胞一原粒细胞→早幼粒细胞→中幼粒细胞一晚幼粒细胞→杆状核和分叶核粒细胞

5. 关于粒细胞发育阶段的叙述，错误的是（检验师 2018 基础，2015 基础）
A. 分裂池包括原粒细胞、早幼粒细胞，具有分裂能力
B. 贮备池包括中幼粒细胞和晚幼粒细胞，贮存于骨髓
C. 成熟池包括晚幼粒细胞和杆状核粒细胞，失去分裂能力
D. 循环池是指进入外周血的成熟粒细胞
E. 边缘池是指骨髓中的成熟粒细胞

第二章　骨髓细胞基本形态及检验

第一节　骨髓细胞形态演变一般规律

A1 型题

1. 染色质呈纤细疏松网状的原始血细胞是（主管检验师 2018 基础）

A. 原始红细胞　　B. 原始单核细胞
C. 原始粒细胞　　D. 原始淋巴细胞
E. 原始巨核细胞

2. 关于血细胞发育过程中形态演变的一般规律，错误的是（主管检验师 2015 专业）（检验士 2015 专业，2017 基础）（检验师 2021 专业）

A. 细胞由大到小，核仁由显著可见到无
B. 核染色质结构由细致疏松到紧密粗糙
C. 核质比由小到大
D. 核膜由不明显到明显
E. 核染色质受色由浅色到深紫色

3. 关于血细胞成熟过程中演变的一般规律，错误的是（检验师 2018 相关，2016 相关）

A. 胞质颗粒从无到有
B. 胞质量从少到多
C. 胞质颜色从蓝色到红色
D. 核形从圆形到不规则形
E. 细胞体积从小到大

4. 从细胞发育规律来看，幼稚巨核细胞（检验士 2016 基础）

A. 核较原始巨核细胞小
B. 胞体比原始巨核细胞小
C. 核形较颗粒型巨核细胞规则
D. 核染色质较巨核细胞疏松纤细
E. 胞质颗粒较颗粒型巨核细胞多

5. 骨髓细胞中，属于多倍体细胞的是（检验师 2015 基础）

A. 原始粒细胞　　B. 原始红细胞
C. 淋巴细胞　　D. 单核细胞
E. 巨核细胞

第二节　正常骨髓细胞形态特征

A1 型题

1. 具有 2~5 个较小清楚核仁的原始细胞是（检验士 2020 相关，2016 基础，2014 基础）

A. 原始粒细胞　　B. 原始红细胞
C. 原始淋巴细胞　　D. 原始浆细胞
E. 原始单核细胞

2. 骨髓中粒细胞核仁完全消失是在（检验士 2018 相关）

A. 原始阶段　　B. 早幼阶段
C. 中幼阶段　　D. 晚幼阶段
E. 成熟阶段

3. 具有核半月形淡染区的细胞是（检验士 2015 基础）（主管检验师 2015 基础）

A. 原始粒细胞　　B. 原始红细胞
C. 成熟淋巴细胞　　D. 成熟浆细胞
E. 成骨细胞

4. 粒细胞造血开始失去增殖能力的阶段是（检验师 2016 基础）

A. 原始粒细胞　　B. 早幼粒细胞
C. 中幼粒细胞　　D. 晚幼粒细胞
E. 杆状核粒细胞

5. 粒系早幼阶段的主要标志是（主管检验师 2014 基础）

A. 胞体直径大
B. 核大偏位、染色质较细致
C. 可见核仁
D. 胞浆中含量多的非特异性颗粒（A 颗粒）
E. 核染色质排列紧密

6. 直径 8~15μm，细胞核偏位，核染色质常排列成车轮状，细胞质丰富、染蓝色或红蓝相混的蓝紫色、有泡沫感，该特征符合（检验士 2019 基础）（检验师 2017 基础）

A. 原始粒细胞　　B. 原始红细胞
C. 单核细胞　　D. 浆细胞
E. 早幼红细胞

7. 粒系细胞最早在哪个阶段可在光镜下见到特异性颗粒（检验师 2012 相关，2012 专业，2017 相关）

A. 原始粒细胞　　B. 早幼粒细胞
C. 中幼粒细胞　　D. 晚幼粒细胞
E. 杆状核粒细胞

8. 正常情况下，既可出现在骨髓中，又可出现于外周血中的粒细胞是（检验师 2018 基础）
A. 原始粒细胞　B. 早幼粒细胞
C. 中幼粒细胞　D. 晚幼粒细胞
E. 杆状核粒细胞

9. 正常外周血细胞依据颗粒特点不同分为（主管检验师 2015 基础）
A. 早幼粒细胞、中幼粒细胞、晚幼粒细胞
B. 中性粒细胞、嗜酸性粒细胞、嗜碱性粒细胞
C. 中性分叶核、杆状核粒细胞
D. 中性粒细胞、单核细胞
E. 单核细胞、淋巴细胞

10. 胞质淡红色，充满粗大、均匀、排列紧密的橘红色颗粒，该特征符合（主管检验师 2014 基础）
A. 晚幼粒细胞　B. 中幼粒细胞
C. 淋巴细胞　D. 中幼红细胞
E. 嗜酸性粒细胞

11. 患者男，36 岁。外周血细胞分类，比例及形态均正常。其中粒细胞杆状核与分叶核比例为（检验师 2018 专业）
A. 1∶4　B. 1∶7
C. 1∶10　D. 1∶13
E. 1∶17

12. 经瑞士染色后，在普通光学显微镜下可被辨认出的细胞是（检验士 2015 专业）（主管检验师 2015 专业）
A. 原始粒细胞　B. 粒系造血祖细胞
C. 红系造血祖细胞　D. 多能造血干细胞
E. 髓系造血干细胞

13. 区分中幼、晚幼、杆状核粒细胞最重要的指标是（检验师 2016 专业）
A. 核质比的大小　B. 胞体直径的大小
C. 胞质中颗粒的多少　D. 细胞核的凹陷程度
E. 核染色质粗细情况

14. 区分早幼粒细胞、中幼粒细胞和晚幼粒细胞的主要依据是（检验师 2014 相关）
A. 胞体大小　B. 胞质多少
C. 胞核的凹陷程度　D. 胞质中颗粒的多少
E. 胞质的染色

15. 下列有关 Auer 小体的叙述，错误的是（检验师 2014 专业）
A. Auer 小体为杆状、棒状、圆形或纺锤体形
B. 在病理性细胞中，由嗜苯胺蓝颗粒融合而成
C. 氧化物酶染色阴性
D. 常位于高尔基体内或附近
E. 可见于急性白血病，最多见于 M_3

16. 与浆细胞特征不相符的是（主管检验师 2016 相关）
A. 核偏位
B. 可见核旁淡染区
C. 有泡沫感
D. 胞浆内可见 Auer 小体
E. 核染色质浓密成块

17. Wright 染色下，细胞核圆形居中，染色质呈车轮状，核仁消失，胞质呈嗜多色性，该特征符合（主管检验师 2016 实践）
A. 原始红细胞　B. 早幼红细胞
C. 中幼红细胞　D. 晚幼红细胞
E. 网织红细胞

18. 下列疾病中，用骨髓检验不能行肯定诊断的是（检验师 2018 基础）
A. 白血病　B. 巨幼细胞贫血
C. 缺铁性贫血　D. 多发性骨髓瘤
E. 戈谢病

B1 型题（标准配伍题）

（1~3 题共用备选答案）
A. 分裂池　B. 成熟池
C. 贮备池　D. 循环池
E. 边缘池

1. 杆状核粒细胞主要分布在（主管检验师 2021 相关）
2. 晚幼粒细胞主要分布在（主管检验师 2021 相关，2020 基础）
3. 用于外周血计数的是（主管检验师 2020 基础）

（4~5 题共用备选答案）
A. 胞质中颗粒大小和形态不一，呈紫色或者蓝黑色，胞质分布不均，有时可见两种颗粒并存
B. 胞质中颗粒丰富且细小，大小一致，呈紫红色
C. 胞质中颗粒量少且粗大，大小和形态不一，常覆盖核上，呈深紫黑色或者深紫红色
D. 胞质中颗粒粗大，大小较一致，圆形，呈橘红色
E. 胞质中颗粒细小，分布均匀呈灰尘样，颗粒呈紫红色

4. 单核细胞具有的特点是（检验师 2015 实践）
5. 早幼粒细胞具有的特点是（检验师 2015 实践）

第三节　骨髓象检查

A1 型题

1. 不能使用普通低倍镜观察到的是（检验士 2016 相关）
A. 骨髓涂片的质量
B. 骨髓涂片中的骨增生程度
C. 骨髓涂片中有无体积较大的细胞
D. 骨髓涂片中各系统细胞数量
E. 骨髓涂片中是否存在成堆分布的异常细胞

2. 在骨髓涂片中，观察骨髓小粒应选用（检验师

2013 相关）

A. 肉眼 B. 低倍镜

C. 高倍镜 D. 油镜

E. 电镜

3. 临床上成人常用的骨髓穿刺点是（主管检验师 2013 专业）

A. 胫骨 B. 棘突

C. 胸骨 D. 肩胛骨

E. 髂前上棘

4. 2 岁以内幼儿骨髓穿刺首选的部位是（检验师 2012 基础）

A. 髂骨 B. 胸骨

C. 肋骨 D. 颅骨

E. 胫骨粗隆前下方

5. 怀疑再生障碍性贫血的老年患者进行穿刺的最佳部位是（主管检验师 2015 基础）

A. 髂前上棘 B. 髂后上棘

C. 胸骨 D. 胫骨头侧

E. 肩胛骨

6. 骨髓检查的禁忌证是（检验士 2021 实践，2019 专业，2019 基础，2013 相关）

A. 恶性肿瘤 B. 缺铁性贫血

C. 戈谢病 D. 患者有明显出血倾向

E. 患者严重贫血

7. 下面哪项属于骨髓检查的禁忌证（检验师 2019 相关）

A. 单纯性紫癜 B. 妊娠晚期、血友病

C. 白血病 D. 黑热病

E. 疟疾

8. 根据骨髓象不能做出肯定诊断的是（主管检验师 2015 实践）

A. 戈谢病 B. 巨幼细胞贫血

C. 多发性骨髓瘤 D. 再生障碍性贫血

E. 骨髓转移癌

9. 骨髓增生程度低下的疾病通常是（检验士 2018 相关）

A. 骨髓增生异常综合征 B. 急性白血病

C. 巨幼细胞贫血 D. 溶血性贫血危象

E. 多发性骨髓瘤

10. 骨髓增生极度低下常见于（检验师 2015 专业）

A. 急性白血病

B. 急性再生障碍性白血病

C. 缺铁性贫血

D. 溶血性贫血

E. 巨幼细胞贫血

11. 骨髓增生极度活跃最多见的疾病是（主管检验师 2016 专业）

A. 缺铁性贫血 B. 慢性粒细胞白血病

C. 溶血性贫血 D. 失血性贫血

E. 急性白血病

12. 骨髓有核系增生减低的疾病是（主管检验师 2016 实践）

A. 慢性粒细胞白血病 B. 增生性贫血

C. 脾功能亢进 D. 骨髓纤维化晚期

E. 真性红细胞增多症

13. 骨髓象检查的粒 / 红比值是指（检验士 2015 专业）（主管检验师 2015 专业）

A. 中性粒细胞和红细胞的比值

B. 粒系细胞和红细胞的比值

C. 粒系细胞和有核红细胞的比值

D. 粒系细胞和成熟红细胞的比值

E. 粒系细胞和异常红细胞的比值

14. 正常成人骨髓粒 / 红比例为（检验士 2018 专业）

A. 1：1 B. 2：1

C.（2~3）：1 D.（2~4）：1

E.（4~5）：1

15. 当骨髓象中有核细胞与成熟红细胞比例为 1：10 时，可判定骨髓增生程度为（主管检验师 2020 相关）

A. 增生极度活跃 B. 增生明显活跃

C. 增生活跃 D. 增生低下

E. 增生极度低下

16. 当骨髓象中有核细胞与成熟红细胞的比值为 1：1 时，可判定骨髓增生程度为（检验师 2014 相关）

A. 增生极度活跃 B. 增生明显活跃

C. 增生活跃 D. 增生低下

E. 增生根度低下

17. 下列不会出现粒 / 红比例减低的疾病是（主管检验师 2016 相关）

A. 粒细胞缺乏症 B. 急性化脓性感染

C. 脾功能亢进 D. 真性红细胞增多症

E. 溶血性贫血

18. 骨髓检查可明确诊断的疾病是（检验士 2017 相关 2015 相关）（主管检验师 2015 相关）

A. 白血病 B. 缺铁性贫血

C. 再生障碍性贫血 D. 溶血性贫血

E. 脾功能亢进

19. 骨髓涂片造血细胞分类计算应观察有核细胞数至少是（检验士 2016 相关）

A. 50 个 B. 100 个

C. 200 个 D. 500 个

E. 1000 个

20. 正常骨髓的增生程度是（主管检验师 2015 基础）（检验士 2015 基础）

A. 极度活跃 B. 明显活跃

C. 活跃 D. 减低

E. 极度减低

21. 关于骨髓涂片的叙述，不正确的是（检验师 2020 实践，2012 实践）

A. 注意观察涂片的边缘、尾部、骨髓小粒周围，有无体积较大或成堆分布的异常细胞

B. 油镜下分类计数有核细胞

C. 介于两个阶段之间的细胞，应按成熟方向的下一阶段归类

D. 介于浆细胞与幼稚红细胞之间的细胞，可归于浆

细胞

E. 原始细胞难以鉴别，可做相应的细胞化学染色协助区别

22. 正常骨髓象不包括（检验师 2016 基础，2012 基础）

A. 偶见内皮细胞

B. 粒 / 红比例（3~4）：1

C. 容易见到核分裂象

D. 小儿淋巴细胞可高达 40%

E. 原始红细胞＜ 1%，早幼红细胞＜ 5%

23. 下列疾病中，仅通过骨髓细胞学检查不能确诊的是（检验师 2016 相关）

A. 原发性再生障碍性贫血

B. 慢性粒细胞白血病

C. 急性淋巴细胞白血病

D. 缺铁性贫血

E. 多发性骨髓瘤

24. 正常成人骨髓象中早幼红细胞不应超过（主管检验师 2013 专业）

A. 1%　　B. 2%

C. 3%　　D. 10%

E. 30%

25. 粒 / 红比减低常见于（主管检验师 2013 专业）

A. 化脓性感染　　B. 溶血性贫血

C. 类白血病反应　　D. 慢性粒细胞白血病

E. 急性淋巴细胞白血病

B1 型题（标准配伍题）

（1~3 题共用备选答案）

A. 增生活跃　　B. 增生极度活跃

C. 增生明显活跃　　D. 增生减低

E. 增生极度减低

1. 急性重症再生障碍性贫血，骨髓象表现为（检验师 2014 相关）

2. 缺铁性贫血（IDA）患者，RBC 3.0×10^{12}/L，骨髓象表现为（检验师 2014 相关）

3. 慢性粒细胞白血病（CML）患者，WBC 95×10^{9}/L，骨髓象表现为（检验师 2014 相关）

第三章　细胞化学染色

A1 型题

一、过氧化物酶染色

1. 常用的细胞化学反应种类不包括（检验师 2021 实践）

A. 偶氮偶联法　　B. 联苯胺法
C. 普鲁士蓝反应　　D. 中和反应
E. 雪夫反应

2. 最常用于区分原始淋巴细胞和原始粒细胞的细胞化学染色是（检验师 2021 基础）（检验士 2020 基础，2019 基础，2016 基础，2014 基础，2018 基础）

A. POX 染色　　B. PAS 染色
C. ALP 染色　　D. ACP 染色
E. AS-DNAE 染色

3. 为区别急性髓细胞白血病和急性淋巴细胞白血病，最常用的细胞化学染色方法为（主管检验师 2019 专业，2016 相关）

A. α-NAE 染色　　B. PAS 染色
C. POX 染色　　D. NAP 染色
E. 铁染色

4. 鉴别小原粒白血病细胞与原始淋巴细胞首选的实验是（检验师 2018 实践）（主管检验师 2018 实践，2016 基础）

A. PAS 染色　　B. POX 染色
C. ALP 染色　　D. 铁染色
E. 非特异性酯酶染色

5. 正常情况下 POX 染色呈阳性的是（检验士 2015 专业）（主管检验师 2015 专业）

A. 淋巴细胞　　B. 粒细胞
C. 幼红细胞　　D. 血小板
E. 组织细胞

6. POX 染色阳性最强的白血病细胞是（检验师 2020 实践，2013 实践）

A. FAB-M_1　　B. FAB-M_2
C. FAB-M_3　　D. FAB-M_4
E. FAB-M_5

7. POX 染色在鉴别急性白血病中，错误的是（主管检验师 2016 基础）

A. 急粒（+）、急单（±）、急淋（-）
B. 原粒与原淋细胞区别，前者为（+）、后者为（-）
C. 急单与组织细胞性白血病均呈阳性反应
D. 急早幼粒与急单区别，前者呈强（+）、后者呈（-）
E. 成熟中性粒细胞过氧化物酶活性增高，可见于再障、感染、急淋和慢淋

8. 粒细胞系统各阶段细胞过氧化物酶（POX）染色反应结果中，不正确的是（主管检验师 2013 基础）

A. 原粒细胞 POX（-）~（+）
B. 早幼粒细胞 POX（++）~（+++）
C. 中幼粒细胞 POX（+++）~（++++）
D. 嗜酸性粒细胞 POX（++++）
E. 嗜碱性粒细胞 POX（++++）

二、脂酶染色

9. 关于氯乙酸 AS-D 萘酚酯酶染色，下列不正确的是（检验士 2019 专业，2018 相关）

A. 其活性随粒细胞的成熟而增强
B. 淋巴细胞、浆细胞和幼红细胞均呈阴性
C. 单核细胞为阴性，少数呈弱阳性
D. 急性粒细胞白血病原始细胞多呈阳性
E. 原粒细胞为阴性反应或阳性反应，自早幼细胞至成熟中性粒细胞均为阳性反应

10. 粒细胞的特异性酯酶是（检验士 2017 基础）（检验师 2012 专业）

A. 碱性磷酸酶　　B. α- 醋酸萘酚酯酶
C. 丁酸萘酚酯酶　　D. 醋酸 AS-D 萘酚酯酶
E. 氯乙酸 AS-D 萘酚酯酶

11. 正常血细胞氯乙酸 AS-D 萘酚酯酶染色呈阳性反应的是（检验师 2012 专业）

A. 粒系细胞　　B. 淋巴系细胞
C. 幼红细胞　　D. 浆细胞
E. 血小板

12. 急性粒细胞白血病与急性单核细胞白血病的主要鉴别点是（检验士 2019 专业）

A. 过氧化物酶阳性程度
B. Auer 小体粗细
C. 血清溶菌酶升高程度
D. α- 醋酸萘酚酯酶染色可否被氟化钠抑制
E. NAP

13. 醋酸 AS-D 萘酚酯酶染色呈阳性，且受氟化钠抑制的细胞是（检验师 2018 专业，2015 专业）（主管检验师 2014 基础）

A. 幼红细胞　　B. 淋巴细胞
C. 单核细胞　　D. 早幼粒细胞
E. 中幼粒细胞

14. 关于醋酸 AS-D 萘酚酯酶染色的叙述。错误的是（主管检验师 2018 相关）

A. 急性单核细胞白血病原始单核细胞可呈阳性反应，被氟化钠抑制
B. 巨核细胞和血小板为阳性反应
C. 急性粒细胞白血病原始粒细胞可呈阳性反应，不

被氯化钠抑制

D. 幼红细胞呈阳性反应，且随细胞的成熟阳性程度增强

E. 急性淋巴细胞白血病原始淋巴细胞阳性或弱阳性，不被氟化钠抑制

15. α- 丁酸萘酚酯酶染色对下列哪型白血病诊断价值较大（主管检验师 2013 专业）

A. ALL-L_1　　B. ALL-L_3

C. AML-M_0　　D. AML-M_1

E. AML-M_5

三、酸性磷酸酶染色

16. 鉴别慢性淋巴细胞白血病与多毛细胞白血病，首选的细胞化学染色是（主管检验师 2021 相关，2019 专业）

A. 过氧化物酶染色

B. 耐 *L*- 酒石酸酸性磷酸酶染色

C. 中性粒细胞碱性磷酸酶染色

D. 非特异性酯酶加氟化钠抑制

E. 苏丹黑染色

四、糖原染色

17. PAS 染色呈强阳性反应的细胞是（检验师 2020 相关）（主管检验师 2016 相关）

A. 红白血病时的幼红细胞

B. 巨幼红细胞

C. 尼曼 – 匹克细胞

D. 再生障碍性贫血时的幼红细胞

E. 原始粒细胞

18. 鉴别红白血病与巨幼细胞贫血，首选的化学染色是（检验师 2016 实践）

A. POX 染色　　B. PAS 染色

C. NAP 染色　　D. 铁染色

E. 氯乙酸 AS-D 萘酚酯酶染色

19. 急淋白血病原始细胞行糖原（PAS）染色后，一般表现为（检验师 2015 基础）

A. 阴性

B. 细颗粒状阳性

C. 均匀红色阳性反应

D. 粗颗粒状或红色块状阳性

E. 细颗粒弥散分布

20. 致幼红细胞行糖原染色后呈阳性的疾病是（主管检验师 2018 相关）

A. 骨髓增生异常综合征　　B. 巨幼细胞贫血

C. 髓纤维化　　D. 再生障碍性贫血

E. 地中海贫血

21. 关于正常血细胞行糖原染色，正确的是（主管检验师 2018 专业）

A. 幼红细胞呈阳性反应

B. 原始单核细胞为强阳性反应

C. 原始粒细胞为强阳性反应

D. 成熟红细胞呈阳性反应

E. 大多数淋巴细胞为阴性反应

22. 关于糖原染色结果的临床评价，错误的是（主管检验师 2013 相关）

A. 恶性淋巴瘤细胞呈阳性

B. MDS 中幼红细胞呈阳性

C. 戈谢细胞呈阳性

D. 巨幼细胞贫血中幼红细胞呈阳性

E. 红白血病中幼红细胞呈阳性

五、中性粒细胞碱性磷酸酶染色

23. 鉴别慢性粒细胞性白血病与类白血病反应，首选试验是（检验士 2019 基础，2015 实践）（主管检验师 2015 实践）

A. SB 染色　　B. ACP 染色

C. NAP 染色　　D. PAS 染色

E. 醋酸 AS-D 萘酚酯酶染色

24. 中性粒细胞碱性磷酸酶（NAP）积分正常参考值为（检验士 2018 相关）

A. 0~34 分　　B. 35~70 分

C. 71~104 分　　D. 105~139 分

E. 140~174 分

25. 中性粒细胞碱性磷酸酶染色积分下降的疾病是（检验师 2018 相关）（主管检验师 2015 实践）

A. 类白血病反应

B. 骨髓纤维化

C. 慢性粒细胞白血病急变期

D. 阵发性睡眠性血红蛋白尿

E. 再生障碍性贫血

26. NAP 染色后积分增高的疾病不包括（检验师 2014 实践）

A. 类白血病

B. 再生障碍性贫血

C. 阵发性睡眠性血红蛋白尿

D. 急性淋巴细胞白血病

E. 真性细胞增多症

27. 中性粒细胞碱性磷酸酶染色后积分呈明显降低的疾病是（主管检验师 2018 基础）

A. 再生障碍性贫血

B. 急性淋巴细胞性白血病

C. 严重化脓性细菌感染

D. 慢性粒细胞白血病

E. 淋巴瘤

六、铁染色

28. 血细胞化学染色试验，与酸性亚铁氰化钾反应，生成蓝色颗粒沉淀，此染色为（检验师 2020 基础）

A. 过碘酸 – 雪夫反应　　B. 过氧化物酶染色

C. 碱性磷酸酶染色　　D. 铁染色

E. 酸性磷酸酶染色

29. 环形铁粒幼红细胞是指铁染色后幼红细胞内围绕核排列的铁颗粒在多少以上（主管检验师 2020 基础，2017 基础）

A. 2 个　　B. 4 个

C. 6 个　　D. 8 个
E. 10 个

30. 以下转铁蛋白含量最少的是（主管检验师 2020 相关）
A. 成熟红细胞　　B. 早幼红细胞
C. 中幼红细胞　　D. 晚幼红细胞
E. 原始红细胞

31. 骨髓细胞外铁减低的疾病是（主管检验师 2015 相关）
A. 溶血性贫血　　B. 肝硬化
C. 慢性肾炎　　D. 血友病
E. 缺铁性贫血

32. 患者女，34 岁。中度贫血，骨髓象显示增生明显活跃，有核红细胞比例占 41%，以晚幼红细胞为主，易见“炭核样”晚幼红细胞。成熟红细胞大小不等，以小细胞为主。为明确诊断，应首选的染色方法是（主管检验师 2017 相关）
A. 过氧化物酶染色　　B. 糖原染色
C. 碱性磷酸酶染色　　D. 细胞内外铁染色
E. 非特异性酯酶染色

B1 型题（标准配伍题）

（1~2 题共用备选答案）
A. 中性粒细胞碱性磷酸酶染色积分增高
B. 过氧化物酶染色呈强阳性反应
C. 糖原染色呈强阳性反应
D. 非特异性酯酶染色呈强阳性反应
E. 骨髓铁染色示细胞内外铁显著增多，易见环形铁粒幼细胞

1. 急性早幼粒细胞白血病可出现（检验士 2018 相关）（检验师 2015 基础）
2. 急性单核细胞白血病可出现（检验士 2018 相关）

（3~4 题共用备选答案）
A. POX 染色呈阳性　　B. NAP 染色积分增加
C. 细胞外铁染色阴性　　D. PAS 染色呈阳性
E. NAP 染色积分降低

3. 属于急性白血病化学染色结果的是（检验师 2015 基础）
4. 属于类白血病反应化学染色结果的是（检验师 2015 基础）

第四章　骨髓其他检验

A1 型题

1. 染色体核型中缩写符号“inv”表示（检验师 2020 基础）

A. 倒位　　B. 易位
C. 插入　　D. 断裂
E. 缺失

2. 不属于染色体异常的是（检验师 2013 相关）

A. 倒位　　B. 易位
C. 随体　　D. 多倍体
E. 脆性位点

3. 5q- 的含义是（检验师 2018 基础）（主管检验师 2020 相关，2018 基础，2017 相关）

A. 5 号染色体长臂易位
B. 5 号染色体短臂丢失
C. 多了一个 5 号染色体短臂
D. 5 号染色体短臂易位
E. 5 号染色体长臂丢失

4. 人类体细胞具有多少条染色体（检验师 2018 专业）（主管检验师 2018 专业）

A. 2　　B. 3
C. 23　　D. 22
E. 46

5. 下列细胞内不可能出现染色体的是

A. 粒细胞　　B. 浆细胞
C. 幼红细胞　　D. 幼单细胞
E. 巨核细胞

6. 在生物细胞中，DNA 是构成染色体的主要成分。细胞每分裂一次，染色体 DNA 就（检验师 2014 相关）

A. 减少一半　　B. 合成一次
C. 合成两次　　D. 合成三次
E. 随染色体消失

7. Ph 染色体的检出，可排除（检验师 2013 实践）

A. AML-M_1　　B. AML-M_{2a}
C. AML-M_{3a}　　D. CML
E. ALL

8. 正常男性染色体核型为（检验师 2016 相关，2012 相关）

A. 46，XY　　B. 46，XX
C. 23，XX　　D. 44，XY
E. 44，XY

9. 正常女性染色体核型为（主管检验师 2014 基础）

A. 46，XY　　B. 46，XX
C. 23，XX　　D. 44，XX
E. 44，XY

10. 下列表示等臂染色体的是（主管检验师 2013 相关）（检验师 2014 基础）

A. t　　B. inv
C. iso　　D. ins
E. p

B1 型题（标准配伍题）

（1~2 题共用备选答案）

A.inv　　B.del
C.dup　　D.iso
E. t

1. 在染色体异常的表示法中，缺失的表示方法是（检验师 2014 基础）

2. 在染色体异常的表示法中，重复的表示方法是（检验师 2014 基础）

第五章 贫血实验室诊断

A1 型题

1. 用于贫血形态学分类的参数不包括（检验士 2020 基础）

A. MCV　　B. MCH
C. MCHC　　D. RDW
E. Hct

2. 诊断贫血最常用和最重要的指标是（检验士 2019 相关）（检验士 2020 基础）

A. Hb　　B. RBC
C. MCHC　　D. MCV
E. Hct

3. 确定贫血的常用指标是（检验士 2019 专业）

A. MCH、MCV、MCHC　　B. RBC、MCH、RDW
C. RBC、Hb、Hct　　D. Hct、RDW、MCHC
E. MCV、RBC、MCHC

4. 患者女，35 岁。因头昏、乏力、面色苍白、活动后心慌、气急 2 个月来院就诊。首选的检查是（检验师 2017 相关）

A. RBC、Hb 测定
B. 白细胞总数和分类计数　　C. 骨髓检查
D. cTnT 测定　　E. 尿常规

5. 根据红细胞形态将贫血分类，错误的叙述是（检验师 2015 基础，2013 基础）

A. 白血病造成的贫血为正常体积均一性贫血
B. MDS 为大细胞均一性贫血
C. 缺铁性贫血为小细胞不均一性贫血
D. 再生障碍性贫血为小细胞不均一性贫血
E. 巨幼细胞贫血为大细胞不均一性贫血

6. 红细胞形态检查有助于诊断和鉴别诊断的疾病是（检验师 2012 基础）

A. 高丙种球蛋白血症　　B. 红细胞增多症
C. 出血性疾病　　D. 脾肿大
E. 贫血

B1 型题（标准配伍题）

（1~2 题共用备选答案）

A. MCV 正常，RDW 正常
B. MCV 正常，RDW 异常
C. MCV 增高，RDW 异常
D. MCV 降低，RDW 正常
E. MCV 降低，RDW 异常

1. 红细胞呈正细胞不均一性时，可见（检验士 2019 实践）

2. 红细胞呈小细胞不均一性时，可见（检验士 2019 实践）

（3~5 题共用备选答案）

A. 峰右移，底变宽　　B. 峰左移，底无改变
C. 峰左移，底变宽　　D. 峰左移，底变窄
E. 峰右移，底变窄

3. 巨幼细胞贫血的红细胞直方图特点是（主管检验师 2021 基础）

4. 缺铁性贫血的红细胞直方图特点是（主管检验师 2021 基础）

5. β– 珠蛋白生成障碍性贫血的红细胞直方图特点是（主管检验师 2021 基础）

（6~7 题共用备选答案）

A. 正常正色素性红细胞　　B. 低色素性红细胞
C. 碱性点彩红细胞　　D. 高色素性红细胞
E. 嗜多色性红细胞

6. 缺铁性贫血时主要表现为（检验士 2017 基础）

7. 再生障碍性贫血时主要表现为（检验士 2017 基础）

（8~10 题共用备选答案）

A. 造血干细胞增殖分化障碍
B. 造血物质缺乏或利用障碍
C. 红细胞膜异常
D. 红细胞丢失过多
E. 免疫溶血因素

8. 骨髓增生异常综合征的病因主要是（检验士 2018 相关）（检验师 2016 基础）

9. 铁粒幼细胞贫血的病因主要是（检验士 2018 相关）（检验师 2016 基础）

10. 阵发性睡眠性血红蛋白尿的病因主要是（检验士 2018 相关）（检验师 2016 基础）

（11~12 题共用备选答案）

A. 轻型珠蛋白生成障碍性贫血
B. 缺铁性贫血　　C. 再生障碍性贫血
D. 巨幼细胞贫血　　E. 骨髓增生异常综合征

11. RBC 降低，MCV 升高，RDW 升高，常见于（检验士 2017 专业）

12. RBC 降低，MCV 下降，RDW 升高，常见于（检验士 2017 专业）

（13~14 题共用备选答案）

A. 再生障碍性贫血　　B. 缺铁性贫血
C. 巨幼细胞贫血　　D. 溶血性贫血
E. 失血性贫血

13. 血涂片中不会出现有核红细胞的是（检验士 2017 实践）

14. 常出现红细胞大小不等，巨大红细胞常见，且易见豪－焦小体的是（检验士 2017 实践）

（15~16 题共用备选答案）

A. 全血细胞减少

B. MCV、MCH 增高

C. 骨髓三系巨幼样变

D. 外周血可见中性粒细胞分叶过多

E. 红细胞计数值下降不如血红蛋白浓度值下降得更明显

15. 诊断巨幼细胞贫血最有价值的指标是（检验师 2019 实践）

16. 提示贫血为大细胞高色素性的指标是（检验师 2019 实践）

（17~18 题共用备选答案）

A. 缺铁性贫血　　B. 骨髓病性贫血

C. 巨幼细胞贫血　　D. 再生障碍性贫血

E. 急性失血性贫血

17. 红细胞呈大细胞的贫血是（检验师 2017 相关）

18. 红细胞呈小细胞的贫血是（检验师 2017 相关）

（19~20 题共用题干）

A. 溶血性贫血　　B. 再生障碍性贫血

C. 缺铁性贫血　　D. 急性失血后贫血

E. 巨幼细胞贫血

19. 属于造血干细胞损伤所致的贫血的是（检验师 2012 基础）

20. 属于红细胞破坏过多所致的贫血是（检验师 2012 基础）

（21~22 题共用备选答案）

A. 再生障碍性贫血　　B. 溶血性贫血

C. 缺铁性贫血　　D. 巨幼细胞贫血

E. 急性粒细胞白血病

21. 骨髓象中可见各系有不同程度的巨幼样变，以红系较为明显，易见粒细胞分叶过多的疾病是（主管检验师 2016 专业）

22. 骨髓增生示造血组织减少，脂肪组织增加的疾病是（主管检验师 2016 专业）

第六章 铁代谢障碍性贫血的相关检验

A1 型题

1. 长期慢性失血常可导致（检验师 2012 基础）
A. 缺铁性贫血
B. 溶血性贫血
C. 再生障碍性贫血
D. 珠蛋白生成障碍性贫血
E. 镰状细胞贫血

2. 血清铁升高最显著的疾病是（检验士 2019 实践，2016 实践）
A. 感染 B. 溶血性贫血
C. 巨幼细胞贫血 D. 再生障碍性贫血
E. 铁幼粒细胞贫血

3. SF 降低、sTfR 升高、Ret 正常，可能的疾病为（2021 相关）
A. 缺铁性贫血 B. 溶血性贫血
C. 无效生成性贫血 D. 再生障碍性贫血
E. 地中海贫血

4. 属于小细胞低色素性贫血的是（检验士 2021 基础）
A. 缺铁性贫血 B. 巨幼细胞贫血
C. 再生障碍性贫血 D. 急性失血性贫血
E. 自身免疫性溶血性贫血

5. 常用的铁代谢检测指标不包括（检验士 2020 相关，2015 相关）
A. 血清铁 B. 转铁蛋白
C. 血清铁蛋白 D. 骨髓细胞内铁
E. 血清总铁结合力

6. 缺铁性贫血的患者可服用哪个药物进行治疗（检验士 2020 专业）
A. 叶酸 B. 维生素 B
C. 硫酸亚铁 D. 华法林
E. 肝素

7. 环形铁粒幼细胞主要见于下列哪种贫血（主管检验师 2015 实践）（检验士 2020 实践，2017 实践，2013 实践，2015 实践）
A. 镰状细胞贫血
B. 铁粒幼细胞贫血
C. 再生障碍性贫血
D. 珠蛋白生成障碍性贫血
E. 溶血性贫血

8. 缺铁性贫血时升高的指标是（检验士 2019 相关）
A. 血清铁 B. 血清铁蛋白
C. 骨髓铁 D. 转铁蛋白饱和度
E. 血清可溶性转铁蛋白受体

9. 环形铁粒幼红细胞是指幼红细胞胞质内的蓝色颗粒在（检验士 2019 实践）
A. 3 颗以上，围绕核周 1/2 以上排列
B. 4 颗以上，围绕核周 1/3 以上排列
C. 5 颗以上，围绕核周 1/2 以上排列
D. 6 颗以上，围绕核周 1/3 以上排列
E. 7 颗以上，围绕核周 1/3 以上排列

10. 不属于铁粒幼细胞贫血特点的是（检验士 2018 相关）
A. 可见“双形性”红细胞
B. 铁染色显示细胞外铁增多
C. 血清铁、血清铁蛋白增高
D. 铁染色显示铁缺乏
E. 骨髓红细胞系明显增生

11. 缺铁性贫血患者的 RDW 和 MCV 的变化是（检验师 2014 专业）
A. RDW ↑，MCV ↓ B. RDW ↑，MCV ↑
C. RDW ↓，MCV ↓ D. RDW ↓，MCV ↑
E. RDW ↑，MCV 正常

12. 符合缺铁性贫血的是（检验士 2018 专业）（主管检验师 2015 专业）
A. 可见大量幼稚粒细胞
B. 球形细胞＞ 30%
C. 红细胞呈大细胞低色素
D. 红细胞呈小细胞低色素
E. 粒细胞分叶过多

13. 不符合缺铁性贫血检查结果的是（主管检验师 2016 实践）
A. 血清铁蛋白减少 B. 血清铁下降
C. 总铁结合力下降 D. 运铁蛋白饱和度下降
E. 血红蛋白合成减少

14. 符合缺铁性贫血血液学特点的是（主管检验师 2013 基础）
A. Hb 减低比 RBC 减低更显著
B. 红细胞大小不等，多见大红细胞
C. 骨髓增生极度活跃，粒 / 红比例为 4 : 1
D. 骨髓中幼红细胞增高，以原红细胞增高为主
E. 幼红细胞的胞核发育落后于胞质

15. 血清铁减少，总铁结合力减低，运铁蛋白饱和度减低见于（检验士 2018 实践）
A. 缺铁性贫血 B. 慢性感染性贫血
C. 再生障碍性贫血 D. 铁粒幼细胞贫血
E. 溶血性贫血

16. 骨髓细胞外铁减低的疾病是（检验士 2017 相关，2015 相关）
A. 溶血性贫血 B. 肝硬化
C. 慢性肾炎 D. 血色病
E. 缺铁性贫血

17. 缺铁性贫血属于（检验师 2021 相关）

A. 正细胞低色素性贫血　B. 正细胞正色素性贫血
C. 小细胞正色素性贫血　D. 小细胞低色素性贫血
E. 大细胞低色素性贫血

18. 某贫血患者，血涂片中红细胞大小不等，中心淡染区扩大，血清转铁蛋白饱和度 14%。最可能的诊断是（检验师 2019 相关）
A. 自身免疫性溶血性贫血
B. 缺铁性贫血
C. 再生障碍性贫血
D. 巨幼细胞贫血
E. 铁粒幼细胞贫血

19. 诊断缺铁性贫血最可靠的办法是（主管检验师 2016 基础）
A. 骨髓铁染色　B. 血清铁降低
C. 血清铁蛋白降低　D. 红细胞游离原卟啉增高
E. 总铁结合力增高

20. 血清铁减低的疾病是（主管检验师 2013 相关）
A. 骨髓病性贫血　B. 急性溶血性贫血
C. 再生障碍性贫血　D. 铁粒幼细胞贫血
E. 子宫肌瘤致月经过多

21. 细胞外铁阴性，铁粒幼红细胞占 10%，均为 I 型铁粒幼细胞。此结果最符合的是（主管检验师 2013 基础）
A. 正常人骨髓铁颗粒染色
B. 失血性贫血
C. 缺铁性贫血
D. 再生障碍性贫血
E. 巨幼细胞贫血

22. 缺铁性贫血经铁剂治疗后有效的指标为（主管检验师 2018 实践）（检验师 2018 实践）
A. 血红蛋白浓度升高
B. 骨髓血细胞形态恢复正常
C. 红细胞平均血红蛋白含量增加
D. 网织红细胞绝对值增高
E. 外周血红细胞形态恢复正常

23. 正常人铁储存的主要形式是（主管检验师 2016 实践）
A. 含铁血黄素　B. 铁蛋白
C. 转铁蛋白　D. 血红蛋白
E. 红细胞色素 C

24. 单纯性小细胞贫血的最常见病因是（检验士 2016 基础）
A. 慢性感染　B. 骨髓造血功能障碍
C. 维生素 B_{12}、叶酸缺乏　D. 红细胞膜缺陷
E. 急性溶血

A2 型题（病历摘要型最佳选择题）

1. 患者女，24 岁。RBC 3.7×10^{12}/L，Hb 115g/L，MCV 84fl，Ret 3.2%，血清铁蛋白 10μg/L，铁粒幼细胞 17%。目前应考虑诊断为（主管检验师 2021 专业）
A. 铁粒幼细胞贫血　B. 溶血性贫血
C. 缺铁性贫血　D. 储存铁缺乏
E. 无缺铁

2. 患者女，22 岁。月经过多，乏力，易倦，气促，面色苍白，Hb 98g/L，MCV 65fl，血清铁 7.0μmol/L，经铁剂治疗 1 周，效果良好。此时，最具特征性的实验室改变是（检验士 2019 专业）
A. 网织红细胞计数　B. 嗜酸性粒细胞计数
C. 红细胞沉降率　D. 白细胞计数
E. 红细胞计数

3. 患者男，MCH 20pg、MCV 71fl、MCHC 250g/L。可能的诊断为（主管检验师 2015 专业）（检验士 2015 专业）
A. 单纯小细胞贫血　B. 巨幼细胞贫血
C. 正常细胞贫血　D. 小细胞低色素性贫血
E. 大细胞贫血

4. 红细胞形态偏小，中心淡染区扩大，受色浅淡，骨髓铁染色又发现细胞内、外铁均消失。为进一步确定贫血的病因，宜首选下列何项检查（主管检验师 2016 相关）
A. 血清叶酸、维生素 B_{12} 测定
B. Ham 试验　C. Coombs 试验
D. 铁代谢检查　E. 红细胞寿命测定

5. 患者男，47 岁。头晕、乏力 9 个月，既往有钩虫感染史。查体：神清、贫血外观，皮肤黏膜略苍白。实验室检查：RBC 3.6×10^{12}/L，Hb 90g/L，MCV 76fl，MCH 24pg，MCHC 315g/L，RDW 19.5%。最可能的诊断是（检验师 2017 相关）
A. 慢性感染性贫血　B. 慢性肝病性贫血
C. 慢性肾病性贫血　D. 缺铁性贫血
E. 巨幼细胞贫血

6. 患儿，5 岁。贫血貌。实验室检查：RBC 3.8×10^{12}/L，Hb 80g/L，RDW 17%，MCV 减低，MCH 减低，MCHC 减低，骨髓增生极度活跃，血清铁 7μmol/L。贫血性质为（主管检验师 2019 实践）
A. 正细胞均一性贫血　B. 小细胞均一性贫血
C. 大细胞均一性贫血　D. 小细胞不均一性贫血
E. 大细胞不均一性贫血

7. 患者女，24 岁。因乏力就诊。实验室检查：Hb 85g/L，MCV 65fl，RDW 20%。可初步诊断为（检验师 2013 相关）
A. 缺铁性贫血　B. 骨髓纤维化
C. 巨幼细胞贫血　D. 铁粒幼细胞贫血
E. 骨髓增生异常综合征

8. 患者女，28 岁。头晕、乏力、面色苍白 2 年余。实验室检查：RBC 2.8×10^{12}/L，Hb 80g/L，MCV、MCH、MCHC 均低于正常；血涂片可见红细胞大小不等、中心淡染区扩大。可初步诊断为（主管检验师 2017 专业）
A. 海洋性贫血　B. 缺铁性贫血
C. 再生障碍性贫血　D. 铁粒幼细胞贫血
E. 巨幼细胞贫血

9. 患者女，25 岁。15 岁时开始乏力，头晕，月经量过多，曾服用铁剂治疗，症状有所改善但不能维持。体检：皮肤黏膜苍白，贫血貌，余无异常。外周血检查：Hb 82g/L，RBC 3.5×10^{12}/L，RDW 18.5%。最可能的诊断是（主管检验师 2017 实践）
A. 珠蛋白生成障碍性贫血　B. 急性失血性贫血
C. 慢性感染性贫血　D. 缺铁性贫血

E. 肾源性贫血

10. 患者女，15 岁。月经量偏多。体检：皮肤黏膜苍白。最可能的诊断为（检验师 2020 相关）（主管检验师 2020 相关）

A. 珠蛋白生成障碍性贫血　B. 再生障碍性贫血
C. 缺铁性贫血　D. 急性失血性贫血
E. 慢性感染性贫血

11. 患儿男，10 岁。面色苍白、乏力 5 年。查体：肝、脾肿大，颈淋巴结轻度肿大。实验室检查：Hb 40g/L，网织红细胞 5%，骨铁染色见环形铁粒幼红细胞 16%，红细胞渗透脆性减低。最可能的诊断是（检验师 2021 相关）

A. 缺铁性贫血　B. 慢性白血病
C. 溶血性贫血　D. 铁粒幼细胞贫血
E. 珠蛋白生成障碍性贫血

12. 某患者的实验室检查示 RBC 2.7×10^{12}/L，Hb 60g/L，白细胞及血小板正常，血涂片可见红细胞呈小细胞低色素性改变，网织红细胞 1.5%。可初步诊断为（检验师 2020 专业，2017 专业）

A. 急性失血性贫血　B. 缺铁性贫血
C. 再生障碍性贫血　D. 溶血性贫血
E. 巨幼细胞贫血

13. 患者女，28 岁。气短乏力，面色苍白 1 年余。实验室检查：RBC 2.8×10^{12}/L，Hb 60g/L，MCV 78fl，MCH 22pg，MCHC 320g/L，Ret 1.8%。血涂片可见红细胞中央淡染区扩大，初步诊断为缺铁性贫血。进一步的检查是（检验师 2017 相关）

A. 血清铁测定　B. 血清总铁结合力测定
C. 血清铁饱和度测定　D. 叶酸测定
E. 骨髓内外铁染色

14. 患者女，26 岁。素食多年，近半年头晕、乏力。检查：贫血貌，肝脾肋下未触及。实验室检查：血红蛋白中度降低，红细胞大小不均，以小细胞为主，中间浅染区扩大，血清铁蛋白 10μg/L，转铁蛋白饱和度 0.13，肝功能正常。最可能的诊断是（检验师 2016 专业）

A. 铁粒幼细胞贫血　B. 再生障碍性贫血
C. 缺铁性贫血　D. 巨幼细胞贫血
E. 自身免疫性溶血性贫血

15. 一贫血患者的血涂片检查如下图（附录 3 图 2-1）所示，RDW 16%，TS14% 最可能的诊断是（检验师 2015 实践）

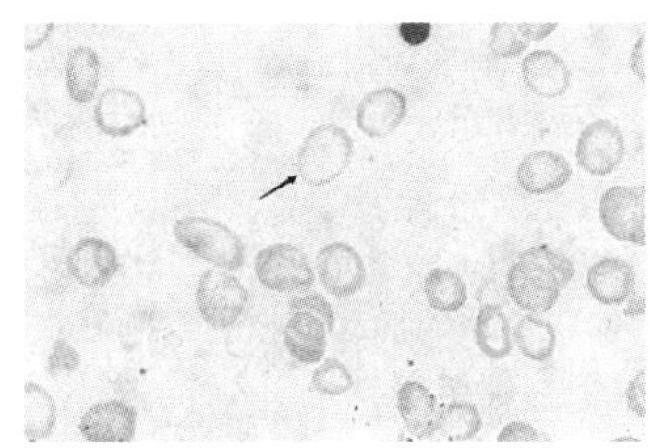

图 2-1　血涂片

A. 缺铁性贫血
B. 慢性病贫血
C. 铁粒幼细胞贫血
D. 珠蛋白生成障碍性贫血
E. 自身免疫性溶血性贫血

16. 患者男，消化道慢性失血。外周血常规示白细胞 67×10^9/L，红细胞 3.49×10^{12}/L，血红蛋白 76g/L，血小板 415×10^9/L。血涂片示红细胞形态呈环形，且大小不等。该患者的 MCV 和 RDW 的变化特点是（检验师 2013 专业）

A. RDW 正常，MCV 正常
B. RDW 正常，MCV 增高
C. RDW 增高，MCV 增高
D. RDW 增高，MCV 降低
E. RDW 正常，MCV 降低

17. 患者男，38 岁。农民，头晕、乏力近 1 年。体检：贫血貌，余无异常。外周血涂片示红细胞以小细胞为主，中央淡染区扩大。RBC 3.83×10^{12}/L，Hb 92g/L，Hct 0.29，MCV 76fl，MCH 24pg，MCHC 315g/L，RDW 19.5%，粪便检查有钩虫卵。初步诊断为（检验师 2013 实践）

A. 慢性感染性贫血
B. 慢性肾病性贫血
C. 珠蛋白生成障碍性贫血
D. 钩虫感染所致的缺铁性贫血
E. $VitB_{12}$ 缺乏引起的贫血

18. 患者女，35 岁。因头晕、乏力 1 个月余，加重 1 周就诊。既往有月经不调史。实验室检查：Hb 75g/L，RDW 19.8%，外周血涂片示红细胞较小，大小不一，中心淡染。最可能的诊断是（主管检验师 2020 实践）

A. 再生障碍性贫血
B. 自身免疫性溶血性贫血
C. 缺铁性贫血
D. 巨幼细胞贫血
E. 轻型珠蛋白生成障碍性贫血

19. 患者女，25 岁。15 岁时开始乏力，头晕，月经量过多，曾服用铁剂治疗，症状无明显改善。体检：皮肤黏膜苍白，贫血貌，余无异常。外周血检查结果：Hb 82g/L，RBC 3.2×10^{12}/L。Hct 0.29，RDW 18.5%。最可能的诊断是（主管检验师 2019 实践）

A. 珠蛋白生成障碍性贫血　B. 再生障碍性贫血
C. 缺铁性贫血　D. 急性失血性贫血
E. 慢性感染性贫血

20. 患儿男，10 岁。面色苍白，肝、脾肿大，血红蛋白 65g/L，血涂片见正常和低色素性红细胞及少数中、晚幼粒细胞，红细胞渗透脆性减低，骨髓环状铁粒幼红细胞达 45%。最可能的诊断为（主管检验师 2018 专业）

A. 溶血性贫血　B. 海洋性贫血
C. 铁粒幼细胞贫血　D. 缺铁性贫血
E. 巨幼细胞贫血

21. 患者女，28 岁。反复牙龈出血和月经增多半年。查体：轻度贫血貌，巩膜无黄染，肝脾肋下未触及。实验室检查：Hb 82g/L，RBC 4.0×10^{12}/L，WBC 5.6×10^9/L，PLT 13×10^9/L，骨髓增生明显活跃，红系占 36%，巨核细胞明显增多，产板型巨核细胞少，骨髓内、外铁均减少。最可能的诊断是（主管检验师 2021 专业）

A. 溶血性贫血

B. 慢性 ITP 合并缺铁性贫血

C. 慢性再生障碍性贫血

D. 急性白血病

E. 骨髓增生异常综合征

A3 型题

（1~3 题共用题干）

患者男，15 岁，因乏力、面色苍白就诊，血液分析结果：RBC 3.14×10^{12}/L，Hb 62g/L，Hct 0.21，RDW 21%。

1. 该患者红细胞直方图应表现为（检验士 2021 专业，2016 专业，2012 实践）

A. 峰左移，底部变宽　　B. 峰右移，底部变窄

C. 峰右移，底部增宽　　D. 峰左移，底部不变

E. 峰右移，底部不变

2. 该患者诊断应该首先考虑为（检验士 2021 专业，2016 专业，2012 实践）

A. 再生障碍性贫血　　B. 溶血性贫血

C. 骨增生异常综合征　　D. 缺铁性贫血

E. 慢性失血性贫血

3. 该患者的贫血形态学应为（检验士 2021 专业，2016 专业，2012 实践）

A. 小细胞均一性贫血　　B. 小细胞不均一性贫血

C. 大细胞均一性贫血　　D. 大细胞不均一性贫血

E. 正细胞正色素性贫血

（4~6 题共用题干）

患者女，45 岁。头晕 1 年。实验室检查：RBC 2.4×10^{12}/L，Hb 60g/L，WBC 4.5×10^{9}/L，PLT 135×10^{9}/L；外周血涂片显示红细胞中央淡染区扩大；骨髓象检查显示红系增生活跃（占 50%），铁染色示环形铁粒幼细胞占 20%。

4. 最可能的诊断是（主管检验师 2021 专业，2018 实践，2020 实践）（检验师 2018 实践）

A. 缺铁性贫血　　B. 铁粒幼细胞贫血

C. 珠蛋白生成障碍性贫血　　D. 溶血性贫血

E. 慢性感染性贫血

5. 关于该病的铁代谢特点，不符合的是（主管检验师 2021 专业，2018 实践，2020 实践）（检验师 2018 实践）

A. 血清转铁蛋白增加

B. 总铁结合力降低

C. 血清转铁蛋白饱和度增加

D. 骨髓铁染色细胞内铁增加

E. 骨髓铁染色细胞外铁减少

6. 不属于造成该病的原因是（主管检验师 2021 专业，2018 实践，2020 实践）（检验师 2018 实践）

A. 铁利用不良　　B. 组织铁储量减少

C. 血红素合成障碍　　D. 红细胞无效生成

E. 与血红素合成有关的酶、辅酶缺乏，活性减低

（7~8 题共用题干）

某患者的实验室检查示 RBC 3.0×10^{12}/L，Hb 65g/L，RDW 18%；血涂片如下图（附录 3 图 2-2）所示。

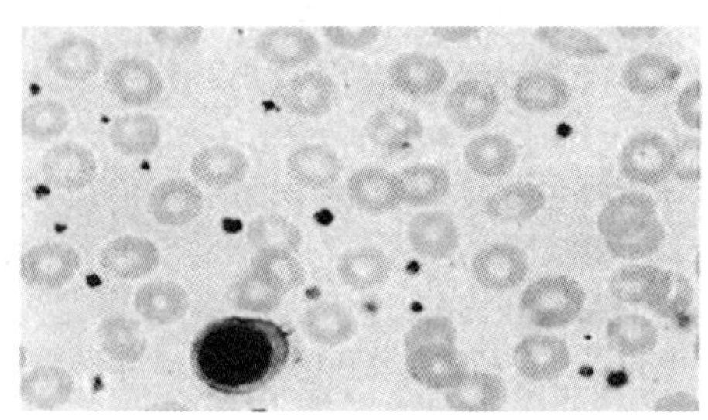

图 2-2　血涂片

7. 该患者最可能的诊断是（检验士 2021 实践，2013 实践）

A. 溶血性贫血

B. 缺铁性贫血

C. 巨幼细胞贫血

D. 珠蛋白合成障碍性贫血

E. 遗传性球形红细胞增多症

8. 若进一步确诊，应选择的实验室检查是（检验士 2021 实践，2013 实践）

A. 铁代谢检测　　B. 血红蛋白电泳

C. 骨髓涂片检查　　D. G-6-PD 活性测定

E. 红细胞渗透脆性试验

（9~11 题共用题干）

患者女，21 岁。为保持身材而饮食节制 1 年，近日自感疲乏，心悸，气短，头晕，头痛，注意力不集中。实验室检查：WBC 5.4×10^{9}/L，Hb 98g/L，MCV 67fl，肝功能及肾功能均正常。

9. 该患者最可能的诊断是（检验师 2021 专业，2019 专业）

A. 肾性贫血　　B. 巨幼细胞贫血

C. 缺铁性贫血　　D. 地中海贫血

E. 叶酸缺乏性心脏病

10. 该患者铁代谢的改变可能是（检验师 2021 专业，2020 专业，2019 专业）

A. 血清铁减低，总铁结合力减低

B. 血清铁减低，总铁结合力增高

C. 血清铁增高，总铁结合力增高

D. 血清铁增高，总铁结合力减低

E. 血清铁和总铁结合力变化不大

11. 检测血清铁的测定方法是（检验师 2021 专业，2020 专业，2019 专业）

A. 离子选择电极法　　B. 钼酸盐法

C. 甲基麝香草酚蓝法　　D. 达旦黄法

E. 亚铁嗪比色法

（12~14 题共用题干）

患儿女，2 岁。消瘦、易患感冒。查体：贫血貌。血液检查结果：RBC 3.2×10^{12}/L。Hb 90g/L，MCV 72fl，MCH 24pg，MCHC 280g/L，RDW 18.9%，WBC 及 DC 正常。

12. 该患儿的贫血类型属于（主管检验师 2018 专业）

A. 小细胞均一性　　B. 小细胞非均一性

C. 正常细胞均一性　　D. 大细胞均一性
E. 大细胞非均一性

13. 最可能的诊断是（主管检验师 2018 专业）
A. 珠蛋白生成障碍性贫血　　B. 蚕豆病
C. 巨幼细胞贫血　　D. 再生障碍性贫血
E. 缺铁性贫血

14. 下列不属于血红蛋白病的是（主管检验师 2018 专业）
A. 不稳定血红蛋白病
B. 珠蛋白生成障碍性贫血
C. PNH
D. 血红蛋白 M 病发绀型
E. 镰状细胞贫血

B1 型题（标准配伍题）

（1~2 题共用备选答案）
A. 缺铁性贫血　　B. 铁粒幼细胞贫血
C. 再生障碍性贫血　　D. DIC
E. ITP

1. 血浆转铁蛋白增加见于（检验师 2020 实践）
2. 血浆纤维蛋白减少见于（检验师 2020 实践）

（3~4 题共用备选答案）
A. 缺铁性贫血　　B. 慢性感染性贫血
C. 再生障碍性贫血　　D. 溶血性贫血
E. 铁粒幼细胞贫血

3. 血清铁下降，总铁结合力增加的疾病是（检验师 2012 实践，2012 相关）
4. 骨髓细胞外铁消失，细胞内铁减少的疾病是（检验师 2012 实践，2012 相关）

（5~6 题共用备选答案）
A. 溶血性贫血　　B. 缺铁性贫血
C. 慢性病性贫血　　D. 再生障碍性贫血
E. 铁粒幼细胞贫血

5. 血清铁增加，总铁结合力降低的疾病是（检验师 2018 相关，2015 相关）
6. 血清铁升高，血清铁蛋白增加的疾病是（检验师 2018 相关，2015 相关）

第七章 DNA合成障碍性贫血的相关检验

A1 型题

1. 不引起体内叶酸缺乏的是（主管检验师 2018 专业）

A. 叶酸摄入量不足

B. 叶酸需要量增加或消耗过多

C. 叶酸吸收不良

D. 药物因素

E. 内因子缺乏

2. 关于营养性巨幼细胞贫血的叙述，不正确的是（检验师 2017 专业）

A. 呈大细胞贫血

B. 幼红细胞胞质和胞核发育不平行

C. 可见巨杆核粒细胞

D. 巨核细胞不会发生巨幼变

E. 血清叶酸和维生素 B_{12} 含量降低

3. 关于营养性巨幼细胞贫血的叙述，不正确的是（检验师 2020 专业）

A. 红细胞数比血红蛋白减少更明显

B. 血红蛋白减少比红细胞减少更明显

C. 血小板数和中性粒细胞数常减低

D. 中性粒细胞变大伴分叶过多现象

E. 网织红细胞计数常减少

4. 巨幼细胞贫血的病因为（检验士 2021 专业，2018 实践）

A. 铁缺乏

B. 红细胞膜先天性缺陷

C. 红细胞珠蛋白合成缺陷

D. 缺乏叶酸或（和）维生素 B_{12}

E. 骨髓造血功能障碍

5. 诊断巨幼细胞贫血最有价值的是（检验士 2016 实践）

A. 网织红细胞计数

B. 胃酸分泌量减少

C. 红细胞和血红蛋白减低

D. 骨髓幼红细胞巨幼变

E. 周围血可见中性粒细胞分叶过多

6. 巨幼细胞贫血时涂片易见（检验师 2014 相关）

A. 球形红细胞　　B. 靶形红细胞

C. 口形红细胞　　D. 有核红细胞

E. 点彩细胞

7. 红细胞大小不一最常见于（主管检验师 2016 相关）

A. 缺铁性贫血　　B. 溶血性贫血

C. 失血性贫血　　D. 再生障碍性贫血

E. 巨幼细胞贫血

8. 核质发育不平衡，表现为“核幼质老”，见于（检验士 2020 专业）

A. 缺铁性贫血　　B. 巨幼细胞贫血

C. 溶血性贫血　　D. 失血性贫血

E. 再生障碍性贫血

9. 患者男，贫血伴营养不良。实验室检查显示全血细胞减少。血涂片见大红细胞增多。首先应考虑的是（检验师 2018 专业，2013 专业）（检验士 2021 基础）

A. 铁缺乏　　B. 叶酸缺乏

C. VitB_{12} 缺乏　　D. 恶性贫血

E. 消化道疾病

A2 型题（病历摘要型最佳选择题）

1. 患者女，25 岁。实验室检查示 MCV、MCH 均升高。MCHC 正常。最可能的诊断是（检验师 2018 相关，2013 相关）

A 缺铁性贫血　　B. 急性失血性贫血

C. 慢性失血性贫血　　D. 巨幼细胞贫血

E. 急性溶血性贫血

2. 患者女，32 岁。长期肥胖、控制饮食，近半年自觉头晕、乏力、心慌。查体：中度贫血貌，一般情况尚可。实验室检查：Hb 70g/L，RBC 2.2×10^{12}/L，MCV 121fl，MCH 38pg，CHC 332g/L，WBC 3.6×10^{9}/L，PLT 75×10^{9}/L，网织红细胞绝对值 16.5×10^{9}/L。最可能的诊断是（检验士 2020 实践，2016 专业，2012 专业）（检验师 2021 基础，2019 基础）

A. 缺铁性贫血　　B. 巨幼细胞贫血

C. 溶血性贫血　　D. 骨髓病性贫血

E. 再生障碍性贫血

3. 患者女，胆囊切除术后 6 年。平日素食，蔬菜煮烂后食用。于入院 3 天前无明显诱因出现面色苍白、心悸乏力。实验室检查：RBC 1.7×10^{12}/L，Hb 63g/L，WBC 2.2×10^{9}/L，PLT 23×10^{9}/L，RET 1.2%，MCV 116fl，MCH 36.87pg，MCHC 345g/L；外周血涂片示中性粒细胞多分叶，成熟红细胞大小不一，以大细胞为主。最可能的诊断是（检验师 2021 实践，2017 相关）

A. 巨幼细胞贫血　　B. 骨髓增生异常综合征

C. 再生障碍性贫血　　D. 溶血性贫血

E. 缺铁性贫血

4. 患儿，10 个月。人工喂养，面色苍白。血常规示 RBC 2.1×10^{12}/L，Hb 70g/L。血涂片检查示红细胞大小不等，以大红细胞为主，中性粒细胞分叶过多，5 叶以上

者＞5%。骨髓象示红系增生活跃，幼红细胞呈老浆幼核改变。最可能的诊断是（主管检验师 2020 相关）

A. 巨幼细胞贫血　　B. 骨髓增生异常综合征
C. 铁粒幼细胞贫血　　D. 缺铁性贫血
E. 生理性贫血

A3 型题

（1~2 题共用题干）

患者男，73 岁。头晕、乏力半年伴牙龈出血 1 个月。体检：贫血外观，脾肋下 1cm。实验室检查：全血细胞减少，骨髓增生活跃，巨幼红细胞 5%，有类巨样变，血涂片可见不典型小巨核细胞。

1. 最可能的诊断是（主管检验师 2021 专业）
A. 铁粒幼细胞贫血　　B. 巨幼细胞贫血
C. 缺铁性贫血　　D. 再生障碍性贫血
E. MDS

2. 为进一步诊断，应行（主管检验师 2021 专业）
A. 骨髓穿刺　　B. 淋巴结活检
C. 骨髓活检　　D. 化学染色
E. 影像学检查

（3~4 题共用题干）

患者女，30 岁。血红蛋白 80g/L，涂片见椭圆形红细胞增多。

3. 若椭圆形红细胞占 18%，则见于（检验士 2016 专业，2014 专业，2013 专业）（检验师 2018 相关）
A. 缺铁性贫血　　B. 正常人
C. 大细胞贫血　　D. 镰状红细胞贫血
E. 遗传性椭圆形红细胞增多症

4. 若椭圆形红细胞占 55%，则见于（检验士 2016 专业，2014 专业，2013 专业）（检验师 2018 相关）
A. 骨髓纤维化　　B. 缺铁性贫血
C. 大细胞贫血　　D. 镰状红细胞贫血
E. 遗传性椭圆形红细胞增多症

（5~8 题共用题干）

患者男，54 岁。3 年前诊断为萎缩性胃炎。近 1 个月头晕、乏力、心慌加重。实验室检查：Hb 58g/L，RBC 1.6×10^{12}/L，MCV 120fl，MCH 35pg，MCHC 340g/L，WBC 3.3×10^9/L，PLT 70×10^9/L，网织红细胞 0.4%。

5. 最可能的诊断是（检验师 2016 专业）
A. 溶血性贫血　　B. 再生性贫血
C. 缺铁性贫血　　D. 巨幼细胞贫血
E. 自身免疫性溶血性贫血

6. 该患者最可能的病因是（检验师 2016 专业）
A. 摄入不足　　B. 需要量增加
C. 吸收利用障碍　　D. 丢失过多
E. 酶缺乏

7. 下列对该病外周血红细胞系变化的叙述，错误的是（检验师 2016 专业）
A. 异形红细胞增多
B. 可见巨红细胞
C. 可见点彩红细胞
D. 网织红细胞绝对计数增多
E. 可见有核红细胞

8. 下列对该病骨髓细胞化学染色的叙述，错误的是（检验师 2016 专业）
A. 细胞外铁增加
B. 铁粒红细胞增多
C. 糖染色幼红细胞呈阳性反应
D. α-NAE 染色巨幼红细胞呈阳性反应
E. 过氧化物酶染色幼红细胞呈阴性反应

（9~10 题共用题干）

患者女，32 岁。再次体检时发现 RBC 2.8×10^{12}/L，Hb 92g/L，MCV 110fl，MCH 40pg，MCHC 330g/L。

9. 最可能的诊断是（主管检验师 2018 专业）（检验师 2012 实践）
A. 再生障碍性贫血　　B. 缺铁性贫血
C. 铁粒幼细胞贫血　　D. 巨幼细胞贫血
E. 溶血性贫血

10. 还需要进一步做的检查是（主管检验师 2018 专业）（检验师 2012 实践）
A. ESR　　B. 血清总铁结合力
C. 血涂片　　D. Ret
E. PLT

（11~12 题共用题干）

患儿 8 岁，面色苍白，易暴躁激动，长期素食，且有腹泻。血常规示 Hb 55g/L，RBC 2.2×10^{12}/L。骨髓象示骨髓细胞增生活跃，以体积小的中、晚幼细胞增生为主。外周血涂片示红细胞大小不等，中央空白区增大，并见异常结构。

11. 血涂片检查中的异常结构如下图（附录 3　图 2-3），箭头所指的是（主管检验师 2021 专业）

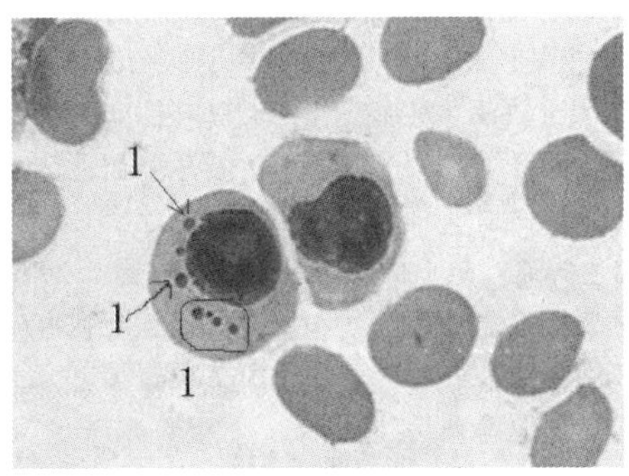

图 2-3　血涂片

A. 棒状小体　　B. 杜勒小体
C. 卡波环　　D. 豪 - 焦小体
E. 寄生虫

12. 最可能的诊断是（主管检验师 2021 专业）
A. 缺铁性贫血　　B. 巨幼细胞贫血
C. 寄生虫感染　　D. 细菌感染
E. 急性早幼粒白血病

第八章　造血功能障碍性贫血的相关检验

A1 型题

1. 关于再生障碍性贫血的叙述，错误的是（检验师 2015 专业）

A. 由于造血干细胞异常而引起的获得性疾病
B. 临床上分为急性和慢性
C. 血中 EPO 升高
D. 属于正细胞正色素性贫血
E. 骨髓病变首先累及胸骨

2. 怀疑再生障碍性贫血的老年患者行穿刺的最佳部位是（检验士 2015 基础）

A. 髂前上棘　B. 髂后上棘
C. 胸骨　D. 胫骨头侧
E. 肩胛骨

3. 再生障碍性贫血的骨髓病变一般先累及（主管检验师 2016 专业）

A. 肋骨　B. 脊柱
C. 胸骨　D. 髂骨
E. 股骨

4. 引起全血细胞减少最典型的疾病是（检验士 2021 基础）

A. 急性白血病　B. 骨髓纤维化
C. 再生障碍性贫血　D. 多发性骨髓瘤
E. 恶性组织细胞病

5. 全血细胞减少，网织红细胞降低，骨髓增生低下，三系造血细胞减少。符合该血常规和骨髓象的疾病是（检验士 2021 相关，2020 相关，2019 相关，2016 实践）

A. 严重缺铁性贫血　B. 脾功能亢进
C. 骨髓纤维化　D. 再生障碍性贫血
E. 急性白血病

6. 再生障碍性贫血的主要原因是（检验士 2020 专业）

A. 骨髓造血功能低下　B. 无效红细胞生成
C. 脾功能亢进　D. 失血过多
E. 造血原料缺乏

7. 急性再生障碍性贫血的骨髓象表现为骨髓增生（检验师 2015 相关）

A. 极度活跃　B. 明显活跃
C. 活跃　D. 低下
E. 极度低下

8. 再生障碍性贫血 MCH 测定结果显示（主管检验师 2016 相关）

A. 正常　B. 增高
C. 显增高　D. 减低
E. 明显减低

9. 再生障碍性贫血属于（主管检验师 2016 相关）

A. 单纯小细胞贫血　B. 大细胞贫血
C. 正细胞贫血　D. 小细胞低色素性贫血
E. 大细胞高色素性贫血

10. 表现血细胞减少的疾病是（主管检验师 2015 实践）

A. 慢性白血病　B. 类白血病反应
C. 再生障碍性贫血　D. 缺铁性贫血
E. 真性红细胞增多症

11. 最易与再生障碍性贫血混淆的疾病是（检验士 2018 相关）（主管检验师 2018 基础）

A. 骨髓增生异常综合征　B. ITP
C. PNH　D. 脾功能亢进
E. 白细胞减少性白血病

12. 关于急性和慢性再生障碍性贫血的特点，一致的是（检验士 2017 实践）

A. 发病机制　B. 起病急缓
C. 发展快慢　D. 预后情况
E. 骨髓检查特点

13. 网织红细胞生成指数降低的疾病是（检验士 2016 实践）

A. 巨幼细胞贫血　B. 再生障碍性贫血
C. 多发性骨瘤　D. 溶血性贫血
E 真性红细胞增多症

14. 不符合再生障碍性贫血特征的是（检验师 2019 实践）

A. 淋巴细胞减少　B. 骨髓巨核细胞减少
C. 骨髓增生极度低下　D. 全血细胞减少
E. 网织红细胞减少

15. 不符合再生障碍性贫血特点的是（主管检验师 2014 实践）

A. 网织红细胞占 0.5%
B. 红细胞计数 50×10^{12}/L
C. 白细胞计数 10×10^9/L，血小板计数 30×10^9/L
D. 骨髓涂片中大量脂肪滴，仅见少量淋巴细胞、浆细胞
E. 骨髓活检发现造血组织减少，脂肪组织比例升高

16. 在原发性再生障碍性贫血的诊断依据中，错误是（检验师 2018 基础）（主管检验师 2018 基础，2016 相关）

A. 红细胞减少
B. 白细胞减少
C. 有核细胞增生低

D. 无肝、脾、淋巴结肿大

E. 巨核细胞成熟障碍

17. 与再生障碍性贫血不相符的是（检验师 2012 实践）

A. NAP 积分增高

B. 幼红细胞形态正常

C. 铁染色内铁（++++）

D. 网织红细胞绝对计数增高

E. 骨髓增生低下，造血细胞减少，非造血细胞增多

18. 骨髓活检示造血组织减少，脂肪组织增加的是（主管检验师 2020 相关）

A. 再生障碍性贫血　　B. 溶血性贫血

C. 缺铁性贫血　　D. 巨幼细胞贫血

E. 急性粒细胞白血病

19. 再生障碍性贫血最主要的诊断依据是（主管检验师 2019 实践）

A. 全血细胞减少，有出血或感染表现

B. 网织红细胞减少

C. 骨髓增生不良

D. 肝、脾、淋巴结不肿大

E. 铁剂、叶酸治疗无效

A2 型题（病历摘要型最佳选择题）

1. 患儿男，15 岁。外周血检查示 WBC 20×10^9/L，RBC 2.0×10^9/L，PLT 75×10^9/L。临床诊断为再生障碍性贫血。该患儿白细胞减少的原因是（主管检验师 2021 专业）

A. 分裂池分化减少　　B. 成熟池释放减少

C. 贮备池分布异常　　D. 循环池发育障碍

E. 边缘池释放减少

2. 患者男，45 岁，1 个月来逐渐感到乏力，面色苍白，1 周前无特殊原因突然寒战，高热，全身皮下有口腔黏膜出血，头痛，乏力、心悸进行性加重。血常规示血红蛋白下降至 60g/L，RBC 2.10×10^{12}/L，WBC 2.8×10^9/L。分类示中性粒细胞 25%，淋巴细胞 74%，单核细胞 1%，PLT 15×10^9/L，网织红细胞 0.3%。骨髓象示骨髓增生减低，粒系，红系及巨核系均明显减少，成熟淋巴细胞占 68%，组织嗜碱细胞易见。最可能的诊断为（检验士 2018 实践）

A. 粒细胞缺乏症　　B. 再生障碍性贫血

C. 急性感染　　D. 急性型 ITP

E. MDS

3. 患者男，28 岁。油漆工人，因面色苍白、心悸、伴下肢反复瘀点 1 年，加重 2 个月就诊。查体：重度贫血貌，HR 120 次 / 分，心尖部 SMII 级，肝脾未触及。实验室检查：RBC 20×10^{12}/L，BPC 35×10^9/L，网织红细胞 0.1%，骨髓象示增生极度减低，三系下降，巨核细胞全片未见，活检提示造血组织减少，非造血细胞比例增加。可见间质水肿，液性脂肪坏死。最可能的诊断是（检验师 2018 相关）（主管检验师 2015 实践）

A. PNH　　B. MDS-RA

C. 急性白血病　　D. 骨髓纤维化

E. 再生障碍性贫血

4. 患者男，因皮肤反复出现紫癜 3 个月就诊。血常规示血红蛋白 80g/L，红细胞 2.7×10^{12}/L，白细胞 3.1×10^9/L，中性粒细胞 36%，淋巴细胞 60%，单核细胞 2%，血小板 2.8×10^9/L。骨髓象示骨髓增生活跃，淋巴系占 60%，成熟浆细胞占 8%。Ham 试验阴性。可能的诊断是（检验师 2018 实践）（主管检验师 2018 实践）

A. 阵发性睡眠性血红蛋白尿　　B. 急性白血病

C. 多发性骨髓瘤　　D. 再生障碍性贫血

E. 巨幼细胞贫血

5. 患者男，62 岁。头晕、乏力半年伴牙龈出血 1 个月。查体：贫血外观，肝、脾肋下可触及。实验室检查：RBC 3.8×10^{12}/L，Hb 77g/L，MCV 和 MCHC 正常，WBC 3.4×10^9/L，PLT 65 $\times 10^9$/L。血涂片可见幼红细胞。最可能的诊断是（检验师 2017 实践）

A. 铁粒幼细胞贫血　　B. 营养不良性贫血

C. 脾功能亢进　　D. 再生障碍性贫血

E. MDS

6. 患者女，27 岁。不明原因贫血，Hb 92g/L。网织红细胞 3.8%。可排除的诊断是（检验士 2019 相关，2017 专业）

A. 再生障碍性贫血　　B. 缺铁性贫血

C. 巨幼细胞贫血　　D. 溶血性贫血

E. 地中海贫血

7. 患者女，28 岁。头晕、乏力。查体：两下肢有散在瘀斑，肝、脾肋下未触及。血常规示血红蛋白 44g/L，红细胞 1.14×10^{12}/L，白细胞 2.1×10^9/L，中性粒细胞 26%，淋巴细胞 71%，血小板 24×10^9/L。骨髓象示骨髓增生极度减低，巨核细胞未见。可能的诊断为（主管检验师 2017 实践）

A. 白细胞不增加性白血病

B. 粒细胞减少症

C. 再生障碍性贫血

D. 恶性贫血

E. 珠蛋白生成障碍性贫血

第九章　溶血性贫血的相关检验

第一节　概述

A1 型题

1. 溶血的基本概念是（检验师 2019 基础，2017 基础）
A. 红细胞破坏过多，寿命正常
B. 红细胞形成影红细胞
C. 红细胞膜变形性减弱
D. 红细胞寿命过短，破坏过多
E. 红细胞被单核－巨噬细胞吞噬

2. 临床中出现血红蛋白尿的疾病最常见的是（主管检验师 2013 相关）
A. 糖尿病　　B. 尿崩症
C. 蚕豆病　　D. 慢性肾小球肾炎
E. 慢性肾盂肾炎

3. 确定溶血存在最可靠的指标是（检验师 2018 专业）（主管检验师 2018 专业）
A. 红细胞寿命缩短
B. 尿胆原排泄增多
C. 幼红细胞增生
D. 未结合胆红素增高
E. 网织红细胞增多

4. 下列不符合溶血性贫血的是（检验师 2017 相关）
A. 红细胞体积增大
B. 红细胞中可见豪－焦小体
C. 网织红细胞增多
D. 红细胞寿命正常
E. 血清胆红素增高

5. 不属于溶血性贫血特征的是（主管检验师 2014 相关）
A. 网织红细胞增多　　B. 血涂片见异形红细胞
C. 血胆红素升高　　D. 血清结合珠蛋白升高
E. 尿胆原呈强阳性

6. 诊断溶血性贫血最可靠的指标是（检验师 2018 基础）（主管检验师 2018 基础，2016 基础）
A. 骨髓幼红细胞增生　　B. 异形红细胞增多
C. 红细胞寿命缩短　　D. 未结合胆红素增高
E. 尿胆原排泄增多

7. 血管外溶血是指（检验士 2021 专业，2019 实践，2016 相关，2012 相关）
A. 皮下出血　　B. 消化道出血
C. 血管破坏致红细胞丢失　D. 红细胞从泌尿道丢失
E. 红细胞被单核—巨噬细胞破坏

8. 关于血管外溶血的实验室指标变化，正确的是（主管检验师 2020 基础，2017 专业）
A. 血浆中出现高铁血红素
B. 血浆结合珠蛋白下降
C. 尿含铁血黄素试验阴性
D. 尿中出现游离血红蛋白
E. 血浆游离血红蛋白明显增高

9. 不属于血管外溶血特点的是（检验师 2021 专业）
A. 多见红细胞内缺陷
B. 红细胞被单核－巨噬细胞破坏
C. 贫血，黄疸，肝、脾肿大常见
D. 血红蛋白尿常见
E. 尿含铁血黄素一般阴性

10. 下列不属于红细胞内在异常而引起的贫血是（检验士 2020 专业）
A. G-6-PD 缺乏症
B. 遗传性球形红细胞增多症
C. 地中海贫血
D. 再生障碍性贫血
E. 己糖激酶缺乏症

11. 发生血管内溶血时，相应的改变是（主管检验师 2018 基础）
A. 血清结合珠蛋白明显升高
B. 血浆高铁血红素白蛋白呈阴性
C. 血浆游离血红蛋白明显降低
D. 尿含铁血黄素一定呈阳性
E. 尿血红蛋白可呈阳性

12. 血管外溶血性贫血的特征是（主管检验师 2017 相关）
A. 急性发作
B. 肝、脾肿大
C. 红细胞形态学改变少见
D. 红细胞脆性改变少见
E. 血红蛋白尿常见

13. 诊断溶血性贫血的直接证据是（主管检验师 2016 相关）
A. 血清未结合胆红素升高
B. 网织红细胞升高＞5%
C. 红系明显增生异常＞50%
D. 红细胞寿命缩短
E. 尿胆原呈强阳性，尿胆红素呈阴性

14. 贫血伴轻中度黄疸，肝功能试验均正常，最可能的诊断是（主管检验师 2014 基础）
A. 晚期肝硬化　　B. 脾功能亢进

C. ITP　　D. 溶血性贫血

E. 急性白血病

15. 溶血性贫血患者血红蛋白降低，血清中浓度含量相应增高的细胞因子是（主管检验师 2013 专业）

A. TPO　　B. EPO

C. CSF-G　　D. CSF-M

E. CSF-Meg

16. 下列疾病与其相应检查搭配正确的是（主管检验师 2013 基础）

A. 血红蛋白 H 病—红细胞镰变试验

B. PK 缺陷症—高铁血红蛋白还原试验

C. 冷凝集素综合征—血红蛋白电泳

D. 免疫性溶血性贫血—抗人球蛋白试验

E. 阵发性睡眠性血红蛋白尿症—血红蛋白 HbA_2 测定

A2 型题（病历摘要型最佳选择题）

1. 患者女，38 岁。因头晕、乏力 2 个月余就诊。体检：中度贫血貌，巩膜轻度黄染，肝肋下 1cm，脾肋下未触及。实验室检查：Hb 75g/L，RBC 2.5×10^{12}/L，WBC 5×10^9/L，PLT 122×10^9/L，网织红细胞 5.5%，血总胆红素增高，尿隐血试验阳性。最可能的诊断是（主管检验师 2017 基础）

A. 溶血性贫血　　B. 再生障碍性贫血

C. 脾功能亢进　　D. 巨幼细胞贫血

E. 慢性肝病

2. 患者男，32 岁。头晕、纳差伴皮肤黄染 1 个月。实验室检查：血红蛋白 80g/L，网织红细胞 5%，红细胞渗透脆性试验轻度增高，尿胆红素（-），尿胆原呈强阳性，尿隐血（-），血清总胆红素 76.15μmol/L，ALT < 20U/L，拟诊为溶血性贫血。为明确诊断，宜首先做的检查是（主管检验师 2013 相关）

A. 自身溶血试验及纠正试验

B. Ham 试验　　C. Coombs 试验

D. 血红蛋白电泳　　E. 高铁血红蛋白还原试验

第二节　免疫溶血性贫血检验

A1 型题

1. 患者女，肝、脾肿大，患有自身免疫性溶血性贫血。下列试验最可能的是（检验师 2020 相关）

A. Coombs 试验阳性

B. 红细胞渗透脆性试验阳性

C. 抗碱血红蛋白含量增高

D. 高铁血红蛋白还原试验异常

E. Ham 试验阳性

2. 诊断自身免疫性溶血性贫血首选的检测是（检验师 2016 相关）

A. 血涂片　　B. 骨髓涂片

C. Coombs 试验　　D. 冷热溶血试验

E. 冷凝集素试验

3. 直接 Coombs 试验测定的是（主管检验师 2016 实践）

A. 血清中完全抗体

B. 血清中不完全抗体

C. 红细胞上的完全抗体

D. 红细胞上的不完全抗体

E. 血清中抗红细胞抗体

4. 属于自身免疫性溶血性贫血的是（主管检验师 2013 基础）

A. 遗传性球形红细胞增多症

B. 微血管病性溶血性贫血

C. 冷凝集素综合征

D. 阵发性睡眠性血红蛋白尿

E. 行军性血红蛋白尿

A2 型题（病历摘要型最佳选择题）

1. 患者女，40 岁。反复黄疸、乏力 3 年余，加重 3 个月。实验室检查：WBC 8.7×10^9/L，Hb 42g/L，PLT 95×10^9/L，外周血可见晚幼红细胞及晚幼粒细胞，并见红细胞形态异常，直接 Coombs 试验示抗 IgG（+），抗 C3d 型（+）。最可能的诊断是（主管检验师 2019 实践）（检验士 2021 实践，2017 专业，2019 专业）

A. 缺铁性贫血　　B. 地中海贫血

C. 巨幼细胞贫血　　D. 再生障碍性贫血

E. 自身免疫性溶血性贫血

2. 患者出现贫血、黄疸，Coombs 试验直接反应阳性，可考虑（检验士 2018 实践）

A. 珠蛋白生成障碍性贫血　　B. PNH

C. 遗传性球形细胞增多症　　D. G-6-PD 缺乏症

E. 自身免疫性溶血性贫血

3. 实验室检查示红细胞大小不一，可见球形、异形碎片、嗜碱性点彩和有核红细胞。白细胞 12 $\times 10^9$/L，血小板 200×10^9/L，骨髓增生活跃，以红细胞系增生为主。抗人球蛋白试验阳性，属低温 IgG 型，有双向溶血素（D-L —抗体），具有抗 -P- 血型特异性，抗 C3 阳性，冷热溶血试验阳性。最可能的诊断是（主管检验师 2016 专业）

A. 温抗体型自身免疫性溶血性贫血（WAIHA）

B. 阵发性睡眠性血红蛋白尿（PNH）

C. 冷凝集素综合征（CAD）

D. 阵发性冷性血红蛋白尿（PCH）

E. 地中海贫血

第三节　红细胞膜缺陷检验

A1 型题

1. 红细胞渗透脆性降低，可见于（检验士 2016 实践）

A. 地中海贫血

B. 遗传性球形红细胞增多症

C. 遗传性口形红细胞增多症

D. 自身免疫性溶血性贫血

E. 遗传性椭圆形红细胞增多症

2. 红细胞渗透脆性增高，可见于（检验师 2018 专业）（主管检验师 2018 专业）

A 遗传性球形红细胞增多症

B. α- 珠蛋白生成障碍性贫血

C. 镰状细胞贫血

D. β- 珠蛋白生成障碍性贫血

E. 缺铁性贫血

3. 观察外周血成熟红细胞形态可进行诊断的疾病是（主管检验师 2013 相关）（检验师 2020 相关）

A. G-6-PD 缺乏症　　B. 慢性感染性贫血

C. 慢性肝脏疾病　　D. 再生障碍性贫血

E. 遗传性球形红细胞增多症

4. 属于先天性红细胞膜异常所致溶血性贫血的是（检验师 2015 基础）

A. 镰状细胞贫血

B. 不稳定血红蛋白病

C. 血管病性溶血性贫血

D. 遗传性球形红细胞增多症

E 阵发性睡眠性血红蛋白尿

5. 对于机械性溶血性贫血，具有诊断价值的红细胞形态是（检验士 2020 专业）

A. 棘红细胞　　B. 球形红细胞

C. 靶形红细胞　　D. 红细胞碎片

E. 缗钱状红细胞

6. 关于遗传性球形红细胞增多症的叙述，错误的是（检验士 2020 专业）

A. 有黄疸、脾肿大的表现

B. 血液中球形红细胞增多

C. 红细胞渗透脆性降低

D. 可发生“再生障碍危象”

E. 脾切除不是一种可根治的办法

7. 关于遗传性球形红细胞增多症的说法，不正确的是（检验士 2020 专业）

A. 患者红细胞呈球形

B. 自身溶血试验阳性可被 ATP 纠正

C. 红细胞酶缺陷所致

D. 红细胞渗透脆性增加

E. 自身溶血试验阳性可被葡萄糖纠正

8. 红细胞渗透脆性减少主要见于（检验士 2020 实践）

A. 遗传性球形红细胞增多症

B. 地中海贫血

C. 遗传性椭圆形红细胞增多症

D. 巨幼细胞贫血

E. 慢性病贫血

9. 属于后天获得性红细胞膜缺陷导致的溶血性贫血的是（主管检验师 2013 相关）

A. 冷凝集素综合征

B. 微血管病性溶血性贫血

C. 遗传性球形红细胞增多症

D. 阵发性睡眠性血红蛋白尿

E. 阵发性冷性血红蛋白尿

10. 诊断阵发性睡眠性血红蛋白尿（PNH）的确诊试验是（检验士 2021 基础）

A. 酸化血清溶血试验　　B. 红细胞渗透脆性试验

C. 自身溶血试验　　D. 蔗糖溶血试验

E. 酸化甘油溶血试验

A2 型题（病历摘要型最佳选择题）

1. 患者女，25 岁。体检时发现血红蛋白 91g/L，脾肿大，肋下 2cm。无自觉症状，其父有贫血史。实验室检查示红细胞渗透脆性降低。为明确诊断，进一步的检查是（主管检验师 2021 相关、2017 相关）

A. Ham 试验　　B. 网织红细胞计数

C. 高铁血红蛋白还原试验　D. 血红蛋白电泳

E. 抗人球蛋白试验

2. 患者女，18 岁。确诊为溶血性贫血。外周血涂片易见球形红细胞，偶见椭圆形、盔形、泪滴状红细胞，Coombs 试验阴性。红细胞渗透脆性试验示开始溶血：1.9g/L NaCl，完全溶解：1.2g/LNaCl。最可能的诊断是（检验师 2018 专业）（主管检验师 2021 专业，2018 专业，2014 实践）

A. 遗传性椭圆形红细胞增多症

B. 遗传性球形红细胞增多症

C. 珠蛋白生成障碍性贫血

D. 自身免疫性溶血性贫血

E. 阵发性睡眠性血红蛋白尿

3. 患者女，30 岁。Hb 80g/L，涂片可见椭圆形红细胞增多。若椭圆形红细胞占 55%，主要见于（检验士 2021 实践，2019 专业，2019 基础）

A. 骨髓纤维化　　B. 缺铁性贫血

C. 大细胞贫血　　D. 镰状细胞贫血

E. 遗传性椭圆形红细胞增多症

4. 某贫血患者，血常规示小细胞低色素性，靶形红细胞占 30%，网织红细胞 8.0%，骨髓红系增生亢进，细胞内外铁均增多，渗透脆性试验显著降低。最有可能的诊断是（检验师 2012 实践）

A. 缺铁性贫血
B. β- 珠蛋白生成障碍性贫血
C. 遗传性球形红细胞增多症
D. 铁粒幼细胞贫血
E. α- 珠蛋白生成障碍性贫血

5. 患者男，60 岁。厌食、恶心、头晕伴皮肤黄染。实验室检查：Hb 80g/L，Ret 20%，血涂片中球形红细胞占 15%，红细胞渗透脆性增加，血清中总胆红素为 76.15μmmol/L，直接胆红素 6.84mmol/L，ALT < 40U/L。为明确病因，首选的试验是（检验师 2019 相关）

A. Ham 试验　B. Coombs 试验
C. 自身溶血试验　D. 血红蛋白电泳
E. 高铁血红蛋白还原试验

6. 患者男，16 岁。因时有酱油色尿而来就诊。红细胞形态正常，血红蛋白 90g/L，网织红细胞 3.8%，Coombs 试验（-），酸化血清溶血试验阳性，冷热溶血试验（-）。最可能的诊断是（检验士 2021 基础）（检验师 2020 专业，2018 专业）（主管检验师 2018 专业）

A. 运动性血红蛋白尿
B. 自身免疫性溶血性贫血
C. 阵发性冷性血红蛋白尿
D. 冷凝集素综合征
E. PNH

7. 患者男，30 岁。头晕、乏力 1 年半，加重伴皮肤黄染 1 个月。检验结果：血红蛋白 55g/L，白细胞 3.0×10^9/L，血小板 53×10^9/L，网织红细胞 18%；蔗糖溶血试验阳性，尿胆红素阴性，尿胆原阳性，尿含铁血黄素阳性，血清铁蛋白 12.9μg/L；骨髓检查示增生明显活跃，红系占 45%，以中幼、晚幼红细胞为主。最具确诊价值的辅助检查是（检验师 2020 专业）

A. 骨髓铁染色　B. 脆性试验
C. 血清游离血红蛋白测定　D. Ham 试验
E. Coombs 试验

8. 患者男，30 岁。因头晕、乏力 2 年余，近期加重伴皮肤黄染 1 个月入院。实验室检查：RBC 2.8×10^{12}/L，Hb 50g/L，WBC 3.0×10^9/L，血小板 30×10^9/L，网织红细胞 20%，尿胆红素（-），尿胆原 1∶320（+），尿含铁血红素试验（+）。为明确诊断，进一步的检查为（主管检验师 2017 专业）

A. Ham 试验　B. Coombs 试验
C. 铁代谢检查　D. 血红蛋白电泳
E. 骨髓病理学检查

9. 患者男，32 岁。黄疸，尿胆原试验呈强阳性，尿胆红素试验呈阴性，酸化血清溶血试验呈阳性。应考虑诊断为（主管检验师 2017 实践）

A. 阵发性寒冷性血红蛋白尿
B. 阵发性睡眠性血红蛋白尿
C. 急性黄疸性肝炎
D. 慢性活动性肝炎
E. 胆囊炎

第四节　红细胞酶缺陷检验

A1 型题

1. 关于高铁血红蛋白还原试验，正常人的还原率为（检验士 2019 相关）

A. 10%　B. 25%
C. 45%　D. 60%
E. 75% 以上

2. 确诊 G-6-PD 缺乏症的检查是（主管检验师 2016 实践）

A. 高铁血红蛋白还原试验
B. 硝基四唑氮蓝试验
C. G-6-PD 荧光斑点试验
D. G-6-PD 活性检测
E. 变性珠蛋白小体试验

3. 高铁血红蛋白还原试验用于筛查（主管检验师 2014 相关）

A. 阵发性睡眠性血红蛋白尿
B. 丙酮酸激酶缺乏症
C. 温抗体型自身免疫性溶血性贫血
D. 冷凝集素综合征
E. G-6-PD 缺乏症

4. 中国人红细胞酶缺陷疾病中最常见的是（检验士 2016 专业）

A. 乳酸脱氢酶
B. 谷胱甘肽还原酶
C. 丙酮酸激酶
D. 嘧啶 5'- 核苷酸脱氢酶
E. 葡萄糖 -6- 磷酸脱氢酶

5. 导致蚕豆病的原因是（检验士 2020 专业）

A. 缺乏葡萄糖 -6- 磷酸脱氢酶
B. 缺乏磷酸化酶
C. 缺乏己糖激酶
D. 缺乏磷酸己糖异构酶
E. 缺乏丙酮酸激酶

6. Ham 试验通常用于诊断（检验师 2015 实践）

A. PNH
B. 自身免疫性红溶血性贫血
C. 遗传性球形红细胞增多症
D. G-6-PD 缺乏症
E. HbH 病

7. 关于 G-6-PD 缺乏症，实验室检查最可靠的是（主管检验师 2019 相关）

A. 高铁血红蛋白还原试验低于正常
B. G-6-PD 荧光斑点试验减弱

C. G-6-PD 活性降低

D. 红细胞 Heinz 小体计数增加

E. 血胆红素增加

8. 氰化物－坏血酸盐试验阳性主要见于（主管检验师 2017 专业）

A. PK 缺乏症

B. G-6-PD 缺乏症

C. 冷凝集素综合征

D. 原发免疫性血小板减少症

E. 阵发性睡眠性血红蛋白尿症

第五节　血红蛋白异常检验

A1 型题

1. 具有抗碱和抗酸作用的血红蛋白是（检验士 2019 基础）

A. HbA　　B. HbA_2

C. HbF　　D. HbH

E. HbD

2. 胎儿血红蛋白是指（检验士 2016 基础）

A. HbA　　B. HbF

C. HbA_2　　D. Gower1

E. Gower2

3. 与诊断不稳定血红蛋白病不相符的实验结果是（检验师 2019 专业）

A. 热变形试验（+）

B. 血涂片中红细胞大小不均，可见异形或碎片

C. 异丙醇试验（+）

D. 红细胞镰变试验（+）

E. 变性珠蛋白小体试验（+）

4. 下列不属于血红蛋白病的是（检验师 2018 专业）

A. 不稳定血红蛋白病

B. 珠蛋白生成障碍性贫血

C. PNH

D. 血红蛋白 M 病发绀型

E. 镰状细胞贫血

5. 抗碱血红蛋白增高的疾病应除外（检验师 2018 专业，2015 专业）

A 骨髓纤维化　　B. 地中海贫血

C. 遗传性球形红细胞增多症　　D. 再生障碍性贫血

E. 白血病

6. 对于轻型 β- 珠蛋白生成障碍性贫血，明显增高的血红蛋白是（主管检验师 2019 专业，2017 相关）

A. HbA　　B. HbF

C. HbS　　D. HbA_2

E. HbBarts

7. 靶形红细胞多见于（主管检验师 2018 专业）

A. 珠蛋白生成障碍性贫血　B. 巨幼细胞贫血

C. 骨髓纤维化　　D. 溶血性贫血

E. 理化损伤

8. 热变性试验采用的温度是（主管检验师 2016 基础）

A. 15℃　　B. 120℃

C. 50℃　　D. 80℃

E. 95℃

9. HbF 增高提示（主管检验师 2016 相关）

A. δ- 珠蛋白生成障碍性贫血

B. 镰状细胞贫血

C. 不稳定血红蛋白病

D. α- 珠蛋白生成障碍性贫血

E. β- 珠蛋白生成障碍性贫血

10. 关于镰状细胞贫血的叙述，不正确的是（主管检验师 2017 专业）

A. 属常染色体显性遗传病

B. 主要见于东南亚黄种人

C. 血红蛋白电泳可见 HbS

D. HbS 在脱氧状态下易发生镰变

E. 病变为血红蛋白 β 链上第 6 位的谷氨酸被缬氨酸替代

11. 关于镰状红细胞的叙述，错误的是（主管检验师 2013 基础）

A. 红细胞呈镰刀状

B. 含有异常血红蛋白 S

C. 可呈椭圆形、杆形

D. 由于缺氧而造成细胞变形

E. 检测镰状红细胞时需制湿片后再加入偏亚硫酸观察

A3 型题

（1~2 题共用题干）

患儿男，8 岁。贫血 3 年，Hb 70g/L。体检示贫血貌，心尖有收缩期杂音，脾肋下 2cm。祖籍广西，母亲有贫血史。

1. 如怀疑溶血性贫血，下列不支持诊断的实验室检查是（检验师 2017 实践）

A. 尿胆原（+）　　B. 尿胆红素（+）

C. 尿含铁血黄素（+）　　D. 血清总胆红素升高

E. 血清结合珠蛋白下降

2. 如患儿红细胞渗透脆性正常，则进一步应选择的检查是（检验师 2017 实践）

A. 骨髓涂片检查　　B. 血红蛋白电泳

C. G-6-PD 活性测定　　D. 抗人球蛋白试验

E. 酸化血清溶血试验

（3~4 题共用题干）

患儿男，13 岁。因面色苍白半年来诊，其母亲有

类似贫血史。体检：中度贫血貌，巩膜轻度黄染，脾肋下3cm。实验室检查：RBC 2.5×10^{12}/L，Hb 81g/L，WBC 5.8×10^{9}/L，PLT 280×10^{9}/L，血涂片如下图（附录3 图2-4）示，网织红细胞13%，Coombs试验（-），红细胞渗透脆性试验（+）

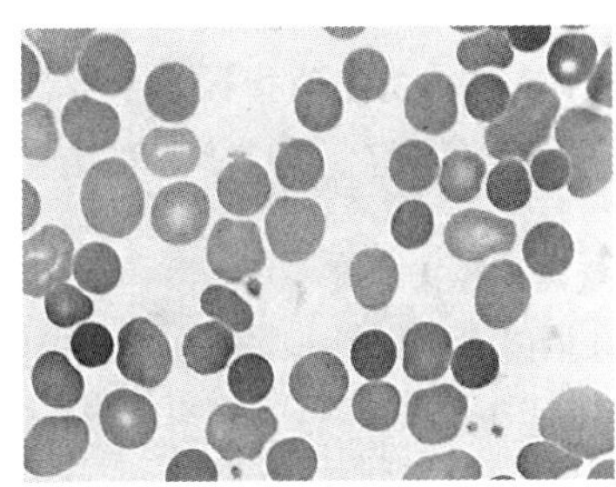

图2-4 血涂片

3. 该患儿红细胞下降的机制最有可能是（主管检验师2014实践）

A. 红细胞自身抗体产生

B. 遗传性红细胞膜缺陷

C. 获得性红细胞膜缺陷

D. 珠蛋白肽链合成量减少

E. 红细胞葡萄糖-6-磷酸脱氢酶缺陷

4. 为明确诊断，最有必要做的检查是（主管检验师2014实践）

A. Ham试验　B. 血红蛋白电泳

C. 珠蛋白肽链分析　D. 红细胞酶测定

E. 红细胞膜蛋白电泳

（5~6题共用题干）

患者男，26岁。头晕、乏力、面色苍白10年，加重3天，巩膜黄染。实验室检查：WBC 4.6×10^{9}/L，Hb 85g/L，PLT 200×10^{9}/L，Ret 8%，总胆红素45μmol/L，间接胆红素38μmol/L，外周血涂片见球形红细胞38%，抗人球蛋白试验示阴性。

5. 最可能的诊断是（主管检验师2021专业，2017实践）（检验师2015实践）

A. G-6-PD缺乏症

B. 地中海贫血

C. 自身免疫性溶血性贫血

D. 遗传性球形红细胞增多症

E. 不稳定血红蛋白病

6. 为进一步确诊，应做的检查是（主管检验师2021专业，2017实践）（检验师2015实践）

A. 高铁血红蛋白试验　B. Ham试验

C. 红细胞渗透脆性试验　D. 异丙醇沉淀试验

E. 热变性试验

B1型题（标准配伍题）

（1~3题共用备选答案）

A. 含铁血黄素尿

B. Ham试验阳性

C. 红细胞渗透脆性试验阳性

D. 高铁血红蛋白还原试验阳性

E. 直接抗人球蛋白试验阳性

1. 提示自身免疫性溶血性贫血的是（检验士2019相关，2018基础）（检验师2015基础）

2. PNH诊断的重要依据是（检验士2019相关，2018基础）（检验师2015基础）

3. 提示慢性血管内溶血的是（检验士2019相关，2018基础）（检验师2015基础）

（4~5题共用备选答案）

A. Ham试验　B. Coombs试验

C. Heinz小体生成试验　D. Rous试验

E. 红细胞渗透脆性试验

4. 免疫溶血性贫血的筛选试验是（检验士2016专业）

5. 用于PNH诊断的重要试验是（检验士2016专业）

（6~7题共用备选答案）

A. 异丙醇沉淀试验　B. 酸化血清溶血试验

C. 血红蛋白电泳　D. 珠蛋白肽键分析

E. 抗碱血红蛋白测定

6. 诊断异常血红蛋白症的筛选试验是（检验师2016实践）

7. 阵发性睡眠性血红蛋白尿症的确诊试验是（检验师2016实践）

（8~9题共用备选答案）

A. 酸化血清溶血试验阳性

B. 红细胞盐水渗透增加

C. PK缺乏

D. 高铁血红蛋白的还原率减低

E. 叶酸/维生素B_{12}缺乏

8. 与红细胞丙酮酸激酶有关的是（检验士2017实践）

9. 与阵发性睡眠性血红蛋白尿症有关的是（检验士2017实践）

（10~11题共用备选答案）

A. HbS　B. HbBart

C. HbF　D. HbG

E. HbO_2

10. 与镰状红细胞有关的是（主管检验师2019实践）

11. 抗碱血红蛋白的简称是（主管检验师2019实践）

（12~13题共用备选答案）

A. HbA　B. HbF

C. HbS　D. HbCO

E. HiCN

12. 氰化高铁血红蛋白简写是（主管检验师2015相关）

13. 碳氧血红蛋白的简写是（主管检验师2015相关）

（14~15题共用备选答案）

A. 红细胞渗透脆性试验　B. Heinz小体生成试验

C. 高铁血红蛋白还原试验 D. Coombs 试验

E. Ham 试验

14. 遗传性球形红细胞增多症的诊断试验是（主管检验师 2019 实践）

15. G-6-PD 缺乏症的诊断试验是（主管检验师 2019 实践）

（16~17 题共用备选答案）

A. G-6-PD 缺乏症

B. 自身免疫性溶血性贫血

C. 珠蛋白生成障碍性贫血

D. 遗传性球形红细胞增多症

E. 阵发性睡眠性血红蛋白尿症

16. Coombs 试验用于诊断（主管检验师 2017 基础）

17. 高铁血红蛋白还原试验用于筛查（主管检验师 2017 基础）

（18~19 题共用备选答案）

A. 红细胞寿命测定

B. 尿含铁血黄素测定

C. 结合珠蛋白测定

D. 血浆游离血红蛋白测定

E. 外周血网织红细胞绝对值计数

18. 提示红细胞破坏最可靠的检查是（主管检验师 2016 实践）

19. 反映骨髓造血功能的指标是（主管检验师 2016 实践）

（20~21 题共用备选答案）

A. 血红蛋白浓度测定 B. 血红蛋白电泳分析

C. 血红蛋白链分析 D. 红细胞渗透脆性试验

E. 外周血网织红细胞计数

20. 诊断是否存在异常血红蛋白的筛选试验是（主管检验师 2015 实践）

21. 诊断是否存在红细胞膜异常的筛选试验是（主管检验师 2015 实践）

第十章　白细胞检验基础

B1 型题（标准配伍题）

（1~2 题共用备选答案）

A. 分裂池　　B. 成熟池

C. 贮备池　　D. 循环池

E. 边缘池

1. 杆状核粒细胞主要分布在（主管检验师 2021 相关）

2. 晚幼粒细胞主要分布在（主管检验师 2021 相关）

（3~4 题共用备选答案）

A. 分裂池　　B. 成熟池

C. 贮备池　　D. 循环池

E. 边缘池

3. 用于外周血计数的是（主管检验师 2020 基础）

4. 晚幼粒及杆状核粒细胞存在于（主管检验师 2020 基础）

第十一章　白血病检验

第一节　概述

A1 型题

1. 下列不属于白血病临床表现的是（检验师 2021 基础）
A. 发热　B. 出血
C. 皮疹　D. 贫血
E. 紫癜

2. 在白血病的临床表现中，不包括的是（主管检验师 2017 基础）
A. 贫血　B. 出血
C. 发热　D. DIC
E. 肝脾淋巴结肿大

3. 白血病诊断主要依据的检查项目是（检验士 2021 基础，2016 相关）
A. 白细胞计数　B. 血涂片检查
C. 血细胞培养　D. 骨髓涂片检查
E. 影像学检查

第二节　急性白血病分型与疗效判断标准

A1 型题

1. 白血病 MICM 分型依据不包括（检验士 2021 相关，2016 基础）
A. 形态学　B. 免疫学
C. 细胞生物学　D. 细胞遗传学
E. 分子生物学

2. 目前临床上对急性白血病分型的依据不包括（检验士 2020 基础）
A. 分子生物学分型　B. 细胞形态学分型
C. 细胞免疫学分型　D. 细胞遗传学分型
E. 临床体征分型

3. 急性白血病诊断的主要依据是（检验士 2020 专业）
A. 发热、贫血、出血
B. 白细胞计数＞ $50\times10^9/L$
C. 骨髓增生极度活跃
D. 胸骨压痛（+）
E. 骨髓中原始细胞明显增高

4. 确诊白血病的必备条件是（主管检验师 2014 基础）
A. 检出白血病细胞　B. 血小板减少
C. 白细胞增高　D. 贫血
E. 白细胞减少

5. 急性白血病诊断的主要手段是（检验师 2018 相关）（检验士 2019 实践，2018 专业，2017 专业，2015 专业）（主管检验师 2015 专业）（检验士）
A. 外周血检查　B. 骨髓涂片检查
C. 骨髓细胞培养　D. 血细胞基因检测
E. 血细胞染色体分析

6. 白血病细胞的形态学特点是（主管检验师 2013 基础）
A. 异常增生伴分化成熟障碍
B. 恶性增生伴分化成熟加快
C. 无控制增生但分化成熟正常
D. 细胞分化障碍但成熟正常
E. 细胞分化正常但成熟障碍

7. 急性白血病的主要表现不包括（检验士 2018 基础）
A. 组织器官浸润　B. 不同程度发热
C. 早期即可出血　D. 血栓
E. 功能性呕吐

8. 鉴别再生障碍性贫血和急性白血病时，首选的检查是（检验士 2018 实践，2017 实践）
A. 血小板计数　B. 血涂片
C. 骨髓涂片检查　D. NAP 积分
E. 染色体检查

9. 急性白血病的常见临床表现不包括（检验士 2015 基础）（主管检验师 2015 基础）
A. 贫血　B. 出血
C. 血栓　D. 发热
E. 肝脾肿大

10. 下列不属于急性白血病临床特征的是（检验师 2020 基础）
A. 贫血　B. 出血
C. 发热　D. 肝、脾及淋巴结肿大
E. 皮疹

11. 急性白血病的分型诊断标准 FAB 命名是（检验师 2021 基础）

A. WHO 命名体制
B. 国际命名体制
C. 国内命名体制
D. 国际标准委员会命名体制
E. 法、美、英三国的血细胞形态命名体制

12. 中枢神经系统白血病的诊断标准是（检验师 2021 相关）（主管检验师 2015 相关）
A. 脑脊液含糖量明显升高
B. 脑脊液中成熟小淋巴细胞比例明显升高
C. 脑脊液中蛋白总量＞ 50mg/L
D. 脑脊液查到白血病细胞
E. 脑脊液中白细胞数＞ 1.0×10^9/L

13. 急性白血病易发生感染的原因主要是（检验师 2020 相关，2015 相关）
A. 长期贫血　　B. 广泛出血
C. 成熟粒细胞缺乏　　D. 继发性营养不良
E. 白血病细胞过多

14. FAB 分型中，诊断急性白血病时骨髓中原始细胞比例应（检验师 2017 基础）
A. ≥ 20%　　B. ≥ 25%
C. ≥ 30%　　D. ≥ 10%
E. ≥ 15%

15. WHO 分型将急性白血病的原始细胞百分比调整为（检验师 2016 专业）
A. ≥ 30%　　B. ≥ 25%
C. ≥ 20%　　D. ≥ 15%
E. ≥ 10%

16. 白血病免疫分型时常用的造血干细胞标记是（检验师 2017 专业）
A. CD38　　B. CD34
C. CD33　　D. CD10
E. HLA-DR

17. 下列最能反映急性白血病特点的是（检验师 2017 实践）
A. 一种造血干细胞克隆性疾病
B. 临床上可因贫血、感染、出血引起的并发症而死亡
C. 异常增生的细胞因分化成熟障碍而阻滞于较早阶段
D. 外周血出现大量幼稚细胞
E. 其病因目前尚不完全清楚

18. 白血病细胞一般不表达 HLA-DR 的白血病是（检验师 2012 专业）
A. AML-M_1　　B. AML-M_2
C. AML-M_3　　D. AML-M_4
E. AML-M_5

19. 目前国内急性白血病 FAB 型急性粒－单核细胞白血病是指（主管检验师 2016 实践）
A. M_1 型　　B. M_3 型
C. M_4 型　　D. M_5 型
E. M_6 型

20. 急性白血病和慢性白血病的主要区别是（主管检验师 2019 基础）
A. 肝脾是否增大　　B. 感染严重程度
C. 白血病细胞的成熟程度　D. 贫血严重程度
E. 出血严重程度

21. 下列叙述不正确的是（主管检验师 2018 专业）
A. 急性白血病患者的外周血白细胞定比正常人增高
B. 急性白血病患者的骨髓增生明显活跃，原始、幼稚细胞明显增多
C. 急性粒细胞白血病可出现白血病“裂孔”现象
D. 急性白血病，骨髓可见红细胞系和巨核细胞系减少
E. 慢性白血病，骨髓中以接近成熟的白细胞增生为主，原始细胞小于 10%

22. 骨髓检查提示巨核细胞常减少或缺如的疾病是（主管检验师 2016 专业）
A. 缺铁性贫血
B. 原发免疫性血小板减少症
C. 慢性粒细胞白血病慢性期
D. 急性粒细胞白血病
E. 巨幼细胞贫血

23. 急性白血病经治疗后达到完全缓解的最主要标准为（检验师 2014 实践）
A. 外周血中血红蛋白≥ 100g/L
B. 外周血中血小板≥ 100×10^9/ L
C. 外周血无幼稚细胞
D. 外周血中性粒细胞绝对值≥ 1.5×10^9/L
E. 骨髓原始及早幼（幼稚）细胞≤ 5%

24. 关于中枢神经系统白血病的诊断标准，下列说法错误的是（主管检验师 2021 专业，2016 实践）
A. 颅内压增高
B. 白细胞数＞ 0.01×10^9/L
C. 涂片见到白血病细胞
D. 潘氏试验阳性
E. 脑脊液含糖量明显增高

25. 符合中枢神经系统白血病脑脊液改变的指标是（检验士 2018 实践）
A. 颅内压＜ 1.96kPa
B. 白细胞数＞ 0.1×10^9/L
C. 涂片见到中性粒细胞
D. 蛋白＞ 450mg/L
E. 涂片见到大量异常细胞

26. 易并发中枢神经系统白血病的是（检验师 2018 基础，2018 专业）（主管检验师 2018 基础，2018 专业）
A. AML-M_3　　B. AML-M_5
C. ALL-L_1　　D. CML
E. CLL

A2 型题（病历摘要型最佳选择题）

1. 患者男，26 岁。因全身皮肤散在红斑，口腔黏膜大片的血疱急诊入院。入院查体：神志清，胸骨叩压痛（+）。急查血常规：血小板为 70×10^9/L，白细胞为 11×10^9/L，外周血出现幼稚细胞，凝血检查提示不正常。最可能的诊断是（检验师 2020 专业）
A. 急性白血病　　B. 慢性白血病
C. ITP　　D. DIC

E. 再生障碍性贫血

2. 患者男，40岁。发热伴皮肤黏膜出血2周。查体：贫血貌，胸骨压痛，肝肋下1cm，脾肋下3cm。血常规检查：Hb 70g/L，白细胞 14×10^9/L。骨髓象：骨髓增生明显活跃，原始细胞60%。应进一步做的检查是（主管检验师2015相关）

A. 骨髓活检 + 铁染色　　B. 染色体核型检查
C. 细胞化学染色　　D. 抗血小板抗体检查
E. 中性粒细胞碱性磷酸酶染色

3. 某白血病患者检出AML1-ETO融合基因，最可能的诊断是（主管检验师2015实践）

A. 急性髓细胞白血病部分成熟型
B. 慢性淋巴细胞白血病
C. 急性淋巴细胞白血病
D. 慢性髓细胞白血病
E. 急性早幼粒细胞白血病

4. M_5 复查患者，其骨髓有核细胞增生活跃，粒系52%，红系22%，原单核细胞加幼单核细胞占3.5%，其他无明显异常。该患者所属的情况是（检验士2019专业）

A. 基本正常骨髓象　　B. 完全缓解骨髓象
C. 部分缓解骨髓象　　D. 未缓解骨髓象
E. 复发骨髓象

5. 急性粒细胞白血病通过化疗后，认为患者已达到完全缓解。下列描述错误的是（主管检验师2016实践）

A. 临床无浸润的症状和体征
B. 外周血无白血病细胞
C. 原始细胞＜5%
D. 血小板数恢复正常25%
E. 白细胞计数 4.0×10^9/L，中性粒细胞占60%

6. 某一ALL患者经治疗后症状、体征消失，骨髓象增生活跃，原淋细胞3%，幼淋细胞7%。该患者目前处于（检验士2016基础）

A. 完全缓解期　　B. 部分缓解期
C. 未缓解期　　D. 复发期
E. 临床治愈期

7. 某一ALL患者经治疗后症状、体征消失，骨髓象增生活跃，原淋细胞1%，幼淋细胞2%。该患者目前处于（检验师2020专业）

A. 完全缓解期　　B. 部分缓解期
C. 未缓解期　　D. 复发期
E. 临床治愈期

8. 患者行ALL治疗后复查骨髓，原始、幼稚淋巴细胞共占9%。则此患者处于（检验师2013基础）

A. 完全缓解期　　B. 部分缓解期
C. 未缓解期　　D. 复发期
E. 临床治愈期

第三节　急性髓系白血病检验

A1 型题

1. AML-M_1 的特点是（检验师2015相关）

A. Ph染色体阳性
B. 过氧化物酶染色阴性
C. 骨髓中以原始粒细胞为主
D. NAP活性增高
E. 是白血病中最常伴发DIC的类型

2. 下列有关急性粒细胞白血病部分成熟型（M_{2b} 型）的叙述，错误的是（检验师2014专业）

A. 血常规中可见血红蛋白及红细胞数均减低
B. 血常规中白细胞数大多正常或低于正常，而少数病例会出现增高
C. 骨髓多为增生活跃或增生明显活跃
D. 骨髓象中粒细胞增生明显活跃，以异常中性早幼粒细胞为主
E. 其特异性遗传标志为t（8；21）

3. AML-M_2 常见的染色体畸变是（主管检验师2017相关）

A. t（8；21）　　B. t（15；17）
C. t（9；22）　　D. +4
E. inv（16）

4. 急性非淋巴细胞白血病（M_3 型）特有的遗传学标志是（检验师2012相关）

A. t（8；21）　　B. t（9；22）
C. t（15；17）　　D. t（6；9）
E. t（11；19）

5. 骨髓检查示原始粒细胞80%，早幼粒细胞12%，中性分叶核粒细胞6%。应诊断为（检验师2020专业）

A. 急性髓细胞白血病 M_1 型
B. 急性髓细胞白血病 M_3 型
C. 急性髓细胞白血病 M_2 型
D. 急性髓细胞白血病 M_0 型
E. 急性髓细胞白血病 M_5 型

6. 不符合AML-M_3 骨髓象特点的是（检验师2012专业）

A. 根据颗粒不同分为两个亚型
B. 多数病例增生极度活跃
C. 可见到“柴捆细胞”
D. 早幼粒细胞质可分内外两层
E. 早幼粒细胞与原粒细胞之比为2：1以上

7. 原始细胞中见到Auer小体，可认为该白血病属于（检验师2020实践，2015实践）

A. 急性淋巴细胞白血病　　B. 治疗困难，预后差
C. 未缓解急性白血病　　D. 急性粒细胞白血病
E. 慢性白血病急变

8. 关于AML-M_{2a} 的细胞化学染色特点的叙述，错误的是（检验师2019实践）

A. PAS染色原粒细胞呈阴性反应，早幼粒细胞为弱

阳性反应

B. NAP 活性明显升高

C. AS-DCE 染色原粒细胞呈阳性反应

D. AS-D-NAE 染色原粒细胞可呈阳性反应，但强度较弱，且不被氟化钠抑制

E. POX 与 SB 染色原粒细胞均呈阳性反应

9. AML-M_3 的白血病细胞是（检验士 2019 基础，2015 基础）（主管检验师 2015 基础）

A. 未分化细胞　　B. 原始细胞

C. 早幼粒细胞　　D. 中幼粒细胞

E. 晚幼粒细胞

10. 急性早幼粒细胞白血病的缩写为（主管检验师 2015 基础）（检验士 2015 基础）

A. M_1　　B. M_2

C. M_3　　D. M_4

E. M_5

11. 柴捆细胞见于（检验士 2018 基础）

A. ALL　　B. AML-M_7

C. AML-M_6　　D. AML-M_3

E. AML-M_0

12. 骨髓象中白血病细胞易见棒状小体的是（2019 相关）

A. AML-M_2　　B. AML-M_{2a}

C. AML-M_{2b}　　D. AML-M_3

E. AML-M_5

13. AML-M_3 型白血病特有的遗传学标志是（主管检验师 2018 专业）

A. t（8；21）　　B. t（9；22）

C. t（15；17）　　D. t（9；21）

E. t（17；19）

14. 急性粒 - 单细胞白血病亚型的特异性染色体异常是（主管检验师 2017 相关，2013 相关）

A. t（8；21）　　B. t（9；22）

C. t（15；17）　　D. inv（16）

E. inv（3）

15. 临床上最容易导致 DIC 的白血病是（检验士 2016 基础）

A. M_1　　B. M_3

C. M_5　　D. M_7

E. ALL

16. 骨髓检查示原始细胞 60%，免疫学检查 CD41（+）、CD42（+）。最可能的诊断为（检验师 2020 实践）

A. 急性非淋巴细胞白血病 M_1 型

B. 急性非淋巴细胞白血病 M_5 型

C. 急性非淋巴细胞白血病 M_7 型

D. 急性非淋巴细胞白血病 M_2 型

E. 急性非淋巴细胞白血病 M_3 型

17. 骨髓中异常嗜酸性粒细胞占 5%~30% 的白血病是（检验师 2013 专业）

A. AML-M_{4a}　　B. AML-M_{4b}

C. AML-M_{4c}　　D. AML-M_{4E0}

E. AML-M_{5a}

18. 不符合 M_2 的是（主管检验师 2018 基础）

A. 我国急性髓系细胞白血病中，发生率最高

B. FAB 将 M_2 分为 M_{2a}、M_{2b} 两型

C. M_{2a} 骨髓中原始粒细胞 30%~90%（NEC）

D. 在其细胞化学染色中，POX 呈阴性反应

E. 白血病细胞中可见 Auer 小体

19. 不符合 M_7 的是（主管检验师 2018 相关）

A. 分为未成熟型和成熟型

B. 未成熟型外周血有原巨核细胞

C. 成熟型的骨髓及外周血中以单圆核和多圆核病态巨核细胞为主

D. 未成熟型的骨髓中原巨核细胞 ≥ 30%

E. 未成熟型的骨髓中原巨核细胞 < 30%（所有有核细胞）

20. 细胞化学染色：PSA 染色（+），呈弥散分布红色颗粒状，POX 染色（+），NAP 积分减低，AS-DCE（-），α-NAE（+）并被氟化钠抑制。最可能的诊断是（主管检验师 2016 专业）

A. 慢性淋巴细胞白血病　　B. 急性单核细胞白血病

C. 急性粒细胞白血病　　D. 再生障碍性贫血

E. 巨幼细胞贫血

A2 型题（病历摘要型最佳选择题）

1. 患者男，35 岁。发热、咽痛伴牙龈出血 2 周。浅表淋巴结和脾脏轻度肿大。实验室检查：Hb 60g/L，WBC 2.5×10^9/L，N 52%，PLT 42×10^9/L。血涂片示红细胞形态正常。骨髓有核细胞增生明显活跃，原始白细胞 46%。最可能的诊断是（检验师 2013 专业）

A. 急性白血病　　B. 粒细胞缺乏症

C. 巨幼细胞贫血　　D. 再生障碍性贫血

E. 原发免疫性血小板减少症

2. 骨髓增生程度极度活跃，原始细胞占 32%，这些原始细胞的化学染色结果分别是 POX（+），NAP 积分 5 分，PAS 部分细胞呈颗粒状阳性，α-NBE（-）。据此，下述最可能的选择是（主管检验师 2021 专业，2019 专业，2019 实践，2017 基础）

A. 急性粒细胞白血病

B. 慢性粒细胞白血病

C. 急性单核细胞白血病

D. 急性淋巴细胞白血病

E. 慢性淋巴细胞白血病

3. 患者女，40 岁。因发热，牙龈出血伴月经量增多 2 周就诊。体检：T 39.2 ℃，贫血貌，浅表淋巴结（-），胸骨压痛（+），肝肋下 1cm。化验：Hb 72g/L，WBC 32×10^9/L，PLT 28×10^9/L，骨髓增生明显活跃，原始细胞占 92%。为明确诊断，首选的检查为（检验士 2019 相关，2014 基础，2012 基础）

A. 血细胞化学染色　　B. 染色体核型分析

C. 骨髓病理组织学检查　　D. 分子生物学检查

E. 免疫学检查

4. 患者男，24 岁。头晕、乏力、牙龈出血 2 周。查体：神志清醒，面色苍白，淋巴结未触及，胸骨压痛（+），肝脾未触及。实验室检查：Hb 78g/L，白细胞 46 ×

10^9/L，血小板 26×10^9/L，血涂片可见幼稚细胞，骨髓检查示增生极度活跃，原始粒细胞 51%，早幼粒细胞 23%，血细胞化学染色 POX 染色阳性，NSE 染色部分阳性，且不被 NaF 抑制。经确诊此患者为 AML，那么 FAB 分型最可能是（检验士 2017 相关）

A. M_1　　B. M_2

C. M_3　　D. M_4

E. M_5

5. 患者女，35 岁。因半个月前皮肤瘀斑、头痛 1 个月就诊。体检：贫血，全身可见散在大小不等的瘀斑，以四肢为主，胸骨下段压痛，肝脾肋下未触及。实验室检查：血常规示三系细胞减少，骨髓象示骨髓增生活跃，其中原始粒细胞占非红系细胞 60%，其余各阶段粒细胞占 30%，单核细胞占 8%，红系增生明显减低，巨核细胞数减少。根据以上描述，此患者最可能的诊断是（检验师 2021 实践）

A. 急性髓系白血病 M_1　　B. 急性髓系白血病 M_2

C. 急性淋巴细胞白血病　　D. 多毛细胞白血病

E. 慢性粒细胞白血病

6. 患者男，28 岁。因腿痛 3 个月，皮肤瘀斑 1 个月就诊。体检：贫血貌，全身可见散在大小不等的瘀斑，以四肢为主，胸骨下段压痛，肝脾肋下未触及，胫骨压的痛明显。实验室检查：WBC 46.2×10^9/L，RBC 2.85×10^{12}/L，PLT 55×10^9/L，外周血涂片中小圆细胞＞90%，其形态类似淋巴细胞，染色偏蓝。POX3% 阳性，PAS 阳性，呈均匀红色，NAP 积分骨髓涂片见下图（附录 3　图 2-5）。此患者最可能的诊断是（检验师 2020 相关，2021 相关，2014 实践）

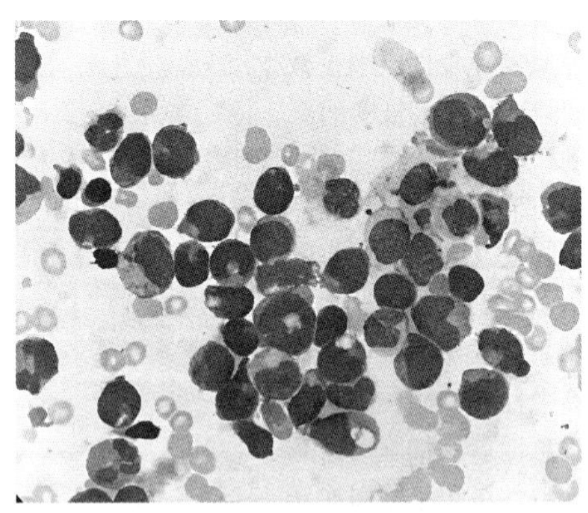

图 2-5　骨髓涂片

A. 急性髓系白血病 M_1　　B. 急性髓系白血病 M_2

C. 急性淋巴细胞白血病　　D. 多毛细胞白血病

E. 慢性粒细胞白血病

7. 患者男，31 岁。因发热 1 周伴骨骼疼痛入院。体检示胸骨压痛。血红蛋白 87g/L，白细胞 14×10^9/L，血小板 30×10^9/L。骨髓增生明显活跃，早幼粒细胞 65%，其胞浆内充满粗大、染紫红色的嗜天青颗粒。最可能的诊断是（检验师 2020 相关）

A. 急性粒细胞白血病部分成熟型

B. 急性早幼粒细胞白血病

C. 急性粒－单核细胞白血病

D. 急性粒细胞白血病未成熟型

E. 急性单核细胞白血病

8. 患者男，45 岁。因鼻出血，发热就诊。体温 39℃，伴皮肤斑点，肝、脾肿大，颈部、颌下淋巴结肿大。如果诊断为急性髓细胞白血病 M_3 型，下列骨髓检查结果正确的是（主管检验师 2015 相关）

A. 骨髓中以颗粒增多的异常早幼粒细胞增生为主

B. 骨髓中以原始粒细胞增生为主

C. 骨髓中以早幼细胞增生为主

D. 骨髓中以单核细胞增生为主

E. 骨髓中以原幼单核细胞增生为主

9. 患者男，35 岁。患有急性髓细胞白血病，骨髓象示粒系占 82.5%，其中原始粒细胞占 70%，早幼粒细胞占 4.5%，中性中幼粒细胞 2.5%，中性分叶核粒细胞占 5.5%，红系 10.5%，原核细胞 1.5%。按 FAB 分型诊断为（主管检验师 2017 实践）

A. 急性髓细胞白血病 M_1 型

B. 急性髓细胞白血病 M_2 型

C. 急性髓细胞白血病 M_3 型

D. 急性髓细胞白血病 M_4 型

E. 急性髓细胞白血病 M_5 型

10. 患者女，36 岁。因贫血、月经过多入院。骨髓涂片形态学检查结果示急性白血病骨髓象，91% 的白血病细胞的胞体中等大小，核型较不规则，核仁模糊，胞浆量较多，含大量细小的紫红色颗粒，Auer 小体易见。对此患者进行分型，最有意义的细胞化学染色是（检验师 2015 基础）

A. 铁染色　　B. 过氧化物酶染色

C. 糖原染色　　D. 特异性酯酶染色

E. 苏丹黑染色

11. 患者骨髓中出现大量病理性细胞（80%，NEC）该类细胞胞体大小不一，核型不规则，有凹陷，折叠、染色质细致。核仁清晰，胞质丰富，淡蓝色，含有大量典型嗜苯胺蓝颗粒，Auer 小体易见，细胞化学染色呈 POX 强阳性，免疫表型 CD13、CD33 阳性，CD34 阴性。细胞遗传学检查呈 t(15;17)。最可能的诊断为（检验士 2017 专业）

A. ALL　　B. CML

C. AML-M_1　　D. AML-M_3

E. AML-M_5

12. 患者男，21 岁。发热，鼻出血，血红蛋白 85g/L 脾肋下 5cm，骨髓增生明显活跃，红细胞系统占 61%，幼红细胞呈巨幼样变，原始细胞 34%。最可能的诊断是（检验师 2019 专业）

A. 巨幼细胞贫血　　B. 铁粒幼细胞贫血

C. AML-M_1　　D. AML-M_6

E. 溶血性贫血

A3 型题

（1~3 题共用题干）

某患者的血细胞检验结果示 WBC 50×10^9/L，Hb 74g/L，白细胞分类示 Neutro-phil 6%，Lymphocyte 16%，Monocyte 13%，Promyelocyte25%，Myeloblast 40%。

1. 按照FAB分类，该患者最有可能是（检验师2014专业）

A. M_1　B. M_2

C. M_3　D. M_4

E. M_5

2. 对该疾病诊断及鉴别诊断最为有效的染色方法是（检验师2014专业）

A. 碱性磷酸酶染色　B. 糖原染色

C. 过氧化物酶染色　D. 特异性酯酶染色

E. 非特异性酯酶染色

3. 如果进一步做骨髓细胞学检查，该患者的骨髓象可表现为（检验师2014专业）

A. 骨髓增生活跃　B. 骨髓增生明显活跃

C. 骨髓增生极度活跃　D. 骨髓增生减低

E. 骨髓增生明显减低

第四节　淋巴细胞系白血病检验

A1型题

1. 儿童最常见的急性白血病类型是（检验师2019相关）

A. 急性淋巴细胞白血病　B. 急性粒细胞白血病

C. 急性单核细胞白血病　D. 急性红细胞白血病

E. 急性巨核细胞白血病

2. 关于急性淋巴细胞白血病的叙述，不正确的是（主管检验师2013专业）

A. 可分为L_1、L_2、L_3亚型

B. ACP可呈阳性

C. 退化细胞少见

D. 易并发中枢神经系统白血病

E. L_3亚型预后较差

3. 篮细胞常见于（检验士2020实践，2014相关）

A. AML-M_0　B. AML-M_7

C. CML　D. AML-M_5

E. ALL-L_3

4. FAB分类法诊断急性淋巴细胞白血病L_1型的标准之一是（检验士2016专业）

A. 以小原始淋巴细胞为主

B. 以大原始淋巴细胞为主

C. 核仁清晰可见，1~3个

D. 染色质细致均匀

E. 出现裸核细胞

5. 关于ALL骨髓象特点的叙述，正确的是（主管检验师2014专业）

A. 多数病例增生低下

B. 以成熟淋巴细胞增生为主

C. 粒细胞系增生活跃

D. 红细胞系增生活跃

E. 篮细胞多见

6. ALL-L_2型白血病的细胞学特征是（检验士2017基础）

A. 以小细胞为主，大小较一致

B. 以大细胞为主，大小一致

C. 以大细胞为主，大小不一致

D. 质中可见较多气泡，呈蜂窝状

E. 核形规则，核仁清楚，1个或多个，呈小泡状

7. 符合急性淋巴细胞白血病骨髓象的是（检验士2017专业）

A. 骨髓增生活跃，少数病例增生低下

B. 以原始核幼稚淋巴细胞为主，＞20%

C. 红细胞系统受抑制最为显著

D. 易见小巨核细胞和大血小板

E. 退化细胞较少见

8. 不符合急性淋巴细胞白血病骨髓象特点的是（检验师2015实践）

A. 骨髓增生极度或明显活跃

B. 原始核幼稚淋巴细胞＞30%，可达90%

C. 原始和幼淋巴细胞可有凹陷、折叠、切迹等畸形

D. 巨核系细胞多数显著减少，血小板减少

E. 涂抹细胞少见

9. 急性淋巴细胞白血病L_3亚型的细胞学特征是（检验士2015基础）（主管检验师2015基础）

A. 细胞小

B. 核染色质呈均匀细点状

C. 核形不规则

D. 细胞嗜碱性不一，仅少量细胞深染

E. 核仁不清，少见

10. ALL患者血常规结果表现为（检验师2017相关）

A. 全血细胞减少

B. WBC增加，RBC下降，PLT正常

C. WBC下降，其他细胞正常

D. WBC增加，RBC正常，PLT下降

E. WBC增加，RBC下降，PLT下降

11. 与ALL-L_3原始细胞形态不符合的是（检验师2017专业）

A. 常成堆分布

B. 以大细胞为主，大小不一致

C. 核染色质呈点状且均匀

D. 核仁明显，一个或多个

E. 胞质中有大量空泡

12. 儿童发病率较高的白血病是（检验师2016相关）

A. 急性淋巴细胞白血病　B. 急性粒细胞白血病

C. 急性单核细胞白血病　D. 慢性淋巴细胞白血病

E. 多毛细胞白血病

13. ALL-L_3的细胞形态特点是（检验师2016专业）

A. 以小细胞为主　B. 核染色质较细

C. 核仁小而不清　D. 浆量少

E. 胞浆嗜碱性，空泡明显

14. 关于急性淋巴细胞白血病的叙述，正确的是（检验师 2012 基础）

A. 白血病细胞胞浆中较易见到 Auer 小体

B. POX 染色阳性＞ 3%，NAP 积分降低

C. 骨髓象中以分化较好的小淋巴细胞为主

D. FAB 形态学分类中以小细胞为主，核染色质较粗

E. 骨髓象中以原始和幼稚淋巴细胞为主，常易见涂抹细胞

15. 不符合急性淋巴细胞白血病特点的是（检验师 2012 专业）

A. 血涂片中可见大量幼红细胞

B. 血涂片分类可见原始细胞

C. 骨髓增生极度活跃或明显活跃

D. 血涂片或骨髓涂片中篮细胞（涂抹细胞）多见

E. 骨髓涂片原始细胞＞ 30%

16. 诊断 T- 急性淋巴细胞白血病最特异的标志是（主管检验师 2018 基础）

A. CD3　　B. CD4

C. CD7　　D. CD8

E. CyCD3

17. ALL-L_2 的骨髓象特点是（主管检验师 2018 相关）

A. 以小细胞为主，大小较一致

B. 以小细胞为主，大小不一致

C. 以大细胞为主，大小较一致

D. 以大细胞为主，大小不一致

E. 大小细胞混合，各占一半左右

18. 诊断慢性淋巴细胞白血病的主要依据是（主管检验师 2021 专业，2016 专业）

A. WBC 增高达（30~100）$\times 10^9$/L

B. 幼淋巴细胞显著增多＞ 30%

C. 骨髓粒系及红系细胞均明显减少

D. Ph 染色体阴性

E. 骨髓淋巴细胞系高度增生，以成熟小淋巴细胞为主，占有核细胞 40% 以上，原始及幼稚淋巴细胞少见

19. 慢性淋巴细胞白血病最重要的诊断依据是（主管检验师 2021 实践）

A. 患者为老年人

B. 贫血和脾肿大

C. 血常规中成熟小淋巴细胞的百分率明显增高

D. PAS 染色呈颗粒状阳性

E. 周围血中出现幼稚红细胞

20. 慢性淋巴细胞白血病最突出的临床表现是（主管检验师 2015 相关）（检验士 2017 相关，2015 相关）

A. 全身淋巴结进行肿大　B. 肝脾明显肿大

C. 口腔及黏膜出血　D. 皮肤弥漫性丘疹

E. 严重贫血

21. 某患者骨髓细胞化学染色结果如下：POX 染色（－）、PAS 染色（＋）、NAP 积分增高、ACP（＋）被 L- 酒石酸抑制。符合上述结构的疾病是（检验师 2013 实践）

A. 慢性粒细胞白血病　B. 慢性淋巴细胞白血病

C. 急性粒细胞白血病　D. 再生障碍性贫血

E. 巨幼细胞贫血

22. 诊断多毛细胞白血病的主要依据是（检验师 2014 实践）

A. 临床有贫血、脾大及反复感染

B. 全血细胞减少及单核细胞减少

C. 外周血和（或）骨髓中存在典型毛细胞，ACP 染色阳性，且不被左旋（L）酒石酸抑制

D. 免疫表型检查 Smlg 阳性

E. CD19、CD20、CD22 阴性，CD21 阳性

23. 诊断“多毛细胞”的最有效的手段为（主管检验师 2014 基础）

A. 细胞化学染色

B. 染色体核型分析

C. 骨髓象和血常规综合分析

D. 扫描电镜超微结构检查

E. 骨髓组织病理检查

A2 型题（病历摘要型最佳选择题）

1. 患者男，21 岁。进行性贫血，发热，骨痛。双腋下淋巴结如花生米大小，肝肋下 1cm，脾肋下 2cm，白细胞 36×10^9/L，幼稚细胞占 ≥ 68%，血红蛋白 55g/L，血小板 42×10^9/L，骨髓增生明显活跃，原始＋幼稚细胞占 ≥ 87%，这类细胞胞体大，较一致，核圆，染色质细点状均匀，核仁明显，一个或多个，胞质丰富，深蓝色，空泡较多，呈蜂窝状，POX 染色（－）。最可能的诊断是（检验师 2021 专业，2019 基础）

A. 急性髓细胞白血病 M_3

B. 急性髓细胞白血病 M_2

C. 急性单核细胞白血病 M_5

D. 急性淋巴细胞白血病 L_2

E. 急性淋巴细胞白血病 L_3

2. 患儿女，2 岁。血涂片中原始细胞占 87%，胞体较小，胞浆未见 Auer 小体，涂片中有较多退化细胞。最可能的诊断是（检验师 2017 基础）

A. 急性早幼粒细胞白血病

B. 急性粒细胞白血病

C. 急性淋巴细胞白血病

D. 急性单核细胞白血病

E. 急性粒－单核细胞白血病

3. 患儿男，6 岁。易倦，紫癜月余，脾肋下 2cm，血红蛋白 80g/L，白细胞 32×10^9/L，分叶核粒细胞 0.1，淋巴细胞 0.38，原始细胞 0.51，血小板 10×10^9/L，血涂片中原始细胞胞浆量少。最可能的诊断是（检验士 2015 基础）（主管检验师 2015 基础）

A. 急性粒细胞白血病

B. 急性淋巴细胞白血病

C. 慢性粒细胞白血病

D. 传染性单核细胞增多症

E. 血小板减少性紫癜

4. 患者男，50 岁。脾肿大，血中淋巴细胞比例 76%。疑诊多毛细胞白血病，确诊首选的组织化学检查（检验士 2021 实践，2020 相关）

A. 糖原染色

B. 非特异性酯酶染色

C. 酸性磷酸酶染色

D. 酸性磷酸酶加 L- 酒石酸染色

E. 苏丹黑染色

5. 血涂片见较多具有以下特点的细胞，大小不一，呈圆形或多角形，直径 10~20；胞核居中或稍偏位呈圆形。卵圆形或有凹陷核轻度折叠；核染色质呈点状，核膜清楚。核仁 1~3 个，有的不明显；胞质丰富。核质比例约 2∶1，胞质呈蓝色或淡蓝色云雾状，边缘不整齐，呈锯齿状或伪足状，有许多不规则纤绒毛突起，无天青胺颗拉，多数有空泡。该细胞是（检验师 2018 基础，2015 基础）

A. 原始浆细胞　　B. 原始淋巴细胞

C. R-S 细胞　　D. B 细胞

E. 多毛细胞

A3 型题

（1~3 题共用题干）

患儿女，2 岁。血涂片中原始细胞占 87%，胞体较小，胞质未见 Auer 小体，涂片示退化细胞明显增多，篮细胞（涂抹细胞）多见。

1. 最可能的诊断是（主管检验师 2019 专业）

A. 急性早幼粒细胞白血病

B. 急性粒细胞白血病

C. 急性淋巴细胞白血病

D. 急性单核细胞白血病

E. 急性粒－单核细胞白血病

2. 在镜下观察白血病细胞以大细胞为主，大小较一致。核染色质呈点状（细）均匀，核形较规则，核仁明显，胞质量不等，呈小泡状，通常较丰富，深蓝，空泡明显呈蜂窝状。可能的分型是（主管检验师 2019 专业）

A. L_1　　B. L_2

C. L_3　　D. AML

E. MDS

3. 该患儿在治疗过程中白细胞数量明显下降，已进入缓解期。某日突发头痛、头晕、呕吐等症状。最可能的原因是（主管检验师 2019 专业）

A. 化疗后的不良反应　　B. 中枢神经系统白血病

C. 绿色瘤　　D. 转为急变期

E. 出现化脓性脑膜炎

第五节 浆细胞病检验

A1 型题

1. 多发性骨髓瘤是哪类细胞异常增生的结果（检验师 2012 基础）

A. 粒细胞　　B. 浆细胞

C. 组织细胞　　D. 巨核细胞

E. 脂肪细胞

2. 多发性骨髓瘤是因哪种细胞克隆过度增殖而产生的疾病（主管检验师 2015 基础）（检验士 2015 基础）

A. 浆细胞　　B. 单核细胞

C. 淋巴细胞　　D. 粒细胞

E. 红细胞

3. 多发性骨髓瘤的最佳实验室诊断方法是（主管检验师 2021 实践，2020 相关）

A. 免疫比浊试验　　B. 免疫固定电泳

C. 免疫对流试验　　D. 免疫扩散试验

E. 酶联免疫吸附试验

4. 多发性骨髓瘤的首选检查是（检验师 2015 实践）

A. 总蛋白测定　　B. 白蛋白测定

C. 白蛋白 / 球蛋白比值　　D. 血清蛋白电泳

E. 轻链定量

5. 多发性骨髓瘤患者尿中的特征性蛋白是（检验士 2021 专业，2019 专业）（主管检验师 2019 实践）

A. 白蛋白　　B. Tamm-Horsfall 糖蛋白

C. 免疫球蛋白　　D. M 蛋白

E. β- 球蛋白

6. 患者男，45 岁。临床诊断为多发性骨髓瘤，其尿中出现的特征性蛋白是（检验士 2020 专业，2016 实践）

A. 清蛋白　　B. 本－周蛋白

C. 球蛋白　　D. 前白蛋白

E. 总蛋白

7. 多发性骨髓瘤会出现（检验士 2018 基础）

A. 幼稚细胞异常增生　　B. 浆细胞异常增生

C. 网状细胞异常增生　　D. 中幼红细胞异常增生

E. 晚幼红细胞异常增生

8. 多发性骨髓瘤时，红细胞的形态学特征是（检验士 2016 实践）

A. 出现球形红细胞　　B. 出现巨幼红细胞

C. 中心淡染区明显扩大　　D. 呈缗钱状排列

E. 出现泪滴状红细胞

9. 对多发性骨瘤最具有诊断意义的是（主管检验师 2019 相关，2016 相关）

A. 血清中出现异常免疫球蛋白

B. 骨髓内出现大量异常浆细胞

C. X 线显示广泛骨质疏松

D. 血清钙增高

E. 红细胞沉降率加快

10. 关于多发性骨髓瘤的叙述。正确的是（检验师 2018 相关）

A. 病变局限于骨髓，其他组织器官无异常

B. M 蛋白分子量大，不能从肾排出

C. 血钠升高

D. 骨病是主要症状

E. 患者红细胞、血小板数量正常

11. 不符合多性骨髓瘤的实验室检查结果的是（检验士 2015 专业）（主管检验师 2015 专业）

A. 血钙升高

B. 尿中有 B–J 蛋白

C. 红细胞呈缗钱状

D. 骨髓干抽，可见大量淋巴样浆细胞

E. 血清免疫固定电泳显示有“M”成分

12. 下列关于多发性骨髓瘤的叙述，正确的是（检验师 2021 基础）

A. 血尿酸升高

B. 尿 B–J 蛋白阴性可排除该病

C. 骨髓中病理性浆细胞＞5% 可诊断

D. 血浆中免疫球蛋白增高可诊断

E. 在血清蛋白电泳图谱中，β 区和 γ 区之间出现单克隆性区带

13. 有关多发性骨髓瘤的描述，正确的是（检验师 2020 相关，2019 相关，2013 相关）

A. 嗜酸性粒细胞恶性增生，血清中 Ig 水平降低

B. 嗜酸性粒细胞恶性增生，血清中 Ig 水平升高

C. 浆细胞恶性增生，血清中 Ig 水平升高

D. 浆细胞恶性增生，血及尿中出现 M 蛋白

E. 浆细胞恶性增生，骨髓分类正常

14. 本 – 周蛋白主要提示哪种免疫性疾病（检验师 2017 专业）

A. 艾滋病　　B. 移植物抗宿主病

C. 多发性骨髓瘤　　D. IgA 缺乏症

E. 急性淋巴细胞白血病

15. 多发性骨髓瘤患者血液中出现的特征性蛋白是（检验师 2016 专业）

A. 冷球蛋白　　B. 白蛋白

C. 丙种球蛋白　　D. 免疫球蛋白

E. M 蛋白

16. WHO 关于多发性骨髓瘤诊断的主要标准是（检验师 2015 相关）

A. 骨髓浆细胞增生占 5%~10%

B. 无溶骨性病损　　C. 免疫球蛋白正常

D. 活检示浆细胞癌　　E. 肾功能正常

17. 不会引起尿本 – 周蛋白阳性的疾病是（主管检验师 2015 专业）

A. 多发性骨髓瘤　　B. 巨球蛋白血症

C. 原发性淀粉样变性　　D. 急性肾小球肾炎

E. 浆细胞白血病

18. 诊断浆细胞白血病的界限为外周血中骨髓瘤细胞（主管检验师 2015 相关）（检验士 2015 相关）

A. ＞ 5%　　B. ＞ 10%

C. ＞ 15%　　D. ＞ 20%

E. ＞ 25%

19. 不符合巨球蛋白血症的试验结果是（主管检验师 2018 基础）

A. 血浆凝血酶原时间延长

B. 血清 ALT 和 AST 活性显著增高

C. 血清尿酸浓度增高

D. 全血黏度增高

E. 血清 IgM 占总蛋白浓度的 20%~70%

A2 型题（病历摘要型最佳选择题）

1. 患者男，46 岁。既往患有多发性骨髓瘤，因反复感染，持续性腰背疼痛来院就诊，考虑多发性骨髓瘤复发。其最可能的实验室检查结果为（检验师 2017 相关）

A. 血涂片可见泪滴状红细胞

B. 骨髓检查正常

C. 血清电泳图谱在 β 与 γ 区间出现密集深染的窄区带

D. 血钙正常

E. 抗 ENA 阳性

2. 患者男，60 岁。骨折入院。X 线检查发现广泛性骨质疏松，有溶骨性病变。血红蛋白 40g/L，尿本 – 周蛋白阳性，血清免疫球蛋白含量分别为 IgG 10g/L、IgA 20g/L、IgM 0.3g/L，血清蛋白电泳如下图（附录 3 图 2–6）所示。最可能的诊断是（检验师 2020 专业，2018 实践）

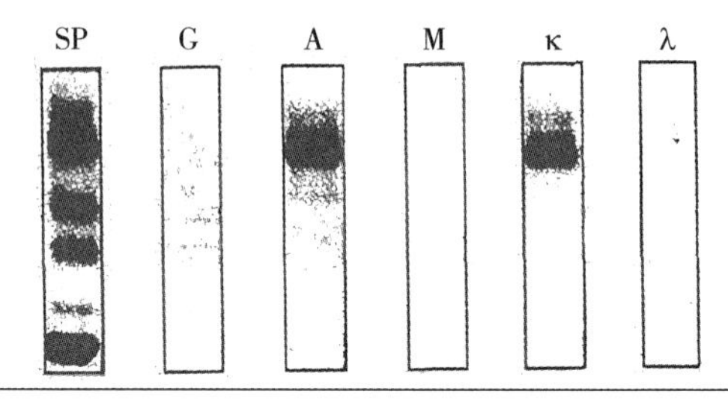

图 2–6　血清蛋白电泳图

A. 多发性骨髓瘤

B. 原发性巨球蛋白血症

C. 冷球蛋白血症

D. 一过性的单克隆丙种球蛋白病

E. 淀粉样变性

3. 患者男，30 岁。查体：血清中有大量的 M 蛋白，IgG 32g/L，IgA 13g/L，IgM 15g/L，IgD 2.1g/L，IgE 2.5g/L，尿中有本 – 周蛋白 5g/24h，尿、骨髓中有大量成熟的浆细胞，组织活检证实有浆细胞瘤，股长骨和肱骨的近端可见多个大小不等的图形或卵形穿凿样透亮缺损，边缘清晰，周围无断骨形成现象。最可能的诊断是（主管检验师 2021 专业）

A. 巨球蛋白血症　　B. 多发性骨髓瘤

C. 类风湿关节炎　　D. 干燥综合征

E. 骨肉瘤

4. 患者女，44 岁。近 2 个月感觉乏力，骨骼疼痛。血常规检测示血红蛋白 85g/L，疑为多发性骨髓瘤。为确诊应检查的指标为（检验师 2015 相关）

A. M 蛋白　　B. IgG A

C. ASO　　D. CA15–3

E. RF

5. 患者男，70 岁。进行性贫血 1 年，剧烈腰痛 3 个月。体格检查：肝、脾未触及。实验室检查：WBC 3.4×10^9/L，Hb 90g/L，PLT 70×10^9/L，红细胞沉降率明显加快，尿蛋白（+++）。血清蛋白电泳出现 M 成分，免疫球蛋白定量示 IgG 增高。骨髓异常浆细胞占 60%。腰椎

X线片示骨质疏松、圆形穿凿样溶骨损害。最可能的诊断是（检验师2015实践）

A. 淋巴瘤　B. 多发性骨髓瘤
C. 原发性巨球蛋白血症　D. 反应性浆细胞增多症
E. 良性单株丙种球蛋白增多症

6. 患者男，检查示本－周蛋白尿，骨髓中浆细胞浸润。对鉴别诊断多发性骨髓瘤与巨球蛋白血症有意义的是（检验师2013实践）

A. 贫血　B. 出血
C. 神经系统症状　D. 发热
E. 异常升高的免疫球蛋白类型

7. 患者男，实验室检查示血清中大量M蛋白，骨髓中有大量不成熟的浆细胞，IgG明显升高。最可能的诊断是（检验师2012相关）

A. 多发性骨髓瘤　B. 系统性红斑狼疮
C. 获得性免疫缺陷综合征　D. 巨球蛋白血症
E. 速发型超敏反应

8. 患者女，65岁。5个月前无明显诱因出现肋骨、锁骨疼痛，阵发性疼痛，无明显缓解。2个月前出现皮肤紫癜，伴头昏，眼花，耳鸣。查体：胸骨见串珠样结节，背部、腹部见散在出血点。免疫学检查：IgG 5.43g/L，IgA 10700mg/L，IgM 380mg/L，k 3.27mg/L，λ 10.4mg/L，k/λ 0.31，尿本－周蛋白阳性。最可能的诊断是（主管检验师2020实践）

A. 多发性骨髓瘤　B. 巨球蛋白血症
C. 重链病　D. 轻链病
E. 良性单克隆丙种球蛋白血症

9. 胸部X线发现有肋骨骨折，尿本－周蛋白阳性，疑为多发性骨髓瘤。尿本－周蛋白最灵敏的筛选试验是（主管检验师2019实践）

A. 热沉淀–溶解法　B. 对甲苯磺酸法
C. 免疫固定电泳　D. 免疫电泳
E. SDS–PAGE电泳法

10. 患者男，55岁。发热，腰背疼痛，鼻出血。实验室检查：贫血，骨髓中浆细胞≥30%，尿本－周蛋白（+）。最可能的诊断是（检验师2012相关）

A. 急性肾衰竭　B. 多发性骨髓瘤
C. 淋巴瘤（B细胞性）　D. 骨转移癌
E. 急性白血病

11. 患者男，71岁。乏力、面色苍白，肝肋下可触及，脾肋下2cm。实验室检查：RBC 2.7×10^{12}/L，Hb 82g/L，PLT 123×10^9/L，WBC 4.3×10^9/L，骨髓检查可见淋巴样浆细胞增多，成熟红细胞呈缗钱状排列。最可能的诊断是（检验师2021实践）

A. 浆细胞白血病　B. 多发性骨髓瘤
C. 非霍奇金淋巴瘤　D. 巨球蛋白血症
E. 慢性淋巴细胞白血病

A3型题

（1~3题共用题干）

患者男，65岁。背部疼痛半年有余，时有不规则发热，伴尿频、尿痛感就诊。实验室检查：尿蛋白（+++），白细胞10~15个/HP，尿本－周蛋白阳性，血清蛋白电泳在β和γ区之间有一M蛋白39.5%，拟诊为多发性骨髓瘤。

1. 最有助于确定本病例的实验室检查是（检验士2021实践）

A. 肾功能损害
B. 血黏度升高
C. 免疫球蛋白测定有单株Ig升高
D. 骨髓X线摄片有多处骨质破坏
E. 骨髓象示异常浆细胞超过15%

2. 此例M蛋白最不可能是（检验士2021实践）

A. IgG　B. IgA
C. IgM　D. 轻链
E. IgG+轻链

3. 假如在病程后期患者高热、咳嗽、两肺有湿啰音，外周血涂片浆细胞占23%，浆细胞绝对数 2.2×10^9/L。此时诊断是（检验士2021实践）

A. 肺炎　B. 浆细胞性类白血病
C. 浆细胞白血病　D. 反应性浆细胞增多症
E. 终末期多发性骨髓瘤

（4~5题共用题干）

患者女，33岁。疑似多发性骨髓瘤。

4. 实验室检查尿液，较有诊断意义的是（检验士2017实践）

A. 白蛋白　B. 球蛋白
C. 纤维蛋白　D. 清蛋白
E. 本－周蛋白

5. 对多发性骨髓瘤具有决定性诊断意义的是（检验士2017实践）

A. 红细胞沉降率加快　B. 骨髓内有大量浆细胞
C. 血清钙增高　D. X线示广泛骨质疏松
E. 血清中出现某类免疫球蛋白的异常增高

（6~7题共用题干）

患者女，45岁。因腰椎压缩性骨折对症处理40天后无好转，腰部疼痛加剧，活动受限并伴有鼻出血，月经量过多入院，X线检查发现全身多处溶骨性改变，骨髓活检可见散在或成堆浆细胞，不成熟浆细胞占7%~16%。尿本－周蛋白阳性，尿蛋白2.1g/24h。

6. 该患者的临床诊断为（检验师2017实践）

A. 良性单克隆丙种球蛋白血症
B. 原发性巨球蛋白血症
C. 多发性骨髓瘤
D. 持续性多克隆丙种球蛋白血症
E. 骨肉瘤

7. 该患者的血清蛋白分析结果最可能是（检验师2017实践）

A. IgG 35g/L　B. IgM 15g/L
C. IgE 5g/L　D. IgA 25g/L
E. 血清轻、重链之比为2∶1

（8~9题共用题干）

患者男，56岁。因不断加重的腰骶部疼痛就诊，贫血貌；CBC检查示正细胞正色素性贫血；X线摄片示弥漫性骨质疏松；尿液本－周蛋白阳性；血尿酸升高，血清蛋白电泳示在β-γ区带之间有一浓集的窄带。

8. 该患者的蛋白尿属于（主管检验师2019专业）

A. 体位性蛋白尿　　B. 偶然性蛋白尿

C. 溢出性蛋白尿　　D. 非选择性蛋白尿

E. 混合性蛋白尿

9. 该患者最可能的诊断是（主管检验师2019专业）

A. 骨质疏松　　B. 多发性骨髓瘤

C. 巨球蛋白血症　　D. 肾小管肾炎

E. 痛风

第六节　恶性淋巴瘤检验

A1型题

1. 霍奇金淋巴瘤最常见的首发症状是（检验士2021相关）（检验师2020相关，2018实践）（主管检验师2020基础，2020实践，2018实践，2016基础）

A. 颈部和锁骨上淋巴结肿大

B. 持续性或周期性发热　　C. 肝、脾肿大

D. 皮肤瘙痒　　E. 白血病性改变

2. 典型霍奇金淋巴瘤患者的淋巴结穿刺涂片中可找到下列哪种细胞（检验士2021基础，2020基础，2019相关，2015专业，2012专业）

A. 幼稚淋巴细胞　　B. 组织细胞

C. R-S细胞　　D. 纤维细胞

E. 白血病细胞

3. 对诊断霍奇金淋巴瘤最有价值的骨髓涂片特点是（检验师2012实践）

A. 可见R-S细胞　　B. 嗜酸性粒细胞增多

C. 非造血细胞增多　　D. 淋巴细胞增多

E. 纤维细胞增多

4. 关于霍奇金淋巴瘤与非霍奇金淋巴瘤的鉴别，最重要的是（检验士2021相关，2018实践，2017实践，2013实践）（主管检验师2015实践）（检验师2019专业）

A. 发病年龄　　B. 淋巴结首发部位

C. 并发白血病　　D. R-S细胞

E. 白蛋白降低

5. 非霍奇金淋巴瘤中，属于高度恶性的是（检验士2015相关）（主管检验师2015相关）

A. 小淋巴细胞型淋巴瘤　　B. Burkitt淋巴瘤

C. 滤泡性淋巴瘤　　D. 混合细胞型淋巴瘤

E. 大细胞间变性淋巴瘤

6. 霍奇金淋巴瘤的特征细胞是（2019基础）

A. 红细胞　　B. 白细胞

C. R-S细胞　　D. 单核细胞

E. 淋巴细胞

7. 霍奇金淋巴瘤的组织学分型不包括（主管检验师2019专业）

A. 结节硬化型　　B. 混合细胞型

C. 原始淋巴细胞型　　D. 结节性淋巴细胞为主型

E. 淋巴细胞消减型

8. 患者男，26岁。发热2周。查体：T 38.1℃，胸骨下段轻压痛，双侧颈部淋巴结肿大（约2cm×2cm），肝未触及，脾肋下2cm。实验室检查：血红蛋白98g/L，白血病5.6×10^9/L，血小板193×10^9/L，分类示中性分叶核粒细胞52%。淋巴细胞33%。嗜酸性粒细胞9%，单核细胞6%。CT示腹膜后淋巴结肿大。最可能的诊断是（主管检验师2020相关）

A. 传染性单核细胞增多症

B. 急性白血病

C. 多发性骨髓瘤

D. 骨髓增生异常综合征

E. 淋巴瘤

9. 确诊主要依靠淋巴结病理活检的疾病是（主管检验师2020实践）

A. 脂质代谢障碍性疾病　　B. 恶性组织细胞病

C. 恶性淋巴瘤　　D. 毛细胞白血病

E. 骨髓纤维化

10. 对诊断霍奇金淋巴瘤最有价值的骨髓涂片特点是（主管检验师2019基础）

A. 嗜酸性粒细胞增多　　B. 淋巴细胞增多

C. 非造血细胞增多　　D. 可见R-S细胞

E. 纤维细胞增多

11. 除骨髓涂片外。需要行活检的疾病是（主管检验师2018相关）

A. 缺铁性贫血　　B. 急性白血病

C. 巨幼细胞贫血　　D. 淋巴瘤

E. 慢性粒细胞白血病

12. 弥漫性非霍奇金淋巴瘤分类中属高度恶性的是（主管检验师2018相关）

A. 小无裂细胞型　　B. 裂细胞型

C. 小淋巴细胞型　　D. 淋巴浆细胞型

E. 混合细胞型

13. 骨髓穿刺涂片时，对诊断霍奇金淋巴瘤有重要意义的细胞是（主管检验师2017基础）

A. R-S细胞　　B. 戈谢细胞

C. 异常浆细胞　　D. 异常组织细胞

E. 尼曼－匹克细胞

第十二章　骨髓增殖性肿瘤检验

A1 型题

1. 对于 BCR-ABL 融合基因，对下列白血病有诊断价值的是（检验师 2021 专业）

A. M_2　　B. M_3
C. ALL　　D. CML
E. CLL

2. Ph 染色体常见于（检验士 2019 相关）

A. 急性粒细胞白血病　　B. 慢性粒细胞白血病
C. 急性单核细胞白血病　　D. 慢性淋巴细胞白血病
E. 急性早幼粒细胞白血病

3. 慢性粒细胞白血病的 Ph 染色体是（检验士 2018 基础）

A. t（8；21）　　B. t（8；22）
C. t（9；21）　　D. t（9；22）
E. t（9；23）

4. 费城染色体的本质是（检验士 2016 专业）

A. inv（3）　　B. inv（16）
C. t（8；21）　　D. t（9；22）
E. t（15；17）

5. CML 可伴发的特征性染色体是（主管检验师 2016 基础）

A. t（15；17）　　B. t（8；21）
C. Ph 染色体　　D. inv（16）
E. t（9；21）

6. 确定慢性粒细胞白血病最有意义的依据是（检验士 2015 相关）（主管检验师 2015 相关）

A. 白细胞数明显增高
B. 中性粒细胞碱性磷酸酶活性降低
C. 骨髓增生极度活跃
D. Ph 染色体阳性
E. 脾肿大

7. CML 慢性期原始粒细胞低于（检验师 2015 专业）

A. 2%　　B. 5%
C. 10%　　D. 20%
E. 30%

8. 确诊慢性粒细胞白血病最可靠的检查是（2019 基础）

A. Ph 染色体检测
B. 造血干 / 祖细胞培养
C. 检测 BCR-ABL 融合基因
D. 细胞免疫学检查
E. 细胞化学染色

9. 与 CML 慢性期血常规不符合的是（主管检验师 2017 专业）

A. RBC 和 Hb 减低不明显，少数甚至升高
B. WBC 显著升高，多为（100~300）$\times 10^9$/L
C. 可见各阶段粒细胞，以成熟粒细胞为主
D. 原粒细胞（Ⅰ + Ⅱ）$<$ 10%
E. 嗜碱性粒细胞可增高，达 10% 以上

10. 关于慢性细胞白血病（慢性期）血常规的叙述，错误的是（主管检验师 2015 专业）（检验士 2015 专业）

A. 外周血中看见有核红细胞，多染性红细胞和点彩红细胞
B. 白细胞显著升高，以早幼粒及中幼粒细胞增多为主
C. 常伴有嗜碱性粒细胞和（或）嗜酸性粒细胞增多
D. 血小板可显著增高，有时可高达 1000 $\times 10^9$/L
E. 原始粒细胞（Ⅰ型 + Ⅱ型）$<$ 10%

11. 在慢性粒细胞白血病慢性期，下列细胞显著增生的是（检验师 2020 基础）

A. 中幼粒细胞
B. 杆状核及分叶核粒细胞
C. 中幼粒及晚幼粒细胞
D. 原始粒细胞
E. 早幼粒细胞

12. 慢性粒细胞白血病慢性期的血常规特点不包括（检验师 2017 基础）

A. 血小板数量增高
B. 嗜碱性粒细胞增高
C. 嗜酸性粒细胞增高
D. 白细胞分类以原始粒细胞为主
E. 白细胞数显著增高

13. 关于慢性粒细胞白血病的描述，错误的是（检验师 2018 相关、2013 相关）

A. 约 90% 的患者可出现 Ph 染色体
B. 脾肿大程度与白细胞升高程度成正比
C. 外周血与骨髓各阶段粒细胞分布呈一致性
D. 血清维生素 B_{12} 浓度显著增高
E. 中性粒细胞碱性磷酸酶活性增高与白细胞增多成正比

14. 慢性粒细胞白血病患者的中性粒细胞碱性磷酸酶积分突然升至 200 分，可能发生的变化是（检验师 2014 实践）

A. 急变为红白血病
B. 急变为急性粒细胞白血病
C. 急变为急性单核细胞白血病
D. 合并严重感染
E. 急变为急性巨核细胞白血病

15. 下面关于慢性粒细胞白血病急变期的描述，正确的是（检验师 2019 相关）

A. 外周血原始粒细胞 / 早幼粒细胞≥ 20%

B. 外周血原始粒细胞≥10%
C. 骨髓中原始粒细胞＋早幼粒细胞≥30%
D. 骨髓中原始粒细胞＋早幼粒细胞≥50%
E. 血小板减少

16. 慢性粒细胞白血病急性变和急性粒细胞白血病的主要区别是（主管检验师 2014 专业）
A. 嗜碱性粒细胞增高
B. NAP 染色积分减低
C. 骨髓原始细胞≥20%
D. 外周血原始细胞＞20%
E. 白血病裂孔现象

17. 下列不会出现全血细胞减少的疾病是（主管检验师 2016 相关）
A. 急性白血病
B. 再生障碍性贫血
C. 阵发性睡眠性血红蛋白尿症
D. 恶性组织细胞增多症
E. 慢性粒细胞白血病慢性期

18. 骨髓增生性疾病不包括（检验师 2018 专业，2016 专业）
A. 骨髓纤维化　B. 真性红细胞增多症
C. 原发性血小板增多症　D. 急性粒细胞白血病
E. 慢性粒细胞白血病

19. 以外周血出现泪滴状红细胞为特征表现的疾病是（检验师 2013 实践）
A. 缺铁性贫血　B. 巨幼细胞贫血
C. 骨髓纤维化　D. 肾功能衰竭
E. 自身免疫性溶血

20. 原发性骨髓纤维化诊断的重要依据是（检验士 2017 相关）
A. 外周血全血细胞减少
B. 骨髓活检不同程度纤维化
C. 检出 Ph 染色体
D. 外周血淋巴细胞增多伴原始细胞可见
E. 脾肿大伴全血细胞减少

21. 原发性血小板增多症患者，血小板数至少大于（检验士 2021 相关）
A. $500\times10^9/L$　B. $800\times10^9/L$
C. $1000\times10^9/L$　D. $1200\times10^9/L$
E. $1300\times10^9/L$

22. 骨髓纤维化可出现的红细胞形态改变是（检验师 2021 基础）
A. 镰状红细胞　B. 靶形红细胞
C. 泪滴状红细胞　D. 口形红细胞
E. 椭圆形红细胞

23. 下列不符合骨髓纤维化患者血常规特点的是（检验师 2015 相关）
A. 一般为中度贫血，晚期或伴溶血时可出现严重贫血
B. 出现幼粒、幼红细胞　C. 血小板增加或减少
D. 白细胞常增加　E. 常见原粒细胞

24. 下列不符合原发性骨髓纤维化的表现是（检验师 2013 专业）
A. PAS 染色阳性反应产物减少
B. 可见巨形血小板和巨核细胞
C. 确诊本病的主要依据是骨髓活检
D. 血涂片中可见幼红、粒细胞及泪滴状红细胞
E. 常伴出血时间延长、血块退缩不良

25. 鉴别骨纤维化和急性细胞白血病的要素不包括（检验师 2017 实践，2013 实践）
A. 泪滴状红细胞比例　B. NAP 染色积分
C. Ph 染色检查　D. 脾肿大程度
E. 骨髓活检

26. 提示骨髓纤维化的最简便指标是（主管检验师 2020 专业）
A. 血涂片中见到有核红细胞及泪滴状红细胞
B. 多次多部位骨髓穿刺呈干抽
C. 骨髓中巨核细胞明显增生
D. 碱性磷酸酶积分增高
E. 外周血三系减少

27. 下列引起血小板增多的疾病是（检验师 2018 实践）（主管检验师 2018 实践）
A. SIE　B. 心肌梗死或脑梗死
C. ITP　D. 脾功能亢进
E. 真性红细胞增多症

28. 引起血小板增多的疾病是（主管检验师 2014 基础）
A. 心肌梗死
B. 真性红细胞增多症
C. 原发性血小板减少性紫癜
D. 脾功能亢进急性大出血
E. 系统性红斑狼疮

A2 型题（病历摘要型最佳选择题）

1. 患者男，50 岁。白细胞计数 $32\times10^9/L$，分类中性粒细胞 0.04，淋巴细胞 0.96。最可能的诊断是（主管检验师 2017 相关）
A. 百日咳　B. 流行性感冒
C. 慢性粒细胞白血病　D. 伤寒
E. 慢性淋巴细胞白血病

2. 患者男，72 岁。偶然发现左上腹有包块、质硬，无触痛，不伴其他不适。查体发现脾脏肿大，外周血：Hb 103g/L，WBC $85\times10^9/L$，PLT $480\times10^9/L$。白细胞分类：中性中幼粒细胞 15%，中性晚幼粒细胞 9%，中性杆状核粒细胞 8%，中性分叶核粒细胞 22%，嗜酸性粒细胞 13%，嗜碱性粒细胞 11%，淋巴细胞 18%，单核细胞 4%。最可能的诊断是（检验士 2019 实践，2016 基础）
A. 急性粒细胞白血病　B. 真性红细胞增多症
C. 慢性髓细胞白血病　D. 原发性血小板增多症
E. 原发性骨髓纤维化

3. 患者女，40 岁。近半年来消瘦、多汗。查体：甲状腺轻度肿大，心率 100 次 / 分，脾大平肚脐，质地坚实，无压痛。白细胞 $50\times10^9/L$，骨髓 Ph 染色体（+）。最可能的诊断是（检验师 2021 基础，2021 专业，2019 实践，

2017 实践）

A. 甲状腺功能亢进症　　B. 急性粒细胞白血病

C. 慢性粒细胞白血病　　D. 类白血病反应

E. 肝硬化

4. 患者男，40 岁。因发热就诊。Hb 90g/L，WBC 125×10^9/L，血涂片白细胞分类示中性中幼粒细胞 10%，中性晚幼粒细胞 10%，中性杆状核粒细胞 30%，中性分叶核粒细胞 30%，嗜碱性粒细胞 2%，淋巴细胞 10%，单核细胞 3%，PLT 295×10^9/L，NAP 积分为 0 分。最可能的诊断是（检验师 2020 相关）

A. 严重细菌感染　　B. 严重病毒感染

C. 急性白血病　　D. 慢性粒细胞白血病

E. 类白血病反应

5. 患者男，56 岁。因发热就诊。查血 Hb 91g/L，WBC 35×10^9/L，白细胞分类示中性中幼粒细胞 10%，中性晚幼粒细胞 10%，中性晚杆状核粒细胞 30%，中性分叶核粒细胞 30%，嗜碱性分叶核粒细胞 2%，淋巴细胞 10%，单核细胞 3%，PLT 85×10^9/L，NAP 积分为 0。最可能的诊断是（主管检验师 2015 相关）

A. 严重细菌感染　　B. 严重病毒感染

C. 急性造血功能停滞　　D. 慢性粒细胞白血病

E. 急性白血病

6. 患者男，41 岁。半年来乏力、低热、盗汗。查体：消瘦，轻度贫血貌，胸骨下段轻压痛，肝未触及，脾肿大达脐平，质硬无压痛。实验室检查：红细胞 3.2×10^{12}/L，血红蛋白 73g/L，白细胞 320×10^9/L，血小板 436×10^9/L，网织红细胞 2%，分类可见各阶段粒细胞异常增多及嗜酸、嗜碱性粒细胞比例增高。最可能的诊断是（主管检验师 2013 相关）

A. 类白血病反应

B. 慢性淋巴细胞白血病

C. 急性早幼粒细胞白血病

D. 慢性粒细胞白血病

E. 多发性骨髓瘤

7. 患者男，55 岁。低热、乏力已月余。抗生素和抗病毒治疗无效。查体：脾大至脐，质硬，胸骨压痛不明显。外周血常规：Hb 1.00g/L，WBC 55×10^9/L，分类示晚幼粒细胞 20%，杆状核粒细胞 16%，分叶核粒细胞 25%，中性中幼粒细胞 13%，嗜酸性粒细胞 1%，淋巴细胞 10%，血小板 780×10^9/L。骨髓象：有核细胞增生极度活跃，以中性中幼粒、晚幼粒和杆状核为主，原粒细胞 5%，骨髓活检可见轻度纤维化，NAP 积分为零。最有可能的诊断是（检验师 2015 相关）

A. 急性粒细胞白血病

B. 慢性粒细胞白血病（慢性期）

C. 类白血病反应

D. 原发性骨髓纤维化

E. 原发性血小板增多症

8. 患者女，63 岁。皮肤、脸部紫红半年，无心脏病史。体检：脾肋下 3cm，肝肋下 2cm。检查：血红蛋白量 177g/L，血小板数 688×10^9/L，白细胞数 17×10^9/L。首先应考虑诊断为（主管检验师 2021 专业）（检验师 2021 专业）

A. 骨髓增生性疾病　　B. 继发性红细胞增多症

C. 真性红细胞增多症　　D. 继发性血小板增多症

E. 原发性血小板增多症

9. 患者男，53 岁。头晕、耳鸣 9 个月。查体：面部及颈部紫红色，脾大。实验室检查：RBC 7.9×10^{12}/L，Hb 190g/L，WBC 7.7×10^9/L，PLT 391×10^9/L，血清维生素 B_{12} 增高。最可能的诊断是（检验师 2020 专业，2015 专业）

A. 急性红白血病　　B. 真性红细胞增多症

C. 急性白血病　　D. 骨髓增生异常综合征

E. 慢性粒细胞白血病

10. 患者男，64 岁。面部皮肤紫红，呈醉酒状，头晕，皮肤瘙痒。检查：血红蛋白 192g/L，红细胞 6.2×10^{12}/L，白细胞 15×10^9/L，血小板 426×10^9/L。首先考虑的诊断是（检验士 2016 专业）

A. 原发性血小板增多症　B. 继发性血小板增多症

C. 继发性红细胞增多症　D. 真性红细胞增多症

E. 慢性粒细胞增多症

11. 患者男，52 岁。因乏力就诊。脾肿大至脐，质硬，血常规示红细胞 2.1×10^{12}/L，白细胞 13×10^9/L，血小板 92×10^9/L，血涂片可见晚幼红细胞和晚幼粒细胞，成熟红细胞大小不均，有泪滴状红细胞，骨髓干抽。首选的确诊试验是（主管检验师 2017 实践）

A. 淋巴结活检　　B. 诊断性治疗

C. 骨髓活检　　D. 细胞化学染色

E. 染色体检查

12. 患者女，56 岁。出现头痛、头晕、手脚麻木 2 个月，有鼻出血。查体：脾肋下 2.0cm，肝肋下 1.5cm。实验室检查：血红蛋白 152g/L，白细胞 18.0×10^9/L，血小板 1100×10^9/L，NAP 积分 185 分。首先考虑诊断为（检验师 2021 专业，2019 专业，2013 专业）

A. 骨增生性疾病　　B. 原发性血小板增多症

C. 慢性中性粒细胞白血病　D. 真性红细胞增多症

E. 慢性粒细胞白血病

13. 患者男，38 岁。乏力 2 个月，发现左上腹肿块 3 天。实验室检查：白细胞分类正常，血涂片可见泪滴状红细胞及晚幼红细胞。最可能的诊断是（检验师 2021 基础，2018 基础，2016 基础）

A. 慢性粒细胞白血病　　B. 脾功能亢进

C. 多发性骨髓瘤　　D. 慢性肝病性贫血

E. 原发性骨髓纤维化

14. 患者男，60 岁。因乏力、纳差，伴左上腹疼痛 1 年就诊。体检：面色苍白、消瘦、胸骨无压痛，肝肋下 1cm，脾肋下 6cm 且质硬，但表面光滑，余未见特殊。实验室检查：WBC 6.2×10^9/L，RBC 3.5×10^{12}/L，PLT 125×10^9/L，外周血涂片中红细胞大小不一，可见泪滴状红细胞和巨形血小板，NAP 积分增高。骨髓穿刺多次失败。最可能的诊断是（检验师 2014 专业）

A. 急性白血病　　B. 骨髓增生异常综合征

C. 原发性骨髓纤维化　　D. 多毛细胞白血病

E. 慢性粒细胞白血病

A3 型题

（1~2 题共用题干）

患者男，62 岁。低热、乏力、体重减轻。体检：脾大明显，胸骨有压痛，外周血血红蛋白 135g/L，血小板 150×10^9/L，白细胞 45×10^9/L，粒细胞占 89%，以中、晚幼粒细胞增生为主，嗜酸性粒细胞 8%，嗜碱性粒细胞 3%，NAP 减低。

1. 进一步诊断的首选检查是（检验士 2021 专业，2014 专业）

A. 骨髓穿刺涂片检查　B. 腹部彩色超声检查
C. 造血干细胞集落培养　D. 电镜超微结构检查
E. 免疫学分析

2. 此病的诊断最有可能为（检验士 2021 专业，2014 专业）

A. 急性粒细胞白血病　B. 慢性粒细胞白血病
C. 慢性淋巴细胞白血病　D. 真性红细胞增多症
E. ITP

第十三章 骨髓增生异常综合征检验

A1 型题

1. 下列关于骨髓增生异常综合征的叙述，正确的是（主管检验师 2021 专业）

A. 骨髓必须三系有病态造血

B. 外周血细胞必须有三系减少

C. 外周血细胞必须有两系减少

D. 病态造血非 MDS 特有

E. 造血细胞凋亡减少

2. 骨髓增生异常综合征 FAB 分型不包括（检验士 2019 相关）

A. RA　　B. RARS

C. RAEB　　D. RCMB

E. RAEB-T

3. 鉴别骨髓增生异常综合征和巨幼细胞贫血，首选的检查是（检验士 2018 实践，2017 实践）（主管 2015 实践）

A. 红细胞三个平均数　　B. 网织红细胞计数

C. 骨髓涂片检查　　D. 血清叶酸测定

E. 血清维生素 B_{12} 测定

4. MDS-RAEB 的特点是（检验士 2017 基础）

A. 可见到 Auer 小体

B. 外周血原始粒细胞＜ 1%

C. 外周血原始粒细胞＞ 5%

D. 骨髓中原始粒细胞＜ 5%

E. 骨髓中原始粒细胞占 5%~20%

5. 难治性贫血伴铁粒幼细胞增多的诊断标准是环状铁粒幼细胞所占的比例为（检验士 2015 专业）（主管检验师 2015 专业）

A. ＞ 5%　　B. ＞ 10%

C. ＞ 15%　　D. ＞ 20%

E. ＞ 30%

6. MDS 预后较差的核型是（检验师 2018 专业）（主管检验师 2018 专业）

A. $20q^-$　　B. $11q^-$

C. $-7/7q^-$　　D. $-5/5q^-$

E. 正常核型

7. 以下 MDS 患者的 CFU-GM 培养结果，预后最好的是（检验师 2014 相关）

A. 细胞簇与集落数比值正常

B. 细胞簇与集落数比值增高

C. 生长型为小细胞型

D. 细胞培养为大细胞型

E. 细胞培养为无生长型

8. 与骨髓增生异常综合征骨髓活组织检查不符合的是（主管检验师 2018 基础）

A. 巨核系细胞定位异常　　B. 骨髓造血组织超常增生

C. 巨核系细胞形态异常　　D. 不成熟粒细胞增多

E. 未成熟前体细胞异常定位

A2 型题（病历摘要型最佳选择题）

1. 患者女，56 岁。全血细胞减少，骨髓细胞增生活跃，原始粒细胞 8%，早幼粒细胞 10%，环状铁粒幼红细胞 5%。最可能的诊断是（检验士 2016 基础）

A. 骨髓增生异常综合征　　B. 急性粒细胞白血病

C. 慢性粒细胞白血病　　D. 再生障碍性贫血

E. 粒细胞缺乏症

2. 患者男，21 岁。牙龈出血 10 余天。实验室检查：血红蛋白 68g/L，白细胞 2.8×10^9/L，血小板 27×10^9/L，骨髓检查显示增生明显活跃，原始细胞占 20%，早幼粒细胞占 18%。最可能的诊断是（主管检验师 2015 专业）（检验士 2015 专业）

A. 骨髓增生异常综合征　　B. 慢性白血病

C. 急性白血病　　D. 再生障碍性白血病

E. 类白血病

3. 患者男，60 岁。全血细胞减少，脾肋下 1cm，骨髓增生活跃，原始粒细胞 0.04，早幼粒细胞 0.10，环状铁粒幼细胞 0.16。最可能的诊断是（主管检验师 2014 专业）

A. 急性粒细胞白血病

B. 骨髓增生异常综合征（MDS）

C. 再生障碍性贫血

D. 粒细胞白血病

E. 红白血病

第十四章　其他白细胞疾病

A1 型题

1. 白细胞减少是指白细胞计数（检验士 2018 基础）

A. $< 15 \times 10^9$/L　B. $< 10 \times 10^9$/L

C. $< 4 \times 10^9$/L　D. $< 1.5 \times 10^9$/L

E. $< 0.5 \times 10^9$/L

2. 粒细胞缺乏症的骨髓象的主要特征是（检验师 2015 专业）

A. 有核细胞增生活跃或明显活跃

B. 红系及巨核系基本正常

C. 粒细胞常有毒性改变

D. 粒系明显减少，成熟障碍

E. 骨髓中性粒细胞碱性磷酸酶活性增加

3. 类白血病按细胞形态分型最常见的是（检验师 2018 基础，2017 基础，2013 基础）

A. 浆细胞型　B. 单核细胞型

C. 淋巴细胞型　D. 嗜酸性粒细胞型

E. 中性粒细胞型

4. 类白血病反应中最常见的类型为（检验师 2015 基础）

A. 淋巴细胞型　B. 单核细胞型

C. 中性粒细胞型　D. 嗜碱性粒细胞型

E. 嗜酸性粒细胞型

5. 不符合类白血病骨髓象特点的是（检验师 2014 专业）

A. 骨髓增生明显活跃　B. 核左移

C. 常有毒性颗粒　D. 少数病例原始细胞多

E. 红系和巨核系无明显异常

6. 类白血病反应可出现（主管检验师 2020 相关）

A. 原始粒细胞明显增高

B. 中性粒细胞碱性磷酸酶积分增高

C. 严重贫血

D. 染色体异常

E. 血小板明显增高

7. 患传染性单核细胞增多症时，血涂片可发现较多的细胞是（检验士 2021 基础）

A. 大单核细胞　B. 中性粒细胞中毒变性

C. 异型淋巴细胞　D. 幼稚单核细胞

E. 幼稚粒细胞

8. 外周血出现异型淋巴细胞为特征的疾病是（检验士 2020 基础）（主管检验师 2015 相关）

A. M_4 型白血病　B. M_5 型白血病

C. 慢性消化道炎症　D. 传染性单核细胞增多症

E. 亚急性感染性心内膜炎

9. 传染性单核细胞增多症中异型淋巴细胞为（主管检验师 2014 基础）

A. 5%~9%　B. 10%~20%

C. 21%~30%　D. 31%~40%

E. 41%~50%

10. 引起传染性单核细胞增多症的病毒是（检验士 2020 专业，2019 基础）（主管检验师 2014 专业）

A. EB 病毒　B. 巨细胞病毒

C. 水痘 – 带状疱疹病毒　D. 单纯疱疹病毒 1 型

E. 单纯疱疹病毒 2 型

11. 下列哪种疾病外周血涂片检查比骨髓涂片重要（检验师 2021 专业）

A. CML　B. 传染性单核细胞增多症

C. 多发性骨髓瘤　D. 急性淋巴细胞白血病

E. 急性早幼粒细胞白血病

12. 关于异型淋巴细胞的叙述，正确的是（检验师 2015 专业）

A. 骨髓涂片易于检出

B. 主要见于疾病的潜伏期

C. Downey 分为 5 型

D. 是原始淋巴细胞特殊类型

E. 与 EB 病毒感染有关

13. 符合恶性组织细胞病的特点是（检验士 2018 专业，检验士 2015 专业）（主管检验师 2015 专业）

A. 持续高热　B. 外周血呈重度贫血

C. 全血细胞减少　D. 组织细胞增多

E. 可见异常组织细胞

14. 鉴别恶性组织细胞病和反应性组织细胞增生症的主要条件是（检验士 2016 专业）

A. 骨髓见红系、粒系和巨核系均减少

B. 骨髓见到异常组织细胞

C. 查体有肝、脾和淋巴结肿大

D. 全血细胞减少

E. 可见组织细胞吞噬红细胞现象

15. 有关恶性组织细胞病的叙述，错误的是（检验士 2015 相关）（主管检验师 2015 相关）

A. 全血细胞减少

B. 骨髓中无多核巨细胞

C. 骨髓中可有吞噬血细胞现象

D. 中性粒细胞碱性磷酸酶染色阳性率降低

E. 淋巴结活检显示炎症反应不明显，淋巴结构破坏

16. 诊断恶性组织细胞病的主要依据是（检验师 2015 专业）

A. 血小板增高　B. 全血细胞减少

C. 网织红细胞增高　D. NAP 积分明显下降

E. 骨髓中有异常组织细胞

17. 下列关于戈谢病的叙述，错误的是（检验师 2021 相关）

A. 戈谢病为常染色体隐性遗传

B. 骨髓细胞涂片找到戈谢细胞可以确诊
C. 可出现贫血症状
D. 酸性磷酸酶染色呈阴性
E. 细胞糖原染色呈阳性

18. 戈谢细胞中特征性的结构是（检验师 2018 专业，2013 专业）
A. Auer 小体　B. 空泡
C. 葱皮样结构　D. 包涵体
E. 明显核仁

19. 关于不同类型白血病的叙述，错误的是（检验师 2017 专业）
A. TRAP 阳性见于多毛细胞白血病
B. 急性混合型白血病可同时累及淋巴系和髓系
C. 嗜碱性粒细胞白血病可由慢粒发展而来
D. 嗜酸性粒细胞白血病的血、骨髓象中嗜酸性粒细胞明显增高
E. 浆细胞白血病确诊依据是骨髓异常浆细胞＞20%

A2 型题（病历摘要型最佳选择题）

1. 患者男，16 岁。发热、咳嗽 3 天。查体：T 38.9℃，肺部听诊示左肺细湿啰音（+）。实验室检查：白细胞 15×10^9/L，中性粒细胞 81%。血涂片示中性粒细胞见大小不等、粗大、分布不均的紫黑色颗粒和空泡，见中性晚幼粒细胞和中性中幼粒细胞，中性杆状核粒细胞占 14%。此患者实验室结果最佳的解释是（检验士 2016 相关）
A. 白血病的血常规
B. 类白血病反应伴再生性核左移
C. 类白血病反应伴退行性核左移
D. 类白血病反应伴核右移
E. 类白血病反应

2. 患儿男，12 岁。患急性化脓性骨髓炎。血常规检查示 WBC 80×10^9/L，RBC 5.0×10^{12}/L，Hb 140g/L，PLT 200×10^9/L，血涂片示中、晚幼粒细胞占 10%，原粒及早幼粒细胞占 1%，粒细胞胞质中可见毒性颗粒及空泡，NAP 积分 250 分，骨髓象示粒系增生，核左移，有毒性改变。下列叙述正确的是（检验师 2021 实践，2019 实践，2015 实践，2013 实践）
A. 怀疑为急性白血病，需进行化疗
B. 可能为慢性粒细胞白血病
C. 感染引起的中性粒细胞型类白血病反应
D. Ph 染色体检查可能为（+）
E. 本病预后较差，多数患者会死亡

3. 患者男，17 岁。发热、咽痛、咳嗽。T 39℃，咽部充血，颌下淋巴结肿大。外周血检查：Hb 110g/L，RBC 4.0×10^{12}/L，WBC 25 $\times 10^9$/L，血涂片示中晚幼粒、杆状核粒细胞增多，胞质中可见中毒颗粒。最可能的诊断是（检验师 2017 专业）
A. 风疹　B. 流感
C. 伤寒　D. 化脓性感染
E. 传染性单核细胞增多症

4. 患者男，18 岁。因发热伴咽痛 10 天入院，两侧颈部淋巴结均肿大（2cm × 2cm），脾肋下 2cm，胸骨压痛（−）。血常规：Hb 为 120g/L，WBC 为 15×10^9/L，中性粒细胞 15%，淋巴细胞 65%，异型淋巴细胞 20%，PLT 150×10^9/L。骨髓象无特异性改变，嗜异性凝集试验（+）。最可能的诊断是（主管检验师 2021 专业）（检验师 2021 实践，2019 实践，2013 实践）
A. 急性白血病　B. 恶性淋巴癌
C. 恶性组织细胞病　D. 传染性单核细胞增多症
E. 类白血病反应

5. 患儿男，3 岁，发热 1 周入院。检查结果示咽部充血，T 39.5℃，EB 病毒（+），血常规 WBC 3.0×10^9/L，淋巴细胞 66%，异型淋巴细胞 20%，中性分叶核粒细胞 14%（绝对值 0.42）。首先考虑的诊断为（检验士 2019 相关，2014 相关，2012 相关）
A. 粒细胞缺乏症　B. 粒细胞减少症
C. 类白血病反应　D. 白细胞减少症
E. 传染性单核细胞增多症

6. 患者男，26 岁。发热 2 周。查体：T 38.1℃，胸骨下段轻压痛，双侧颈部淋巴结肿大（约 2cm × 2cm），肝未触及，脾肋下 2cm。实验室检查：血红蛋白 98g/L，白细胞 5.6×10^9/L，血小板 193×10^9/L，分类示中性分叶核细胞 52%，淋巴细胞 33%，嗜酸性粒细胞 9%，单核细胞 6%。CT 示腹膜后淋巴结肿大。最可能的诊断是（主管检验师 2021 相关）
A. 传染性单核细胞增多症　B. 急性白血病
C. 多发性骨髓瘤　D. 骨髓增生异常综合征
E. 淋巴瘤

7. 患儿男，4 岁。出现发热、咽峡炎，淋巴结肿大。实验室检查：外周血中淋巴细胞明显增多，且异型淋巴细胞为 35%。异嗜性凝集试验阳性，血清 EB 抗体阳性。最可能的诊断是（检验师 2016 相关）
A. 百日咳　B. 传染性单核细胞增多症
C. 粒细胞缺乏症　D. ALL
E. CLL

8. 患儿男，9 岁。间断发热伴咽痛 1 周，T 39.5℃（最高），颈部淋巴结、扁桃体肿大，肝脾未见肿大，抗菌药物治疗 3 天未见明显好转。实验室检查：Hb 121g/L，RBC 3.6×10^{12}/L，PLT 195×10^9/L，WBC 12.6×10^9/L，中性粒细胞 22%，嗜酸性粒细胞 1%，淋巴细胞 72%，单核细胞 5%，EB 病毒抗体 IgM 阳性。最可能的诊断是（主管检验师 2017 相关）
A. 病毒性肝炎　B. 传染性单核细胞增多症
C. 病毒性感冒　D. 化脓性感染
E. 心肌梗死

9. 患者女，18 岁。发热，T 39℃，咽部灼痛未见假膜，颈部有多个淋巴结肿大，肝肿大达肋下 2cm，脾可触及，无输血史，白细胞为 16×10^9/L，淋巴细胞 53%，其中 15% 为异型淋巴细胞。首先考虑的诊断是（主管检验师 2016 专业）
A. 咽结合膜炎（咽炎）　B. 传染性单核细胞增多症
C. 丙型病毒肝炎　D. 风疹
E. 输血后单核细胞增多症

A3 型题

（1~5 题共用题干）

患儿男，10 岁。发热 1 周，并有咽喉痛，近 2 天出现皮疹。体检：T 38.8℃，颈部及腹股沟浅表淋巴结肿大，肝肋下 1cm，脾肋下 1cm。入院时血常规结果 Hb 122g/L，WBC 15×10^9/L，白细胞分类示成熟中性粒细胞 18%，淋巴细胞 77%，嗜酸性粒细胞 1%，单核细胞 4%，未见原始细胞，血小板数 189×10^9/L。

1. 首先考虑最可能的诊断是（主管检验师 2021 专业）（检验师 2021 专业，2014 实践）

A. 恶性淋巴瘤　B. 急性淋巴细胞白血病
C. 慢性淋巴细胞白血病　D. 传染性单核细胞增多症
E. 上呼吸道感染

2. 血涂片检查中，下列细胞增多的是（主管检验师 2021 专业）（检验师 2021 专业，2014 实践）

A. 异型淋巴细胞　B. 淋巴瘤细胞
C. 异常组织细胞　D. 原始及幼稚淋巴细胞
E. 涂抹细胞

3. 引起该病的主要病原体是（主管检验师 2021 专业）

A. EB 病毒　B. 巨细胞病毒
C. 水痘－带状疱疹病毒　D. 单纯疱疹病毒 1 型
E. 单纯疱疹病毒 2 型

4. 血涂片中异型淋巴细胞常大于（检验师 2021 专业）

A. 5%~9%　B. 10%~20%
C. 21%~30%　D. 31%~40%
E. 41%~50%

5. 对诊断该病有重要价值的检查是（检验师 2014 实践）

A. 骨髓检查　B. 细胞化学检查
C. 淋巴结活检　D. 蛋白电泳
E. 嗜异性抗体检查

（6~7 题共用题干）

患者男，白细胞计数为 79×10^9/L，中性粒细胞 87%，并伴有白细胞毒性改变，疑为类白细胞反应。

6. 该患者的骨髓象特点可能为（主管检验师 2015 实践）

A. 淋巴细胞增多　B. 单核细胞增多
C. 巨核细胞增生　D. 红细胞系增生
E. 粒细胞增多，但形态畸形

7. 根据患者的检查结果，其分型属于（主管检验师 2015 实践）

A. 中性粒细胞型　B. 淋巴细胞型
C. 单核细胞型　D. 嗜酸性粒细胞型
E. 嗜碱性粒细胞型

B1 型题（标准配伍题）

（1~3 题共用备选答案）

A. 骨髓增生活跃，原粒细胞占未分化细胞＞90%
B. 最易发生 DIC 及中枢神经系统白血病
C. 肝脾肿大为显著特征
D. NAP 升高
E. CD33（+），HLA-DR（+）

1. 对 AML-M_1 的叙述，正确的是（检验士 2021 基础）
2. 对 AML-M_5 的叙述，正确的是（检验士 2021 基础）
3. 对 CML 的叙述，正确的是（检验士 2021 基础）

（4~5 题共用备选答案）

A. t（8；21）　B. t（9；22）
C. t（15；17）　D. t（9；21）
E. t（17；19）

4. AML-M_3 型白血病特有的遗传学标志是（主管检验师 2021 相关）
5. AML-M_{2b} 型白血病伴有的异常染色体是（主管检验师 2021 相关）

（6~8 题共用备选答案）

A. 占 15%~20%，电泳中“M”成分在 a2 区
B. 占 50%~60%，具有典型多发性骨髓瘤的临床表现
C. 相对含量低，不易在电泳中出现，多见于 50 岁以下成人
D. 罕见血清 IgE 升高，易并发浆细胞白血病
E. 尿中不出现大量本－周蛋白

6. 符合年轻患者多发性骨髓瘤 IgD 型特点的是（检验士 2016 基础）
7. 符合多发性骨髓瘤 IgA 型特点的是（检验士 2016 基础）
8. 符合多发性骨髓瘤 IgG 型特点的是（检验士 2016 基础）

（9~10 题共用备选答案）

A. PPML-RARa 融合基因　B. DEK-CAN 融合基因
C. AML1-MTG8 融合基因　D. Ph 染色体
E. E2A-PBXI 融合基因

9. 慢性粒细胞白血病的特征性遗传学标志是（检验师 2014 实践）
10. 急性早幼粒细胞白血病（M_3）型的遗传基因标志是（检验师 2014 实践）

（11~14 题共用备选答案）

A. PML-RARa　B. AML1-ETO
C. PLZF-RARa　D. CBF-β-MYH11
E. BCR-ABL

11. M_2 型白血病中常见的融合基因是（主管检验师 2019 实践）
12. M_3 型白血病中常见的融合基因是（主管检验师 2019 实践）
13. 慢性粒细胞型白血病中常见的融合基因是（主管检验师 2019 实践）
14. AML-M_{4E0} 型白血病中常见的融合基因是（主管检

验师 2019 实践）

（15~17 题共用备选答案）

A. M_0　　B. M_{2b}

C. M_5　　D. M_6

E. CML

15. POX 染色阴性的是（主管检验师 2020 基础）

16. PAS 染色强阳性的是（主管检验师 2020 基础）

17. 非特异性酯酶染色阳性，可被氟化钠抑制的是（主管检验师 2020 基础）

（18~19 题共用备选答案）

A. Auer 小体　　B. Pelger-Huet 畸形

C. Chediak-Higashi 畸形　　D. May-Hegglin 畸形

E. Russell 小体

18. 见于多发性骨髓瘤的是（主管检验师 2017 专业）

19. 见于骨髓增生异常综合征的是（主管检验师 2017 专业）

（20~24 题共用备选答案）

A. 骨髓中原始巨核细胞＞30%，且单克隆抗体 CD41 阳性

B. 淋巴结病理组织学检查

C. 骨髓病理学检查

D. 骨髓中环形铁粒幼细胞 17%，原始细胞 4%，病态造血

E. 血、尿中出现单克隆免疫球蛋白增多，骨髓异常浆细胞占 25%

20. 符合多发性骨髓瘤确诊的是（主管检验师 2014 基础）

21. 符合恶性淋巴瘤确诊的是（主管检验师 2014 基础）

22. 符合 MDS-RAS 确诊的是（主管检验师 2014 基础）

23. 符合骨髓纤维化确诊的是（主管检验师 2014 基础）

24. 符合急性巨核细胞白血病确诊的是（主管检验师 2014 基础）

（25~27 题共用备选答案）

A. 周围血嗜酸性粒细胞增多

B. 周围血中性粒细胞增多

C. 周围血中性粒细胞减少

D. 周围血浆细胞增多，大于 $2.0 \times 10^9/L$

E. 粒细胞系各阶段细胞均见增多，以中性中幼粒、晚幼粒细胞增多为主

25. 慢性粒细胞白血病的特点是（主管检验师 2014 专业）

26. 大叶性肺炎的特点是（主管检验师 2014 专业）

27. 浆细胞白血病的特点是（主管检验师 2014 专业）

（28~30 题共用备选答案）

A. 白血病细胞中无 Auer 小体

B. 骨髓中白血病细胞占 30%~90%NEC

C. 90% 以上可见 Ph 染色体

D. 白血病细胞胞质中空泡明显

E. 白血病细胞中易见数条 Auer 小体

28. AML-M_{2a} 表现为（检验师 2012 专业）

29. AML-M_3 表现为（检验师 2012 专业）

30. AML-M_7 表现为（检验师 2012 专业）

第十五章　血栓与止血检验

第一节　血管壁止血作用及检验

A1 型题

1. 不属于机体出血或者血栓形成因素的是（检验士 2017 基础）

A. 血小板　B. 血管壁
C. 凝血因子　D. 白细胞
E. 纤溶成分

2. 血管壁的止血功能不包括（检验士 2018 基础）

A. 收缩血管　B. 血小板激活
C. 血流加快　D. 凝血系统激活
E. 局部血黏度增高

3. 参与止血的血管不包括（检验士 2017 基础）

A. 小动脉　B. 大动脉
C. 小静脉　D. 前毛细血管
E. 真毛细血管

4. 血管损伤后，完成血小板黏附功能所需要的主要条件是（检验士 2016 基础）

A. 微血管壁结构正常
B. 血管内皮下胶原纤维、血小板膜糖蛋白Ⅰb、vWF 等正常
C. 足够的凝血酶、ADP、胶原等
D. 足够的纤维蛋白原、钙离子等
E. 有足够的血小板数量

5. 关于血管壁止血功能的叙述，错误的是（检验士 2015 基础、2012 基础）（主管检验师 2015 基础）

A. 收缩反应增强　B. 血小板被激活
C. 促止血物质释放增多　D. 局部血液变慢
E. 局部血黏稠度降低

6. 与血小板黏附无关的是（检验师 2018 实践）

A. 纤溶酶原　B. GPⅡb/Ⅱa 复合物
C. vWF　D. 胶原
E. GPⅠb 复合物

第二节　血小板止血作用及检验

A1 型题

1. 血小板的功能不包括（检验士 2021 实践，2017 基础）

A. 运输氧气　B. 黏附功能
C. 聚集功能　D. 释放功能
E. 血块收缩功能

2. 血小板的止血功能不包括（检验士 2019 基础，2015 基础）（主管检验师 2015 基础）

A. 黏附功能　B. 聚集功能
C. 释放功能　D. 促凝血功能
E. 促纤溶功能

3. 血小板聚集试验反应的是（检验士 2019 基础，2016 基础）

A. 血小板的数量
B. 血小板 GPⅡb/Ⅲa 活性
C. 血小板 GPⅠb/Ⅸ复合物的活性
D. 血小板的释放功能
E. 血小板的黏附功能

4. 血小板膜糖蛋白Ⅱb/Ⅲa 复合物主要与下列哪种血小板功能有关（检验士 2018 相关）

A. 维护血管内皮的完整性
B. 聚集功能
C. 释放功能
D. 促凝功能
E. 血块收缩

5. 与血小板黏附功能有关的是（2019 基础）

A. β- 血小板球蛋白
B. 纤维蛋白降解产物
C. 血管性血友病因子（vWF）
D. 纤维蛋白原
E. 肌球蛋白

6. 与血小板黏附无关的是（检验师 2013 基础）

A. GPⅡb/Ⅲa 复合物　B. vWF
C. 胶原　D. GPⅠb/ Ⅸ复合物
E. 以上都是

7. 与血小板 GPⅠb/Ⅸ复合物有关的功能是（检验师 2015 相关）

A. 黏附功能　B. 聚集功能
C. 活化功能　D. 释放功能

E. 收缩功能

8. 血小板膜糖蛋白中数量最多的是（检验师 2014 相关）

A. GPⅠb/Ⅰa　　B. GPⅡb/Ⅱa
C. GPⅣ　　D. GPⅤ
E. GPⅠb/Ⅸ

9. 有关血小板致密颗粒的描述，不正确的是（检验师 2014 相关）

A. 比 α 颗粒小
B. 每个血小板中有 4~8 个
C. 其高电子密度是由于含有较多的钙
D. 颗粒内 ATP 与 ADP 比例为 2∶1
E. 血小板活化时会释放出致密颗粒中的 ADP

10. 不参与血小板的花生四烯酸代谢过程的酶是（检验师 2013 基础）

A. 激肽释放酶　　B. 环氧化酶
C. 血栓素合成酶　　D. 磷脂酶 A2
E. 磷脂酶 C

11. 血小板无力症的主要异常是（检验师 2012 基础）

A. GPⅡb/Ⅲa 缺陷　　B. GPⅠb/Ⅸ缺陷
C. CD62P 缺陷　　D. PF4 缺陷
E. α 颗粒缺陷

12. 与血小板黏附无关的是（主管检验师 2018 实践）

A. 纤维蛋白原　　B. GPⅡb/Ⅱa 复合物
C. vWF　　D. 胶原
E. GPⅠb/Ⅸ复合物

13. 血小板表达的纤维蛋白原受体糖蛋白是（主管检验师 2017 基础）

A. GPⅠa/Ⅱa　　B. GPⅠb/Ⅸ
C. GPⅠc/Ⅱa　　D. GPⅡb/Ⅲa
E. GPⅣ

14. 血小板聚集功能是指（主管检验师 2013 基础）

A. 血小板与红细胞之间的黏附
B. 血小板与白细胞之间的黏附
C. 血小板与血小板之间的黏附
D. 血小板与诱导剂之间的黏附
E. 血小板与钙离子之间的黏附

第三节　血液凝固及凝血因子检验

A1 型题

1. 目前检查内源性凝血系统是否正常的最常用的筛选试验是（检验师 2021 相关，2012 专业）

A. PT　　B. APTT
C. CT　　D. RT
E. BT

2. 依赖 VitK 的凝血因子不包括（检验士 2019 基础）

A. 因子Ⅱ　　B. 因子Ⅹ
C. 因子Ⅶ　　D. 因子Ⅸ
E. 因子Ⅴ

3. 维生素 K 依赖性凝血因子不包括（检验士 2018 相关）

A. FⅡ　　B. FⅦ
C. FⅨ　　D. FⅩ
E. FⅪ

4. 依赖维生素 K 的凝血因子有（主管检验师 2014 专业）

A. 因子Ⅱ　　B. 因子Ⅶ
C. 因子Ⅸ　　D. 因子Ⅹ
E. 以上都包括

5. 维生素 K 缺乏可引起（主管检验师 2019 基础）

A. 凝血时间延长　　B. 凝血时间缩短
C. 出血时间延长　　D. 出血时间缩短
E. 出、凝血时间均延长

6. 维生素 K 依赖因子为（检验士 2019 基础）

A. FⅡ、FⅦ、FⅨ、FⅩ
B. FⅢ、FⅤ、FⅨ、FⅩ
C. FⅡ、FⅤ、FⅨ、FⅩ
D. FⅧ、FⅤ、FⅨ、FⅩ
E. FⅢ、FⅦ、FⅨ、FⅩ

7. 属于维生素 K 依赖的因子是（检验师 2019 专业）

A. 因子Ⅴ　　B. 因子Ⅶ
C. 因子Ⅰ　　D. 因子Ⅺ
E. 因子Ⅻ

8. 凝血因子Ⅰ ~ ⅩⅢ编号中，实际上未命名的因子是（检验师 2015 基础）

A. FⅢ　　B. FⅤ
C. FⅥ　　D. FⅨ
E. FⅩⅢ

9. 用罗马数字Ⅰ ~ ⅩⅢ表示凝血因子。其中缺少下列哪一因子（主管检验师 2018 相关）

A. 因子Ⅵ　　B. 因子Ⅲ
C. 因子Ⅳ　　D. 因子Ⅴ
E. 因子ⅩⅢ

10. 对凝血酶敏感的因子是（检验师 2013 基础）

A. FⅠ　　B. FⅢ
C. FⅦ　　D. FⅩ
E. FⅫ

11. 合成时不依赖维生素 K 的因子是（检验师 2012 实践）

A. FⅡ　　B. FⅥ
C. FⅨ　　D. FⅩ
E. FⅦ

12. 血液中缺乏可导致血栓形成的是（主管检验师 2020 基础）

A. FⅪ　　B. FⅫ
C. FXⅢ　　D. vWF
E. HMWK（高分子量激肽原）

13. 下列具有促凝功能的是（主管检验师 2020 基础）
A. AT3　　B. FⅢ
C. PC　　D. PGⅠ$_2$
E. 肝素

14. 在内源性和外源性凝血途径中共同起作用的凝血因子是（主管检验师 2020 基础）
A. Ⅶ因子　　B. Ⅴ因子
C. Ⅷ因子　　D. Ⅹ因子
E. 以上均不正确

15. 内、外源性凝血的共同凝血过程是指（主管检验师 2018 实践）（检验师 2018 实践）
A. 从因子Ⅴ被激活到纤维蛋白形成
B. 从因子Ⅻ被激活到纤维蛋白形成
C. 从因子Ⅶ被激活到凝血酶形成
D. 从因子Ⅹ被激活到凝血酶形成
E. 从因子Ⅹ被激活到纤维蛋白形成

16. 关于凝血因子特性的叙述，错误的是（主管检验师 2017 基础）
A. 正常血清和血浆的最主要区别在于后者不含纤维蛋白原
B. FⅫ、FⅪ、PK、HMWK 都属于接触凝血因子
C. 凝血酶可激活因子Ⅴ和Ⅷ
D. FⅤ是人体内最不稳定的凝血因子
E. 正常血浆中不含有 TF

17. 外源性凝血途径的启动因子为（检验士 2021 基础 2019 基础 2016 相关）
A. 因子Ⅲ　　B. 因子Ⅷ
C. 因子Ⅺ　　D. 因子Ⅻ
E. 因子Ⅸ

18. 凝血进入共同途径，被激活的因子是（检验士 2018 基础）
A. FⅥ　　B. FX
C. FⅪ　　D. FⅨ
E. FⅦ

19. 内源性凝血途径开始因子是（检验士 2018 专业）
A. 因子Ⅷ　　B. 因子Ⅺ
C. 因子Ⅸ　　D. 因子Ⅶ
E. 因子Ⅻ

20. 内源性凝血系统的始动因子是（主管检验师 2018 相关）
A. Ⅺ　　B. Ⅷ
C. Ⅻ　　D. XⅢ
E. Ⅸ

21. 对凝血酶敏感的凝血因子包括（检验师 2021 实践）
A. FⅠ、FⅤ、FⅧ、FXⅢ
B. FⅢ、FⅣ
C. FⅡ、FⅦ、FX
D. FⅡ、FⅢ、FⅣ、FⅦ
E. FⅠ、FⅢ、FⅤ

22. 外源性凝血系统最常用的筛选试验是（检验师 2020 相关）
A. APTT　　B. PT
C. TT　　D. CT
E. 纤维蛋白原测定

23. 内源性和外源性凝血途径的共同途径启动因子是（2019 基础）
A. Ⅲ　　B. Ⅴ
C. Ⅵ　　D. Ⅹ
E. Ⅻ

24. 凝血酶原与以下对应的凝血因子是（检验师 2018 基础）
A. 因子Ⅻ　　B. 因子Ⅱ
C. 因子Ⅲ　　D. 因子Ⅳ
E. 因子Ⅴ

25. 可溶性纤维蛋白单体形成交联纤维蛋白的过程中，参与的凝血因子是（检验师 2014 基础）
A. 因子Ⅻ　　B. 因子Ⅴ
C. 因子XⅢa、Ca^{2+}　　D. 因子Ⅷ
E. 因子Ⅸ

26. 不参与内源性凝血途径形成血浆凝固酶的凝血因子是（检验师 2013 相关）
A. FⅢ　　B. FⅦ
C. FⅧ　　D. FⅨ
E. FX

27. 凝血因子中第Ⅲ因子即（检验师 2012 基础）
A. 组织因子　　B. 钙离子
C. 稳定因子　　D. 易变因子
E. 纤维蛋白原

28. 对凝血酶敏感的凝血因子是（主管检验师 2016 相关）
A. FⅨ、FⅪ、FX
B. FⅫ、FX、PK、HMWK
C. FⅠ、FⅤ、FⅧ、FXⅢ
D. FⅢ、FX
E. FⅦ、FX、FⅫ

第四节 抗凝物质及检验

A1 型题

1. 肝素的抗凝作用需要依赖（检验士 2019 基础，2012 基础）

A. 肝素酶　B. 抗凝血酶
C. 凝血因子Ⅹ　D. 凝血因子Ⅴ
E. α_1-抗胰蛋白酶

2. 肝素抗凝作用的主要机制是（检验师 2020 基础）

A. 直接灭活凝血因子　B. 与血中 Ca^{2+} 结合
C. 抑制肝脏合成凝血因子　D. 激活纤溶酶原
E. 激活血浆中的 AT-Ⅲ

3. 活化蛋白 C 的主要作用不包括（检验师 2016 基础）

A. 激活纤溶系统
B. 抑制 FⅩa 与血小板膜磷脂的结合
C. 灭活 FⅤa 和 FⅧa
D. 增强 AT-Ⅲ与凝血酶的结合
E. 灭活凝血酶和纤溶酶

4. AT 能抑制哪种凝血因子的活性（检验师 2014 基础）

A. 因子Ⅲ　B. 因子Ⅴ
C. 因子Ⅶ　D. 因子Ⅷ
E. 因子Ⅸ

5. 具有明显加强 AT-Ⅲ抗凝作用的是（主管检验师 2020 基础，2013 基础）

A. 凝血酶　B. 纤溶酶
C. 肝素　D. PC
E. 组织因子抑制物

6. AT-Ⅲ除抑制凝血酶活性外。还可抑制（主管检验师 2018 基础）

A. FⅩa　B. vWF
C. Fg　D. FⅦa
E. TF

第五节 纤维蛋白（原）溶解系统及检验

A1 型题

1. 体内降解纤维蛋白原/纤维蛋白的物质是（检验士 2019 相关，2017 基础，2012 基础）

A. 凝血酶　B. 抗凝血酶
C. 纤溶酶　D. 抗纤溶酶
E. 凝血活酶

2. 凝固法检测血浆中游离 PS，受检测血浆中加入缺 PS 基质血浆的目的是（检验师 2015 实践）

A. 稀释受检血浆
B. 制作标准曲线
C. 提供 PS 以外的其他凝血因子
D. 作为正常对照
E. 提供其他抗凝因子

3. 纤维蛋白被纤溶酶降解的特异性产物是（检验师 2012 相关）

A. Ⅹ片段　B. Y’片段
C. E’片段　D. D-二聚体
E. $B_{1\sim14}$ 片段

第十六章　血栓与止血检验的临床应用

第一节　概述

A1 型题

1. 患者以皮肤黏膜出血为主要临床表现，应选的筛选试验是（检验士 2021 专业，2018 专业）

A. 血小板计数，束臂试验，出血时间测定
B. 3P 试验　C. PT
D. BT　E. APTT

2. 一期止血缺陷常用的筛检试验是（检验士 2020 专业）

A. PT 和 APTT　B. BT 和 PLT
C. BT 和 PT　D. APTT 和 PLT
E. BT 和 CT

3. 一期止血缺陷是指（检验士 2012 实践）

A. 血管壁功能的异常
B. 血小板数量的异常
C. 凝血因子生成减低
D. 血管壁结构和功能或血小板的数量和功能的异常
E. 血浆纤维蛋白原减低

4. 对出血时间测定影响最大的因素是（检验士 2020 实践，2017 专业）

A. 皮肤弹力　B. 标准的切口深度
C. 皮肤切口长度　D. 皮肤切口位置
E. 毛细血管所受压力

5. 出现 BT 延长的疾病不包括（检验师 2016 相关）

A. 遗传性出血性毛细血管扩张症
B. 血小板减少性紫癜
C. 血小板无力症
D. 血管性血友病
E. 血友病

6. 引起出血时间（BT）延长的是（检验师 2016 专业，2013 专业）

A. 血浆 PGI_2 减少
B. 血浆 T Ⅹ A2 增加
C. 血浆 vWF 减少
D. 血浆 6- 酮 -PGF Ⅰ a 减少
E. 血液高凝状态

7. 出血时间延长通常见于（检验师 2014 相关）

A. 血友病甲　B. 血友病乙
C. 凝血因子缺乏　D. 血小板减少性紫癜
E. 过敏性紫癜

8. 不属于一期止血缺陷的筛查试验的是（主管检验师 2018 相关）

A. 血块回缩试验　B. 血小板计数
C. 纤维蛋白原含量测定　D. 出血时间
E. 毛细血管脆性试验

9. 出血时间正常可见于（主管检验师 2016 专业）

A. 因子Ⅷ缺乏症　B. 血小板计数明显减少
C. 血小板功能异常　D. 血管性血友病
E. 药物性反应

10. 目前凝血仪上使用的检测原理不包括（主管检验师 2015 专业）

A. 光学法　B. 黏度法
C. 电流法　D. 电极法
E. 发色底物法

11. 凝血时间测定方法已经淘汰的是（检验士 2018 实践）

A. 玻片法　B. 试管法
C. 硅管法　D. 活化凝血时间法
E. 活化部分凝血活酶时间法

12. PT 测定使用的真空采血管盖子颜色是（检验师 2012 基础）

A. 红色　B. 紫色
C. 绿色　D. 蓝色
E. 黑色

13. PT 结果判断为异常是指超过正常对照（检验士 2021 基础，2020 实践，2018 实践，2017 实践，2015 实践，2013 实践，2012 实践）（主管检验师 2015 实践）

A. 2 秒 以上　B. 3 秒以上
C. 5 秒以上　D. 8 秒以上
E. 10 秒以上

14. 下列可引起 PT 延长的是（检验士 2020 相关，2015 基础）（主管检验师 2015 基础）

A. 缺乏 F Ⅷ　B. 缺乏 F Ⅸ
C. 缺乏 F Ⅻ　D. 缺乏 F Ⅺ
E. 缺乏 F Ⅶ

15. 下列凝血因子缺乏，不会引起 PT 延长的是（检验

师 2020 基础）

A. 因子Ⅹ B. 因子Ⅶ

C. 因子Ⅱ D. 因子Ⅷ

E. 因子Ⅴ

16. 凝血酶原时间（PT）测定的主要意义是筛查（检验师 2018 相关）

A. 外源性凝血因子 B. 内源性凝血因子

C. 抗凝物 D. DIC

E. 高凝状态

17. 不会引起 PT 延长的是（检验师 2013 基础）

A. 血液标本放置室温过久 B. 维生素 K 缺乏

C. 先天性Ⅷ因子缺乏 D. 先天性Ⅶ因子缺乏

E. DIC 晚期

18. 根据瀑布学说。血液抽出后，放在试管内凝固，以下面哪个凝血系统的作用为主（主管检验师 2018 相关）

A. 内源性凝血系统 B. 内激活凝血系统

C. 外激活凝血系统 D. 外源性凝血系统

E. 同时激活 A 和 B

19. 凝血酶原时间测定的缩写是（检验士 2017 基础）

A. APTT B. PT

C. TT D. BT

E. FDP

20. 关于血浆凝血酶原时间测定的叙述，错误的是（检验师 2012 相关）

A. 需用缺乏血小板血浆

B. 不需要凝血活酶或钙离子参加

C. 可检测维生素 K 依赖的凝血因子

D. 需要在 37℃环境中进行

E. 肝病患者常延长

21. 血浆 PT 时间延长，加入储存血浆、硫酸钡吸附血浆可以纠正，加入储存血清不能纠正，可能缺乏的凝血因子是（检验师 2014 实践）

A. 因子Ⅰ B. 因子Ⅱ

C. 因子Ⅴ D. 因子Ⅶ

E. 因子Ⅹ

22. 下列不属于 APTT 试验需要添加的物质的是（主管检验师 2018 专业）（检验师 2018 专业）

A. 白陶土 B. 鞣花酸

C. Ca^{2+} D. 磷脂

E. 组织因子

23. STGT 试验延长，用硫酸钡吸附血浆不能纠正，用正常血浆及正常血清均能纠正，提示（检验师 2014 实践）

A. 因子Ⅷ缺乏 B. 因子Ⅸ缺乏

C. 因子Ⅰ缺乏 D. 因子Ⅻ缺乏

E. 血循环中存在抗凝物质

24. 不会造成血浆白陶土部分凝血活酶时间延长的因子是（主管检验师 2018 基础）（检验师 2018 基础）

A. 因子Ⅷ减少 B. 因子Ⅸ减少

C. 因子Ⅶ减少 D. 因子Ⅺ减少

E 抗凝物质增多

25. APTT 延长见于（检验士 2016 专业）

A. 血友病 B. 口服避孕药

C. DIC 高凝期 D. 心肌梗死

E. 深静脉血栓形成

26. APTT 反映的是（检验师 2020 专业，2015 专业，2017 专业）

A. 共同途径凝血因子是否异常

B. 纤溶系统功能异常

C. 内源性凝血因子是否异常

D. 外源性凝血因子是否异常

E. 抗凝功能是否异常

27. APTT 测定中常使用的激活剂是（检验师 2013 实践）

A. 白陶土 B. 血小板裂解液

C. 组织凝血活酶 D. 血小板磷脂

E. 瑞斯托毒素

28. APTT 测定时加入白陶土的主要作用是（检验师 2020 实践）

A. 激活血小板因子 B. 激活因子Ⅲ、Ⅶ

C. 激活因子Ⅺ、Ⅻ D. 便于观察血液凝固

E. 为凝血因子提供催化表面

29. 激活凝血因子Ⅹ的内源性激活途径一般开始于（检验师 2019 专业）

A. 损伤的组织释放因子Ⅱ B. 血小板聚集

C. 接触激活因子Ⅻ D. 磷脂胶粒表面阶段

E. 凝血酶原激活

30. 患者 APTT 明显延长，能被正常新鲜血浆所纠正，常提示（检验师 2019 实践，2017 实践）

A. 外源性凝血途径有缺陷

B. 内源性凝血途径有缺陷

C. 循环抗凝血含量增高

D. 口服抗凝药所致

E. DIC 早期

31. 某患者 PT、APTT、TT 均延长，其可能缺乏的凝血因子是（检验师 2015 基础）

A. F Ⅶ B. F Ⅺ

C. F Ⅹ D. F Ⅷ

E. F Ⅰ

32. 有关 ISI，错误的是（检验师 2012 专业）

A. 即组织凝血活酶的国际敏感指数

B. 67/40 批号的 ISI 定为 1.0

C. ISI 值越高说明该试剂越敏感

D. ISI 与 INR 的计算直接有关

E. ISI 通常由厂家提供

33. TT 检测是向受检血浆中加入下列何种物质，观察血浆凝固时间（检验师 2012 实践）

A. 组织凝血活酶 B. 部分凝血活酶

C. 凝血酶 D. 白陶土

E. 钙离子

第二节　常见血管壁异常出血性疾病

A1 型题

1. 血管性血友病是哪种因子缺陷（检验士 2020 专业 2014 相关）（检验师 2020 实践，2013 实践）

A. FⅥ　　B. FⅨ

C. vWF　　D. TM

E. FⅦ

2. 符合血管性血友病试验结果的是（检验师 2015 实践）

A. BT 正常、PT 延长、APTT 正常

B. BT 正常、PT 延长、APTT 延长

C. BT 延长、PT 延长、APTT 延长

D. BT 延长、PT 正常、APTT 延长

E. BT 延长、PT 正常、APTT 正常

第三节　常见血小板疾病

A1 型题

1. 血小板黏附功能降低见于（检验士 2019 基础）

A. 巨大血小板综合征　　B. 心肌梗死

C. 糖尿病　　D. 缺血性中风

E. 深静脉血栓形成

2. 血小板聚集功能降低见于（检验师 2015 专业）

A. 肝硬化　　B. 口服避孕药

C. 心肌梗死　　D. 糖尿病

E. 妊娠晚期

3. 与血小板减少无关的疾病是（主管检验师 2018 相关，2013 基础）

A. 急性白血病　　B. 再生障碍性贫血

C. ITP　　D. DIC

E. 溶血性贫血

4. 下列哪项检查不符合原发性血小板减少性紫癜的范围（检验士 2018 实践）

A. 出血时间延长

B. 凝血时间（试管法）正常

C. APTT 正常

D. PT 延长

E. PAIgG 增高

5. 哪一种疾病的血象（血常规），骨髓象中血小板、巨核细胞均减少（检验士 2018 实践）

A. 慢性特发性血小板减少性紫癜

B. 自身免疫性溶血性贫血合并免疫性血小板减少性紫癜（Evan 综合征）

C. 脾功能亢进

D. 巨幼细胞贫血

E. 再生障碍性贫血

6. 下列能使血小板无力症患者的血小板出现聚集反应的诱导剂中，叙述错误的是（主管检验师 2021 相关）

A. 对花生四烯酸无聚集反应

B. 对肾上腺素无聚集反应

C. 对 ADP 无聚集反应

D. 对凝血酶无聚集反应

E. 对瑞斯托霉素无聚集反应

7. 血小板无力症的分子缺陷是（主管检验师 2021 专业，2019 相关）（检验师 2021 相关）

A. 胶原受体　　B. GP Ⅱb/ Ⅲa

C. ADP 受体　　D. vWF

E. GP Ⅰb/ Ⅸ

8. 与血小板聚集试验相关的是（检验士 2021 相关，2020 基础，2019 实践）

A. P 选择素

B. GP Ⅴ

C. 血小板 GPⅠb/ Ⅸ复合物的活性

D. 血小板 GPⅡb/ Ⅲa 复合物的活性

E. 血小板的释放功能

9. 抑制血小板聚集功能的药物是（检验士 2018 基础）

A. 布洛芬　　B. 卡托普利

C. 泼尼松　　D. 阿司匹林

E. 苯丙酸诺龙

10. 血小板聚集试验主要用于（检验士 2015 专业）（主管检验师 2015 专业）

A. 筛查 DIC　　B. 检测抗凝治疗

C. 筛查血栓性疾病　　D. 筛查血管性血友病

E. 检查血小板功能缺陷

11. ITP 最主要的发病机制是（检验师 2014 专业）

A. 骨髓巨核细胞成熟障碍　B. 脾吞噬血小板增多

C. 血清中有抗血小板抗体　D. 血小板功能异常

E. 血小板形态异常

12. 关于 ITP 的实验室检查，正确的是（主管检验师 2019 相关，2016 专业）

A. 血小板计数正常　　B. 骨髓巨核细胞较少

C. 血小板相关抗体阳性　D. MPV 减少

E. BT 缩短

13. 下列检验对原发性血小板减少性紫癜有诊断价值，除外（主管检验师 2019 专业，2014 基础）

A. 血小板数量减少

B. 平均血小板体积减小
C. 血小板寿命减少
D. 骨髓巨核细胞增生或正常
E. 产血小板巨核细胞减少或缺如

14. 不符合血小板无力症的血小板检查结果是（主管检验师 2014 实践）
A. GPⅡb/Ⅲa 缺陷　B. GPⅠb/Ⅸ缺陷
C. GMP-140 表达正常　D. 血小板数量正常
E. 血涂片中血小板多呈散在分布

15. 巨大血小板综合征的主要病理基础为（主管检验师 2018 专业）
A. 血小板 α 颗粒成分缺陷
B. GPⅠb/Ⅸ缺陷
C. 血小板致密颗粒缺陷
D. CMP-140 缺陷
E. 血小板数量减少

第四节　常见凝血功能异常疾病

A1 型题

1. 血友病 A 是缺乏（检验士 2018 基础）
A. 维生素 C　B. 维生素 B_{12}、叶酸
C. 烟酰胺　D. 维生素 A
E. 凝血因子Ⅷ

2. 血友病甲是缺乏下列哪种凝血因子（检验士 2016 相关）
A. 因子Ⅰ　B. 因子Ⅶ
C. 因子Ⅴ　D. 因子Ⅷ
E. 因子Ⅸ

3. 血友病过筛试验常用的是（主管检验师 2015 基础）（检验士 2015 基础）
A. BT　B. PT
C. APTT　D. CRT
E. CT

4. 深部血肿、关节出血常见于（检验师 2015 基础）
A. ITP　B. 过敏性紫癜
C. 白血病　D. 血友病
E. 血管性血友病

5. 下列叙述中，与血友病 A 不符合的是（检验师 2015 相关）
A. 缺乏 FⅨ　B. 轻微损伤后出血难止
C. 负重大关节易出血　D. 负重肌肉群内易出血
E. APTT 延长、PT 正常

6. 血浆纤维蛋白含量不可能增高的疾病是（主管检验师 2016 相关）
A. 糖尿病　B. 急性脑梗死
C. 急性感染　D. 原发性纤溶亢进症
E. 急性心肌梗死

7. TT 延长，可被甲苯胺蓝纠正，提示（主管检验师 2016 实践）
A. 低（无）纤维蛋白原血症
B. 异常纤维蛋白原
C. 因子Ⅱ缺乏
D. 有 FDP 存在
E. 有肝素或类肝素物质存在

8. 怀疑血友病，首选的试验是（检验士 2021 实践，2019 相关，2013 实践）
A. BT　B. PLT
C. PT　D. FLB
E. APTT

9. 疑为血友病患者，首选的筛选试验是（检验师 2014 基础）
A. 复钙时间测定　B. APTT 测定
C. 凝血酶原消耗试验　D. 凝血时间测定玻片法
E. 凝血时间测定玻璃试管法

第五节　弥散性血管内凝血

A1 型题

1. 弥散性血管内凝血的病因最多见的是（检验士 2019 实践，2018 实践）（主管检验师 2015 实践）
A. 烧伤　B. 白血病
C. 病理产科　D. 免疫性疾病
E. 感染性疾病

2. 在下列疾病中，3P 试验阴性的是（检验师 2019 基础）
A. 急性 DIC 晚期　B. 继发性纤溶
C. 人工流产　D. 外科大手术后
E. 严重感染

3. DIC 的发病机制是（主管检验师 2019 专业）
A. 产生抗血小板抗体
B. 骨髓造血功能衰竭
C. 凝血能力超过抗凝能力
D. 小血管和微血管内的血栓形成
E. 凝血因子缺乏

4. DIC 晚期，FIB 通常（主管检验师 2017 专业）
A. 增高　B. 正常

C. < 3g/L　　D. < 2g/L

E. < 1.5g/L

5. DIC时，血小板（PLT）数量变化的特点不包括（主管检验师 2016 实践）

A. 血小板呈进行性下降

B. G^- 菌败血症所致的DIC，早期PLT可明显下降

C. G^+ 菌败血症所致的DIC，PLT和FIB常常同步下降

D. 处于代偿期内，PLT为（100~150）× 10^9/L

E. 由于特异性差，PLT计数一般不作为DIC筛查试验

6. 有关3P试验的叙述，正确的是（检验师 2019 实践）

A. 对DIC诊断极为敏感　　B. DIC时均为阳性

C. DIC时可有较多假阳性　　D. 正常人可出现阳性

E. 晚期DIC时，可呈阴性

7. DIC发生广泛出血的主要原因是（检验师 2019 专业，2017 专业，2013 专业）

A. 凝血因子结构异常

B. 大量血小板及纤维蛋白原消耗

C. 血管壁广泛损伤

D. 血浆中激肽浓度升高

E. 血流速度增加

8. 诊断肝脏病患者早期DIC时必备的条件是（检验师 2016 实践）

A. 血浆β-TG升高　　B. FIB小于1.5g/L

C. 纤溶酶原含量降低　　D. FⅧ：C低于50%

E. 血小板低于50 × 10^9/L

9. 患者术后伤口处渗血不止，临床疑有DIC，应选择的筛选试验是（检验师 2013 实践）

A. BT、CT、PT　　B. PLT、CRT、RT

C. PLT、PT、APTT　　D. BT、APTT、vWF

E. PLT、APTT、BT

10. 临床疑为DIC，应选择的筛选试验是（检验师 2012 相关）（主管检验师 2020 实践，2017 实践）

A. PT、APTT、血小板计数

B. 血小板计数、PT、纤维蛋白原测定

C. 血小板计数、血块收缩、BT

D. CT（试管法）、PT、APTT

E. BT、束臂试验、CT（试管法）

11. 肝病患者DIC诊断时，要求纤维蛋白原测定值（主管检验师 2020 相关，2017 专业）

A. < 1.5g/L　　B. < 1.0g/L

C. < 0.5g/L　　D. < 2.0g/L

E. < 1.8g/L

12. 关于DIC继发性纤溶期，叙述错误的是（主管检验师 2020 专业）

A. D-二聚体阳性　　B. 3P试验一定阳性

C. 纤溶酶活性增加　　D. 凝血酶时间延长

E. 纤维蛋白原含量减少

13. 临床疑似DIC，应选择的筛选试验为（主管检验师 2020 专业）

A. 血小板计数、纤维蛋白原测定、PT、APTT、FDP测定

B. 血小板计数、ESR、纤维蛋白原测定

C. 血小板计数、血块收缩、BT

D. CT（试管法）、PT、APTT

E. BT、束臂试验、CT（试管法）

14. 原发性纤溶亢进症的诊断标准是（检验师 2014 实践）

A. D-二聚体阳性

B. 无明显的出血表现

C. 实验室检查 Fg ≤ 1.5g/L

D. F1+2、TAT、FPA明显升高

E. FDP降低

第六节　抗凝物质缺陷

A1型题

在凝血功能降低，抗凝血功能增殖的病理情况下，机体会出现的状态是（检验士 2017 相关）

A. 高凝状态

B. 血栓前状态

C. 低凝状态或出血倾向

D. 机体自动调节不表现病理状态

E. 血栓状态

第七节　抗血栓和溶栓治疗监测

A1型题

1. 应用口服抗凝剂治疗，首选的监测指标是（主管检验师 2021 专业，2019 相关）

A. 血小板计数　　B. PT

C. APTT　　D. TT

E. D-二聚体

2. 目前常用的口服抗凝剂治疗监测指标是（主管检验师 2016 专业）

A. APTT　　B. PT

C. BT　　D. CT
E. TT

3. 豆香素类抗凝药的主要作用机制是（主管检验师 2013 基础）
A. 抑制 VitK 依赖凝血因子活性
B. 促进抗凝血酶的功能
C. 抑制血小板释放反应
D. 抑制血小板花生四烯酸代谢
E. 增强纤溶酶原的激活

4. 测定适于肝素治疗时首选的指标是（主管检验师 2019 实践）
A. PT　　B. APTT
C. BT　　D. FDP
E. 凝血酶－抗凝血酶复合物

5. 在肝素抗凝治疗中，监测普通肝素的首选指标是（检验师 2018 实践）（主管检验师 2018 实践）
A. PT　　B. APTT
C. TT　　D. FDP
E. D- 二聚体

6. 用于检测低分子量肝素治疗的指标是（主管检验师 2017 专业）
A. PT　　B. FIB
C. TT　　D. FDP
E. 抗 FⅩa 活性

7. 溶栓治疗通常选用的检测指标是（主管检验师 2017 专业）
A. FIB、TT、FDP
B. PT、APTT、F Ⅷ：C
C. PLT、FDP、血小板聚集率
D. AT- Ⅱ、3P、FIB
E. APTT、D- 二聚体、PLT

8. 首例发现的易栓症的分子缺陷是（主管检验师 2016 基础）
A. 抗凝血酶Ⅲ（AT- Ⅲ）
B. 蛋白 C
C. 蛋白 S
D. 活化蛋白 C 抵抗（APC-R）
E. 纤溶酶原（PIG）

9. 排除深静脉血栓首选的试验是（主管检验师 2013 相关）
A. PT　　B. TT
C. APTT　　D. FDP
E. D- 二聚体

10. 口服阿司匹林后可影响的试验结果是（主管检验师 2020 相关）
A. PLT　　B. PT
C. APTT　　D. TT
E. 血小板聚集

11. 属于阿司匹林的抗血小板机制是（主管检验师 2015 基础）（检验士 2015 基础）
A. 抑制血小板中环氧化酶　B. 抑制凝血酶
C. 抑制凝血酶原　　D. 抑制纤维蛋白合成
E. 抑制 PF3

12. 阿司匹林的抗血小板作用的机制是（主管检验师 2021 专业）
A. 抑制血小板中 TXA_2 的合成
B. 抑制内皮细胞中的 TXA_2 的合成
C. 激活环氧化酶
D. 促进内皮细胞中 PGI_2 的合成
E. 促进血小板中 PGI_2 的合成

A2 型题（病历摘要型最佳选择题）

1. 患者 APTT 延长，PT 正常，延长的 APTT 可被硫酸钡吸附血浆纠正，而不能被正常血清纠正。该患者缺乏的因子为（检验师 2019 专业）
A. 因子Ⅹ　　B. 因子Ⅱ
C. 因子Ⅷ　　D. 因子Ⅴ
E. 因子Ⅸ

2. 患者女，18 岁。上肢皮肤出现出血点 1 周。实验室检查：PLT 120×10^9/L，出血时间延长，凝血时间 1 分钟，毛细血管脆性试验（+），血块收缩时间正常。此患者可能出现的异常是（检验士 2016 实践）
A. 血小板功能异常　　B. 血管壁异常
C. vWF 因子异常　　D. 凝血因子异常
E. 纤维溶解功能异常

3. 患者女，25 岁。月经多 2 年。体检：贫血貌、巩膜无黄染，皮肤散在紫癜，肝未触及，脾肋下 1cm。骨髓检查：增生活跃，以红系增生为主，巨核细胞增多，成熟障碍。实验室检查：Hb 80g/L，RBC 3.6×10^{12}/L，PLT 40.0×10^9/L，WBC 4.0×10^9/L，出血时间 7 分钟，凝血时间 5 分钟。最可能的诊断是（主管检验师 2017 相关）
A. 溶血性贫血　　B. 慢性血小板减少性紫癜
C. 再生障碍性贫血　　D. 慢性缺铁性贫血
E. 原发免疫性血小板减少症

4. 患者男，20 岁。自幼不明原因自发出血，昨日皮肤外伤出血不止。入院检查：血小板 78×10^9/L，乙肝小三阳，Fg 减低，凝血因子Ⅷ缺乏。最可能的诊断是（主管检验师 2015 相关）
A. 血友病甲　　B. 血友病乙
C. 血管性血友病　　D. 血小板减少症
E. 肝炎性 Fg 减低

5. 患儿女，11 岁。体育课时，被碰及腰部，继而出现血尿。在其所在乡镇卫生院进行治疗，2 周后未见病情减轻，至上级医院进行检查。检验结果：PT 18 秒、APTT ＞ 120 秒、TT 19 秒、Fg3.5g/L。最可能的诊断为（检验师 2020 相关）
A. ITP　　B. 血友病
C. DIC　　D. 遗传性血红蛋白缺乏症
E. 阵发性血红蛋白尿

6. 患者女，16 岁。因摔伤后髋部疼痛、血肿就诊，患者哥哥也有类似病史。BT 正常，APTT 80 秒，PT（一期法）13 秒。STFT 及纠正试验结果：患者硫酸钡吸附血浆加正常人血清，能纠正；正常人硫酸钡吸附血浆加患者血清，能纠正。最可能诊断是（主管检验师 2021 专业，2019 专业，2014 专业）（检验师 2014 实践）

A. 先天性凝血酶原缺乏症

B. 先天性纤维蛋白原缺乏症

C. 血友病甲

D. 血友病乙

E. 先天性因子Ⅺ缺乏症

7. 患儿男，8 岁。上学不慎摔倒，膝部出现水肿。既往有类似情况发生。父母身体健康。实验室检查：PLT 236×10^9/L，vWF：Ag 96%，PT 14 秒（对照 12 秒），APTT 68 秒（对照 41 秒），TT 19 秒（对照 19 秒）。最可能的诊断是（检验士 2021 相关，2017 专业）

A. 内源性凝血系统缺陷　B. 外源性凝血系统缺陷

C. 共同凝血系统缺陷　D. 血管壁缺陷

E. 病理性抗凝物质增加

8. 患者女，56 岁。因腹腔积液住院。B 超检查考虑胆管癌。实验室检查：APTT 68.7 秒（对照 30 秒），PT 30.8 秒（对照 30 秒），D- 二聚体 7.1mg/L，血小板 54×10^9/L。该患者凝血功能检查异常是由于（检验士 2020 实践，2016 基础）

A. 维生素 K 依赖的凝血因子缺乏

B. 血小板减少　C. 弥散性血管内凝血

D. 肝脏功能异常　E. 抗凝物质存在

9. 患儿男，10 岁。牙龈反复出血，皮肤易出现瘀斑月余。实验室检查：PLT 200×10^9/L，BT 10 分钟（Ⅳ Y 法），APTT 55 秒（对照 35 秒），F Ⅷ：C 15%，vWF：Ag 10%，瑞斯托霉素辅因子活性 1%，对瑞斯托霉素诱导的血小板无聚集。最可能的诊断是（主管检验师 2019 专业）

A. 血友病 A　B. 血管性血友病

C. 慢性 ITP　D. 血小板无力症

E. 过敏性紫癜

10. 某患者皮肤瘀点、瘀斑，可以不选的筛查试验是（主管检验师 2015 实践）

A. BT　B. PLT

C. CFT　D. CRT

E. PT

11. 患者男，出现左膝关节血肿。实验室检查结果：PT 14.7 秒，APTT 152 秒，FIB 2.8g/L，加正常硫酸钡吸附血浆纠正后测定 PT 14.0 秒，APTT 46.0 秒，F Ⅷ：C 115%，F Ⅸ：C 6%。初步诊断为（主管检验师 2013 基础）

A. 血友病 A　B. 血友病 B

C. 遗传性因子Ⅸ缺乏症　D. 血管性血友病（vWD）

E. 因子Ⅷ的抑制物存在

12. 患者女，妊娠合并病毒性肝炎。剖宫产术后出现阴道大量流血，初为血凝块，后为不凝血。输血对症处置后流血不止。实验室检查：3P 试验阳性，D- 二聚体（+），PT 19s（对照 13s），纤维蛋白原 1.4g/L。血常规：WBC 25.9×10^9/L，RBC 1.79×10^{12}/L，Hb 51g/L，血小板 69×10^9/L。引起患者出血的原因最可能是（主管检验师 2020 实践，2017 实践）

A. 血友病　B. 血小板病

C. 血管性血友病　D. DIC

E. 原发性纤维溶解亢进

13. 患者男，49 岁。急性胸前区疼痛 2 小时入院，诊断为急性心肌梗死，并在溶栓药物治疗期间进行 FDP 的实验室检测。检测 FDP 的主要目的是（检验士 2016 相关）

A. 检测患者有无并发纤溶亢进

B. 检测患者有无发生 DIC 可能

C. 监测溶栓治疗效果

D. 检测患者有无纤维蛋白原缺乏

E. 检测患者有无出血风险

A3 型题

（1~2 题共用题干）

患者男，32 岁。因严重椎间盘突出入院行手术治疗。主诉经常有牙龈及鼻出血。术前实验室检查：Hb 101g/L，WBC 7.5×10^9/L，PLT 150×10^{12}/L。出凝血筛选试验：BT 15 分钟，PT 12 秒，APTT 62 秒，FBI 2.7g/L。

1. 该患者最可能的临床诊断是（检验士 2019 实践）

A. 血友病　B. 血小板无力症

C. 抗磷脂综合征　D. 血管性血友病

E. 巨血小板综合征

2. 为明确诊断，首选的试验是（检验士 2019 实践）

A. 血小板聚集试验　B. 骨髓细胞学检查

C. 血浆 F Ⅷ：C 测定　D. 血浆 vWF：Ag 测定

E. 狼疮抗凝物质

（3~4 题共用题干）

患儿男，9 岁。上学时不慎跌倒，右膝部出现血肿。既往常有类似情况发生，父母身体健康。患者实验室检查：PLT 236×10^9/L，vWF：Ag 96%，PT 13 秒（对照 12 秒），APTT 68 秒（对照 41 秒），TT 19 秒（对照 19 秒）。

3. 该患儿属于（检验师 2021 专业）

A. 内源性凝血系统缺陷　B. 外源性凝血系统缺陷

C. 共同凝血系统缺陷　D. 血管壁缺陷

E. 病理性抗凝物质增加

4. 目前反映外源性凝血较好的试验是（检验师 2021 专业）

A. 束臂试验　B. 出血时间测定

C. 血块收缩试验　D. PT 测定

E. APTT 测定

（5~7 题共用题干）

患儿男，10 岁。牙龈反复出血，皮肤易出现瘀斑月余。实验室检查：PLT 200×10^9/L，BT 10 分钟（Ⅳ Y 法），APTT 55 秒（对照 35 秒），F Ⅷ：C 15%，vWF：Ag 10%，瑞斯托霉素辅因子活性 1%，对瑞斯托霉素诱导的血小板无聚集，其父也有类似病史。

5. 该病可诊断为（主管检验师 2020 专业）

A. 血友病 A　　B. 血管性血友病
C. 慢性 ITP　　D. 血小板无力症
E. 过敏性紫癜

6. 进一步的检查是（主管检验师 2020 专业）
A. PT　　B. APTT
C. BT　　D. 复钙交叉实验
E. vWF 抗原或结构检测

7. 该病的遗传方式主要是（主管检验师 2020 专业）
A. 常染色体隐性遗传
B. 常染色体不完全显性遗传
C. 常染色体显性遗传
D. X 染色体性连锁显性遗传
E. X 染色体性连锁隐性遗传

（8~10 题共用题干）

患者男，15 岁。摔伤后左膝关节肿胀，疼痛。体检示左膝关节局部肿胀，压痛明显，膝关节及其周围有大片瘀斑，其兄有血友病 A 病史。

8. 除下列哪项实验室检查外，均有助于该患者的诊断（主管检验师 2019 专业）
A. CT　　B. RT
C. PT　　D. ACT
E. APTT

9. 下列哪组纠正试验能诊断血友病 A（主管检验师 2019 专业）
A. 正常新鲜血浆能纠正
B. 正常新鲜血浆不能纠正
C. 正常血清能纠正，正常人新鲜血浆能纠正
D. 正常血清不能纠正，正常吸附血浆能纠正
E. 正常血清能纠正，正常吸附血浆不能纠正

10. 如本患者诊断为血友病 A，则会出现（主管检验师 2019 专业）
A. F Ⅷ：C 明显减少　　B. vWF：Ag 明显减少
C. 血小板功能异常　　D. 服阿司匹林使出血加重
E. F Ⅷ：C 明显增高

（11~13 题共用题干）

患者男，11 岁。近 1 个月来双腿膝关节经常出现不明原因的红肿、疼痛、无皮肤瘀点和牙龈出血现象。2 天前，因剧烈活动后，右膝关节疼痛加剧、肿胀明显，行走困难就诊。X 线检查：右膝关节腔内有纤维组织增生和大量积液；穿刺示血性液体。患者外祖母为血友病 A 患者。

11. 下列哪项试验为该患者首选的筛查试验（主管检验师 2014 专业）
A. PT　　B. TT
C. BT　　D. APTT
E. CRI

12. 该患者拟诊为血友病 A，下列哪组纠正试验可以确诊（主管检验师 2014 专业）
A. 正常血清能纠正，硫酸钡吸附血浆不能纠正
B. 正常血清和正常血新鲜血浆都能纠正
C. 正常新鲜血浆不能纠正
D. 正常血清不能纠正，硫酸钡吸附血浆能纠正
E. 正常血清和硫酸钡吸附血浆都能纠正

13. 该患者疾病与血管性血友病进行鉴别诊断时，下列哪项试验是最重要的（主管检验师 2014 专业）
A. PT　　B. CT
C. 复钙交叉试验　　D. BT
E. vWF 抗原或结构检测

B1 型题（标准配伍题）

（1~3 题共用备选答案）
A. GPⅠb/Ⅸ　　B. GPⅡb/Ⅲa
C. GPⅣ　　D. GPⅠa/Ⅱb
E. GPⅤ

1. 凝血酶原敏感蛋白受体是（检验师 2018 相关）（检验士 2017 相关）
2. 纤维蛋白受体是（检验师 2018 相关）（检验士 2017 相关）
3. 血管性血友病因子受体是（检验师 2018 相关）（检验士 2017 相关）

（4~5 题共用备选答案）
A. FIB 升高　　B. FIB 减低
C. F Ⅷ减低　　D. F Ⅸ减低
E. F Ⅺ减低

4. 急性心肌梗死出现（检验士 2017 实践）
5. 血友病 A 出现（检验士 2017 实践）

（6~7 题共用备选答案）
A. NAG　　B. HCG
C. THP　　D. FDP
E. BJP

6. 纤维蛋白原降解产物是（检验士 2015 基础）
7. 原发性肾小球疾病时，提示肾小球内有局部凝血，在尿检中呈阳性并进行性增高的是（检验士 2015 基础）

（8~9 题共用备选答案）
A. PT 正常，APTT 正常
B. 3P 试验可阴性，D- 二聚体＞2mg/L
C. PS 减低，F Ⅶ减低
D. APTT 延长，PT 正常
E. 血小板减少，血小板自身抗体阳性

8. DIC 晚期可见（检验师 2019 专业，2015 专业）
9. 维生素 K 缺乏症可见（检验师 2019 专业，2015 专业）

（10~12 题共用备选答案）
A. 束臂试验　　B. 出血时间测定
C. 血块收缩试验　　D. PT 测定
E. APTT

10. 反映内源性凝血较好的试验是（检验师 2018 实践）（主管检验师 2018 实践）

11. 反映血小板质量的试验是（检验师 2018 实践）（主管检验师 2018 实践）

12. 反映外源性凝血较好的试验是（检验师 2018 实践）（主管检验师 2018 实践）

（13~14 题共用备选答案）

A. 血友病 A　　B. 血友病 B

C. 遗传性Ⅺ因子缺乏症　　D. vWD

E. 因子Ⅷ抑制物存在

13. ATPP 延长，进行 STGT 纠正试验，加正常吸附血浆可纠正，加正常新鲜血清也可纠正。最可能的诊断是（检验师 2016 实践）

14. APTT 延长，患者血浆加正常新鲜血浆 1∶1 纠正后，APTT 恢复正常。可排除的疾病是（检验师 2016 实践）

（15~16 题共用备选答案）

A. 促凝作用　　B. 促纤溶作用

C. 促血管收缩作用　　D. 促血管舒张作用

E. 抗凝作用

15. TF 的作用是（检验师 2016 实践）

16. t-PA 的作用是（检验师 2016 实践）

（17~19 题共用备选答案）

A. Ⅰ型　　B. Ⅱa 型

C. Ⅱb 型　　D. ⅡN 型

E. Ⅲ型

17. vWF 结构缺陷，血浆中缺乏大分子量多聚体的 vWF 分型是（检验师 2015 相关）

18. vWF 减少但结构正常的 vWF 分型为（检验师 2015 相关）

19. vWF 结构缺陷，血浆中缺乏大中分子量多聚体的 vWF 分型是（检验师 2015 相关）

（20~21 题共用备选答案）

A. D- 二聚体正常，FDP 升高

B. D- 二聚体升高，FDP 升高

C. D- 二聚体正常，FDP 正常

D. D- 二聚体升高，FDP 正常

E. D- 二聚体降低，FDP 升高

20. 符合原发性纤溶症的检查结果是（检验师 2013 专业）

21. 符合继发性纤溶症的检查结果是（检验师 2013 专业）

（22~24 题共用备选答案）

A. 血管收缩　　B. 诱导血小板聚集

C. 活化蛋白 C　　D. 介导血小板黏附

E. 抑制血小板聚集

22. PAF 的生理功能是（主管检验师 2020 基础）

23. TM 的生理功能是（主管检验师 2020 基础）

24. ET 的生理功能是（主管检验师 2020 基础）

（25~26 题共用备选答案）

A. APTT　　B. PT

C. Ⅹa 活性检测　　D. 溶脲酶监测

E. D- 二聚体监测

25. 口服抗凝药物监测的指标之一是（主管检验师 2020 实践）

26. 低分子肝素检测的指标之一是（主管检验师 2020 实践）

（27~29 题共用备选答案）

A. 口服阿司匹林后的出血倾向

B. 口服抗凝药

C. 普通肝素治疗

D. 低分子肝素治疗

E. 尿激酶溶栓治疗

27. BT 用于监测（主管检验师 2018 相关）

28. APTT 用于监测（主管检验师 2018 相关）

29. PT 用于监测（主管检验师 2018 相关）

（30~32 题共用备选答案）

A. APTT 延长、PT 正常，加正常血浆能纠正

B. APTT 正常、PT 延长，加正常血浆能纠正

C. APTT 延长、PT 延长、TT 延长，加正常血浆不能纠正

D. APTT 延长、PT 延长、TT 延长，加甲苯胺蓝纠正

E. APTT 正常、PT 正常、TT 延长，加正常血浆能纠正

30. 血友病类出血性疾病可见（主管检验师 2016 基础）

31. F Ⅶ缺乏症可见（主管检验师 2016 基础）

32. 类肝素物质增多可见（主管检验师 2016 基础）

（33~34 题共用备选答案）

A. APTT 延长、PT 正常，加正常血浆能纠正

B. APTT 延长、PT 延长、TT 延长，加正常血浆不能纠正

C. APTT 正常或延长、PT 延长，加正常血浆能纠正

D. APTT 正常、PT 正常、TT 延长，加甲苯胺蓝能纠正

E. APTT 正常、PT 正常、TT 延长，加正常血浆能纠正

33. 关于血友病 A 的凝血功能，正确的是（主管检验师 2016 专业）

34. 关于严重肝病的凝血功能，正确的是（主管检验师 2016 专业）

（35~36 题共用备选答案）

A. 血小板膜 GPⅡb/ Ⅲa 减少或缺乏

B. 血小板膜 GPⅠb/ Ⅱa 或 GP Ⅴ的数量减少或缺乏

C. 血小板缺乏贮存颗粒或其他内容物释放障碍

D. 血小板膜磷脂的结构或成分有缺陷

E. 血小板膜表面缺乏凝血因子Ⅴa 和Ⅹa 的受体的表达

35. 血小板无力症指（检验士 2015 专业）（主管检验师 2015 专业）

36. 贮备池病指（检验士 2015 专业）（主管检验师 2015 专业）

（37~38 题共用备选答案）

A. 毛细血管脆性试验　B. 出血时间

C. 血小板计数　D. 血块收缩时间

E. 凝血时间测定

37. 与出血和血栓性疾病相关的常用筛检试验中唯一的体内试验是（主管检验师 2014 相关）

38. 反映毛细血管壁和血小板止血功能的常用筛检试验是（主管检验师 2014 相关）

（39~40 题共用备选答案）

A. ADP 诱导的血小板聚集率增高

B. 血小板膜 GPⅡb/ Ⅲa 缺乏

C. 血小板膜 GPⅠb/ Ⅸ缺乏

D. 血块收缩率增高

E. 血小板黏附率增加

39. 符合巨血小板综合征特征的是（主管检验师 2013 基础）

40. 符合血小板无力症特征的是（主管检验师 2013 基础）

第三篇

生物化学检验

第一章　绪论

A1 型题

1. 临床化学的主要作用是（检验士 2013 相关）

A. 研究临床药物的药代动力学基础

B. 开发药物的药代动力学基础

C. 阐述临床致病微生物在疾病发生、发展过程中的生物化学反应

D. 提供临床化学药物的基础与临床应用等相关知识

E. 阐述有关疾病的生物化学基础和疾病发生、发展过程的生物化学变化

2. 临床化学是研究（检验士 2014 基础）

A. 人体器官、组织、体液是化学组成和进行着的生物化学反应过程

B. 动物疾病模型的器官、组织、体液的化学组成和进行着的生物化学反应过程

C. 细胞培养液的化学组成和进行着的生物化学反应过程

D. 病原微生物的化学组成和进行着的生物化学反应过程

E. 环境的化学组成和进行着的生物化学反应过程

3. 临床化学检验在检查内容方面包括（检验士 2015 实践，2017 实践）

A. 细胞形态学的检查内容

B. 组织形态学的检查内容

C. 肝、肾、心、胰等器官功能的检查内容

D. 遗传性疾病的检查内容

E. 病毒、细菌等感染性的物质检查内容

4. 不属于临床化学的范畴是（检验师 2016 基础）

A. 酶学检查　　B. 电解质检查

C. 细菌培养　　D. 内分泌激素检查

E. 葡萄糖耐量检查

第二章　生物化学检验基本知识

第一节　生物化学检验的标本

A1 型题

1. 标本是诊疗行为的必要依据，在标本的采集、处置过程中，正确的做法是（检验士 2012 基础，2015 基础）（检验师 2018 实践）

A. 采集标本量越多越好
B. 采集标本量越少越好
C. 传染性标本注意防护
D. 使用完毕的标本交给科研机构
E. 标本放置在黑色垃圾袋中焚烧

2. 临床化学检验的检测对象主要为（检验士 2017 专业，2021 实践）（主管检验师 2015 实践）

A. 人体各种细胞
B. 人体组织
C. 人体器官
D. 人体血液、尿液及各种体液
E. 人体感染的细菌或者病毒

3. 临床生物化学检验应用最多的标本是（主管检验师 2014 实践）

A. 胸腹水　　B. CSF
C. 血液　　D. 尿液
E. 关节液

4. 血清与血浆的主要区别是（主管检验师 2015 基础）

A. 红细胞　　B. 白细胞
C. 血小板　　D. 凝血因子
E. pH

5. 临床实验室分析的物质是源自（主管检验师 2017 基础）

A. 自然界的物质　　B. 生命体的物质
C. 人体的物质　　D. 食品中的物质
E. 哺乳动物的物质

第二节　标本因素对检验结果的影响

A1 型题

1. 在下列能影响检验结果的生物因素中，不可控制的因素为（检验士 2012 专业）（检验师 2012 专业）

A. 情绪　　B. 运动
C. 劳累　　D. 年龄
E. 刺激

2. 影响化学试剂变质的外在因素不包括（检验士 2012 专业）

A. 储存温度　　B. 光线
C. 放置时间　　D. 环境温度
E. 试剂的物理性质

3. 患者男，45 岁。有皮肤过敏史。多次检查血小板计数均正常，而本次检查血液分析仪显示血小板极度减低，报警提示有血小板聚集，涂片镜检显示散在血小板少见，成簇分布的血小板多见。该患者的血液采集顺利，检测严格按操作规程进行，下列采取的措施正确的是（检验师 2017 实践）

A. 可直接发出报告
B. 相同的部位再行抽血检测
C. 换用不同的部位再行抽血检测
D. 血液稀释后再上机检测
E. 改用其他抗凝剂或者不加抗凝剂，抽血后立即上机复查

第三节　实验室检查相关

A1 型题

1. 需指定专人专柜加锁保管，并严格登记请领制度的化学试剂是（检验士 2015 专业）（主管检验师 2015 专业）

A. 乙醚　　B. 苦味酸
C. 浓硫酸　　D. 氰化物

E. 冰醋酸

2. 下列玻璃仪器不宜烘烤干燥的是（检验师 2012 专业）

A. 烧杯　　B. 烧瓶
C. 定量吸管　　D. 三角瓶
E. 试管

3. 对于容量瓶、刻度吸管等的浸泡应使用的洗液是（检验师 2012 专业）

A. 合成洗涤液　　B. 铬酸洗液
C. 乙二胺四乙酸二钠洗液　　D. 7.5mol/L 洗液
E. 花王漂白水

4. 下列不属于剧毒的试剂是

A. 氰化钾　　B. 三氧化二砷
C. 氯化汞　　D. 硝酸钾
E. 硫酸二甲酯

5. 质量百分浓度（ ）% 指的是（检验师 2015 专业）

A. 100g 溶液中所含溶质的克数
B. 100ml 溶液中所含溶质的毫升数
C. 100ml 溶液中所含溶质的克数
D. 100g 溶液中所含溶质的毫升数
E. 1L 溶液中所含溶质的克数

B1 型题（标准配伍题）

（1~3 题共用备选答案）

A. 酒精　　B. 去离子水
C. 水银　　D. 对硝基苯
E. 考马斯亮蓝

1. 上述何种物质不能用于微量吸管的校正（检验师 2016 实践）

2. 上述何种物质最常用于微量吸管的校正（检验师 2016 实践）

3. 上述何种物质最常用于加样器的校正（检验师 2016 实践）

第三章　生物化学检验常用技术

第一节　光谱分析技术

A1 型题

1. 以 NAD+ 还原成 NADH 反应为基础的生化分析，采用的波长及吸光度变化为（检验士 2012 相关，2013 实践）（检验师 2020 专业）

A. 340nm，从小到大　　B. 405nm，从小到大

C. 340nm，从大到小　　D. 405nm，从大到小

E. 405nm 到 340nm

2. 用作检测底物，分析波长设置在（ ）基础代谢率明显升高（检验士 2013 基础）

A. 200nm　　B. 26nm

C. 340nm　　D. 405nm

E. 450nm

3. 在原子吸收分光光度计中，较为常见的能够更好地消除样品机制效应影响的方法是（检验士 2013 相关）

A. 内标法　　B. 标准加入法

C. 标准曲线法　　D. 放射光谱法

E. 火焰光度法

4. NADP 用检测底物，分析波长设置为（检验士 2015 基础）（主管检验师 2015 基础）

A. 200nm　　B. 260nm

C. 340nm　　D. 405nm

E. 450nm

5. 对 340nm 紫外光有吸收特性的物质是（检验士 2017 实践）

A. NADH　　B. NAD+

C. FMN　　D. TPP

E. NADP

6. 分光光度法中常用的“A”表示（检验士 2020 基础，2021 相关）

A. 透光率　　B. 散射光强度

C. 吸光度　　D. 物质的浓度

E. 透光度

7. 可见光的波长范围是（单位：nm）（检验师 2012 实践）

A. 200~400　　B. 401~700

C. 701~800　　D. 801~1000

E. 1001~1200

8. 340nm 处 NADH 的毫摩尔消光系数是（检验师 2013 相关）

A. 2.22　　B. 3.22

C. 6.22　　D. 7.22

E. 8.22

9. 朗伯—比尔定律只适用于（检验师 2014 专业）（主管检验师 2014 相关，2017 基础）

A. 单色光、非均匀、散射、低浓度溶液

B. 白光、均匀、非散射、低浓度溶液

C. 单色光、均匀、非散射、低浓度溶液

D. 单色光、均匀、非散射、高浓度溶液

E. 白光、均匀、散射、高浓度溶液

10. 在温度对荧光分析的影响中，说法正确的是（检验师 2014 专业）

A. 溶液温度降低，荧光效率增加、荧光强度增加

B. 溶液温度升高，荧光效率不变、荧光强度不变

C. 溶液温度降低，荧光效率不变、荧光强度不变

D. 溶液温度升高自熄灭现象减少

E. 溶液温度升高，荧光效率增加、荧光强度增加

11. 时间分辨荧光分析技术所利用的标记物是（检验师 2014 专业）

A. 镧系元素　　B. 锕元素

C. 卤素元素　　D. 氚系元素

E. 放射性元素

12. 影响荧光强度的因素正确的是（检验师 2014 实践）

A. 乙醇溶剂中的荧光杂质因不影响测定可不需处理

B. 当荧光物质浓度高时，会发生自熄灭现象

C. 温度升高时，荧光效率增高

D. 溶液 pH 对荧光强度基本没有影响

E. 要使荧光强度与荧光物质的浓度成正比应使荧光物质的浓度足够高

13. 用原子吸收分光光度法测定锌时，光源应采用（检验师 2014 实践）

A. 卤族元素灯　　B. 钨灯

C. 锌元素空心阴极灯　　D. 氘灯

E. 空心阴极灯

14. 以下荧光染料在酸性溶液中强度显著降低的是（检验师 2014 实践）

A. FITC（异硫氰酸荧光素）

B. PE（藻红蛋白）

C. 德州红

D. APC（别藻青蛋白）

E. PC（藻青蛋白）

15. 酶偶联法测定 CK 活性时，已知 NADPH 在 340nm

处的摩尔吸光系数（ε）为 6.22×10^3，血清用量 6μl，底物量 250μL，比色杯光径 1cm，计算 K 值为（检验师 2014 实践）（主管检验师 2016 专业）

A. 3376 B. 4127

C. 4920 D. 6698

E. 6859

16. 分子量为 200 的某种有机物配成 1mmol/L 的水溶液，用 0.5cm 光径的比色，使用某一波长光源，测定吸光度为 0.100，问该物质摩尔消化系数为（检验师 2014 实践）

A. 100 B. 20

C. 50 D. 200

E. 400

17. 分光光度计中常用 T 表示（检验师 2016 基础）

A. 吸光率 B. 透光率

C. 荧光强度 D. 物质的浓度

E. 散射光强度

18. 关于双波长测定的叙述，不正确的是（检验师 2016 实践）

A. 次波长一般要比主波长小 100nm 左右

B. 双波长可以消除部分来自标本的非化学反应干扰

C. 被测物在主、次波长处的吸收值应有较大的差异

D. 干扰物在主、次波长处的吸收值应尽可能地接近

E. 以主波长减次波长计算吸光度值

19. 火焰分光光度测定的是（检验师 2017 基础）

A. 发射光强度 B. 吸收光强度

C. 荧光强度 D. 火焰的强度

E. 磷光的强度

20. 关于吸光系数的叙述，错误的是（主管检验师 2013 基础）

A. 吸光系数指吸光物质在单位浓度即单位厚度时的吸光度

B. 在给定条件下，吸光系数是表示物质特性的常数

C. 在吸光度与浓度（或厚度）之间的直线关系中，吸光系数可代表检测的灵敏度

D. 摩尔吸光系数是物质的浓度为 1mmol/L 厚度为 1cm 时的吸光系数

E. 物质浓度指样品中被测物，而非显色液中的被测物浓度

21. 以下关于分光光度分析的叙述，错误的是（主管检验师 2016 实践）

A. 可用于物质的定性分析

B. 可用于物质的定量分析

C. 波长范围不包括红外线区

D. 在紫外线区做分析时，应选用石英比色

E. 运用的是吸收光谱的原理

22. 发色底物法中，以 PNA 为产色物的波长为（主管检验师 2017 实践）

A. 340nm B. 400nm

C. 405nm D. 450nm

E. 660nm

23. 化学发光的原理中，形成激发态的激发能来自于（检验士 2013 相关）

A. 激光 B. 化学反应

C. 钨灯 D. 卤素灯

E. 太阳灯

24. 化学发光免疫分析中产生发光效应的最重要条件是必须（检验十 2014 相关）

A. 保证产生足够的激发能

B. 保证信号接收的灵敏度

C. 保证有发生物质对光的吸收

D. 保证有发生物质对光的衍射

E. 恒温

25. 定时散射比浊法与速率散射比浊法的最大区别在于（检验师 2013 专业）

A. 所检测的蛋白质类型不同

B. 所选用的检测抗体不同

C. 设计的光学原理不同

D. 设计的抗原过量检测不同

E. 采集的测定信号不同

第二节 电化学分析技术

A1 型题

1. 关于离子选择电极法（ISE）的说法，错误的是（检验师 2012 实践）

A. 是血清（浆）钠、钾测定的参考方法

B. 直接离子选择电极法不需要任何稀释

C. 间接离子选择电极法需要稀释

D. 蛋白质沉积在敏感膜上会降低对选择离子的响应

E. 需要做检测性能验证

2. 不影响离子选择性电极法的因素是（检验师 2013 相关）

A. 离子强度 B. 溶液的 pH 值和温度

C. 20 单位肝素 D. 干扰离子

E. 标本稀释

3. 糖电极属于（检验师 2014 专业）

A. 玻璃电极 B. 酶电极

C. 杂合性电 D. 气敏电极

E. 离子交换电极

4. pH 计中的电极属于（检验师 2014 实践）（主管检验师 2014 相关）

A. 酶电极 B. 气敏电极

C. 固体膜电极 D. 离子交换电极

E. 锂电极

5. 钾离子电极属于（检验师 2016 基础）

A. 玻璃电极 B. 流动载体电极
C. 气敏电极 D. 酶电极
E. 生物电极

6. 用离子选择电极法测定血电解质，可用下列哪种抗凝剂（检验师 2020 实践，2017 实践）
A. EDTA-Na_2 B. EDTA-K_2
C. 肝素锂 D. 肝素钠
E. 肝素钾

第三节 电泳分析技术

A1 型题

1. 分辨率相对较高的电泳是（检验士 2012 相关，2014 相关）
A. 醋酸纤维薄膜电泳 B. 淀粉胶电泳
C. 琼脂糖凝胶电泳 D. 聚丙烯酰胺凝胶电泳
E. SDS－聚丙烯酰胺凝胶电泳

2. 下列关于免疫电泳技术的叙述，正确的是（检验士 2012 实践）
A. 在直流电场作用下的凝胶扩散试验
B. 在直流电场作用下的沉淀反应
C. 颗粒越大，泳动速度越快
D. 缓冲液 pH 大于蛋白质等电点时，蛋白质分子向阳极端泳动
E. 静电荷量越少，泳动速度越快

3. 血清蛋白醋酸纤维薄膜电泳通常用缓冲液 pH 值为（检验士 2014 专业）
A. 5.6 B. 6.8
C. 7.6 D. 8.6
E. 9.56

4. 下列关于免疫电泳技术的叙述，正确的是（检验士 2015 实践）
A. 在交流电场作用下的凝胶扩散试验
B. 在直流电场作用下的沉淀反应
C. 颗粒越大，电泳速度越快
D. 缓冲液 pH 大于蛋白质等电点时，蛋白质分子向阳极泳动
E. 静电荷量越少，泳动速度越快

5. 电场中带电化合物的分子带净电荷多少取决于（检验师 2014 基础）
A. 电泳时的温度 B. 电泳时的电场强度
C. 电泳时通电时间的长短 D. 电泳时缓冲液的 pH 值
E. 电泳时缓冲液的离子强度

6. 下列电泳属于区带电泳的是（检验师 2014 基础）
A. 自由移动界面电泳 B. 稳态电泳
C. 置换电泳 D. 聚丙烯酰胺凝胶电泳
E. 等电聚焦电泳

7. 蛋白质在低浓度琼脂糖电泳时的优点不包括（检验师 2014 相关）
A. 阻力小，可自由穿透 B. 分离清晰
C. 透明度高 D. 底板有色泽
E. 无拖尾现象

8. 与颗粒电泳迁移率无关的因素（检验师 2016 专业）
A. 带净电荷的数量 B. 缓冲液 pH 和离子强度
C. 电场强度 D. 电渗
E. 电泳仪

9. 某蛋白质等电点 4.8，它在 pH8.2 的缓冲液中呈何种离子性质（检验师 2016 基础）
A. 正离子 B. 负离子
C. 中性离子 D. 不带电荷
E. 正电子

10. 用于蛋白质分子量测定的电泳为（主管检验师 2016 专业）
A. 琼脂糖凝胶电泳 B. SDS-PAGE
C. 淀粉胶电泳 D. 等电聚焦电泳
E. 醋酸纤维薄膜电泳

11. 目前常用鉴定 M 蛋白类型的方法（主管检验师 2019 专业）
A. 免疫电泳 B. 区带电泳
C. 免疫对流电泳 D. 免疫固定电泳
E. 免疫选择电泳

B1 型题（标准配伍题）

（1~2 题共用备选案）
A. 平衡离心法 B. 差速离心法
C. 速率区带离心法 D. 等密度区带离心法
E. 分析性超速率离心法

1. 用于分离样品中粒子大小差距而密度相同的物质，首选的离心法（检验士 2013 基础，2018 基础，2021 相关）

2. 用于分离样品中粒子大小相似而密度差距较大的物质，首选的离心法是（检验士 2013 基础，2018 基础，2021 相关）

（3~4 题共用备选答案）
A. 终点法 B. 连续检测法
C. 免疫透射比浊法 D. 免疫散射比浊法
E. 离子选择性电极法

3. 目前实验室用于血钾测定的首选方法是（检验师 2017 相关）

4. 目前实验室用于谷草转氨酶测定首选的方法是（检验师 2017 相关）

（5~6 题共用备选答案）
A. 凝胶层析 B. 离子交换层析
C. 亲和层析 D. 圆二色性技术
E. 免疫浊度法

5. 用于蛋白质中氨基酸组分的分析方法是（检验师 2019 实践）

6. 纯化酶和受体蛋白的最好方法是（检验师 2019 实践）

（7~8 题共用备选答案）

A. 光谱分析技术　　B. 电泳技术
C. 离心技术　　D. 层析技术
E. 电化学分析技术

7. 临床生化检验应用最广泛的分析技术是（检验师 2020 基础）

8. 主要用于蛋白质、核酸等生物分子研究的技术（检验师 2020 基础）

（9~11 题共用备选答案）

A. 265nm　　B. 340nm
C. 360nm　　D. 380nm
E. 540nm

9. 紫外线消毒作用是通过微生物体内的脱氧核糖核酸吸收紫外光线来完成，其波长为（检验士 2019 专业）

10. NADPH 对紫外光有吸收特性的波长是（检验士 2019 专业）

11. HiCN 法测定血红蛋白所用的波长（检验士 2019 专业）

（12~14 题共用备选答案）

A. 紫外可见分光光度法　　B. 原子吸收分光光度法
C. 光分光光度法　　D. 火焰分光光度法
E. 反射分析法

12. 干式化学分析技术运用的是（检验师 2015 基础）

13. 临床化学检验中主要用来准确检查微量元素的方法是（检验师 2015 基础）

14. 临床化学检验中主要用来血清酶类活性检测的方法是（检验师 2015 基础）

第四章　自动生化分析技术

A1 型题

1. 制作全自动生化分析仪比色杯的材料是（检验士2014 实践，2016 实践，2018 实践，2021 实践）

A. 光学玻璃

B. 隔热玻璃

C. 不吸收紫外光的塑料或石英玻璃

D. 防爆玻璃

E. 含特殊金属玻璃

2. 目前临床上常用的生化分析仪的类型是（检验士2017 专业，2018 相关，2021 专业）

A. 离心式自动生化分析仪

B. 连续流动式自动生化分析

C. 分立式自动生化分析仪

D. 管式自动生化分析仪

E. 干片式自动生化分析仪

3. 自动生化分析仪的反应温度一般选为（2018 相关）

A. 20℃　　B. 25℃

C. 30℃　　D. 35℃

E. 37℃

4. 临床全自动生化分析仪主要测定的是（检验士2021 相关，2016 专业）

A. 发射光强度　　B. 吸光度

C. 反射光强度　　D. 荧光强度

E. 散射光强度

5. 加样针上的探测感应器功能不包括（检验士 2016 相关，2018 专业，2020 专业，2021 相关）

A. 阻塞报警功能　　B. 防碰撞报警功能

C. 液面感应功能　　D. 随量跟踪功能

E. 样品性状（溶血、黄疸、脂溶）检查功能

6. 全自动生化分析仪的酶促反应曲线可用来选择（检验师 2016 实践，2020 实践）

A. 酶反应的线性范围　　B. 适宜的 pH 值

C. 适宜的酶量范围　　D. 反应线性的时间范围

E. 底物的浓度

7. 自动生化分析仪自动清洗探针的目的是（检验师2017 专业，2021 专业）

A. 提高分析的精密度　　B. 防止样本反流

C. 防止交叉污染　　D. 提高反应速度

E. 提高加样速度

8. 自动生化分析仪的携带污染是指（主管检验师2014 实践）

A. 从一个样本到另一个样本引起的污染

B. 样本从一台仪器传递到另一台仪器

C. 添加试剂带来的污染

D. 使用前一批的校正 / 质控数据

E. 反应杯之间的污染

9. 全自动生化分析仪上进行血浆载脂蛋白测定的方法是（主管检验师 2019 基础，2016 实践）

A. 免疫扩散法　　B. 免疫火箭电泳法

C. 免疫透射比浊法　　D. 酶法

E. 抽提法

10. 有关电解质分析仪的叙述，错误的是（检验师2012 基础）

A. 为了延长仪器的寿命，不用时应关闭仪器

B. 应保持电极很好地水化，增加电极的稳定性

C. 仪器启动后，清洗管路，进行两点校准

D. 每天测定后对电极进行必要的保养

E. 电极上附着的蛋白质应该去除

11. 关于血液电解质测定问题说法，错误的是（检验师 2017 基础）

A. 全血不能用于电解质测定

B. 血清和血浆 K^+ 测定标本一定不能溶血

C. 仪器启动后，清洗管路，进行两点校准

D. 每天测定后对电极进行必要的保养

E. 电极膜上附着的蛋白质应去除

12. 临床生化分析仪的类型不包括（检验师 2019 专业）

A. 管道式分析仪　　B. 血细胞分析仪

C. 分立式分析仪　　D. 主化学式分析仪

E. 离心式分析仪

13. 某实验室全自动生化分析仪近两天出现部分结果明显不稳定，并在实验过程中有逐渐加重现象，仪器自检正常，测定过程中未显示错误报警，自动生化分析仪使用过程中光源能量降低对单色光影响最大的波长是（主管检验师 2012 相关）

A. 340nm　　B. 405nm

C. 450nm　　D. 500nm

E. 800nm

14. 以同步分析工作原理工作的全自动生化分析仪是（主管检验师 2014 专业）

A. 管道式分析仪　　B. 分立式分析仪

C. 离心式分析仪　　D. 干片式分析仪

E. 半自动分析仪

15. 关于样品量和试剂量的参数设置，错误的是（检验师 2018 实践）

A. 样品量可不同于说明书所规定，即可增减

B. 随样品量增减、试剂量也要相应增减

C. 样品量和试剂量比值需按规定

D. 样品量和试剂量都需在分析位能容许的范围内

E. 分析仪对样品和试剂的总量没有容许范围

A3 型题

（1~2 题共用题干）

某实验室全自动生化分析仪近两天出现部分结果明显不稳定，并在实验过程中有逐渐加重现象，仪器自检正常，测定过程中未显示错误报警。

1. 如检测中发现 ALT、AST、CK 或 LDH 等项目结果不稳定，最有可能的原因是（检验师 2013 专业）（主管检验师 2012 相关）

A. 加样针堵塞　　B. 光源灯衰老
C. 试剂变质　　D. 比色波长漂移
E. 冲洗管道堵塞

2. 自动生化分仪的光源能降低对单色光影响最大的波长是（检验师 2013 专业）

A. 340nm　　B. 405nm
C. 450nm　　D. 500nm
E. 800nm

（3~4 题共用题干）

自动生化分析仪是将生物化学分析过程中的取样、加试剂、去除干扰物、混合、保温反应、自动检测、数据处理、打印报告及试验后清洗等步骤进行自动化操作的仪器

3. 测定项目相同的各待测样品与实际混合后的化学反应，是在同一管道中经流动过程完成的这种生化分析仪是（主管检验师 2014 实践，2020 实践）

A. 管道式分析仪　　B. 分立式生化仪
C. 离心式分析仪　　D. 干化学分析仪
E. 半自动分析仪

4. 按手工操作的方式编排程序，各个样品和试剂在各自的试管中起反应的分析仪属于（主管检验师 2014 实践，2020 实践）

A. 管道式分析仪　　B. 分立式生化仪
C. 离心式分析仪　　D. 干化学分析仪
E. 半自动分析仪

第五章　临床酶学分析技术

第一节　酶学分析技术基本知识

A1 型题

1. 与细胞酶释放速度无关的是（检验师 2015 基础，2020 基础）
A. 细胞内外酶浓度差　　B. 酶在细胞中的定位
C. 酶在细胞内的存在形式　D. 酶分子大小
E. 同工酶的组成

2. 关于全酶的叙述，正确的是（检验师 2015 专业）（主管检验师 2018 相关）
A. 单纯有蛋白质的酶
B. 酶与底物结合的复合物
C. 酶蛋白质－辅酶－激动剂－底物聚合酶
D. 由酶蛋白和辅酶（辅基）组成的酶
E. 酶蛋白和变构剂组成的酶

3. 酶学检测标准化常使用的物质是（检验师 2015 实践）
A. 公认的底物浓度
B. 公认的工具酶
C. 公认的酶标准物或酶参考物
D. 公认的缓冲体系
E. 公认的辅酶

4. 辅酶的特点不包括（检验师 2016 基础）
A. 与酶蛋白的结合松
B. 可用透析方法将它们与酶分开
C. 辅酶结合是专一的
D. 与结合迅速
E. 是有机化合物

5. 关于酶的叙述，正确的是（检验师 2017 基础）
A. 酶是一种具有催化功能的蛋白质
B. 其底物都是有机化合物
C. 催化反应的特异性绝对专一
D. 最适温度都是 37℃
E. 最适 pH 都是 7.0

6. 氧化酶法测定血糖，第一步反应所用的酶是（检验师 2017 实践）
A. 乳酸脱氢酶　　B. 葡萄糖氧化酶
C. 己糖激酶　　D. 过氧化物酶
E. 丙酮酸激酶

7. 根据酶的来源及其在血浆中发挥催化功能的情况，属于血浆特异酶的是（检验师 2021 专业）（主管检验师 2012 基础）
A. 肌酸激酶　　B. 乳酸脱氢酶
C. 淀粉酶　　D. 脂肪酶
E. 凝血酶原

8. 属于分泌酶的是（主管检验师 2016 基础）
A. 淀粉酶　　B. 碱性磷酸酶
C. 乳酸脱氢　　D. 胆碱
E. 肌酸激酶

9. 下列哪种酶是血浆特异酶（主管检验师 2020 基础）
A. 胆碱酯酶　　B. 脂肪酶
C. 转氨酶　　D. 乳酸脱氢酶
E. 淀粉酶

10. 关于米曼方程的叙述，正确的是（检验士 2012 基础）（检验师 2016 基础，2019 相关）
A. Km 值只与酶的性质有关，而与酶的浓度无关
B. Km 值越小，表示酶与底物的亲和力越小
C. 如果一个酶有几种底物，Km 值最大的底物大都是该酶的最适底物或天然底物
D. 在酶的浓度不变时，对于特定底物而言，底物浓度越高，VX 越大
E. 当 V=Vmax 时，Km=[S]

11. 根据酶的来源及其在血浆中发挥催化功能的情况，不属于血浆特异酶的是（检验士 2012 基础，2019 专业）（主管检验师 2014 基础）
A. 纤溶酶　　B. 胆碱酯酶
C. 铜氧化酶　　D. 脂蛋白酯酶
E. 转氨酶

12. 国际酶学委员会将酶分为 6 类的依据是（检验士 2012 基础）
A. 酶的来源　　B. 酶的结构
C. 酶的物理性质　　D. 酶促反应的性质
E. 酶所催化的底物种类

13. 用终点法检测的项目是（主管检验师 2013 专业）
A. ALT　　B. AST
C. ALP　　D. GLU
E. CK

14. 酶催化活性浓度单底物连续监测法，底物浓度一般为（检验士 2012 相关）
A. 1Km　　B. 2Km
C. 3Km　　D. 5Km
E .10Km

15. 关于血清酶活力测定的叙述，错误的是（检验士

2013基础，2016基础，2021专业）

A. 需最适 pH　　B. 需要合适温度
C. 与底物浓度无关　　D. 可测的产物生成量
E. 可测的底物消耗量

16. 通过测定反应开始到反应达到平衡时的产物或底物浓度总的变化量，以求出酶活力的方法为（检验士2013基础）

A. 两点法　　B. 速率法
C. 电法　　D. 终点法
E. 动态法

17. 酶促反应的特异性是指（检验士2012相关，2013相关，2016相关，2021基础）（检验师2020相关）

A. 酶与辅酶特异的结合
B. 酶对其催化的底物有特异性的选择
C. 在细胞中的定位特异性
D. 催化反应的机制各不相同
E. 在酶的分类中属不同的类别

18. 最常用的酶催化活性单位是（检验士2013实践，2014相关，2016实践）

A. Somogyi　　B. IU
C. Katal　　D. Karmen
E. King

19. 根据国际生化学会的规定，酶的一个国际单位是指（检验士2014专业）（检验师2015实践）（主管检验师2020基础）

A. 最适条件下，每小时催化生成1mmol产物的酶量
B. 37℃，每分钟催化生成1μmol产物的酶量
C. 25℃，其他为最适条件，每分钟催化生成1μmol产物的酶量
D. 30℃，每小时催化生成1mmol产生的酶量
E. 在实验规定的条件下，每分钟催化1μmol底物反应所需的酶量

20. 酶促偶联法对血糖测定的准确性高于缩合法的原因是（检验师2016基础）

A. 酶促偶联法属于动力学法测定、酶特异性高，不受标本其他成分的影响，动力法用仪器，所以准确性高
B. 酶促偶联法是酶法测定中的终点法，比传统的方法准确性高的原因是使用仪器检测，不是人工判读
C. 促偶联法是酶测定中的终点法，准确性高的原因是酶的特异性、灵敏度高、线性测定范围宽
D. 酶促偶联法与传统的所合法比准确性高的主要原因是现在的仪器性能大大提高了，与方法学无关
E. 酶促偶联法准确性比缩合法高的原因在于容易做质量控制

21. 酶促反应速度和km值都变小的是（检验士2016实践）

A. 加入激活剂　　B. 存在有竞争性抑制剂
C. 存在反竞争性抑制剂　　D. 存在有非竞争性抑制剂
E. 存在有不可逆抑制物

22. ELISA试验中最常用的标记酶是（检验士2021实践）

A. AST　　B. HRP
C. ACP　　D. LDH
E. ALT

23. 不影响酶促反应速度的是（检验师2012基础）

A. 酶活性高低　　B. 底物浓度
C. 反应液体积　　D. 反应液 pH
E. 反应液温度

24. 关于Km的说法，正确的是（检验师2012实践）

A. 不同的酶的Km值不同
B. Km与酶的浓度有关
C. Km越大，酶与底物亲和力越大
D. 同工酶的Km相同
E. Km值最大的底物是最适底物

25. 测定酶活性推荐采用速率法（初速度法），是因为（检验师2012专业）

A. 固定时间法或终点法重复性差
B. 固定时间法或终点法无特异性
C. 速率法较固定时间法或终点法对仪器读取吸光度的准确度要求低
D. 速率法测定较终点法测定所需样本量少
E. 速率法用于酶活性测定较准确

26. 目前使用最广泛的测定酶催化活性浓度的温度为（检验师2013基础，2015基础，2019基础，2021实践）（主管检验师2012基础）

A. 4℃　　B. 10℃
C. 25℃　　D. 37℃
E. 42℃

27. 下列哪种酶是血浆特异酶（检验师2013基础，2016基础）

A. 淀粉酶　　B. 凝血酶原
C. 碱性磷酸酶　　D. 酸性磷酸酶
E. 脂肪酶

28. 可作为工具来检测血浆中某些成分，主要利用的酶是（检验师2014基础）

A. 高度的专一性　　B. 不易受到干扰
C. 反应的可逆性　　D. 高度的不稳定性
E. 极高的催化效率

29. 酶促反应动力学主要研究的是（检验师2017基础）

A. 酶分子的空间构象　　B. 酶的电泳行为
C. 的活性中心　　D. 酶的基因来源
E. 影响酶促反应速度的因素

30. 酶偶联法测定酶活性浓度，若用脱氢酶催化的指示反应体系，则检测吸光度的波长应选择（检验师2017基础）

A. 340nm　　B. 450nm
C. 500nm　　D. 560nm
E. 620nm

31. 一个单底物酶促反应，当[S] << Km时，（检验师2017专业）

A. 反应速度最大

B. 反应速度随底物浓度增加而加快
C. 反应速度随底物浓度增加而降低
D. 增加底物可使反应速度降低
E. 增加底物浓度反应速度不受影响

32. 已知酶的 Km 为 0.05mmol/L，要使此酶催化的反应速度达最大反应速度的 80%。底物的浓度应为（检验师 2018 基础）（主管检验师 2018 基础）
A. 0.1mmol/L　　B. 0.2mmol/L
C. 0.4mmol/L　　D. 0.5mmol/L
E. 0.6mmol/L

33. 酶偶联法测定代谢物浓度时，偶联反应呈（检验师 2018 实践）（主管检验师 2018 实践）
A. 零级反应
B. 一级反应
C. 二级反应
D. 零级反应和一级反应的混合反应
E. 一级反应和二级反应的混合反应

34. 下列关于影响酶促反应的因素的说法中，错误的是（检验师 2021 基础）
A. 酶浓度与酶促反应速度成正比关系
B. 酶促反应速度与底物浓度无关
C. 环境 pH 偏酸或偏碱，酶活力都会下降
D. 加入微活剂，酶活力可恢复或升高
E. 温度对酶促反应速度的影响具有双重性

35. 连续监测法测定血清中 LD 活性浓度，标本量为 10ul，试剂量为 350ul，比色杯直径 1cm，NADH 摩尔吸光系数为 $\varepsilon=6.3\times10^3$，经计算 K 值为（检验师 2021 基础）
A. 6508　　B. 5714
C. 4920　　D. 4127
E. 3376

36. 酶促反应中存在竞争性抑制剂时，会出现（主管检验师 2012 实践，2013 实践，2017 相关，2021 基础，2021 相关）
A. Km 上升，Vmax 不变　　B. Km 不变，Vmax 上升
C. Km 下降，Vmax 不变　　D. Km 下降，Vmax 下降
E. Km 上升，Vmax 下降

37. 血清酶活性测定，一般采用（主管检验师 2012 专业）
A. 终点法　　B. 一点法
C. 两点法　　D. 速率法
E. 平衡法

38. 目前酶活力测定最常见的方法是（主管检验师 2014 基础）
A. 吸收光谱的分光光度法　B. 同位素法
C. 量气法　　D. 比浊法
E. 荧光法

39. SI 制中活性单位为（主管检验师 2016 实践，2019 基础）
A. U/L　　B. Katal
C. g/L　　D. ml/L
E. %

40. 我国临床酶活性浓度测定常用的单位是（主管检验师 2017 专业）
A. g/L　　B. mmol/L
C. U/L　　D. mg/dl
E. mg/L

41. 关于 Km 值叙述，不正确的是（主管检验师 2018 专业）
A. Km 是酶的特征性常数
B. Km 值与酶的结构有关
C. Km 值与酶所催化的底物的种类有关
D. Km 值等于反应速度为最大速度一半时的酶的浓度
E. Km 值等于反应速度为最大速度一半时的底物浓度

42. 速率 A 法自动生化分析是根据酶促反应的特点，在酶促反应的何反应区内选取两个时间点，计算出每分钟吸光度变化，吸光度变化值同酶活性大小成正比，其选取的反应区为（主管检验师 2021 实践）
A. 延迟　　B. 零级
C. 一级　　D. 最大
E. 任意

第二节 酶活性测定方法

A1 型题

1. 下列哪种项目采用速率法检测（检验师 2019 基础）
A. TG　　B. ALT
C. GLU　　D. Alb
E. TP

2. 用终点法检测的项目是（主管检验师 2013 专业）
A. ALT　　B. AST
C. ALP　　D. GLU
E. CK

3. 酶催化活性浓度单底物连续监测法，底物浓度一般为（检验士 2012 相关）
A. 1Km　　B. 2Km
C. 3Km　　D. 5Km
E .10Km

4. 通过测定反应开始到反应达到平衡时的产物或底物浓度总的变化量，以求出酶活力的方法为（检验士 2013 基础）
A. 两点法　　B. 速率法
C. 电法　　D. 终点法
E. 动态法

5. 酶促偶联法对血糖测定的准确性高于缩合法的原因

是（2016 基础）

A. 酶促偶联法属于动力学法测定、酶特异性高，不受标本其他成分的影响，动力法用仪器，所以准确性高

B. 酶促偶联法是酶法测定中的终点法，比传统的方法准确性高的原因是使用仪器检测，不是人工判读

C. 酶促偶联法是酶测定中的终点法，准确性高的原因是酶的特异性、灵敏度高、线性测定范围宽

D. 酶促偶联法与传统的所合法比准确性高的主要原因是现在的仪器性能大大提高了，与方法学无关

E. 酶促偶联法准确性比缩合法高的原因在于容易做质量控制

6. 测定酶活性推荐采用速率法（初速度法），是因为（检验师 2012 专业）

A. 固定时间法或终点法重复性差

B. 固定时间法或终点法无特异性

C. 速率法较固定时间法或终点法对仪器读取吸光度的准确度要求低

D. 速率法测定较终点法测定所需样本量少

E. 速率法用于酶活性测定较准确

7. 对于单底物酶促反应，当底物浓度［S］小于酶的米氏常数 Km 时，反应速度的变化为（检验师 2012 专业）

A. 反应速度最大

B. 反应速度随底物浓度增加而增快

C. 增加底物浓度反应速度不影响

D. 速率法测定较终点法测定所需样本量少

E. 酶促反应呈零级反应

8. 酶偶联法测定代谢物浓度时，偶联反应呈（检验师 2018 实践）（主管检验师 2018 实践）

A. 零级反应

B. 一级反应

C. 二级反应

D. 零级反应和一级反应的混合反应

E. 一级反应和二级反应的混合反应

9. 连续监测法测定血清中 LD 活性浓度，标本量为 10ul，试剂量为 350ul，比色杯直径 1cm，NADH 摩尔吸光系数为 $\varepsilon=6.3\times10^3$，经计算 K 值为（检验师 2021 基础）

A. 6508　　B. 5714

C. 4920　　D. 4127

E. 3376

10. 目前酶活力测定最常见的方法是（主管检验师 2014 基础）

A. 吸收光谱的分光光度法　　B. 同位素法

C. 量气法　　D. 比浊法

E. 荧光法

11. 速率 A 法自动生化分析是根据酶促反应的特点，在酶促反应的何反应区内选取两个时间点，计算出每分钟吸光度变化，吸光度变化值同酶活性大小成正比，其选取的反应区为（主管检验师 2021 实践）

A. 延迟　　B. 零级

C. 一级　　D. 最大

E. 任意

12. 血清酶活性测定，一般采用（主管检验师 2012 专业）

A. 终点法　　B. 一点法

C. 两点法　　D. 速率法

E. 平衡法

13. 酶偶联法测定酶活性浓度，若用脱氢酶催化的指示反应体系，则检测吸光度的波长应选择（检验师 2017 基础）

A. 340nm　　B. 450nm

C. 500nm　　D. 560nm

E. 620nm

第三节　代谢物酶学分析技术

A1 型题

1. NADH 和 NADPH 在多少 nm 处有特征性光吸收（检验士 2021 实践）

A. 340nm　　B. 420nm

C. 555nm　　D. 585nm

E. 40nm

2. 关于米曼方程的叙述，正确的是（检验士 2012 基础）（检验师 2016 基础，2019 相关）

A. Km 值只与酶的性质有关，而与酶的浓度无

B. Km 值越小，表示酶与底物的亲和力越小

C. 如果一个酶有几种底物，Km 值最大的底物大都是该酶的最适底物或天然底物

D. 在酶的浓度不变时，对于特定底物而言，底物浓度越高，VX 越大

E. 当 $V=V_{max}$ 时，Km=[S]

3. 根据酶的来源及其在血浆中发挥催化功能的情况，不属于血浆特异酶的是（检验士 2012 基础，2019 专业）（主管检验师 2014 基础）

A. 纤溶酶　　B. 胆碱酯酶

C. 铜氧化酶　　D. 脂蛋白酯酶

E. 转氨酶

4. 国际酶学委员会将酶分为 6 类的依据是（检验士 2012 基础）

A. 酶的来源　　B. 酶的结构

C. 酶的物理性质　　D. 酶促反应的性质

E. 酶所催化的底物种类

5. 酶促反应的特异性是指（检验士 2012 相关，2013 相关，2016 相关，2021 基础）（检验师 2020 相关）

A. 酶与辅酶特异的结合

B. 酶对其催化剂的底物有特异性的选择

C. 在细胞中的定位四特异性的

D. 催化反应的机制各不相同

E. 在酶的分类中属不同的类别

6. 最常用的酶催化活性单位是（检验士 2013 实践，2014 相关，2016 实践）

A. Somogyi　　B. IU

C. Katal　　D. Karmen

E. King

7. 根据国际生化学会的规定，酶的一个国际单位是指（检验士 2014 专业）（检验师 2015 实践）（主管检验师 2020 基础）

A. 最适条件下，每小时催化生成 1mmol 产物的酶量

B. 37℃，每分钟催化生成 1μmol 产物的酶量

C. 25℃，其他为最适条件，每分钟催化生成 1 μmol 产物的酶量

D. 30℃，每小时催化生成 1mmol 产生的酶量

E. 在实验规定的条件下，每分钟催化 1μmol 底物反应所需的酶量

8. ELISA 试验中最常用的标记酶是（检验士 2021 实践）

A. AST　　B. HRP

C. ACP　　D. LDH

E. ALT

9. 关于 Km 的说法，正确的是（检验师 2012 实践）

A. 不同的酶的 Km 值不同

B. Km 与酶的浓度有关

C. Km 越大，酶与底物亲和力越大

D. 同工酶的 Km 相同

E. Km 值最大的底物是最适底物

10.SI 制的酶单位 Katal 的含义（检验师 2012 实践）

A. 每秒钟能催化 1μmol 底物的酶量为 1Katal

B. 每分钟能催化 1μmol 底物的酶量为 1Katal

C. 每秒钟能催化 1 个单位的底物的酶量为 1Katal

D. 每分钟能催化 1 个单位的底物的酶量为 1Katal

E. 每秒钟能催化 1mol 的底物的酶量为 1Katal

11. 下列哪种酶是血浆特异酶（检验师 2013 基础，2016 基础）

A. 淀粉酶　　B. 凝血酶原

C. 碱性磷酸酶　　D. 酸性磷酸酶

E. 脂肪酶

12. 可作为工具来检测血浆中某些成分，主要利用的酶是（检验师 2014 基础）

A. 高度的专一性　　B. 不易受到干扰

C. 方的可逆性　　D. 高度的不稳定性

E. 极高的催化效率

13. 酶促反应动力学主要研究的是（检验师 2017 基础）

A. 酶分子的空间构象　　B. 酶的电泳行为

C. 的活性中心　　D. 酶的基因来源

E. 影响酶促反应速度的因素

14. 一个单底物酶促反应，当 [S] << Km 时（检验师 2017 专业）

A. 反应速度最大

B. 反应速度随底物浓度增加而加快

C. 反应速度随底物浓度增加而降低

D. 增加底物可使反应速度降低

E. 增加底物浓度反应速度不受影响

15. 已知酶的 Km 为 0.05mmol/L。要使此酶催化的反应速度达最大反应速度的 80%。底物的浓度应为（检验师 2018 基础）（主管检验师 2018 基础）

A. 0.1mmol/L　　B. 0.2mmol/L

C. 0.4mmol/L　　D. 0.5mmol/L

E. 0.6mmol/L

16. 酶法测定代谢物时，整个反应呈（检验师 2018 专业）（主管检验师 2018 专业）

A. 0 级　　B. 一级

C. 二级　　D. 三级

E. 混合级

17. 下列关于影响酶促反应的因素的说法中，错误的是（检验师 2021 基础）

A. 酶浓度与酶促反应速度成正比关系

B. 酶促反应速度与底物浓度无关

C. 环境 pH 偏酸或偏碱，酶活力都会下降

D. 加入微活剂，酶活力可恢复或升高

E. 温度对酶促反应速度的影响具有双重性

18. 酶促反应中存在竞争性抑制剂时，会出现（主管检验师 2012 实践，2013 实践，2017 相关，2021 基础，2021 相关）

A. Km 上升，Vmax 不变　　B. Km 不变，Vmax 上升

C. Km 下降，Vmax 不变　　D. Km 下降，Vmax 下降

E. Km 上升，Vmax 下降

19. SI 制中活性单位为（主管检验师 2016 实践，2019 基础）

A. U/L　　B. Katal

C. g/L　　D. ml/L

E. %

20. 我国临床酶活性浓度测定常用的单位是（主管检验师 2017 专业）

A. g/L　　B. mmol/L

C. U/L　　D. mg/dl

E. mg/L

21. 关于 Km 值叙述，不正确的是（主管检验师 2018 专业）

A. Km 是酶的特征性常数

B. Km 值与酶的结构有关

C. Km 值与酶所催化的底物的种类有关

D. Km 值等于反应速度为最大速度一半时的酶的浓度

E. Km 值等于反应速度为最大速度一半时的底物浓度

第四节　同工酶分析

A1 型题

1. 关于同工酶的叙述，错误的是（主管检验师 2013 相关，2014 相关）

A. 催化功能相同，分子组成和空间构象不同

B. 由不同基因或等位基因编码的多肽链组成

C. 催化功能相同，理化性质不同

D. 由两个或两个以上相同或不同亚基组成，并有不同亚型

E. 同工酶无同源性

2. 同工酶的叙述，正确的是（主管检验师 2018 相关）

A. 催化的功能相同　B. 催化的功能不同

C. 分子结构相同　D. 电泳行为相同

E. Km 相同

3. 下列关于同工酶的描述中，不正确的是（检验师 2020 基础）

A. 同工酶的分布具有明显的组织差异和细胞定位差异

B. 同工酶的检查可以对疾病进行诊断和鉴别诊断

C. 各个同工酶具有相同的理化性质

D. 同工酶是一个包括有多种催化相同生化反应的酶族

E. 一些同工酶具有亚型

4. 临床血清同工酶电泳多采用（检验师 2021 专业）

A. 双向电泳　B. 琼脂糖凝胶电泳

C. 毛细管电泳　D. 等电聚焦电泳

E. 聚丙烯酰胺凝胶电泳

5. 关于同工酶的叙述，错误的是（检验师 2017 专业）

A. 是一种属生物体内除用免疫学方法外，其他方法不能区分的一组酶

B. 是同一种属生物体内能催化相同化学反应而一级结构不同的一组酶

C. 是一组理化性质不同的酶

D. 同工酶的存在具有重要的生理意义

E. 所有同工酶均有四级结构

6. CK 的中文名称是（检验士 2012 专业，2017 实践）

A. 肌酸激酶　B. 淀粉酶

C. 脂肪酶　D. 丙氨酸氨基转移酶

E. 胆碱酯酶

7. CK 的同工酶有（检验士 2015 专业、2019 专业、2021 基础）（检验师 2017 专业，2020 实践）（主管检验师 2015 专业，2018 基础，2018 相关）

A. 2 种　B. 3 种

C. 4 种　D. 5 种

E. 6 种

8. 血清肌酸激酶 CK 的亚基有（主管检验师 2016 相关，2018 相关）

A. 2 种　B. 3 种

C. 4 种　D. 5 种

E. 6 种

9. 肌酸激酶 CK 含量最多的脏器是（检验师 2015 专业）（主管检验师 2019 基础，2020 基础）

A. 骨骼肌　B. 肺

C. 脑组织　D. 肝脏

E. 胰腺

10. CK 是由 2 个亚单位组成的二聚体，产生的同工酶有几种（检验师 2018 基础）

A. 2　B. 4

C. 6　D. 3

E. 5

11. CK-MM 主要存在于（检验士 2014 相关）

A. 脑组织　B. 肝脏

C. 心肌　D. 骨骼肌

E. 红细胞

12. CK-MB 含量最多的是（检验上 2018 相关）

A. 心肌　B. 骨骼肌

C. 肝脏　D. 胰腺

E. 脑

13. 对于有胸痛症状而心电图、CK -MB 均正常的患者，测定下列哪项指标有助于判断有无微小心肌损伤（检验师 2012 相关，2020 相关）

A. Mb　B. CK

C. cTn　D. LD1

E. AST

14. 免疫抑制酶动力法测定 CK-MB 时，可导致 CK-MB 假性升高的原因不包括（检验师 2016 实践）

A. 急性脑外伤　B. 巨 CK 增高

C. 线粒体 CK 升高　D. 肌肉注射

E. 癫痫发作

15. CK 活性测定最常规的方法是（检验师 2016 专业，2019 专业）

A. 化学发光法　B. 层析法

C. 电泳法　D. 免疫荧光技术

E. 连续检测法

16. 对于 CK 的测定，IFCC 推荐方法的原理是（主管检验师 2013 相关，2017 相关）

A. 比色法　B. 荧光法

C. 偶联 HK 法　D. 生物发光法

E. 质谱法

17. 关于肌酸激酶（CK）测定影响因素的说法，错误的是（主管检验师 2012 实践）

A. 可采用肝素抗凝

B. 不可采用 EDTA-K 抗凝

C. 腺苷激酶可干扰 CK 的测定

D. 溶血不影响测定

E. 铁离子浓度对测定有影响

18. 下列有关 CK-MB 生物学特性及应用的叙述，正确的是（主管检验师 2014 基础）

A. 由 2 个亚基组成　　B. 主要存在于线粒体

C. 骨骼肌中不存在　　D. 推荐测定活性

E. 测定的临床意义同等 CK

19. 由 CK 催化的反应是（主管检验师 2014 相关）

A. 丙酮酸与乳酸之间还原与氧化反应

B. 肌酸与 ATP 之间高能磷酸键转换的反应

C. 有机磷酸酯的水解反应

D. 丙氨酸与丙酮酸之间的氨基酸转移的反应

E. 乙酰胆碱的水解反应

20. 一般正常成年人血清中，各肌酸激酶同工酶活力之间的关系为（主管检验师 2019 基础）

A. CK-MM > CK-MB > CK-BB

B. CK-BB > CK-MB > CK-MM

C. CK-MM > CK-BB > CK-MB

D. CK-MB > CK-MM > CK-BB

E. CK-MB > CK-BB > CK-MM

21. LD 是由 2 种亚基组成的四聚体，共形成的同工酶有（检验士 2012 专业，2017 相关，2018 基础）（检验师 2014 专业）

A. 2 种　　B. 3 种

C. 4 种　　D. 5 种

E. 6 种

22. LD 酶是由几种不同亚基组成的（检验师 2014 专业）

A. 2 种　　B. 3 种

C. 4 种　　D. 5 种

E. 6 种

23. 病毒性肝炎时，LD 同工酶的特点是（检验师 2013 专业，2016 专业）

A. LD1 ↑　　B. LD2 ↑

C. LD3 ↑　　D. LD4 ↑

E. LD5 ↑

24. 肝病时血清 LD 同工酶升高最明显的是（主管检验师 2014 专业，2020 专业，2021 基础）

A. LD1　　B. LD2

C. LD3　　D. LD4

E. LD5

25. LD 属于（检验士 2015 相关）（主管检验师 2015 相关）

A. 氧化还原酶类　　B. 转移酶类

C. 水解类　　D. 裂解类

E. 异构酶类

26. 羟丁酸脱氧酶检测，主要是反应下列乳酸脱氢酶同工酶中哪一种的活性（主管检验师 2014 相关）

A. LD1　　B. LD2

C. LD3　　D. LD4

E. LD5

27. 正常成人血清中 LD 同工酶含量顺序为（检验士 2015 专业，2020 实践）（检验师 2019 专业）（主管检验师 2015 专业，2016 实践）

A. LD1 > LD2 > LD3 > LD4 > LD5

B. LD2 > LD1 > LD3 > LD4 > LD5

C. LD1 > LD2 > LD3 > LD5 > LD4

D. LD2 > LD1 > LD3 > LD5 > LD4

E. LD5 > LD2 > LD3 > LD1 > LD4

28. 乳酸脱氢酶是有 H、M 亚基组成的（检验士 2016 基础，2021 专业）（检验师 2020 专业）

A. 二聚体　　B. 三聚体

C. 四聚体　　D. 五聚体

E. 六聚体

29. 骨骼肌损伤时血清 LD 同工酶升高最显著的是（检验士 2017 专业）

A. LD1　　B. LD2

C. LD3　　D. LD4

E. LD5

30. 用琼脂凝胶电泳法测定血清乳酸脱氢酶同工酶可见几个区带（检验师 2017 实践）

A. 2　　B. 3

C. 4　　D. 5

E. 6

31. 骨骼肌疾病时可见血清 LD 同工酶的变化为（检验师 2012 专业）

A. LD1 > LD2　　B. LD2 > LD3

C. LD3 > LD4　　D. LD4 > LD5

E. LD5 > LD4

32. 以 LD5 增高为主的疾病是（检验师 2013 专业）（主管检验师 2012 相关）

A. 心肌梗死　　B. 心肌炎

C. 肝硬化　　D. 肌肉损伤

E. 恶性肿瘤

33. α-HBDH 测定实际反映的主要是下列哪种酶的活性（检验师 2020 专业）

A. LD1 和 LD2　　B. LD2 和 LD3

C. LD3 和 LD4　　D. LD4 和 LD5

E. LD4 和 LD5

34. 乳酸脱氢酶同工酶 LDH5 主要存在于（检验师 2021 基础）

A. 心肌　　B. 肝脏

C. 肾脏　　D. 骨骼肌

E. 脑

35. 不可能出现 LD5 显著升高的是（主管检验师 2013 实践）

A. 重症肝炎　　B. 肝淤血

C. 原发性肝癌　　D. 实体瘤肝转移

E. 急性心梗

36. 乳酸脱氢酶同工酶中，主要存在于心肌组织的是（检验师 2014 专业）

A. LD1　　B. LD2

C. LD3　　D. LD4

E. LD5

37. 连续监测法测定LD通过监测哪处波长吸光度的变化来计算酶的活性（检验师2014专业）

A. 260nm　　B 280nm

C. 340nm　　D. 410nm

E. 620nm

38. 具有“冷变形”特性的酶是（主管检验师2017基础）

A. ALT　　B. AST

C. ALP　　D. LDH

E. GGT

39. 当标本严重溶血时，影响最大的酶是（主管检验师2016相关）

A .ALT　　B. AST

C. ALP　　D. LDH

E. GGT

40. 丙氨酸氨基转移酶属于（检验师2013专业，2018专业，2021实践）（主管检验师2012相关）

A. 氧化还原酶类　　B. 水解酶类

C. 裂合酶类　　D. 转移酶类

E. 合成酶类

41. 需要磷酸吡哆醛作为辅助因子的酶类是（检验师2018专业）（主管检验师2018专业）

A. 还原酶　　B. 脱氢酶

C. 氧化酶　　D. 转氨酶

E. 脱羧酶

42. 作为转氨酶的辅助因子的维生素（主管检验师2016基础，2020基础）

A. 烟酸　　B. 泛酸

C. 胺素　　D. 磷酸吡哆醛

E. 四氢叶酸

43. 门冬氨酸，α- 酮戊二酸是哪种酶作用的底物（检验师2018实践）（主管检验师2018专业，2018实践）

A. ALT　　B. AST

C. ALP　　D. GGT

E. AMY

44. 转氨酶与下列哪种物质结合成全酶才具有催化活性（主管检验师2021专业）

A. 烟酸　　B. 泛酸

C. 硫胺素　　D. 磷酸吡哆醛

E. 四氢叶酸

45. 丙氨酸氨基转移酶速率法测定所用的底物是（检验士2015实践，2017实践）（检验师2019实践）（主管检验师2015实践）

A. 丙氨酸和α- 酮戊二酸　B. 丙酮酸

C. 乳酸　　D. 谷氨酸

E. 乳酸和α- 酮戊二酸

46. 转氨酶与下列哪种物质结合成全酶才具有催化活性（主管检验师2013基础，2014基础）

A. 烟酸　　B. 泛酸

C. 硫胺素　　D. 磷酸吡哆醛

E. 四氢叶酸

47. AST测定的基质是（检验士2017实践，检验士2019专业）

A. 谷胱甘肽和丙氨酸

B. 门冬氨酸和α —酮戊二酸

C. 丙氨酸和α —酮戊二酸

D. 丙氨酸和谷氨酸

E. 草酰乙酸和谷氨酸

48. 用于辅助诊断前列腺癌的酶是（检验士2018实践）（主管检验师2020相关）

A. 酸性磷酸酶　　B. 胰淀粉酶

C. CK-MB　　D. 胆碱酯酶

E. 碱性磷酸酶

49. 下面可造成精浆酸性磷酸酶减低的疾病是（检验士2018专业）

A. 前列腺癌　　B. 前列腺肥大

C. 睾丸癌　　D. 附睾炎症

E. 前列腺炎

A3型题

（1~3题共用题干）

患者男，老年。自诉排尿困难。体检发现直肠指诊触及前列腺侧叶增大、中间沟平。超检查发现左侧有2.3cm大小硬结。

1. 如果怀疑为前列腺良性增生，应检查的酶是（检验士2021实践）

A. ALT　　B. ALP

C. ACP　　D. AST

E. AMY

2. 如果怀疑为前列腺癌，应检查的标志物是（检验士2021实践）

A. ACP　　B. ALP

C. GGT　　D. CEA

E. PSA

3. 测定非前列腺酸性磷酸酶用的抑制剂是（检验士2021实践）

A. 硝酸钠　　B. 酒石酸

C. 盐酸　　D. 硫酸钠

E. 醋酸铵

第五节 酶学分析技术的影响因素

A1 型题

1. 关于血清酶活力测定的叙述，错误的是（检验士 2013 基础，2016 基础，2021 专业）

A. 需最适 pH　B. 需要合适温度
C. 与底物浓度无关　D. 可测的产物生成量
E. 可测的底物消耗量

2. 酶促反应速度和 km 值都变小的是（2016 实践）

A. 加入激活剂　B. 存在有竞争性抑制剂
C. 存在反竞争性抑制剂　D. 存在有非竞争性抑制剂
E. 存在有不可逆抑制物

3. 不影响酶促反应速度的是（检验师 2012 基础）

A. 酶活性高低　B. 底物浓度
C. 反应液体积　D. 反应液 pH
E. 反应液温度

4. 目前使用最广泛的测定酶催化活性浓度的温度为（检验师 2013 基础，2015 基础，2019 基础，2021 实践）（主管检验师 2012 基础）

A. 4℃　B. 10℃
C. 25℃　D. 37℃
E. 42℃

5. 不影响酶促反应速度的是（检验师 2012 基础）

A. 酶活性高低　B. 底物浓度
C. 反应液体积　D. 反应液 pH
E. 反应液温度

第六节 诊断酶学在临床中的应用

B1 型题（标准配伍题）

（1~3 题共用备选答案）

A. ALT　B. CK
C. ALP　D. ACP
E. AMY

1. 在急性胰腺炎过程中，增高最明显的血清酶（检验士 2012 基础）
2. 多用于肝疾病诊断的酶是（检验士 2012 基础）
3. 多用于前列腺癌辅助诊断的酶是（检验士 2012 基础）

（4~5 题共用备选答案）

A. LD2 ＞ LD1 ＞ LD3 ＞ LD4 ＞ LD5
B. LD5 ＞ LD1 ＞ LD2 ＞ LD3 ＞ LD4
C. LD3 ＞ LD1 ＞ LD2 ＞ LD4 ＞ LD5
D. LD1 ＞ LD2 ＞ LD3 ＞ LD4 ＞ LD5
E. LD4 ＞ LD1 ＞ LD2 ＞ LD3 ＞ LD5

4. 正常成人血清 LD 同工酶电泳结果为（主管检验师 2012 专业，2017 实践）
5. 急性心肌梗死发作 12 小时后血清 LD 同工酶电泳结果为（主管检验师 2012 专业，2017 实践）

（6~7 题共用备选答案）

A. ALP
B. 骨钙素
C. I 型胶原前肽
D. TRAP（抗酒石酸酸性磷酸酶）
E. PICP（前胶原羧基蛋白酶）

6. 属于非胶原蛋白的是（检验师 2016 相关）
7. 骨组织中唯一的胶原是（检验师 2016 相关）

（8~9 题共用备选答案）

A. ALT 和 AST　B. ALP 和 CK
C. AMY 和 LPS　D. AST 和 AMY
E. CK 和 CK-MB

8. 多用于骨疾病诊断的酶是（检验士 2014 相关）
9. 多用于胰腺炎诊断的酶是（检验士 2014 相关）

第六章　实验方法的选择与检验系统的评价验证

A1 型题

1. 无论被测物高浓度或低浓度，实验室测定结果总是持续偏低，说明存在（检验士 2012 专业，2016 专业，2018 专业）

A. 随机误差　B. 过失误差
C. 系统误差　D. 偶然误差
E. 误差来源无法判断

2. 代表诊断试剂盒剂型研制的主要发展方向是（检验师 2012 实践）

A. 液体型单试剂　B. 液体型双试剂
C. 固体粉型试剂　D. 固体片型试剂
E. 固体型单试剂

3. 评价方法可靠性的指标不包括（检验士 2015 专业）

A. 准确性高　B. 方法简便
C. 重复性好　D. 无交叉反应
E. 敏感性高

4. 一般认为用于确诊性试验的分析方法应具备（检验士 2018 相关）

A. 高灵敏度　B. 高特异性
C. 重复性好　D. 总有效率高
E. 高准确度

5. 关于医学决定水平，下列哪种说法是错误的（检验士 2018 相关）

A. 可用来排除某种疾病
B. 可用来确定某种疾病
C. 就是参考值的另一种说法
D. 若高于或低于该值，应采取以一定的治疗措施
E. 对于某个项目可以有两个或三个医学决定水平

6. 某生化指标在人群中为正态分布，制定其参考值范围通常用（检验士 2018 相关）

A. ±1SD　B. ±2SD
C. ±3SD　D. ±4SD
E. ±5SD

7. 当检测结果在某一浓度作为医学解释最关键的浓度时，称这一浓度为（检验士 2020 相关）

A. 医学决定水平　B. 均值
C. 正常范围　D. 参考值
E. 危急值

8. 诊断特异性是指（检验师 2012 基础）

A. 阳性百分率　B. 阴性百分率
C. 真阳性百分率　D. 真阴性百分率
E. 假阳性百分率

9. 测定时发现结果均偏高，这种误差最大可能是由于（检验师 2014 相关）

A. 仪器灵敏度减低　B. 标准液被稀释
C. 方法选择错误　D. 比色杯本底增高
E. 操作人员对过程不熟

10. 某方法经过多次测定得出的结果与真值之间很接近，说明该方法（检验师 2014 相关，2018 基础）（主管检验师 2017 相关，2018 基础）

A. 精密度高　B. 灵敏度高
C. 准确度高　D. 重复性好
E. 特异性好

11. 常用于一般定性试验的国产化学试剂级别是（检验师 2017 相关，2018 相关）

A. 一级　B. 二级
C. 三级　D. 四级
E. 五级

12. INR 即（检验师 2017 实践）

A. 国际敏感指数
B. 国际标准化比值
C. 国际血液学标准化委员会
D. 国际血检与止血委员会
E. 国际输血协会

13. 国产化学试剂中的二级是指（检验师 2019 相关）

A. 优级纯试剂，适用于科研和配置标准液
B. 优级纯试剂，适用于定量分析
C. 分析纯试剂，适用于定量分析
D. 分析纯试剂，适用于定性分析
E. 化学纯试剂，适用于一般定性试验

14. 精密度是（检验师 2021 实践）

A. 反映出样品的一系列测量值的分散程度
B. 反映测量值和真实值接近的程度
C. 反应分析方法是否具备灵敏的测定能力
D. 反映出样品预处理中组分丢失的情况
E. 反应样品被正确测定出的特性

15. 一个新方法的评估，可以不考虑（主管检验师 2014 相关）

A. 线性范围
B. 重复性
C. 回收率

D. 在参考方法或公认常规方法或公认指标的相关性

E. 建立参考值

16. 分析纯试剂的标记是（主管检验师 2017 基础）

A. GR　　B. AR

C. CP　　D. LR

E. AAA

17. 关于样品量和试剂量的参数设置，错误的是（主管检验师 2018 实践）

A. 样品量可不同于说明书所规定，即可增减

B. 随样品量增减，试剂量也要相应增减

C. 样品量和试剂量比值需按规定

D. 样品量和试剂量都需在分析位能容许的范围内

E. 分析仪对样品和试剂的总量没有容许范围

18. 表示变量值的离散程度的最佳指标是（主管检验师 2018 基础）

A. 平均数　　B. 极差

C. 标准差指数　　D. 卡方

E. 标准差

19. 质量管理体系文件包括（主管检验师 2019 专业）

A. 质量计划　　B. 质量手册

C. 程序文件　　D. 作业指导书

E. 以上均是

B1 型题（标准配伍题）

（1~2 题共用备选答案）

A. 靶值　　B. 参考范围

C. 决定水平　　D. 危急值

E. 真值

1. 检验结果中，如果不给予及时有效的治疗患者处于危险的状态，此检验结果成为（检验士 2015 基础，2020 实践）（主管检验师 2015 基础）

2. 检验结果在某一浓度作为医学解释的最关键的浓度，此检验结果称为（检验士 2015 基础，2020 实践）（主管检验师 2015 基础）

（3~4 题共用备选答案）

A. 准确度　　B. 正确度

C. 精密度　　D. 互通性

E. 误差

3. 大量测定的均值与被测量真值的接近程度（检验师 2014 基础，018 实践）

4. 一次测定的结果与被测量真值的接近程度（检验师 2014 基础，2018 实践）

（5~6 题共用备选答案）

A. 精密度、灵敏度、特异性

B. 精密度、准确度

C. 准确度、灵敏度

D. 准确度、灵敏度、特异性

E. 精密度、准确度、结果可报告范围

5. 临床实验室若对检测系统进行性能核实，需要进行哪些试验检测（检验师 2014 相关，2018 实践）（主管检验师 2018 实践）

6. 临床实验室若对检测系统进行性能确认，需要进行哪些试验检测（检验师 2014 相关）

（7~8 题共用备选答案）

A. 真阳性 /（真阳性 + 假阳性）

B. 真阳性 /（真阴性 + 假阳性）

C. 真阳性 /（真阳性 + 假阴性）

D. 真阴性 /（真阳性 + 假阳性）

E. 真阴性 /（真阴性 + 假阳性）

7. 诊断敏感度指的是（检验师 2014 专业）

8. 诊断特异度指的是（检验师 2014 专业）

第七章　生物化学检验的质量控制

A1 型题

1. 室内质量控制范畴的项目不包括（检验师 2012 相关）

A. 实验室人员培训

B. 孵育箱的温度监测

C. 染液的质量监测

D. 采用标准菌株进行药敏质控

E. 对卫生部临检中心发放的菌株进行检测和上报

2. 在临床检验室内质量控制中，如果质控结果出现失控信号，下列做法正确的是（检验师 2012 专业）

A. 寻找失控的原因，并采取一定的措施加以纠正，然后重新测定，再决定是否可发出报告

B. 先发出病人结果，然后寻找原因

C. 发出病人结果，不寻找原因

D. 增加质控物个数，提高误差检出

E. 增加质控规则提高误差检出

3. 关于室内质量控制的说法，正确的是（检验师 2012 专业）

A. 可以用来监测方法或者检验系统的准确性

B. 可以评价检验结果的灵敏度

C. 可以用来比较某一实验室的测定结果与真值的差异

D. 可以提高实验室常规工作中批内、批间样本检验的一致性

E. 可以用来比较不同实验室的测定结果

4. 某实验室血糖参加室间质量评估活动，其测定结果为 5.15mmol/L，靶值为 5.0mmol/L，其评价范围为靶值 ±10%。其室间评价血糖的偏倚为（检验师 2014 相关，2014 实践）

A. 10%　　B. 5%

C. 3%　　D. 2%

E. 1%

5. 在进行室内质控时，累计平均数和标准差的计算采用本批次质控物测定值中的（检验师 2014 专业）

A. 所有在控数据　　B. 所有质控数据

C. 所有失控数据　　D. 最后 1 个月的质控数据

E. 最初 20 个数据

6. 在质控中，质控血清的检测结果超过 ±3s 时，表示该结果（检验师 2014 专业）

A. 在控　　B. 失控

C. 在警告范围　　D. 无意义

E. 仍然有效

7. 某实验室参加室间质评，其中有一项目测定结果与靶值完全一样时，该项目 VIS 得分为（检验师 2014 实践）

A. 0　　B. 50

C. 80　　D. 100

E. 400

8. 室内质控的内容不包括（检验师 2017 专业）

A. 监测和控制本室常规工作的精密度

B. 提供本室批内样本检测的一致性

C. 提供本室批间样本检测的一致性

D. 连续评价本室工作的可靠程度

E. 客观比较某实验室测定结果与靶值的差异

9. 计算血糖 20 天室内质控数据，其均值为 5.0mmol/L 标准差为 0.25mmol/L 其变异系数为（检验师 2019 专业）（主管检验师 2016 相关，2019 相关）

A. 2%　　B. 1%

C. 3%　　D. 4%

E. 5%

10. 下列关于质控品的基本要求错误的是（检验师 2020 专业）

A. 无或很小的基质效应

B. 试剂过期，质控在控仍可使用

C. 成分稳定

D. 添加剂及调制物少

E. 瓶子间变异小

11. 下列质控规则中，不能判断失控的为（检验师 2020 实践）

A. 1~2s　　B. 1~3s

C. 2~2s　　D. R4s

E. 41s

12. 以下选项中，属于分析前质量控制的内容的是（检验师 2021 实践）

A. 标本的离心

B. 标本的采集、运送和接收

C. 仪器的检测

D. 室内质控的登记

E. 结果的审核

13. 室内质控图中控制限制为评价值 ±2S 表示（主管检验师 2013 相关）

A. 95.5% 的质控结果在此范围之内

B. 99% 的质控结果在此范围之内

C. 99.7% 的质控结果在此范围之内

D. 68.27% 的质控结果在此范围之内

E. 90% 的质控结果在此范围之内

14. 我国现在临床化学室间质量评价采用的标准来源于（主管检验师 2013 专业）

A. 美国 CLLA88 能力验证计划

B. 英国 CCV

C. 芬兰 Labquaility

D. 澳大利亚室间质量评价

E. 德国室间质量评价

15. 质控图上，当出现多少个连续质控检测点，超过均值 +1s 或均值 -1s，且最近一次结果超过 ±2s 值。但连续落在平均值的同一侧视为失控，应及时查找原因，一般为（主管检验师 2014 相关）

A. 2 个 B. 4 个
C. 10 个 D. 8 个
E. 10 个以上

16. 在室内质控过程中，若质控血清的检测结果超出 3SD，则判为（主管检验师 2016 实践）

A. 不能判断 B. 在控
C. 失控 D. 警告
E. 难以确定

17. 室内质控失控时，所采取的下列措施哪项是不正确的（检验师 2018 基础）（主管检验师 2016 实践，2018 基础）

A. 回顾整个操作过程，分析误差原因
B. 重复测定
C. 换新的质控品
D. 继续测定常规标本，等次日再观察是否继续失控
E. 更换试剂和校正物

18. 分析前阶段质量保证的重要性在于保证检验结果哪项内容反映患者当前病情（主管检验师 2017 专业）

A. 真实性、客观性 B. 稳定性、客观性
C. 重复性、客观性 D. 再现性、客观性
E. 灵敏性、客观性

19. Levey-Jennings 质控图中用来确定控制界限的是（主管检验师 2017 专业）

A. 标准差和变异系数 B. 极差和变异系数
C. 标准差 D. 平均值和标准差
E. 平均值和误差

20. 在某次临床化学室间质量评估过程中，对于血钾 5 个不同批号样本的检测结果，其中有 1 个批号结果超过规定的范围，其得分应为（主管检验师 2017 实践，2019 实践）

A. 20% B. 40%
C. 60% D. 80%
E. 100%

21. 正态曲线下面积有一定的规律，μ±3σ 的面积占总面积的（检验师 2019 相关）

A. 80.70% B. 85.70%
C. 98.70% D. 99.70%
E. 99.90%

22. 某一测定项目在室内质控方法的设计上，最佳的选择是（主管检验师 2019 专业）

A. 误差检出概率为 90%，假失控概率为 6%
B. 误差检出概率为 90%，假失控概率为 5%
C. 误差检出概率为 90%，假失控概率为 4%
D. 误差检出概率为 90%，假失控概率为 3%
E. 误差检出概率为 90%，假失控概率为 2%

23. 在临床检验质量控制上，一般认为 P 合理的范围是（主管检验师 2019 专业）

A. 0.95~1.0 B. 0.9~1.0
C. 0.05~0.1 D. 0.8~0.9
E. 0.01~0.05

24. 某一实验室参加室间质量评价活动，五个批号的测定结果中 4 个满意，1 个不满意，则该实验室的通过率是（主管检验师 2019 实践）

A. 100% B. 80%
C. 60% D. 40%
E. 90%

25. 在室内质量控制规则中，对系统误差检出敏感的规则是（主管检验师 2018 实践，2019 实践）

A. 12s B. 13s
C. 125s D. 22s
E. 10s

26. 同一批号浓度的质控品，对于血糖在甲实验室 20 天测定结果的变异系数（CV1）为 2.6%，乙实验室 20 天测定结果的变异系数（CV2）为 3.1%。下列哪项是正确的（主管检验师 2020 相关）

A. 对于血糖的精密度，甲实验室大于乙实验室
B. 对于血糖的精密度，甲实验室等于乙实验室
C. 对于血糖的精密度，乙实验室高于甲实验室
D. 对于血糖的精密度，乙实验室与甲实验室难以比较
E. 以上都不对

27. 关于 R_4 规则，叙述正确的是（主管检验师 2020 实践，2020 实践）

A. 1 个质控测定结果超过 X+2s 或 X-2s 控制限
B. 2 个连续的质控测定结果同时超过 X+2s 或 X-2s 控制限
C. 一个结果超过了 X+2s，另一个结果超过了 X-2s
D. 4 个连续的质控测定结果同时超过 X+1s 或 X-ls
E. 1 个质控测定结果超过了 X+4s 或 X-4s 控制限

28. 室内质控图中控制限为均值 ±3SD 表示（主管检验师 2021 相关）

A. 3% 的质控结果在此范围之内
B. 2% 的质控结果在此范围之内
C. 1% 的质控结果在此范围之内
D. 0.5% 的质控结果在此范围之内
E. 0.3% 的质控结果在此范围之外

29. 当某测定值在的 X±2SD 范围内，其可信限是（主管检验师 2019 基础）

A. 68.2% B. 95.5%
C. 97% D. 99%
E. 99.7%

B1 型题（标准配伍题）

（1~2 题共用备选答案）

A. 22s B. 11s
C. 13s D. 41s
E. 7r

1. 提示存在随机误差的质控规则是（检验士 2017 专

业，检验师 2018 实践）

2. 常用的质控规则不包括（检验士 2017 专业，检验士 2020 实践）

（3~4 题共用备选答案）

A. 12s 警告规则　　B. 13s 规则

C. R4s 规则　　D. 41s 规则

E. 10x 规则

3. 哪项为警报信号（主管检验师 2012 专业，2020 专业）

4. 哪项可判断为随机误差（主管检验师 2012 专业，2020 专业）

第八章　血浆蛋白质检验

第一节　血浆蛋白质概述

A1 型题

一、血浆蛋白质的功能及分类

1. 分离纯化蛋白质主要根据蛋白质的性质，其中不包括（检验师 2020 相关）

A. 分子的形状和大小　B. 黏度不同
C. 溶解度不同　D. 溶液的 pH 值
E. 电荷不同

2. 蛋白质的一级结构是指（检验师 2021 基础）

A. α- 螺旋结构　B. 无规则卷曲的多少
C. 二硫键的位置　D. 氨基酸残基的排列顺序
E. 肽键的数量

3. 属于血清总蛋白生理波动的是（检验士 2013 专业）（检验师 2018 相关）

A. 蛋白质分解过度　B. 血浆蛋白质合成增加
C. 蛋白质摄入不足　D. 新生儿和老年人
E. 蛋白质丢失

4. 正常人血清白蛋白与球蛋白的比例是（主管检验师 2018 相关）

A. 1.0~1.5：1.0　B. 1.5~2.5：1.0
C. 1.0：1.0~1.5　D. 1.0：1.5~2.5
E. 10：1.0

5. 血浆中分子最大的蛋白质是（检验士 2016 专业）

A. 铜蓝蛋白　B. 转铁蛋白
C. α_2 巨球蛋白　D. C- 反应蛋白
E. α_1 酸性糖原

6. 哪种情况不会出现血清总蛋白浓度降低（检验师 2019 实践）

A. 营养不良　B. 急性肝炎
C. 血液被稀释　D. 消耗增加
E. 肝功能障碍

7. 下列关于血清蛋白生理功能的描述，错误的是（检验师 2014 基础）

A. 具有运输胆红素的功能
B. 维持血浆胶体渗透压
C. 作为组织修补材料
D. 也可运输青霉素
E. 在血液偏酸性时，其氨基和羧基分别以 $-NH_2$ 和 $-COO-$ 形式存在

8. 血浆中以下哪种物质不是在肝脏合成的（检验师 2021 相关，2018 基础，2014 相关）

A. 清蛋白　B. 凝血酶原
C. 免疫球蛋白　D. 纤维蛋白原
E. 前清蛋白

9. 人体血浆中含量和种类最多的物质是（检验师 2014 基础）

A. 糖　B. 脂类
C. 核酸　D. 蛋白质
E. 无机盐

10. 血清总蛋白增高见于（检验师 2013 实践）

A. 肝硬化　B. 食物中缺乏蛋白
C. 消化吸收不良　D. 多发性骨髓瘤
E. 严重烧伤

11. 血清中哪种物质浓度降低会导致水肿和有效循环血容量下降（检验士 2014 专业）（检验师 2017 专业）

A. 白蛋白　B. 补体
C. 甲胎蛋白　D. 免疫球蛋白
E. 纤维蛋白原

12. 关于清蛋白的叙述，正确的是（2018 相关）

A. 在浆细胞内合成
B. 是血浆中含量最少的蛋白质
C. 严重脱水时血清蛋白浓度降低
D. 正常时清蛋白占总蛋白的 40%~60%
E. 不能与游离脂肪酸结合

13. 血浆蛋白的功能不包括（检验士 2014 专业）

A. 维持血浆渗透压
B. 激素的运输载体
C. 作为凝血因子参与凝血
D. 作为免疫分子参与体液免疫
E. 作为原料生成胆汁酸

14. 有关特种蛋白的叙述，正确的是（主管检验师 2012 专业）

A. 转铁蛋白含铜
B. α_1- 抗胰蛋白酶具有氧化酶活性
C. α_2- 巨球蛋白是营养指标
D. 血红素结合蛋白能结合血红蛋白
E. α_1- 酸性糖蛋白是急性时相反应蛋白

二、血浆中几种主要的蛋白质

15. 反映肝脏合成蛋白质功能的灵敏指标是（检验师 2017 专业）

A. 血清前白蛋白　　B. 血清白蛋白
C. 血清转铁蛋白　　D. 血清铜蓝蛋白
E. 血清清蛋白

16. 反映肝脏合成功能下降最敏感的血清学指标是（检验士 2019 基础）
A. 前清蛋白　　B. 纤维蛋白原
C. 清蛋白　　D. 免疫球蛋白
E. γ- 球蛋白

17. 关于前白蛋白的叙述，错误的是（主管检验师 2013 实践）
A. 由肝脏合成
B. 半衰期约 12 小时，较白蛋白短
C. 反映营养不良和肝功能不全较白蛋白敏感
D. 与视黄醇结合蛋白形成的复合物具有运载维生素 A 的作用
E. 急性炎症时，血浆水平上升

18. 可作为营养评价指标的是（检验士 2016 专业，2019 基础，2020 相关，2021 相关）（检验师 2021 基础，2015 相关）
A. α_1- 球蛋白　　B. α_2- 球蛋白
C. β- 球蛋白　　D. γ- 球蛋白
E. 白蛋白

19. 对营养不良和肝功能不全比较敏感的蛋白质指标是（检验师 2012 相关）
A. 清蛋白　　B. 转铁蛋白
C. 前清蛋白　　D. C 反应蛋白
E. 免疫球蛋白

20. 肝脏中合成量最多的蛋白质是（检验士 2019 实践）
A. 白蛋白　　B. 纤维蛋白原
C. 凝血酶原　　D. α_1- 球蛋白
E. γ- 球蛋白

21. Albumin 的中文名称是（检验士 2017 专业）
A. α_1- 球蛋白　　B. α_2- 球蛋白
C. β- 球蛋白　　D. γ- 球蛋白
E. 白蛋白

22. 关于白蛋白的叙述，错误的是（检验师 2012 基础，2015 基础）
A. 白蛋白由肝实质细胞合成
B. 白蛋白是血浆中含量最多的蛋白质
C. 白蛋白在血浆中的半寿期约为 20 天
D. 白蛋白参与许多非水溶性物质的运输
E. 白蛋白参与维持血浆胶体渗透压，但不具备缓冲血液酸碱的能力

23. 关于白蛋白的叙述，正确的是（检验师 2013 相关，2017 相关，2019 相关）
A. 在浆细胞合成
B. 是血浆中含量最少的蛋白质
C. 严重脱水时血清白蛋白浓度减低
D. 正常时白蛋白占总蛋白的 40%~60%
E. 不能与游离脂肪酸结合

24. 关于血浆白蛋白的叙述，错误的是（主管检验师 2013 基础，2017 基础）
A. 等电点 4.7 左右
B. 在人体带负电荷
C. 能结合 Ca^{2+}、Mg^{2+}、Cu^{2+} 等正离子
D. 运载水溶性药物
E. 运载类固醇激素、脂肪酸等

25. 下列哪种情况白蛋白不会降低（检验师 2017 实践，2019 实践）
A. 白蛋白合成减低　　B. 营养不良
C. 严重脱水　　D. 白蛋白分解代谢增强
E. 消耗性疾病

26. 关于白蛋白、总蛋白和球蛋白的叙述，错误的是（主管检验师 2014 实践，2016 实践）（检验师 2015 专业）
A. 血清白蛋白的参考范围是 35~50g/L
B. 血清总蛋白的参考范围是 60~80g/L
C. 肾病综合征时，血清白蛋白 / 球蛋白比值降低
D. 肝硬化时，血清白蛋白 / 球蛋白比值升高
E. 严重脱水时，白蛋白 / 球蛋白比值不变

27. 下列关于清蛋白的描述，错误的是（检验师 2014 专业）
A. 在 pH 7.4 的环境中带负电荷
B. 正常情况下可完全从肾小球滤过
C. 是血浆中含量最多的蛋白质
D. 当血浆中的浓度低于 28g/ 时可出现水肿
E. 醋酸纤膜电泳时，清蛋白区的参考范围是 57%~68%

28. 下列关于清蛋白结构的描述正确的是（检验师 2014 相关）
A. 分子量比前清蛋白小
B. 为双链结构
C. 分子中含多个糖基
D. 分子中含有一定数量的二硫键
E. 在 pH7.4 的环境中带正电荷

29. 肝豆状核变性时明显下降的指标是（检验师 2012 相关，2016 相关，2020 专业）
A. 运铁蛋白　　B. 铜蓝蛋白
C. 血清白蛋白　　D. γ- 球蛋白
E. 血清总蛋白

30. 肝豆状核变性与下列哪种物质代谢障碍相关（检验师 2020 专业）
A. C- 反应蛋白　　B. 铜蓝蛋白
C. 结合珠蛋白　　D. 球蛋白
E. γ- 球蛋白

31. 血中铜减少及尿中铜上升时，可能患（主管检验师 2018 专业）
A. 肝炎
B. 肝豆状核变性（Wilson）病
C. 艾迪生病（Addison）病
D. 肝癌
E. 胃癌

32. Wilson 病与下列哪一种金属代谢异常有关（检验师 2014 相关）
A. Mn　　B. Zn

C. Ag　　D. Ca
E. Cu

33. 下列有关铜蓝蛋白的叙述错误的是（检验师 2020 实践）
A. 为含铜的糖蛋白　　B. 由于含铜而呈蓝色
C. 具有基因多态性　　D. 具有氧化酶的活性
E. 不属于急性时相反应蛋白

34. 豆状核变性病（Wilson 病）首选的协助诊断项目是（检验师 2013 专业）
A. 白蛋白　　B. C 反应蛋白
C. β_2- 微球蛋白　　D. 铜蓝蛋白
E. 转铁蛋白

35. 可作为营养不良的检测指标的是（检验师 2017 专业）
A. 结合珠蛋白　　B. 转铁蛋白
C. 铜蓝蛋白　　D. CRP
E. 免疫球蛋白

36. 人体内主要运输铁的蛋白质是（主管检验师 2014 相关）
A. 细胞色素类　　B. 肌红蛋白
C. 血红蛋白　　D. 转铁蛋白
E. 铁蛋白

37. 人体内贮存铁的蛋白质是（2016 基础）
A. 铁蛋白　　B. 转铁蛋白
C. 细胞色素　　D. 血红蛋白
E. 肌红蛋白

38. 恶性肿瘤患者伴随肿瘤抗原升高的蛋白质主要是（2018 相关）
A. 铁蛋白　　B. 转铁蛋白
C. 组蛋白　　D. 脂蛋白
E. 白蛋白

39. 以下哪种情况可引起结合珠蛋白含量明显下降（主管检验师 2014 基础）
A. 血管内溶血　　B. 恶性肿瘤
C. 严重感染　　D. 严重肝病
E. 组织损伤

40. 下述血浆中分子量最大的蛋白质是（检验师 2020 相关）
A. 前清蛋白　　B. 清蛋白
C. α_2- 巨球蛋白　　D. 铜蓝蛋白
E. C 反应蛋白

41. 有关 C 反应蛋白（CRP）的叙述，正确的是（检验士 2012 基础）
A. 由 5 个单体聚合而成
B. 可以结合肺炎球菌细胞壁 D- 多糖
C. 在急性炎症患者血清中下降
D. 不可用于心脑血管风险评估时
E. CRP 和 hsCRP 是两种不同的蛋白质

42. 关于 C 反应蛋白的叙述，正确的是（检验师 2019 专业）
A. 为含铁蛋白
B. 电泳在 α_1 区带
C. 能与肺炎链球菌 C 多糖反应
D. 是营养指标
E. 有氧化酶活性

43. 符合 β_2 微球蛋白的特点是（检验士 2016 专业，2021 相关）
A. 是血浆中分子量较小的蛋白质
B. 是巨球蛋白
C. 尿中稳定
D. 转运铁
E. 不能通过肾小球

44. 血浆纤维蛋白原含量的参考范围是（检验士 2012 专业）
A. 1~2g/L　　B. 2~4g/L
C. 4~6g/L　　D. ＜ 1g/L
E. ＞ 6g/L

三、疾病时血浆蛋白的变化

45. 肝脏严重受损时，血中蛋白质的主要改变是（检验师 2014 专业）
A. 清蛋白含量升高
B. 球蛋白含量下降
C. 清蛋白含量升高、球蛋白含量下降
D. 清蛋白含量下降、球蛋白含量升高或相对升高
E. 清蛋白和球蛋白含量都正常

46. 肝功能损伤对下列哪种蛋白质合成影响较小（检验师 2015 相关）
A. 免疫球蛋白　　B. 白蛋白
C. 纤维蛋白原　　D. 凝血酶原
E. 凝血因子Ⅶ、Ⅹ、Ⅸ

47. 有关特种蛋白的叙述，正确的是（主管检验师 2012 专业）
A. 转铁蛋白含铜
B. α1- 抗胰蛋白酶具有氧化酶活性
C. α2- 巨球蛋白是营养指标
D. 血红素结合蛋白能结合血红蛋白
E. α1- 酸性糖蛋白是急性时相反应蛋白

48. 特定蛋白分析系统可以检测血清中急性时相反应蛋白，下列不属于的是（2018 专业）
A. CER（铜蓝蛋白）
B. AAG（α_1- 酸性糖蛋白）
C. IgG（免疫球蛋白 G）
D. HPT（触珠蛋白）
E. CRP（C 反应蛋白）

49. 在急性时相反应时会降低的是（2016 相关）
A. C4　　B. CRP
C. PA　　D. Hp
E. Cp

50. 下列蛋白质哪个不属于急性时相反应蛋白（检验士 2020 专业）
A. α_1- 酸性糖蛋白　　B. C 反应蛋白
C. 前清蛋白　　D. 转铁蛋白
E. 免疫球蛋白

第二节　体液蛋白质检验

A1 型题

一、血清蛋白测定

1. 测定血浆总蛋白的常用方法为（检验士 2012 基础）

A. 凯氏定氮法　B. 酚试剂法
C. 双缩脲比色法　D. 紫外分光光度法
E. 溴甲酚绿法

2. 利用蛋白质中肽健检测蛋白质的方法是（主管检验师 2019 基础）

A. 双缩脲比色法　B. 酚试剂比色法
C. 凯氏定氮法　D. 紫外吸收法
E. 散射比浊法

3. 盐析法沉淀蛋白质的原理是（主管检验师 2013 基础）

A. 与蛋白质形成不溶性盐
B. 降低蛋白质的电常数
C. 调节蛋白质溶液的等电点
D. 使蛋白质溶液成电中性
E. 中和电荷，破坏水化膜

4. 测定总蛋白的参考标准方法是（主管检验师 2014 实践）

A. 双缩脲比色法　B. 酚试剂比色法
C. 凯氏定氮法　D. 紫外吸收法
E. 散射比浊法

5. 人血清总蛋白测定的推荐方法是（检验士 2015 实践）（主管检验师 2015 实践）

A. 双缩脲比色法　B. 酚试剂比色法
C. 染料结合法　D. 凯氏定氮法
E. 紫外线分光光度法

6. 测定血清总蛋白的常规推荐方法是（检验士 2020 实践）

A. 折光测定法　B. 凯氏定氮法
C. 双缩脲比色法　D. 紫外分光光度法
E. 酚试剂法

7. 血清白蛋白测定常用的方法是（检验士 2013 实践）

A. 化学比浊法　B. 盐析法
C. 双缩脲比色法　D. 溴甲酚绿法
E. 考马斯亮蓝法

8. 临床实验室测定血清总蛋白的方法是（2014 实践）

A. 双缩脲比色法　B. 染料结合法
C. 酚试剂法　D. 比浊法
E. 紫外线分光光度法

9. 目前推荐测定血清总蛋白的方法是（检验士 2015 专业，2018 专业）（主管检验师 2015 专业）

A. 溴甲酚绿法　B. 双缩脲比色法
C. 加热乙酸法　D. 磺基水杨酸法
E. 溴甲酚紫法

10. 采用染料结合法测定的是（检验师 2020 专业）

A. ALT　B. 白蛋白
C. 尿素　D. 胆固醇
E. 三酰甘油

11. 溴甲酚绿比色法常用于测定的蛋白质是（主管检验师 2012 实践）

A. 血清总蛋白　B. 血清 γ- 球蛋白
C. 血清白蛋白　D. 血清 β – 脂蛋白
E 血 α_1- 球蛋白

12. 最适用于临床常规血浆总蛋白测定的方法是（主管检验师 2012 专业）

A. 电泳法　B. 紫外分光光度法
C. 考马斯亮蓝法　D. 双缩脲比色法
E. 磺柳酸沉淀法

13. 目前检测血清中总蛋白的方法是（检验士 2017 实践，2019 相关，2020 基础，2021 实践）

A. 双缩脲比色法　B. 溴甲酚绿法
C. 冰醋酸法　D. 碱性苦味减法
E. 磷钨酸还原法

14. 测定血清白蛋白时临床常规使用的方法是（检验师 2018 基础）

A. 溴甲酚绿法　B. 双缩脲比色法
C. 免疫浊度法　D. 磺柳酸
E. 凯氏定氮法

15. 测定血清总蛋白的常规方法是（2016 专业）

A. 双缩脲比色法　B. 溴甲酚绿法
C. 凯氏定氮法　D. 免疫扩散法
E. 电泳法

16. 确定蛋白质标准溶液浓度最经典的方法是（检验士 2015 相关）（主管检验师 2015 相关）

A. 凯氏定氮法　B. 双缩脲比色法
C. 酚试剂法　D. 紫外分光光度法
E. 溴甲粉绿法

17. 酚试剂法测定蛋白质利用氨基酸残基与试剂反应产生有色物质的颜色为（检验师 2014 实践）

A. 黄色　B. 蓝色
C. 绿色　D. 棕色
E. 紫红色

18. 下列何种蛋白结核性染料对于白蛋白具有特异性（检验师 2016 专业，2018 专业）

A. 溴甲酚绿　B. 双缩脲试剂
C. 偶氮反应试剂　D. 溴酚蓝
E. 丽春红 S

19. 利用紫外法测定蛋白质浓度是因为蛋白质含有（检验师 2018 基础，主管检验师 2018 基础）

A. 肽键　B. 羧基
C. 氨基　D. 组氨酸

E. 色氨酸

20. 可用来测定蛋白质分子量的方法是（主管检验师 2012 专业，主管检验师 2020 专业）

A. 双缩脲比色法　B. SDS-PAGE 电泳法

C. 考马斯亮蓝比色法　D. 邻苯三酚红比色法

E. 磺柳酸比浊法

二、体液蛋白质电泳分析

21. 血清蛋白质醋酸纤维膜电泳，通常用的缓冲液 pH 值为（主管检验师 2014 实践）

A. 5.6　B. 6.8

C. 7.6　D. 8.6

E. 9.5

22. 在血清蛋白电泳图谱中，β 区和 γ 区之间出现单克隆性区带，可能的诊断为（主管检验师 2014 实践）

A. 重症肝炎　B. 肝细胞癌

C. 肾小球肾炎　D. 干燥综合征

E. 多发性骨髓瘤

23. 通过醋酸纤维膜电泳可将血清蛋白质分为五个区带，其中仅有单一蛋白质的区带是（主管检验师 2014 实践）

A. Alb 区带　B. α_1 区带

C. α_2 区带　D. β 区带

E. v 区带

24. 对于分子量相近而等电点不同的蛋白质，最合适的分离方法为（主管检验师 2020 相关）

A. 醋酸纤维素薄膜电泳　B. 密度梯度离心

C. 琼脂糖凝胶电泳　D. 聚丙烯酰胺凝胶电泳

E. 等电聚焦电泳

25. 电场中带电化合物的分子带净电荷多数取决于（检验师 2018 基础）

A. 电冰时的温度　B. 电泳时的电场强度

C. 电泳时通电时间的长短　D. 电泳时缓冲液的 pH 值

E. 电泳时缓冲液的离子强度

26. 分离分子量相近但等电点不同的蛋白质的最适方法为（检验士 2012 基础）

A. 圆盘电泳　B. 密度梯度离心

C. 琼脂糖凝胶电泳　D. 醋酸纤维薄膜电泳

E. 等电聚焦电泳

27. 蛋白质的等电点是（检验士 2012 基础、2015 基础，2017 基础，2019 基础，2020 基础）（主管检验师 2015 基础）

A. 能使蛋白质变性沉淀时溶液的 pH

B. 蛋白质分子呈无电荷状态时溶液的 pH

C. 蛋白质分子呈正离子状态时溶液的 pH

D. 蛋白质分子呈负离子状态时溶液的 pH

E. 蛋白质分子正电荷和负电荷相等时溶液的 pH

28. 蛋白电泳出现 β-γ 桥，最多见于下列疾病的是（检验士 2012 专业）

A. 急性肝炎　B. 肾病综合征

C. 急性肾小球肾炎　D. 胆囊炎

E. 肝硬化

29. 琼脂糖凝胶电泳用 pH 8.6 的缓冲液可以把血清蛋白质分成 5 条区带，由正极向负极数起它们的顺序是（检验士 2012 实践）

A. 白蛋白、β 球蛋白、α_1 球蛋白、α_2 球蛋白、γ 球蛋白

B. 白蛋白、α_1 球蛋白、α_2 球蛋白、β 球蛋白、γ 球蛋白

C. 白蛋白、β 球蛋白、γ_2 球蛋白、γ 球蛋白、β 球蛋白

D. α_1 球蛋白、α_2 球蛋白、β 球蛋白、γ 球蛋白、白蛋白

E. 白蛋白、β 球蛋白、α_1 球蛋白、γ 球蛋白、α_2 球蛋白

30. 血浆蛋白经过醋酸纤维膜电泳分成 5 条主要的区带，由阳极至阴极的顺序是（检验师 2020 专业）

A. 清蛋白、β、α_2、α_1、γ- 球蛋白

B. 清蛋白、γ、α_1、α_2、β- 球蛋白

C. α_1、α_2、β、γ- 球蛋白、清蛋白

D. 清蛋白、α_1、α_2、β、γ- 球蛋白

E. β、α_1、α_2、γ- 球蛋白、清蛋白

31. 某蛋白的等电点为 4.8，它在 pH8.2 的缓冲液中呈何种离子性质（检验师 2012 基础，2019 基础）

A. 正离子　B. 负离子

C. 中性离子　D. 不带电荷

E. 正电子

32. 有一混合蛋白质溶液，各种蛋白质的 pl 分别为 3.6、4.6、5.3、6.7、7.3。电泳时欲使其中三种泳向正极。缓冲液的 pH 应该是多少（主管检验师 2014 实践，2017 实践）

A. 4.0　B. 5.0

C. 6.0　D. 7.0

E. 8.0

33. 血清脂蛋白电泳染色的染料为（主管检验师 2014 实践）

A. 丽春红 S　B. 考马斯亮蓝

C. 溴酚蓝　D. 氨基黑

E. 油红 O

34. 临床上检测 M 蛋白，首选血清蛋白区带电泳的目的是（检验士 2013 实践）

A. M 蛋白定性　B. M 蛋白定量

C. M 蛋白定型　D. M 蛋白鉴别

E. M 蛋白的定位

35. 同一病人血液进行蛋白电泳时，血浆比血清多出一条带，该条带的实质是（检验士 2015 专业）（主管检验师 2015 专业）

A. 清蛋白　B. 甲胎蛋白

C. C- 反应蛋白　D. 纤维蛋白原

E. 免疫球蛋白

36. 同一病人血液进行蛋白电泳时，血浆比血清多出一条带，该条带的实质是（检验师 2019 专业）

A. 免疫球蛋白　B. 白蛋白

C. 纤维蛋白　D. 凝血酶原

E. 凝血因子Ⅶ，Ⅹ区

37. 血浆中多种蛋白质相对含量的检测手段为（检验

士 2017 实践）

A. 血浆蛋白电泳

B. 血浆总蛋白定量

C. 免疫固定电泳

D. 测定总蛋白和白蛋白含量

E. 测定血浆渗透压

38. 血清蛋白电泳时通常用 pH8.6 缓冲液，此时各种蛋白质带有的电荷为（检验师 2012 相关）

A. 白蛋白带正电荷，其他蛋白带负电荷

B. 白蛋白带负电荷，其他蛋白带正电荷

C. 白蛋白和其他蛋白均带负电荷

D. 白蛋白和其他蛋白均带正电荷

E. 白蛋白和其他蛋白均不带电荷

39. 醋酸纤维素薄膜支物进行血清蛋白电泳，使用 pH 为 8.6 的巴比妥缓冲液，各种蛋白质的电荷状态是（检验师 2016 实践）

A. 白蛋白和球蛋白都带负电荷

B. 白蛋白和球蛋白都带正电荷

C. 白蛋白带正电荷，球蛋白带负电荷

D. 白蛋白带负电荷，球蛋白正电荷

E. 除 γ- 球蛋白外都带负电荷

40. 下列几种蛋白电泳分离方法中，用于 M 蛋白鉴定的是（检验师 2012 实践）

A. 琼脂糖凝胶电泳　　B. 醋酸纤维素膜电泳

C. 等电聚焦电泳　　D. 聚丙烯酰胺凝胶电泳

E. 免疫固定电泳

41. 通过醋纤膜电泳可将血清蛋白分为五个区带，其中仅有单一蛋白质的区带是（检验师 2015 相关）

A. Alb 区带　　B. α_1 区带

C. α_2 区带　　D. β 区带

E. γ 区带

42. 患者女，62 岁。血清蛋白电泳发现 γ 和 β 区带之间密集深染的区带。为明确诊断，应进行的检查是（检验师 2016 实践）

A. 凝血功能检查　　B. 肾功能检查

C. 免疫固定电泳　　D. 血钙、磷检查

E. 血浆黏度检查

43. 关于 M 区带和 Ig 类型的叙述，错误的是（检验师 2015 实践）

A. lgG 多分布于 α 区至慢 γ 区

B. lgA 多分布于 γ 区至 β 区

C. IgM 多分布于 β_2 区或 γ 区

D. lgD 多分布于 β 区至 γ 区

E. lgG 多分布于 β 区至慢 γ 区

44. 血浆中含量最多的蛋白质是（检验师 2017 相关）（主管检验师 2015 基础）

A. 白蛋白　　B. α_1- 球蛋白

C. α_2- 球蛋白　　D. β- 球蛋白

E. γ 球蛋白

45 肝病患者血清蛋白电泳的共同特点是（检验师 2017 相关）

A. 血清白蛋白减少、β- 球蛋白增加

B. 血清白蛋白增加、α_2- 球蛋白减少

C. α_1- 球蛋白减少、α_2- 球蛋白减少

D. β- 球蛋白增加、α_1 球蛋白减少

E. β- 球蛋白增加、α_2- 球蛋白减少

46. 蛋白电泳时速度最慢的蛋白是（主管检验师 2020 相关）

A. γ- 球蛋白　　B. β- 球蛋白

C. α_2- 球蛋白　　D. α_1- 球蛋白

E. 白蛋白

47. 在 pH 为 8.4 的缓冲液中，靠近负极的是（主管检验师 2021 专业）

A. ALB　　B. α_1- 球蛋白

C. α_2- 球蛋白　　D. β- 球蛋白

E. γ- 球蛋白

48. 血清蛋白电泳见球蛋白区带中间部分显著深染，其扫描高于清蛋白峰。血清蛋白电泳所见的典型蛋白称为（主管检验师 2017 基础）

A. 本周蛋白　　B. IgM

C. M 蛋白　　D. 免疫球蛋白轻链

E. 免疫球蛋白重链

A3 型题

（1~2 题共用题干）

患者男，65 岁。肺癌手术后 1 周，食欲不振，每日胸腔引流 150~250ml 黄色较浓稠的液体。术后未予输全血、血浆和白蛋白。化验血：血清总蛋白 50g/L，白蛋白 23g/L。

1. 对该患者血清蛋白检查结果的判读正确的是（检验师 2017 专业）

A. 血清总蛋白正常

B. 血清白蛋白正常

C. A/G 比值正常

D. 总蛋白、白蛋白和 A/G 比值均减低

E. 总蛋白正常，白蛋白减低

2. 此患者如果有低蛋白血症，其原因是（检验师 2017 专业）

A. 白蛋白丢失过多　　B. 白蛋白补充不足

C. 白蛋白分解加强　　D. 血液稀释

E. 蛋白丢失过多加上补充不足

B1 型题（标准配伍题）

（1~2 题共用备选答案）

A. 铜蓝蛋白　　B. α_1- 抗胰蛋白酶

C. α_2- 酸性糖蛋白　　D. 触珠蛋白

E. 转铁蛋白

1. 主要用于 Wilson 病的辅助诊断指标是（检验士 2015 相关）（主管检验师 2015 相关）

2. 青壮年（20~30 岁）出现的肺气肿与哪项物质有关（检验士 2015 相关）（主管检验师 2015 相关）

（3~6 题共用备选答案）

A. 铜蓝蛋白　　B. C 反应蛋白

C. $β_2$- 微球蛋白　　D. 转铁蛋白

E. 白蛋白

3. 能与肺炎链球菌 C- 多糖体反应的急性时相反应蛋白（主管检验师 2014 基础）

4. 可用于监测肾小管功能的蛋白是（主管检验师 2014 基础）

5. 可协助诊断肝豆状核变性的蛋白是（主管检验师 2014 基础）

6. 可用于贫血诊断和检测的蛋白是（主管检验师 2014 基础）

（7~8 题共用备选答案）

A. 白蛋白　　B. 前白蛋白

C. C- 反应蛋白　　D. 铜蓝蛋白

E. 免疫球蛋白 IgG 的 Fc 段

7. 与肺炎链球菌 C- 多糖结合的急性时相反应蛋白是（主管检验师 2013 基础）

8. 可与葡萄球菌 A 蛋白结合，应用于协同凝集试验的是（主管检验师 2013 基础）

（9~10 题共用备选答案）

A. 溴甲酚绿法　　B. 双缩脲比色法

C. 磺柳酸法　　D. 免疫比浊法

E. 凯氏定氮法

9. 血清总蛋白的常规检测方法是（检验士 2019 实践，2021 基础）

10. 血清白蛋白的常规检测方法是（检验士 2019 实践，2021 基础）

（11~12 题共用备选答案）

A. 小分子蛋白质　　B. 中分子蛋白质

C. 大分子蛋白质　　D. 分泌性蛋白质

E. 组织性蛋白质

11. 肾小球滤过膜孔径屏障受损蛋白尿为（检验师 2014 专业）

12. 肾小管重吸收功能受损蛋白尿为（检验师 2014 专业）

（13~15 题共用备选答案）

A. 协助诊断肾脏疾病　　B. 协助诊断肝脏疾病

C. 载体功能　　D. 凝血作用

E. 抑制蛋白酶水解

13. 血浆蛋白中清蛋白的检测主要用于（检验师 2015 专业）

14. 铜蓝蛋白检测主要作用于（检验师 2015 专业）

15. $α_1$- 抗胰蛋白酶原的主要功能是（检验师 2015 专业）

（16~17 题共用备选答案）

A. Alb ↓↓，$α_1$ 球蛋白↑，$α_2$ 球蛋白↑，β 球蛋白 ±，γ 球蛋白 ±

B. Alb ↑，$α_1$ 球蛋白↑，$α_2$ 球蛋白↑，β 球蛋白 ±，γ 球蛋白↑

C. Alb ↓↓，$α_1$ 球蛋白 ±，$α_2$ 球蛋白 ±，β 球蛋白 ±，γ 球蛋白↑↑

D. Alb ↓↓，$α_1$ 球蛋白↓，$α_2$ 球蛋白 ±，β 球蛋白↑，γ 球蛋白↓

E. Alb ↑，$α_1$ 球蛋白↓，$α_2$ 球蛋白 ±，β 球蛋白 ±，γ 球蛋白↑

16. 肾病综合征患者的血清蛋白电泳图谱特征是（检验师 2015 专业）

17. 肝硬化患者的血清蛋白电泳图谱特征是（检验师 2015 专业）

（18~20 题共用备选答案）

A. 前白蛋白　　B. 白蛋白

C. $α_1$- 酸性糖蛋白　　D. $β_2$- 微球蛋白

E. C- 反应蛋白

18. 具有运载甲状腺素、维生素 A 的作用的物质是（主管检验师 2013 相关，2016 相关）

19. 运载如胆红素、类固激素、金属离子等水溶性差的物质是（主管检验师 2013 相关，2016 相关）

20. 可作为反映溃疡性结肠炎活动性最可靠的指标之一的物质是（主管检验师 2013 相关，2016 相关）

第九章　糖代谢紊乱检验

第一节　概述

A1 型题

一、血糖及血糖浓度调节

1. 糖原分子中主要的化学键是（检验士 2012 相关，2014 相关）

A. 3,5 —糖苷键　　B. 2,6 —糖苷键
C. 1,4 —糖苷键　　D. 1,6 —糖苷键
E. 1,5 —糖苷键

2. 胰岛素生物学作用不包括（检验士 2012 基础）（主管检验师 2017 相关）

A. 促进葡萄糖进入肌肉、脂肪细胞
B. 加速葡萄糖的利用
C. 激活糖原合成酶
D. 抑制磷酸化酶
E. 促进糖异生

3. 影响胰岛素合成分泌的最主要物质是（检验士 2012 基础，2013 基础，2019 实践）

A. 氨基酸　　B. 葡萄糖
C. 脂肪酸　　D. 儿茶酚胺
E. 肾上腺素

4. 下列有关胰岛素作用机制的表述，正确的是（检验士 2012 相关）

A. 胰岛素直接进入细胞内发挥作用
B. 胰岛素生物活性效应的强弱与到达靶细胞的胰岛素浓度无关
C. 胰岛素生物活性效应的强弱与靶细胞表面的受体的绝对或相对数目无关
D. 胰岛素生物活性效应的强弱与受体与胰岛素的亲和力无关
E. 胰岛素生物活性效应的强弱取决于胰岛素与受体结合后细胞内的代谢变化

5. 唯一能降低血糖的激素是（检验士 2013 相关，2016 相关，2019 实践，2020 基础）

A. 胰岛素　　B. 肾上腺素
C. 生长素　　D. 甲状腺素
E. 高血糖素

6. 调节血糖最主要的器官是（检验士 2014 基础，2016 基础）

A. 肝脏　　B. 肌肉
C. 肾脏　　D. 脑组织
E. 心脏

7. 血糖的主要去路（检验师 2019 基础）

A. 食物中糖的消化吸收　　B. 肝糖原的分解
C. 肝脏的糖异生　　D. 有氧氧化
E. 合成糖原

8. 参与红细胞无氧酵解的酶是（2016 相关）

A. 丙酮酸激酶　　B. 乳酸脱氢酶
C. 腺苷酸激酶　　D. 葡萄糖 -6- 磷酸酶
E. 嘧啶 -5 核苷酸酶

9. 正常人空腹血清葡萄糖的参考范围为（检验士 2017 专业，2021 基础）

A. $<$ 2.8mmol/L　　B. 3.9~6.11mmol/L
C. 7.0~11.1mmol/L　　D. 11.5~20.0mmol/L
E. 21.0~25.0mmol/L

10. 血糖的正常范围是（主管检验师 2013 专业）

A. 3.1~4.0mmol/L　　B. 3.89~6.11mmol/L
C. 4.1~5.0mmol/L　　D. 5.5~6.0mmol/L
E. 6.1~7.0mmol/L

11. 糖原可以补充血糖，因为肝含有的酶是（2018 基础）

A. 果糖二磷酸酶　　B. 葡萄糖激酶
C. 磷酸葡萄糖变位酶　　D. 葡萄糖 -6- 磷酸酶
E. 磷酸己糖异构酶

12. 下列哪项不是人体血糖的去路（检验士 2020 相关）（检验师 2015 基础，2017 基础）

A. 氧化分解　　B. 合成糖原
C. 转化成非糖物质　　D. 糖异生
E. 转变成其他糖或糖衍生物

13. 糖尿病合并脂代谢异常可表现为（检验师 2013 相关，2017 相关）

A. 高 HDL　　B. 低 Lp（a）
C. 高 LDL　　D. 高 ApoA
E. 低 VLDL

14. 关于肝脏在血糖调节中的作用，哪一说法错误的（检验士 2020 专业）（检验师 2018 相关）

A. 糖异生　　B. 合成糖原
C. 糖的氧化　　D. 肝糖原分解
E. 葡萄糖转化为其他单糖

15. 为抑制糖酵解，血样中应加入（检验师 2012 专业）

A. 草酸盐　　B. 枸橼酸钠

C. EDTA　　D. 氟化钠

E. 肝素

16. 正常人的肾糖阈为（检验师 2013 基础）（主管检验师 2012 基础，2016 基础）

A. 3.6mmol/L　　B. 6.1mmol/L

C. 7.0mmol/L　　D. 8.89mmol/L

E. 11.1mmol/L

17. 血糖超过肾糖阈值时将出现（检验师 2013 专业）（主管检验师 2012 相关）

A. 生理性血糖升高　　B. 病理性血糖升高

C. 生理性血糖降低　　D. 病理性血糖降低

E. 尿糖

18. NADPH 来源的主要途径是（检验师 2013 基础）（主管检验师 2012 基础）

A. 氧化磷酸化　　B. 糖酵解

C. 柠檬酸循环　　D. 磷酸戊糖旁路

E. 糖原合成

19. 糖酵解过程的终产物是（检验师 2014 基础）

A. 丙酮酸　　B. 葡萄糖

C. 果糖　　D. 乳糖

E. 乳酸

20. 正常情况下，肝脏获得能量的主要代谢途径是（检验师 2014 基础，2018 基础）

A. 葡萄糖进行糖酵解氧化

B. 脂肪酸氧化

C. 葡萄糖的有氧氧化

D. 磷酸戊糖途径氧化葡萄糖

E. 丙酮酸还原为乳酸

21. 不能经糖异生途径可合成葡萄糖的物质是（检验师 2014 基础）

A. α- 磷酸甘油　　B. 丙酮酸

C. 乳酸　　D. 乙酰 CoA

E. 生糖氨基酸

22. 糖酵解时哪一对代谢产物提供高能磷酸键使 ADP 生成 ATP（检验师 2014 基础）

A. 3- 磷酸甘油醛基磷酸果糖

B. 1,3 —二磷酸甘油酸及磷酸烯醇式丙酮酸

C. α- 磷酸甘油酸及 6 磷酸葡萄糖

D. 1- 磷酸葡萄糖及磷酸烯醇式丙酮酸

E. 1,6 —二磷酸果糖及 1,3 二磷酸甘油酸

23. 一般情况下，体内含糖原总量最高的器官是（检验师 2014 基础）

A. 肝脏　　B. 肾脏

C. 脑脏　　D. 肌肉

E. 心脏

24. 6- 磷酸葡萄糖脱氢酶缺乏时，易发生溶血性贫血的生化机制是（检验师 2014 基础）

A. 磷酸戊糖途径被抑制，导致磷酸戊糖缺乏

B. 缺乏 $NADPH^+$ 使红细胞 GSH 减少

C. G-6-P 进入糖无氧分解途径，生成丙酮酸和乳酸

D. G-6-P 转变成 G-1-P 合成糖原

E. 缺乏 $NADH^+$ 使红细胞减少

25. 能调节降低血糖浓度的激素是（检验师 2014 基础）

A. 胰高血糖素　　B. 肾上腺素

C. 甲状腺素　　D. 胰岛素

E. 肾上腺皮质激素

26. 调节糖原合成与分解代谢途径的主要方式是（检验师 2014 相关）

A. 反馈调节　　B. 负协同调剂

C. 正协同调节　　D. 甲基化与去甲基化调节

E. 磷酸化与去磷酸化调节

27. 胰高血糖素对糖代谢的影响是（检验师 2015 相关）

A. 促进糖原分解，降低糖异生

B. 促进糖原分解和糖异生

C. 降低糖原分解和糖异生

D. 降低糖原分解，促进糖异生

E. 降低糖酵解和糖异生

28. 餐后不会上升的血液试验指标是（检验师 2015 相关）

A. 葡萄糖　　B. 甘油三酯

C. 胆红素　　D. 乳酸

E. pH

29. 下化程中不属于糖异生的是（检验师 2016 基础）

A. 乳酸 – 葡萄糖　　B. 甘油 – 葡萄糖

C. 糖原 – 葡萄糖　　D. 丙酮酸 – 葡萄糖

E. 生糖氨基酸 – 葡萄糖

30. 关于胰岛素的叙述，正确的是（检验师 2016 相关）

A. 胰岛素原从胰岛素 β 细胞分泌出来后转变为胰岛素

B. 胰岛素原有生物活性

C. 胰岛素与胰高血糖素在血糖代谢中有拮抗作用

D. 胰岛素的作用是减低合成代谢

E. 胰岛素是由 α，β 两条肽链通过盐键相连而构成的蛋白质

31. 下列哪种情况不会出现高胰岛素血症（检验师 2018 专业，主管检验师 2018 专业）

A. 嗜铬细胞瘤　　B. 高血压

C. 肥胖　　D. 2 型糖尿病

E. 皮质醇增多症

32. 下列哪种情况不会导致血糖病理性升高（检验师 2020 相关）

A. 甲状腺功能亢进　　B. 肢端肥大症

C. 胃溃疡　　D. 嗜铬细胞瘤

E. 急性胰腺炎

33. 下列关于胰高血糖素的生理作用是（检验师 2021 基础）

A. 促进糖原分解，抑制糖异生

B. 促进脂肪分解，使酮体生成增加

C. 促进胆汁和胃液分泌

D. 促进胰岛素分泌，抑制降钙素分泌

E. 提高心肌兴奋性

34. 进行糖酵解的部位是（主管检验师 2013 基础）

A. 胞核　　B. 胞浆
C. 线粒体　　D. 囊泡
E. 溶酶体

35. 胰岛素的作用机制是（主管检验师 2013 基础）

A. 直接渗透到细胞内对糖代谢发挥作用
B. 直接渗透到细胞内与蛋白质结合发挥作用
C. 与细胞膜上的特殊蛋白受体结合，传递信息引起细胞内代谢途径的变化
D. 与细胞膜上的特殊蛋白受体结合，进入细胞对糖代谢发挥作用
E. 与细胞膜上的特殊蛋白受体结合，通过第二信使传递直接参与糖代谢的作用

36. 体内单糖生物合成的唯一途径是（主管检验师 2014 基础）

A. 糖酵解　　B. 糖的有氧氧化
C. 磷酸戊糖途径　　D. 糖醛酸途径
E. 糖异生途径

37. 胰岛素对代谢的作用，不包括（主管检验师 2014 基础）

A. 抑制 LPL，从而抑制外源性 TG 的水解
B. 促进葡萄糖磷酸化和氧化分解
C. 激活糖原合成酶和丙酮酸脱氢酶系，促进葡萄糖合成糖原、蛋白质和脂肪
D. 抑制磷酸化和糖异生关键酶而使糖异生减少
E. 细胞对葡萄糖摄取增加

38. 不含糖的蛋白质是（主管检验师 2014 相关）

A. 转铁蛋白　　B. α_1- 酸性蛋白酶
C. 结合珠蛋白　　D. α_1- 抗胰蛋白酶
E. 白蛋白

39. 下列哪项激素是升高血糖浓度最重要的激素（主管检验师 2014 专业）

A. 肾上腺素　　B. 胰岛素
C. 胰高血糖素　　D. 肾上腺皮质激素
E. 生长激素

40. 胰岛素的化学本质是（主管检验师 2017 实践）

A. 蛋白质　　B. 类固醇
C. 氨基酸衍生物　　D. 脂肪酸衍生物
E. 核苷酸

41. 与胰岛素抵抗有关的糖尿病是（主管检验师 2018 基础）

A. 自身免疫性糖尿病
B. 2 型糖尿病
C. 胰岛素作用非遗传缺陷所致糖尿病
D. 特发性糖尿病
E. 妊娠糖尿病

42. 糖尿一般指（主管检验师 2015 基础）

A. 葡萄糖尿　　B. 乳糖尿
C. 半乳糖尿　　D. 果糖尿
E. 戊糖尿

43. 葡萄糖转化成乳糖或者丙酮酸的过程为（主管检验师 2017 基础）

A. 糖原合成　　B. 糖异生
C. 糖的无氧酵解　　D. 糖原氧化
E. 糖原分解

44. 胰岛细胞瘤时可出现下列何种结果（主管检验师 2018 相关）

A. 血脂明显上升　　B. 血脂明显下降
C. 血糖明显升高　　D. 血糖明显降低
E. 血糖不变

45. 在生理浓度下，胰岛素对物质代谢调节作用叙述中，下列哪一种作用不被增强（主管检验师 2018 相关）

A. 细胞质膜对葡萄糖的通透性增强
B. DNA 及 RNA 合成
C. 葡萄糖的氧化磷酸化
D. 脂肪合成代谢
E. 糖的异生作用

46. 当肠道吸收入血的葡萄糖浓度增高时，肝可以迅速将葡萄糖转化成（主管检验师 2018 专业）

A. 6- 磷酸果糖　　B. 糖原
C. 果糖　　D. 半乳糖
E. 糖异生途径

47. 脑组织主要以什么能源供给（主管检验师 2014 相关）

A. 葡萄糖　　B. 脂肪
C. 蛋白质　　D. 氨基酸
E. 核酸

48. 血糖超过肾糖阈值时将出现（主管检验师 2018 专业）

A. 生理性血糖升高　　B. 病理性血糖升高
C. 生理性血糖降低　　D. 病理性血糖降低
E. 尿糖

49. 患者男，55 岁。1 日前开始自觉发力、胸部不适，活动时心悸、气急。今日晨起后开始胸骨后压缩性疼痛 3 个小时，疼痛向左肩背部放射，休息及含硝酸甘油不缓解。空腹血糖 20.50mmol/L，导致该患者血糖升高的机制不包含（主管检验师 2018 实践）

A. 肾上腺素分泌增加，它们促进肝糖原分解
B. 胰岛素分泌增加促进糖向细胞内转移
C. 胰高血糖素使体内糖异生增加
D. 肾上腺皮质激素使体内糖异生增加
E. 胰高血糖素分泌增加，促进肝糖原分解

二、糖尿病及其代谢紊乱

50. 糖尿病患者最常见的是（主管检验师 2018 基础）

A. 尿量少，比密升高　　B. 尿量多，比密低
C. 尿量多，比密高　　D. 尿量少，比密低
E. 尿量多，比密正常

51. 糖尿病患者尿液的特点是（主管检验师 2018 实践）

A. 尿量增多，比密下降　　B. 尿量增多，比密升高
C. 尿量少，比密下降　　D. 尿量少，比密升高
E. 尿量正常，比密正常

52. 可诊断为糖尿病时血糖浓度应达到（检验师 2017

相关）

A. 空腹血糖浓度< 6mmol/L

B. 空腹血糖浓度为 6~7mmol/

C. 空腹血糖浓度为 7~8mmol/

D. 餐后 2h 血糖浓度> 7mmol/L

E. 随机取样血糖浓度≥ 11.1mmol/L

53. 糖尿病诊断时空腹血糖的标准是（检验师 2019 相关）

A. 血糖≥ 6.11mmol/L　　B. 血糖≥ 7.0mmol/L

C. 血糖≥ 7.4mmol/L　　D. 血糖≥ 7.8mmol/L

E. 血糖≥ 11.1mmol/L

54. 下列情况可诊断为糖尿病的是（检验师 2021 专业）

A. 空腹血糖值 6.8mmol/L

B. OGTT 试验服糖后 2 小时血糖 6.5mmol/L

C. HbA1c 值为 3.8%

D. 餐后血糖值 13.4mmol/L 且有三多一少症状

E. 随机血糖 8.9mmol/L

55. 不属于血糖增高性糖尿的是（主管检验师 2012 基础）

A. 糖尿病　　B. 库欣综合征

C. 嗜铬细胞瘤　　D. 肾病综合征

E. 甲状腺功能亢进

56. 早期诊断糖尿病的重要依据是（检验士 2018 基础）

A. 多食、消瘦　　B. 形体肥胖

C. 空腹血糖升高　　D. 皮肤瘙痒

E. 尿糖阳性

57. 糖尿病患者，尿糖（+），其血糖至少为（主管检验师 2013 实践）

A. 4.8mmol/L　　B. 6.8mmol/L

C. 8.8mmol/L　　D. 10.8mmol/L

E. 12.8mmol/L

58. 糖尿病的“三多一少”症状是指（2018 相关）

A. 多糖，多脂，多尿，消瘦

B. 多饮，多食，多大便，小便少

C. 多饮，多食，多尿，消瘦

D. 高蛋白，高脂肪，多尿，消瘦

E. 以上都不是

59. 不符合 1999 年 WHO 糖尿病诊断标准的是（检验师 2012 相关）

A. 多尿多饮，无原因的体重减轻

B. 随机静脉血糖≥ 11.1mol /L

C. 空腹静脉血糖≥ 7. 0mmol/L

D. 测定空腹血糖前应禁止摄入热卡至少 16 小时

E. 口服葡萄糖耐量试验，服糖后 2 小时血糖≥ 11.1mmol/L

60. 已知患者血糖值是 180mg/dL（葡萄糖的分子量为 180），以 SI 值表示（检验师 2013 实践）

A. 8.86mmol/L　　B. 9.23mmol/L

C. 10mmol/L　　D. 12.53mmol/L

E. 14.88mmol/L

61. 不符合糖尿病患者尿液改变的是（检验师 2018 实践）（主管检验师 2018 实践）

A. 尿酮体可阳性　　B. 尿比重下降

C. 尿糖阳性　　D. 尿渗量升高

E. 尿量增加

62. 确诊糖尿病的检查方法是（检验士 2018 相关）

A 血糖　　B. 尿糖

C. 口服葡萄糖耐量试验　　D. 糖化血红蛋白

E. 血、尿酮体

63. 糖尿病人常伴有的生物化学变化是（检验师 2019 实践）

A. 呼吸性碱中毒

B. 低钾血症

C. 代谢性酸中毒

D. 血脂异常，尤其甘油三酯异常

E. 高蛋白血症

64. 有关 1 型糖尿病的叙述，错误的是（检验师 2019 实践）（主管检验师 2013 实践）

A. 胰岛素抵抗　　B. 常检出自身抗体

C. 胰岛素绝对不足　　D. 常见于青少年

E. 胰岛 β 细胞的破坏

65. 下列描述中为 2 型糖尿病特征的是（检验士 2012 专业）

A. 胰岛素释放试验为低水平

B. 空腹胰岛素可正常、稍低或稍高，服糖后呈延迟释放

C. 空腹血糖降低，血浆胰岛素 / 血糖比值> 0.4

D. 每天胰岛素分泌总量 40~50U

E. 当血糖升高时胰岛素分泌量增加

66. 下列有关 2 型糖尿病的叙述，错误的是（检验师 2013 相关）（主管检验师 2017 实践）

A. 胰岛 β 细胞功能减退

B. 胰岛素相对不足

C. 常见于肥胖的中老年成人

D. 检出自身抗体

E. 胰岛素抵抗

67. 下列关于糖尿病的叙述错误的是（检验士 2013 专业）

A. 糖尿病患者体内三大物质（糖、蛋白质、脂类）均出现紊乱

B. 糖尿病与血糖升高程度密切相关

C. 糖尿病具有遗传性

D. 1 型糖尿病患者多数肥胖，年龄偏大

E. 2 型糖尿病有胰岛素抵抗并有胰岛素 β 细胞功能损伤

68. 我国临床检验中心推荐测定血清葡萄糖的方法是（检验士 2013 实践，2018 实践）

A. 己糖激酶法　　B. 葡萄糖脱氢酶法

C. 邻甲苯胺法　　D. COD-POD 法

E. Folin-Wu 法

69. 尿酮体（+++）是由于（检验士 2015 实践，2018 实践，2021 实践）（主管检验师 2015 实践）

A. 酮体生成增加　B. 脂肪合成增加
C. 肾功能不全　D. 肝功能不全
E. 酸碱紊乱

70. 不会出现病理性高血糖的是（检验师 2016 相关）
A. 肢端肥大症　B. 颅脑外伤
C. 脱水　D. 胃切除术后
E. 肾上腺皮质机能亢进

71. V 型糖原积累症的生化特征主要是缺少（检验师 2014 相关）
A. 分枝酶　B. 脱枝酶
C. 变位酶　D. 糖原合成酶
E. 糖原磷酸化酶

72. 通常用来辅助诊断 2 型糖尿病是否进行性发展为 1 型糖尿病的自身抗体是（检验师 2014 相关）
A. 胰岛细胞胞浆抗体
B. 胰岛素自身抗体
C. 谷氨酸脱羧酶自身抗体
D. 酪氨酸磷酸化酶自身抗体 IA-2
E. 酪氨酸磷酸化酶自身抗体 IA-2β

73. 糖尿病患者代谢异常的临床表现不包括（检验师 2014 专业，2016 专业，2018 专业）（主管检验师 2016 实践）
A. 高血糖和糖尿　B. 高脂血糖和糖尿
C. 三多一少　D. 黏液性水肿
E. 微血管神经病变

74. 关于血糖浓度调节的叙述，不正确的是（检验师 2012 基础）
A. 胰岛素和肾上腺素可降低血糖浓度
B. 胰高血糖素是升高血糖浓度最重要的激素
C. 糖皮质激素和生长激素主要刺激糖异生作用
D. 肝脏功能异常可引起异常糖代谢
E. 血糖水平保持恒定是糖、脂肪、氨基酸代谢协调的结果

75. 关于糖尿病分型鉴别诊断是叙述错误的是（检验师 2020 相关）
A. 1 型糖尿病胰岛素释放试验反应低下或无反应，2 型呈延迟反应
B. 1 型偶见抗胰岛素现象，2 型经常出现抗胰岛素现象
C. 1 型易发生酮症，2 型较少发生酮症酸中毒
D. 大部分 2 型糖尿病胰岛素释放保留第一时相反应
E. 1 型口服降糖药经常无效，2 型多有效

76. 关于肾性糖尿病原因的叙述，正确的是（检验师 2015 专业，2018 专业）
A. 空腹血糖升高　B. 糖耐量试验异常
C. 肾小管滤过糖升高　D. 肾小管分泌糖升高
E. 近曲小管对葡萄糖的重吸收功能下降

77. 肾小管对糖的重吸收的主要部位是（检验士 2018 实践）
A. 近曲小管　B. 髓袢
C. 远曲小管　D. 集合管
E. 肾盂

三、低血糖症

78. 机体中对低血糖最为敏感的组织器官是（检验士 2012 相关，2013 相关，2016 相关，2020 实践，2021 相关）（检验师 2013 相关，2017 相关，2018 相关，2020 相关）
A. 肝脏　B. 心脏
C. 大脑　D. 肌肉
E. 肺脏

79. 鉴别糖尿病酮症酸中毒昏迷与低血糖休克的最佳试验是（检验士 2015 专业，2018 专业）（主管检验师 2015 专业）
A. 血液 C 肽　B. 血液 pH 值
C. 血糖　D. 果糖胺
E. 糖化血红蛋白

80. 对一昏迷患者，为鉴别高渗性非酮症糖尿病昏迷和低血糖休克，最有效的试验是（主管检验师 2016 实践，2020 专业，2021 基础）
A. 血液 pH 值
B. 血液、钠、氯、二氧化碳结合力
C. 血糖
D. 尿体
E. 血气分析

81. 低血糖症是指血糖浓度低于（检验师 2020 相关）
A. 2.0mmol/L　B. 2.8mmol/L
C. 3.0mmol/L　D. 3.2mmol/L
E. 4.0mmol/L

82. 关于低血糖的叙述，错误的是（主管检验师 2014 相关）
A. 低血糖不是一个独立的疾病
B. 血糖 $<$ 2.8mmol/L 时可发生脑功能障碍
C. 低血糖的症状是交感神经兴奋和迷走神经兴奋
D. 病人感到饥饿，心慌，出汗，面色苍白和颤抖，并出现头痛，焦虑甚至昏迷等
E. 症状轻重与病人血糖下降速度有关

A2 型题（病历摘要型最佳选择题）

1. 患者男，55 岁。1 日前开始自觉乏力，肺部不适，活动时心悸，休息及含硝酸甘油疼痛不缓解，空腹血糖 20.50mmol/L。导致该患者血糖升高的机制不包含（检验师 2018 实践，主管检验师 2021 基础）
A. 肾上腺素分泌增加，它们促进肝糖原分解
B. 胰岛素分泌增加促进糖向细胞内转移
C. 胰高血糖素使体内糖异生增加
D. 肾上腺皮质激素使体内糖异生增加
E. 胰高血糖素分泌增加，促进肝糖原分解

2. 患者女，46 岁。发现口渴、多饮、消瘦 3 个月，空腹血糖（++），血糖增高的原因是（检验师 2021 专业）
A. 胰岛素抵抗或胰岛素分泌障碍
B. 甲状腺功能亢进
C. 甲状腺功能减退
D. 皮质醇增多
E. 一过性高血糖

3. 患者男，45 岁。无"三多一少"症状，空腹血糖 7.2mmol/L；OGTT：空腹 6.9mmol/L，餐后 2 小时 11.8mmol/L，可诊断为（检验士 2020 专业）

A. 糖尿病　　B. 需再做一次 OGTT
C. 空腹血糖受损　　D. 糖耐量异常
E. 无法诊断

4. 患者男，45 岁。近 3 月来口渴感加重，且明显多饮多尿，经查空腹尿常规血糖（++），其血糖水平可能（检验师 2013 基础）（主管检验师 2012 基础）

A. 低于 3.6mmol/L
B. 在 3.6~6.0mmol/L 范围内
C. 在 6.1~7.0mmol/L 范围内
D. 在 7.1~8.9mmol/L 范围内
E. 大于 11.1mmol/L

5. 患者女，59 岁。因多饮、多尿，体重减轻就诊。实验室检查结果：尿糖（+++），尿蛋白质（-）、尿酮体（-），初步诊断为糖尿病，则随机血糖的值应为（检验师 2021 基础）

A. 2.8mmol/L　　B. 3.91~6.11mmol/L
C. 7.8mmol/L　　D. 8.88mmol/L
E. 大于 11.1mmol/L

6. 患者男，20 岁。多食、多饮、多尿。体重减轻半年，恶心、呕吐、乏力 5 天，昏迷 1 天。患者血糖 16.8mmol/L。可推断该患者最可能是（检验师 2021 相关）

A. 癔病
B. 脑出血
C. 低血容量性休克
D. 高渗性非酮症糖尿病昏迷
E. 糖尿病酮症酸中毒昏迷

7. 患者女，52 岁。确诊糖尿病 5 年，用来检测糖尿病肾病滤过功能早期损伤的指标是（检验士 2015 专业）

A. BUN　　B. CR
C. 尿 β_2- 微球蛋白　　D. UA
E. Cysc

8. 某患者，空腹血糖 6.2mmol/L，HbA1c8.2%，判断患者可能是（检验师 2020 实践）

A. 糖尿病　　B. 糖耐量受损
C. 新发现的糖尿病病人　　D. 无糖尿病
E. 糖尿病已经控制的病人

9. 患者男，46 岁。发现口渴、多饮、消瘦 3 个月，空腹血糖 13.2mmol/L，2 小时血糖 20.6mmol/L，则可诊断为（主管检验师 2020 相关）

A. 1 型糖尿病　　B. 2 型糖尿病
C. 胰岛素缺乏症　　D. 甲状腺功能亢进症
E. 一过性高血糖

10. 患者男，45 岁。糖尿病患者，肥胖体型，空腹血糖 7.8mmol/L。治疗时首先考虑（主管检验师 2019 基础）

A. 饮食控制　　B. 胰岛素
C. 双胍类药物　　D. 磺脲类药物
E. 中药

11. 患者女，50 岁。患者有甲状腺功能亢进 10 余年，因感冒到医院就诊。体温 37.3℃。血常规：WBC $8.9\times10/L$，NE 81.1%。尿常规：尿蛋白（-）、尿糖（+），尿白细胞 0~3/HP，尿红细胞 0~2/HP，空腹血糖 4.89mmol/L 餐后 2 小时血糖 6.34mmol/L，该患者出现尿糖阳性可能属于（检验士 2016 相关）

A. 代谢性糖尿　　B. 内分泌性糖尿
C. 肾性糖尿　　D. 应激性糖尿
E. 暂时性糖尿

12. 假定血糖在常规实验室 20 天测定的质控结果均数为 5.5mmol/L，标准差为 0.5mmol/L，如果采用 2 规则，其失控点为（主管检验师 2013 相关，2017 相关）

A. 下限为 5mmol/L，上限为 6mmol/L
B. 下限为 4.5mmol/L，上限为 6.5mmol/L
C. 下限为 4mmol/L，上限为 7mmol/L
D. 下限为 3.55mmol/L，上限为 7.5mmol/L
E. 下限为 3.5mmol/L，上限为 7.5mmol/L

13. 患者男，57 岁。患者糖尿病 5 年，急性昏迷送入医院。查体：血压 100/60mmHg，呼吸 20 次 / 分，呼吸深大，实验室检查：血糖 15.7mmol/L，此患者尿液比密变化应为（检验士 2016 相关）

A. 降低　　B. 正常
C. 轻微升高　　D. 轻微降低
E. 明显升高

14. 患者女，38 岁。近期出现无力、心慌、饥饿、出汗、头痛的症状，多在餐后 2~4 小时发作，发作时血糖 2.1mmol/L。实验室和体格检查正常。有餐后低血糖症状，但无昏迷和癫痫，一般半小时左右可自行恢复，延长口服糖耐量试验时，空腹和第 1h 血糖正常，饥饿时无低血糖发作，对低血糖，高蛋白质饮食有效，无糖尿病、胃肠手术等病史。该患者可能的诊断是（检验师 2013 相关，2021 基础）

A. 特发性餐后低血糖　　B. 营养性低血糖
C. 2 型糖尿病　　D. 药物引起的低血糖
E. 糖耐量受损伴有低血糖

15. 患者男，56 岁，体胖。因口干、乏力、右足趾麻木 1 年入院。查体：血压 138/88mmHg，脉搏 80 次 / 分，呼吸 22 次 / 分，血糖 16.0mmol/L，尿糖（+++），尿蛋白（-），尿酮体（-），血尿酸 310μmol/L。该患者可能的诊断是（检验师 2015 相关）（主管检验师 2017 相关）

A. 1 型糖尿病　　B. 2 型糖尿病
C. 痛风性关节炎　　D. 高脂蛋白血症
E. 原发性高血压

16. 糖尿病患者，近期行心脏搭桥术，出现发热、贫血，临床怀疑是细菌性心内膜炎。患者行血培养，不符合血培养质量控制要求的是（检验师 2016 实践）

A. 采样时严格无菌操作
B. 尽量在使用抗生素前采集
C. 不同部位，24 小时内采用 3 次
D. 血标本不能存放于冰箱
E. 采血量大于 1ml 即可

17. 患者女，31 岁。有糖尿病史。因昏迷入院，入院时脉搏 120 次 / 分，呼吸 33 次 / 分。实验室检查结果为：GLU26.7mmol/L，HCT 52%，Na^+134mmol/L，K^+ 6.4mmol/L，

BUN 26.4mmol/L，pH6.8，PCO_2 10mmHg，尿酮体（++）。最可能的是（检验师 2016 专业，2021 实践）

A. 糖尿病乳酸中毒昏迷　B. 呼吸性酸中毒
C. 酸中毒　D. 糖尿病酮症酸中毒
E. 非酮症糖尿病高渗性昏迷

18. 患者，糖尿病史 10 余年，突然发生昏迷。查体时闻患者呼吸有烂苹果味，应该首先考虑（主管检验师 2012 基础，2013 实践）

A. 糖尿病肾病　B. 酮症酸中毒
C. 乳酸酸中毒　D. 低血糖症
E. 非酮症性高血糖高渗性糖尿病昏迷

第二节　葡萄糖及其相关代谢物的检验

A1 型题

一、血清（浆）葡萄糖测定

1. 试带法尿糖检测是检测尿液中的（检验士 2013 相关）

A. 乳糖　B. 果糖
C. 戊糖　D. 葡萄糖
E. 半乳糖

2. 测定血液葡萄糖的参考方法是（检验士 2013 专业，2019 基础）（检验师 2018 相关）

A. 质谱法或已糖激发酶法　B. 邻甲苯胺法
C. Folin–wu　D. 氧化还原法
E. 葡萄糖氧化酶法

3. 氧化酶法测定血糖，第一步反应所用的酶是（检验师 2013 实践，2015 实践）

A. 乳酸脱氢酶　B. 葡萄糖氧化酶
C. 己糖激酶　D. 过氧化物酶
E. 丙酮酸激酶

4. 葡萄糖氧化酶法定血糖的方法属于（检验师 2016 实践）

A. 固定时间法　B. 终点法
C. 速率法　D. 两点法
E. 多点法

5. 己糖激法测定血糖所用波长为（主管检验师 2017 实践）

A. 260nm　B. 280nm
C. 340nm　D. 450nm
E. 510nm

6. 空腹血糖浓度在 6~7mmol/L 之间，宜做的试验检测是（主管检验师 2013 专业）

A. C 肽测定　B. 尿糖测定
C. 糖耐量测定（OGTT）　D. 空腹血糖测定
E. 糖化血红蛋白水平测定

7. 疑 DKA 患者首选的过筛试验（检验士 2013 专业）（检验师 2018 相关）

A. 血液 C 肽　B. 血液 pH 值
C. 尿酮体　D. 血糖
E. 糖化血红蛋白

8. 葡萄糖氧化酶（2018 基础）

A. 以 DAB 显色时呈红色
B. 以 AEC 显色时呈红色
C. 以 CN 显色时呈蓝黑色
D. 以葡萄糖为底物时显色呈蓝色
E. 以 AS~MX 为底物、FB/FR 为发色剂时呈绿色/红色

9. 与糖尿病诊断治疗无关的检查是（检验士 2020 实践，2021 基础，2017 专业）

A. OGTT　B. 糖化血红蛋白
C. 血糖　D. 干扰素
E. 胰岛素释放试验

10. 血浆葡萄糖 GOD–POD 法测定的检测波长为（主管检验师 2013 实践）

A. 202nm　B. 340nm
C. 404nm　D. 505nm
E. 606nm

11. GOD–POD 法测定血糖时，参与第一步反应的工具酶是（主管检验师 2014 实践）

A. POD　B. LD
C. GOD　D. CK
E. AST

12. 影响血葡萄糖（GOD–POD 法）测定结果的因素不包括（检验师 2015 基础）

A. 其他己糖　B. 血中还原性物质
C. 血液放置时间　D. 输葡萄糖液时取血
E. 试剂的质量

13. 临床血糖最常用的测定方法（检验士 2014 专业）

A. 邻甲苯胺法
B. 葡萄糖氧化酶法和己糖激酶法
C. 碘量法
D. 班氏法
E. Folin–Wu 化学法

14. 做血糖测定时，采用下列哪种物质做抗凝剂较好（检验士 2018 专业）

A. EDTA–Na　B. 草酸钾
C. 草酸铵　D. 草酸钾—氟化钠
E. 肝素

15. 测定血糖时，抽血后如不能立即检查，则最好将血液与何种物质混合（检验师 2015 实践，2021 专业）

A. 氟化钠　B. 肝素
C. EDTA　D. 硫酸镁
E. EGTA

16. 全血标本如不能立即检测，加入氟化钠的主要作用是（主管检验师 2013 专业）

A. 防止细胞破裂　　B. 防止血小板减少
C. 抑制血浆蒸发　　D. 抑制糖异生的酶
E. 抑制糖酵解的酶

17. 检测血糖标本的叙述，错误的是（检验师 2012 实践，2016 相关）
A. 标本采集后立即分离血浆或血清，使血糖在室温下稳定 24 小时
B. 全血葡萄糖浓度比血浆或血清高 10%~15%
C. 血标本室温放置血糖每小时下降 5%~7%
D. 使用含氟化钠的采集管可抑制糖酵解
E. 静脉血糖＜毛细血管血糖＜动脉血糖

18. 自动生化仪上电极法快速检测血浆或血清葡萄糖浓度的原理是（主管检验师 2019 专业，2021 实践）
A. 葡萄糖氧化酶法—过氧化物酶偶联法
B. 己糖激酶法
C. 葡萄糖氧化酶速率法
D. 葡萄糖脱氢酶法
E. Folin-Wu 法

二、口服葡萄糖耐量测定

19. WHO 推荐的成人 OGTT 试验应口服（检验士 2015 实践，主管检验师 2015 实践）
A. 无水葡萄糖 50g　　B. 无水葡萄糖 75g
C. 无水葡萄糖 100g　　D. 无水果糖 100g
E. 无水果糖 200g

20. 不属于 OGTT 适应证的是（主管检验师 2016 相关）
A. 无糖尿病症状，随机或空腹血糖异常
B. 无糖尿病症状，有一过性或持续性糖尿
C. 无糖尿病症状，但有明显的家族史
D. 有糖尿病症状，但随机或空腹血糖不够糖尿病诊断标准
E. 有糖尿病症状，空腹血糖大于 10mmol/L

21. 进行 OGTT 试验时，下述哪种情况有助于糖尿病的诊断（主管检验师 2018 基础）
A. 空腹血糖为 6~7mmol/L
B. 口服葡萄糖 0.5~1 小时达高峰
C. 葡萄糖峰值 11.1mmol/L
D. 口服葡萄糖 2 小时后血糖恢复到空腹水平
E. 以上都不是

22. 糖耐量试验主要用于（检验师 2017 专业）
A. 严重糖尿病　　B. 酮症酸中毒
C. 糖尿病疗效　　D. 血糖波动
E. 隐性糖尿病

三、糖化血红蛋白测定

23. 与糖尿病诊断和血糖控制是否达标无关的检测项目是（检验士 2012 专业，2013 专业，2015 专业，2018 专业）（主管检验师 2015 专业）
A. OGTT　　B. 糖化血红蛋白
C. 血糖　　D. 血红蛋白
E. C 肽

24. 糖化血红蛋白是（检验士 2014 专业，2018 专业）（检验师 2018 相关）（主管检验师 2017 实践）
A. HbA1a　　B. HbA0
C. HbA1b　　D. HbA1c
E. HbF

25. 临床上已经少用测定 HbA1c 的方法是（主管检验师 2013 相关）
A. 亲和层析法　　B. 离子交换层析法
C. 电泳法　　D. 酶法
E. 比浊法

26. 糖尿病患者欲了解近 2 周以来血糖的控制水平，首选的检测指标是（主管检验师 2019 基础）
A. 糖化白蛋白　　B. 葡萄糖耐量试验
C. 尿糖　　D. 糖化血红蛋白
E. 空腹血糖

27. 用于判断糖尿病控制效果的糖化血红蛋白组分是（主管检验师 2014 实践）
A. HbA1a　　B. HbA1c
C. HbA1b　　D. HbA0
E. HbA1a1

28. HbA1c 的参考值范围是（主管检验师 2019 实践）
A. 4%~6%　　B. 15%~20%
C. 5%~8%　　D. 8%~9%
E. 9%~10%

29. ADA 推荐糖尿病患者血糖控制的理想的目标是（检验士 2018 专业）
A. HbA1c ≤ 7.0%　　B. HbA1c ≤ 6.0%
C. HbA1c ≤ 6.5%　　D. HbA1c ≤ 5.5%
E. HbA1c ≤ 5.0%

30. 关于糖化血红蛋白的叙述，正确的是（检验师 2012 专业）
A. 以糖化血红蛋白 / 血红蛋白比值报告结果
B. 电泳法是测定的参考方法
C. 糖化血红蛋白用作糖尿病的诊断
D. 空腹血糖正常而糖耐量受损的患者，糖化血红蛋白水平明显升高
E. 参考值＜ 9%

31. 糖化血红蛋白测定的参考方法是（检验师 2012 实践）
A. 醋酸亲和柱层析法　　B. 电泳法
C. 阴离子交换柱层析法　　D. 高压液相色谱检测法
E. 比色法

32. 糖化血红蛋白可反映下列哪个时间段的血糖水平（检验师 2016 相关）
A. 当前血糖水平　　B. 前 2~3 周
C. 前 4~5 周　　D. 前 5~6 周
E. 前 8~12 周

33. 某患者最近一次体检，检测空腹血糖为 11.6mmol/L，GHb 为 6.5%，则该患者很可能为（主管检验师 2019 专业）
A. 新发现的糖尿病患者　　B. 未控制的糖尿病患者
C. 糖尿病已经控制的患者　　D. 无糖尿病
E. 糖耐量受损的患者

四、糖化血清蛋白测定

34. 下列关于血液糖化血清蛋白的叙述，错误的是（检验士 2015 相关，2019 相关）

A. 反映过去 2~3 周的平均血糖水平

B. 是血清糖果胺的主要成分

C. 是糖尿病近期控制水平的检测指标

D. 可替代糖化血红蛋白

E. 当患者有急性全身性疾病时能够准确地反映短期内平均血糖的变化

35. 关于糖化血清蛋白的叙述，错误的是（检验师 2013 基础）

A. 反映血糖控制效果上比糖化血红蛋白敏感

B. 测定糖化血清蛋白主要是测定血清白蛋白

C. 糖化血清蛋白的生成量与血糖浓度有关

D. 反映的是过去 8~10 周的平均血糖浓度

E. 是葡萄糖通过非酶促糖基化反应与蛋白结合形成

36. 糖化血清蛋白测定主要用于（主管检验师 2016 专业）

A. 糖尿病的诊断

B. 观察糖尿病血糖的控制情况

C. 糖尿病的分型

D. 糖尿病与其他疾病的鉴别诊断

E. 观察糖尿病即时血糖控制情况

37. 有关果糖胺的叙述，错误的是（检验士 2012 专业，2016 专业，2019 基础，2020 相关）（检验师 2017 实践，2018 相关，2020 实践）（主管检验师 2014 实践）

A. 测定果糖胺就是测定糖化血清蛋白

B. 所有糖化血清蛋白结构类似果糖胺

C. 去 2~3 周的平均血糖水平

D. 可替代糖化血红蛋白

E. 是糖尿病近期控制水平的监测指标

38. 糖基化白蛋白测定采用（检验师 2020 实践）

A. 硝基四氮唑蓝　　B. ELISA

C. HLPC　　D. KAOD

E. 酮胺氧化酶

五、其他相关检验

39. 用胰岛素治疗的糖尿病患者，欲了解 β 细胞的分泌功能，应选择测定（检验师 2017 相关）

A. 胰岛素抗体　　B. 胰岛素原

C. 胰岛素　　D. 胰岛素样生长因子

E. C 肽

40. 下列哪项指标可用于糖尿病灭酮治疗的疗效观察和胰岛素过量的监测（主管检验师 2018 专业，主管检验师 2021 基础，主管检验师 2017 相关）

A. 丙酮　　B. 丙酮酸

C. 乙酰乙酸　　D. 尿酮体和血糖

E. α- 酮戊二酸

41. 关于血乳酸测定的叙述，错误的是（主管检验师 2017 相关）

A. 测全血乳酸较理想

B. 血样加 NF 抑制红细胞糖解

C. 血样冰浴送检并迅速完成测定为宜

D. 采血前可以剧烈运动

E. 对于血气分析无法解释的代谢性酸中毒，要考虑检测血乳酸

42. 关于试带法尿葡萄糖检测的叙述，正确的是（检验师 2018 专业）

A. 标本细菌污染可引起假阳性

B. 维生素 C 可导致假阳性

C. 血糖大于 8.88mmol/L，尿糖可阳性

D. 甲状腺功能亢进由于肾糖阈降低

E. 新生儿糖尿由于肾小球功能不完善

A2 型题（病历摘要型最佳选择题）

1. 患者男，50 岁。频渴、多尿，近 6 个月体重减轻，视力下降，检测空腹血糖 8.0mmol/L，如果诊断为糖尿病，下列选项中不属于糖尿病诊断标准的是（检验士 2015 相关）（检验师 2021 实践）（主管检验师 2015 相关）

A. 多尿、多饮和无原因的体重减轻

B. 随机静脉血血浆葡萄糖≥ 11.1mmol/L（200mg/dl）

C. 空腹血糖胰岛素水平＞ 15.6U/L（CLTA）

D. OGTT 检验结果，2 小时静脉血浆葡萄糖≥ 11.1mmol/L（200mg/dl）

E. 空腹静脉血浆葡萄糖（FVPG）≥ 7.0mmol/L（126mg/dl）

2. 患者女，28 岁。孕 14 周，体检尿糖阳性，空腹血糖 6.7mol/L，复查后空腹血糖 6. 9mo/L。为确定是否患有妊娠糖尿病，建议进一步检查的项目是（检验士 2012 专业，检验士 2015 专业，检验士 2021 实践，主管检验师 2015 专业）

A. 糖化血红蛋白　　B. 餐后 2 小时血糖

C. C 肽　　D. 空腹胰岛素

E. OGTT

3. 患者女，52 岁。空腹血糖 6.5mmol/L，口服葡萄糖耐量试验 2 小时血浆葡萄糖 8.5mmol/L，可能的诊断为（检验师 2016 实践）

A. 空腹血糖受损　　B. OGTT 试验结果正常

C. 糖耐量受损　　D. 糖尿病

E. 代谢综合征

4. 患者男，58 岁。经诊断为糖尿病，需糖化血红蛋白的监测，该监测可以反映多久的血糖水平（检验士 2015 实践，检验士 2019 实践，检验师 2018 相关）

A. 1~2 周　　B. 2~4 周

C. 5~6 周　　D. 6~8 周

E. 20 周以上

5. 患者男，57 岁。近段时间口渴、多尿，随机血糖值为 18.25mmol/L，如果想了解之前 2~3 月前的血糖，应查（检验士 2017 专业，2019 基础，2020 基础，2021 专业）

A. 糖化血红蛋白　　B. 果糖胺

C. 胰岛素　　D. C 肽

E. OGTT 试验

6. 患者女，56 岁。糖尿病昏迷，为鉴别糖尿病酮症酸

中毒或糖尿病高渗性昏迷，下列何种试验最有效（主管检验师 2017 基础，2019 实践，2021 基础，2021 基础）

A. 血或尿酮体　　B. GHb
C. 血糖　　D. 血液 pH 值
E. 测定 C 肽

A3 型题

（1~2 题共用题干）

患者男，20 岁。多食、多饮、多尿，体重减轻半年，恶心、呕吐、乏力 5 天，昏迷 1 天，患者血糖 28.2mmol/L。

1. 为明确诊断，最需要检查（检验士 2014 实践，2017 实践，2020 实践，2021 专业）

A. 肝功能　　B. 尿酮体
C. OGTT　　D. 胰岛素
E. HbA1c

2. 最有可能的诊断是（检验士 2014 实践，2017 实践，2020 实践，2021 专业）

A. 肾功能损害　　B. 肝硬化昏迷
C. 乳酸酸中毒　　D. 酮症酸中毒
E. 脑血管意外

（3~5 题共用题干）

患者女，50 岁。有 12 年糖尿病史，因昏迷入院，呼吸有烂苹果味。查体血压 12/5.3KPa，脉搏 110 次 / 分，呼吸 28 次 / 分，尿糖和尿酮体（+++）。

3. 最可能的初步诊断是（检验士 2015 实践，2021 实践）（主管检验师 2015 实践，2018 实践）

A. 糖尿病乳酸酸中毒　　B. 呼吸性酸中毒
C. 酸中毒　　D. 糖尿病酮症酸中毒
E. 非酮症糖尿病高渗性昏迷

4. 为了确诊，需进行检查的项目是（检验士 2015 实践，2021 实践）（主管检验师 2015 实践，2018 实践）

A. 血清丙氨酸　　B. 血糖
C. 血气分析　　D. 血浆电解质
E. 血 β－羟丁酸

5. 血气分析结果应为（检验士 2015 实践，2021 实践）（主管检验师 2015 实践，2018 实践）

A. pH 7.55、BE+6.0mmol/L、HCO_3^- 42mmol/L
B. pH 7.14、BE−18.0mmol/L、HCO_3^- 10mmol/L
C. pH 7.45、BE+3.0mmol/L、HCO_3^- 27mmol/L
D. pH 7.35、BE−6.0mmol/L、HCO_3^- 22mmol/L
E. pH 7.50、BE+6.0mmol/L、HCO_3^- 30mmol/L

（6~7 题共用题干）

某天血糖的测定中有一份标本测定值是 40.5mmol/L。该标本的二氧化碳结合力、尿素和肌酐浓度均在参考范围内。

6. 正确的处理是（检验士 2014 实践，2016 实践，2019 专业）

A. 照常发出报告
B. 同临床医护人员联系
C. 重进查
D. 化验单上标明“溶血标本”
E. 化验单上标明“黄疸标本”

7. 试图解释该结果可能出现的原因是（检验士 2014 实践，2016 实践，2019 专业）

A. 糖尿病患者
B. 检测结果错误
C. 在患者输葡萄糖的同侧静脉采血
D. 黄疸标本
E. 溶血标本

（8~9 题共用题干）

患者女，54 岁。口渴多饮、多食、消瘦乏力 2 个月，呼气中有烂苹果味。

8. 根据病史及辅助检查，最可能的诊断是（检验师 2012 实践，2018 专业）（主管检验师 2018 专业，2020 实践，2020 实践，2021 专业）

A. 糖尿病酮症酸中毒　　B. 急性腹膜炎
C. 急性胰腺炎　　D. 急性呼吸衰竭
E. 弥散性血管内凝血

9. 为进一步明确诊断，应进行的检查是（检验师 2012 实践，2018 专业）（主管检验师 2018 专业，2020 实践，2020 实践，2021 专业）

A. 尿酮体　　B. 血 pH 值
C. OGTT 试验　　D. 血电解质
E. 血乳酸

（10~11 题共用题干）

患者男，56 岁。近来出现烦渴、多尿、多饮，24 小时尿量为 10L，比密 1.002，pH 7.0，尿渗透压 101mmol/L。

10. 患者尿液量、比密检查应判断为（检验师 2012 实践）

A. 尿量少，比密高　　B. 尿量少，比密低
C. 尿量多，比密高　　D. 尿量多，比密低
E. 尿量正常，比密正常

11. 该患者最可能的诊断是（检验师 2012 实践）

A. 急性肾小球肾炎　　B. 慢性肾小球肾炎
C. 急性间质性肾炎　　D. 糖尿病
E. 尿崩症

（12~13 题共用题干）

某糖尿病患者因昏迷急诊入院，患者呕吐，腹痛 2 天，有困倦，呼吸深、快，并有特殊气味。

12. 该患者最可能的诊断为（主管检验师 2012 专业）

A. 乳酸中毒
B. 呼吸性酸中毒
C. 酮症酸中毒
D. 非酮症性高血糖高渗性昏迷
E 低血糖昏迷

13. 为明确诊断，不需要的实验室检查是（主管检验师 2012 专业）

A. 血糖浓度、尿糖定性　B. 血、尿酮体检测

C. 血气和电解质分析　D. 口服葡萄耐量试验
E. 血浆渗透压

（14~15 题共用题干）

患者男，59 岁。有高血压病史 5 年，否认其他疾病病史。于晚餐后 4 小时突发胸闷、恶心、呕吐胃内容物，伴上腹疼痛，到急诊室就诊。体检：血压 80/50mmHg，体温 37℃，呼吸 56 次 / 分，上腹部轻度肌紧张伴压痛。

14. 若尿常规检查发现尿糖（++++）、酮体（++）。此时应立即进行的检查是（主管检验师 2014 专业）
A. 空腹血糖　B. 餐后 2 小时血糖
C. 随机血糖　D. HbA1c
E. OGTT

15. 为了鉴别血糖是应激所致还是原来已经有糖尿病，以下指标最有参考价值的是（主管检验师 2014 专业）
A. 空腹血糖　B. 餐后 2 小时血糖
C. 随机血糖　D. HbA1c
E. OGTT

（16~17 题共用题干）

患者男，44 岁。呼吸深大，昏迷急诊入院，病史不详。查体：BP185/125mmHg，心肺未见异常，Hb70g/L，CO_2CP10.5mmol/L，尿蛋白（++），尿比重 1.015，尿沉渣中可见蜡样管型 0~1 个 /LP，BUN30.5mmol/L，Cr 1934.2 μmmol/L，血糖 4.42mmol/L。

16. 本病最有可能的诊断是（主管检验师 2016 专业）
A. 肝性昏迷　B. 糖尿病酮症酸中毒
C. 糖尿病非酮症酸中毒　D. 脑血管病变
E. 尿毒症昏迷

17. 该病静脉补碱的 CO_2CP 指标小于（主管检验师 2016 专业）
A. 20mmol/L　B. 18mmol/L
C. 13.5mmol/L　D. 10.5mmol/L
E. 8.8mmol/L

（18~20 题共用题干）

患者男，45 岁。因恶心，头痛 36 小时，糖尿病昏迷 2 小时就诊。患者意识模糊，面色潮红，呼吸急促并有烂苹果味。辅助检查：尿糖（+++），血糖 20mmol/L，pH7.02，$PCO_2$16mmHg，$PO_2$110mmHg，HCO_3^-4.5mmol/L，Na^+135mmol/L，K^+4.0mmol/L，Cl^-100.5mmol/L。

18. 该患者最可能的诊断是（主管检验师 2016 专业）
A. 高氯性代谢性酸中毒　B. 酮症酸中毒
C. 乳酸酸中毒　D. 苹果酸酸中毒
E. 丙酮酸酸中毒

19. 该患者酸碱平衡地表现为（主管检验师 2016 专业）
A. 呼吸性酸中毒　B. 呼吸性碱中毒
C. 代谢性酸中毒　D. 代谢性碱中毒
E. 无酸碱平衡紊乱

20. AG 值为（主管检验师 2016 专业）
A. 25.0mmol/L　B. 30.0mmol/L
C. 30.5mmol/L　D. 38.5mmol/L
E. 39.0mmol/L

（21~22 题共用题干）

患者男，65 岁。患者糖尿病 5 年，近期行胰岛素治疗，要求行胰岛功能评估。

21. 为检测患者 2 周的血糖情况（主管检验师 2017 专业）
A. OGTT　B. 胰岛素原
C. C 肽　D. 糖化血清蛋白
E. 糖化血红蛋白

22. 该患者最好检测（主管检验师 2017 专业）
A. OGTT　B. 胰岛素
C. C 肽　D. 胰岛素原
E. 糖化血红蛋白

B1 型题（标准配伍题）

（1~2 题共用备选答案）
A. 即时血糖水平　B. 糖化血红蛋白水平
C. 血浆 C 肽水平　D. 糖耐量试验
E. 血浆胰岛素水平

1. 空腹血糖浓度在 6.1~7.0mmol/L 之间时，宜做的检测是（检验士 2013 基础，2015 基础）

2. 反映检测目前 2~3 个月的患者血糖控制情况，宜做的检测是（检验士 2013 基础，2015 基础）

（3~5 题共用备选答案）
A. 11.1~14.0mmol/L　B. 7.9~9.9mmol/L
C. 6.11~7.0mmol/L　D. 3.61~6.11mmol/L
E. 2.2~2.3mmol/L

3. 葡萄糖氧化酶法测定正常人空腹血糖浓度为（检验士 2013 实践，2016 实践，2020 基础）

4. 葡萄糖氧化酶法测定正常人随机血糖浓度，可诊断为糖尿病的是（检验士 2013 实践，2016 实践，2020 基础）

5. 葡萄糖氧化酶法测定正常人空腹血糖浓度，需做糖耐量试验的是（检验士 2013 实践，2016 实践，2020 基础）

（6~7 题共用备选答案）
A. 尿微量清蛋白测定　B. 糖化血红蛋白测定
C. 血浆胰岛素水平　D. 糖耐量试验
E. 乳酸测定

6. 对于血气分析无法解释的代谢性酸中毒，检测其代谢基础的方法是（检验士 2013 相关，2018 专业，2021 相关）

7. 考虑是否合并糖尿病肾病，应做的检测是（检验士 2013 相关，2018 专业，2021 相关）

（8~9 题共用备选答案）
A. ALT 和 AST　B. ALP 和 CK
C. AMY 和 LPS　D. AST 和 AMY
E. 乳酸测定

8. 对于血气分析无法解释的代谢性酸中毒，可用哪种方法来检查其代谢基础（检验士 2016 相关）

9. 考虑是否合并糖尿病肾病，应做的检测是（检验士 2016 相关）

（10~11 题共用备选答案）

A. 血糖≥ 6.11mmol/L　B. 血糖≥ 7.0mmol/L

C. 血糖≥ 7.4mmol/L　D. 血糖≥ 7.8mmol/L

E. 血糖≥ 11.1mmol/L

10. 糖尿病诊断时空腹血糖的标准（检验师 2013 专业，2017 专业，2019 专业）（主管检验师 2012 相关）

11. 糖尿病诊断时随机血糖的诊断标准是（检验师 2013 专业，2017 专业，2019 专业）（主管检验师 2012 相关）

（12~14 题共用备选答案）

A. 糖化血红蛋白　B. 胰岛素

C. C 肽　D. 血糖

E. 糖化血清蛋白

12. 诊断糖尿病应首选的检测是（检验师 2015 专业）

13. 未使用胰岛素治疗的患者检测胰岛素细胞功能时，首选的检测是（检验师 2015 专业）

14. 检测患者 2 个月前血糖情况，首选的检测是（检验师 2015 专业）

（15~17 题共用备选答案）

A. 食物中糖类的消化吸收　B. 肝糖原分解

C. 肝脏的糖异生　D. 有氧氧化

E. 合成糖原

15. 血糖的主要代谢去路是（检验师 2019 基础）

16. 餐后血糖的主要贮存方式是（检验师 2019 基础）

17. 长期禁食情况下的血糖来源是（检验师 2019 基础）

（18~19 题共用备选答案）

A. 即时糖化水平　B. 糖化血红蛋白水平

C. 血浆肽水平　D. 糖耐量试验

E. 血浆胰岛素水平

18. 空腹血浆浓度在 6.1~7.0mmol/L 之间，宜做的检测是（检验师 2020 专业）（主管检验师 2015 基础）

19. 反映检测目前 2~3 个月的患者血糖控制情况，宜做的检测是（检验师 2020 专业）（主管检验师 2015 基础）

（20~22 题共用备选答案）

A. 糖化血红蛋白　B. 糖化血清蛋白

C. OGTT　D. 随机血糖

E. 餐后 2 小时血糖

20. 有糖尿病症状，但随机或空腹血糖不够糖尿病诊断标准时监测（主管检验师 2019 相关，2021 基础）

21. 反映 6~8 周血糖水平的是（主管检验师 2019 相关，2021 基础）

22. 反映 2~3 周血糖水平的是（主管检验师 2019 相关，2021 基础）

第十章　脂代谢紊乱检验

第一节　概述

A1 型题

一、血脂及血浆脂蛋白

1. 正常人空腹 12 小时后，脂蛋白经超速离心可被分为（检验士 2013 基础）

A. 2 种　　B. 3 种
C. 4 种　　D. 5 种
E. 10 种

2. 将胆固醇转变成胆汁酸的脏器是（2018 相关）

A. 小肠　　B. 大肠
C. 胃　　D. 胰腺
E. 肝脏

3. 各种载脂蛋白的主要合成部位（检验士 2016 基础，2018 基础）

A. 肾脏　　B. 脾脏
C. 肝脏　　D. 巨噬细胞
E. 脑

4. 不属于血浆脂蛋白组成成分的是（检验士 2017 基础）

A. 甘油三酯　　B. 磷脂
C. 胆固醇　　D. 载脂蛋白
E. 糖脂

5. 催化胆固醇酯生成作用的酶主要是（检验士 2017 基础）

A. 磷脂酶　　B. 脂蛋白脂肪酶
C. 肉毒碱脂肪酰转移酶　　D. HMG-CoA 还原酶
E. 卵磷脂胆固醇脂酰转移酶

6. 脂蛋白中独立的，不能转化为其他种类脂蛋白的是（检验师 2012 基础）

A. 新生 HDL　　B. VLDL
C. HDL　　D. CM
E. Lp（a）

7. 下列不属于血脂成分的是（检验师 2013 实践，2014 基础）

A. 磷脂　　B. 非酯化脂肪酸
C. 胆固醇及其酯　　D. 甘油三酯
E. 胆碱和胆胺

8. 下列叙述错误的是（检验师 2014 基础）

A. 肝脏是脂肪酸 β 氧化的主要器官
B. 肝脏合成 VLDL
C. 肝脏是利用酮体的器官
D. 肝脏可将胆固醇转化为胆汁酸
E. 肝脏可生成 HDL

9. 甘油三酯生物合成的第一个中间产物是（检验师 2014 基础）

A. 甘油一酯　　B. 1,2- 甘油二酯
C. 磷脂酸　　D. 脂酰肉毒碱
E. 脂酰基胆碱

10. 血清脂蛋白电泳可分 α 脂蛋白、前 β- 脂蛋白、β- 脂蛋白及乳糜微粒四个条带，α- 脂蛋白中所含的载脂蛋白是（检验师 2014 专业）

A. 载脂蛋白 A　　B. 载脂蛋白 B
C. 载脂蛋白 C　　D. 载脂蛋白 D
E. 载脂蛋白 E

11. 血清脂蛋白电泳中的 β- 脂蛋白是指（检验师 2014 专业）

A. CM　　B. LDL
C. IDL　　D. VLDL
E. HDL

12. 电泳法分离血浆脂蛋白时，从正极到负极顺序依次排列为（检验师 2014 实践）

A. CM → VLDL → LDL → HDL
B. VLDL → LDL → HDL → CM
C. LDL → HDL → VLDL → CM
D. HDL → VLDL → LDL → CM
E. HDL → LDL → VLDL → CM

13. 血浆脂蛋白超速离心法，脂蛋白密度由大到小顺序是（检验士 2019 相关）

A. LDL ＞ VLDL ＞ CM ＞ HDL
B. HDL ＞ LDL ＞ VLDL ＞ CM
C. VLDL ＞ LDL ＞ HDL ＞ CM
D. CM ＞ VLDL ＞ LDL ＞ HDL
E. HDL ＞ VLDL ＞ LDL ＞ CM

14. 脂蛋白密度梯度离心，最上层为（检验师 2015 相关，2019 相关）

A. HDL　　B. LDL
C. IDL　　D. VLDL
E. CM

15. 清除乳微粒残基的场所是（检验师 2015 相关）（主管检验师 2016 相关）

A. 心脏　　B. 肺脏

C. 肾脏　　D. 肝脏
E. 脾脏

16. 合成胆固醇最直接的前体是（检验师 2015 相关）
A. 葡萄糖　　B. 脂肪酸
C. 氨基酸　　D. 乙酰 CoA
E. 丙酮酸

17. 离心后位于最上层的脂蛋白是（检验士 2013 专业）（检验师 2018 相关）
A. CM　　B. VLDL
C. IDL　　D. LDL
E. HDL

18. 进食对以下物质的检测影响最小的是（检验师 2021 相关）
A. 血糖　　B. 胆红素
C. pH　　D. 胆固醇
E. 甘油三酯

19. 下列各项血脂指标，生理变异最大的是（检验士 2020 专业）（主管检验师 2013 相关，2016 实践，2021 相关）
A. TC　　B. TG
C. HDL–C　　D. ApoAI
E. ApoB100

20. 采用超速离心沉淀法对脂蛋白进行分类，最上层的脂蛋白是（检验师 2021 相关，2021 相关）
A. CM　　B. VLDL
C. IDL　　D. LDL
E. HDL

21. 脂蛋白电泳时向正极迁徙速度最快的是（检验师 2021 实践）（主管检验师 2017 实践，2019 实践，2021 相关）
A. VLDL　　B. LDL
C. IDL　　D. HDL
E. CM

22. 超速离心法将正常血浆脂蛋白按照密度由低到高的顺序排列为（检验师 2021 基础）
A. VLDL–IDL–LDL–HDL　B. CM–VLDL–IDL–LDL
C. VLDL–CM–LDL–HDL　D. VLDL–LDL–IDL–HDL
E. CM–VLDL–LDL–HDL

23. 血浆胆固醇中游离胆固醇约占（主管检验师 2014 基础）
A. 10%　　B. 20%
C. 30%　　D. 40%
E. 70%

24. 下列不属于血脂成分的是（主管检验师 2014 专业）
A. 磷脂　　B. 非酯化脂肪酸
C. 胆固醇及其酯　　D. 甘油三酯
E. 胆汁酸

25. 关于血脂、脂蛋白和载脂蛋白检测的论述不正确的是（主管检验师 2014 实践）
A. 禁食 12 小时后采血
B. 采血前 24 小时不饮酒
C. 体检者采血前 2 周时间保持平时的饮食习惯
D. 体检对象在采血前 24 小时内不做剧烈运动
E. 药物对血脂没有影响

26. 非空腹血标本将影响下列哪一项的测定（检验师 2021 基础）
A. 钾离子　　B. 前白蛋白
C. LDH　　D. AST
E. 甘油三酯

27. 胆固醇不能转变成（主管检验师 2019 基础）
A. 胆汁酸　　B. 维生素 D3
C. 睾酮　　D. 胆固醇酯
E. 绒毛膜促性腺激素

28 进食后血清水平变化最大的指标是（主管检验师 2020 专业，2021 基础）
A. TC　　B. HDL–C
C. LDL–C　　D. VLDL–C
E. TG

29. ApoAI 主要存在于（检验士 2012 相关，2017 基础，2020 实践）
A. LDL 和 HDL　　B. VLDL 和 CM
C. LDL 和 CM　　D. HDL 和 CM
E. LDL 和 VLDL

30. 载脂蛋白 AI 是下列哪个脂蛋白的载脂蛋白（检验士 2012 实践）
A. Lp（a）　　B. LDL
C. VLDL　　D. CM
E. HDL

31. 载脂蛋白 C Ⅱ是下列何种脂代谢酶激活辅助因子（检验师 2012 基础）
A. HTGL　　B. LCAT
C. HL　　D. LPL
E. ACAT

32. 载脂蛋白的生理功能不包括（检验师 2012 相关）
A. 维持脂蛋白的结构
B. 参与脂代谢相关酶活性调节
C. 维持脂蛋白的物理特征
D. 分解甘油三酯
E. 作为脂蛋白受体的配体

33. 载脂蛋白 E 主要存在于（检验师 2014 基础）（主管检验师 2016 基础）
A. CM　　B. HDL
C. LDL　　D. VLDL
E. Lp（a）

34. 关于载脂蛋白 B 的叙述，下列错误的是（检验师 2014 专业，2018 专业）
A. 主要为载脂蛋白 B100
B. 主要在肝脏中合成
C. 主要在空肠中合成
D. 对肝脏合成 VLDL 有调节作用
E. 能与外周细胞膜上的 LDL 受体结合

35. 含 ApoB100 最多的脂蛋白是（检验师 2017 专业，2020 基础）

A. VLDL　　B. LDL
C. IDL　　D. HDL
E. CM

36. 载脂蛋白的功能不包括（检验师 2018 基础）（主管检验师 2018 基础）
A. 构成并稳定脂蛋白的结构
B. 修饰并影响与脂蛋白代谢有关的酶的活性
C. 作为脂蛋白受体的配体
D. 参与脂蛋白代谢的过程
E. 参与糖代谢过程

37. 不属于载脂蛋白的是（检验师 2019 基础）
A. ApoB100　　B. 铜蓝蛋白
C. ApoAI　　D. ApoCI
E. ApoE

38. 血清载脂蛋白测定多采用的方法是（主管检验师 2017 相关，2019 相关，2021 相关）
A. 单向琼脂扩散法　　B. 火箭电泳法
C. 联免疫吸附试验　　D. 免疫透射比浊法
E. 放射免疫测定法

39. 载脂蛋白 A 是下列哪种物质的主要结构蛋白（主管检验师 2014 相关）
A. HDL　　B. LDL
C. VLDL　　D. CM
E. Lp（a）

40. 正常人空腹 12 小时后，血清中不含有（检验师 2012 基础）
A. HDL　　B. LDL
C. IDL　　D. VLDL
E. CM

41. 催化脂蛋白中甘油三酯水解的关键酶是（检验师 2013 基础）
A. 卵磷脂胆固醇脂酰转移酶
B. 脂蛋白脂肪酶
C. 磷脂酶
D. 肉碱脂肪酰转移酶
E. 过氧化物酶

42. “脂防动员”的脂酶中的限速酶是（检验师 2014 相关）
A. 甘油一酯脂肪酶　　B. 甘油二酯脂肪酶
C. 甘油三酯脂肪酶　　D. 脂蛋白脂肪酶
E. 肝脂酶

43. 催化脂蛋白中甘油三酯水解的关键酶是（主管检验师 2012 基础）
A. 磷脂胆固醇脂酰转移酶　B. 脂蛋白脂肪酶
C. 磷脂酶　　D. 肉毒碱脂肪酰转移酶
E. 过氧化物酶

44. 能催化乳糜微粒（CM）和极低密度脂蛋白（VLDL）核心的三酰甘油（TG）分解为脂肪酸和单酰甘油酯的为（主管检验师 2019 基础）
A. LCET　　B. CETP
C. LPL　　D. ALP
E. HMG-CoA 还原酶

45. 胆固醇转变成胆汁酸的限速酶是（主管检验师 2019 专业，2020 相关）
A. HMG CoA 还原酶　　B. HMG CoA 裂解酶
C. 胆固醇 7α- 羟化酶　　D. 胆固醇 7α- 还原酶
E. 胆固醇 3α- 羟化酶

46. 胆固醇合成的限速酶是（主管检验师 2020 专业）
A. HMG-CoA 合成酶　　B. HMG-CoA 裂解酶
C. HMG-CoA 还原酶　　D. 鲨烯环氧酶
E. 甲羟戊酸激酶

47. 能激活脂蛋白脂肪酶，促进 CM 和 VLDL 分解代谢的载脂蛋白是（检验士 2016 相关）
A. 载脂蛋白 A　　B. 载脂蛋白 B
C. 载脂蛋白 C　　D. 载脂蛋白 D
E. 载脂蛋白 E

48. 下列三酰甘油含量最高的脂蛋白是（检验士 2018 专业）
A. Lp（a）　　B. 乳糜微粒
C. VLDL　　D. LDL
E. HDL

49. 与餐后血清呈乳糜样有关系的脂蛋白（检验师 2017 专业）
A. HDL　　B. VLDL
C. IDL　　D. LDL
E. CM

50. 乳糜微粒中含量最多的组分是（主管检验师 2019 基础）
A. 脂肪酸　　B. 甘油三酯
C. 磷脂酰胆碱　　D. 蛋白质
E. 胆固醇

51. 乳糜微粒中含最多的成分是（主管检验师 2021 相关）
A. 甘油三酯　　B. 蛋白质
C. 胆固醇　　D. 磷脂
E. 糖脂

52. 在脂蛋白中，密度最低的是（检验士 2015 实践，2017 相关）（主管检验师 2015 实践）
A. β 脂蛋白　　B. α 脂蛋白
C. 乳糜微粒　　D. 前 β 脂蛋白
E. 脂蛋白（a）

53. 下列运输外源性甘油三酯的血浆脂蛋白是（主管检验师 2014 基础）
A. CM　　B. LDL
C. VLDL　　D. LP（a）
E. HDL

54. 有关甘油三酯的叙述，错误的是（主管检验师 2014 实践）
A. 血甘油三酯反映 CM 和（或）VLDL 水平
B. 富含甘油三酯脂蛋白在动脉粥样硬化病变中起重要作用
C. 血甘油三酯升高是冠心病发病的危险因素
D. 高甘油三酯血症常伴 HDL-C 水平升高
E. VLDL 运输甘油三酯，VLDL 如转变为小而密

LDL，则致动脉粥样硬化能力增加

55. 合成 VLDL 的场所主要是在（检验士 2013 相关，2015 相关，2017 相关）（主管检验师 2015 相关）

A. 肾脏　　B. 肝脏
C. 小肠黏膜　　D. 血浆
E. 脂肪组织

56. 极低密度脂蛋白中含量最多的成分是（检验师 2014 相关，2018 专业）

A. 载脂蛋白　　B. 胆固醇
C. 甘油三酯　　D. 磷脂
E. 胆固醇酯

57. 乳糜微粒脂蛋白含量最多的成分是（检验师 2014 相关）

A. 甘油三酯　　B. 胆固醇
C. 载脂蛋白　　D. 磷脂
E. 游离脂肪酸

58. 在 VLDL 的描述中错误的是（检验师 2014 专业）

A. 其中含有甘油三酯、胆固醇、磷脂胆固醇酶
B. 是血液中第二位富含甘油三酯的脂蛋白
C. 在肝脏合成
D. 其中的 Apoc Ⅱ激活 LPL 促进 VLDL 的代谢
E. 负责转运外源性甘油三酯

59. LDL 所含的主要载脂蛋白为（检验士 2013 相关）

A. ApoA Ⅰ　　B. ApoA Ⅱ
C. ApoB100　　D. ApoC Ⅰ
E. ApoC Ⅱ

60. LDL 的中文名称为（检验士 2013 专业，2018 专业，2019 基础）

A. 乳糜微粒　　B. 高密度脂蛋白
C. 低密度脂蛋白　　D. 甘油三酯
E. 载脂蛋白

61. 血清脂蛋白电泳中的前脂蛋白是指（检验士 2018 专业，2019 基础）

A. 乳糜微粒　　B. 高密度脂蛋白
C. 低密度脂蛋白　　D. 中间密度脂蛋白
E. 极低密度脂蛋白

62. 低密度脂蛋白中，载脂蛋白含量最高的是（检验士 2014 实践）

A. ApoA　　B. ApoB
C. ApoC Ⅰ　　D. ApoC Ⅱ
E. ApoE

63. 合成 LDL 的场所主要是在（检验士 2019 实践，2020 专业）

A. 肾脏　　B. 肝脏
C. 小肠黏膜　　D. 血浆
E. 脂肪组织

64. 低密度脂蛋白中含量最多的载脂蛋白是（检验士 2020 相关）

A. ApoA Ⅰ　　B. ApoA Ⅱ
C. APoB　　D. ApoE
E. ApoC Ⅱ

65. LDL 的功能是（检验师 2013 专业）（主管检验师 2012 相关）

A. 转运内源性甘油三酯　　B. 转运内源性胆固醇
C. 逆行转运胆固醇　　D. 转运胆固醇到肝外
E. 转运游离脂肪酸

66. 运输内源性胆固醇的脂蛋白主要是下列哪一种（检验师 2014 相关，2018 相关）

A. HDL　　B. VLDL
C. LDL　　D. CM
E. Lp（a）

67. LDL 受体可识别血浆 LDL 颗粒中的（主管检验师 2014 相关）

A. ApoC Ⅱ　　B. ApoC
C. ApoAI　　D. ApoB100
E. ApoB48

68. 血浆中哪种脂蛋白的体积最小（检验师 2019 相关）

A. CM　　B. HDL
C. LDL　　D. IDL
E. VLDL

69. 血浆脂蛋白中，密度最大的是（检验士 2014 基础，2016 基础，2018 专业）

A. 乳糜微粒（CM）
B. 极低密度脂蛋白（VLDL）
C. 中间密度脂蛋白（IDL）
D. 低密度脂蛋白（LDL）
E. 高密度脂蛋白（HDL）

70. 被称为“好胆固醇”的是（检验士 2012 实践）（主管检验师 2016 实践）

A. HDL-C　　B. VLDL-C
C. CM-C　　D. LDL-C
E. IDL-C

71. 高密度脂蛋白胆固醇的英文缩写是（检验士 2016 实践，2021 专业）

A. CM　　B. VLDL-C
C. LDL-C　　D. HDL-C
E. Lp（a）

72. 下列脂蛋白中密度最高的是（检验士 2017 基础）

A. CM　　B. β-LP
C. 前 β-LP　　D. α-LP
E. LP（a）

73. 目前认为 HDL 有下列作用，但除外（检验师 2020 基础）

A. 激活脂蛋白酯酶
B. 促进血浆中胆固醇酯化
C. 促进脂质通过肠壁的运输
D. 输送肝细胞外的过量胆固醇进入肝脏后排泄
E. 限制动脉粥样硬化的发生、发展

二、脂蛋白代谢紊乱及其动脉粥样硬化的关系

74. 与动脉粥样硬化发生率负相关的脂蛋白是（主管检验师 2016 基础，2020 专业）

A. HDL　　B. VLDL
C. CM　　D. LDL
E. IDL

75. 在胆固醇逆向转运中起主要作用的血浆脂蛋白是（主管检验师 2020 基础，2014 基础，2021 专业）
A. IDL　　B. HDL
C. LDL　　D. VLDL
E. CM

76. 冠心病的确定危险因素不包括（主管检验师 2012 相关，2014 实践）
A. 纤维蛋白原增高　　B. C- 反应蛋白增高
C. HDL-C 增高　　D. 凝血因子异常
E. LDL-C 增高

77. 胆固醇升高可见于（检验师 2013 相关）
A. 脂蛋白缺陷　　B. 肝硬化
C. 肾病综合征　　D. 巨细胞贫血
E. 恶性肿瘤

78. 胆固醇升高不见于（检验师 2015 实践）
A. 梗阻性黄疸　　B. 肾病综合征
C. 甲状腺功能低下　　D. 慢性肾功能衰竭
E. 肝硬化

79. 目前我国"血脂异常防治建议"中规定的成人 TG 合适水平是（检验士 2017 专业）
A. 小于 1.24mmol/L（110mg/dl）
B. 小于 1.36mmol/L（120mg/dl）
C. 小于 1.47mmol/L（130mg/dl）
D. 小于 1.58mmol/L（140mg/dl）
E. 小于 1.69mmol/L（150mg/dl）

80. I 型高脂蛋白血症的血清学检查特点是（主管检验师 2016 基础）
A. 冰箱放置过夜后，血清透明，胆固醇明显增加，甘油三酯正常
B. 冰箱放置过夜后，血清上层为奶油层、下清澈，胆固醇正常或稍高，甘油三酯明显增加
C. 冰箱放置过夜后，血清上层为奶油层、下乳白，胆固醇稍高，甘油三酯增高
D. 冰箱放置过夜后，血清乳白，胆固醇正常，甘油三酯稍高
E. 冰箱放置过夜后，血清透明，胆固醇正常，甘油三酯稍高

81. 某高血脂患者抽血标本做相关检查，其血清静置试验结果为透明，该患者高脂血症分型属于（检验士 2015 专业）主管检验师 2015 专业）
A. Ⅰ型高脂血症　　B. Ⅱ型高脂血症
C. Ⅲ型高脂血症　　D. Ⅳ型高脂血症
E. Ⅴ型高脂血症

82. Ⅱa 型高脂蛋白血症患者，通过实验血脂检查，其血脂变化为（检验师 2014 实践）
A. 甘油三酯↑↑↑、胆固醇↑
B. 胆固醇↑↑、甘油三酯↑↑
C. 胆固醇↑↑
D. 甘油三酯↑↑
E. 胆固醇↑↑、甘油三酯↑↑且电泳出现宽 β 带

83. Ⅳ型高脂蛋白血症是指空腹血浆中（检验士 2018 相关）
A. CM 升高　　B. LDL 升高
C. VLDL 升高　　D. LDL 及 VLDL 同时升高
E. CM 及 VLDL 同时升高

84. Ⅴ型高脂血症患者空腹血浆中升高的脂蛋白是（检验师 2017 专业）
A. CM　　B. LDL
C. HDL　　D. VLDL
E. CM 和 VLDL

85. 关于高脂血症的危险因素，不包括（检验师 2014 实践）（主管检验师 2016 实践）
A. 高胆固醇血症　　B. 低密度脂蛋白
C. 高密度脂蛋白　　D. 高甘油三酯
E. 高血压

86. Ⅱa 型高脂蛋白血症的血清检测特点是（检验师 2012 相关）
A. 血清透明，胆固醇明显增加，甘油三酯正常
B. 血清乳白色，胆固醇正常或稍高，甘油三酯明显增加
C. 血清混浊，胆固醇稍高，甘油三酯增高
D. 血清混浊，胆固醇异常，甘油丰酯稍高
E. 血清透明，胆固醇明显增加，甘油三酯稍高

87. 高脂蛋白血症实验检查中，不正确的做法是（检验师 2012 实践，2016 实践）
A. 检查前不应处于应激状态
B. 发现血脂 / 脂蛋白异常应间隔 2 周再复查一次
C. 血脂分析前应低脂饮食 1 周
D. 空腹 12~14 小时后采血检查
E. 静脉采血时止血带使用不超过 1 分钟

88. 1970 年 WHO 建议将高脂蛋白血型分为几型（检验师 2016 相关）
A. 2　　B. 3
C. 4　　D. 5
E. 6

89. Ⅰ型高脂蛋白血症是指空腹血浆中（检验师 2017 相关）
A. CM 升高　　B. VLDL 升高
C. LDL 及 VLDL 同时升高　D. LDL 升高
E. CM 及 VLDL 同时升高

90. 对于甘油三酯与冠心病关系的叙述，错误的是（检验师 2019 相关）
A. 富含甘油三酯的脂蛋白在动脉粥样硬化中起重要作用
B. 高甘油三酯血症常伴 HDL-C 水平升高
C. 血浆甘油三酯升高是冠心病发生的一个独立危险因素
D. 甘油三酯以 VLDL 循环于血中，VLDL 如转变为小而密 LDL 则致动脉粥样硬化能力增加
E. 甘油三酯增高反映了 CM 和或 VLDL 水平增高

91. 某化验室血标本脂蛋白检查结果为：血清外观浑

浊，4℃过夜后，有奶油样上层，胆固醇及甘油三酯高，电泳后呈现乳糜微粒区带，该病人诊断为（检验师 2019 实践）

A. Ⅰ型高脂蛋白血症　B. Ⅱ型高脂蛋白血症
C. Ⅲ型高脂蛋白血症　D. Ⅳ型高脂蛋白血症
E. Ⅴ型高脂蛋白血症

92. 糖尿病合并脂代谢异常可表现为（检验师 2019 相关，2021 实践）

A. 高 HDL　B. 低 Lp（a）
C. 高 LDL　D. 高 ApoA
E. 低 VLDL

93. 以下不是引起动脉粥样硬化的脂蛋白是（主管检验师 2014 相关）

A. 糖化 LDL　B. 乙酰 LDL
C. A 型 LDL　D. B 型 LDL
E. 氧化 LDL

94. 孕妇血中雌激素升高，可促进肝加速合成（主管检验师 2017 相关）

A. CM　B. LDL
C. VLDL　D. HDL
E. Lp（a）

A2 型题（病历摘要型最佳选择题）

1. 患者男，17 岁。近半年来腹部不适，多次剧烈腹痛。空腹 12 小时抽血分离血浆，呈奶样乳白色，但经 1500r/min 离心 30 分钟后，发现血浆下层较透明而表面为奶油层，该患者血浆中下列哪项脂蛋白可能升高（检验士 2014 相关）

A. HDL　B. IDL
C. LDL　D. VLDL
E. CM

2. 患者男，49 岁。平时体健，血脂：TC5.8mmol/L，TG1.7mmol/L。根据资料，下列分析正确的是（检验士 2017 实践）

A. 血脂在合适范围内
B. 血脂在临界值边缘，需要药物治疗
C. 超危值，需要药物治疗
D. 血脂在临界边缘，仅需要饮食疗法即可
E. 血脂超过危险阈值，但是达不到药物治疗开始标准，只需要饮食治疗即可

3. 患者男，58 岁，体胖。患有高血压及高血脂。实验室检查：空腹血浆外观呈奶油样乳白色，血浆在 4℃静置过夜形成一层奶酪样物质。该患者空腹血浆表现为（检验师 2015 相关）

A. LDL 升高　B. VLDL 升高
C. IDL 升高　D. CM 升高
E. HDL 升高

4. 患者男，50 岁。身高 170m，体重 75kg，正常体检抽血，标本经离心后发现血清上层混浊、下层透明，混浊层的主要成分是（检验师 2018 实践）（主管检验师 2020 基础，2018 实践，2021 基础）

A. HDL　B. CM
C. VLDL　D. IDL
E. LDL

5. 某患者的血标本检验结果为：甘油三酯 3.78mmol/L（335mg/dl），总胆固醇 4.91mmol/L（190mg/dl），前 β 脂蛋白增高，β 脂蛋白正常，乳糜微粒阴性，血清乳化状。其高脂蛋白血症的分型为（检验师 2017 实践）（主管检验师 2016 相关）

A. 非空腹血标本　B. Ⅰ型高脂蛋白血症
C. Ⅱ型高脂蛋白血症　D. Ⅲ型高脂蛋白血症
E. Ⅳ型高脂蛋白血症

6. 患者男，50 岁。身高 170cm，体重 75kg，体检发现血清总胆固醇含量为 5.2mmol/L 根据我国的血脂防治标准，该患者总胆固醇水平处于（主管检验师 2017 基础，2021 基础）

A. 正常范围　B. 合适水平
C. 临界范围　D. 升高
E. 危险范围

第二节 血脂蛋白及载脂蛋白测定

A1 型题

1. 关于甘油三酯的叙述，错误的是（检验士 2012 实践，2014 实践）

A. 富含甘油三酯的脂蛋白在动脉粥样硬化中起重要作用
B. 高甘油三酯血症常伴 HDL-C 水平升高
C. 血浆甘油三酯升高是冠心病发生的一个独立危险因素
D. 甘油三酯以 VLDL 循环于血中，VLDL 如转变为小而密 LDL，则致动脉粥样硬化能力增加
E. 甘油三酯增高反映了 CM 和（或）VILDL 水平增高

2. 正常人空腹血浆胆固醇合适范围为（检验士 2014 专业，2018 专业，2019 相关，2020 基础）

A. 1.29~2.59　B. 2.59~3.88
C. 3.88~5.20　D. 6.47~7.76
E. 5.18~7.76

3. 正常人血清总胆固醇中，胆固醇酯占（检验师 2014 基础）

A. 10%　B. 30%
C. 50%　D. 70%
E. 90%

4. 在血脂测定中当 TG 大于多少时，LDL-C 不宜用计

算法求得（检验师 2014 实践）（主管检验师 2019 实践）

A. > 1.8mmol/L　　B. > 3.5mmol/L

C. > 4.5mmol/L　　D. > 5mmol/L

E. > 6mmol/L

5. 血清总胆固醇的正常值是（检验师 2020 实践）

A. ≤ 5.98mmol/L　　B. 3.10~6.70mmol/L

C. ≤ 5.18mmol/L　　D. ≤ 6.70mmol/L

E. 3.00~6.10mmol/L

6. 血脂异常防治时，LDL-C 的最适水平应（主管检验师 2012 实践）

A. < 1.59mol/L　　B. < 2. 3mol/L

C. < 2.59mol/L　　D. < 3.34mol/L

E. < 4.13mmol/L

7. 血清甘油三酯酶法测定的第一步反应是（主管检验师 2012 实践，2019 基础，2021 实践）

A. 将胆固醇酯用胆固醇酯酶水解掉

B. 先用洋地黄皂苷沉淀游离胆固醇

C. 用皂化反应分离甘油

D. 用脂蛋白脂肪酶水解甘油三酯

E. 用有机溶剂抽提纯化脂质

8. 有关脂代谢的实验室检查中，推荐的常规检查项目不包括（主管检验师 2013 专业，2016 专业，2019 专业，2020 相关）

A. ApoE　　B. TC

C. TG　　D. LP（a）

E. LDL-C

9. 高血脂的血清可造成假性偏低的项目是（主管检验师 2014 实践）

A. 碱性苦味酸法测定肌酐　B. 尿素

C. 总蛋白　　D. 钠钾离子测定

E. CRP

10. 对于甘油三酯（TG）和其他脂蛋白样本采集前，至少需要禁食多长时间（主管检验师 2014 专业）

A. 4 小时　　B. 8 小时

C. 12 小时　　D. 14 小时

E. 16 小时

B1 型题（标准配伍题）

（1~2 题共用备选答案）

A. CM　　B. VLDL

C. LDL　　D. HDL

E. LP（a）

1. 与琼脂糖凝胶电泳分离的 β －脂蛋白相对的脂蛋白是（检验士 2015 实践）（主管检验师 2015 实践）

2. 与琼脂凝胶电泳分离的 α －脂蛋白相对应的脂蛋白是（检验士 2015 实践）（主管检验师 2015 实践）

（3~4 题共用备选答案）

A. CM　　B. VLDL

C. LDL　　D. HDL

E. LP（a）

3. 运输内源性甘油三酯主要依靠（检验师 2013 相关，2018 实践）（主管检验师 2020 相关）

4. 运输外源性甘油三酯主要依靠（检验师 2013 相关，2018 实践）（主管检验师 2020 相关）

（5~7 题共用备选答案）

A. LDL　　B. HDL

C. IDL　　D. CM

E. VLDL

5. 脂蛋白各组分中密度最低的是（检验士 2013 基础，2018 相关，2019 专业）（检验师 2013 基础）

6. 不是致动脉粥样硬化的脂蛋白是（检验士 2013 基础，2018 相关，2019 专业）（检验师 2013 基础）

7. 血浆中胆固醇含量最高的脂蛋白是（检验士 2013 基础，2018 相关，2019 专业）（检验师 2013 基础）

（8~9 题共用备选答案）

A. 低密度脂蛋白　　B. 高密度脂蛋白

C. 中间密度脂蛋白　　D. 极低密度脂蛋白

E. 乳糜微粒

8. LDL 是（检验士 2019 专业）

9. ApoAI 主要存在于（检验士 2019 专业）

（10~11 题共用备选答案）

A. ApoA　　B. ApoB100

C. ApoB48　　D. ApoD

E. ApoE

10. ApoB 中最常见的是（检验师 2021 基础，2021 基础）（主管检验师 2017 专业）

11. HDL 中主要的载脂蛋白是（检验师 2021 基础，2021 基础）（主管检验师 2017 专业）

（12~14 题共用备选答案）

A. LDL　　B. HLD

C. IDL　　D. CM

E. VLDL

12. 脂蛋白各组分中密度最低的是（主管检验师 2012 基础，2019 专业）

13. 不是致动脉粥样硬化的脂蛋白是（主管检验师 2012 基础，2019 专业）

14. 血浆中胆固醇含量最高的脂蛋白是（主管检验师 2012 基础，2019 专业）

（15~16 题共用备选答案）

A. HDL　　B. LDL

C. VLDL　　D. CM

E. IDL

15. 具有抗动脉粥样硬化作用的脂蛋白是（主管检验师 2014 实践）

16. 转运内源性胆固醇的主要脂蛋白是（主管检验师 2014 实践）

（17~18 题共用备选答案）

A. HDL　B. LDL

C. VLDL　D. CM

E. LP（a）

17. 运输内源性胆固醇的主要脂蛋白是（主管检验师 2017 实践）

18. 运输外源性甘油三酯的主要脂蛋白是（主管检验师 2017 实践）

（19~21 题共用备选答案）

A. 胆固醇　B. 载脂蛋白

C. 甘油三酯　D. 糖脂

E. 磷脂

19. 极低密度脂蛋白含量最多的组分（主管检验师 2019 基础，2021 基础）

20. 乳糜微粒含量最多的组分（主管检验师 2019 基础，2021 基础）

21. 低密度脂蛋白含量最多的组分（主管检验师 2019 基础，2021 基础）

（22~23 题共用备选答案）

A. CM　B. IDL

C. LDL　D. VLDL

E. HDL

22. 脂蛋白中颗粒最大的是（主管检验师 2020 专业）

23. 脂蛋白中分子量最小的是（主管检验师 2020 专业）

（24~25 题共用备选答案）

A. 将胆固醇酯用胆固醇酯酶水解

B. 先用洋地黄皂苷沉淀游离胆固醇

C. 用皂化反应分离甘油

D. 用脂蛋白脂肪酶水解甘油三酯

E. 用有机溶剂抽提纯化脂质

24. 血清甘油三酯酶法测定的第一步反应是（主管检验师 2020 专业）

25. 胆固醇酯酶法第一步反应是（主管检验师 2020 专业）

第十一章 体液电解质与微量元素检验

第一节 钠、钾、氯代谢与检验

A1 型题

一、体液中水、电解质分布及功能

1. 关于人体内水的来源、分布和去路，正确的是（检验师 2018 实践）（主管检验师 2018 实践，2013 基础）

A. 体内的水主要是由气化产生

B. 总水量占总体重的 4%

C. 细胞外液占总水量的 2/3

D. 血管内液占细胞外液的 3/4

E. 主要通过肾脏排出

2. 溶血标本对下列离子测定影响最大的是（检验士 2012 基础，2014 专业，2015 实践，2020 实践）（主管检验师 2015 实践）

A. K^+　　B. Ca^{2+}

C. Na^+　　D. Cl^-

E. Mg^{2+}

3. 关于钠和钾离子的叙述，正确的是（检验士 2013 相关，2020 相关，2016 相关，2021 基础）

A. 钾主要存在于细胞外液

B. 钠主要存在于细胞内液

C. 钾为细胞外液的主要阳离子

D. 钠为细胞内液的主要阳离子

E. 细胞内外的转运需要消耗能量

4. 血钾的参考范围是（检验士 2013 专业，2013 实践，2014 专业）（检验师 2018 相关）（主管检验师 2015 专业）

A. 2.5~4.5 mmol/L　　B. 3.5~5.5mmol/L

C. 4.5~6.5 mmol/L　　D. 3.5~5.5μmol/L

E. 4.5~6.5μmol/L

5. 以下物质中不影响人血浆中晶体渗透压的是（检验师 2014 基础）

A. 钠　　B. 蛋白质

C. 氯　　D. 葡萄糖

E. 尿素

6. 红细胞中浓度显著高于血清中浓度的是（检验士 2013 实践，2018 专业，2018 实践，2020 相关）

A. 钠　　B. 钾

C. 葡萄糖　　D. 尿素氮

E. 肌酐

7. 血清钠的参考值为（检验士 2014 专业，2017 专业）

A. 105~125 mmol/L　　B. 135~145 mmol/L

C. 155~165 mmol/L　　D. 170~80mmol/L

E. 185~195 mmol/L

8. 以下因素中不影响钾在细胞内外分布的是（主管检验师 2014 相关）

A. 糖代谢　　B. 血液 pH

C. 脂肪代谢　　D. 肾和呼吸功能

E. 消化功能

9. 血清钾的参考值为（检验士 2015 专业，2017 专业，2018 专业，2021 相关）（检验师 2015 专业，2018 专业，2020 专业）

A. 3.0~5.0 mmol/L　　B. 3.5~5.5 mmol/L

C. 4.0~5.5 mmol/L　　D. 4.5~6.0mmol/L

E. 4.0~6.0mmol/L

10. 钠、钾测定的常规方法是（主管检验师 2014 实践，2021 基础）

A. 离子选择电极法　　B. 原子分光光度法

C. 滴定法　　D. 酶法

E. 比浊法

11. 临床上最为简便、准确的血清钠、钾、氯的测定方法是（检验师 2013 实践）

A. 库伦电量分析法　　B. 化学测定法

C. ISE 法　　D. 火焰光度法

E. 汞滴定法

12. 钠、钾、氯离子的主要排泄器官是（检验士 2013 基础，2015 基础，2017 基础，2018 基础，2019 相关，2020 相关，2021 基础）（主管检验师 2015 基础）

A. 皮肤　　B. 肠道

C. 肝脏　　D. 肾脏

E. 肺脏

13. 血浆钾离子浓度会降低的情况是（检验士 2017 相关，2019 相关）（检验师 2017 相关，2020 相关）

A. 创伤　　B. 高烧

C. 严重腹泻　　D. 饱餐后

E. 缺氧

14. 标本溶血可引起（检验士 2017 专业，2021 专业）

A. 血 H^+ 测定值升高　　B. 血 Na^+ 测定值升高

C. 血 K^+ 测定值升高　　D. 血 Na^+ 测定值降低

E. 血 K^+ 测定值降低

15. 钾离子主要存在于（检验士 2017 相关，2019 实践，2020 基础，2021 基础）

A. 细胞外液　　B. 细胞内液
C. 平滑肌　　D. 骨骼肌
E. 骨骼

16. 脱水的本质下列哪项是正确的（检验士 2018 基础）
A. 低钾　　B. 低钠
C. 体液丢失　　D. 酸中毒
E. 失水

17. 细胞内外钾离子浓度梯度的维持是依靠（检验士 2020 基础）
A. 膜的渗透性　　B. 离子间交换
C. 膜上钠钾泵的主动转运　　D. 电荷交换
E. 离子的深度差异

18. 细胞外液的主要阳离子是（检验士 2020 相关）
A. Ca^{2+}　　B. K^+
C. Mg^{2+}　　D. Na^+
E. Zn^{2+}

19. 低钾血症的界值是（检验士 2021 实践，2016 实践，2020 基础）
A. 2.5mmol/L　　B. 3.5mmol/L
C. 4.5mmol/L　　D. 5.5mmol/L
E. 6.5mmol/L

20. 维持细胞外渗透压的主要离子是（检验师 2012 相关）
A. 钾离子和氧离子　　B. 钾离子和磷酸氢根
C. 钠离子和氯离子　　D. 钠离子和磷酸氢根
E. 钠离子和碳酸氢根

21. 细胞内液含量最多的阳离子是（检验师 2019 相关，2021 基础）
A. Na^+　　B. K^+
C. Cl^-　　D. HPO_2^-
E. HCO_3^-

22. 引起高血钾的因素不包括（检验师 2021 相关）
A. 压脉带长时间挤压　　B. 溶血
C. 静脉输入过多钾盐　　D. 严重呕吐、腹泻
E. 大面积烧伤

23. 某护士在工作中因操作错误，将血常规管中的血液倒入生化管内查离子，这样会影响患者以下哪项结果（主管检验师 2013 基础）
A. Mg^{2+}　　B. Na^+
C. Cl^-　　D. K^+
E. Ca^{2+}

24. 血清钾升高可见于（主管检验师 2017 专业,2021 相关）
A. 肾病综合征　　B. 急性肾功能不全多尿期
C. 慢性腹泻　　D. 酒精性肝炎
E. 急性肾功能不全少尿期

25. 正常人摄入钾多时，排出也增加，其主要原因是（主管检验师 2021 专业）
A. 肾小球滤过　　B. 髓袢重吸收
C. 近曲小管重吸收　　D. 远曲小管分泌
E. 集合管分泌

26. 下列最不可能导致患者血钾升高的原因是（检验师 2020 专业）
A. 使用噻嗪类降压药　　B. 酸中毒
C. 静脉补钾过多　　D. 输注库存血
E. 肾脏排钾障碍

27. 有关电解质分析仪的叙述，错误的是（检验师 2012 基础，2017 基础）
A. 为了延长仪器的寿命，不用时应关闭仪器
B. 应保持电极很好地水化，增加电极的稳定性
C. 仪器启动后，清洗管路，进行两点校准
D. 每天测定后对电极进行必要的保养
E. 电极上附着的蛋白质应该去除

二、钠、钾、氯代谢及平衡紊乱

28. 剧烈运动大量汗出现脱水症状，生化检查最易出现的电解质紊乱结果是（检验士 2016 专业）
A. 血浆 Na^+155mmol/L　　B. 血浆 Na^+145mmol/L
C. 血浆 Na^+135mmol/L　　D. 血浆 Na^+130mmol/L
E. 血浆 Na^+120mmol/L

29. 低血钠是指血钠低于（检验师 2013 专业）（主管检验师 2012 相关，2014 基础）
A. 100mmol/L　　B. 110mmol/L
C. 120mmol/L　　D. 130mmol/L
E. 140mmol/L

30. 下列能引起血钾浓度降低的是（检验师 2014 基础）（主管检验师 2021 专业）
A. 创伤　　B. 高烧
C. 饥饿　　D. 呕吐
E. 缺氧

31. 下列易发生高钾血症的是（检验师 2015 相关，2018 相关）
A. 胰岛素治疗
B. 静脉输入钾盐过多
C. 慢性消耗性疾病
D. 长期不能进食，由静脉补充营养
E. 腹泻、呕吐

32. 低钾血症较少发生于（检验士 2019 专业）
A. 长期进食不足　　B. 持续胃肠减压
C. 碱中毒　　D. 急性肾衰竭
E. 大量输入葡萄糖和胰岛素

33. 对严重烧伤、大出血、休克患者采用静脉输液治疗的目的是（检验士 2019 专业）
A. 补充水分及电解质
B. 补充营养，供给热量
C. 输入药物，治疗疾病
D. 增加循环血量，改善微循环
E. 改善心脏功能

34. 可造成细胞内钾向细胞外转移引起高钾血症的情况是（检验师 2013 相关）
A. 肾上腺皮质功能亢进　　B. 代谢性酸中毒
C. 代谢性碱中毒　　D. 严重呕吐、腹泻
E. 出汗

35. 糖尿病患者酮症酸中毒时发生的电解质紊乱有（检验师 2019 相关）
A. 高血钾　　B. 低血钾

C. 高血钙　　D. 高血钠
E. 低血钠

36. 给患者注射胰岛素、葡萄糖后，不适宜作血清测定，因为此时体内钾代谢的变化为（主管检验师 2014 基础）
A. 无变化　　B. 细胞外钾进入细胞内
C. 细胞内钾溢出到细胞外　　D. 尿钾增高
E. 血钾增高

37. 患者男，62 岁。因急性肾功能衰竭入院，进行血浆电解质离子测定，对检测结果影响最大的是（检验师 2019 专业）
A. 患者饮水　　B. 输血
C. 标本溶血　　D. 吸氧
E. 患者失水

38. 下列哪项不是血钾假性升高的原因（检验师 2019 实践，2021 基础）
A. 肾功能衰竭少尿期
B. 输钾时同侧静脉采血
C. 采血不顺利，标本严重溶血
D. EDTA-K_2 抗凝剂污染
E. 标本采集后未离心放置过夜后送检

39. 冷藏保存电解质分析的标本，会引起（主管检验师 2020 专业）
A. 血清钾增高　　B. 血清钾降低
C. 血清钠增高　　D. 血清钠降低
E. 血清氯增高

40. 高渗性脱水引起（检验师 2014 基础）（主管检验师 2017 专业，2021 基础）
A. 血浆容量减少，组织间液容量减少，细胞内液容量正常
B. 血浆容量减少，组织间液容量减少，细胞内液容量增多
C. 血浆容量正常，组织间液容量减少，细胞内液容量减少
D. 血浆容量减少，组织间液容量减少，细胞内液容量减少
E. 血浆容量减少，组织间液容量正常，细胞内液容量减少

41. 高热容易出现（检验师 2018 实践，主管检验师 2012 专业，主管检验师 2018 实践，检验师 2021 基础）
A. 高渗性脱水　　B. 低渗性脱水
C. 细胞外液显著丢失　　D. 水中毒
E. 等渗性脱水

42. 关于等渗性脱水，错误的是（主管检验师 2016 相关）
A. 常见于消化液丧失的情况
B. 不会发生代谢性酸中毒或碱中毒
C. 外液减少
D. 细胞内液正常
E. 导致血容量不足

三、钾、钠、氯测定及方法学评价

43. 血清（血浆）的钠、钾离子测定，参考方法是（检验师 2012 实践，2016 实践）
A. 火焰光度法　　B. 离子选择电极法
C. 分光光度法　　D. 紫外分光光度法
E. 酶法

A3 型题

（1~2 题共用题干）

患儿，2 岁。腹泻呕吐，伴发热 2 天，体检有中度脱水征，体温 38℃，尿少，精神萎靡。

1. 主要根据哪项化验检查结果判断脱水（检验师 2012 专业）
A. 血糖浓度　　B. 血钠浓度
C. 血钾浓度　　D. 血气分析
E. 尿常规

2. 主要根据哪项化验判断有无酸碱平衡失调（检验师 2012 专业）
A. 血糖浓度　　B. 血钠浓度
C. 血钾浓度　　D. 血气分析
E. 尿常规

第二节　钙、镁、磷代谢与检验

A1 型题

1. 1，25-（OH）$_2$D$_3$ 的主要作用靶器官是（检验士 2012 基础，2013 基础）
A. 皮肤　　B. 肝脏
C. 胰腺　　D. 小肠
E. 胃黏膜

2. 关于 1,25-（OH）$_2$-D$_3$ 的叙述，错误的是（检验师 2020 基础）
A. 佝偻病与其缺乏有关
B. 促进骨质钙化
C. 减少肾钙、磷重吸收
D. 过量会引起异位钙化灶
E. 促进小肠钙吸收

3. 25-（OH）-D$_3$ 的 1 位羟化是发生在（主管检验师 2016 基础）
A. 肺脏　　B. 肝脏
C. 心脏　　D. 肾脏
E. 脾脏

4. 1,25-（OH）$_2$-D$_3$ 总的生理作用是（主管检验师 2018 相关）
A. 使血钙升高，血磷降低

B. 使血钙降低，血磷升高

C. 使血钙，血磷均升高

D. 使血钙，血磷均降低

E. 对血钙、血磷浓度无明显影响

5. 维生素 D_3 的功能是（检验士 2012 基础，2018 基础）

A. 升高血钙、血磷　　B. 降低血钙、血磷

C. 升高血钙、降低血磷　　D. 升高血磷、降低血钙

E. 降低肾小管对钙、磷的吸收

6. 最不可能由低钙导致的是（检验士 2012 相关，2016 相关）

A. 婴儿手足抽搐症　　B. 惊厥

C. 佝偻病　　D. 婴幼儿枕秃

E. 甲状腺功能亢进

7. 进行总钙和离子钙测定时，不能采用的标本为（检验师 2015 专业，2020 实践）

A. 肝素抗凝血浆　　B. 自然排出尿液

C. 血清　　D. 脑脊液

E. EDTA 抗凝血浆

8. 关于钙的吸收和排出，不正确的是（主管检验师 2016 专业，2020 专业）

A. 在十二指肠主动吸收　　B. 有蛋白结合形式

C. 游离存在形式　　D. 在肾脏和肠道排除

E. 肾排出不受血钙浓度的影响

9. 甲状旁腺素的主要功能在于升高血钙和降低血磷，其发挥作用的靶器官主要是（检验师 2015 专业）（主管检验师 2018 相关）

A. 骨、肾小管、小肠　　B. 骨、肾上腺、小肠

C. 骨、肝、小肠　　D. 肝、肾上腺、小肠

E. 肝、肾上腺、骨

10. 下列不是高钙血症常见原因的是（主管检验师 2014 相关）

A. 肾对钙重吸收增加

B. 钙溢出进入细胞外液

C. 原发性甲状旁腺功能亢进

D. 维生素 D 缺乏

E. 肠道吸收钙增加

11. 下列可引起低钙血症的是（主管检验师 2014 实践）

A. PTH 不足　　B. 1,25-(OH)$_2$-D_3 中毒

C. CT 不足　　D. 甲状旁腺增生

E. 骨肿瘤

12. PTH 的作用是（检验师 2018 基础）

A. 成骨作用、升高血钙　　B. 促进钙、磷重吸收

C. 升高血钙、降低血磷　　D. 促进肠管对磷的重吸收

E. 促进钙、磷排泄

13. 正常人血浆钙含量为（检验士 2012 专业，2014 专业）

A. 0.50~1.0mmol/L　　B. 1.0~1.75mmol/L

C. 1.75~2.25mmol/L　　D. 2. 25~2.75mmol/L

E .2.75~3.25mmol/L

14. 关于血钙的叙述，错误的是（检验士 2012 实践，2012 专业，2014 实践，2017 实践）

A. 血钙浓度过低可引起抽搐

B. 低钙可引起佝偻病

C. 血钙主要受胰岛素调节

D. 可采用偶氮砷法测定血钙

E. 恶性肿瘤骨转移是引起血钙升高的常见原因之一

15. 有关血钙的叙述，正确的是（主管检验师 2014 基础）

A. 血钙水平主要受甲状旁腺素的调节

B. 离子钙不容易被吸收

C. pH 对钙的吸收无影响

D. 血钙主要以结合钙的形成发挥生理活性

E. 血中钙、磷浓度一般无相关性

16. 关于钙、磷的叙述，错误的是（主管检验师 2013 基础，2019 相关，2017 基础）

A. 钙盐和磷酸盐是人体内含量最高的无机盐

B. 降钙素可使血钙降低

C. 佝偻病时血钙升高和血磷下降

D. 甲状旁腺素与血钙的测定主要用于高钙血症的鉴别诊断

E. 甲状旁腺功能亢进时血钙可升高

17. K^+、Ca^{2+}、Mg^{2+} 的排泄器官主要是（检验士 2019 相关）

A. 肝脏　　B. 脾脏

C. 肾脏　　D. 胰腺

E. 大肠

18. 血浆结合钙主要是指（检验师 2019 专业）

A. 与白蛋白结合的钙　　B. 磷酸氢钙

C. 红细胞膜上附着的钙　　D. 柠檬酸钙

E. 与球蛋白结合的钙

19. 患者男，62 岁。因急性肾功能衰竭入院，进行血浆电解质离子测定，对检测结果影响最大的是（检验师 2019 专业）

A. 患者饮水　　B. 输血

C. 标本溶血　　D. 吸氧

E. 患者失水

20. 能够升高血钙、降低血磷的是（检验士 2013 实践，2019 相关）

A. 胰岛素　　B. 甲状旁腺激素

C. 甲状腺激素　　D. 维生素 C

E. 维生素 E

21. 可使血钙降低的激素是（检验士 2013 基础，2020 相关）

A. 活性维生素 D_3　　B. 降钙素

C. 甲状旁腺激素　　D. 醛固酮

E. 抗利尿激素

22. 慢性肾功能不全患者血清钙磷浓度变化（检验师 2015 相关）

A. 血磷下降，血钙上升　　B. 血磷正常，血钙上升

C. 血磷正常，血钙下降　　D. 血磷上升、血钙下降

E. 血磷下降，血钙下降

23. 人体内调节血钙和钙离子水平的主要器官是（主管检验师 2018 相关）

A. 肝、骨和肾　　B. 肠、骨和肾

C. 肠、骨和肝　　D. 肠、肝和肾

E. 胃、骨和肾

24. 临床实验室测定血清游离钙的常规方法是（检验

师 2014 相关）

A. 原子吸收分光光度法　B. 火焰光度法

C. 高效液相色谱法　D. 分光光度法

E. 离子选择电极法

25. 关于钙的叙述，不正确的是（检验师 2017 基础）

A. 血钙几乎全部存在于血浆中

B. 离子钙可采用选择性电极进行测定

C. 肠道 pH 值明显影响钙的吸收

D. 甲状旁腺功能低下可使血清钙升高

E. 骨骼肌中的钙可引起肌肉收缩

26. 降钙素的主要靶器官是（检验师 2016 实践）

A. 甲状旁腺　B. 肾脏

C. 胃肠道　D. 骨

E. 腺垂体

27. 关于钙代谢，叙述正确的是（检验士 2015 相关，2017 相关，2019 实践，2021 基础）（主管检验师 2015 相关）

A. 在胃吸收　B. 被动吸收

C. 偏酸时吸收减少　D. 食物中的草酸促进吸收

E. 活性维生素 D_3 促进吸收

28. 对钙、磷的摄取、利用和储存起调节作用的激素是（检验士 2017 基础）

A. 甲状腺激素　B. 甲状旁腺素

C. 生长激素　D. 生长抑制

E. 胰岛素

29. PTH 主要调节作用是（检验师 2012 基础，2017 基础）

A. 升高血钙和血磷　B. 降低血钙和血磷

C. 升高血钙，降低血磷　D. 降低血钙，升高血磷

E. 只升高血钙，与血磷无关

30. PTH 的作用是（主管检验师 2018 基础）

A. 成骨作用、升高血钙　B. 促进钙、磷重吸收

C. 升高血钙、降低血磷　D. 促进肠管对磷的重吸收

E. 促进钙磷排泄

31. 下列哪种疾病发生时，血钙浓度不降低（检验师 2012 相关，2017 相关）

A. 甲状旁腺功能减退　B. 佝偻病

C. 乳糜泻　D. 慢性胃炎

E. 维生素 D 过多

32. 机体内钙主要存在于（检验师 2013 基础，2016 基础，2019 基础，2021 基础）

A. 骨和牙齿　B. 血液

C. 肌肉　D. 毛发

E. 神经

33. 低钙血症常见的病因是（检验师 2013 相关，2017 相关，2021 实践，2016 实践，2017 专业）

A. 维生素 D 缺乏　B. 甲状旁腺功能亢进

C. 恶性肿瘤骨转移　D. 急性肾功能不全

E. 酸中毒

34. 引起血清钙离子浓度降低的因素是（检验师 2021 专业）

A. 血浆蛋白浓度降低　B. 血 pH 升高

C. 血磷降低　D. 血 $1,25-(OH)_2D_3$ 增高

E. 甲状旁腺功能亢进

35. 血钙检测主要是检测哪种形式（检验师 2021 专业）

A. 离子形式　B. 与白蛋白结合

C. 与有机酸结合　D. 与柠檬酸结合

E. 离子钙和结合钙

36. 当今大多数临床实验室检测血清总钙的方法是（主管检验师 2013 相关）

A. 原子吸收分光光度计法　B. 火焰光度法

C. 分光光度法　D. 离子选择电极法

E. 核素稀释质谱法

37. 碱中毒手足抽搐的原因是（主管检验师 2019 基础）

A. 血清总钙不变；结合钙浓度降低

B. 血清总钙不变；结合钙浓度升高

C. 血清总钙不变；离子钙浓度升高

D. 血清总钙不变；离子钙浓度降低

E. 离子钙浓度升高；结合钙浓度降低

38. 血磷的测定多采用下列何种方法（检验士 2015 相关）（主管检验师 2015 相关）

A. 离子选择电极法　B. 磷钼酸还原法

C. 甲基麝香草酚蓝比色法　D. 原子吸收分光光度法

E. 火焰分光光度法

39. 下列何种情况下不会引起低磷血症（主管检验师 2016 实践）

A. 小肠吸收减少　B. 尿磷排泄增加

C. 维生素 D 缺乏　D. 慢性肾功能不全

E. 甲状旁腺功能亢进

40. 血钙降低一般不见于下列哪个疾病（检验士 2020 专业）

A. 甲状旁腺功能减退　B. 维生素 D 缺乏症

C. 佝偻症　D. 婴儿手足抽搐症

E. 甲状旁腺功能亢进

41. 甲基麝香草酚蓝法鉴定血清钙时，加入 8- 羧基喹啉的作用是（检验师 2012 基础，检 2013 实践，2017 实践，2019 实践）

A. 降低铁离子的干扰　B. 降低镁离子的干扰

C. 降低铜粒子的干扰　D. 降低钠离子的干扰

E. 降低钾离子的干扰

42. 邻甲酚酞络合酮法测定血清钙时，用于消除镁离子干扰的掩盖剂为（主管检验师 2017 相关）

A. EDTA　B. 氯化钾

C. EGTA　D. 8- 羟基喹啉

E. 甲基麝香草酚蓝

43. 能使血钙、磷浓度都升高的物质是（检验师 2018 实践）（主管检验师 2018 实践）

A. 甲状腺素　B. 甲状旁腺激素

C. 维生素 D_3　D. 降钙素

E. 生长激素

44. 邻甲酚酞络合酮法用于测定（检验师 2012 实践，2020 实践）

A. 血磷　B. 血钙

C. 氯离子　D. 钠离子

E. 钾离子

45. 小儿佝偻病是哪种元素缺乏（检验士 2018 相关，

2021 实践）（检验师 2013 专业，2018 专业，2020 专业）（主管检验师 2012 相关）

A. 铁　B. 硒
C. 锌　D. 钙
E. 碘

46. 可使血钙降低的激素是（检验士 2019 基础）

A. 活性维生素 D_3　B. 降钙素
C. 甲状旁腺素　D. 醛固酮
E. 抗利尿激素

47. 下列有关维生素 D 的叙述中，错误的是（检验士 2019 相关）

A. 活性维生素 D 可促进小肠对钙磷的吸收
B. 维生素 D 的羟化作用主要在肝肾中进行
C. 维生素 D 的活性形式是 $1,24-(OH)_2D_3$
D. 维生素 D 为类固醇衍生物
E. 缺乏维生素 D 的成人易发生骨软化症

48. 体内含量最多的无机盐是（检验师 2014 基础）

A. 钾、钠　B. 钾、钙
C. 钠、氯　D. 钾、磷
E. 钙、磷

49. 正常人血浆中钙、磷浓度乘积是（检验师 2014 基础，2018 基础）

A. 40~50mg/dl　B. 45~50mg/dl
C. 30~35mg/dl　D. 35~40mg/dl
E. 没有固定关系

50. 尿毒症中最罕见的电解质紊乱为（检验师 2014 相关，2018 专业）（主管检验师 2013 相关，2018 专业）

A. 高钙血症　B. 高磷血症
C. 低钙血症　D. 高镁血症
E. 高钾血症

51. $25(OH)D_3-1\alpha-$ 羟化酶的调节作用的叙述，错误的是（检验师 2014 相关）

A. $1,25(OH)_2D_3$ 有负反馈抑制的作用
B. 血磷水平有负反馈的作用
C. 性激素有促进作用
D. 降钙素有抑制作用
E. 甲状腺旁素有促进作用

52. 既能增强神经肌肉兴奋性，又能降低心肌兴奋性的离子是（检验师 2014 相关，2018 基础）

A. 钙离子　B. 镁离子
C. 氢离子　D. 氢氧根离子
E. 钾离子

53. 患儿男，夜间易惊厥、枕秃、前囟门变大，此患儿最可能缺（检验师 2017 实践，2020 基础）

A. 钙和维生素 D　B. 磷
C. 铁　D. 镁
E. 硒

54. 有机磷农药作为酶的抑制剂是作用与酶活性中心的（检验师 2018 专业）

A. 硫基　B. 羟基
C. 羧基　D. 碱基
E. 氨基

55. 磷的主要生理功能为（检验师 2018 实践）（主管检验师 2018 实践）

A. 镁与钙在体内具有协同作用
B. 对神经，肌肉的兴奋性有镇静作用
C. 构成核苷酸类辅酶
D. 调节渗透压
E. 维持酸碱平衡

56. 用于辅助诊断有机磷中毒的酶是（检验师 2019 相关）

A. 淀粉酶　B. 酸性磷酸酶
C. 脂蛋白脂肪酶　D. 胆碱酯酶
E. 碱性磷酸酶

57. 有机磷中毒时，活性明显降低的酶是（主管检验师 2020 基础）

A. ALT　B. LDH
C. CK　D. ALP
E. ChE

58. 钙的主要生理功能为（检验师 2018 实践）（主管检验师 2018 实践）

A. 镁与钙在体内具有协同作用
B. 对神经、肌肉的兴奋性有镇静作用
C. 构成核苷酸类辅酶
D. 调节渗透压
E. 维持酸碱平衡

59. 下列关于磷的说法错误的是（主管检验师 2019 实践）

A. 用钼酸法测血清无机磷比色时用 600nm 波长光源
B. 血清加三氯醋酸沉淀蛋白后离心，无机磷存在于上清液中
C. 血清无机磷浓度成人与儿童无差别
D. 血清无机磷测定必须注意溶血标本对结果的影响
E. 肾脏是排泄磷的主要器官

60. 患者女，40 岁。最近出现双手痉挛。10 年前因 Graves 病行部分甲状腺切除术，实验室检查：血清 Cr80μmol/L，Ca^{2+}1.68mmol/L，P 1.75mmol /L，Alb 39g/L，PTH1.3pmol/L（正常 1.6~6.9pmol/L），血气分析正常。初步考虑诊断为（主管检验师 2021 专业）

A. 维生素 D 缺乏
B. 钙吸收障碍
C. 术后甲状腺功能低下
D. 术后继发甲状旁腺功能低下
E. 清蛋白减少性低钙血症

A3 型题

（1~2 题共用题干）

患儿男，5 岁。为防治佝偻病，家长长期给予维生素 AD 丸。患者近期出现乏力，表情淡漠，经检查腱反射减弱，神经、肌肉兴奋性降低 。

1. 应先考虑的诊断是（检验士 2013 专业，2014 专业，2016 专业，2021 专业）（检验师 2018 相关）

A. 精神异常　B. 佝偻病
C. 肌肉损伤　D. 营养不良
E. 维生素 D 中毒

2. 此时的血清生化改变最可能是（检验士 2013 专业，2014 专业，2016 专业，2021 专业）（检验师 2018 相关）

A. 白蛋白降低　　B. 肌酶升高
C. 血钙、血磷都升高　　D. 血钙减低、血磷升高
E. 血钙升高、血磷降低

（3~4 题共用题干）

患者男，58 岁。体检：心肺（-），X 线检查未见异常。实验室检查：血清 Na^+142mmol/L，K^+3.6mmol/L，Ca^{2+} 2.95mmol/L，P1.05mmol/L，BUN6.5mmol/L，ALB 45g/L，ALP72U/L。

3. 该患者检查结果表现为（主管检验师 2017 专业，2019 专业）

A. 高钙血症　　B. 低钙血症
C. 高磷血症　　D. 低磷血症
E. 低钾血症

4. 下一步应做的检查是（主管检验师 2017 专业，2019 专业）

A. 血清 PTH　　B. T_3、T_4
C. GLU　　D. ALT
E. 血 5-HT

B1 型题（标准配伍题）

（1~3 题共用备选答案）

A. 血钙升高、血磷降低　　B. 血钙和血磷同时降低
C. 血钙和血磷同时升高　　D. 血钙降低、血磷升高
E. 血钙降低

1. 甲状旁腺功能低下可见（主管检验师 2017 实践）
2. 甲状旁腺功能亢进可见（主管检验师 2017 实践）
3. $VitD_3$ 缺乏可见（主管检验师 2017 实践）

（4~5 题共用备选答案）

A. 血钙升高、血磷升高　　B. 血钙升高、血磷降低
C. 血钙降低、血磷降低　　D. 血钙降低、血磷升高
E. 血钙不变、血磷降低

4. 甲状旁腺素降低会导致（主管检验师 2020 基础，主管检验师 2021 基础）
5. 降钙素升高会导致（主管检验师 2020 基础）

第三节　微量元素代谢与检验

A1 型题

1. 某患者行甲状腺大部分切除术后，出现了较严重的手足抽搐，补钙后缓解，则最可能的原因是损伤了（主管检验师 2020 相关）

A. 甲状旁腺　　B. 双侧喉返神经
C. 交感神经　　D. 迷走神经
E. 喉上神经内侧支

2. 测定微量元素含量常用（检验师 2020 相关）（主管检验师 2014 实践，2019 实践）

A. 可见紫外分光光度法　　B. 原子吸收分光光度法
C. 荧光分析法　　D. 电化学分析法
E. 电泳技术

3. 关于微量元素锌的叙述，错误的是（检验师 2020 实践）

A. 锌可作为多种酶的功能成分或激活剂
B. 促进生长发育
C. 增强免疫功能
D. 有抗氧化、抗衰老作用
E. 女性略高于男性

4. 属于人体必需的微量元素是（检验士 2012 相关，2014 相关）

A. 镉　　B. 铁
C. 汞　　D. 锑
E. 铅

5. 克山病的发病原因是缺乏（检验士 2012 实践）（检验师 2020 实践）

A. 硒　　B. 铁
C. 磷　　D. 锰
E. 钙

6. 与锌缺乏关联最小的是（检验士 2013 基础）

A. 贫血　　B. 食欲不振
C. 免疫力降低　　D. 生长发育迟缓
E. 性发育障碍

7. 不属于必需微量元素的是（检验士 2013 相关，2016 相关，2020 相关）

A. 锌　　B. 铁
C. 铜　　D. 碘
E. 铅

8. 下列不属于微量元素的是（检验师 2013 相关，2021 相关）

A. 锌　　B. 铜
C. 钙　　D. 硒
E. 碘

9. 常用的铁代谢检测指标不包括（检验士 2013 相关）（主管检验师 2015 相关）

A. 血清铁　　B. 转铁蛋白
C. 铁蛋白　　D. 骨髓细胞内铁
E. 血清铁结合力

10. 血清铁测定的常规方法多为（检验师 2012 实践，2021 基础）

A. 分光光度法　　B. 化学比色法
C. 原子吸收光度法　　D. 荧光法
E. 同位素法

11. 人体内含铁最多的是在（检验士 2018 基础）

A. 肌红蛋白　　B. 含铁血黄素
C. 血红蛋白　　D. 转铁蛋白
E. 铁蛋白

12. 齿龈的游离缘出现蓝灰色点线是下列哪项的特征（检验士 2020 专业）

A. 铋中毒　　B. 汞中毒
C. 铅中毒　　D. 砷中毒
E. 牙周炎

13. 患者男，15 岁。食欲减退，免疫力减低，异食癖，生长发育迟缓，临床诊断为营养性侏儒症。此患者可能缺乏（检验师 2013 专业，2016 专业）（主管检验师 2012 相关）

A. 铅　　B. 锌
C. 钙　　D. 铝
E. 砷

14. 下列属于人体必需微量元素的是（检验师 2014 基础）

A. 铁、碘、氟、锌、锰　　B. 铜、钙、硒、铁、铬
C. 碘、铜、汞、锌、铬　　D. 硅、铅、钒、锌、碘
E. 氟、硒、铅、铁、碘

15. 以下结构中含铁的物质，不包括（检验师 2014 基础）（主管检验师 2014 基础）

A. 转铁蛋白　　B. 铁蛋白
C. 血红蛋白　　D. 肌红蛋白
E. 细胞色素 C

16. 反映体内贮存铁最敏感的实验室检查指标是（检验师 2015 基础）

A. 血清铁　　B. 血清铁蛋白
C. 血清总铁结合力　　D. 抗原刺激性
E. 免疫防御

17. 关于铁的描述，正确的是（检验师 2016 基础）

A. 主要储存在肾脏
B. 以 Fe^{3+} 离子形式存在
C. 在小肠有转铁蛋白吸收
D. 与铁蛋白结合而贮存于体内
E. 缺铁时总铁结合力降低

18. 血清铁减低的疾病是（主管检验师 2017 相关）

A. 骨髓病性贫血　　B. 急性溶血性贫血
C. 再生障碍性贫血　　D. 铁粒幼细胞性贫血
E. 子宫肌瘤致月经过多

19. 机体缺铁时首先减少的是（主管检验师 2017 基础）

A. 血清铁　　B. 组织铁
C. 细胞内铁　　D. 血清铁蛋白
E. 血清转铁蛋白

20. 人体的贮存铁的储存形式为（检验师 2021 实践）（主管检验师 2016 基础）

A. 血红蛋白形式
B. 肌红蛋白形式
C. 高铁血红蛋白形式
D. 铁蛋白和含铁血黄素形式
E. 转铁蛋白形式

21. 患者女，28 岁。颈部逐渐变粗，呼吸困难触诊发现甲状腺肿大，患者可能是（检验师 2016 专业，2018 专业）（主管检验师 2021 基础）

A. 缺碘　　B. 缺锌
C. 缺铁　　D. 缺锰
E. 缺砷

22. 患者男，38 岁。烦躁、惊厥、反复呕吐。血常规：MCV 70fl，Hb 90g/L。在蓄电池厂工作近 1 年，与其症状有关的微量元素最可能的是（检验师 2017 基础，2019 基础）

A. 铅　　B. 碘
C. 铁　　D. 铜
E. 锌

23. 血中铜减少及尿中铜上升时，可能患（检验师 2018 专业）

A. 肝炎
B. 肝豆状核变性（Wilson）病
C. 艾迪生病（Addison）病
D. 肝癌
E. 胃癌

24. 与硒缺乏有关的疾病是（主管检验师 2013 实践）

A. 贫血　　B. 地方性甲状腺肿
C. 地方性克丁病　　D. Wilson 病
E. 克山病

25. 硒具有抗过氧化作用，因为硒（主管检验师 2018 相关）

A. 参与辅酶 I 和辅酶 II 的合成
B. 是 DNA，RNA 聚合酶的组成成分
C. 是胺氧化酶的组成成分
D. 是谷胱甘肽过氧化物酶的必需组成成分
E. 可以作为多种酶的功能成分或激活剂

26. 微量元素具有重要的生物功能，其中可拮抗和降低重金属毒性作用的有（检验士 2019 相关）

A. 锌　　B. 铜
C. 硒　　D. 钴
E. 锰

B1 型题（标准配伍题）

（1~2 题共用备选答案）

A. 铁　　B. 锌
C. 铜　　D. 碘
E. 氟

1. 体内富含最丰富的微量元素是（检验士 2014 基础，2017 基础，2021 相关，2020 相关）

2. 地方性甲状腺肿患者主要病因是缺乏微量元素（检验士 2014 基础，2017 基础，2021 相关，2020 相关）

（3~4 题共用备选答案）

A. 氟　　B. 硒
C. 锌　　D. 钙
E. 碘

3. 龋齿与哪种元素的缺乏有关（主管检验师 2013 实践）

4. 大骨节病与哪种元素缺乏有关（主管检验师 2013 实践）

第十二章　血气分析与酸碱平衡紊乱

A1 型题

1. 正常人动脉血液 pH 值的参考范围是（检验士 2015 专业）

A. 7.35~7.40　　B. 7.35~7.45
C. 7.40~7.50　　D. 7.50~7.55
E. 7.50~7.60

2. 血气分析仪的 CO_2 电极属于（主管检验师 2014 基础）

A. 酶电极　　B. 玻璃电极
C. 气敏电极　　D. 甘汞电极
E. 金属电极

3. 血气分析时标本的采集处理中错误的是（检验士 2014 专业，2016 专业，2019 基础，2020 相关，2021 专业）

A. 采动脉血或动脉化毛细血管血
B. 以肝素抗凝
C. 立即分析
D. 不需与空气隔绝
E. 测定前混匀

4. 血气分析直接测定的三项指标是（检验士 2016 实践）

A. PaO_2、SaO_2、HCO_3^-　　B. $PaCO_2$、SaO_2、pH
C. pH、PaO_2、$PaCO_2$　　D. $PaCO_2$、PaO_2、HCO_3^-
E. pH、PaO_2、HCO_3^-

5. 阴离子间隙（AG）增高常见于下列哪种情况（检验士 2018 相关）

A. 呼吸性酸中毒　　B. 呼吸性碱中毒
C. 代谢性碱中毒　　D. 代谢性酸中毒
E. 失代偿性呼吸性碱中毒

6. 如血气分析标本不能及时测定，需保存在有冰块的水中，其目的是（检验士 2020 专业）

A. 防止 CO_2 气体丧失　　B. 防止糖代谢
C. 防止溶血　　D. 防止血液浓缩
E. 防止气体 O_2 丧失

7. 关于血气分析时标本的采集和处理，错误的是（检验师 2013 实践，2017 实践，2019 实践）

A. 最佳标本动脉血
B. 最适用 EDTA 抗凝
C. 标本应隔绝空气
D. 采血后宜在 30 分钟内检测
E. 采血前应让病人处于安定舒适的状态

8. 某患者血清钾测定为 8mmol/L，但临床上并没有高血钾的症状，则不可能是以下哪种情况（检验师 2017 相关，2018 相关）

A. 未分离血清而存放时间过长，标本溶血
B. 可能加有不适当的抗凝剂
C. 止血带使用时间过程，标本溶血
D. 在输血同侧静脉采血
E. 采集的是动脉血

9. 判断机体酸碱平衡的最基本指标是（检验士 2019 专业）

A. pH　　B. HCO_3
C. CO_2CP　　D. BE
E. $PaCO_2$

10. 反应机体酸碱平衡的主要指标是（检验士 2015 专业）（主管检验师 2015 专业）

A. Na^+　　B. K^+
C. Cl^-　　D. HCO_3^-
E. Ca^{2+}

11. 能准确反映代谢性酸碱平衡的指标是（检验师 2020 实践）

A. $PaCO_2$　　B. PaO_2
C. SB　　D. 动脉血 pH 值
E. AB

12. 判断代偿型呼吸性碱中毒的指标是（检验师 2012 相关）

A. 血浆 pH 正常，HCO_3^- 升高，PCO_2 下降
B. 血浆 pH 正常，HCO_3^- 下降，PCO_2 下降
C. 血浆 pH 下降，HCO_3^- 下降，PCO_2 升高
D. 血浆 pH 下降，HCO_3^- 下降，PCO_2 下降
E. 血浆 pH 正常，HCO_3^- 升高，PCO_2 升高

13. 下列各组结果最有可能诊断为呼吸性酸中毒的是（检验师 2012 实践）

A. pH 下降，PCO_2 升高，HCO_3^- 升高
B. pH 下降，PCO_2 升高，HCO_3^- 降低
C. pH 下降，PCO_2 降低，HCO_3^- 降低
D. pH 升高，PCO_2 降低，HCO_3^- 升高
E. pH 升高，PCO_2 升高，HCO_3^- 降低

14. 可引起呼吸性酸中毒的因素是（检验士 2013 实践，2020 实践）（检验师 2018 专业）（主管检验师 2018 专业）

A. 过度通气　　B. 肺气肿
C. 呕吐　　D. 食入过量的 $NaHCO_3$
E. 饥饿

15. 机体代谢中酸碱平衡作用最强的缓冲系统是（检验士 2014 基础）

A. 碳酸氢钠 / 碳酸缓冲系统
B. 磷酸氢盐缓冲系统
C. 血红蛋白及氧合血红蛋白缓冲系统
D. 磷酸氢钾 / 碳酸缓冲系统
E. 蛋白质缓冲系统

16. 下列各组结果中诊断为代谢性酸中毒可能性最大的是（检验师 2013 实践）

A. 实际碳酸氢根降低、标准碳酸氢根正常且前者低

于后者

B. 实际碳酸氢根升高、标准碳酸氢根正常且前者高于后者

C. 实际碳酸氢根降低、标准碳酸氢根降低且前者等于后者

D. 实际碳酸氢根升高、标准碳酸氢根升高且前者等于后者

E. 实际碳酸氢根正常、标准碳酸氢根降低且前者高于后者

17. 实际碳酸氢盐（AB）= 标准碳酸氢盐（SB）且两者均大于正常提示（检验师 2014 相关）

A. 代谢性酸中毒　　B. 呼吸性酸中毒
C. 代谢性碱中毒　　D. 呼吸性碱中毒
E. 无酸碱平衡紊乱

18. 代偿性代谢性酸中毒时（检验师 2014 相关）

A. PCO_2↓，pH↓　　B. PCO_2↓，pH 不变
C. PCO_2↓，pH↑　　D. PCO_2↑，pH↓
E. PCO_2↓，pH 不变

19. 对血清阴离子间隙（AG）描述错误的是（检验师 2014 专业）

A. AG 是指血清中未测定阴离子与未测定阳离子之差

B. 血清 AG 主要受有机酸根 HPO_4^{2-}、SO_4^{2-} 等酸性物质的影响

C. 乳酸酸中毒可导致血清 AG 升高

D. 酮症酸中毒可导致血清 AG 降低

E. 是评价体液酸碱状况的指标

20. 呼吸性碱中毒时（检验师 2014 专业）（主管检验师 2014 专业）

A. 血钾升高　　B. 血钠降低
C. 血钙升高　　D. 血无机磷升高
E. 血氯升高

21. 代谢性酸中毒可引起血钾增高，但在纠正酸中毒后需及时补钾，原因是（检验师 2014 实践）

A. 钾从细胞内转移至细胞外，部分从尿中排出

B. 酸中毒纠正后细胞内、外液 H^+-K^+ 交换停止，而尿排钾仍在继续

C. 钾从细胞外进入细胞内，钾从尿中排出，细胞外钾被稀释

D. 酸中毒时总钾实际上并不增高，而减少

E. 为了防止发生代谢性碱中毒

22. 以下关于酸碱平衡与血钾浓度的相互关系，正确的说法是（检验师 2014 实践）

A. 代谢性酸中毒时可引起低血钾

B. 低血钾时可引起代谢性碱中毒

C. 代谢性碱中毒时可引起高血钾

D. 高血钾时可引起代谢性碱中毒

E. 低血钾时可引起代谢性酸中毒

23. 如血清中血红蛋白含量正常（约 15g/dl），而血红蛋白氧饱和度为 60%，则每 100ml 血的含氧量约为（检验师 2014 实践）

A. 10.5ml　　B. 12ml
C. 13.4ml　　D. 20ml
E. 40ml

24. 血中直接测定的 HCO_3^- 实际数值应表示为（检验师 2015 相关）

A. SB　　B. BE
C. AB　　D. PCO_2
E. BB

25. 正常代谢中肾小管对 HCO_3^- 重吸收的主要部位在（检验师 2017 专业）

A. 远曲小管　　B. 近曲小管
C. 集合管　　D. 肾盂
E. 髓袢

26. 下列代谢性酸中毒中伴反常性碱性尿的是（检验师 2019 相关）

A. 糖尿病酮症酸中毒　　B. 肾小管酸中毒
C. 乳酸性酸中毒　　D. 乙醇性酸中毒
E. 腹泻所致酸中毒

27. 关于血气分析，叙述错误的是（检验师 2021 基础）

A. 抽取动脉血　　B. EDTA 抗凝
C. 肝素抗凝　　D. 可推算全身气体代谢
E. 可推算全身酸碱平衡状况

28. 代谢性酸中毒时病人常伴有（检验师 2021 专业）

A. 高血钾　　B. 高血镁
C. 高血钙　　D. 高血钠
E. 高血锌

29. 关于血气检测质量保证的说法，错误的是（主管检验师 2012 实践）

A. 严格按照维护保养程序维护仪器

B. 质控物使用前应振摇混匀气相与液相

C. 新电极的线性需要验证

D. 准备控制仪器温度于 37℃

E. 设定仪器每天校准一次

30. 关于单纯性代谢性酸中毒的叙述，正确的是（主管检验师 2014 实践）

A. AB ＞ SB　　B. AB ＜ SB
C. AB↑ =SB↑　　D. AB↓ =SB↓
E. AG 肯定升高

31. 实际碳酸氢盐（AB）＞标准碳酸氢盐（SB）提示为（主管检验师 2016 基础）

A. 代谢性酸中毒　　B. 呼吸性酸中毒
C. 代谢性碱中毒　　D. 呼吸性碱中毒
E. 无酸碱平衡代谢紊乱

32. 乳酸酸中毒的特点不包括（主管检验师 2017 实践）

A. 面部潮红、呼吸快、血压低

B. 意识障碍、昏迷

C. 白细胞减低

D. 血乳酸＞ 5mmol/L、pH ＜ 7.3

E. HCO_3^- ＜ 20mmol/L、AG ＞ 18mmol/L

33. 调节酸碱平衡的主要器官是（主管检验师 2020 实践）

A. 肝和肾　　B. 肺和肾

C. 心和肾　　D. 肝和肺

E. 心和肺

34. CO_2 在血液中运输的主要形式是（主管检验师 2021 专业）

A 物理溶解　　B. $NaHCO_3$

C. $KHCO_3$　　D. HbNHCOOH

E. H_2CO_3

A2 型题（病历摘要型最佳选择题）

1. 某患者临床表现为周期性深呼吸、疲乏感，动脉血气分析指标为：pH=7.36，SB=20mmol/L，AB=19mmol/L，PCO_2=30mmHg，BE=−5mmol/L。可考虑为（检验士 2015 专业）（检验师 2013 专业）（主管检验师 2012 相关，2015 专业）

A. 代偿型代谢性酸中毒　　B. 代偿型呼吸性酸中毒

C. 代偿型呼吸性碱中毒　　D. 代偿型代谢性碱中毒

E. 无酸碱平衡紊乱

2. 患者男，16 岁。哮喘发作入院，血气分析：pH7.49，$PCO_2$28.6mmHg，PO_2 为 71mmHg，AB 为 20mmol/L。最可能的酸碱失衡类型是（检验师 2015 实践，2017 实践，2020 实践）

A. 呼吸性酸中毒　　B. 呼吸性碱中毒

C. 代谢性酸中毒　　D. 代谢性碱中毒

E. 代谢性酸中毒伴代谢性碱中毒

3. 患者女，17 岁。因支气管哮喘突然发作入院，检查发现呼吸困难，呼气明显延长，两肺呈哮鸣音，不能平卧。血压为 115/85mmHg。实验室检查：pH7.56、$PCO_2$24.3mmHg、$PO_2$70mmHg、BB 38mmol/L，BE−2mmol/L。患者最可能发生了（检验师 2016 相关，2019 相关）

A. 急性代谢性酸中毒　　B. 急性呼吸性酸中毒

C. 急性代谢性碱中毒　　D. 急性呼吸性碱中毒

E. 代谢性酸中毒合并呼吸性中毒

4. 患者男，65 岁。慢性支气管炎 30 年，近 3 年来下肢水肿，平时活动时气短，3 天前受凉后加重，意识恍惚嗜睡。血气分析：pH7.15，$PaCO_2$80mmHg，$PaO_2$45 mmHg。进一步的检查结果显示：AG18mmol/L，HCO_3^- 20mmol/L，提示患者（检验师 2019 专业）

A. 合并呼吸性酸中毒　　B. 合并代谢性酸中毒

C. 合并呼吸性碱中毒　　D. 合并代谢性碱中毒

E. 为单纯性酸碱平衡紊乱

5. 某慢性肺气肿患者，血气分析及电解质测定结果如下：pH7.4，$PaCO_2$8.9kPa（67mmHg），HCO_3^-40mmol/L，Na^+140mmol/L，Cl^-90mmol/L，应诊断为（主管检验师 2018 相关）

A. 呼吸性碱中毒合并代谢性酸中毒

B. 代偿性呼吸性酸中毒

C. 代谢性酸中毒合并代谢性碱中毒

D. 呼吸性酸中毒合并代谢性碱中毒

E. 代偿性代谢性碱中毒

6. 某慢性低氧血症患者出现代谢性酸中毒和高钾血症，但血压正常。分析该患者血钾增高的原因是（主管检验师 2019 专业，2021 相关，2021 专业）

A. 肾小管 K^+–Na^+ 交换减弱

B. 肾小管 K^+–H^+ 交换增加

C. 肾小管 Na^+ 重吸收减少

D. 肾小球滤过率降低

E. 近球小管 K^+ 重吸收增多

7. 患者血气分析结果为：pH7.12，$PaCO_2$ 55mmHg，标准 HCO_3^- 18mmol/L，应考虑为（主管检验师 2019 实践，2021 实践）

A. 呼吸性酸中毒伴代谢性酸中毒

B. 呼吸性酸中毒伴代谢性碱中毒

C. 呼吸性碱中毒伴代谢性酸中毒

D. 呼吸性碱中毒伴代谢性碱中毒

E. 代谢性酸中毒伴代谢性碱中毒

8. 患者男，60 岁。确诊为 COPD、慢性肺心病失代偿期。实验室检查如下：pH7.43，$PaCO_2$ 58mmHg，PaO_2 60mmHg，HCO_3^-39mmol/L，K^+2.89mmol/L，Na^+135mmol/L，Cl^-86mmol/L. 此患者的酸碱失衡类型为（主管检验师 2021 专业）

A. 呼吸性酸中毒

B. 呼吸性碱中毒

C. 代谢性酸中毒

D. 呼吸性碱中毒 + 代谢性酸中毒

E. 呼吸性酸中毒 + 代谢性碱中毒

A3 型题

（1~2 题共用题干）

患者女，25 岁。腹泻、呕吐发热 3 天，有中度脱水症，体温 38℃，尿少，精神萎靡。

1. 判断患者脱水性质主要依据的检查结果是（检验师 2016 实践）

A. 血糖浓度　　B. 血钠浓度

C. 血浓　　D. 血气分析

E. 血钙浓度

2. 判断患者有无酸碱平衡失调主要依据的检验结果是（检验师 2016 实践）

A. 血糖浓度　　B. 血钠浓度

C. 血浓度　　D. 血气分析

E. 血钙浓度

（3~4 题共用题干）

患者男，68 岁。因十二指肠溃疡并发幽门梗阻，频繁呕吐 10 天入院。检查，患者虚弱，危重病容，精神恍惚，呼吸困难，有脱水征。血气及电解质测定结果如下：pH7.55，$PCO_2$7.6kPa（57mmHg），HCO_3^-28.2mmol/L，Na^+141mmol/L，K^+2.5 mmol/L，Cl^-72mmol/L。

3. 该患者的体液平衡失调属于（主管检验师 2012 专业）

A. 代谢性酸中毒

B. 代谢性碱中毒

C. 代谢性碱中毒合并呼吸性酸中毒

D. 呼吸性碱中毒

E. 代谢性碱中毒合并呼吸性碱中毒

4. 如要判断此患者是否合并呼吸性酸中毒，具有提示意义的是（主管检验师 2012 专业）

A. PCO_2 是否高于正常

B. 患者是否呼吸困难

C. HCO_3^- 是否高于正常

D. PCO_2 是否超出代偿预期值

E. 低血氯

B1 型题（标准配伍题）

（1~3 题共用备选答案）

A. 标准碳酸氢根（SB）升高

B. 标准碳酸氢根（SB）降低

C. 实际碳酸氢根（AB）＞标准碳酸氢根（SB）

D. 实际碳酸氢根（AB）＜标准碳酸氢根（SB）

E. AB、SB 均降低

1. 呼吸性酸中毒，正确的是（检验师 2016 专业）

2. 呼吸性碱中毒，正确的是（检验师 2016 专业）

3. 代谢性酸中毒，正确的是（检验师 2016 专业）

（4~6 题共用备选答案）

A. pH 值

B. 二氧化碳分压（PCO_2）

C. 氧分压（PO_2）

D. 标准碳酸氢盐（SB）

E. 血氧饱和度（SO_2）

4. 反应代谢性酸、碱中毒的可靠指标是（检验师 2017 专业）

5. 判断机体是否缺氧的重要指标是（检验师 2017 专业）

6. 判断 Hb 氧亲和力的指标是（检验师 2017 专业）

第十三章 肝胆疾病检验

第一节 概述

A1 型题

1. 肝的主要功能不包括（检验士 2012 基础，2016 基础）
   A. 代谢功能　B. 排泄功能
   C. 解毒功能　D. 凝血因子的生成与清除
   E. 纤溶酶的形成

2. 人体内生物转化作用最强的器官是（检验士 2020 基础，2013 基础，2016 基础）（检验师 2012 基础，2018 基础，2019 基础）（主管检验师 2018 基础）
   A. 心脏　B. 脾脏
   C. 肾脏　D. 肝脏
   E. 胰腺

3. 生物转化的主要部位是（主管检验师 2014 基础）
   A. 胃肠道　B. 肝脏
   C. 血浆　D. 肺脏
   E. 肾脏

4. 肝功能不良对血清中哪种蛋白质合成量的影响最小（检验士 2013 基础）
   A. 免疫球蛋白　B. 白蛋白
   C. 纤维蛋白原　D. 凝血酶原
   E. 凝血因子Ⅷ、Ⅸ、Ⅹ

5. 肝脏合成功能损伤时血清中蛋白反应最敏感的是（检验士 2013 专业）
   A. 前白蛋白　B. 纤维蛋白原
   C. 触珠蛋白　D. 免疫球蛋白
   E. γ- 球蛋白

6. 不在肝细胞合成的蛋白质（检验士 2013 实践）
   A. 免疫球蛋白　B. 白蛋白
   C. 纤维蛋白原　D. 凝血酶原
   E. 脂蛋白

7. 肝脏合成最多的蛋白质是（检验士 2013 基础，2015 基础，2017 基础）
   A. 白蛋白　B. 纤维蛋白原
   C. 凝血酶原　D. α_1- 球蛋白
   E. α_2- 球蛋白

8. 肝脏功能受损时，血中（检验士 2016 实践）
   A. 白蛋白含量升高
   B. 球蛋白含量下降
   C. 白蛋白含量升高，球蛋白含量下降
   D. 白蛋白含量下降，球蛋白含量升高或相对升高
   E. 白蛋白和球蛋白含量都正常

9. 乙醇主要在体内哪个器官代谢（检验士 2018 基础）
   A. 胃　B. 肾脏
   C. 肠道　D. 肝脏
   E. 呼吸道排出

10. 关于肝脏的叙述，错误的是（检验师 2013 基础）（主管检验师 2012 基础）
   A. 肝脏是维持血糖浓度相对未定的重要器官
   B. 肝脏在血液凝固功能上起重要的作用
   C. 维生素 A、维生素 B、维生素 D 等均能在肝脏储存
   D. 激素的灭活主要在肝脏中进行
   E. 在肝脏的生物转化过程中，极性基团被转化成为非极性基团

11. 对于肝功能检查的叙述，错误的是（检验师 2015 相关）
   A. 评价肝脏储备功能
   B. 对肝功能进行动态观察
   C. 协助病毒性肝炎 / 肝癌的诊断
   D. 了解肝细胞有无损害及损害程度
   E. 若检测结果正常即可排除肝损伤

12. 仅由肝脏合成的物质是（主管检验师 2013 基础）
   A. 尿素　B. 脂肪酸
   C. 糖原　D. 胆固醇
   E. 血浆蛋白

13. 人体内的主要代谢器官主要为（主管检验师 2021 基础）
   A. 肾脏　B. 肝脏
   C. 脾脏　D. 肺脏
   E. 心脏

14. 下列哪项不仅能反映肝细胞合成、摄取及分泌功能，且还与胆道排泄功能有关（主管检验师 2021 实践）
   A. 总胆汁酸　B. ALT
   C. 胆固醇　D. 前白蛋白
   E. 甘油三酯

15. 肝细胞内的结合反应具体是体内最重要的生物转化方式，可通过与某些内源性物质结合增加极性利于排出体外。最为普遍和重要的结合物质是（检验师 2015 基础）
   A. 活性硫酸　B. 乙酰辅酶 A
   C. 谷胱甘肽　D. 葡萄糖醛酸
   E. 甘氨酸

16. 灵敏的肝清除功能试验，且是胆固醇代谢主要终产物的检查是（主管检验师 2020 实践）

A. 7α- 羟胆固醇　　B. 氨

C. 胆汁酸　　D. 胆碱酯酶

E. 胆红素

第二节　肝功能试验

A1 型题

1. 下列不属于肝功能检查项目的是（检验师 2020 相关）

A. ALT　　B. AST

C. γ-GT　　D. ALP

E. ACP

2. “酶胆分离”现象主要见于（检验士 2012 相关，2015 相关）（主管检验师 2015 相关）

A. 急性肝炎　　B. 慢性肝炎

C. 肝硬化　　D. 脂肪肝

E 重症肝炎临终期

3. “酶胆分离”通常是哪种疾病的征兆（主管检验师 2013 专业，2014 相关，2019 基础，2021 专业）（检验师 2012 专业）（主管检验师 2014 相关）

A. 急性心肌梗死　　B. 肝癌

C. 急性肝坏死　　D. 脂肪肝

E. 胆石症

4. 肝脏“酶胆分离”的表现是（主管检验师 2012 专业，2016 相关）

A. 血清 ALT 增高，血清胆红素增高

B. 血清 ALT 增高，血清胆红素不增高

C. 血清 ALT 不增高，血清胆红素不增高

D. 血清 ALT 不增高，血清胆红素明显增高

E. 血清 AST 增高，血清胆红素不增高

5. ALT 的中文名字称为（检验士 2017 相关）

A. 天冬氨酸氨基转移酶　　B. 丙氨酸氨基转移酶

C. 乳酸脱氢酶　　D. 肌酸激酶

E. 胆碱酯酶

6. 人体含 ALT 最丰富的是（检验士 2017 相关，2021 专业）

A. 肝细胞　　B. 心肌

C. 骨骼肌　　D. 红细胞

E. 肾脏

7. 下列组织中，ALT 含量最高的是（检验士 2020 专业）

A. 肝脏　　B. 骨骼肌

C. 肾脏　　D. 心肌

E. 胰腺

8. 国际推荐的 AST、ALT 参考测量体系需加入（检验师 2012 基础）

A. 磷酸吡哆醛　　B. 维生素 B_2

C. 镁离子　　D. NAC

E. 磷酸吡哆醇

9. ALT 明显升高的疾病（检验师 2013 相关）

A. 慢性活动性肝炎　　B. 急性病毒性肝炎

C. 肝硬化　　D. 肝癌

E. 脂肪肝

10. 连续监测法检测 AST、ALT，选用的波长是（检验师 2013 实践，2017 实践，2019 实践，2021 基础）（检验师 2021 专业）

A. 270nm　　B. 300nm

C. 340nm　　D. 400nm

E. 450nm

11. 测定 ALT 使用的主波长和副波长是（检验师 2015 实践）

A. 202nm/340nm　　B. 340nm/405nm

C. 405nm/500nm　　D. 505nm/606nm

E. 606nm/404nm

12. 肝细胞早期轻度损伤时，血清中变化最敏感的酶是（检验士 2013 专业，2019 相关）

A. AST　　B. ALT

C. GGT　　D. LD

E. ALP

13. 反映肝细胞损害最灵敏的指标是（检验士 2017 相关）

A. ALT　　B. CK

C. LDH　　D. 胆固醇

E. 甘油三酯

14. 反映急性肝细胞损伤最敏感的酶是（主管检验师 2020 相关）

A. ALT　　B. ALP

C. MAO　　D. ASTm

E. LCAT

15. 急性病毒性肝炎早期升高最明显的是（检验师 2019 基础）

A. CK　　B. ALT

C. LDH　　D. AST

E. GGT

16. 急性肝炎早期患者 AST/ALT 含量比值多为（检验师 2016 专业）

A. > 1.0　　B. $=1.0$

C. < 1.0　　D. ≥ 2.0

E. ≥ 3.0

17. 急性病毒性肝炎首选检测的血清酶是（主管检验师 2017 专业）

A. 碱性磷酸酶　　B. 乳酸脱氢酶

C. 谷氨酰转移酶　　D. 转氨酶

E. 单胺氧化酶

18. 反映急性肝细胞损伤最敏感的指标是（检验士2020 基础）

A. ALT　　B. AST

C. LDH　　D. GLDH

E. γ-GT

19. 临床上用于诊断肝脏疾病的酶，下列哪组检测最恰当（检验师 2014 实践）（主管检验师 2013 基础）

A. CK、GGT、ALP、AMY

B. ALT、AST、ALP、GGT

C. AMY、LDH、α-HBD、GGT

D. ACP、ASL、Lipase、LDH

E. LDH、AMY、AST、GGT

20. 用于检测肝细胞损伤程度的主要指标是（检验师2013 基础）（主管检验师 2012 基础）

A. ALT、AST　　B. ALT、ALP

C. GGT、AK　　D. AK、CK

E. AMY、LD

21. 肝脏功能受损后，可降低的血清酶学指标是（主管检验师 2012 实践）

A. ALT　　B. AST

C. pChE　　D. ALP

E. γ-GT

22. 假性胆碱酯酶（PCHE）的合成器官是（检验士2018 相关）

A. 肝脏　　B. 肾脏

C. 心脏　　D. 胰腺

E. 小肠

23. 阻塞性黄疸病人血清中肯定不增高的酶是（主管检验师 2016 实践）

A. 胆碱酯酶　　B. ALP

C. ALT　　D. GGT

E. AST

24. CHE 的中文名称是（检验士 2012 实践）

A. 肌酸激酶　　B. 淀粉醇

C. 脂肪酶　　D. 丙氨酸氨基转移酶

E. 胆碱酯酶

25. 下列哪种酶活性不受急性肝炎的影响（检验士2018 实践）

A. CK　　B. ALT

C. AST　　D. LDH

E. ALP

26. 肝脏含量最多的 LD 是（检验师 2019 基础）

A. LD1　　B. LD2

C. LD3　　D. LD4

E. LD5

27. 不属于 ALP 主要来源的是（检验士 2013 专业，2018 专业）

A. 肺脏　　B. 肝脏

C. 骨骼　　D. 妊娠期胎盘

E. 小肠

28. ALP 主要来源于（检验师 2017 相关）

A. 细胞膜　　B. 肝脏

C. 骨骼　　D. 妊娠期胎盘

E. 小肠

29. 青少年血清中明显高于正常成年人的酶是（主管检验师 2016 相关）

A. ALT　　B. AST

C. ALP　　D. AMY

E. LDH

30. 下列关于 ALP 的叙述，哪项是错误的（检验士2018 实践）

A. ALP 是磷酸单酯的水解酶

B. 其作用最近 pH 约为 10

C. 各年龄组具有相同的参考范围

D. 在梗阻性黄疸时增高

E. 在成骨细胞疾病时增多

31. 在骨髓病的诊断学中下列哪项最有价值（检验士2018 实践）

A. LDE　　B. CK

C. ALP　　D. ACP

E. ALT

32. 随年龄增长变化最明显的酶是（检验士 2013 相关，2017 相关，2019 相关，2020 实践，2021 专业）（检验师 2012 相关，2016 相关，2020 基础）（主管检验师2017 基础）

A. ALT　　B. GGT

C. AST　　D. ALP

E. LD

33. 出现生理性 ALP 增高的情况，不包括（检验师2012 相关）

A. 妊娠 9 个月　　B. 绝经期后女性

C. 30 岁以上成年男性　　D. 1~5 岁儿童

E. 10~18 岁青少年

34. 以磷酸对硝基酚为底物检测 ALP，检测波长为（检验师 2013 专业）（主管检验师 2012 相关）

A. 280nm　　B. 340nm

C. 405nm　　D. 520nm

E. 560nm

35. 连续监测法测定血清碱性磷酸酶活性使用的底物为（检验师 2013 实践）

A. 丙酮酸　　B. 对硝基酚磷酸盐

C. 对甲基苯酚　　D. 氢氧化钠

E. 草酰乙酸

36. ALP 升高,GGT 不变，最有可能的病变部位是（检验师 2021 基础）

A. 骨骼　　B. 肾脏

C. 心脏　　D. 肠

E. 肝脏

37. 不同组织器官的碱性磷酸酶（ALP）由于合成修饰后的电泳迁移率不琼脂糖凝胶电泳可将其他为 6 种同工酶，从阳极到阴极的顺序为（主管检验师 2012 实践，2013 实践）

A. ALP1、ALP2、ALP3、ALP4、ALP5、ALP6

B. ALP2、ALP1、ALP3、ALP4、ALP5、ALP6

C. ALP1、ALP3、ALP2、ALP4、ALP5、ALP6

D. ALP1、ALP2、ALP3、ALP4、ALP6、ALP5

E. ALP1、ALP2、ALP4、ALP3、ALP5、ALP6

38. 无黄疸患者血清 ALP 明显升高，应考虑（主管检验师 2014 专业）

A. 脂肪肝　　B. 胆囊炎

C. 肝癌　　D. 肝硬化

E. 慢性活动性肝炎

39. 在骨髓病的诊断学中下列哪项最有价值（检验士 2018 实践）（主管检验师 2018 基础）

A. LDE　　B. CK

C. ALP　　D. ACP

E. ALT

40. 与饮酒量关系最明显的血清学指标是（检验士 2012 相关，2015 相关，2017 相关，2019 专业，2021 实践）（主管检验师 2015 相关）

A. ALT　　B. GGT

C. AST　　D. ALP

E. LD

41. 胆汁淤积，胆道梗阻最敏感的酶是（检验师 2013 实践，2019 相关）

A. ALT、AST　　B. CK、LDH

C. ALP、GGT　　D. AMY

E. PChE

42. 关于 GGT 临床意义的叙述，不正确的是（检验师 2019 专业）

A. 受酒精等多种物质的诱导致使血清水平升高

B. 慢性肝炎时可升高

C. 胆汁淤积时，GGT 不增高

D. GGT 在肝脏的活性强度居第三位（肾>胰>肝）

E. 肝癌时几倍至数十倍增高

43. 下列哪一项酶学指标可以作为慢性酒精中毒诊断的较敏感指标（主管检验师 2018 基础）

A. ALT　　B. ALP

C. AST　　D. GGT

E. LDH

44. 临床应用的肝酶谱中，反应酒精性肝炎的血清酶为（检验师 2016 专业）

A. ALT　　B. AST

C. ALP　　D. LD

E. γ-GT

45. 对于诊断慢性酒精中毒最敏感的是（检验师 2021 实践）（主管检验师 2016 实践）

A. GGT　　B. CK

C. AFP　　D. ALY

E. AST

46. 黄疸发生的机制不包括（检验师 2015 专业）（主管检验师 2016 实践）

A. 胆红素形成过多

B. 肝细胞处理胆红素的能力下降

C. 肝细胞对胆红素的排泄增多

D. 胆红素在肝外排泄障碍，逆流入血

E. 肝细胞摄取障碍

47. 正常人血清中总胆红素的参考值（重氮法）是（检验士 2015 实践）（主管检验师 2015 实践）

A. < 10μmol/L　　B. < 17.1μmol/L

C. < 30μmolL　　D. < 60μmol/L

E. < 80μmol/L

48. 隐性黄疸的胆红素水平不超过（检验师 2012 专业）

A. 17.1μmol/　　B. 34.2μmo1/L

C. 48.2μmo1/L　　D. 56.4μmol/I

E. 72.1μmol/L

49. 肝细胞内胆红素的主要存在形式是（主管检验师 2017 相关）

A. 胆红素 – 葡糖醛酸　　B. 胆红素 –Y 蛋白

C. 胆红素 –Z 蛋白　　D. 游离胆红素

E. 与肝蛋白结合

50. 肝细胞对胆红素的转化在哪个部位进行（主管检验师 2020 专业）

A. 核糖体　　B. 粗面内质网

C. 滑面内质网　　D. 胞浆

E. 高尔基复合体

51. 不能反映肝内或肝外胆汁淤积的试验是（检验师 2016 实践）

A. 血清 γ-GT　　B. 血清 AST 及其同工酶

C. 血清总胆红素测定　　D. 血清直接胆红素测定

E. 血清总胆固醇定量

52. 所谓“直接胆红素”是指在测定中（检验士 2015 实践，2019 基础，2020 基础）（主管检验师 2015 实践）

A. 与白蛋白结合的胆红素

B. 与球蛋白结合的胆红素

C. 与葡萄糖醛酸结合的胆红素

D. 与重氮试剂结合的胆红素

E. 加入加速剂后反应的胆红素

53. 血中哪种胆红素增加会在尿中出现胆红素（检验士 2016 专业）

A. 总胆红素　　B. 直接胆红素

C. 间接胆红素　　D. 结合胆红素

E. 未结合胆红素

54. 未结合胆红素与清蛋白的共价结合物是（检验士 2018 基础）（检验师 2020 基础）

A. 未结合胆红素　　B. 结合胆红素

C. δ 胆红素　　D. 尿胆原

E. 尿胆素

55. 关于未结合胆红素的叙述，错误的是（主管检验师 2013 相关）

A. 大部分由衰老细胞破坏降解而来

B. 在血浆中与白蛋白的结合是可逆的

C. 在血浆中与白蛋白结合后毒性减少

D. 未结合胆红素是水溶性的

E. 肝细胞性黄疸时，其血中水平可见升高

56. 血中未结合胆红素在肝脏中与哪种物质结合形成结合胆红素（主管检验师 2019 基础，2020 相关）

A. 葡萄糖醛酸　　B. 胆汁酸
C. 胆素原　　D. 珠蛋白
E. 清蛋白

57. 未结合胆红素的特点是（主管检验师 2014 实践）
A. 水溶性大
B. 细胞膜通透性小
C. 与血浆清蛋白亲和力大
D. 正常人主要从尿中排出
E. 无加速剂存在时，重氮反应呈阳性

58. 经肝细胞加工后与葡萄糖醛酸结合的胆红素称（检验士 2018 基础）
A. 非结合胆红素　　B. 胆汁酸
C. 结合胆红素　　D. 胆汁
E. 总胆红素

59. 关于结合胆红素化学特性的叙述，错误的是（检验师 2019 专业）
A. 主要是双葡萄糖醛酸胆红素
B. 主要随尿排出
C. 水溶性大
D. 对重氮试剂呈直接反应
E. 不易通过生物膜

60. 在血清总胆红素测定中可作为加速剂的是（检验师 2017 基础）
A. Triton100（曲拉通 100）
B. 乙醇
C. 丙酮
D. 甘油
E. 丙酮酸

61. 下列关于胆红素代谢的叙述，错误的是（检验师 2016 相关）
A. 主要来自衰老红细胞血红蛋白的降解
B. 不能与血浆中的白蛋白共价结合
C. Y 蛋白是肝细胞内主要的胆红素转运蛋白
D. 血液中主要以胆红素 – 白蛋白复合物的形式存在和运输
E. 在肝细胞内转化为单、双葡萄糖醛酸结合胆红素

62. 核黄疸是指胆红素沉积于何部位（检验师 2018 专业）（主管检验师 2018 专业）
A. 皮肤　　B. 巩膜
C. 脑组织　　D. 肾小球基底膜
E. 胸膜

63. 核黄疸中的胆红素是（主管检验师 2021 实践）
A. 单葡糖醛酸结合胆红素　B. 双葡糖醛酸结合胆红素
C. 未结合胆红素　　D. 结合胆红素
E. δ– 胆红素

64. 溶血性黄疸，下列指标升高的是（主管检验师 2012 相关）
A. 血清直接胆红素　　B. 血清胆汁酸
C. 血清间接胆红素　　D. 血清胆固醇
E. 血清甘油三酯

65. 患者患溶血性黄疸时（检验士 2012 基础）
A. 肝胆管内压力增高，导致毛细血管破裂，结合胆红素不能持入肠道而逆流入血
B. 肝细胞对胆红素的摄取、结合、排泄功能受损
C. 大量红细胞遭破坏，形成大量未结合胆红素，超过肝细胞的摄取、结合、排泄能力
D. 肝细胞摄取胆红素功能障碍及微粒体内葡萄糖醛酸转移酶不足
E. 肝细胞摄取未结合胆红素能力减低，使未结合胆红素在血中浓度增高，但仍能将未结合胆红素转变为结合胆红素

66. 梗阻性肝病时，下列指标升高最明显的是（检验士 2012 专业，2016 专业）
A. PChE　　B. CK
C. GGT　　D. LD
E. ACP

67. 肝细胞性黄疸时，下列何种结果是正确的（主管检验师 2021 实践）
A. 血中结合胆红素和未结合胆红素均增多，尿胆素原正常或升高，尿胆红素阳性
B. 血中结合胆红素正常，未结合胆红素增多，尿胆素原正常或升高，尿胆红素阳性
C. 血中结合胆红素正常，未结合胆红素增多，尿胆素原增多，尿胆红素阴性
D. 血中结合胆红素和未结合胆红素增加，尿胆素原减少，尿胆红素强阳性
E. 血中结合胆红素增加，未结合胆红素正常，尿胆素原增加，尿胆红素阴性

68. 反应梗阻性黄疸最好的标志物（检验士 2018 相关）
A. CEA　　B. AFP
C. PSA　　D. GGT
E. CAI25

69. 梗阻性黄疸的特征是（主管检验师 2012 专业）
A. 尿胆原阴性，尿胆红素阳性
B. 尿胆原阳性，尿胆红素阴性
C. 血中以间接胆红素增加为主
D. 尿胆原和尿胆红素均阴性
E. 尿胆原和尿胆红素均阳性

70. 梗阻性黄疸尿中升高的胆红素是（主管检验师 2020 基础）
A. 游离胆红素　　B. 葡萄糖醛酸胆红素
C. 结合胆红素　　D. 胆红素 –Y 蛋白
E. 胆红素 –Z 蛋白

71. 阻塞性黄疸的原因是（主管检验师 2014 专业）
A. 肝细胞阻塞　　B. 大量红细胞破坏
C. 肝细胞膜通透性增大　　D. 肝内外胆道阻塞
E. 肝动脉阻塞

72. 关于尿胆原，胆红素的化学试带法测定的说法，正确的是（主管检验师 2014 基础）
A. 正常人尿胆原排出以中午 12 时左右达高峰
B. 患者经用碳酸氢钠后，尿胆原检出率减低
C. 尿胆红素检测采用偶氮反应法
D. 尿胆原检测采用酶法

E. 尿中含有吩噻嗪等药物时可使胆红素结果呈假阴性

73. 光照使血清胆红素标本的测定结果降低，原因是（主管检验师 2014 实践）

A. 胆红素氧化分解成血红素

B. 胆红素氧化成胆黄素

C. 胆红素分解

D. 胆红素氧化成胆绿素

E. 间接胆红素转化为直接胆红素

74. 梗阻性黄疸时，胆酸和鹅脱氧胆酸的变化正确的是（主管检验师 2020 相关）

A. CA ↑　　B. CDCA ↓

C. CA/CDCA < 1　　D. CA/CDCA > 1

E. CA ↑、CDCA ↑

75. 初级胆汁酸的主要成分是（检验师 2020 基础）

A. 胆酸、鹅脱氧胆酸　　B. 脱氧胆酸、石胆酸

C. 胆酸、石胆酸　　D. 脱氧胆酸、鹅脱氧胆酸

E. 石胆酸、鹅脱氧胆酸

76. 肝脏清除胆固醇的主要方式是（检验师 2020 相关）

A. 转变成类固醇激素　　B. 转变成维生素 D

C. 在肝细胞转变成胆汁酸　　D. 合成低密度脂蛋白

E. 氧化供能

77. 下列哪一项酶学指标可以作为慢性酒精中毒诊断的较敏感指标（主管检验师 2018 基础）

A. ALT　　B. ALP

C. AST　　D. GGT

E. LDH

78. 下列检测项目对肝性脑病的诊断有参考价值的是（检验士 2012 专业）

A. ALT　　B. GGT

C. c-AST　　D. 清蛋白

E. 血氨

79. 对肝性脑病诊断最有意义的项目是（检验士 2014 实践）

A. 血氨　　B. 血清蛋白电泳

C. ALT　　D. 血糖

E. ALP

80. 下列各项对诊断肝性脑病最有意义的是（检验士 2020 相关）

A. 血尿素氮　　B. 丙氨酸氨基转移酶

C. 血氨　　D. 血清胆红素

E. 尿酮体

81. 血氨升高的原因是（检验师 2014 专业）

A. 体内合成非必需氨基酸过多

B. 谷氨酸摄入过多

C. 肝功能严重受损

D. 尿液酸度增加

E. 支链氨基酸在肝内分解增多

82. 血氨升高主要见于（主管检验师 2016 基础）

A. 脑膜炎　　B. 肝昏迷

C. 急性病毒性肝炎　　D. 慢性活动性肝炎

E. 传染性单核细胞增多症

83. 与肝昏迷相关的变化是（主管检验师 2017 专业）

A. 血糖升高　　B. 血氨升高

C. 白蛋白升高　　D. 血浆纤维蛋白原升高

E. 亮氨酸升高

A2 型题（病历摘要型最佳选择题）

1. 患者女，41 岁。近期出现食欲减退，乏力，全身不适，尿液黄色加深，查体，右上腹有触痛，肝区叩击痛，主要的实验室检查是（检验士 2012 实践，2013 专业，2017 专业，2020 专业，2021 相关）

A. ALT　　B. CK

C. CK-MB　　D. ACP

E. AMY

2. 患者男，45 岁。血清蛋白电泳检测发现 Alb 明显降低，α_1- 球蛋白、α_2- 球蛋白正常，$\beta+\gamma$ 球蛋白明显升高。此患者最可能是（主管检验师 2017 相关）

A. 急性肝炎　　B. 慢性乙型肝炎

C. 肝硬化　　D. 肾病综合征

E. 急性时相反应症

3. 患者女，25 岁。平时无出血倾向，食欲良好、检查：红细胞 3×10^{12}/L，Hb 90g/L，WBC 8.0×10^9/L，血清总胆红素 82mol/L，非结合胆红素 62μmol/L，ALT20U/L，ALP10U/L，患者属于（主管检验师 2012 实践）

A. 溶血性黄疸　　B. 肝细胞性黄疸

C. 肝内胆汁淤积性黄疸　　D. 肝外胆汁淤积性黄疸

E. 药物性胆汁淤积性黄疸

4. 患儿足月顺产，无息，第 2 天出现黄疸，逐渐加重，贫血、嗜睡、肝脾可触及。患者最可能的诊断是（检验士 2014 基础）

A. 生理性黄疸　　B. 新生儿肝炎

C. 新生儿溶血症　　D. 胆道闭锁

E. 先天性心脏病

5. 患者男，21 岁。眼黄乏力、排茶色尿 4 天。查体：面色苍黄，皮肤及巩膜黄染。血常规 Hb 72g/L，Ret 16.2%，WBC 5.6×10^9/L，PLT 129×10^9/L；总胆红素 58.5μmol/L，未结合胆红素 54.4μmol/L。最可能的诊断是（检验师 2020 基础）

A. 溶血性贫血　　B. 失血性贫血

C. 缺铁性贫血　　D. 再生障碍性贫血

E. 巨幼细胞性贫血

6. 患者女，43 岁。因黄疸、弥漫性上腹痛和全身瘙痒 3 周入院，尿液为暗褐色，粪便为灰白色，并有恶臭，查体：黄疸，右季肋部有触痛，肝肿大，下列哪项与患者的临床诊断关系不大（检验士 2015 相关）（主管检验师 2015 相关）

A. 血清胆红素测定　　B. 尿胆红素定性试验

C. 血碱性磷酸酶测定　　D. 血 γ-GT 检测

E. 血清 BUN 测定

7. 患者女，42 岁。因黄疸、弥漫性上腹痛和全身瘙痒 3 周入院。尿液为暗褐色。粪便灰白并有恶臭。该患者出现暗褐色尿液的最可能原因是（主管检验师 2017 相关）

A. 胆道梗阻　　B. 溶血性疾病

C. 慢性肝炎　　D. 肝硬化
E. 尿毒症

8. 患者男，46 岁。因黄疸、弥散性上腹部和全身瘙痒 3 周就诊。体检：黄疸，右肋部有触痛，肝肿大。尿液为暗褐色，粪便为灰白色，生化检验结果：TBil255.6μmol/L，DBil35.4μmol/L。该患者的初步诊断为（检验师 2016 基础，2019 相关，2020 基础）
A. 肝细胞性黄疸　　B. 溶血性黄疸
C. 药物性黄疸　　D. 梗阻性黄疸
E. 肝硬化性黄疸

9. 患者男，53 岁。因为皮肤黄染和尿液颜色加深就诊。入院查体：肝脏右肋下 1.5cm 处，无压痛。实验室检查：血清总胆红素 250pmol/L，AST77U/L，ALT90U/L，ALP960U/L。大便颜色呈灰白色。应考虑的诊断是（检验士 2016 实践，2019 基础，2020 基础，2021 专业）
A. 阻塞性黄疸　　B. 急性病毒性肝炎
C. 急性黄疸型肝炎　　D. 肝硬化
E. 肝癌

10. 患者男，40 岁。因"右上腹闷胀不适，暖气，厌食油腻食物"入院。查体：右上腹压痛，可扪及胆囊肿大。B 超显示：胆囊结石。粪便呈白陶土样。尿液胆红素和尿胆原的结果分别为（检验师 2017 专业）
A. "+++"和"−"　　B. "++"和"++"
C. "+"和"±"　　D. "±"和"+"
E. "−"和"+++"

11. 患者女，42 岁。食欲不振，尿色深两周，来院就诊。查体：皮肤、巩膜均黄染，肝大：肋下 2cm，轻度触痛，脾肋下未及：实验室检查：总胆红素 120μmol/L，直接胆红素 60μmoL/L，ALT200U/L，ALP100U/L，GGT100U/L，尿胆红素及尿胆原均呈阳性，彩超检查未见胆囊肿大及胆总管扩大。考虑其黄疸属于（检验师 2021 基础）
A. 肝细胞性黄疸
B. 溶血性黄疸
C. 多吃胡萝卜引起
D. 胰头癌肝外胆管受压所致
E. 肝总管结石所致

第三节　肝功能试验的选择与评价

A1 型题

1. 在传染性肝炎临床症状出现之前，可急性升高的血清酶是（主管检验师 2012 专业）
A. 乳酸脱氢酶　　B. 酸性磷酸酶
C. 碱性磷酸酶　　D. 丙氨酸氨基转移酶
E. γ- 谷氨酰基转移酶

2. 急性黄疸型肝炎时，血清中酶活性下降的是（检验士 2012 相关，2013 相关）
A. ALT　　B. pChE
C. ALP　　D. γ-GT
E. AST

3. 急性肝炎时，血中转氨酶常见的变化是（检验士 2012 相关，2014 相关，2016 相关，2018 专业，2021 基础）
A. ALT ↑，AST ↑，且 ALT ↑ > AST ↑
B. ALT ↑，AST ↑，且 ALT=AST
C. ALT ↑，AST 正常
D. ALT 正常，AST ↑
E. ALT ↑，AST ↑，且 ALT ↑ < AST ↑

4. 对肝硬化的诊断，下列哪项检查最有意义（主管检验师 2016 实践）
A. ALP　　B. ALT
C. GGT　　D. A/G
E. AFP

5. 脂肪肝时，下列指标的变化描述正确的是（检验士 2012 实践，2016 实践）
A. AST 升高较 ALT 明显
B. AST 及 ALT 显著升高
C. 总胆红素升高
D. ALT 活性较高可与黄疸平行
E. 可有高脂血症伴 ALT 和 GGT 升高

6. 肝硬化病人容易发生凝血障碍的主要原因是（检验师 2021 相关）
A. 血小板减少　　B. 维生素 K 缺乏
C. 凝血因子Ⅲ缺乏　　D. 某些凝血因子缺乏
E. 血液中抗凝物质增加

7. 能够反映肝细胞胶原合成量的指标是（检验师 2012 专业）
A. PCI 型前胶原肽　　B. Ⅰ型前胶原氨基末端肽
C. 层粘连蛋白　　D. 透明质酸
E. 胶原酸

8. 反映肝纤维化的常用指标是（检验师 2012 实践）
A. Ⅰ型胶原　　B. 胆碱酯酶
C. Ⅳ型胶原　　D. Ⅴ型胶原
E. 胆汁酸

9. 肝硬化患者，血清中活力低于正常的酶是（检验师 2012 实践）
A. ChE　　B. GGT
C. AST　　D. LDH
E. ALP

10. 主要用于观察肝硬化的指标是（检验师 2013 相关）（主管检验师 2013 专业）
A. Ⅰ型胶原　　B. Ⅱ型胶原
C. Ⅲ型胶原　　D. Ⅳ型胶原
E. Ⅴ型胶原

11. 关于血清Ⅳ型胶原浓度大小的排列，正确的是（主管检验师 2013 实践）
A. 慢性活动性肝炎＞肝硬化＞肝细胞肝癌

B. 肝硬化＞慢性活动性肝炎＞肝细胞肝癌
C. 肝细胞肝癌＞慢性活性性肝炎＞肝硬化
D. 肝硬化＞肝细胞肝癌＞慢性活动性肝炎
E. 肝细胞肝癌＞肝硬化＞慢性活动性肝炎

12. 肝癌实验室检查最常用的指标（检验士 2016 相关）
A. AFP　　B. GGT
C. PT　　D. ALP
E. CEA

13. 有助于区别肝癌和活动性肝病的是（检验师 2013 专业）
A. HBsAg　　B. AFP
C. ALT　　D. 肝功能损害程度
E. AFP 和 ALT 动态曲线

14. 与血清中甲胎蛋白升高相关性最大的疾病是（检验师 2013 实践，2017 实践）
A. 胃肠道肿瘤　　B. 乳腺肿瘤
C. 肾癌　　D. 肝癌
E. 白血病

15. 肝细胞病变时，哪种蛋白质的合成不会减少（检验师 2017 相关）
A. 清蛋白　　B. α_1- 球蛋白
C. γ- 球蛋白　　D. 凝血酶原
E. 纤维蛋白原

16. 判断恶性肿瘤有肝转移的较好指标是（检验师 2017 基础）
A. GGT　　B. AST
C. ALT　　D. LD
E. CK

17. 目前诊断原发性肝癌最特异的标志物是（检验师 2021 专业）
A. AST　　B. γ-GT
C. ALT　　D. AFP
E. ALP

18. α-L- 岩藻糖苷酶明显升高的疾病是（主管检验师 2012 专业）
A. 前列腺癌　　B. 乳腺癌
C. 肝癌　　D. 肺癌
E. 淋巴瘤

19. 对肝癌的诊断阳性率最高的肿瘤标志物是（主管检验师 2014 专业）
A. 碱性磷酸酶　　B. γ- 谷氨酰转肽酶
C. 甲胎蛋白　　D. 谷胱甘肽 -5- 转移酶
E. 乳酸脱氢酶

A2 型题（病历摘要型最佳选择题）

1. 患者男，28 岁。自感乏力，厌油，食欲减退，畏寒高热 3 天，体温 39℃，巩膜黄染，拟诊为急性病毒性肝炎。下列反映急性肝细胞损伤最敏感的指标是（主管检验师 2017 专业）
A. ALP　　B. ALT
C. GGT　　D. LDH
E. AST

2. 患者男，25 岁。表现乏力、腹部不适，恶心和黄疸。如果怀疑急性肝细胞损伤时，不应进行试验的是（检验士 2012 相关，2015 相关，2017 相关，2019 基础，2020 相关）（主管检验师 2015 相关）
A. 血清 ALT 和 AST 水平的检测
B. 胆汁酸测定
C. 血总胆红素测定
D. 血清前清蛋白测定
E. 透明质酸检查

3. 患者男，43 岁。怀疑早期肝炎，选择较敏感的检验指标是（检验士 2013 相关）
A. 清蛋白　　B. α_1- 球蛋白
C. β- 球蛋白　　D. 前清蛋白
E. 转铁蛋白

4. 患者男，42 岁。因食欲不振，肝区疼痛，巩膜黄染入院，临床初步诊断为急性肝炎。此时患者尿液中胆色素的检查结果最可能是（检验士 2017 专业）
A. 胆红素阴性，尿胆原弱阳性
B. 胆红素阴性，尿胆原阴性
C. 胆红素阳性，尿胆原强阳性
D. 胆红素阳性，尿胆原阴性
E. 尿胆红素阳性，尿胆原不确定

5. 患者女，50 岁。患慢性病毒性肝炎 10 年。近日出现腹水，乏力，消瘦，纳差。查体，颈部可见蜘蛛痣，实验室检查：HBsAg（+），A/G 等于 1∶1，AFP25ug/L。最可能的诊断为（检验师 2019 专业）
A. 慢性病毒性肝炎　　B. 肝硬化
C. 原发性肝癌　　D. 肝肾综合征
E. 腹膜转移癌

6. 患者男，52 岁。有饮酒史 12 年。2 年来间断上腹隐痛，腹胀乏力，双下肢水肿，脾大，少量腹水。该患者可能的诊断是（主管检验师 2012 专业）
A. 慢性胰腺炎　　B. 胰腺癌
C. 酒精性肝硬化　　D. 肝癌
E. 慢性胆囊炎

7. 患者男，55 岁。乙型病毒性肝炎病史 25 年，其定期体检中能反映肝纤维程度的指标是（检验士 2012 实践，2014 实践）
A. ALT　　B. AST
C. ALP　　D. GGT
E. MAO

8. 患者男，54 岁。慢性乙肝病史 25 年。查 ALP、GGT 显著升高，为明确是否有肝纤维化 / 肝硬化，可选择的检查组合是（检验师 2017 实践，2020 实践）
A. 前白蛋白、胆汁酸、总胆红素、肝炎全套
B. 总蛋白、白蛋白、A/G、ALT
C. MAO、Ⅲ型前胶原、Ⅴ型胶原、层黏连蛋白、透明质酸
D. AFP、LDH、ALT、AST
E. ALT、AST、TBIL、肝炎全套

9. 患者男，40 岁。因进行性消瘦，上腹部饱胀、胃纳减退。近日肝区疼痛，发热住院。实验室查：AFP650ug/L

HBsAg 阳性，ALT165U/L，GGT258U/L。最可能的诊断是（检验师 2015 实践）

A. 肝硬化　　B. 原发性肝癌
C. 转移性肝癌　　D. 慢性迁延性肝炎
E. 急性病毒性肝炎

10. 患者男，43 岁。健康体检时发现血 AFP > 500ug/L，血 ALT 37U/L，查体未见异常。初步诊断可能是（检验师 2016 相关）

A. 慢性迁延性肝炎　　B. 亚临床肝癌
C. 肝硬化失代偿期　　D. 肝硬化代偿期
E. 慢性活动性肝炎

11. 患者男，55 岁。发热，消瘦，肝区疼痛，肝脏肿大，怀疑原发性肝癌，下列说法中错误的是（检验师 2017 相关）

A. 实验室检查 AFP 有助于诊断
B. 该病与乙型肝炎病毒关系密切
C. 血清 PAP、AFU 均升高
D. 可选用 AFP+GGT 做联合检测
E. 多由肝炎后肝硬化发展而来

12. 下列关于慢性胆汁淤积患者血脂的一般表现，错误的是（主管检验师 2014 基础）

A. 磷脂升高　　B. 总胆固醇升高
C. 甘油三酯降低　　D. 总胆固醇降低
E. 可出现异常的脂蛋白

A3 型题

（1~2 题共用题干）

患者女，30 岁。厌油无食欲，突发高热 3 天，肝区疼痛，巩膜黄染，疑诊为急性病毒性肝炎

1. 如果是由于胆道结石引起的黄疸，明显异常的是（检验士 2015 实践，2021 专业）（主管检验师 2015 实践）

A. ALT　　B. AST
C. LDH　　D. GGT
E. CK

2. 急性病毒性肝炎时，明显升高的是（检验士 2015 实践，2021 专业）（主管检验师 2015 实践）

A. ALT　　B. CK
C. LDH　　D. GGT
E. ALP

（3~4 题共用题干）

患者男，53 岁。因肝硬化抽腹水 1.2L 后出现意识障碍、精神恍惚，有错觉，嗜睡，扑击样震颤明显，查脑电图，节律变慢。

3. 患者可能的疾病（检验师 2017 专业，2020 实践）

A. 尿毒症　　B. 精神病
C. 精神分裂症　　D. 脑出血
E. 肝性脑病

4. 为进一步确诊，以下哪一项检查价值大（检验师 2017 专业，2020 实践）

A. 血糖　　B. 血脂
C. 血氨　　D. 肝功能
E. 电解质

（5~8 题共用题干）

患者女，40 岁。因发热、食欲减退、恶心、右上腹隐痛 2 周，皮肤黄染 1 周，有沿海旅游史。实验室检查：TBIL182μmol/L，DBIL110μmol/L，ALT 1203U/L，AST992 U/L，ALP 160U/L，GGT89U/L。

5. 最可能的诊断是（检验师 2020 专业）

A. 急性黄疸型肝炎　　B. 甲型肝炎
C. 乙型肝炎　　D. 肝坏死
E. 非特异性肝炎

6. 该病早期诊断的依据是（检验师 2020 专业）

A. 血清中检出甲型肝炎抗原
B. 血清中检出甲型肝炎抗体
C. 血清中检出抗原 – 抗体复合物
D. 粪便中检查出甲型肝炎抗原
E. 血清中未能检出乙型肝炎的血清学标记

7. 若此患者病情进一步恶化，出现昏迷，应检测（检验师 2020 专业）

A. 血糖　　B. 尿酮体
C. 血磷　　D. 血氨
E. cTnI 和 cTnT

8. 判断急性肝炎是否恢复的指标是（检验师 2020 专业）

A. ALT　　B. AST
C. ALP　　D. GGT
E. 胆红素

B1 型题（标准配伍题）

（1~3 题共用备选答案）

A. 血中结合胆红素和未结合胆红素均增高，尿胆原正常，尿胆红素阳性
B. 血中结合胆红素高度增加，未结合胆红素增加，尿胆原减少，尿胆红素阴性
C. 血中结合胆红素高度增加，未结合胆红素稍增加，尿胆原减少，尿胆红素阳性
D. 血中结合胆红素正常，未结合胆红素高度增加，尿胆原增多，尿胆红素阴性
E. 血中结合胆红素增加，未结合胆红素正常，尿胆原增多，尿胆红素阴性

1. 溶血性黄疸时，可出现的结果是（检验士 2013 实践）（检验师 2012 相关）

2. 肝细胞性黄疸时，可出现的结果是（检验士 2013 实践）（检验师 2012 相关）

3. 梗阻性黄疸时，可出现的结果是（检验士 2013 实践）（检验师 2012 相关）

（4~6 题共用备选答案）

A. 血清间接胆红素明显增高，尿胆红素阴性
B. 血清直接、间接胆红素均增高，尿胆原和尿胆红

素阳性

C. 血清直接胆红素明显增高，尿胆红素阳性，尿胆原阴性

D. 血清直接胆红素增高，尿胆红素阴性

E. 血清间接胆红素增高，尿胆红素阳性

4. 溶血性黄疸时（检验师 2018 实践）（主管检验师 2016 实践，2018 实践，2020 专业）

5. 肝细胞性黄疸时（检验师 2018 实践）（主管检验师 2016 实践，2018 实践，2020 专业）

6. 梗阻性黄疸时（检验师 2018 实践）（主管检验师 2016 实践，2018 实践，2020 专业）

（7~8 题共用备选答案）

A. 肝胆管内压力增高，导致毛细血管破裂，结合胆红素不能排入肠道而逆流入血

B. 肝细胞对胆红素的摄取、结合、排泄功能受损

C. 大量红细胞遭到破坏，形成大量未结合胆红素，超过肝细胞的摄取、结合、排泄能力

D. 肝细胞摄取胆红素的功能障碍及微粒体内的葡萄糖醛酸转移酶不足

E. 肝细胞摄取未结合胆红素的能力减低，使 UCB 在血中浓度增高，但仍能将 UCB 转变成 CB

7. 患者患溶血性黄疸时（检验士 2014 专业）

8. 患者患阻塞性黄疸时（检验士 2014 专业）

（9~11 题共用备选答案）

A. ALT　　B. CK

C. ALP　　D. ACP

E. AMY

9. 急性胰腺炎过程中，增高最明显的血清酶是（检验士 2014 专业）

10. 多用于肝脏疾病诊断的酶是（检验士 2014 专业）

11. 前列腺癌辅助诊断的酶是（检验士 2014 专业）

（12~13 题共用备选答案）

A. 血氨　　B. γ- 谷氨酰转移酶

C. 甲蛋白　　D. 血清前清蛋白

E. 胶原

12. 可以敏感地反应肝脏合成功能的是（检验士 2017 实践）

13. 梗阻性黄疸时会升高的是（检验士 2017 实践）

（14~16 题共用备选答案）

A. CK-MB　　B. GGT

C. LDH　　D. ALT

E. HBDH

14. 梗阻性黄疸时明显升高的酶是（主管检验师 2013 实践）

15. 用于心肌梗死诊断的首选酶是（主管检验师 2013 实践）

16. 病毒性肝炎时明显升高的酶是（主管检验师 2013 实践）

（17~19 题共用备选答案）

A. ALT、AST　　B. ALP、γ-GT

C. ALT、γ-GT　　D. MAO、β-PH

E. CHE、ALP

17. 能敏感反应肝细胞损伤的酶是（检验士 2019 实践，主管检验师 2013 基础）

18. 反应胆汁淤积为主的酶是（检验士 2019 实践，主管检验师 2013 基础）

19. 反应肝纤维化为主的酶是（检验士 2019 实践，主管检验师 2013 基础）

（20~22 题共用备选答案）

A. MAO 和 β-PH　　B. ALP 和 5-NT

C. ALT 和 GGT　　D. ALT 和 AST

E. ChE 和 PA

20. 反应肝细胞合成能力的最佳指标是（检验师 2017 基础）

21. 疑似急性黄疸性肝炎优先选用的指标是（检验师 2017 基础）

22. 疑似肝纤维化优先常用的指标是（检验师 2017 基础）

（23~25 题共用备选答案）（检验师 2021 相关）

A. ALP　　B. AST

C. GGT　　D. LD

E. 醛缩酶

23. 属于氨基转移酶的是（检验师 2021 相关）

24. 属于氧化还原酶的是（检验师 2021 相关）

25. 与氨基酸转运有关的酶是（检验师 2021 相关）

（26~28 题共用备选答案）（检验师 2014 相关）

A. FAD　　B. NAD^+ 及 $NADP^+$

C. 辅酶 A　　D. 磷酸吡哆醛

E. TPP

26. 肝脏中维生素 PP 由上述哪些维生素转化而来（检验师 2014 相关）

27. 肝脏中维生素 B_6 由上述哪些维生素转化而来（检验师 2014 相关）

28. 肝脏中维生素 B_2 由上述哪些维生素转化而来（检验师 2014 相关）

（29~31 题共用备选答案）

A. AMY　　B. ALT

C. GGT　　D. ACP

E. ALP

29. 对于诊断骨肉瘤最有价值的是（检验师 2014 专业，2018 专业）（主管检验师 2021 相关，2014 专业）

30. 对于诊断慢性酒精中毒最敏感的是（检验师 2014 专业，2018 专业）（主管检验师 2021 相关，2014 专业）

31. 对于诊断急性胰腺炎最有价值的是（检验师 2014 专业，2018 专业）（主管检验师 2021 相关，2014 专业）

（32~34 题共用备选答案）

A. ALT　　B. ALP

C. MAO　　D. ASTm

E. LCAT

32. 反映肝实质损伤的酶是（主管检验师 2017 专业）

33. 反映肝脏合成能力的酶是（主管检验师 2017 专业）

34. 反映急性肝细胞损伤最敏感的酶是（主管检验师 2017 专业）

（35~37 题共用备选答案）

A. γ-GT　　B. ALB

C. ALT　　D. AST

E. ACP

35. 反映胆汁淤积的监测指标应首选（主管检验师 2017 实践）

36. 反映肝细胞合成功能的检测指标是（主管检验师 2017 实践）

37. 前列腺肿瘤时，活性升高的是（主管检验师 2017 实践）

（38~39 题共用备选答案）

A. 肠黏膜＞骨＞肝＞肾　　B. 肾＞胰＞肝＞脾

C. 骨骼肌＞心肌＞脑　　D. 心＞肝＞骨骼肌＞肾

E. 肝＞肾＞心＞骨骼肌

38. 成人体内各组织中 CK 含量排序为（主管检验师 2014 实践）

39. 成人体内各组织中 ALT 含量排序为（主管检验师 2014 实践）

（40~42 题共用备选答案）

A. AST　　B. ALT

C. AMY　　D. CK

E. LDH

40. 急性肝炎中，上升较高的酶是（主管检验师 2013 专业）

41. 重症肝炎时，常下降的酶是（主管检验师 2013 专业）

42. 在慢性肝炎时，升高程度较高的酶是（主管检验师 2013 专业）

（43~45 题共用备选答案）

A. AMY　　B. CHE

C. ALP　　D. ALT

E. AST

43. 淀粉酶的简写为（检验师 2020 相关）

44. 胆碱酯酶的简写为（检验师 2020 相关）

45. 碱性磷酸酶的简写为（检验师 2020 相关）

（46~48 题共用备选答案）

A. 胆红素 - 白蛋白　　B. 胆红素葡萄糖醛酸酯

C. 胆红素 -Y 蛋白　　D. 胆素原

E. 胆红素 - 阴离子

46. 在胆红素代谢中形成的结合胆红素是指（检验师 2015 实践）

47. 胆红素肠菌的代谢产物是（检验师 2015 实践）

48. 血中胆红素的主要运输形式是（检验师 2015 实践）

（49~50 题共用备选答案）

A. GGT　　B. CK

C. ALP　　D. ALT

E. AST

49. 对于诊断慢性酒精中毒最敏感的是（检验师 2015 基础）（主管检验师 2012 基础）

50. 妊娠可以引起明显升高的酶是（检验师 2015 基础）（主管检验师 2012 基础）

（51~52 题共用备选答案）

A. CK-MB　　B. GGT

C. LDH　　D. ALT

E. HBDH

51. 病毒性肝炎明显升高的酶是（检验师 2016 专业）

52. 用于急性心肌梗死的首选酶是（检验师 2016 专业）

（53~54 题共用备选答案）

A. 尿胆红素阴性，尿胆原强阳性

B. 尿胆红素阳性，尿胆原强阴性

C. 尿胆红素阳性，尿胆原强阳性

D. 尿胆红素阴性，尿胆原阴性或弱阳性

E. 尿胆原阳性，尿胆红素阴性

53. 符合肝细胞性黄疸的是（检验师 2019 实践）

54. 符合阻塞性黄疸的是（检验师 2019 实践）

第十四章　肾功能及早期肾损伤检验

第一节　概述

A1 型题

一、肾的结构与功能特点

1. 肾脏的主要功能是（检验士 2020 基础）
A. 合成功能　B. 分解功能
C. 泌尿功能　D. 滤过功能
E. 贮存功能

2. 体内尿量多少取决于（检验士 2013 基础）
A. 神经因素　B. 环境因素
C. 药物因素　D. 内分泌因素
E. 肾浓缩和稀释功能

3. 能反映人体肾功能状况的检测指标是（检验士 2016 实践）
A. ALT、AST、ALP　B. 尿素、Cr、UA
C. 淀粉酶、脂肪酶、GGT　D. CK、LDH、AST
E. TG、HDL-C、ApoA

4. 决定尿量多少最关键的部位是（检验士 2018 基础）
A. 肾小囊　B. 近曲小管
C. 髓袢升支　D. 髓袢降支
E. 远曲小管和集合管

5. 肾衰竭少尿期发生的最严重的电解质紊乱是（检验士 2019 专业）
A. 低钠血症　B. 高磷血症
C. 低钙血症　D. 高氯血症
E. 高钾血症

6. 肾脏重吸收最重要的部位是（检验师 2013 基础，2019 基础）（主管检验师 2012 基础）
A. 近曲小管　B. 远曲小管
C. 髓袢　D. 集合管
E. 肾小球

7. 具有"逆流倍增"功能的是（检验师 2016 基础）
A. 近曲小管　B. 远曲小管
C. 集合管　D. 髓袢
E. 肾小球

8. 肾脏维持水平衡的功能，主要依靠下列哪项活动来实现（主管检验师 2018 基础）
A. 肾小球的滤过
B. 近曲小管的重吸收
C. 髓袢的重吸收作用
D. 远曲小管与集合管的重吸收作用
E. 肾小管对尿素的排泌

9. 出现肾小球性蛋白尿的原因为（检验师 2021 相关）
A. 肾小球通透性增加
B. 肾近曲小管上皮细胞受损
C. 肾远曲小管上皮细胞受损
D. 血浆中低分子量蛋白质过多，超过肾小管的重吸收能力
E. 肾小管髓袢吸收功能受损

10. 尿蛋白的选择性指数是指哪两个参数的比值（检验师 2013 相关）
A. IgG 与转铁蛋白清除率
B. IgM 与尿白蛋白
C. 白蛋白与本 - 周蛋白
D. 微量白蛋白与本 - 周蛋白
E. 尿转铁蛋白与微量白蛋白

11. 尿液 pH 升高见于（检验师 2013 相关）
A. 酸中毒　B. 痛风
C. 糖尿病　D. 频繁呕吐
E. 慢性肾小球肾炎

12. 不能反映人体肾功能情况的检测是（主管检验师 2013 专业）
A. 血肌酐测定　B. 血尿素测定
C. 血尿酸测定　D. 尿浓缩稀释试验
E. 血清肌酸激酶测定

13. 评价肾脏浓缩功能的最好指标是（主管检验师 2017 专业）
A. 尿比重　B. 夜尿量
C. 尿渗量　D. 尿钠
E. 24 小时尿量

14. 关于肾功能检测的叙述，正确的是（检验师 2016 相关）
A. 血尿素正常，提示肾功能正常
B. 肾小管损伤时转铁蛋白升高
C. 尿中 α_1- 微球蛋白是判断近曲小管重吸收的灵敏指标
D. 菊粉清除率试验可检测肾血流量
E. 禁水 12 小时，尿渗量为 800mOsm/（kg.H_2O），说明肾脏浓缩稀释功能减退

15. 最能反映肾功能损害程度的试验是（主管检验师 2014 专业）
A. 染料排泄试验　B. 清除试验
C. 浓缩试验　D. 稀释试验
E. 血肌酐试验

16. 能自由通过肾小球的血浆酶是（主管检验师 2016 基础）

A. ALT　　B. GGT
C. AMY　　D. LD
E. CK

17. 正常情况下，能被肾脏几乎完全重吸收的物质是（主管检验师 2016 实践）

A. 尿素　　B. 肌酐
C. 尿酸　　D. 镁
E. 葡萄糖

18. 下列有关肾脏实验室检查指标选择的叙述，错误的是（检验师 2012 相关，2017 相关，2018 相关）

A. 尿常规检查是首选的过筛实验
B. 尿蛋白（+++）时应测定尿 mAlb
C. 肌酐清除率可较灵敏地反映肾小球功能受损
D. 尿渗量可反映肾小管浓缩稀释功能
E. NAG 是肾小管上皮细胞内的溶酶体酶，为肾小管损伤的灵敏指标

19. 下列分析项目与试剂配对，错误的是（检验师 2012 实践）

A. 尿酸 – 磷钨酸　　B. 尿素 – 尿素酶
C. 尿酶 – 邻硝基酚　　D. 氨 – 纳氏试剂
E. 肌酐 – 碱性苦味酸

20. 肾脏对下列哪种物质的重吸收最多（检验师 2019 实践）

A. 葡萄糖　　B. 尿酸
C. 尿素　　D. 肌酐
E. 钠

21. 目前反映肾浓缩稀释功能的最佳指标是（主管检验师 2012 专业）

A. 比密　　B. 渗透压
C. 自由水清除率　　D. 电导率
E. 尿量

22. 能自由通过肾小球的物质（主管检验师 2020 基础）

A. AMG　　B. 白蛋白
C. GLU　　D. 球蛋白
E. 纤维蛋白原

23. 尿渗量测定可反映（主管检验师 2019 专业）

A. 肾小管酸碱平衡调节功能
B. 肾小球屏障功能
C. 肾小管重吸收功能
D. 肾小管排泌功能
E. 肾小管水、电解质调节功能

24. 目前评价肾浓缩稀释功能最好的指标是（主管检验师 2021 相关）

A. 比密　　B. 尿渗量
C. 电导率　　D. 自由水清除率
E. 有效渗透压

二、肾疾病时功能变化特点

25. 肾小管功能损伤时，尿低分子量蛋白排泄增加，以下属于尿低分子蛋白检测指标的是（主管检验师 2016 相关）

A. α_1-MG　　B. RBP
C. AAG　　D. β_2-MG
E. THP

26. 每日尿蛋白排出常大于 3g 的是（主管检验师 2016 基础）

A. 直立体蛋白尿　　B. 运动性蛋白
C. 肾病综合征　　D. 肾盂肾炎
E. 烧伤

27. 肾小球的有效滤过压为（检验师 2012 基础）

A. 肾小球毛细血管压 – 血浆晶体渗透压 + 囊内压
B. 肾小球毛细血管压 + 血浆胶体渗透压 – 囊内压
C. 肾小球毛细血管压 – 血浆晶体渗透压 – 囊内压
D. 肾小球毛细血管压 + 血浆胶体渗透压 + 囊内压
E. 肾小球毛细血管压 – 血浆胶体渗透压 – 囊内压

28. 肾小球滤过功能主要取决于（检验士 2015 基础）（主管检验师 2015 基础）

A. 有效滤过压　　B. 有效渗透压
C. 被动扩散　　D. 逆流增倍
E. 主动转运

29. 反映肾小球早期损伤的指标是（检验士 2019 专业）

A. 尿溶菌酶　　B. 尿 NAG
C. 血 β_2- 微球蛋白　　D. 肌酐
E. 尿微量白蛋白

30. 对血肌酐浓度影响最大的因素是（检验师 2017 基础，2020 基础）

A. 肾功能　　B. 性别
C. 年龄　　D. 膳食
E. 生理变动

31. 反映肾小球早期滤过功能损伤的指标是（检验师 2013 相关，2015 相关）

A. 尿微量白蛋白　　B. 尿 α_1- 球蛋白
C. 血肌酐　　D. 血尿素
E. 血尿酸

32. 肾小球滤过率测定的金标准（检验士 2013 专业）（检验师 2018 相关）

A. Na^+ 清除率　　B. 尿素清除率
C. 肌酐清除率　　D. 菊粉清除率
E. 对氨基马尿酸清除率

33 关于肾小球通透性的叙述，错误的是（检验士 2012 实践）

A. 对分子的大小有选择性
B. 正常情况下血细胞不可自由通过
C. 血浆蛋白质可以自由通过
D. 小分子物质，如葡萄糖、水等可自由通过
E. 有电荷屏障，正电荷相对多的物质容易通过

34. 常用的肾小球滤过功能试验是（检验士 2019 基础）

A. 葡萄糖清除试验　　B. Na 清除试验
C. BUN 清除试验　　D. 内生肌酐清除试验
E. 菊粉清除试验

35. 肾小球滤过功能正常而肾小管重吸收功能受损时，尿中可出现的标志物不包括（检验士 2013 专业）（检验师 2012 专业）（主管检验师 2016 专业，2019 实践，2021 基础）

A. 视黄醇结合蛋白　　B. α_1- 微球蛋白

C. β_2- 微球蛋白　D. α_2- 巨球蛋白
E. 溶菌酶

36. 何种尿检验指标升高标志着肾小球通透性明显增加（主管检验师 2012 专业）
A. α_1-MG　B. 溶菌酶
C. 视黄醇结合蛋白　D. IgM
E. β_2-MG

37. 可以早期反映肾小球损伤的蛋白是（主管检验师 2016 相关，2020 实践）
A. 尿 β_2- 微球蛋白　B. 尿视黄醇结合蛋白
C. 尿白蛋白　D. 血清 β_2- 糖蛋白 -1
E. 尿 α_1- 微球蛋白

38. 肾脏远曲小管及集合管对水的重吸收受何种激素支配（检验士 2014 基础，2017 基础，2020 相关，2021 专业）
A. 抗利尿激素　B. ACTH
C. 类固醇　D. 肾素
E. 前列腺素

39. 常用于评价肾脏远曲小管的浓缩、稀释功能的是（检验士 2014 专业）
A. 血、尿渗透压　B. 血白蛋白
C. 尿总蛋白　D. 尿酶
E. 血肌酐

40. 常用的肾小球滤过功能试验是（检验士 2014 实践，2021 基础）（主管检验师 2014 相关）
A. 葡萄糖清除试验　B. Na 清除试验
C. BUN 清除试验　D. 内生肌酐清除试验
E. 菊粉清除试验

41. 反映肾小球滤过功能受损的试验是（检验士 2016 基础，2017 专业，2021 实践）
A. 浓缩稀释试验　B. 内生肌酐清除率测定
C. 尿糖测定　D. 尿素测定
E. 尿酸测定

42. 反映肾小管重吸收功能的是（检验士 2016 相关，2019 相关，检验师 2021 相关）
A. 血清白蛋白　B. 血清前白蛋白
C. 尿 α_1- 微球蛋白　D. 尿转铁蛋白
E. 血清 C- 反应蛋白

43. 如果某种物质完全由肾小球滤过，然后又由肾小管完全重吸收，则该物质的清除率是（检验师 2014 基础，2018 实践）（主管检验师 2016 实践）
A. 0　B. 50%
C. 90%　D. 100%
E. 无法计算

44. 肾小球滤过功能中能较早反映肾功能损伤的指标是（检验士 2019 专业，2020 基础）（主管检验师 2021 实践）
A. 血肌酐测定　B. 内生肌酐清除率
C. 肾小球滤过率　D. 尿酸测定
E. 肾血流量测定

第二节　肾功能常用检验

A1 型题

一、血清肌酐测定

1. 氮质血症时，内生肌酐清除率较实际肾小球滤过率高 10%~20%，这是因为（检验士 2014 相关）（2016 相关）
A. 肾小管重吸收肌酐减少　B. 肾小管排泌少量肌酐
C. 肾小管合成少量肌酐　D. 肾小球滤过肌酐增加
E. 尿量减少

2. 血肌酐与下列哪种细胞因子同时增高对肾移植时急性排斥反应的发生有诊断意义（检验士 2014 实践）
A. IL-1　B. IL-2
C. IL-2R　D. IL-4
E. 1L-6

3. 尿肌酐排泄率测定应采用（检验士 2018 相关）
A. 首次晨尿　B. 随机尿
C. 3 小时尿　D. 12 小时尿
E. 24 小时尿

4. 内生肌酐清除率的单位是（检验师 2013 实践）
A. μmol/L　B. %
C. ml/min　D. ml/24h
E. g/24h

5. 肾小球滤过率是用下述何种单位表示（主管检验师 2018 相关）
A. %　B. mg/dl
C. mmol/L　D. ml/min
E. ml/g

6. 苦味酸法测定成人血清肌酐的参考值为（检验师 2012 基础，检验师 2016 专业）
A. 200~300μmol/L
B. 150~200μmol/L
C. 男：44~110μmol/L，女：44~95μmol/L
D. < 30μmol/L
E. < 50μmol/L

7. 肌酐清除率的参考范围是（检验师 2015 实践）
A. 20~40ml/min　B. 40~60ml/min
C. 60~80ml/min　D. 80~120ml/min
E. 120~140ml/min

8. 反映肾小球滤过功能的试验为（检验师 2018 基础，2020 相关）（主管检验师 2012 实践，2013 实践，2016 实践，2018 基础）
A. BSP 排泄试验　B. 内生肌酐清除率
C. 肾浓缩稀释试验　D. PAH 清除率
E. ICG 排泄试验

9. 终末期肾衰时，内生肌酐清除率（Ccr）一般为（主管检验师 2013 实践，2016 实践）

A. < 50ml/min　　B. < 40ml/min
C. < 30ml/min　　D. < 20ml/min
E. < 10ml/min

10. 内生肌酐清除率测定反映（主管检验师 2014 相关）
A. 肾的内分泌功能　　B. 肾小球的滤过功能
C. 肾小管浓缩稀释功能　　D. 近端小管排泌功能
E. 远端小管排泌功能

11. 某肾病综合征患者，其内生肌酐清除率（Ccr）为35ml/min，恰当的临床治疗和用药指导是（主管检验师 2020 实践，2017 实践）
A. 高脂饮食
B. 限制蛋白质摄入
C. 采取透析治疗
D. 自由选用有肾排泄的药物
E. 肾移植

二、血清尿酸测定

12. 与痛风有关且水平升高的物质是（检验士 2012 基础，2014 基础，2016 基础，2020 基础）
A. Urea　　B. Cr
C. UA　　D. CK
E. TBA

13. 痛风的主要诊断指标是（检验士 2013 基础，2015 基础，2017 基础，2021 实践）（主管检验师 2015 基础）
A. Uera　　B. Cr
C. UA　　D. CK
E. TBA

14. 少见尿酸升高的疾病是（检验师 2013 实践，2019 实践）（检验士 2013 专业）
A. 痛风　　B. 白血病
C. 多发性骨髓瘤　　D. 巨幼贫治疗后
E. 缺铁性贫血

15. 下列不会引起血尿酸增高（2018 实践）
A. 痛风　　B. 肾功能损害
C. 白血病　　D. 恶性肿瘤
E. 肝硬化

16. 血尿酸可以作为哪种疾病的辅助诊断指标（检验师 2015 实践，2019 实践）
A. 肝硬化　　B. 心肌梗死
C. 痛风　　D. 糖尿病
E. 急性胰腺炎

17. 痛风时下列哪项会增高（2018 基础）
A. CRE　　B. UA
C. TB　　D. DB
E. ESR

18. 人体分解代谢产物为尿酸的物质是（主管检验师 2018 专业）
A. 糖类　　B. 无机盐类
C. 脂类　　D. 嘌呤核苷酸
E. 嘧啶核苷酸

19. 人体内嘌呤核苷酸分解的终产物是（检验士 2017 相关，2021 相关 ）
A. 尿素　　B. 尿酸
C. 肌酸　　D. 肌酐
E. 甘氨酸

20. 尿酸是人体内哪种物质的代谢产物（检验师 2015 基础，2017 基础，2020 基础）
A. 碳酸化合物　　B. 无机盐
C. 脂类　　D. 嘌呤核苷酸
E. 嘧啶核苷酸

21. 可产生尿酸盐沉淀，不适合尿液中尿酸测定防腐剂是（检验师 2014 相关）
A. 甲苯　　B. 草酸钾
C. 甲醛　　D. 麝香草酚
E. 盐酸

22. 下列哪种物质水平升高与尿路结石有关（主管检验师 2014 相关，2017 相关，2019 相关）
A. Urea　　B. Cr
C. UA　　D. CK
E. TBA

23. 高尿酸血症常见于（主管检验师 2016 实践，2021 相关）
A. 急性胰腺炎　　B. 肝硬化
C. 痛风　　D. 高脂血症
E. 糖尿病

24. 痛风患者尿液中可见的结晶为（主管检验师 2019 基础）
A. 磷酸盐结晶　　B. 尿酸盐结晶
C. 草酸盐结晶　　D. 酪氨酸结晶
E. 胆红素结晶

三、血清尿素测定

25. 尿素酶法测定尿素时，其波长是（检验师 2013 实践）
A. 220nm　　B. 262nm
C. 300nm　　D. 340nm
E. 432nm

26. 关于血肌酐和尿素叙述，错误的是（主管检验师 2014 相关，2016 基础，2017 基础）
A. 尿素的浓度取决于机体氮的分解代谢和肾脏的排泄能力
B. Scr 和尿素浓度可反映肾小球滤过功能
C. 血尿素测定比血肌酐测定更能准确反映肾小球滤过功能
D. 尿素酶法测定尿素反应专一，特异性高
E. 酶偶联法测定肌酐特异性高，但价格昂贵

27. 肾病综合征患者出现大量蛋白尿是由于（检验师 2017 实践）
A. 肾小球毛细血管壁对蛋白质通透性增加
B. 肾小管不能对原尿中的蛋白质进行重吸收
C. 机体组织中蛋白质分解过多，需从尿中排泄
D. 机体内蛋白质合成过多
E. 机体摄入的蛋白质过多

28. 肾病综合征不会出现（检验师 2018 实践）（主管检验师 2013 基础，2016 基础，2018 实践）
A. 大量蛋白尿　　B. 低蛋白血症

C. 水肿　　D. 高脂血症

E. 血浆中各种凝血因子浓度均下降

29. 肾病综合征不会出现的症状是（主管检验师 2019 实践）

A. 血尿　　B. 蛋白尿

C. 水肿　　D. 高脂血症

E. 低蛋白血症

A2 型题（病历摘要型最佳选择题）

1. 患者男，51 岁。血肌酐检测结果为 88.4μmol/L。尿肌酐检测结果为 4420μmol/L。24 小时尿量为 1584ml。计算其内生肌酐清除率为（检验士 2016 实践）（检验师 2016 专业，2014 实践）

A. 35ml/min　　B. 50ml/min

C. 55ml/min　　D. 175 ml/min

E. 3300 ml/min

2. 患者男，45 岁。有多年慢性肾炎病史，近日来少尿、恶心、呕吐而就诊。实验室检查：血肌酐 340μmol/L，内生肌酐清除率为 10ml/min，考虑患者的诊断为（主管检验师 2017 专业）

A. 早期肾功能衰竭

B. 晚期肾功能衰竭

C. 终末期肾功能衰竭失代偿期

D. 肾功能正常

E. 肾功能不全氮质血症期

3. 患者男，34 岁。近期少许尿，恶心，呕吐，结算肾小球滤过率为 10ml/min，其诊断应考虑为（主管检验师 2017 实践）

A. 慢性肾脏病Ⅰ期　　B. 慢性肾脏期Ⅱ期

C. 慢性肾脏病Ⅲ期　　D. 慢性肾脏病Ⅳ期

E. 慢性肾脏病Ⅴ期

第三节　早期肾损伤的检验

A1 型题

1. 检测尿中 β_2- 微球蛋白是监测（检验士 2018 实践）

A. 肾小球功能　　B. 肾小管功能

C. 恶性肿瘤　　D. 良性肿瘤

E. 泌尿系统感染

2. 下列有关尿微量白蛋白的叙述，错误的是（检验师 2013 相关）（检验师 2020 相关）

A. 一次阳性即可诊断

B. 可用于疗效评价

C. 反映肾小球通透性的改变

D. 排出量在（30mg~300mg）/24h

E. 糖尿病 / 高血压肾病的早期诊断标志物

3. 关于尿微量白蛋白的叙述，下列错误的是（主管检验师 2020 实践，2021 基础）

A. 用蛋白定性的化学方法不能检出

B. 多采用免疫化学法进行常规测定

C. 可随机留取标本

D. 为晚期肾损伤的测定指标

E. 为肾早期损伤的测定指标

4. 有关尿微量白蛋白（mAlb）测定的叙述，正确的是（主管检验师 2012 实践）

A. 试带法测定尿蛋白的敏感度较 mAlb 高

B. 磺柳酸法测定尿总蛋敏感度较 mAlb 高

C. mAlb 是诊断糖尿病肾病的金指标

D. mAlb 一次阳性即可诊断

E. 推荐测定随机尿样中的浓度，结果以和肌酐比值的方式报告

5. 糖尿病肾病早期诊断和监测的首选指标是（检验士 2015 基础，2018 相关）

A. 尿中微量白蛋白浓度　　B. 尿中钾离子浓度

C. 尿中钠离子浓度　　D. 尿中肌酐浓度

E. 尿中尿素浓度

6. 肾病综合征患者出现大量蛋白尿是由于（检验师 2017 实践）

A. 肾小球毛细血管壁对蛋白质通透性增加

B. 肾小管不能对原尿中的蛋白质进行重吸收

C. 机体组织中蛋白质分解过多，需从尿中排泄

D. 机体内蛋白质合成过多

E. 机体摄入的蛋白质过多

7. 肾病综合征不会出现（检验师 2018 实践）（主管检验师 2013 基础，2016 基础，2018 实践）

A. 大量蛋白尿　　B. 低蛋白血症

C. 水肿　　D. 高脂血症

E. 血浆中各种凝血因子浓度均下降

8. 肾病综合征不会出现的症状是（主管检验师 2019 实践）

A. 血尿　　B. 蛋白尿

C. 水肿　　D. 高脂血症

E. 低蛋白血症

A2 型题（病历摘要型最佳选择题）

1. 患者女，63 岁。血压正常，糖尿病史 5 年。为判断患者是否有早期糖尿病性肾病，应选择的重要诊断指标是（检验师 2015 实践）

A. 肌酐　　B. 尿素氮

C. 尿蛋白定量　　D. 尿微量白蛋白

E. 内生肌酐清除率

2. 患者男，57 岁。高血压病史 20 年，常规生化，尿液检查均无异常。判断该患者是否存在早期肾损伤，最敏感的检查指标是（检验师 2012 实践）

A. 尿微量白蛋白　　B. 尿免疫球蛋白

C. 尿蛋白电泳　　D. 铜蓝蛋白

E. 本周蛋白

3. 患者男，61岁。患肾小球肾炎，近1个月血尿加重，尿液检查：$β_2$微球蛋白6mg/L，尿蛋白（+），管型5~8个/HP，隐血（+++），血压200/120mmHg，尿素氮8.5mmol/L，肌酐120 μml/L。下列可用来反映肾小管早期损伤的是（检验师2013专业，2016专业，2020相关）（主管检验师2012相关）

A. $β_2$微球蛋白　　B. 尿素氮
C. 肌酐　　D. 血清清蛋白
E. 尿蛋白

4. 患者女，52岁。确诊糖尿病5年，用来检测糖尿病肾病滤过功能早期损伤的指标是（主管检验师2015专业）

A. BUN　　B. Cr
C. $β_2$微球蛋白　　D. UA
E. Cysc

5. 患者男，56岁。尿常规：尿蛋白（+++），可能诊断为（检验士2016实践）

A. 肾小球损伤
B. 肾小管近端小管功能障碍
C. 肾小管远端小管功能障碍
D. 集合功能障碍
E. 膀胱炎

6. 患者男，38岁。因车祸大出血休克入院。为判断该尿患者是否有急性肾衰竭，需每日测定（主管检验师2013相关）

A. 尿$β_2$微球蛋白和尿$α_1$微球蛋白
B. 血肌酐和血尿素氮
C. 血尿素和血尿酸
D. 血钙和血磷
E. 尿液pH和尿溶菌酶

7. 患者男，32岁。某化工厂车间资深工人，实验室检查：尿蛋白定性阴性，尿$β_2$-MG2.1mg/L，血$β_2$-MG1.31mg/L，下列表述正确的是（检验士2017实践）

A. 正常，无需担心
B. 肾小球滤过功能早期损伤
C. 近端肾小管重吸收功能损伤
D. 尿蛋白阴性，但是$β_2$-MG升高，相互矛盾，无法解释
E. 血和尿$β_2$-MG都升高，因此不能判断是否有肾小管重吸收功能受损

8. 患者女，38岁。患急性肾小球肾炎8个月后，因双下肢进行性水肿而求医，体检发现双踝压陷性水肿，面色苍白、浮肿。拟进一步做生化检查，临床诊断价值不大的检查是（主管检验师2017基础，2021基础）

A. 血尿素氮　　B. 血糖
C. A/G比值　　D. 血清白蛋白
E. 尿蛋白

9. 患者女，18岁。入院前1个月因受寒后咽喉肿痛、咳嗽、低热但未治疗。10天前出现颜面及双下肢水肿，晨起为甚，且逐渐加重，同时尿少（2次/天），呕吐、皮肤瘙痒及腰痛，但为肉眼血尿及尿频、尿痛、关节痛等症状。需选择的临床实验室检查项目主要为（主管检验师2017相关，2019实践）

A. 肝功能检查　　B. 肾功能检查
C. 肠功能检查　　D. 呼吸功能检查
E. 心功能检查

10. 患者男，29岁。因小腿凹陷性水肿就诊。实验室检查：尿蛋白18.0g/L，Alb11g/L，TG3.98mmol/L，Cho19.9mmol。最可能的诊断是（检验师2020基础）（主管检验师2017相关，2021相关）

A. 急性肾小球肾炎　　B. 慢性肾炎
C. 肾盂肾炎　　D. 肾病综合征
E. 急性肾功能衰竭

第四节　肾功能特殊检验

A1型题

1. 检查远曲小管功能的方法是（检验师2014基础）

A. 尿NAG测定　　B. 尿$β_2$-微球蛋白测定
C. 尿Na测定　　D. 禁饮尿渗量
E. 尿糖测定

2. 反映肾小管早期损伤的指标是（主管检验师2020基础）

A. 尿溶菌酶　　B. 尿NAG
C. $β_2$-微球蛋白　　D. 肌酐
E. 尿微量白蛋白

3. 可用于监测肾小管功能损伤的蛋白是（检验师2021专业）

A. 转铁蛋白　　B. 铜蓝蛋白
C. $β_2$-微球蛋白　　D. C反应蛋白
E. 白蛋白

A3型题

（1~3题共用题干）

患者男，老年。自诉排尿困难。体检发现直肠指诊触及前列腺侧叶增大、中间沟平。B超检查发现左侧有2.3cm大小硬结。

1. 如果怀疑为前列腺良性增生，应检查的酶是（检验士2014实践）

A. ALT　　B. ALP
C. ACP　　D. AST
E. AMY

2. 如果怀疑为前列腺癌，应检查的标志物是（检验士2014实践）

A. ACP　　B. ALP
C. GGT　　D. ALT
E. PSA

3. 测定非前列腺酸性磷酸酶用的抑制剂是（2014 实践）

A. 硝酸钠　　B. 酒石酸
C. 盐酸　　D. 硫酸钠
E. 醋酸铵

（4~5 题共用题干）

患者女，65 岁。因水肿就诊，尿蛋白定性（++）。

4. 如果怀疑肾病综合征，应进行的检查是（检验士 2017 实践）

A. 尿 α_1- 微球蛋白　　B. 尿沉渣流式细胞
C. 本周蛋白试验　　D. 24 小时尿蛋白定量
E. 肌酐清除率

5. 患者可能不会出现的检查结果是（检验士 2017 实践）

A. 胆固醇升高　　B. 甘油三酯升高
C. 高温状态　　D. 血浆蛋白升高
E. 镜下血尿

（6~7 题共用题干）

患者女，18 岁。入院前 1 月因受寒后咽喉肿痛、不咳、低热但未做治疗。10 天前出现颜面及双下肢水肿，晨起为甚，且逐渐加重，同时尿少，2 次 / 天，呕吐及皮肤瘙痒，腰痛，但无肉眼血尿及尿频、尿痛、关节痛等症。

6. 患者可能存在病变的系统为（主管检验师 2021 专业）

A. 呼吸系统　　B. 消化系统
C. 循环系统　　D. 泌尿系统
E. 运动系统

7. 需选择的临床实验室检查项目主要为（主管检验师 2021 专业）

A. 肝功能检查　　B. 肾功能检查
C. 胃肠功能检查　　D. 呼吸功能检查
E. 心功能检查

B1 型题（标准配伍题）

（1~2 题共用备选答案）

A. 内生肌酐清除率　　B. 尿浓缩稀释试验
C. 酚红排泄试验　　D. 对氨基马尿酸清除试验
E. 微量白蛋白测定

1. 能较早判断肾小球损害的肾功能检查是（检验士 2014 专业）

2. 反应肾小球滤过功能的试验为（检验士 2014 专业）

（3~4 题共用备选答案）

A. 肝脏疾病　　B. 胆道疾病
C. 胰腺疾病　　D. 肾脏疾病
E. 肺脏疾病

3. 应首选尿液常规检查的疾病是（检验士 2016 专业）

4. 应选做淀粉酶检查的疾病是（检验士 2016 专业）

（5~7 题共用备选答案）

A. 尿微量白蛋白　　B. 尿 α_1- 微球蛋白
C. 血肌酐　　D. 血尿素
E. 血尿酸

5. 诊断早期肾小球基底膜通透性异常改变的指标（检验师 2012 相关）

6. 诊断肾小管重吸收功能的指标是（检验师 2012 相关）

7. 可用于诊断痛风的指标是（检验师 2012 相关）

（8~10 题共用备选答案）

A. 有效滤过压　　B. 内生肌酐清除率
C. 滤过膜面积和通透性　　D. 血压
E. 肾血流量

8. 决定肾小球滤过作用的物质基础是（检验师 2012 实践）（主管检验师 2018 专业）

9. 决定肾小球滤过作用的结构基础是（检验师 2012 实践）（主管检验师 2018 专业）

10. 决定肾小球滤过作用的动力基础是（检验师 2012 实践）

（11~13 题共用备选答案）

A. BSP 排泄试验　　B. 内生肌酐清除率
C. 浓缩稀释试验　　D. PAH 清除率
E. ICG 排泄试验

11. 反应肾小球滤过功能的试验为（检验师 2014 基础，2018 基础，2019 相关）（主管检验师 2012 实践，2018 基础）

12. 反映肾血流量的试验为（检验师 2014 基础，2018 基础，2019 相关）（主管检验师 2012 实践，2018 基础）

13. 反映肾小管功能的试验为（检验师 2014 基础，2018 基础，2019 相关）（主管检验师 2012 实践，2018 基础）

（14~15 题共用备选答案）

A. 菊粉清除率
B. β_2- 微球蛋白
C. CystatinC
D. N- 乙酰 β-D- 葡萄糖苷酶（NAG 酶）
E. Urea

14. 反应肾小球滤过率的金指标是（检验师 2017 专业，2020 专业）

15. 能灵敏地反映肾小管损害的指标是（检验师 2017 专业，2020 专业）

（16~17 题共用备选答案）

A. 肌酐　　B. 尿素氮
C. 尿蛋白定量　　D. 尿微量白蛋白
E. 内生肌酐清除率

16. 监测肾小球功能的试验是（检验师 2020 实践）

17. 苦味酸法检测的是（检验师 2020 实践）

第十五章　心肌损伤标志物检验

第一节　心肌损伤标志物的测定

A1 型题

一、酶类标志物

1. 对心肌梗死最有价值的生化标志物是（检验士 2013 基础）

A. AST　　B. ALT
C. CK-BB　　D. CK-MB
E. GGT

2. 下列指标中，被推荐用于急性心肌梗死诊断的是（检验士 2014 专业，2016 专业）

A. AST　　B. ASTm
C. LD1　　D. CK-MB
E. ALT

3. 急性心肌梗死后，肌酸激酶达到高峰的时间是（检验士 2017 相关）

A. 2~4h　　B. 4~8h
C. 8~12h　　D. 12~48h
E. 72h

4. 下面哪种酶是判断 AMI 预后的最好指标（检验士 2019 基础）

A. CK-MB　　B. LD1
C. m-AST　　D. LD5
E. m-ALT

5. 对诊断心肌梗死特异性最高的物质是（检验士 2019 专业，2021 基础）

A. CK　　B. AST
C. CK-MB　　D. LDH
E. 肌红蛋白

6. 用于心肌梗死诊断的同工酶是（检验师 2012 专业）

A. CK-MM　　B. CK-BB
C. CK-MB　　D. CK-MiMi
E. CK

7. 属于临床常用的心肌损伤诊断特异标志物是（检验师 2013 相关）

A. C- 反应蛋白　　B. 碱性磷酸酶
C. 肌红蛋白　　D. LDH
E. 肌酸激酶

8. 多用于急性心肌梗死诊断的酶是（主管检验师 2014 相关）

A. ALT 和 CK　　B. ALT 和 AST
C. CK 和 CK-MB　　D. AST 和 AMY
E. γ-GT 和 ALT

9. 急性心肌梗死时，升高最早，恢复最快的血清酶是（主管检验师 2021 专业）

A. LDH　　B. AST
C. CK　　D. ALT
E. γ-GT

10. 下列有关乳酸脱氢酶的叙述中，错误的是（检验士 2012 相关）

A. 正常人血清中 LD1 > LD2
B. 红细胞中 LDH 含量比血清高 100 倍
C. LD 有 5 种同工酶
D. LD1 和 CK-MB 联合检测常用于辅助诊断急性心肌梗死
E. LDH 测定可用乳酸盐或丙酮酸盐两种基质

11. 最早能反映急性心肌梗死发生的酶学检查是（检验士 2012 专业）（主管检验师 2014 专业）

A. AST　　B. CK
C. CK-MB　　D. CK-MM
E. HBDH

12. 心肌梗死时 LD 同工酶显著升高的是（检验士 2020 专业）

A. LD1　　B. LD2
C. LD3　　D. LD4
E. LD5

13. 血清 LD 同工酶电泳时出现 LD1/LD2 > 1，及反转比率现象，最可能见于（检验师 2013 实践）

A. 肝炎　　B. 心肌梗死
C. 阻塞性黄疸　　D. 肺栓塞
E. 白血病

14. AST 也存在同工酶，它们是（主管检验师 2018 相关）

A. a-AsT 和 m-AsT　　B. c-AST 和 b-AST
C. c-AST 和 m-AST　　D. d-AST 和 e-AST
E. b-AST 和 mAST

15. 门冬氨酸，α- 酮戊二酸是哪种酶作用的底物（检验师 2018 专业）

A. ALT　　B. AST
C. ALP　　D. GGT
E. AMY

16. AST 连续监测法测定所用的底物是（检验士 2020 基础，2021 相关）

A. 丙氨酸、α- 酮戊二酸

B. 草酰乙酸、谷氨酸
C. 谷胱甘肽、丙氨酸
D. 天门冬氨酸、α- 酮戊二酸
E. 丙酮酸、谷氨酸

17. 血清中 AST 显著升高的疾病是（主管检验师 2012 专业）
A. 急性心肌梗死　　B. 高血压病
C. 大叶性肺炎　　D. 急性肾盂肾炎
E. 溃疡性结肠炎

18. 会严重影响 AST 测定结果的是（主管检验师 2014 实践）
A. 经期采血　　B. 饭后采血
C. 溶血　　D. 静脉注射胰岛素
E. 静脉注射肾上腺素

二、蛋白类标志物

19. 理想的心肌标志物的特征不包括（检验师 2017 相关，2018 相关）
A. 高灵敏性和高特异性
B. 在心肌和血液中含量丰富
C. 能检测早期心肌损伤
D. 能估计梗死面积大小
E. 窗口期长

20. cTnI 的中文名称是（检验士 2013 专业，2015 专业，2017 专业，2020 相关）（检验师 2018 相关）（主管检验师 2015 专业）
A. 肌红蛋白　　B. 心肌肌钙蛋白
C. 血红蛋白　　D. 血清蛋白
E. 免疫球蛋白

21. 心肌特异性肌钙蛋白通常是指（检验士 2015 相关，2017 相关，2020 相关，2013 相关）（主管检验师 2015 相关）
A. cTnT 和 cTnI　　B. CK
C. Mb　　D. AST
E. TnC

22. 关于心肌肌钙蛋白的叙述，正确的是（检验师 2012 专业）
A. 应用于非 ST 段抬高性心梗的诊断和预后评估
B. 心梗发生后 1~3 小时可见升高
C. 用于再梗死的诊断价值大
D. 主要用于估梗死面积和心功能
E. 围手术期心脏受损程度评估价值不大

23. 关于心肌肌钙蛋白的叙述，正确的是（检验师 2012 实践）
A. 溶血、乳糜不影响测定结果
B. 定性方法可用于急性冠脉综合征的危险分层
C. 胸痛发作后 2 小时即可见升高
D. 阳性诊断的窗口期仅为 4 天
E. 具有较好的心肌特异性

24. 下列有关肌钙蛋白的叙述，不正确的是（检验师 2021 实践）
A. cTn 敏感度高于 CK
B. cTn 可用于判断病情轻重及再灌注成功与否
C. cTn 用于诊断近期发生梗死的效果最好
D. cTn 用于诊断近期发生再梗死的效果最好
E. 窗口期较 CK 长，有利于诊断迟发的急性心肌梗死和不稳定型心绞痛

25. 关于心肌肌钙蛋白 I 测定的叙述，正确的是（检验师 2015 相关，2018 相关）
A. 建议参考区间的 99% 分位值测定变异＜ 10%
B. 心肌特异性不好
C. 不同测定系统间的测定结果有可比性
D. 标本于室温中稳定性较好
E. 胸痛发生后 3 小时内即可见升高

26. 心肌损伤的特异性标志物为（检验师 2016 相关）
A. CK　　B. LDH
C. AST　　D. Mb
E. cTnI

27. 下列诊断急性心肌梗死的指标特异性高的是（检验师 2013 相关）（主管检验师 2021 基础）
A. CK-MB　　B. Mb
C. CK　　D. cTnI
E. AST

28. AMI 发生时 cTn 在血中开始升高的时间是（2018 相关）
A. 2~3 小时　　B. 3~6 小时
C. 6~18 小时　　D. 8~12 小时
E. 12~16 小时

29. 可用于微小心肌损伤的临床诊断指标是（检验士 2013 相关，2019 相关）
A. CK　　B. AST
C. LD　　D. α-HBD
E. cTn

30. 急性心肌梗死发作后持续升高时间最长的非酶学指标是（检验师 2015 专业）
A. CK　　B. cTn
C. Mb　　D. LD
E. CK-MB

31. 对无病理性 Q 波的心内膜下心肌梗死的诊断，首选的检查是（检验师 2017 相关，2019 相关）
A. 心电图　　B. 超声心动图
C. 心导管检查　　D. 心尖搏动图
E. 心肌肌钙蛋白测定和血清心肌酶学检查

32. 诊断急性冠状动脉综合征 ACS 最特异的指标是（检验师 2018 基础）（主管检验师 2018 基础，2019 相关）
A. CK　　B. LDL
C. cTn　　D. Mb
E. CK-MB

33. 患者胸痛 8 小时后入院，临床检查 ECG 未见异常，为明确诊断，应做的检查（检验师 2018 实践）（主管检验师 2013 专业，2018 实践，2020 专业）
A. CK、LDH　　B. CK、CK-MB
C. CK-MB、AST　　D. CTnI、CK-MB
E. CK、LDH、AST

34. 诊断急性心肌梗死的特异性指标是（主管检验师 2012 实践，2017 专业）

A. CK-MB　　B. Mb
C. PChE　　D. cTnI
E. AST

35. 对于胸痛发作 6 小时疑为急性心肌梗死者，实验室检查的最好的方案为（主管检验师 2017 实践）
A. 仅需测定 CK-MB
B. 同时测定 Mb 和碳酸酐酶
C. 仅需测定 cTnT
D. 同时测定 cTnI 和 cTnT
E. 同时测定 Mb 和 cTnI

36. 目前诊断急性心肌梗死最好的确定标志物是（主管检验师 2019 基础，2020 专业，2021 基础）
A. 肌酸激酶
B. 心肌肌钙蛋白（cTnT、cTnI）
C. 肌红蛋白
D. 乳酸脱氢酶
E. 门冬氨酸氨基转移酶

37. 有关肌钙蛋白的评价，下列哪项说法不正确（主管检验师 2019 实践）
A. cTn 敏感度高于 CK
B. cTn 检测特异性高于 CK
C. cTn 可用于心肌梗死的诊断
D. cTn 用于诊断近期发生再梗死效果最好
E. cTn 可用于判断再灌注是否成功

38. 急性心肌梗死时最早升高的是（检验士 2016 相关，2019 基础）
A. CK　　B. LD
C. AST　　D. Mb
E. cTn

39. 在胸痛作后 2~12 小时内不升高可较好的排除心肌梗死的指标是（检验师 2016 相关，2021 专业）（主管检验师 2014 基础）
A. Mb　　B. α-HBDH
C. CK　　D. LDH
E. AST

40. 关于肌红蛋白的叙述，正确的是（主管检验师 2012 实践）
A. 是诊断心肌梗死的指标
B. 半衰期较 cTn 长
C. 测定不受骨骼肌损伤影响
D. 胸痛发生 6 小时开始升高
E. 胸痛发生 2~12 小时后不升高，可排除心梗的诊断

41. 溶栓治疗中判断有无再灌注的较敏感而准确的指标（主管检验师 2019 专业）
A. Mb　　B. cTnT
C. cTnI　　D. TnC
E. BNP/NT-proBNP

42. 从 20 世纪 60 年代起用于诊断急性心肌梗死，检测快速、经济、有效，是临床医生对心梗患者溶栓治疗动态观察、判断再灌注成功率所必需的指标是（主管检验师 2014 实践）
A. AST　　B. LD
C. CK　　D. cTnT
E. cTnI

A2 型题（病历摘要型最佳选择题）

1. 患者男，45 岁。突发胸痛 2 小时后到医院就诊，对于排除急性心肌梗死最有帮助的是（检验师 2014 实践，2021 相关）
A. CK　　B. CK-MB
C. cTn　　D. Mb
E. LD1

2. 患者男，50 岁。因上腹部疼痛 4 小时入院。查体：T35.2℃，P48 次 / 分，R12 次 / 分，血压 100/80mmHg。实验室检查：WBC 15.6×10^9/L 中性占 80%，淋巴占 18%，单核细胞占 2%，cTnI1.0μg/L，尿淀粉酶 200U/L。最可能的诊断为（主管检验师 2017 相关，2020 实践）
A. 急性肾功能衰竭　　B. 急性心肌梗死
C. 急性胰腺炎　　D. 急性胆囊炎
E. 急性肠梗阻

3. 患者男，50 岁。胸痛发作 3 小时，心电图检查正常，肌酸激酶 167U/L，乳酸脱氢酶 381U/L，为排除心梗，首选的检查是（检验士 2021 专业，2013 相关，2015 相关，2017 相关，2019 专业，2020 基础）
A. 运动试验　　B. 血清 AST
C. 超声心动图　　D. 血清乳酸脱氢酶
E. 血清心肌肌钙蛋白

4. 患者男，55 岁。胸痛 6 小时，急诊入院，入院后查心电图（ECG）正常，为明确诊断应选择再做下列何项检查（检验士 2014 相关，2016 专业，2018 专业）
A. 肌红蛋白的检测　　B. CK、LDH 的检测
C. LDH、α-HBD 的检测　　D. CK-MB、cTnI 的检测
E. CK、CK-MB、AST、α-HBD、LDH 的检测

5. 患者女，65 岁。冠心病心绞痛 8 年，无高血压病史，夜间突发心前区疼痛 6 小时入院，入院时血压 150/90mmHg，经心电图检查，诊断急性前壁心肌梗死，此时最具特征性的实验室改变是（检验师 2019 专业）（主管检验师 2017 相关）
A. 血清 LDH 水平增高　　B. 血清 AST 水平增高
C. 血清 ALT 水平增高　　D. 血清 CK-MB 水平增高
E. 血清肌红蛋白水平下降

6. 患者女，65 岁。查体发现，CK2100U/L，无症状，有乏力。心电图未见明显异常，cTnT 阴性，此时应选择下列何种检查（检验师 2021 实践）（主管检验师 2020 实践）
A. CK 同工酶电泳　　B. cTnI
C. PorBNP　　D. CK
E. Mb

7. 患者男，成年。因严重胸痛发作 4 小时到急诊科就诊有胸痛史 2 年，心电图检查示 ST 段抬高，最可能的诊断是（主管检验师 2012 相关）
A. 急性心肌梗死　　B. 高血压
C. 心肌炎　　D. 急性肝炎
E. 心力衰竭

8. 患者男，成年。因严重胸痛发作 4 小时到急诊科就诊有胸痛史 2 年，心电图检查示 ST 段抬高，最有早期诊

断价值的指标是（主管检验师 2012 相关）

A. Mb　　B. CTnT
C. CK　　D. CK–MB
E. AST

9. 患者男，54 岁。胸痛后 6 小时来医院就诊。经心电图查无典型的心梗表现，cTn 结果明显升高。正确的诊断是（主管检验师 2017 专业）

A. 不稳定型心绞痛　　B. 急性心肌梗死
C. 室壁瘤　　D. 心包炎
E. 可能发生了急性左心衰

第二节　心力衰竭标志物

A1 型题

1. 下列诊断心力衰竭较适用的标志物是（检验士 2012 实践）

A. 心钠肽（ANP）　　B. D– 二聚体
C. 脑钠肽（BNP）　　D. P– 选择素
E. 心肌肌钙蛋白（cTn）

2. 在心血管疾病的生化检测指标中，用于预测心力衰竭发生危险及诊断心力衰竭标志物的是（检验师 2015 实践，2020 实践）

A. NT–proBNP　　B. cTnI
C. HCY　　D. Hs–CRP
E. CK–MB

3. NT–proBNP 与 BNP 的主要区别，正确的是（主管检验师 2020 专业，2021 基础）

A. NT–proBNP 是活性激素
B. NT–proBNP 半衰期短
C. NT–proBNP 主要清除机制是钠尿肽受体
D. NT proBNP 可床旁即时检验
E. 在诊断急性心衰时，需要根据年龄和肾功能对 NT–proBNP 的水平进行分层

4. 心衰患者，BNP465pg/ml，使用地高辛治疗，用药后患者未见好转，须发期前收编药物浓度监测示：空腹地高辛浓度为 1.5ng/ml，应首先考虑（主管检验师 2014 实践）

A. 药物选择不当　　B. 心衰加剧
C. 药物浓度过高　　D. 药物浓度过低
E. 电解质紊乱

A3 型题

（1~3 题共用题干）

患者男，成年。因严重胸痛发作 4 小时到急诊科就诊。有胸痛史 2 年，心电图检查示 ST 段抬高。

1. 最可能的诊断是（检验士 2019 专业）（检验师 2013 专业，2018 专业）

A. 急性心肌梗死　　B. 高血压
C. 心肌炎　　D. 急性肝炎
E. 心力衰竭

2. 最有早期诊断价值的指标是（检验士 2019 专业）（检验师 2013 专业，2018 专业）

A. Mb　　B. cTnT
C. CK　　D. CK–MB
E. AST

3. 如果仍未确诊，12 小时后应选择的标志物是（检验士 2019 专业）（检验师 2013 专业，2018 专业）

A. Mb　　B. cTnT
C. CK　　D. CK–MB
E. AST

（4~5 题共用题干）

患者男，43 岁。2 小时前心前区剧烈疼痛就诊，疑为急性心肌梗死。

4. 临床化学心肌相关检查结果中最先出现阳性的检查是（2014 实践，检验士 2021 实践）

A. MYO　　B. CK
C. LDH　　D. TnI
E. AST

5. 确诊心梗最好的生化检查项目是（2014 实践，检验士 2021 实践）

A. MYO　　B. CK
C. LDH　　D. CTnI
E. AST

（6~7 题共用题干）

患者男，65 岁。突发心前区疼痛 10 小时，心电图示 V_1~V_6 导联有病理性 Q 波，ST 段弓背向上抬高，T 波倒置。入院查体：BP150/90mmHg，心率 80 次 / 分，律齐。

6. 最可能的诊断是急性（主管检验师 2020 实践）

A. 广泛前壁心肌梗死　　B. 下壁心肌梗死
C. 后壁心肌梗死　　D. 前间壁心肌梗死
E. 高侧壁心肌梗死

7. 进一步诊断需要做的检查是（主管检验师 2020 实践）

A. 超声心动图　　B. ECG
C. 生化标志物　　D. 胸部 X 片
E. 血常规

B1 型题（标准配伍题）

（1~3 题共用备选答案）

A. Mb　　B. CK–MB
C. cTn　　D. LDH
E. BNP

1. 诊断心肌损伤特异性最高的酶是（检验士 2012 实践）

2. 推荐用于 ACS 危险分层的指标是（检验士 2012

实践）

3. 心肌梗死早期诊断最好的标志物是（检验士 2012 实践）

（4~6 题共用备选答案）

A. CK-MM　　B. CK-MB

C. CK-BB　　D. CK

E. ALP

4. 肌酸激酶在骨骼肌中为主的是（检验士 2013 专业，2020 实践）

5. 肌酸激酶在脑组织中为主的是（检验士 2013 专业，2020 实践）

6. 肌酸激酶在心肌中为主的是（检验士 2013 专业，2020 实践）

（7~8 题共用备选答案）

A. 5~10 小时　　B. 9~30 小时

C. 10~24 小时　　D. 10~36 小时

E. 24~36 小时

7. Mb 在急性心肌梗死发作后达到峰值的时间是（检验士 2013 专业，2018 专业）（主管检验师 2018 专业）

8. cTnI 在急性心肌梗死发作后达到峰值的时间是（检验士 2013 专业，2018 专业）（主管检验师 2018 专业）

（9~11 题共用备选答案）

A. AST　　B. CK

C. CK-MB　　D. Mb

E. CTnT

9. 急性心肌梗死时最早出现的标志物为（检验士 2013 实践）

10. 急性心肌梗死确诊标志物为（检验士 2013 实践）

11. 诊断急性心肌梗死最佳的血清酶指标是（检验士 2013 实践）

（12~14 题共用备选答案）

A. 肌酸激酶 CK、CK-MB

B. 血清肌钙蛋白（cTnl、cTnT）

C. 心脏型脂肪酸结合蛋白

D. 肌红蛋白

E. B 型利钠肽

12. 世界上应用最广泛的心肌损伤指标是（检验师 2017 实践）

13. 目前为止 AMI 发生出现最早的心肌损伤指标是（检验师 2017 实践）

14. 可作为预测心衰发生危险性和诊断心衰的标志物是（检验师 2017 实践）

（15~16 题共用备选答案）

A. CK　　B. CK-MB

C. CTnI 或 CTnT　　D. LD

E. Mb

15. 可用于 AMI 预后评估的指标为（检验师 2019 基础）

16. AMI 时最早升高的指标是（检验师 2019 基础）

（17~18 题共用备选答案）

A. 肌红蛋白　　B. CK-MB

C. 心肌肌钙蛋白　　D. HS-CRP

E. BNP/NT-proBNP

17. 非 ST 段抬高型心肌梗死患者进行危险分层首选的心脏标志物是（主管检验师 2013 相关）

18. 心衰危险分层有价值的试验指标是（主管检验师 2013 相关）

（19~23 题共用备选答案）

A. CK　　B. Mb

C. cTn　　D. LD1

E. AST

19. 用于术后心肌梗死判断的较好指标是（主管检验师 2014 相关，2014 专业）

20. AMI 发生后，血中出现最早的心肌损伤明显增加，标志物是（主管检验师 2014 相关，2014 专业）

21. 用于排除 AMI 发生的较好指标是（主管检验师 2014 相关，2014 专业）

22. 心肌缺血发生后，血中出现高峰浓度最晚的标志物是（主管检验师 2014 相关，2014 专业）

23. 目前作为心肌损伤确认标记的指标是（主管检验师 2014 相关，2014 专业）

（24~25 题共用备选答案）

A. CK　　B. AST

C. ANP　　D. BNP

E. cTnT 和 cTnI

24. 诊断心衰最敏感的标志物是（检验师 2016 专业）（主管检验师 2021 相关）

25. 诊断心肌梗死，最特异的生化标志物是（检验师 2016 专业）（主管检验师 2021 相关）

（26~27 题共用备选答案）

A. LDH1 ＞ LDH2 ＞ LDH3 ＞ LDH4 ＞ LDH5

B. LDH2 ＞ LDH1 ＞ LDH3 ＞ LDH4 ＞ LDH5

C. LDH1 ＞ LDH3 ＞ LDH2 ＞ LDH4 ＞ LDH5

D. LDH1 ＞ LDH2 ＞ LDH3 ＞ LDH5 ＞ LDH4

E. LDH5 ＞ LDH4 ＞ LDH3 ＞ LDH2 ＞ LDH1

26. 正常人血清中 LDH 同工酶含量由高到低顺序为（主管检验师 2019 实践）

27. 急性 AMI 时，LD 含量由高到低的排序为（主管检验师 2019 实践）

（28~29 题共用备选答案）

A. CK-MB　　B. GGT

C. ALT　　D. LD

E. HBDH

28. 急性心肌梗死升高的是（主管检验师 2019 实践）

29. 急性肝功能损伤升高的是（主管检验师 2019 实践）

第十六章　胰腺疾病检验

第一节　概述

A1 型题

1. 能同时分泌促进胰液和胆汁分泌的器官是（检验士 2015 专业，2017 专业）（主管检验师 2015 专业）

A. 小肠　　B. 大肠
C. 胰腺　　D. 胃
E. 脾

2. 不能激活胰蛋白酶的是（检验师 2012 基础）

A. 肠肽酶　　B. 组织液
C. Ca^{2+}　　D. Mg^{2+}
E. Na^{2+}

3. 胰腺直接分泌具有生物活性的酶是（检验师 2021 相关）

A. 胰蛋白酶原　　B. 淀粉酶
C. 激肽酶　　D. 弹力蛋白酶
E. 磷脂酶 A

4. 胰腺中与消化作用有关的酶是（主管检验师 2014 相关）

A. 磷酸酶　　B. 胆固醇
C. 胆红素　　D. 电解质
E. 脂肪酶

5. 产生唾液淀粉酶的唾液腺主要是（检验士 2018 基础）

A. 腮腺　　B. 颌下腺
C. 舌下腺　　D. 唇颊腭部的腺体
E. 所有唾液腺

6. 下列哪种组织（器官）损伤可使血 S 型淀粉酵升高（检验士 2012 专业）（检验师 2012 专业）

A. 心　　B. 肝
C. 脾　　D. 肾
E. 唾液腺

7. 促胰酶素 - 促胰液素试验是通过刺激胰腺分泌活动，比较刺激前后分泌物的变化来评价胰腺的外分泌功能。对刺激物的检查内容不包括（主管检验师 2018 相关）

A. 碳酸氢盐的排出量　　B. 碳酸氢盐的浓度
C. 胰酶的排出量　　D. 葡萄糖浓度
E. 胰液的流出量

8. 分泌胃液素的细胞是（主管检验师 2019 相关）

A. D 细胞　　B. G 细胞
C. 主细胞　　D. 壁细胞
E. 黏液细胞

第二节　胰腺疾病的检验

A1 型题

1. 急性胰腺炎时，血中酶升高的是（检验士 2015 实践，2019 实践）（主管检验师 2015 实践）

A. 谷丙转氨酶　　B. 淀粉酶
C. 胆碱酯酶　　D. 碱性磷酸酶
E. 酸性磷酸酶

2. 胰腺炎时血清中异常升高的酶是（检验师 2012 基础）

A. AMY　　B. ALT
C. AST　　D. CK
E. LDH

3. 急诊诊断胰腺炎的指标是尿中的（检验师 2013 相关）（检验师 2017 相关）

A. 酮体　　B. 胰蛋白酶
C. 淀粉酶　　D. 促胰酶素
E. 胰脂肪酶

4. 诊断急性胰腺炎最常用的指标是（检验士 2015 实践，2019 专业）（检验师 2021 专业）
（主管检验师 2015 实践）

A. ALT　　B. AST
C. GGT　　D. ACP
E. α-AMY

5. 急性胰腺炎的首选检查是（检验士 2017 专业）

A. 血常规　　B. 尿常规
C. 血尿淀粉酶和脂肪酶　　D. 腹部 B 超
E. 腹部 X 片

6. 胰腺疾病诊断的指标不包括（检验士 2014 基础）

A. 血清淀粉酶　　B. 尿淀粉酶
C. 脂肪酶　　D. 胰蛋白酶

E. 脂蛋白脂肪酶

7. 在急性胰腺炎发作后，血淀粉酶达到高峰的时间通常是（检验师 2013 专业，2015 专业）（主管检验师 2012 相关）

A. 2~3 小时　　B. 4~6 小时
C. 7~8 小时　　D. 9~10 小时
E. 12~72 小时

8. 急性胰腺炎时，关于淀粉酶改变的叙述，错误的是（主管检验师 2018 相关，2020 实践）

A. 尿淀粉酶升高早于血清淀粉酶
B. 尿淀粉酶较正常人升高 2 倍以上才有意义
C. 尿淀粉酶的下降较血清淀粉酶晚
D. 坏死性胰腺炎，尿淀粉酶不一定增高
E. 淀粉酶水平与病情轻重不一定成正比

9. 下列有关淀粉酶在急性胰腺炎诊断中应用的叙述，错误的是（主管检验师 2020 实践）

A. 发病 2 小时血清淀粉酶开始升高
B. 血清淀粉酶多在正常值的 4 倍以上
C. 尿淀粉酶先于血清淀粉酶出现升高
D. 血清脂肪酶的诊断价值优于血清淀粉酶
E. 胰淀粉酶的测定优于总淀粉酶

10. 以下关于急性胰腺炎时淀粉酶改变的叙述，错误的是（主管检验师 2021 相关）

A. 尿淀粉酶增高迟于血清淀粉酶
B. 尿淀粉酶下降较血清淀粉酶晚
C. 尿淀粉酶测定值大于 500 索氏单位有诊断意义
D. 血清淀粉酶随病变加重而升高
E. 尿淀粉酶的高低与病变轻重不一定成正比

11. 血淀粉酶主要来源于（检验士 2013 相关，2015 相关，2017 相关）（主管检验师 2015 相关）

A. 甲状腺　　B. 胸腺
C. 乳腺　　D. 胰腺
E. 前列腺

12. 胰腺疾病诊断的指标不包括（检验士 2014 基础）

A. 血清淀粉酶　　B. 尿淀粉酶
C. 脂肪酶　　D. 胰蛋白酶
E. 脂蛋白脂肪酶

13. 急性胰腺炎时，血中酶升高的是（检验士 2015 实践，2019 实践）（主管检验师 2015 实践）

A. 谷丙转氨酶　　B. 淀粉酶
C. 胆碱酯酶　　D. 碱性磷酸酶
E. 酸性磷酸酶

14. 诊断急性胰腺炎最常用的指标是（检验士 2015 实践，2019 专业）（检验师 2021 专业）（主管检验师 2015 实践）

A. ALT　　B. AST
C. GGT　　D. ACP
E. AMY

15. 急性胰腺炎的首选检查是（检验士 2017 专业）

A. 血常规　　B. 尿常规
C. 血尿淀粉酶和脂肪酶　　D. 腹部 B 超
E. 腹部 X 片

16. 人体内的淀粉酶是（2018 专业）

A. α 淀粉酶　　B. β 淀粉酶
C. γ 淀粉酶　　D. α 淀粉酶和 β 淀粉酶
E. α 淀粉酶和 γ 淀粉酶

17. 血清淀粉酶主要来自（检验士 2020 相关）

A. 卵巢　　B. 肺
C. 乳腺　　D. 胰腺
E. 精液

18. 胰腺炎时血清中异常升高的酶是（检验师 2012 基础）

A. AMY　　B. ALT
C. AST　　D. CK
E. LDH

19. 急诊诊断胰腺炎的指标是尿中的（检验师 2013 相关，2017 相关）

A. 酮体　　B. 胰蛋白酶
C. 淀粉酶　　D. 促胰酶素
E. 胰脂肪酶

20. 在急性胰腺炎发作后，血淀粉酶达到高峰的时间通常是（检验师 2013 专业，2015 专业）（主管检验师 2012 相关）

A. 2~3 小时　　B. 4~6 小时
C. 7~8 小时　　D. 9~11 小时
E. 12~72 小时

21. 关于淀粉酶（AMY）的叙述，错误的是（检验师 2013 实践）（主管检验师 2019 专业）

A. 主要有胰淀粉酶和唾液淀粉酶两种同工酶
B. 氯离子对其有激活作用
C. 血标本可用 EDTA 抗凝
D. 成人 AMY 水平与性别、年龄关系不大
E. AMY 较稳定，室温可存放 1 周

22. 关于淀粉酶生物学特性的叙述，错误的是（检验师 2015 相关）（主管检验师 2021 专业，2014 相关）

A. Cl^- 是其激活剂
B. 淀粉酶能水解 α-1,6 糖苷键
C. 淀粉酶作用的最适 pH 为 6.9~7.0
D. 测定淀粉酶时反应体系中不能缺少 Ca^{2+}
E. 淀粉酶可以和大分子量的蛋白质形成复合物

23. 关于淀粉酶的描述，不正确的是（检验师 2015 基础）（主管检验师 2013 基础，2019 实践）

A. 反应的最适 pH 为 6.9~7.0
B. 分子量较小，可通过肾小球滤过
C. 需氯离子活化
D. 不能采用 EDTA 抗凝血来检测
E. 升高即可确诊为胰腺炎

24. 急性胰腺炎发作时血清脂肪酶活性开始升高的时间是（检验师 2016 基础）

A. 1 小时以内　　B. 2~3 小时
C. 4~8 小时　　D. 10~12 小时
E. 15 小时以上

25. 对淀粉酶活性测定结果影响不大的是（检验师 2016 实践）

A. Ca^{2+}　　B. Cl^-
C. Cu^{2+}　　D. 淀粉酶作用的底物
E. 所采用工具酶

26. 鉴别淀粉酶组织来源时应选择哪项（检验师 2018 专业）（主管检验师 2018 专业）
A. 血清淀粉酶
B. 血清脂肪酶
C. 淀粉酶同工酶
D. 淀粉酶清除率与肌酐清除率的比值
E. 尿胰蛋白酶

27. 血液中 P-AMY 活性升高，来源于（检验师 2018 实践，2021 基础）
A. 肾脏　　B. 胰腺
C. 肝脏　　D. 心脏
E. 唾液腺

28. 胰腺直接分泌具有生物活性的酶是（检验师 2021 相关）
A. 胰蛋白酶原　　B. 淀粉酶
C. 激肽酶　　D. 弹力蛋白酶
E. 磷脂酶 A

29. 血清淀粉酶 P 型同工酶消失可见于（检验师 2021 相关）
A. 切除胰腺　　B. 切除唾液腺
C. 子宫术后切除　　D. 切除乳腺
E. 切除膀胱

30. 巨淀粉酶血症血中及尿中淀粉酶（AMY）浓度变化为（主管检验师 2012 实践）
A. 血 AMY ↑，尿 AMY ↓
B. 血 AMY ↑，尿 AMY ↑
C. 血 AMY ↓，尿 AMY ↓
D. 血 AMY ↑，尿 AMY ↑
E. 血 AMY ↑，尿 AMY 不变

31. 胰腺中与消化作用有关的酶是（主管检验师 2014 相关）
A. 磷酸酶　　B. 胆固醇
C. 胆红素　　D. 电解质
E. 脂肪酶

32. 除了胰腺炎外，最易引起 AMY 升高的疾病还有（主管检验师 2016 相关）
A. 肾炎　　B. 心肌炎
C. 腮腺炎　　D. 肾结石
E. 肾盂肾炎

33. 急性胰腺炎时，关于淀粉酶改变的叙述，错误的是（主管检验师 2018 相关，2020 实践）
A. 尿淀粉酶升高早于血清淀粉酶
B. 尿淀粉酶较正常人升高 2 倍以上才有意义
C. 尿淀粉酶的下降较血清淀粉酶晚
D. 坏死性胰腺炎，尿淀粉酶不一定增高
E. 淀粉酶水平与病情轻重不一定成正比

34. 下列有关淀粉酶在急性胰腺炎诊断中应用的叙述，错误的是（主管检验师 2020 实践）
A. 发病 2 小时血清淀粉酶开始升高
B. 血清淀粉酶多在正常值的 4 倍以上
C. 尿淀粉酶先于血清淀粉酶出现升高
D. 血清脂肪酶的诊断价值优于血清淀粉酶
E. 胰淀粉酶的测定优于总淀粉酶

35. 以下关于急性胰腺炎时淀粉酶改变的叙述，错误的是（主管检验师 2021 相关）
A. 尿淀粉酶增高迟于血清淀粉酶
B. 尿淀粉酶下降较血清淀粉酶晚
C. 尿淀粉酶测定值大于 500 索氏单位有诊断意义
D. 血清淀粉酶随病变加重而升高
E. 尿淀粉酶的高低与病变轻重不一定成正比

36. 关于脂肪酶的描述，不正确的是（主管检验师 2017 相关）
A. 脂肪酶活性升高与淀粉酶基本平行，但特异性大于淀粉酶
B. 脂肪酶活性升高与淀粉酶基本平行，特异性小于淀粉酶
C. 对于急性胰腺炎的恢复，脂肪酶优于淀粉酶
D. 在急性胰腺炎病程中持续升高的时间比淀粉酶长
E. 腮腺炎伴腹痛时，只表现淀粉酶升高而脂肪酶正常，可用脂肪酶作为鉴别诊断

37. 关于脂肪酶的叙述，错误的是（主管检验师 2018 相关）
A. 是胰腺的一种外分泌酶
B. 可被巯基化合物、胆汁酸、钙离子微活
C. 可被丝氨酸激活
D. 血清脂肪酶主要来源是胰腺
E. 血清脂肪酶可部分来源于肠黏膜

38. 不能激活胰蛋白酶的是（检验师 2012 基础）
A. 肠肽酶　　B. 组织液
C. Ca^{2+}　　D. Mg^{2+}
E. Na^+

A2 型题（病历摘要型最佳选择题）

1. 患者男，40 岁。6 小时前大量饮酒后出现持续性上腹疼痛，阵发性加重，向腰背部放射，弯腰抱膝位可减轻。查体：上腹有压痛，轻度肌紧张。该患者应进行哪项实验室检查（检验士 2014 基础）
A. AST　　B. CK-MB
C. PSA　　D. AMY
E. ALP

2. 患者男，38 岁。因大量饮酒后出现上腹部持续性剧痛并向左肩、腰背部放射，阵发性加剧，伴恶心、呕吐 8 小时，体温 38.5℃。查体：呈急性病重面容，痛苦表情，脉搏增快，呼吸急促。拟诊为急性胰腺炎。为明确诊断最重要的检查是（检验士 2020 专业）
A. 白细胞计数　　B. 血清淀粉酶
C. 腹部 B 超　　D. C 反应蛋白
E. 血清脂肪酶

3. 患者男，37 岁。发热、咽喉痛伴轻微上腹疼痛 2 天，实验室检查白细胞正常，血淀粉酶 900U/L，尿淀粉酶 1600U/L，淀粉酶同工酶检查为 S 型，血清脂肪酶未

见异常，血尿肌酐正常。最可能的诊断是（检验士 2014 基础）

A. 腮腺炎 B. 急性胆囊炎
C. 急性胰腺炎 D. 急性扁桃体炎
E. 急性咽炎

4. 患者男，18 岁。暴饮暴食后腹痛 4 小时。查体：神清，中上腹压痛明显，Murphy（-），无转移性右下腹痛。急诊实验室检查：WBC 8.0×10^9/L，血淀粉酶 1000 IU，尿淀粉酶 1200IU。该患者最可能的诊断是（检验士 2016 基础）

A. 急性胃肠炎 B. 急性阑尾炎
C. 急性胰腺炎 D. 急性胆囊炎
E. 肠梗阻

5. 患者男，29 岁。饮酒后上腹剧痛 4 小时，查体：面色苍白，血压 70/50mmHg，心率 108 次 / 分，左上腹肌紧张，有压痛。血淀粉酶 940U/L，首先考虑的诊断为（检验士 2016 专业）

A. 急性胆囊炎 B. 急性肝炎
C. 急性胰腺炎 D. 急性胃肠炎
E. 胆结石

6. 患者女，60 岁。上腹痛 2 天就诊，2 天后在进食后 1 小时上腹正中隐痛，连续加重，呈持续性。既往有胆结石多年。查体：T39℃，P104 次 / 分，急性面容。上腹轻度肌紧张，压痛明显，可疑反跳痛。实验室检查：Hb 120g/L，WBC 22×10^9/L，N85%，L14%，血淀粉酶 520U/L，尿淀粉酶 1530U/L。此患者最可能的诊断是（检验士 2016 实践）

A. 急性肠梗阻 B. 胃溃疡急性穿孔
C. 急性胰腺炎 D. 急性胃炎
E. 慢性胆囊炎急性发作

7. 患者男，38 岁。饮酒后出现腹痛，疼痛较剧烈，伴恶心呕吐，呕吐后腹痛无明显缓解。血淀粉酶 695U/L，尿淀粉酶 8450U/L，最可能的诊断是（检验士 2017 实践，2019 基础，2020 基础）

A. 急性脑膜炎 B. 急性心肌梗死
C. 急性病毒性肝炎 D. 急性胰腺炎
E. 急性胆囊炎

8. 患者男，50 岁。大量饮酒吃肉后突发剧烈腹痛，放射至腰背部。查体：上腹部压痛，无腹肌紧张和反跳痛，有轻度腹胀。血清淀粉酶 1200U/L，尿淀粉酶 1000U/L。该患者最可能的诊断是（检验师 2012 相关，2021 实践）

A. 急性胃穿孔 B. 急性胆囊炎
C. 急性肠穿孔 D. 急性胰腺炎
E. 原发性腹膜炎

9. 患者男，42 岁。5 小时前发生剧烈的上腹部痛且向背部放射，并伴数次恶心呕吐，吐后疼痛无缓解。并呈现休克症状，追问病史，7 小时前曾有聚会暴食、饮酒经过。最可能的诊断是（检验师 2021 相关）

A. 急性阑尾炎 B. 急性胰腺炎
C. 胃癌伴穿孔 D. 急性肾绞痛
E. 急性胆囊炎

10. 患者男，52 岁。骤发剧烈腹痛，起初时剑突下偏右呈发作性胀痛，迅速波及全腹呈持续性，并向后腰背放射，伴恶心、呕吐。查体：体温 38.9℃，血压 110/80mmHg，脉搏 110 次 / 分，呼吸 32 次 / 分，心肺检查（-）全腹膨胀，伴明显肌紧张及广泛压痛，反跳痛。B 超显示肝脾大，尤以胰头、胰尾明显。实验室查：Hb 96.1g/L，WBC 18.9×10^9/L，AST 221U/L，BUN 9.9mmol/LAMY1896U/L，Ca^{2+}1.8mmol/L。该患者可能的诊断为（主管检验师 2013 专业，2020 基础，2021 基础）

A. 急性阑尾炎 B. 急性肠梗阻
C. 消化道穿孔 D. 急性胆囊炎
E. 急性胰腺炎

11. 患者男，50 岁。因上腹部疼痛 4 小时入院。查体：T35.2 ℃，P48 次 / 分，R12 次 / 分，血压 100/80mmHg。实验室检查：WBC 15.6×10^9/L，中性占 80%，淋巴占 18%，单核细胞占 2%，cTnI 1.0μg/L，尿淀粉酶 200U/L。最可能的诊断为（主管检验师 2017 相关，2020 实践）

A. 急性肾功能衰竭 B. 急性心肌梗死
C. 急性胰腺炎 D. 急性胆囊炎
E. 急性肠梗阻

12. 患者女，60 岁。2 天前进食 1 小时后上腹正中隐痛，逐渐加重持续性向背部放射，仰卧、咳嗽或活动时加重，伴低热、恶心、频繁呕吐，呕吐食物、胃液和胆汁。吐后腹痛无减轻，多次使用止痛药无效。既往有胆石症多年。查体：T39℃，P104 次 / 分，R19 次 / 分，血压 130/80mmHg，急性病容，侧卧卷曲位，上腹部轻度肌紧张，压痛明显，可疑反跳痛，未触及肿块，Murphy 征（-），移动性浊音可疑阳性，肠鸣音稍弱，实验室检查：Hb 120g/L，WBC 22×10^9/L，N86%，L14%，PLT 110×10^9/L。尿蛋白（±），尿 RBC 2~3/HP，尿淀粉酶 640U/L，腹平片未见膈下游离气体和液平，肠管稍扩张，血清 BUN7.0mmol/L。最可能的诊断是（主管检验师 2019 相关，2021 基础）

A. 急性胆囊炎 B. 急性胰腺炎
C. 急性肠炎 D. 急性腹膜炎
E. 急性阑尾炎

A3 型题

（1~2 题共用题干）

患者男，42 岁。5 小时前发生剧烈的上腹部痛且向背部放射，并伴数次恶心呕吐，吐后疼痛无缓解。并呈现休克症状，追问病史，7 小时前曾有聚会暴食，饮酒经过。

1. 该患者最可能的临床诊断是（主管检验师 2021 专业）

A. 急性肝炎 B. 急性心梗
C. 急性胃肠炎 D. 肾结石
E. 急性坏死性胰腺炎

2. 确诊最有价值的生化辅助检查是（主管检验师 2021 专业）

A. ALT B. AST
C. TnI D. AMY
E. BUN

（3~4 题共用题干）

患者男，55 岁。上腹剧烈疼痛一天，向背部放射。伴恶心呕吐、腹胀，发热。体格检查：上腹压痛反跳痛，肠鸣音减弱。

3. 该患者最可能的临床诊断是（检验士 2015 专业，2017 专业）（检验师 2019 专业，2021 实践）（主管检验师 2015 专业）

A. 急性肝炎　　B. 急性心梗
C. 急性胃肠炎　　D. 肾结石
E. 急性胰腺炎

4. 确诊最有价值的生化辅助检查是（检验士 2015 专业，2017 专业）（检验师 2019 专业，2021 实践）（主管检验师 2015 专业）

A. ALT　　B. AST
C. cTnI　　D. AMY
E. BUN

（5~8 题共用题干）

患者男，50 岁。骤发剧烈腹痛，初起时剑突下偏右呈发作性胀痛，迅速波及全腹，呈持续性，并向腰背放射伴恶心、呕吐。体温 39℃，全腹膨隆伴明显肿大，尤以胰头、胰体明显。血红蛋白 97g/L，白细胞 20×10^9/L，AST211U/L，BUN 9.9mmol/L，AMY1920U/L，Ca^{2+}1.75mmol/L.

5. 该患者初步诊断为（检验师 2019 实践）

A. 急性胆囊炎　　B. 急性肠梗阻
C. 消化道穿孔　　D. 急性胰腺炎
E. 急性阑尾炎

6. 进一步可做的检查是（检验师 2019 实践）

A. LH　　B. GLU
C. 尿 AMY　　D. ACTH
E. 尿 α_2-M

7. 关于淀粉酶特性的叙述，错误的是（检验师 2019 实践）

A. 可作用于 α-1，4 糖苷键　B. 最适 pH6.9
C. 可作用于 α-1，6 糖苷键　D. 可由胰腺分泌
E. 是正常时唯一能在尿中出现的血浆酶

8. 下列选项中可引起血淀粉酶增高的疾病是（检验师 2019 实践）

A. 慢性乙肝　　B. 急性心肌梗死
C. 腮腺炎　　D. 肾结石
E. 荨麻疹

（9~10 题共用题干）

患者女，39 岁。因上腹部绞痛、腹痛、恶心呕吐、发热急诊就诊。实验室检查：WBC 15.6×10^9/L，伴粒细胞核左移，血清淀粉酶 462U/L。

9. 该患者可能的诊断是（检验士 2015 实践）（主管检验师 2015 实践）

A. 急性阑尾炎　　B. 急性胰腺炎
C. 急性胃炎　　D. 十二指肠溃疡
E. 急性胆囊炎

10. 发病 24 小时后，下列物质可能异常的是（检验士 2015 实践）（主管检验师 2015 实践）

A. 天门冬氨酸转移酶增高
B. 丙氨酸氨基转移酶增高
C. 脂肪酶增高
D. 肌酸激增高
E. 总胆红素增高

（11~13 题共用题干）

患者女，34 岁。暴饮暴食后，持续性上腹痛 1 小时，剑突下疼痛向背部发散，患者辗转不安，急性痛苦面容，无畏寒发热，大小便无异常。既往有胰腺炎病史，查体：T36.5℃，P88 次 / 分，R18 次 / 分，神志清楚，皮肤巩膜无黄染，剑突下压痛、反跳痛、Murphy 症阴性。

11. 患者最可能的诊断是（检验师 2015 实践）

A. 急性胆囊炎　　B. 急性胰腺炎
C. 急性胃肠炎　　D. 急性肠梗阻
E. 急性阑尾炎

12. 为明确诊断首选的实验室检查项目是（检验师 2015 实践）

A. 心功能检查　　B. 胃液检查
C. 胆汁分泌检查　　D. 血、尿淀粉酶检查
E. 血糖检查

13. 入院后病情加重，腹痛未缓解，出现轻度抽搐，呼吸急促，心率加快，血压下降，临床实验室检查主要表现为（检验师 2015 实践）

A. 低血钙　　B. 低血糖
C. 血脂下降　　D. 转氨酶升高
E. 代谢性碱中毒

B1 型题（标准配伍题）

（1~2 题共用备选答案）

A. ALT 和 AST　　B. ALP 和 CK
C. AMY 和 LPS　　D. AST 和 AMY
E. CK 和 CK-MB

1. 多用于骨疾患诊断的酶是（检验士 2012 基础，2020 专业）（检验师 2019 相关）（主管检验师 2012 实践，2016 相关）

2. 多用于胰腺炎诊断的酶是（检验士 2012 基础，2020 专业）（检验师 2019 相关）（主管检验师 2012 实践，2016 相关）

（3~4 题共用备选答案）

A. 急性胰腺炎　　B. 腮腺炎
C. 急性胆囊炎　　D. 注射吗啡后 8 小时
E. 消化性溃疡穿孔

3. 血淀粉酶和脂肪酶于发作后明显升高，最常见于（检验士 2013 专业）（检验师 2016 专业）

4. 血淀粉酶轻度升高，并以 S- 型淀粉酶同工酶为主，脂肪酶正常最常见于（检验士 2013 专业）（检验师 2016 专业）

（5~6 题共用备选答案）

A. 淀粉酶　　B. 脂肪酶

C. 寡糖酶　　D. 磷脂酶

E. 核糖核苷酸酶

5. 不属于胰腺外分泌酶的是（检验士 2017 基础）

6. 胰液中可以水解碳水化合物的酶是（检验士 2017 基础）

（7~8 题共用题干）

A. 淀粉酶　　B. 胰蛋白酶

C. 胰脂肪酶　　D. 弹性蛋白酶

E. 磷脂酶 B

7. 胰腺直接分泌的具有生物活性的酶是（检验师 2012 基础）

8. 胰液进入肠道首选被激活的酶是（检验师 2012 基础）

（9~10 题共用备选答案）

A. 肝脏疾病　　B. 胆道疾病

C. 胰脏疾病　　D. 肾脏疾病

E. 肺脏疾病

9. 应首选尿液常规检查的疾病是（检验士 2019 基础）

10. 应选做淀粉酶检查的疾病是（检验士 2019 基础）

（11~13 题共用备选答案）

A. PSA　　B. CK–MB

C. CK–MM　　D. AMY– 同工酶

E. ALP– 同工酶

11. 可用于急性胰腺炎、腮腺炎诊断和鉴别诊断的是（检验士 2016 专业，2019 基础，2020 基础）

12. 可用于肝胆疾病，骨骼疾病诊断的是（检验士 2016 专业，2019 基础，2020 基础）

13. 可用于前列腺癌诊断的是（检验士 2016 专业，2019 基础，2020 基础）

第十七章　内分泌疾病检验

第一节　概述

A1 型题

1. 血中激素浓度极低，但生理作用却非常明显，这是因为（检验师 2013 基础，2020 基础）（主管检验师 2012 基础）

A. 激素的特异性很高
B. 激素的半衰期很长
C. 激素分泌的持续时间很长
D. 细胞内存在高效能的生物放大系统
E. 与血浆蛋白结合率低

2. 直接进入细胞核内，与核受体结合发挥作用的激素是（主管检验师 2013 相关）

A. 糖皮质激素　　B. 肾上腺素
C. 胰岛素　　D. 三碘甲状腺原氨酸
E. 儿茶酚胺

3. 人体对内分泌系统调节的主要机制为（检验士 2012 基础）

A. 外周神经系统对内分泌腺的调控
B. 大脑皮质、边缘系统等高级中枢神经控制
C. 下丘脑 – 腺垂体 – 内分泌腺调节轴
D. 内分泌腺的自我调节
E. 对外界刺激的反射调节

4. 生长激素的分泌特点是（检验师 2012 基础）

A. 昼夜均持续分泌
B. 主要在白天持续分泌
C. 主要在白天间断脉冲式分泌
D. 主要在夜间入睡后持续分泌
E. 主要在夜间入睡后间断脉冲式分泌

5. 与 HCG 有交叉反应的物质是（检验士 2021 实践）

A. T_3　　B. T_4
C. FT_3　　D. FT_4
E. TSH

6. 不属于内分泌激素的生物活性物质是（检验师 2013 基础）（主管检验师 2012 基础）

A. 肾上腺素　　B. 胰岛素
C. 内因子　　D. 前列腺素
E. 甲状腺素

7. 下列选项中，可分泌 TSH 的是（检验师 2015 相关）

A. 甲状腺胶质细胞　　B. 甲状腺腺泡细胞
C. 甲状腺滤泡旁细胞　　D. 垂体
E. 下丘脑

8. 促激素不包括（检验士 2019 实践）（检验师 2016 实践）

A. TSH　　B. ACTH
C. FSH　　D. LH
E. T_3

9. 婴幼儿甲状腺激素分泌过少可导致（检验师 2021 专业）

A. 呆小症　　B. 侏儒症
C. 巨人症　　D. 肢端肥大症
E. 粘液性水肿

10. 在生长发育期生长激素过度分泌会导致（检验士 2017 专业）

A. 肢端肥大症　　B. 呆小症
C. 巨人症　　D. 库欣综合征
E. 艾迪生病

11. 可使血钙降低的激素是（检验士 2016 基础）

A. 活性维生素 D_3　　B. 降钙素
C. 甲状旁腺素　　D. 醛固酮
E. 抗利尿激素

12. 生长激素的作用不包括（主管检验师 2016 基础）

A. 促进脑的发育　　B. 加速蛋白质的合成
C. 促进肝糖原分解　　D. 促进软骨生长发育
E. 对维持正常的性发育有重要的作用

第二节　甲状腺功能测定

A1 型题

1. TSH 来源于（检验师 2013 相关，2019 相关）

A. 甲状腺胶质细胞　　B. 甲状腺腺泡细胞
C. 甲状腺滤泡旁细胞　　D. 垂体
E. 下丘脑

2. 与血糖升高关联性不大的内分泌疾病是（检验师 2013 实践）

A. 肢端肥大症　　B. 库欣综合征
C. 胰高血糖素瘤　　D. 嗜铬细胞瘤
E. 甲状腺功能亢进

3. 促进神经系统发育最重要的激素是（检验师 2015 相关）

A. 糖皮质激素　　B. 生长激素
C. 盐皮质激素　　D. 甲状腺激素
E. 肾上腺素

4. 在下丘脑腺垂体—甲状腺轴中，T_3 和 T_4 可负反馈调节的是（检验师 2016 基础）

A. ACTH 分泌　　B. TSH 分泌
C. FSH 分泌　　D. PRL 分泌
E. LH 分泌

5. 反映下丘脑 - 垂体 - 甲状腺轴功能的敏感指标是（检验师 2017 相关，2019 相关）

A. 血清总甲状腺激素
B. 促甲状腺激素
C. 血清总三碘甲状腺原氨酸
D. 碘
E. 甲状腺自身抗体

6. 调节甲状腺激素合成和分泌的主要是（检验师 2020 专业）

A. 垂体 - 甲状腺轴
B. 下丘脑 - 垂体轴
C. 下丘脑 - 甲状腺轴
D. 下丘脑 - 垂体 - 甲状腺轴
E. 以上均不对

7. 下丘脑 - 垂体 - 甲状腺轴的调控机制中不包括（检验师 2018 专业）

A. TRH 促进 TSH 的合成和释放
B. TRH 直接作用于甲状腺，促进 T_3、T_4 的合成和释放
C. TSH 直接作用于甲状腺，促进 T_3、T_4 的合成和释放
D. T_3、T_4 负反馈的抑制 TSH 的合成和释放
E. T_3、T_4 负反馈地抑制 TRH 的合成和释放

8. 与促甲状腺激素类似，都由 α 和 β 两个亚基组成，并且与 α 亚基同源性高的激素是（主管检验师 2019 专业，2021 实践）

A. 催乳素　　B. 生长激素
C. 雌激素　　D. 促肾上腺皮质激素
E. 人绒毛膜促性腺激素

9. 血液中的 T_3，T_4 主与哪种血浆蛋白结合（检验士 2012 基础）（检验师 2017 基础）

A. 甲状腺素结合球蛋白　　B. 甲状腺球蛋白
C. 白蛋白　　D. 前白蛋白
E. 甲状腺刺激免疫球蛋白

10. 甲状腺激素主要与下列哪种蛋白结合在血浆中运输（主管检验师 2017 基础）

A. Alb　　B. TBG
C. Tf　　D. α_1-MG
E. β_2-MG

11. 与甲状腺功能亢进无关的表现是（检验士 2013 基础，2021 专业）（检验师 2012 基础，2015 基础，2017 基础）

A. 肠蠕动减慢　　B. 神经兴奋性提高
C. 心率加快　　D. 甲状腺肿大
E. 基础代谢率明显提高

12. 甲状腺合成 T_3、T_4 过程中摄取和活化的元素是（检验士 2014 相关，2016 相关，2018 专业，2020 专业，2021 实践）

A. 钙　　B. 磷
C. 镁　　D. 碘
E. 铁

13. 原发性甲状腺功能亢进病人血中不可见（检验士 2014 相关，2016 相关，2018 相关）

A. TSH ↑　　B. FT_3 ↑
C. FT_4 ↑　　D. TT_3 ↑
E. TT_4 ↑

14. 原发性甲状腺功能亢进时，下列变化正确的是（主管检验师 2013 基础，2014 相关，主管检验师 2017 基础）

A. T_3 ↑、T_4 ↑、TSH ↑　　B. T_3 ↑、T_4 ↑、TSH ↓
C. T_3 ↓、T_4 ↓、TSH ↑　　D. T_3 ↓、T_4 ↓、TSH ↑
E. T_3 ↑、T_4 ↓、TSH ↑

15. 关于血清 TSH 的检测正确的是（检验师 2014 实践）

A. 一般取血时间为下午 5~6 时
B. 新生儿普及筛查甲状腺功能有助于避免发生呆小症
C. 新生儿应在出生后前三天采血
D. 若新生儿在出生后第 4 天采血结果可能出现假性增高
E. 应激状态时，可导致假性减低

16. 某孕妇甲亢，下列变化正确的（主管检验师 2020 相关）

A. TT_3、TT_4 下降，TSH 升高

B. TT_3、TT_4 下降，TSH 下降
C. TT_3、TT_4 升高，TSH 升高
D. TT_3、TT_4 升高，TSH 下降
E. TT_3 升高，TT_4、TSH 下降

17. 甲状腺功能减退的说法，错误的是（检验士 2014 相关，2019 相关）
A. 起病于胎儿、新生儿呆小症
B. 起病于儿童称幼年型甲减
C. 起病于成年称为成年型甲减
D. 黏液性水肿只会出现在呆小症患者
E. 病因包括 TSH 或甲状腺不敏感

18. 发生于胎儿及新生儿期的甲状腺功能减退的疾病是（主管检验师 2013 实践，2019 专业，2020 实践）
A. 肢端肥大症　B. 艾迪生病
C. 巨人症　D. 侏儒症
E. 呆小病

19. 甲状腺分泌少时，可出现（检验师 2016 专业，2019 专业）
A. 食欲增加　B. 组织耗氧量增加
C. 呆小症或黏液性水肿　D. 神经系统兴奋增加
E. 促进细胞发育、分化

20. 血浆 T_3 和 T_4 含量增加时可反馈抑制哪种激素的分泌（检验士 2015 专业，2018 专业，2020 实践，2021 相关）（主管检验师 2015 专业）
A. LH　B. FSH
C. ACTH　D. GH
E. TSH

21. 去甲状腺素主要来源于（检验士 2016 相关，2021 基础）
A. 肾上腺髓质　B. 皮质球状带
C. 皮质束状带　D. 皮质网状带
E. 肝脏

22. 下列符合原发性甲亢实验室检查的是（检验师 2018 实践）（主管检验师 2018 实践）
A. TSH 降低、TT_3 升高、TT_4 下降
B. TSH 降低、TT_3 升高、TT_4 升高
C. TSH 升高、TT_3 下降、TT_4 升高
D. TSH 升高、TT_3 下降、TT_4 下降
E. TSH 升高、TT_3 升高、TT_4 下降

23. 甲状腺功能亢进病人血中不可能出现的是（检验士 2021 基础）
A. TSH ↑　B. FT_3 ↑
C. FT_4 ↑　D. TT_3 ↑
E. TT_4 ↑

24. 典型的垂体腺瘤甲亢实验室检查结果为（检验师 2015 专业）
A. TSH ↓、TT_3 ↑、TT_4 ↓
B. TSH ↓、TT_3 ↑、TT_4 ↑
C. TSH ↑、TT_3 ↑、TT_4 ↑
D. TSH ↑、TT_3 ↑、TT_4 ↓
E. TSH ↓、TT_3 ↓、TT_4 ↓

25. 食物中缺碘会引起（检验师 2012 相关，2019 基础）（检验师 2017 相关）
A. 甲状腺癌　B. Graves 病
C. 急性甲状腺炎　D. 桥本甲状腺炎
E. 地方性甲状腺肿

26. 甲状腺激素是以哪种氨基酸为原料合成的（检验师 2013 基础）（主管检验师 2012 基础）
A. 组氨酸　B. 酪氨酸
C. 色氨酸　D. 蛋氨酸
E. 胱氨酸

27. 目前认为，甲状腺功能评估首选方案和第一线指标是（检验师 2016 基础）
A. TT_3 和 TT_4 和超敏 TSH 测定
B. FT_3 和 TT_4 和超敏 TSH 测定
C. TT_3 和 FT_4 和超敏 TSH 测定
D. FT_3 和 FT_4 和超敏 TRH 测定
E. FT_3 和 FT_4 和超敏 TSH 测定

28. 患者女，患 Graves 病，出现甲状腺功能亢进，属于（主管检验师 2012 基础）
A. Ⅰ型变态反应　B. Ⅱ型变态反应
C. Ⅲ型变态反应　D. Ⅳ型变态反应
E. 应激反应

29. 调节体内钙代谢的激素是（2018 实践）
A. 胰岛素　B. 甲状旁腺素
C. 甲状腺素　D. 维生素 C
E. 维生素 E

30. 甲状腺激素的合成和分泌受下丘脑－腺垂体－甲状腺轴的调节，正确的调节过程是（主管检验师 2016 基础）
A. TRH → TSH → T_3 正反馈调节
B. TRH → TSH → T_3 负反馈调节
C. TSH → TRH → T_3 正反馈调节
D. TSH → TRH → T_3 负反馈调节
E. GH → TSH → T_3 正反馈调节

31. 原发性甲状腺功能低下时（主管检验师 2019 基础）
A. TSH 升高、T_3 升高、T_4 升高
B. TSH 降低、T_3 降低、T_4 降低
C. TSH 降低、T_3 升高、T_4 升高
D. TSH 无改变、T_3 降低、T_4 降低
E. TSH 升高、T_3 降低、T_4 降低

32. TBG 增高可以引起增高的激素是（主管检验师 2019 相关）
A. TT_4　B. FT_3
C. TSH　D. TRH
E. TT_3

33. 下列受血浆 TBG 影响最大是（主管检验师 2019 专业）
A. FT_3　B. FT_4
C. TT_3　D. TT_4
E. TSH

34. 甲状腺激素中含有（主管检验师 2016 实践）
A. 铁　B. 硒
C. 钴　D. 碘

E. 镍

35. 下列结果符合亚临床甲减的诊断是（主管检验师 2017 相关）

A. T_3 升高、T_4 不变、TSH 不变

B. T_3 不变、T_4 不变、TSH 升高

C. T_3 不变、T_4 不变、TSH 下降

D. T_3 升高、T_4 升高、TSH 不变

E. T_3 不变、T_4 升高、TSH 不变

A2 型题（病历摘要型最佳选择题）

1. 患者女，50 岁。近一年来体重减轻，多食易饥、心急、易怒。体检：消瘦，双侧甲状腺肿大，心率 115 次 / 分。最可能的诊断是（检验师 2016 相关，2018 实践）（主管检验师 2018 实践，2020 相关）

A. 甲亢　　B. 慢性肾炎

C. 甲减　　D. 艾迪生病

E. 糖尿病

2. 患者女，23 岁。颈部逐渐变粗，甲状腺肿大，呼吸困难，吞咽困难。诊断可能为（主管检验师 2019 专业）

A. 缺碘　　B. 缺锌

C. 缺铁　　D. 缺锰

E. 缺硒

3. 某患者行甲状腺大部分切除术后，出现了较严重的手足抽搐，补钙后缓解，则最可能的原因是损伤了（主管检验师 2020 相关）

A. 甲状旁腺　　B. 双侧喉返神经

C. 交感神经　　D. 迷走神经

E. 喉上神经内侧支

4. 患者女，32 岁。主诉乏力，怕热、多汗、心悸气短、食欲亢进、体重减轻，易怒等症状 20 天，怀疑甲状腺功能亢进，对于原发性甲状腺功能亢进病人，下列哪项是正确的（检验师 2021 基础）

A. TT_3、TT_4 下降，TSH 升高

B. TT_3、TT_4 下降，TSH 下降

C. TT_3、TT_4 升高，TSH 升降

D. TT_3、TT_4 升高，TSH 下降

E. TT_3、TT_4 升高，TSH 正常

5. 患者女，48 岁。近一年来体重减轻，多食饥、怕热多汗、心急、易怒，体检：消瘦，双侧甲状腺肿大，心率 110 次 / 分。该患者最可能的诊断是（主管检验师 2021 实践）

A. 慢性肾炎　　B. 糖尿病

C. 艾迪生病　　D. 甲亢

E. 甲减

6. 患者女，21 岁。近年来怕冷、乏力、很少出汗、嗜睡、思维迟钝，手和下肢经常水肿。实验室检查结果显示：血清 FT_3、FT_4 降低，血清 TSH 升高，TRH 兴奋试验强阳性。该患者最可能的诊断是（检验师 2015 基础）

A. 垂体性甲状腺功能低下

B. 亚急性甲状腺炎

C. 甲状腺性甲状腺功能低下

D. 甲状腺癌

E. 垂体腺癌

7. 患者女，45 岁。主诉近来怕冷，乏力，很少出汗，嗜睡，动作缓慢，思维迟钝，记忆力差，头发脱落明显，手和下肢经常水肿，实验室检查血清 FT_3、FT_4 降低，血清 TSH 升高，TRH 兴奋实验强阳性。该患者最可能的诊断是（检验师 2019 基础）

A. 甲状腺癌

B. 亚急性甲状腺炎

C. 垂体性甲状腺功能低下

D. 下丘脑性甲状腺功能低下

E. 甲状腺性甲状腺功能低下

8. 患者女，32 岁。多食、多汗、易怒 1 年，劳累后心悸、气短 2 个月就诊。查体：T37℃，P110 次 / 分，R26 次 / 分，BP110/60 mmHg，消瘦，皮肤潮湿，浅表淋巴结不大，眼球突出，闭合障碍，甲状腺Ⅱ度肿大，质软，无结节，两上极可及震颤，可闻血管杂音，无颈静脉怒张，双肺正常，心界稍向左扩大，心率 150 次 / 分，心律不齐，心尖部可闻及 2/6 级收缩期杂音，双膝、跟腱反射亢进，双 Babinski 征（-），其他未见异常。实验室检查：$T_3$600ng/dl（RIA 法），$T_4$20.5ng/dl，TSH < 0.015IU/ml。最可能的诊断是（主管检验师 2021 实践）

A. 继发性甲状腺功能亢进

B. 单纯性甲状腺肿大

C. Graves 病

D. 自主性高功能甲状腺腺癌

E. 冠心病

第三节　肾上腺功能测定

A1 型题

1. 关于血中 ACTH 测定结果解释正确的是（检验师 2014 专业）

A. 是肾上腺功能紊乱的首选筛查项目

B. ACTH 及皮质醇升高提示库欣病

C. 配合皮质醇测定用于诊断肾上腺皮质功能紊乱的种类及病变部位

D. ACTH 及皮质醇均降低提示艾迪生病

E. 继发性肾上腺皮质功能减退时 ACTH 减低而皮质醇增高

2. 关于 ACTH 测定，下列说法不正确的是（检验师 2017 专业）

A. 常用化学发光免疫分析及放免法

B. 血样使用 EDTA 抗凝

C. 其浓度易受应激因素影响

D. ACTH 易被血液的肽酶水解，故标本需尽快测定

E. 血样切忌冷冻

3. 对下丘脑－垂体功能紊乱引起的继发性肾上腺皮质功能亢进和异源性 ACTH 综合征具有鉴别诊断的试验是（主管检验师 2013 专业）

A. ACTH 兴奋试验　　B. 血清皮质醇测定

C. 地塞米松抑制试验　　D. 尿 17- 羟皮质醇类测定

E. 尿 17- 酮皮质类固醇测定

4. 关于皮质醇增多症的叙述，错误的是（检验师 2021 相关）

A. 向心性肥胖、多毛、紫纹

B. 病程长者可肌肉萎缩，骨质疏松

C. 血游离皮质醇降低

D. 葡萄糖耐量异常

E. 血压增高

5. 正常人皮质醇分泌节律是（检验师 2014 基础）

A. 清晨最高、下午最低　　B. 午夜最高、下午最低

C. 午夜最低、下午最高　　D. 清晨最低、午夜最高

E. 清晨最高、午夜最低

6. 皮质醇增多症的病因不包括（主管检验师 2012 专业，2013 专业）

A. 垂体腺瘤及下丘脑，垂体功能紊乱

B. 肾上腺皮质肿瘤或结节增生

C. 异源性 ACTH 或 CRH 综合征

D. 药腺性皮质醇增多

E. 肝硬化

7. 主要作用于循环系统，使血压升高，增加心排血量的激素是（检验士 2012 相关，2014 相关，2016 相关）

A. T_3　　B. TSH

C. E　　D. ACTH

E. VMA

8. 尿崩症是由于缺乏（检验士 2012 实践，2021 相关）

A. 黄体生成素（UI）

B. 促肾上腺皮质激素（ACTH）

C. 抗利尿激素（ADH）

D. 促甲状腺激素（TSH）

E. 生长激素（GH）

9. 肾上腺皮质分泌的激素不包括（检验士 2013 基础）

A. 皮质醇　　B. 醛固酮

C. 脱氢异雄酮　　D. 雌激素

E. 肾上腺素

10. 去甲肾上腺素主要来源于（检验士 2014 相关）

A. 肾上腺髓质　　B. 球状带

C. 束状带　　D. 网状带

E. 肝脏

11. 与钠代谢关系最大的激素是（检验士 2018 专业）

A. 睾酮　　B. 胰高血糖

C. 雌激素　　D. 醛固酮

E. 皮质醇

12. 肾上腺髓质分泌（检验士 2018 专业）

A. 盐皮质激素　　B. 糖皮质激素

C. 性激素　　D. 肾上腺素

E. 促激素

13. 由肾上腺髓质分泌的激素（检验士 2014 相关，2016 相关）

A. 雄激素　　B. 雌激素

C. 皮质醇　　D. 醛固酮

E. 肾上腺素

14. 肾上腺髓质分泌的儿茶酚胺中含量最多的是（主管检验师 2020 基础）

A. 多巴　　B. 多巴胺

C. 肾上腺素　　D. 去甲肾上腺素

E. 变肾上腺素

15. 糖皮质激素昼夜分泌规律为（检验士 2019 基础）

A. 清晨 8~10 时最低，午夜 12 时最高

B. 清晨 8~10 时最高，午夜 12 时最低

C. 上午 10 时最高，晚 8 时最低

D. 上午 10 时最低，晚 8 时最高

E. 中午 12 时最高，晚 12 时最低

16. 肾脏远曲小管及集合管对水的重吸收受何种激素的支配（检验士 2019 基础）

A. 抗利尿激素　　B. ACTH

C. 类固醇激素　　D. 肾素

E. 前列腺素

17. 尿 VMA 增高可见于（检验师 2012 专业）

A. 嗜铬细胞瘤　　B. Cushing 病

C. Addison 病　　D. 甲状旁腺功能亢进

E. 巨人症

18. 直接反应肾上腺糖皮质激素分泌情况的是血中的（检验师 2013 基础）（主管检验师 2012 基础）

A. 肾上腺素浓度　　B. 甲状腺素浓度

C. 生长激素浓度　　D. 皮质醇浓度

E. 17- 酮体类固醇激素

19. 可负反馈调节促肾上腺皮质激素释放激素分泌的激素是（检验师 2013 专业，2021 实践）

A. 雌激素　　B. 孕激素

C. 雄激素　　D. 皮质醇

E. 人绒毛膜促性腺激素

20. 有助于诊断嗜铬细胞瘤的指标是（检验师 2013 实践）

A. FSH　　B. HCG

C. T_3、T_4　　D. VWA

E. PSA

21. 可用于嗜铬细胞瘤诊断的试验是（检验师 2019 实践，2020 实践）（主管检验师 2018 实践）

A. 地塞米松抑制实验　　B. 尿浓缩稀释实验

C. 螺内酯实验　　D. 苄胺唑啉降压实验

E. 肾动脉造影

22. 17- 羟皮质类固醇是下列何种激素的代谢产物（检验师 2016 相关，2020 相关）（主管检验师 2018 专业）

A. 醛固酮　　B. 雌酮

C. 皮质醇　　D. 皮质酮

E. 脱氢异雄酮

23. 可引起 24 小时尿 17- 羟皮质类固醇降低的是（主

管检验师 2018 基础）

A. 肾上腺皮质功能亢进病 B. 甲状腺功能减退症

C. 肾上腺皮质束状带肿瘤 D. 1- 羟化酶缺乏症

E. 11-b 羟化醇缺乏症

24. 检查肾上腺皮质功能紊乱的首选项目是（检验师 2016 实践）

A. 血皮质醇和 24 小时尿游离皮质醇测定

B. 尿 17- 羟皮质类固醇（17-OHCS）和 ACTH 测定

C. 24 小时尿 17- 酮类固醇测定和血皮质醇测定

D.ACTH 兴奋试验和 ACTH 抑制试验

E.ACTH 测定和 ACTH 兴奋试验

25. 肾上腺皮质束状带分泌的类固醇类激素主要是（检验师 2016 相关）

A. 醛固酮 B. 雌激素

C. 肾上腺素 D. 皮质醇

E. 雄激素

26. 肾上腺素主要由哪个部分分泌（检验师 2017 基础）

A. 肾上腺皮质球状带 B. 肾上腺皮质束状带

C. 肾上腺皮质网状带 D. 肾上腺皮质

E. 肾上腺髓质

27. 不属于儿茶酚胺类化合物的是（检验师 2019 专业）

A. 酪氨酸 B. 去甲肾上腺素

C. 多巴 D. 多巴胺

E. 肾上腺素

28. 肾上腺素代谢的主要器官是（主管检验师 2020 基础）

A. 肾 B. 肺

C. 脾 D. 心

E. 肝

29. 慢性糖皮质激素分泌过多产生的症候群称（主管检验师 2017 相关）

A. 艾迪生病 B. 库欣综合征

C. 巨人症 D. 呆小症

E. 肢端肥大症

30. 类固醇激素降解的主要场所是（检验师 2021 基础）（主管检验师 2014 基础）

A. 肝脏 B. 肾上腺素

C. 卵巢 D. 睾丸

E. 肾脏

31. 区别原发性和继发性肾上腺皮质功能减退症最有价值的试验是（主管检验师 2014 专业）

A. 血浆皮质醇测定 B. 血浆 ACTH 测定

C. 24 小时尿皮质醇测定 D. 血清电解质测定

E. 尿 17- 羟皮质类固醇、17 —酮皮质类固醇测定

32. 继发性肾上腺功能减退，静脉点滴 ACTH 后，不会升高的是（主管检验师 2014 实践）

A. 尿中 17- 羟皮质类固醇

B. 尿中 17- 酮皮质类固醇

C. 血浆皮质醇

D. 血浆皮质醇结合蛋白

E. 24 小时尿游离皮质醇

33. 原发性肾上腺皮质功能减退症时可见（主管检验师 2014 实践）

A. 尿 17-KS ↑、血浆 ACTH ↓

B. 尿 17-KS ↓、血浆 ACTH ↑

C. 尿 17-KS ↑、血浆 ACTH ↑

D. 尿 17-KS ↓、血浆 ACTH ↓

E. 尿 17-KS ↓、血浆 ACTH 无变化

34. 类固醇、儿茶酚胺、肾上腺素等物质测定时，尿标本防腐剂应选用（主管检验师 2016 相关）

A. 浓盐酸 B. 甲醛

C. 甲二苯 D. 麝香草酚

E. 浓硫酸

A2 型题（病历摘要型最佳选择题）

1. 患者女，25 岁。嗜铬细胞瘤，实验室主要的检查是（主管检验师 2021 基础）

A. 血清谷丙转氨酶 B. 血或尿液儿茶酚胺

C. 血清丙酮酸 D. 尿液淀粉酶

E. 血清淀粉酶

2. 患者男，22 岁。持续性高血压，伴高血糖、高血脂，检查 VMA 升高。首先应怀疑（检验师 2013 相关）

A. 嗜铬细胞瘤 B. 肾上腺皮质功能亢进

C. 高血压 D. 糖尿病

E. 肾上腺皮质醇增多症

3. 患者男，35 岁。近 2 年身体虚弱无力，食欲缺乏，消瘦，皮肤黏膜均有色素沉着，身体抵抗力下降。实验室检查：血糖、血钠降低，血钾、血钙升高，皮质醇、血浆 ACTH 降低，ACTH 兴奋试验为延迟反应。该患者患何种疾病的可能性最大（检验师 2021 实践）

A. 原发性肾上腺皮质功能减退症

B. 肾上腺皮质腺瘤

C. 肾上腺皮质腺癌

D. 异源性 ACTH 综合征

E. 继发性肾上腺皮质功能减退症

4. 患者男，45 岁。颅脑内癌术后 3 年，期间一直不间断做放射治疗。近年临床可见全身各系统功能低下、低血糖、低血钠、高血钾、高血钙等生物化学检查改变，以及红细胞、白细胞、血小板、中性粒细胞减少、淋巴细胞和嗜酸性粒细胞增多现象。血浆促肾上腺皮质激素（ACTH）降低，根据以上情况可判断为（检验师 2016 基础，2019 基础）

A. 肾上腺皮质腺癌 B. 肾上腺皮质功能亢进

C. 艾迪生病 D. 肾上腺皮质增生症

E. 继发性慢性肾上腺皮质功能减退症

第四节　性激素测定

A1 型题

1. 关于雌二醇的描述，正确的是（检验师 2012 基础）
A. 是催乳素的前体
B. 男性不分泌雌二醇
C. 绝经后女性雌二醇激素不呈现周期性
D. 服用避孕药不会对雄醇测定结果产生影响
E. 排卵期女性其雄二醇水平变化不大

2. 孕妇血清雌三醇下降而雌二醇升高，提示（检验师 2012 实践）
A. 早产　B. 正常妊娠
C. 多胎妊娠　D. 雄激素增加
E. 孕酮增加

3. 下列哪种被认为是睾酮的活性形式（检验师 2014 基础）
A. 雄烷二醇　B. 5α- 二氢睾酮
C. 雄烯二酮　D. 脱氢异雄酮
E. 雌酮

4. 性激素的化学本质是（检验师 2015 相关）
A. 多肽　B. 类固醇
C. 糖类　D. 脂肪
E. 核酸

5. 可用于预测排卵的是（检验师 2015 相关，2018 相关）
A. 黄体生成素　B. 雌二醇
C. 孕酮　D. 雌三醇
E. 催乳素

6. 患儿女，9 岁。身高 130cm，其母身 145cm，儿科医生考虑生长激素紊乱，首选的实验室检查是（主管检验师 2013 基础）
A. 检测随机血生长激素
B. 生长激素激发试验
C. 生长激素抑制试验
D. 检测胰岛素样生长因子 -1（IGF-1）或 IGFBP-3
E. 检测尿液生长激素

7. 青春期促使女性乳腺发育的激素主要是（主管检验师 2013 相关）
A. 生长激素　B. 催乳素
C. 雌激素　D. 孕激素
E. 催产素

8. 影响正常阴道分泌物量的因素是（主管检验师 2016 基础）
A. 孕激素水平　B. 雌激素水平
C. 胰岛素水平　D. 甲状腺素水平
E. 肾上腺素水平

9. 下列哪种激素属于类固醇激素（主管检验师 2020 基础）
A. 甲状腺素　B. 甲状旁腺素
C. 促甲状腺激素　D. 孕酮
E. 胰岛素

10. 严重肝病患者出现肝掌、蜘蛛痣、男性乳房发育，主要是由于（主管检验师 2020 相关）
A. 雌激素分泌过多　B. 雌激素分泌过少
C. 雄激素分泌过多　D. 雄激素灭活作用减弱
E. 雌激素灭活作用减弱

A3 型题

（1~2 题共用题干）

患者女，35 岁。碰撞后易骨折，血压 170/105mmHg，圆脸，向心性肥胖，腹部有紫纹。实验室检查：血糖升高，血 Na^+ 升高，血 K^+、Ca^{2+} 降低，淋巴细胞和嗜酸性粒细胞减少。

1. 该患者患何种疾病的可能性最大（主管检验师 2019 实践，2021 实践）
A. 糖尿病
B. 单纯性肥胖
C. 肾上腺皮质功能亢进症
D. 肾上腺皮质功能减退症
E. 骨质疏松症

2. 为进一步明确诊断，需首选下列哪种检测项目（主管检验师 2019 实践，2021 实践）
A. 葡萄糖耐量试验
B. 血清（浆）皮质醇水平及昼夜节律测定
C. 体液和细胞免疫功能检查
D. 血脂测定
E. 血浆 ACTH 测定

（3~5 题共用题干）

患者女，48 岁。近一年来体重减轻，多食易饥，怕热多汗，心悸、易怒。体检：消瘦，双侧甲状腺肿大，心率 110 次 / 分。

3. 该患者可能的诊断是（检验师 2017 实践，2021 实践）
A. 慢性肾炎　B. 糖尿病
C. 艾迪生病　D. 甲亢
E. 甲减

4. 未明确诊断疾病严重程度，最有意义的检查项目是（检验师 2017 实践，2021 实践）
A. 血清游离 T_3、T_4　B. 血清总 T_3、T_4
C. 碘 -131 摄取试验　D. 血皮质醇
E. 甲状腺自身抗体

5. 甲状腺功能改变时，较 T_3、T_4 反应更迅速的项目是（检验师 2017 实践，2021 实践）

A. 血清 TSH　B. 血 GH
C. 血皮质醇　D. TRH 兴奋试验
E. 碘 -131 摄取试验

B1 型题（标准配伍题）

（1~2 题共用备选答案）
A. T_3 抑制试验　B. 促甲状腺激素测定
C. 血清总甲状腺激素测定　D. 甲状腺自身抗体试验
E. 血清总三碘甲状腺原氨酸测定

1. 判定甲状腺功能最基本的筛选试验为（检验士 2014 基础）
2. 可作为甲亢治疗后的停药指标的是（检验士 2014 基础）

（3~5 题共用备选答案）
A. 甲状旁腺激素　B. 抗利尿激素
C. 醛固酮　D. 甲状腺激素
E. 儿茶酚胺

3. 促进肾脏排钾保钠的激素是（2016 实践）
4. 升高血钙的激素是（2016 实践）
5. 能降低血液胆固醇水平的是（2016 实践）

（6~7 题共用备选答案）
A. 血管升压素　B. 甲状旁腺激素
C. 甲状腺激素　D. 醛固酮
E. 胰岛素

6. 能升高血糖浓度的激素是（检验师 2020 基础）
7. 能降低血糖浓度的激素是（检验师 2020 基础）

（8~9 题共用备选答案）
A. 呆小症　B. 侏儒症
C. 巨人症　D. 肢端肥大症
E. 甲亢

8. 儿童生长激素分泌不足可以导致（检验师 2020 基础）
9. 儿童甲状腺激素分泌不足会导致（检验师 2020 基础）

（10~11 题共用备选答案）
A. 医源性甲亢　B. Graves 病
C. 垂体瘤　D. 慢性淋巴细胞甲状腺炎
E. 亚急性甲状腺炎

10. 临床上甲亢最常见的病因是（检验师 2020 相关）
11. 最常见 TSH 升高的甲状腺疾病（检验师 2020 相关）

（12~13 题共用备选答案）
A. LH　B. ACTH
C. TSH　D. ADH
E. FSH

12. 具有促进卵泡和精子生成的是（检验师 2020 相关）
13. 具有收缩子宫、促进集尿管对水的重吸收的是（检验师 2020 相关）

（14~15 题共用备选答案）
A. TT_4　B. TT_3
C. FT_4　D. FT_3
E. TSH

14. TBG 增高可以引起增高的激素是（检验士 2019 相关）
15. 新生儿甲减监测首选的指标是（检验士 2019 相关）

第十八章　骨骼疾病的生物化学检验

A1 型题

1. 患者男，62 岁。全身骨痛半年，10 年前曾做过全胃切除手术。查体：胸骨压痛，淋巴结、肝脾无肿大，实验室检查：IgD0.2g/L，IgM 6g/L，IgG0.8g/L，胸部 X 线片显示，肋骨有破坏。对诊断最有价值的检查是（检验师 2016 专业）

A. 蛋白电泳　　B. 骨髓检查
C. 血钙测定　　D. NAP 染色
E. 血清叶酸和维生素 B_{12} 测定

2. 在骨髓病的诊断学中下列哪项最有价值（检验士 2018 实践，主管检验师 2018 基础）

A. LDH　　B. CK
C. ALP　　D. ACP
E. ALT

B1 型题（标准配伍题）

（1~2 题共用备选答案）

A. ALP
B. 骨钙素
C. I 型胶原前肽
D. TRAP（抗酒石酸酸性磷酸酶）
E. PICP（前胶原羧基蛋白酶）

1. 属于非胶原蛋白的是（检验师 2016 相关）
2. 骨组织中唯一的胶原是（检验师 2016 相关）

（3~4 题共用备选答案）

A. ALT 和 AST　　B. ALP 和 CK
C. AMY 和 LPS　　D. AST 和 AMY
E. CK 和 CK-MB

3. 多用于骨疾病诊断的酶是（检验士 2014 相关）
4. 多用于胰腺炎诊断的酶是（检验士 2014 相关）

第十九章　治疗药物浓度监测

A1 型题

1. 临床治疗药物监测（TDM）样品采集时间一般选择在（检验士 2012 基础）（检验师 2013 专业，2016 专业，2018 实践，2020 专业）（主管检验师 2012 相关，2016 专业，2018 实践，2020 实践）

A. 任一次用药后 1 个半衰期时

B. 血药浓度达稳态浓度后

C. 药物分布相

D. 药物消除相

E. 随机取样

2. 对怀疑药物中毒的病人进行药物浓度检测时，取样时机选在（检验师 2013 实践）

A. 用药以后，峰值时取样

B. 用药后立即取样

C. 在下一次用药前取样

D. 两次药的时间中点取样

E. 随机取样

3. 对怀疑药物剂量不足时，取样时机选在（检验师 2019 实践）

A. 在下一次用药前取样

B. 两次用药时间中点取样

C. 用药后，峰值时取样

D. 用药后立即取样

E. 随机取样

4. 不属于药物转化形式的是（检验士 2012 实践，2013 实践，2015 实践，2017 实践，2018 实践，2021 专业）（主管检验师 2015 实践）

A. 氧化反应　　B. 还原反应

C. 水解反应　　D. 结合反应

E. 电解反应

5. 药物在体内转化的主要部位是（检验士 2013 基础，2015 基础，2017 基础，2021 基础）（检验师 2019 基础）（主管检验师 2015 基础）

A. 肺脏　　B. 胃肠

C. 肝脏　　D. 肾脏

E. 血浆

6. 药物浓度测定常用标本不包括（检验士 2014 专业，2017 专业）（主管检验师 2020 基础）

A. 血浆　　B. 血清

C. 全血　　D. 尿液

E. 组织

7. 属于水溶性维生素的是（检验士 2017 专业）

A. 维生素 B　　B. 维生素 E

C. 维生素 D　　D. 维生素 K

E. 维生素 A

8. 药物中毒，其发病类型多为（检验士 2018 基础）

A. 即时发作　　B. 伏而后发

C. 徐发　　D. 继发

E. 复发

9. 耐药性是指（检验士 2018 基础）

A. 因连续用药，机体对药物的敏感性低

B. 患者对药物产生了精神依赖性

C. 因连续用药，病原体对药物的敏感性降低甚至消失

D. 患者对药物产生了躯体依赖性

E. 以上均不是

10. 药物排泄的主要器官是（检验师 2013 基础）（主管检验师 2012 基础）

A. 皮肤　　B. 肺脏

C. 消化道　　D. 肝脏

E. 肾脏

11. 药物通过肾小球排泄的方式主要是（检验士 2020 相关）

A. 主动转运　　B. 被动扩散

C. 滤过　　D. 易化扩散

E. 胞饮

12. 口服药物通过胃肠道黏膜细胞时，主要以何种方式吸收（检验师 2012 专业）

A. 主动转运　　B. 被动扩散

C. 滤过　　D. 易化扩散

E. 胞饮

13. 不影响血药浓度的因素是（检验师 2012 基础，2016 基础，2017 基础，2020 基础）

A. 生物利用度　　B. 药物的剂型、理化性质

C. 心脏疾患　　D. 血浆蛋白含量

E. 气候

14. 进行环孢素 A 测定采用的标本是（检验师 2012 实践）

A. 血清　　B. 血浆

C. 全血　　D. 尿液

E. 毛发

15. 下列是临床上需要进行监测的主要药物，但除外（检验师 2014 实践）

A. 强心苷类　　B. 抗癫痫药

C. 抗过敏药　　D. 抗哮喘药如茶碱

E. 氨基糖苷类抗生素

16. 因临床需要选择长期给患者使用的强心苷类药物并需定期监测的是（检验师 2015 实践）

A. 西地兰　　B. 地高辛

C. 二氢地高辛　　D. 洋地黄毒苷

E. 毒毛花苷 K

17. 不需要进行血药浓度监测的药物是（检验师 2019 专业，2019 相关）（主管检验师 2014 相关，2017 专业）

A. 苯妥英钠　B. 青霉素
C. 氨茶碱　D. 地高辛
E. 环孢素

18. 治疗药物检测的主要任务不包括（检验师 2017 实践）

A. 测定体液中药物浓度
B. 使用药物个体化、合理化
C. 观察疾病的病理生理变化
D. 减少毒副作用
E. 制定个体化用药方案

19. 关于口服给药错误的描述为（检验师 2018 专业）（主管检验师 2018 专业）

A. 口服给药是最常用的给药途径
B. 多数药物口服方式有效，吸收较快
C. 口服给药不适用于首过消除强的药物
D. 口服给药不适用于昏迷病人
E. 口服给药不适用于对胃刺激大的药物

20. 影响血药浓度的药物因素有（检验师 2018 实践）

A. 胃肠道的功能
B. 制剂因素和药物相互作用
C. 制剂原料、工艺过程
D. 制剂的检测方法
E. 药物间的相互作用

21. 药物在体内转化或代谢的过程是（检验师 2021 基础）

A. 药物的吸收　B. 药物的分布
C. 药物的生物转化　D. 药物的排泄
E. 药物的消除

22. 大多数单剂用药恒速静脉滴注的药物消除方式是（主管检验师 2013 基础）

A. 零级动力学　B. 一级动力学
C. 非线性动力学　D. 恒量消除
E. 首过消除

23. 可同时进行治疗药物及其代谢物浓度检测的技术是（主管检验师 2013 相关）

A. 免疫化学法　B. 离子选择电极法
C. 荧光分光光度法　D. 毛细管电泳技术
E. 高效液相色谱法

24. 药物在体内的生物转化第二相反应有（主管检验师 2014 基础）

A. 氧化反应　B. 还原反应
C. 水解反应　D. 结合反应
E. 裂解反应

25. 原形药物在体内减少称为药物消除，与之有关的过程是（主管检验师 2016 基础）

A. 吸收与分布　B. 分布于生物转化
C. 分布排泄　D. 吸收与排泄
E. 生物转化与排泄

26. 药物在体内经过肝脏等器官进行生物转化，生物转化后的效果是（主管检验师 2017 基础）

A. 所有药物活性均升高
B. 所有药物活性均灭活
C. 药物的极性升高，有利于转运
D. 药物的极性升高，有利于排泄
E. 药物的极性升高，有利于吸收

27. 口服药物因存在首过消除，导致进入体循环的药量减少和血药浓度个体差异大，主要原因是（主管检验师 2017 相关）

A. 药物剂型不同
B. 饮食差异
C. 性别差异
D. 肝细胞和胃肠黏膜代谢酶存在差异
E. 体重差异

28. 有关一级消除动力学的叙述，错误的是（主管检验师 2018 基础）

A. 药物半衰期与血药浓度高低无关
B. 药物血浆消除半衰期不是恒定值
C. 为恒比消除
D. 为绝大多数药物消除方式
E. 也可转化为零级消除动力学方式

29. 进行药物降脂治疗，首选的药物是（主管检验师 2018 专业，检验师 2020 基础）

A. 他汀类　B. 烟酸类
C. 贝特类　D. 鱼油制剂
E. 普罗布考

30. 影响血药浓度的因素有（检验师 2020 基础）

A. 胃肠道的功能　B. 制剂的工艺
C. 不同的给药方式　D. 给药时间
E. 药物的剂型

31. 在药物代谢动力学主要参数中，反映体内药物清除快慢的参数为（2019 相关）

A. V　B. $t_{1/2}$
C. AUC　D. CSS
E. F

32. 临床上用口服抗凝药治疗时首选的监测指标是（主管检验师 2021 基础）

A. PT　B. APTT
C. TT　D. BT
E. D- 二聚体

第四篇

免疫学检验

第一章　免疫学检验概论

第一节　免疫学基本概念

A1 型题

1. 关于现代免疫学对免疫概念的叙述，正确的是（检验士 2014 基础，2015 基础）

A. 增强机体的抵抗力
B. 增强机体抗染的能力
C. 机体识别和排斥抗原性异物的生理功能
D. 抗衰老
E. 防止恶性肿瘤的发生

2. 免疫系统包括（检验士 2019 专业）

A. 免疫器官　B. 免疫细胞
C. 免疫分子　D. 以上均是
E. 以上都不是

3. 免疫功能表现为（检验师 2018 基础）

A. 免疫防御、免疫监视、免疫调节
B. 免疫防御、免疫自稳、免疫监视
C. 免疫防御、免疫监视、免疫耐受
D. 免疫防御、免疫自稳、免疫调节
E. 免疫监视、免疫自稳、免疫耐受

4. 免疫防御功能低下时易发生（检验师 2020 基础）

A. 超敏反应　B. 反复感染
C. 肿瘤　D. 自身免疫性疾病
E. 免疫耐受

5. 下列哪种免疫功能过高会产生超敏反应，过低会引起免疫缺陷病（主管检验师 2013 基础）

A. 免疫防御　B. 免疫应答
C. 免疫自稳　D. 免疫监测
E. 免疫调控

6. 机体免疫系统排斥或杀灭突变细胞的功能称为（检验士 2013 基础、检验士 2014 相关）

A. 免疫监视　B. 免疫自稳
C. 免疫识别　D. 免疫应答
E. 免疫防御

7. 维持机体内环境相对稳定的免疫功能是（检验师 2019 基础）

A. 免疫自稳　B. 免疫排斥
C. 免疫监视　D. 免疫耐受
E. 免疫防御

8. 免疫防御功能低下时易发生（检验士 2016 基础）

A. 病原微生物的感染　B. 超敏反应
C. 肿瘤　D. 自身免疫病
E. 衰老

9. 机体的肿瘤免疫效应机制（主管检验师 2018 相关）

A. 体液免疫
B. 细胞免疫
C. 补体依赖的细胞毒作用
D. 抗肿瘤抗体与肿瘤抗原结合形成免疫复合物
E. 干扰肿瘤细胞的黏附作用

10. 不参与抗肿瘤的细胞免疫的细胞是（主管检验师 2013 基础）

A. T 细胞　B. B 细胞
C. 吞噬细胞　D. 树突状细胞
E. NK 细胞

11. 与肿瘤发生有关的内在因素是（检验士 2014 基础）

A. X 线照射　B. 病毒感染
C. 曲霉素　D. 免疫状态
E. 化学因素

12. 患者男，40 岁。刺激性干咳 4 个月，痰中带血，经支气管镜活检肿瘤组织，诊断为肺鳞状细胞癌。患者免疫状态属于（主管检验师 2016 相关）

A. 免疫防御过高　B. 免疫防御过低
C. 免疫自稳失调　D. 免疫耐受增强
E. 免疫监视低下

13. 细胞免疫缺陷除可导致机体出现反复感染现象外，还可导致（主管检验师 2021 相关、2017 相关）

A. 败血症　B. 结核
C. 恶性肿瘤　D. 化脓性脑膜炎
E. 毒血症

14. 机体对细胞内寄生虫的防御主要依靠（检验师 2014 基础）

A. 中性粒细胞吞噬作用
B. 抗体、补体的调理及溶菌作用
C. 细胞免疫
D. 特异性抗毒素（IgG 类）的中和作用
E. 巨噬细胞的吞噬作用

B1 型题（标准配伍题）

（1～2 题共用备选答案）

A. 严重感染　B. 免疫缺陷
C. 超敏反应　D. 自身免疫病

E. 肿瘤

1 . 免疫防御过高会导致（主管检验师 2021 基础）

2 . 免疫防御过低会导致（主管检验师 2021 基础）

第二节 免疫学检验的应用

A1 型题

1. 免疫学检查目前应用的主要技术是（检验士 2014 基础）

A. 光谱技术 B. 层析技术

C. 标记技术 D. 离心技术

E. 电泳技术

2. 免疫学检验的检测对象不包括（检验士 2012 基础、检验士 2013 基础）

A. 抗原 B. 抗体

C. 药敏 D. 补体

E. 激素

3. 不属于免疫检验范畴的是（检验士 2017 基础、检验士 2021 实践）

A. 抗体 B. 补体

C. 激素 D. 血气分析

E. 酶

4. 免疫学检验的检测对象主要是（检验师 2019 基础）

A. 具有免疫活性的物质 B. 所有大分子的化学物质

C. 所有有机化合物 D. 所有脂溶性物质

E. 所有水溶性物质

5. 下列应用免疫学方法检查的物质（检验士 2020 基础）

A. 丙酮 B. 胆红素

C. 尿酸 D. 乙肝表面抗体

E. AST

6. 免疫测定的特点是（检验士 2012 专业、检验士 2013 专业）

A. 敏感度高，特异性低 B. 敏感性高，特异性高

C. 敏感性低，特异性高 D. 敏感性低，特异性低

E. 精密度低，特异性高

第二章　免疫器官和免疫细胞

第一节　免疫器官

A1 型题

1. 属于中枢免疫器官的是（检验师 2021 基础）
A. 扁桃体　B. 淋巴结
C. 胸腺　D. 脾脏
E. 肠淋巴组织

2. 人类的中枢免疫器官是（检验士 2016 基础、2019 基础、2021 基础）
A. 胸腺和淋巴结　B. 骨髓和黏膜免疫系统
C. 淋巴结和脏　D. 胸腺和骨髓
E. 骨髓和淋巴结

3. T 细胞分化成熟的场所是（检验士 2014 基础、2017 基础）
A. 骨髓　B. 法氏囊
C. 脾脏　D. 胸腺
E. 淋巴结

4. 出生后正常情况下人体最大的造血器官是（检验士 2020 相关）
A. 脾脏　B. 肝脏
C. 骨髓　D. 胸腺
E. 淋巴结

5. B 淋巴细胞发育成熟的场所是（主管检验师 2021 基础、2017 基础）
A. 脾脏　B. 胸腺
C. 骨髓　D. 淋巴结
E. 扁桃体

6. 外周免疫器官包括（检验师 2020 基础）
A. 骨髓　B. 腔上囊
C. 胸腺　D. 骨髓和胸腺
E. 淋巴结、脾脏和其他淋巴组织等

7 人体最大的免疫器官（检验士 2012 相关）
A. 胸腺　B. 骨髓
C. 淋巴结　D. 脾脏
E. 法氏囊

8. 人体最大的外周淋巴器官是（检验士 2012 基础、2014 基础）
A. 胸腺　B. 骨髓
C. 肝脏　D. 淋巴结
E. 脾脏

9. 关于脾脏的叙述，错误的是（检验士 2016 基础）
A. 胚胎期重要的造血器官
B. 淋巴细胞再循环的最大储库
C. 血细胞强有力的滤过器
D. 是中枢免疫器官
E. 是外周免疫器官

10. 有关淋巴结功能的叙述，哪一项是错误（主管检验师 2018 专业）
A. 产生初次免疫应答的场所
B. 免疫细胞定居的场所
C. 参与淋巴细胞的再循环
D. 过滤作用
E. T 淋巴细胞、B 淋巴细胞进行性选择的场所

11. 外周免疫器官的功能叙述，不正确的是（检验师 2014 相关）
A. 淋巴细胞发育分化成熟的场所
B. 淋巴细胞居住休整增殖的场所
C. 淋巴细胞和其他细胞信号传导的基地
D. 淋巴细胞和其他细胞相互作用的基地
E. 淋巴细胞在循环的起点、中途站和归巢的终点

12. 淋巴结中的 B 淋巴细胞区是淋巴结的（检验师 2014 相关）
A. 皮质区　B. 浅皮质区
C. 深皮质区　D. 副皮质区
E. 髓窦

13. T 和 B 淋巴细胞在接触抗原后增殖的主要场所是（主管检验师 2012 基础、2014 基础）
A. 肝和淋巴结　B. 脾和淋巴结
C. 骨髓和淋巴结　D. 胰腺
E. 骨髓

第二节　免疫细胞

A1 型题

1. 成熟 B 细胞表面标志是（检验士 2013 基础）
A. CD3　　B. CD8
C. CD16　　D. CD19
E. CD56

2. SmIg 是指（主管检验师 2021 专业）
A. 膜免疫球蛋白表面受体　　B. B 细胞抗原受体
C. B 细胞抗体受体　　D. T 细胞抗原受体
E. T 细胞抗体受体

3. T 淋巴细胞上的抗原识别受体为（检验师 2019 基础）
A. CD2　　B. CD3
C. CD4　　D. CD8
E. TCR

4. 所有 T 细胞都具有的标志性抗原是（主管检验师 2021 基础）
A. CD2　　B. CD4
C. CD3　　D. CD8
E. CD19

5. 所有 T 细胞均有的标志性抗原是（主管检验师 2014 实践）
A. CD2　　B. CD3
C. CD4　　D. CD25
E. CD28

6. 胸腺依赖性淋巴细胞是指（检验士 2016 基础）
A. B 细胞　　B. T 细胞
C. K 细胞　　D. 原始淋巴细胞
E. 浆细胞

7. 参加细胞免疫最主要的细胞有（检验士 2018 实践）
A. 巨噬细胞　　B. B 细胞
C. T 细胞　　D. 肥大细胞
E. 浆细胞

8. CD4+T 细胞与 CD8+T 细胞数的正常比值（主管检验师 2018 基础）
A. < 0.5　　B. 0.5–1
C. 1.5~2　　D. 2~2.5
E. > 2.5

9. 辅助性 T 细胞的典型表面标志是（检验士 2019 专业）（主管检验师 2021 基础、2013 实践）
A. CD3+、CD4+、CD8−　　B. CD3+、CD4−、CD8−
C. CD3−、CD4+、CD8−　　D. CD3−、CD4+、CD8+
E. CD3+、CD4−、CD8+

10. 细胞毒性 T 细胞的典型表面标志是（主管检验师 2015 实践）
A. CD3+、CD4−、CD8+　　B. CD3−、CD4+、CD8+
C. CD3+、CD4+、CD8+　　D. CD3−、CD4−、CD8−
E. CD3+、CD4−、CD8−

11. 具有免疫记忆功能的细胞是（检验师 2014 相关）
A. NK 细胞　　B. 巨噬细胞
C. T 细胞　　D. 中性粒细胞
E. 嗜碱性粒细胞

12. 绵羊红细胞受体（B 受体）是（检验师 2012 专业）
A. T 细胞的表面受体　　B. B 细胞的表面受体
C. T 细胞的表面抗原　　D. B 细胞的表面抗原
E. 单核 – 巨噬细胞表面受体

13. 属于绵羊红细胞受体的是（检验师 2013 实践）
A. CD2　　B. Fc 受体
C. CR　　D. TCR
E. SmIg

14. 具有 SRBC 受体的细胞是（主管检验师 2017 基础）
A. T 细胞　　B. B 细胞
C. 肥大细胞　　D. NK 细胞
E. 巨噬细胞

15. 绵羊红细胞受体（E 受体）是（主管检验师 2015 基础）
A. T 细胞的表面受体　　B. B 细胞的表面受体
C. T 细胞的表面抗原　　D. B 细胞的表面抗原
E. 单核 – 巨噬细胞表面受体

16. 产生 γ 型干扰素的细胞主要是（检验师 2013 相关）
A. T 淋巴细胞　　B. 粒细胞
C. 成纤维细胞　　D. 白细胞
E. B 细胞

17. CTL 细胞是（检验师 2014 基础）
A. 辅助性 T 细胞　　B. 抑制性 T 细胞
C. 细胞毒性 T 细胞　　D. 记忆性 T 细胞
E. 迟发型超敏反应性 T 细胞

18. 区别 T 细胞亚群的重要标志是（检验师 2014 基础）
A. CD2　　B. CD3
C. CD4/CD8　　D. CD28
E. CD40

19. 下列哪项不是 B 细胞的免疫标志（检验士 2019 专业）
A. CD10　　B. CD19
C. CD68　　D. HLA–DR
E. CD22

20. 成熟 B 细胞最具有特征的表面标志是（主管检验师 2013 实践）
A. CD4　　B. SmIg
C. CD10　　D. CD19

E. CD22

21. 完成体液免疫应答反应的主要免疫细胞是（检验士 2020 实践）

A. 巨噬细胞　B. T 淋巴细胞
C. B 淋巴细胞　D. 肥大细胞
E. 嗜酸性粒细胞

22. 产生抗体的细胞主要是（检验士 2016 基础）

A. T 细胞　B. 成熟淋巴细胞
C. 浆细胞　D. NK 细胞
E. 巨噬细胞

23. NK 细胞又称为（检验士 2017 相关、检验士 2021 相关）

A. 细胞毒性 T 细胞　B. 辅助性 T 细胞
C. 抑制性 T 细胞　D. 自然杀伤细胞
E. 记忆性 T 细胞

24. 关于 NK 细胞的说法，错误的是（检验士 2015 基础）

A. 有吞噬功能　B. 产生于骨髓
C. 可直接杀伤肿瘤细胞　D. 其作用属于免疫调节
E. 表面无抗原特异性识别受体

25. 可能构成清除肿瘤细胞第一道防线的物质是（检验师 2013 相关）

A. 特异性 CTL　B. 补体
C. TF　D. NK 细胞
E. B 细胞

26. NK 细胞的表面标志为（检验师 2013 相关）

A. CD3+、CD4+　B. CD3+、CD8+
C. CD56+、CD16+　D. CD3+、CD20+
E. CD30+、CD33+

27. 具有 CD3-、CD16+、CD56+ 典型表面标志性抗原的淋巴细胞是（检验师 2019 专业）

A. 自然杀伤细胞　B. 细胞毒性 T 细胞
C. 辅助性 T 细胞　D. 调节性 T 细胞
E. 树突状细胞

28. 下列属于免疫细胞的是（检验士 2018 基础）

A. 嗜酸性细胞　B. 嗜碱性细胞
C. 淋巴细胞　D. 红细胞
E. 白细胞

29. 单核 - 吞噬细胞系统的典型表面标志是（主管检验师 2013 相关）

A. CD11　B. CD14
C. CD34　D. CD62
E. CD83

30. 巨噬细胞在抗肿瘤过程中发挥着重要作用，其杀伤肿瘤细胞的机制不包括（主管检验师 2017 基础）

A. 作为 APC 将肿瘤抗原提呈给 T 细胞并通过 IL-1、IL-2 等促进其激活，以诱导特异性抗肿瘤细胞免疫

B. 活化的巨噬细胞与肿瘤细胞结合后通过释放溶酶体等直接杀伤肿瘤细胞

C. 巨噬细胞表面的 FcR，可通过 ADCC 效应杀伤肿瘤细胞

D. IL-2、IL-12、IL-15、IFN 等可在体内增强巨噬细胞的细胞毒性，故 T 细胞免疫应答可增强巨噬细胞活性

E. 活化的巨噬细胞可分泌 TNF、NO 等细胞毒性分子间接杀伤肿瘤细胞

31. 下列哪种细胞不是抗原提呈细胞（检验士 2018 专业）

A. 内皮细胞　B. 巨噬细胞
C. B 细胞　D. NK 细胞
E. 树突状细胞

32. 体内称为吞噬细胞的细胞有（检验师 2012 专业）

A. 浆细胞
B. 血液中的嗜酸粒细胞
C. 单核细胞进入组织后发育成的巨噬细胞
D. 脂肪细胞
E. 内皮细胞

33. 单核 - 吞噬细胞系统的典型表面标志是（主管检验师 2016 相关）

A. CD11　B. CD14
C. CD34　D. CD62
E. CD83

34. 以下不属于专职抗原提呈细胞的是（检验士 2015 相关、2017 相关）

A. 树突状细胞　B. T 淋巴细胞
C. B 淋巴细胞　D. Kupffer 细胞
E. 单核细胞

35. 不属于炎性细胞的是（检验士 2018 基础）

A. 中性粒细胞　B. 淋巴细胞
C. 红细胞　D. 巨噬细胞
E. 肥大细胞

B1 型题（标准配伍题）

（1~3 题共用备选答案）

A. CD33　B. CD3
C. CD19　D. CD41
E. CD4

1. 原始粒细胞的免疫标志是（检验师 2014 专业）
2. T 淋巴细胞的免疫标志是（检验师 2014 专业）
3. B 淋巴细胞的免疫标志是（检验师 2014 专业）

第三章　细胞因子

A1 型题

1. 多系集落刺激因子缩写是（检验师 2015 专业）
A. IL–1　　B. IL–2
C. IL–3　　D. IL–4
E. IL–5

2. 临床上最常用的测定细胞因子的方法是（检验士 2017 专业）
A. 免疫测定　　B. 分子生物学测定
C. 生物测定　　D. 理化测定
E. 免疫组化技术

3. 基于 DNA 检测的细胞因子分子生物学方法不包括（检验师 2015 相关）
A. 细胞因子或细胞黏附因子 DNA 扩散法
B. Southern 印迹法
C. 原位杂交法
D. 核酸酶保护分析
E. Northern 印迹法

4. 细胞因子测定的临床应用中，不能用于（检验士 2015 专业）
A. 特定疾病的辅助指标　　B. 评估机体的免疫状态
C. 临床疾病的治疗　　D. 临床疾病的预防
E. 特定疾病的确诊

5. 关于细胞因子作用特点的叙述，错误的是（检验士 2013 相关）
A. 作用具有多向性
B. 合成和分泌是一种自我调控的过程
C. 主要参与免疫应答和炎症过程
D. 以特异性的方式来发挥作用
E. 生物学效应强

6. 细胞黏附分子按其结构特点可以分为多种类型，但不包括（检验师 2014 基础）
A. 钙离子依赖性家族　　B. 整合素家族
C. 免疫球蛋白超家族　　D. 炎症因子家族
E. 选择素家族

7. 白细胞介素的英文缩写是（检验士 2015 基础）
A. CSF　　B. EPO
C. INF　　D. IL
E. TNF

8. 以下关于 IL–2 的说法，正确的是（主管检验师 2014 基础）
A. IL–2 主要有 T 细胞产生
B. IL–2 主要有 B 细胞产生
C. IL–2 主要刺激 B 细胞生长
D. IL–2 分子量为 20KD，含 155 个氨基酸
E. IL–2 无种族特异性

9. 属于干扰素的细胞因子是（主管检验师 2020 基础）
A. IL–1　　B. IL–2
C. BSF–1　　D. TRF
E. IFN–γ

10. 对多种瘤细胞都具有杀伤或抑制作用的细胞因子是（检验士 2017 基础）
A. IL　　B. IFN
C. TNF　　D. EPO
E. CSF

11. 关于细胞因子的作用特点，下列哪项是错误的（检验师 2012 相关）
A. 产生和作用具有多向性
B. 合成和分泌是一种自我调控的过程
C. 主要参与免疫应答和炎症反应
D. 以特异性方式发挥作用
E. 生物学效应强

12. 以下不属于细胞因子的是（检验士 2014 基础）
A. IL　　B. IFN–Y
C. MCF　　D. PSA
E. TNF

B1 型题（标准配伍题）

（1~2 题共用备选答案）
A. 某些疾病的辅助诊断
B. 某些疾病疗效观察
C. 些疾病预后的观察
D. 观察机体免疫状态及细胞免疫功能
E. 防止对移植物的排斥反应

1. 细胞因子和细胞因子受体检测临床上常用于（检验士 2016 专业）

2. HLA 检测临床上常用于（检验士 2016 专业）

第四章　抗原

第一节　抗原的基本知识

A1 型题

1. 抗原分子诱导产生免疫应答的能力称为（检验师 2015 基础、2018 基础）
A. 宿主反应性　B. 免疫原性
C. 免疫反应性　D. 抗原刺激性
E. 免疫防御

第二节　抗原的特异性

A1 型题

1. 抗原的特异性取决于（检验士 2013 基础）
A. 分子量　B. 抗原决定簇
C. 化学集团　D. 物理性状
E. 抗原来源
2. 表位又称为（检验师 2018 实践）（主管检验师 2018 实践）
A. 化学基团　B. 抗原限制位
C. 半抗原　D. 独特位
E. 抗原决定簇
3. 抗原特异性主要取决于抗原分子的（检验士 2012 相关）
A. 物理性状　B. 结构的复杂性
C. 分子量大小　D. 表面的特殊化学结构
E. 异物性
4. 免疫方法检测尿中 HCG 时与 LH 有交叉反应是由于（检验师 2018 专业）
A. HCG 与 LH 的 β 亚基相似
B. HCG 与 LH 的 α 亚基相似
C. HCG 与 LH 的分子量相似
D. 试验方法的敏感度过高
E. HCG 与 LH 的生物活性接近

第三节　抗原的分类

A1 型题

1. 半抗原是指（主管检验师 2021 专业）
A. 既有免疫原性，又有反应原性
B. 只有免疫原性，而无反应原性
C. 只有反应原性，而无免疫原性
D. 只有与蛋白质载体结合后才能与相应抗体结合
E. 既没有免疫原性，也没有反应原性
2. 半抗原是指（主管检验师 2012 专业）
A. 低分子量无免疫原性，与载体结合后才具免疫原性的物质
B. 所有低分子量而无免疫原性的物质
C. 低分子量具有免疫原性，但无免疫反应性的物质
D. 低分子量无免疫原性亦无免疫反应性的物质
E. 具有免疫原性及免疫反应性，但分子量低的物质
3. 以下哪一个是对半抗原的正确描述（主管检验师 2014 专业）
A. 只有和载体蛋白结合后才能和抗原分子结合
B. 是大分子
C. 是多肽
D. 没有免疫原性
E. 只能产生液体免疫应答
4. 最常用的半抗原载体是（主管检验师 2015 基础）
A. 牛血清白蛋白　B. 牛甲状腺球蛋白
C. 人血清白蛋白　D. 人甲状腺球蛋白
E. 球蛋白
5. 来源于其他物种的抗原物质称为（检验士 2012 实践）
A. 完全抗原　B. 异种抗原
C. 同种异型抗原　D. 自身抗原
E. 半抗原
6. 以下不是半抗原的是（检验师 2014 相关）
A. 青霉素　B. 多肽

C. 内毒素　　D. 甾体类激素
E. 核苷

7. 下列有关完全抗原的叙述正确的是（检验师 2019 专业）
A. 既有免疫原性，又有免疫反应性
B. 与蛋白质载体偶联后，才能与相应抗体结合
C. 与抗原决簇具有相似的含义
D. 既无免疫原性，又无免疫反应性
E. 只有免度原性，而无免疫反应性

8. 完全抗原的特性是（检验师 2019 专业）
A. 具有免疫原性和免疫反应性
B. 借助大分子物质刺激机体产生免疫应答
C. 一般为单价抗原
D. 借助非抗原的物质诱导效应 T 淋巴细胞
E. 借助载体诱导产生抗体

第四节　医学上重要的抗原物质

A1 型题

1. 关于抗原，下列组合错误的是（主管检验师 2015 专业相关）
A. 核抗原 -DNA
B. 自身抗原 -HLA
C. 完全抗原 -ABO 血型抗原
D. 线粒体抗原 -AMA
E. 异嗜性抗原 -Forssman 抗原

2. 人类白细胞血型属于（检验士 2012 专业）
A. 异种抗原　　B. 异嗜性抗原
C. 同种异型抗原　　D. 自身抗原
E. 超抗原

3. 人类白细胞血型抗原属于（主管检验师 2014 基础）
A. 异种抗原　　B. 异嗜性抗原
C. 同种异型抗原　　D. 自身抗原
E. 半抗原

4. 由胎组织产生，生后逐渐减少或者消失，细胞恶变时候又重新合成的抗原是（检验士 2013 基础）
A. 肿瘤特异性抗原　　B. 胚胎抗原
C. 分化抗原　　D. 组织相容性抗原
E. 移植抗原

5. 属于胚胎抗原的是（检验士 2016 相关）
A. TSA　　B. TAA
C. AFP　　D. 唾液酸
E. 铁蛋白

6. 胚胎抗原的特点是（检验士 2013 相关）
A. 不存在于正常人组织或含量极低
B. 具有特异性刺激肿瘤患者产生肿瘤抗体的作用
C. 异常表达于胚胎组织
D. 属于 TSA
E. 在正常组织含量较高

7. 分化抗原是指（检验士 2013 相关）
A. 不同肿瘤的特异性抗原
B. 特定组织正常分化到一定阶段特有的标志
C. 同一细胞不同分化阶段的特征性抗原
D. 同一组织良、恶性肿瘤的标志性抗原
E. 区分正常组织和癌变组织的特异性抗原

8. 病毒诱发的 TSA 的特点是（检验士 2013 相关）
A. 与化学致癌物质诱导的肿瘤抗原相比特异高
B. 同一病毒诱发的不同部位的肿瘤表达相同的抗原
C. 由宿主基因编码产生
D. 无诱导特异性 CTL 活性的能力
E. 抗原性弱

9. 肿瘤特异性抗原一般表达于（主管检验师 2012 基础）
A. 胚胎细胞　　B. 肿瘤细胞
C. 正常细胞　　D. T 淋巴细胞
E. B 淋巴细胞

10. 关于 MIC- Ⅰ类分子的叙述，正确的是（检验师 2012 实践）
A. 只存在于白细胞上
B. 只存在于淋巴细胞上
C. 只存在于巨噬细胞上
D. 几乎存在于所有有核细胞上
E. 只存在于红细胞上

11. 人类主要组织相容性抗原（HLA）主要分为（主管检验师 2012 相关）
A. 1 类　　B. 2 类
C. 3 类　　D. 4 类
E. 5 类

12. 不受 MHC 限制的抗原是（主管检验师 2018 相关）
A. 完全抗原　　B. 超抗原
C. 半抗原　　D. T 抗原
E. TD 抗原

13. 属于主要组织相容性抗原的物质是（检验士 2012 基础、2014 基础）
A. 血管内皮细胞特异性抗原
B. 人类白细胞抗原
C. 肾特异性抗原
D. 心脏特异性抗原
E. 肝特异性抗原

14. 异嗜性抗原广泛存在于（主管检验师 2018 基础）
A. 人与人之间　　B. 动物与动物之间
C. 植物与植物之间　　D. 不同种属之间
E. 微生物与微生物之间

15. 与 HCG 有交叉反应的物质是（检验士 2014 基础）
A. T_3　　B. T_4
C. FT_3　　D. FT_4
E. TSH

第五章 抗体

第一节 抗体的结构

A1型题

1. 抗体分子中与抗原结合的部位是（检验师2019基础）

A. CL　　B. CHI
C. CH2　　D. CH3
E. VH与VL区

2. 木瓜蛋白酶水解IgG的水解片段包括（主管检验师2017基础）

A. 两个Fab片段和一个Fc段
B. 两个F（ab’）2段和一个Fc段
C. 两个F（ab’）2段和多个Fc段
D. 两个Fab片段和多个Fc段
E 两个Fab片段和一个F（ab’）2段

第二节 抗体的生物学作用

A1型题

1. 与抗原结合后能激活补体经典途径的Ig是（检验师2012基础）

A. IgG和IgM　　B. IgM和IgE
C. IgA和IgG　　D. IgE和IgG
E. IgD和IgE

2. 补体经典激活途径的始动分子是（主管检验师2020基础、2主管检验师017基础）

A. C1q　　B. C1r
C. C1s　　D. C2
E. C3

第三节 抗体的特性和功能

A1型题

1. 能通过胎盘屏障传递的抗体类型（检验士2014基础、2016基础、2019基础、2020基础、2021基础）

A. IgG　　B. IgA
C. IgM　　D. IgE
E. IgD

2. 来自母体能引起新生儿溶血症的Rh抗体的类别是（主管检验师2013基础）

A. IgD　　B. IgM
C. IgG　　D. IgA
E. IgE

3. 个体发育中最早合成和分泌的抗体是（检验士2014基础）

A. IgG　　B. IgA
C. IgM　　D. IgE
E. IgD

4. 胎儿宫内感染时，脐带血中含量增高的免疫球蛋白是（主管检验师2019实践）

A. IgG　　B. IgM
C. IgE　　D. IgA
E. IgD

5. 关于IgM特性的说法，正确的是（检验室2021实践）（主管检验师2012基础）

A. 是分子量最小的Ig
B. 在感染早期发挥重要作用
C. 在血液中含量最高，半衰期长
D. 可分泌入乳汁
E. 激活补体的能力比IgG弱

6. 血型系统中，抗A与抗B抗体主要是（主管检验师2014基础）

A. IgG　　B. IgM
C. IgA　　D. IgD
E. lgE

7. 分子量最大的免疫球蛋白是（检验师2018基础）（主管检验师2014专业）

A. lgG B. IgA
C. IgM D. IgD
E. IgE

8. 病原体感染后，血清中出现最早的特异性 lg 是（检验师 2018 基础）（主管检验师 2018 基础）

A. IgE B. IgM
C. IgG D. IgD
E. SlgA

9. AB0 血型系统中，天然抗体的本质一般是（检验师 2019 基础）

A. IgM B. IgD
C. IgG D. IgE
E. IgA

10. 机体接种疫苗后，最先出现的 Ig 是（检验士 2014 相关，2020 相关）

A. IgM B. IgG
C. SIgA D. IgD
E. IgE

11. 抗原刺激后最先出现的免疫球蛋白是（主管检验师 2018 专业，2012 实践）

A. lgG B. lgA
C. lgM D. lgD
E. IgE

12. 可通过胎盘引起新生儿溶血病的孕妇血型抗体属于（检验士 2015 实践）

A. IgG B. IgM
C. IgA D. IgD
E .IgE

13. 在感染性疾病中，检测某病原体的 IgM 型抗体，其目的是（检验师 2021 专业）

A. 是否当前为某病原体感染
B. 某病原体既往感染
C. 流行病学调查
D. 病人病情观察
E. 病人治疗效果的观察

14. 血清内五类免疫球蛋白的含量由少到多的顺序是（检验师 2020 基础）

A. IgD、IgG、IgM、IgE、IgA
B. IgA、IgG、IgD、IgE、IgM
C. IgG、IgA、IgM、IgD、IgD
D. IgE、IgD、IgM、IgA、IgG
E. IgM、IgG、IgA、IgE、IgD

15. 免疫球蛋白中化学结构为五聚体的是（主管检验师 2018 相关）

A. lgG B. IgE
C. IgM D. IgA
E. IgD

16. 免疫球蛋白分为 lgG、IgM、IgD、IgE、IgA 的分类依据是（检验师 2014 基础）

A. VH 抗原性的不同 B. CL 抗原性的不同
C. CH 抗原性的不同 D. VL 抗原性的不同
E. CV 抗原性的不同

17. 下列哪种免疫球蛋白是二聚体结构（检验师 2014 基础）

A. 血清型 IgA B. 分泌型 IgA
C. IgM D. IgG
E. IgD

18. 与 lgE 具有亲和性的细胞是（检验师 2014 基础）

A. 嗜酸性和中性粒细胞
B. 毛细血管基底膜细胞
C. Mф 细胞
D. 嗜碱性粒细胞及肥大细胞
E. NK 细胞

19. 能够通过胎盘进入胎儿体内的抗体是（检验士 2018 基础）

A. IgA B. IgD
C. IgG D. IgM
E. IgE

20. 下列哪种免疫球蛋白对防止新生儿感染起重要作用（主管检验师 2016 相关）

A. IgG B. IgA
C. IgM D. IgE
E. IgD

21. IgG 有几个亚型（主管检验师 2020 基础）

A. 1 B. 2
C. 3 D. 4
E. 5

22. 对甲型病毒肝炎有早期诊断价值的抗体类型是（主管检验师 2016 实践）

A. IgA B. IgD
C. IgE D. IgM
E. IgG

23. 人体血清中含量最少的免疫球蛋白是（检验士 2017 实践，2019 专业，2021 相关）

A. IgA B. IgG
C. IgM D. IgD
E. IgE

24. IgE 含量升高，常见于（主管检验师 2014 专业）

A. 大量吸烟 B. 妊娠末期
C. SLE D. 中毒性骨髓疾病
E. 肾病综合征

25. 与肥大细胞及嗜碱性粒细胞有亲和力的 Ig 是（主管检验师 2017 基础）

A. IgA B. IgD
C. IgE D. IgG
E. IgM

A2 型题（病历摘要型最佳选择题）

1. 患儿男，出现发热、黄疸和消化道症状，临床初步诊断为甲型肝炎，下列对甲肝早期诊断有价值的免疫球蛋白是（检验师 2015 专业、2018 专业、2021 实践）

A. IgA B. IgG
C. IgM D. IgE
E. lgD

2. 患儿男，出生5天后，发热，呼吸困难，临床诊断为新生儿肺炎，下列哪种免疫球蛋白在新生儿感染中起重要作用（检验师 2019 实践）

A. IgM　　B. IgG
C. IgE　　D. IgD
E. IgA

B1 型题（标准配伍题）

（1~2 题共用备选答案）

A. IgM　　B. IgE
C. SIgA　　D. IgD
E. IgG

1. 巨球蛋白血症是哪类 Ig 异常增高（检验师 2013 基础）

2. 血清中含量最低的 Ig 是（检验师 2013 基础）

（3~4 题共用备选答案）

A. IgA　　B. IgG
C. IgE　　D. IgM
E. IgD

3. 血清中含量最高的 Ig 是（检验师 2019 基础）

4. 血清中含量最少的免疫球蛋白是（检验师 2019 基础）

（5~6 题共用备选答案）

A. sIgA　　B. IgD
C. IgE　　D. IgG
E. IgM

5. 机体接种疫苗后，最先出现的 Ig 是（检验士 2021 相关）

6. 巨球蛋白是（检验士 2021 相关）

（7~8 题共用备选答案）

A. 分泌型 IgA　　B. IgG
C. IgM　　D. IgE
E. IgD

7. 初乳中含量最多的抗体是（检验士 2020 基础）

8. 能在盐水介质中引起红细胞凝集的抗体是（检验士 2020 基础）

（9~10 题共用备选答案）

A. sIgA　　B. IgD
C. IgE　　D. IgG
E. IgM

9. 再次免疫应答主要的抗体是（检验士 2017 基础）

10. 母乳中含有的局部抗体是（检验士 2017 基础）

第四节　单克隆抗体

A1 型题

1. 单克隆抗体与多克隆抗体主要的区别之一是（检验士 2012 基础）

A. 对热稳定
B. 与抗原结合牢固
C. 高度特异性
D. 可用固相放射免疫测定含量
E. 与之结合的抗原不同

2. 单克隆抗体的特性不包括（检验士 2017 相关）

A. 高度特异性　　B. 高度均一性
C. 强凝集和沉淀反应　　D. 对环境敏感性
E. 可重复性

3. 单克隆抗体的独特优势不包括（检验师 2015 专业）

A. 高度特异性　　B. 高度均一性
C. 可重复性　　D. 强凝集反应
E. 不呈现沉淀反应

4. 关于单克隆抗体特点的叙述，错误的是（检验士 2013 相关）

A. 具有单一的生物学功能　B. 高度的均一性
C. 特异性强　　D. 不可重复性
E. 纯度高

5. 单克隆抗体是指（检验士 2013 相关）

A. B 淋巴细胞产生的特异性极高的抗体
B. B 淋巴细胞产生的只对特定抗原决定簇起反应的抗体
C. 杂交瘤细胞产生的针对抗成分上某 – 个抗原决定簇的抗原
D. 纯化后的抗体
E. 用人工合成抗原免疫动物而产生的抗体

6. 一个单克隆抗体分子（检验师 2014 相关）

A. 只和相应的一个抗原决定簇结合
B. 能和两个抗原决定族结合
C. 能和三个抗原决定簇结合
D. 能和三个以上抗原决定簇结合
E. 不能和任何抗原决定簇结合

7. 单克隆抗体是指（检验士 2015 相关）

A. B 淋巴细胞产生的特异性极高的抗体
B. B 淋巴细胞产生的只对抗原决定簇起反应的抗体
C. 杂交瘤细胞产生的针对抗原分子上某一个抗原决定簇的抗体
D. 纯化后的抗体
E. 用人工合成抗原免疫动物后产生的抗体

8. 下列哪项关于单克隆抗体的叙述是错误的（检验士 2020 基础）

A. 由单个 B 细胞克隆产生

B. 有纯度高、特异性强、效价高、可大量制备的优点
C. 由 B 细胞杂交瘤细胞产生
D. 是只作用于单一抗原表位的纯抗体
E. 可识别多个抗原表位

9. 制备单克隆抗体时，常用的细胞融合剂为（检验士 2020 实践）
A. PEG　　B. 琼脂
C. 蔗糖　　D. 淀粉
E. 乙醇

10. 杂交瘤细胞的冻存均采用液氮保存，其温度是（检验师 2015 专业）
A. –20℃　　B. –30℃
C. –50℃　　D. –80℃
E. –196℃

11. 杂交瘤细胞是将小鼠的哪两种细胞融合为一体（检验士 2015 基础、检验士 2019 专业、检验士 2021 相关）
A. 干细胞和骨髓瘤细胞　　B. 肝细胞和骨髓瘤细胞
C. 干细胞和脾细胞　　D. 骨髓瘤细胞和脾细胞
E. 肝细胞和脾细胞

12. 制备单克隆抗体，选择培养基要选择融合的（主管检验师 2020 相关、主管检验师 2017 专业）
A. 小鼠脾细胞和小鼠淋巴瘤细胞
B. 人骨髓瘤细胞与人淋巴细胞
C. 人骨髓瘤细胞与小鼠脾细胞
D. 小鼠脾细胞与小鼠骨髓瘤细胞
E. 人淋巴细胞与小鼠骨髓瘤细胞

13. 用杂交瘤技术制备单克隆抗体的过程中，可在 HAT 选择培养基长期存活的是（主管检验师 2021 相关、主管检验师 2017 基础）
A. 瘤 – 瘤融合细胞　　B. 脾 – 脾融合细胞
C. 脾 – 瘤融合细胞　　D. 单倍体细胞
E. 细胞多聚体

14. 杂交瘤技术中的选择培养基选择融合的是（主管检验师 2016 专业）
A. 单倍体细胞　　B. 细胞多聚体
C. 细胞与细胞　　D. 瘤细胞与瘤细胞
E. 脾细胞与瘤细胞

15. 骨髓瘤细胞培养中，可阻断肿瘤细胞生长的是（主管检验师 2020 相关）
A. 次黄嘌呤　　B. 胸腺嘧啶
C. 氨基蝶呤　　D. 胞嘧啶
E. 甲氨蝶呤

16. 为防止小鼠骨髓瘤细胞株返祖，应在培养基中定期加入下列何种物质（检验师 2014 实践）
A. 8- 氮鸟嘌呤　　B. 胸腺嘧啶核苷
C. 氨基蝶呤　　D. 次黄嘌呤
E. 尿嘌呤

17. 杂交瘤细胞株常用的保存方法是（检验师 2014 实践）
A. 4℃冰箱保存　　B. 37℃保存
C. –20℃保存　　D. 液氮（–196℃）
E. 冰冻干燥保存

18. 动物体内诱生法制备单克隆抗体时，在注射佐剂后多久向动物腹腔注射杂交瘤细胞悬液（检验士 2013 相关）（主管检验师 2013 相关）
A. 2 天　　B. 3 天
C. 5 天　　D. 7 天
E. 14 天

19. 单克隆抗体制备中最常使用的细胞融合剂是（检验士 2018 相关）（检验师 2015 基础）
A. 葡萄糖　　B. 聚乙二醇
C. 聚乙三醇　　D. 聚乙烯
E. 多聚甲醇

20. 杂交瘤在 HAT 培养基上能够存活的细胞是（检验师 2019 相关）
A. 脾细胞　　B. 瘤细胞
C. 脾 – 瘤细胞　　D. 脾细胞、瘤细胞
E. 以上都可

21. 可在 HAT 培养基上存活并能产生单克隆抗体的细胞是（主管检验师 2019 相关）
A. 骨髓瘤细胞之间形成的融合细胞
B. 脾细胞之间形成的融合细胞
C. 骨髓瘤细胞与脾细胞之间形成的融合细胞
D. 脾细胞
E. 骨髓细胞

22. 不属于单克隆抗体纯化方法的是（检验师 2013 相关、2018 实践）（主管检验师 2018 实践）
A. 盐析法　　B. 凝胶过滤法
C. 免疫酶法　　D. 离子交换层析法
E. 辛酸提取法

23. 单克隆抗体定性和分型的首选方法是（主管检验师 2015 实践）
A. 血清蛋白区带电泳　　B. 免疫固定电泳
C. ELISA　　D. 免疫印迹法
E. 速率散射比浊法

24. 单克隆抗体治疗癌症的原理是（主管检验师 2020 相关、2017 相关、2013 相关）
A. 单克隆抗体非特异性地对抗癌细胞抗原
B. 单克隆抗体直接杀死癌细胞
C. 产生抗癌物质
D. 携抗药物特异性地与癌细胞结合
E. 非靶向治疗

25. 基因工程抗体优于杂交瘤单克隆抗体的最重要特点是（检验士 2019 相关）
A. 应用广泛　　B. 纯度高
C. 非异源性　　D. 容易获得
E. 产量多

26. 人源化抗体的最主要的优点是（检验师 2014 专业）
A. 亲和力强
B. 纯度高
C. 异源性低而有利于应用人体

D. 稳定性好

E. 特异性强

27. 双特异性抗体最重要的特点是（检验士 2013 基础、2017 基础、2019 基础、2021 基础）

A. 操作简单　B. 特异性高

C. 灵敏度高　D. 亲和力大

E. 可同时结合两种抗原表位

28. 将特异性不同的两个小分子抗体连接在一起则得到（检验师 2020 基础）

A. 不同特异性抗体　B. 多特异性抗体

C. 双特异性抗体　D. 单特异性抗体

E. 多克隆抗体

29. 抗体库技术的优点是（主管检验师 2013 相关）

A. 可溶性抗原和不溶性抗原皆可使用此技术

B. 可提供 1015 克隆

C. 只需轻链可变区克隆即可

D. 只需重链可变区克隆即可

E. 不须经细胞融合步骤，比杂交瘤技术简便

A3 型题

（1~3 题共用题干）

为减少化疗和放疗对肿瘤患者的全身性伤害，生物靶向治疗已成为关注焦点。制备肿瘤特异性的单克隆抗体，连接相应的毒性分子后实现肿瘤靶向治疗。

1. 目前最有效的单克隆抗体纯化方法是（主管检验师 2015 基础）

A. 亲和层析法　B. 凝胶过滤法

C. 离子交换层析法　D. 超速离心法

E. 盐析法

2. 若采用抗体融合蛋白的方式实现靶向治疗，其制备方法是（主管检验师 2015 基础）

A. B 细胞杂交瘤技术

B. 特异性抗原的动物免疫法

C. T 细胞杂交瘤技术

D. 基因工程抗体技术

E. 采用蛋白质标记技术制备抗体与功能蛋白结合

3. 不属于单克隆抗体的制备方法是（主管检验师 2015 基础）

A. 组合抗体库技术　B. B 细胞杂交瘤技术

C. 噬菌体抗体库技术　D. T 细胞杂交瘤技术

E. 基因工程抗体技术

B1 型题（标准配伍题）

（1~3 题共用备选答案）

A. B 淋巴细胞杂交瘤技术　B. T 淋巴细胞杂交瘤技术

C. 组合抗体库技术　D. 动物免疫制备抗体技术

E. 噬菌体抗体库技术

1. 可用于制备多种淋巴因子的技术是（检验师 2015 专业）

2. 用于制备单克隆抗体的杂交瘤技术是（检验师 2015 专业）

3. 使轻 / 重链可变区随机组合，产生新的新轻 / 重链配对的技术是（检验师 2015 专业）

（4~5 题共用备选答案）

A. 人源化抗体　B. 小分子抗体

C. 多克隆抗体　D. 双特异性抗体

E. 单克隆抗体

4. 杂交瘤细胞产生的抗体是（检验师 2021 相关）

5. 基因工程抗体中，由识别不同抗原表位的两个小分子抗体连接构成，能同时识别并结合两种抗原的是（检验师 2021 相关）

（6~7 题共用备选答案）

A. 人源化抗体　B. 小分子抗体

C. 多克隆抗体　D. 双特异性抗体

E. 抗体融合蛋白

6. 基因工程抗体中，具有抗原结合蛋白功能的 Ig 分子片段是（检验士 2014 基础）

7. 基因工程抗体中，由识别不同抗原表位的两个小分子抗体连接构成，能同时识别并结合两种抗原的是（检验士 2014 基础）

第六章 补体系统

第一节 补体系统概述

A1 型题

1. 补体系统是（主管检验师 2018 相关）

A. 异常血清中的多种组分，可被抗原抗体复合物所激活

B. 存在正常血清中，是一组对热稳定的组分

C. 正常血清中的单一组分，含量与抗原刺激有关

D. 正常血清中的单一组分，其含量不稳定

E. 存在人或动物血清及体液中的一组具有酶活性的球蛋白，有自我调节作用

2. 关于补体的叙述，不正确的是（主管检验师 2016 基础）

A. 补体是存在于人和脊椎动物正常新鲜血清及组织液中的具有酶样活性的球蛋白

B. 补体是一种参与细胞杀伤的免疫球蛋白

C. 补体加调节和相关膜蛋白共同组成补体系统

D. 补体系统参与机体的抗感染及免疫调节，也可介导病理性反应

E. 补体系统是体内重要免疫系统和放大系统

3. 关于补体的叙述，错误的是（主管检验师 2015 基础）

A. 对热稳定

B. 补体含量对抗原刺激无关

C. 补体分子由多种细胞产生

D. 是存在正常血清中的一组蛋白质

E. 两条激活途径有相同的末端效应

4. 补体合成的主要器官是（主管检验师 2018 专业）

A. 肝脏　　B. 小肠

C. 脾脏　　D. 肺脏

E. 骨髓

5. 多数补体分子属于（主管检验师 2018 相关）

A. α- 球蛋白　　B. β- 球蛋白

C. 球蛋白　　D. 脂蛋白

E. 白蛋白

6. 实验室常用的补体灭活条件是（检验士 2012 基础、2013 基础、2016 基础、2019 相关）（主管检验师 2017 实践、2014 专业，2021 基础）

A. 56℃，30 分钟　　B. 52℃，30 分钟

C. 45℃，30 分钟　　D. 50℃，25 分钟

E. 37℃，25 分钟

7. 临床实验室作补体结合试验时，常将患者血清中补体灭活，灭活过程是（主管检验师 2012 基础）

A. 室温，30 分钟　　B. 37℃，30 分钟

C. 56℃，30 分钟　　D. 65℃，15 分钟

E. 100℃，1 分钟

8. 下列补体成分缺陷可导致遗传性血管神经性水肿的是（检验士 2012 专业）

A. C3　　B. C1 抑制物

C. Hf　　D. CR1

E. DAF

9. 血清中含量最多的补体成分为（检验士 2012 基础）（检验士 2016 基础，检验士 2014 基础，检验士 2016 基础）

A. C1q　　B. C1r

C. C1s　　D. C2

E. C3

10. 补体合成的主要器官是（检验师 2018 专业）

A. 肝脏　　B. 小肠

C. 脾脏　　D. 肺脏

E. 骨髓

11. 在正常人血清中，含量最高的补体成分是（检验师 2020 基础）

A. C1　　B. C3

C. C4　　D. C5

E. C9

12. 正常血清中，补体含量最高的成分是（检验士 2021 基础）

A. C1　　B. C2

C. C3　　D. C4

E. C5

13. 关于补体性质的叙述，不正确的是（检验师 2021 基础）

A. 存在于人与动物血液中

B. 不耐热

C. 具有溶细胞和促进溶菌作用

D. 血清中 C3 含量最高

E. 补体性质相对稳定

14. 有关补体的理化性质，错误的是（主管检验师 2014 基础）

A. 冷冻干燥只能保持活性 3~4 天

B. 56℃ 30 分钟被灭活

C. 紫外线照射可破坏补体

D. 机械性振荡可破坏补体

E. 某些添加剂可破坏补体

15. 补体失活是指在 56℃加热（检验士 2021 基础）

A. 10 分钟　B. 20 分钟

C. 30 分钟　D. 40 分钟

E. 60 分钟

16. 实验室常用的补体灭活条件是（检验士 2012 基础）（检验师 2019 基础）

A. 56℃，30 分钟　B. 52℃，30 分钟

C. 45℃，30 分钟　D. 50℃，25 分钟

E. 37℃，25 分钟

17. 关于补体的叙述，错误的是（检验士 2015 基础）

A. 对热稳定

B. 补体含量对抗原刺激无关

C. 补体分子由多种细胞产生

D. 是存在正常血清中的一组蛋白质

E. 两条激活途径有相同的末端效应

第二节　补体系统的活化与调控

A1 型题

1. 补体激活经典途径的主要激活剂是（主管检验师 2012 实践）

A. 抗原抗体复合物　B. 微生物菌体多糖

C. 内毒素　D. 蛋白水解物

E. IgG4 和 IgA 聚合物

2. 补体活化经典途径开始于（检验士 2021 相关）

A. C4 的活化　B. C2 的活化

C. C3 的活化　D. C1 的活化

E. C5 的活化

3. 补体经典途径激活后形成的膜攻击复合物的组成成分是（主管检验师 2012 相关）

A. C3~C9　B. C4~C9

C. C5~C9　D. C6~C9

E. C1~C3

4. 下列可激活补体旁路途径的物质是（检验士 2015 基础）

A. MBL　B. C- 反应蛋白

C. 抗原抗体复合物　D. 细菌脂多糖

E. 病毒

5. 补体活化替代途径开始于（主管检验师 2014 基础）（检验士 2019 专业）

A. C1 的活化　B. C2 的活化

C. C3 的活化　D. C4 的活化

E. C5 的活化

6. 补体活化经典途径开始于（检验士 2021 相关）

A. C4 的活化　B. C2 的活化

C. C3 的活化　D. C1 的活化

E. C5 的活化

7. 下列为补体活化裂解后的小片段的是（检验师 2014 相关）

A. C1b　B. C2b

C. C3b　D. C4b

E. C5b

8. 补体替代激活途径直接从哪里开始激活（检验师 2012 基础）

A. C1　B. C2

C. C3　D. C4

E. C5

9. 补体激活的旁路激活途径的起始分子是（主管检验师 2021 基础）

A. C5　B. C4

C. C2　D. C3

E. C1q

10. 补体经典途径激活后形成的膜攻击复合物的组成成分是（检验师 2013 专业）

A. C3~C9　B. C4~C9

C. C5~C9　D. C6~C9

E. C1~C3

B1 型题（标准配伍题）

（1~3 题共用备选答案）

A. C1　B. C2

C. C3　D. C4

E. C5

1. 补体活化的经典途径开始于（检验士 2013 相关、2018 专业）

2. 补体活化的替代途径开始于（检验士 2013 相关、2018 专业）

3. 血清中含量最多的补体成分是（检验士 2013 相关、2018 专业）

第三节 补体系统的生物学功能

A1 型题

1. 参与介导免疫黏附促进免疫复合物清除的补体成分是（主管检验师 2018 相关）

A. C3a B. C3b
C. C4b D. C5a
E. C5b

第四节 补体检测技术与临床应用

A1 型题

1. 补体水平降低最常见的疾病是（检验士 2016 相关）

A. 恶性肿瘤 B. 系统性红斑狼疮
C. 急性病毒性肝炎 D. 心肌梗死
E. 正常妊娠

2. 下列哪种情况会引起血清补体水平过度降低（主管检验师 2014 专业）

A. 心肌梗死 B. 甲状腺炎
C. 糖尿病 D. 革兰阴性菌感染
E. 革兰阳性菌感染

3. 参与补体结合试验反应的是（检验士 2013 实践，2018 实践）

A. 抗原、抗体、补体
B. 抗原、抗体、补体、绵羊红细胞
C. 抗原、抗体、补体、患者红细胞
D. 抗原、抗体、补体、溶血素、绵羊红细胞
E. 患者红细胞、抗原、抗体、补体、溶血素

4. 补体结合试验前，进行抗原抗体方阵滴定的目的是（检验士 2016 实践）

A. 观察前带现象
B. 观察后带现象
C. 使抗原抗体复合物形成量最少
D. 减少抗体的用量
E. 选择抗原抗体的最适比例

5. CH50 试验方法又称为（检验士 2013 专业、2015 专业、2017 专业、2021 专业）

A. 补体 5% 溶血试验 B. 抗体 5% 溶血试验
C. 补体 50% 溶血试验 D. 抗体 50% 溶血试验
E. 补体 100% 溶血试验

6. 总补体溶血活性实验的是（主管检验师 2020 相关）

A. CH25 B. CH50
C. CH100 D. C3
E. C3 及 C4

7. 测定补体总活性试验中的终点目标是（主管检验师 2015 实践）

A. 30% 溶血 B. 40% 溶血
C. 50% 溶血 D. 60% 溶血
E. 70% 溶血

8. CH50 试验测定的是（检验士 2012 相关，2014 相关，2016 相关）

A. 总补体的蛋白量 B. 总补体蛋白浓度
C. 总补体溶血活性 D. 总补体体积
E. 单个补体蛋白量

9. CH50 总补体活性测定检测的是（检验士 2017 相关）（主管检验师 2019 基础）

A. 血清中总的补体溶血活性
B. 引起 100% 溶血所需要的最小补体量
C. 补体缺陷时可区分具体为哪一成分缺乏
D. 引起 50% 溶血所需要的最大补体量
E. 引起 100% 溶血所需要的最大补体量

10. 在总补体活性测定时，所测定的是（主管检验师 2014 专业）

A. 红细胞与补体结合的能力
B. 补体溶解红细胞的活性
C. 补体溶解致敏红细胞的活性
D. 溶血素与补体结合能力
E. 特异性抗体与红细胞结合的能力

11. 补体结合试验中（主管检验师 2016 相关）

A. 抗原可以是可溶性的或颗粒性的
B. 只能用高度提纯的均质型的抗原
C. 能够检测人血清中抗体
D. 每次测定抗体但不必精确测定补体量
E. 能够检测病人血清中抗原

12. 补体结合试验的指示系统成分是（主管检验师 2014 实践）

A. 抗原、抗体 B. 抗原、溶血素
C. 抗体、溶血素 D. 溶血素、绵羊红细胞
E. 绵羊红细胞、抗体

13. CH50 试验原理是利用补体的（主管检验师 2015，2018 相关基础）

A. 过敏毒素作用 B. 吞噬调理作用
C. 免疫黏附作用 D. 免疫复合物抑制作用
E. 溶细胞作用

14. 患者男，40 岁。严重肝病患者导致营养不良，实验室检测其补体总活性 CH50，其通常会（检验士 2019 实

践、2017 相关）（主管检验师 2021 基础）

A. 降低　　B. 升高

C. 正常　　D. 先升高后降低

E. 先降低后升高

15. 补体结合试验中，补体的来源常采用下列哪种动物的血清（检验士 2014 专业）

A. 小白鼠　　B. 家兔

C. 绵羊　　D. 豚鼠

E. 马

16. 临床实验室作补体结合试验时，常将患者血清中补体灭活，灭活的过程是（检验师 2013 基础）

A. 室温，30 分钟　　B. 37℃，30 分钟

C. 56℃，30 分钟　　D. 65℃，30 分钟

E. 100℃，30 分钟

17. 在补体参与的溶血试验中，应使用（检验师 2014 实践）

A. 1 个单位的溶血素　　B. 2 个单位的溶血素

C. 3 个单位的溶血素　　D. 4 个单位的溶血素

E. 5 个单位的溶血素

18. CH50 法测定总补体活性报告结果的单位是（检验师 2020 相关）

A. OD 值　　B. U/ml

C. 被测血清稀释度　　D. 被测血清用量（ml）

E. mg/ml

19. 补体结合试验的指示系统是（检验师 2020 专业）

A. 特异性抗体和补体　　B. 特异性抗原和补体

C. 红细胞和溶血素　　D. 加热灭活的患者血清

E. 补体和溶血素

20. 目前补体 C3、C4 定量测定的最佳方法是（主管检验师 2012 专业）

A. 免疫溶血法　　B. 单向免疫扩散法

C. 火箭免疫电泳法　　D. 免疫比浊法

E. 放射免疫法

第七章 主要组织相容性复合体

A1 型题

1. MHC 是指（主管检验师 2016 相关）

A. 染色体上互不相干的几组基因群

B. 染色体上编码组织相容性抗原的一组紧密连锁的基因群

C. 染色体上编码移植抗的一组紧密连锁的基因群

D. 染色体上编码主要组织相容性抗原的一组紧密连锁的基因群

E. 染色体上编码次要组织相容性抗原的一组紧密连锁的基因群

2. MHC-I 类分子包括（检验士 2013 基础）

A. HLA-DP　　B. HLA-E

C. HLA-DN　　D. HLA-DQ

E. HLA-DM

3. 表达 MHC-I 类分子密度最高的细胞是（检验师 2013 基础）

A. 肝、肾　　B. 淋巴细胞、白细胞

C. 血小板、网织红细胞　　D. 红细胞、神经细胞

E. 皮肤和肌细胞

4. 人类的 MHC-I 分子在下列哪些细胞表面的表达密度最高（检验师 2014 基础）

A. 成熟的红细胞　　B. 淋巴细胞

C. 神经细胞　　D. 滋养层细胞

E. 肌细胞

B1 型题（标准配伍题）

（1~4 题共用备选答案）

A. HLA 分子抗原肽结合区

B. HLA 分子 Ig 样区

C. HLA 分子跨膜区

D. HLA 分子胞内区

E. HLA 分子 λ 链

1. 与细胞内外信号传递有关的是（检验士 2018 相关）

2. 识别 CD4 和 CD8 分子的是（检验士 2018 相关）

3. 将 HLA 分子锚定在细胞膜上的是（检验士 2018 相关）

4. 同种异型抗原决定簇存在（检验士 2018 相关）

第八章 免疫应答

A1 型题

1. 接受抗原刺激后活化、增殖分化为浆细胞的淋巴细胞为（检验师 2012 基础）

A. 辅助细胞　　B. T 抑制细胞
C. B 细胞　　D. T 细胞
E. 自然杀伤细胞

2. T 和 B 淋巴细胞在接触抗原后增殖的主要场所是（检验师 2013 基础）

A. 肝和淋巴结　　B. 脾和淋巴结
C. 骨髓和淋巴结　　D. 脾
E. 骨髓

3. 下列哪一项不是细胞免疫的生理功能（主管检验师 2018 相关）

A. 抗感染效应　　B. 抗肿瘤效应
C. 同种排斥效应　　D. 毒素中和作用
E. 免疫调节作用

4. 在同种异型抗原间接识别过程中，受者 T 细胞识别抗原是（检验师 2014 相关）

A. 受者 APC 上的 MHC 分子
B. 受者 APC 提呈的来源于受者 MHC 的抗原肽
C. 供者 APC 提呈的来源于受者 MHC 的抗原肽
D. 受者 APC 提呈的来源于供者 MHC 的抗原肽
E. 供者 APC 提呈的来源于供者 MHC 的抗原肽

5. 向 T 细胞提供第二活化信号较重要的辅助分子是（主管检验师 2018 相关）

A. CD40L　　B. CD4
C. CD2　　D. CD28
E. CD3

6. 免疫应答过程不包括（主管检验师 2018 相关）

A. B 细胞在骨髓内的分化成熟
B. 效应细胞和效应分子的产生和作用
C. T 细胞、B 细胞的活化、增殖、分化
D. 巨细胞的抗原处理和提呈
E. B 细胞对抗原的特异性识别

7. 免疫应答反应的重要的特征不包括（检验师 2014 基础）

A. 识别自己　　B. 识别异己
C. 特异性　　D. 记忆性
E. 遗传性

8. 能诱发机体免疫应答的物质是（检验师 2014 基础）

A. 抗原水解产物
B. 有免疫原性的蛋白质
C. 半抗原
D. 可被巨噬细胞吞噬的物质
E. Na^+

9. 完成体液免疫应答反应的主要免疫细胞是（检验士 2015 基础）

A. 巨噬细胞　　B. T 淋巴细胞
C. B 淋巴细胞　　D. 肥大细胞
E. 嗜酸性粒细胞

10. 介导特异性体液免疫应答的细胞主要是（检验士 2014 相关）

A. T 淋巴细胞　　B. B 淋巴细胞
C. 巨噬细胞　　D. 朗格汉斯细胞
E. TH1 细胞

11. 机体抗肿瘤过程中，不属于体液免疫效应的是（检验师 2015 基础、检验师 2018 基础）

A. 调理吞噬作用
B. 激活补体的溶细胞作用
C. ADCC 效应
D. LAK 细胞毒效应
E. 肿瘤抗体封闭某些肿瘤细胞表面受体

B1 型题（标准配伍题）

（1~2 题共用备选答案）

A. IgG　　B. IgM
C. IgA　　D. IgD
E. IgE

1. 体液免疫初次应答时最先出现的免疫球蛋白是（检验师 2021 基础）

2. 感染后再次出现的优势抗体是（检验师 2021 基础）

第九章　免疫学防治

A1 型题

1. 属于人工主动免疫的是（检验士 2018 基础）
   A. 注射抗毒素获得的免疫
   B. 注射人免疫球蛋白制剂获得的免疫
   C. 通过初乳和胎盘获得的免疫
   D. 注射细胞因子制剂获得的免疫
   E. 注射类毒素获得的免疫
2. 注射丙种球蛋白属于（检验师 2014 基础）
   A. 自然主动免疫　B. 人工主动免疫
   C. 自然被动免疫　D. 人工被动免疫
   E. 自然免疫
3. 卡介苗是（检验士 2018 基础）
   A. 经甲醛处理后的人型结核分枝杆菌
   B. 发生了抗原变异的人型结核分枝杆菌
   C. 发生了抗原变异的牛型结核分枝杆菌
   D. 保持免疫原性的减毒牛型结核分枝杆菌
   E. 保持免疫原性的减毒人型结核分枝杆菌

第十章　免疫原和抗血清的制备

第一节　免疫原的制备

A1 型题

1. 用于制备免疫原的组织和细胞要求是（检验师 2014 实践）

A. 经 80℃处理 10 分钟杀菌
B. 新鲜或 -40℃保存
C. 甲醛处理 5 分钟
D. 蒸馏水浸泡数次
E. 洗洁精清洗干净

2. 某免疫原有 10ug，制备抗血清应选择的免疫途径是（检验师 2015 专业）

A. 肌内注射　　B. 皮内注射
C. 腹腔注射　　D. 淋巴结内注射
E. 静脉注射

3. 属于颗粒性抗原的是（检验师 2021 专业）

A. 白蛋白　　B. 球蛋白
C. 脂多糖　　D. DNA
E. 细菌

4. 不可溶性抗原是（检验师 2012 专业）

A. 蛋白质　　B. 糖蛋白
C. 细菌毒素、酶　　D. 绵羊红细胞
E. 补体、核酸

5. 不属于可溶性抗原的物质是（主管检验师 2018 专业）

A. 糖蛋白　　B. 酶
C. 补体　　D. 细菌
E. 细菌毒素

6. 制备可溶性抗原常用的细胞破碎方法不包括（检验师 2015 专业）

A. 表面活性剂处理法　　B. 戊二醛法
C. 酶处理法　　D. 冻融法
E. 超声破碎法

7. 饲养动物常可促进体外培养的少量传代细胞生长繁殖，下列细胞均可作为饲养细胞使用，但其中最常用者为（检验师 2014 相关）

A. 小鼠脾细胞　　B. 小鼠腹腔细胞
C. 小鼠胸腺细胞　　D. 大鼠胸腔细胞
E. 小鼠肝细胞

8. 动物免疫中最常用的佐剂是（检验士 2020 实践）

A. 卡介苗　　B. 氢氧化铝
C. 脂多糖　　D. 弗氏佐剂
E. 细胞因子佐剂

9. 关于免疫佐剂的特点，说法错误的是（主管检验师 2021 实践、2018 实践）

A. 预先或与抗原同时注入体内，可增强机体对该抗原的免疫应答或变免疫应答
B. 本身无免疫原性
C. 可改变抗体的产生类型以及诱导迟发型超敏反应
D. 改变抗原的物理性状，延缓抗原降解和排除，从而更有效地刺激免疫系统
E. 福氏不完全佐剂由油剂和乳化剂混合而成

10. 可增强改变免疫应答的辅助因子（主管检验师 2020 基础）

A. 免疫因子　　B. 免疫佐剂
C. 免疫细胞　　D. 免疫分子
E. 淋巴细胞

11. 弗式完全佐剂的组成包括（检验士 2013 基础、2019 相关、2021 实践）（检验师 2021 实践）

A. 液状石蜡、羊毛脂、卡介苗
B. 液状石蜡、羊毛脂
C. 羊毛脂、氢氧化铝
D. 毛脂、卡介苗
E. 液状石蜡、卡介苗

12. 动物免疫中最常用的佐剂是（检验师 2017 基础，2019 基础）

A. 卡介苗　　B. 明矾
C. 弗氏佐剂　　D. 脂多糖
E. 吐温 -20

13. 最常用免疫动物的佐剂是（检验师 2019 相关）

A. LPS　　B. 类脂 A
C. 弗氏佐剂　　D. CTB
E. 卡介苗

14. 佐剂的作用不包括（检验士 2017 基础）

A. 增加抗体效价
B. 改变抗体类型
C. 改变抗原特异性
D. 增强单核 - 吞噬细胞系统对抗原的吞噬、处理和递呈能力
E. 可延长抗原在体内的存留时间

15. 弗氏不完全佐剂的组成包括（检验士 2020 基础）（主管检验师 2013 基础）

A. 液状石蜡、羊毛脂、卡介苗
B. 液状石蜡、卡介苗
C. 液状石蜡、羊毛脂
D. 羊毛脂、卡介苗
E. 羊毛脂、卡介苗、氢氧化铝

16. 佐剂的生物学作用不包括（检验师 2012 基础）

A. 增强免疫原性　　B. 提高抗体滴度
C. 改变抗体类型　　D. 改变抗原特异性
E. 引起迟发型超敏反应

17. 本身具有免疫原性的佐剂是（主管检验师 2017 基础）
A. 细胞因子　　B. 氢氧化钠
C. 脂质体　　D. 明矾
E 人工合成的多聚肌苷酸：胞苷酸

18. 下列哪种佐剂易造成注射后局部组织溃疡（主管检验师 2015 专业相关）
A. 福氏不完全佐剂　　B. 福氏完全佐剂
C. 细胞因子佐剂　　D. 氢氧化铝
E. 石蜡油

19. 免疫动物的完全福氏佐剂组分之一是（检验师 2015 基础）
A. 百日咳杆菌　　B. 卡介苗
C. 细胞因子　　D. 细胞内毒素（脂多糖）
E. 枯草杆菌

20. 根据抗原分子所带电荷不同进行纯化分离的方法为（检验士 2018 基础）
A. 盐析沉淀法　　B. 有机溶剂沉淀法
C. 凝胶过滤法　　D. 离子交换层析法
E. 亲和层析法

B1 型题（标准配伍题）

（1~2 题共用备选答案）
A. 脂多糖　　B. 氢氧化铝
C. 枯草分枝杆菌　　D. 液化石蜡加羊毛脂
E. 多聚核苷酸

1. 具有免疫活性的佐剂是（检验士 2020 实践）
2. 福氏不完全佐剂是（检验士 2020 实践）

（3~4 题共用备选答案）
A. 半抗原　　B. 颗粒性抗原
C. 可溶性抗原　　D. 特异性抗原
E. 多种抗原

3. 小分子物质属于（检验师 2021 基础）
4. 凝集反应的抗原是（检验师 2021 基础）

第二节 免疫血清的制备

A1 型题

1. 制备抗血清时免疫动物的选择不用考虑的因素是（检验士 2013 专业、2015 专业、2017 专业、2019 相关、2020 相关、2021 实践）
A. 是否适龄　　B. 是否健壮
C. 体重是否合适　　D. 与抗原种属的差异性
E. 性别

2. 关于动物免疫的说法，错误的是（检验师 2013 基础）（主管检验师 2012 基础）
A. 弗氏佐剂是动物试验中最常用的免疫佐剂
B. 弗氏完全剂是弗氏不完全佐剂加卡介苗
C. 首次免疫与第二次免疫的最佳间隔时间是 5~7 天
D. 细胞因子及热休克蛋白属于佐剂
E. 对免疫动物进行采血应选择在末次免疫后 5~7 天

3. 二次免疫接种以后每次接种的间隔时间通常为（主管检验师 2018 基础）
A. 3~5 天　　B. 6~10 天
C. 11~15 天　　D. 15~20 天
E. 40~50 天

4. 动物实验鉴定病原体，应选择何种动物（检验师 2019 专业）
A. 雌性动物　　B. 身高相近的动物
C. 雄性动物　　D. 对病原体敏感的动物
E. 健康的动物

5. 免疫动物制备抗血清过程，属于初次免疫途径的是（检验士 2015 基础）
A. 皮下注射　　B. 皮内注射
C. 腹腔注射　　D. 肌内注射
E. 静脉注射

6. 用于纯化酶和受体蛋白的最好方法是（检验师 2018 相关）
A. 盐折法　　B. 电泳法
C. 亲和层析法　　D. 有机溶剂沉淀法
E. 吸附分离法

7. 粗提血清 γ- 球蛋白的最简便方法是（检验师 2014 实践）
A. 超速离心法　　B. 硫酸铵盐析法
C. 亲和层析法　　D. 离子交换层析法
E. 超声破碎法

8. 得到纯化特异性 1gG 的方法是（检验师 2019 专业）
A. 盐析法　　B. 亲和层析法
C. 酶解法　　D. 凝胶过滤法
E. 离子交换层析法

9. 不属于 IgG 类抗体的纯化方法是（主管检验师 2020 相关、2013 专业）
A. 盐析法　　B. 凝胶过滤法
C. 离子交换层析法　　D. 亲和层析法
E. 密度梯度离心法

10. 分离亚细胞成分或大分子蛋白质最常用的方法为（检验师 2015 专业）
A. 超速离心法　　B. 低速离心法
C. 高速离心法　　D. 选择性沉淀法
E. 凝集过滤法

11. 抗血清的鉴定不包括（主管检验师 2017 专业）
A. 敏感性测定　　B. 特异性鉴定
C. 效价测定　　D. 纯度鉴定
E. 亲和力鉴定

第十一章　抗原－抗体反应

第一节　抗原－抗体反应的原理

A1 型题

1. 抗原与抗体能特异性结合基于抗原决定簇和抗体什么区的互补（检验士 2018 基础）（检验师 2014 基础）

A. 可变区　　B. 恒变区
C. 高变区　　D. 超变区
E. 低变区

2. 抗原抗体结合应最终出现肉眼可见的沉淀现象，其原因是（检验士 2012 基础，2014 基础）

A. 从疏水胶体变成亲水胶体
B. 从亲水胶体变成疏水胶体
C. 抗原抗体反应是单向反应
D. 抗原抗体结合和盐析共同作用所致
E. 抗原抗体结合导致蛋白质变性所致

3. 抗原与抗体结合发生交叉反应的原因是（检验师 2013 基础）

A. 抗原与抗体性状相似
B. 抗原与抗体的比例合适
C. 不同抗原具有相同或相似抗原决定簇
D. 抗原和抗体的大小相近
E. 抗体为多聚体

4. 抗原与抗体分子间的结合起最主要作用的作用力是（主管检验师 2016 相关）

A. 电荷引力　　B. 范德华引力
C. 氢键　　D. 疏水结合力
E. 亲水性引力

5. 抗原与抗体之间的结合力不包括（主管检验师 2017 基础）

A. 库伦引力　　B. 范德华引力
C. 氢键　　D. 疏水作用力
E. 亲和力

6. 抗原抗体结合力中最大的是（主管检验师 2012 基础）

A. 静电引力　　B. 范德华阻力
C. 氢键结合力　　D. 疏水作用力
E. 分子间结合力

7. 抗体分子在血清中不会发生自然沉淀，主要原因是（检验士 2012 专业）

A. 抗体分子周围形成水化层
B. 抗体分子电荷的相吸作用
C. 抗体分子带正电荷的原因
D. 抗体分子不是胶体分子
E. 在血清中抗体分子不带电荷

8. 关于抗原抗体的叙述，正确的是（检验师 2012 基础）

A. 亲和层析法不适用于酶蛋白和辅酶的分离纯化
B. 颗粒性抗原多使用佐剂作皮下注射
C. 聚合物沉淀法是最经典的蛋白质分离纯化技术
D. 采用盐析法分离纯化蛋白质可影响其活性
E. 免疫原是能诱导机体产生抗体并能与抗体发生反应的物质

9. 非基于抗原抗体反应的原理的试验是（检验士 2018 相关）

A. ELISA　　B. RIA
C. Coombs 试验　　D. PCR
E. IIF

10. 抗原抗体结合的基础是（主管检验师 2014 基础）

A. 抗原表位与抗体超变区结构的同一性
B. 抗原表位与抗体恒定区结构的同一性
C. 抗原表位与抗体超变区结构的互补性和亲和性
D. 抗原表位于抗体恒定结构的互补性和亲和性
E. 抗原表位与抗体铰链区结构的互补性和亲和性

11. 抗原抗体结合力中作用最大的是（检验师 2013 基础）

A. 静电引力　　B. 范德华引力
C. 氢键结合力　　D. 疏水作用力
E. 分子间结合力

第二节　抗原－抗体反应的特点

A1 型题

1. 临床常用标记的抗体来检测相应的抗原，是由于抗原抗体反应具有（检验士 2019 基础）

A. 特异性　　B. 比例性
C. 可逆性　　D. 亲和性
E. 带现象

2. 抗原抗体反应的特异性是指（主管检验师 2013

基础）

A. 两者之间相互结构的互补性和亲和性

B. 两者分子间的吸引力

C. 两者分子之间结合的专一性

D. 两者分子大小的相似性

E. 两者分子功能的相似性

3. 抗原与抗体结合发生交叉反应的原因是（主管检验师 2012 基础）（检验士 2020 基础，2021 基础）

A. 抗原与抗体性状相似

B. 抗原与抗体的比例合适

C. 不同抗原具有或相似抗原决定簇

D. 抗原和抗体的大小相近

E. 抗体为多聚体

4. 临床常用标记的抗体来检测相对应的抗原是由于抗原抗体反应具有（检验士 2017 专业、2021 实践）

A. 特异性　　B. 比例性

C. 可逆性　　D. 亲和性

E. 带现象

5. 抗原抗体结合后反应最主要的特点是（检验士 2013 基础）

A. 特异性　　B. 比例性

C. 可逆性　　D. 亲和性

E. 阶段性

6. 下列对抗原抗体的亲和性和亲和力的表达，正确的是（检验师 2012 基础）

A. 亲和性反映的是杭原抗体互补关系，反映的是抗原抗体间的固有结合力

B. 亲和性反映的是抗原抗体间的固有结合力，亲和力反映的是抗原抗体互补关系

C. 亲和性反映的是抗原抗体间的固有结合力，亲和力反映的是抗原抗体间的结合强度

D. 亲和性是抗原抗体间结合强度的定性概念，亲和力常用平衡常数表示

E. 亲和性反映的是抗原抗体互补关系，亲和力反映的是抗原抗体结合强度

7. 亲和层析的基本原理是（检验师 2012 基础）

A. 固相和液相之间的分配平衡

B. 固相和液相之间的吸附平衡

C. 分子筛的作用进行分离

D. 固相载体对分离物质的特异亲和性进行分离

E. 利用相反电荷的颗粒之间的引力作用来分离

8. 抗原抗体反应特点不包括（检验士 2021 实践）

A. 亲和性　　B. 比例性

C. 可逆性　　D. 特异性

E. 带现象

9. 免疫学技术中的亲和层析法，利用抗原抗体反应哪个特点来纯化抗原或抗体（检验师 2020 基础）

A. 比例性　　B. 特异性

C. 可逆性　　D. 亲和力

E. 疏水作用力

10. 抗原抗体反应中，沉淀反应的特点不包括（主管检验师 2013 专业）

A. 抗原为可溶性抗原

B. 抗原抗体反应的第一阶段为非特异性结合

C. 抗原抗体反应的第二阶段为非特异性结合

D. 抗原抗体反应的第一阶段为快速结合

E. 抗原抗体反应的第二阶段反应时约需几分钟到数小时

11. 抗原抗体相遇，发生特异性结合的时间是（检验士 2013 基础）

A. 数秒到数分钟　　B. 1~5 分钟

C. 5~10 分钟　　D. 10~15 分钟

E. 30 分钟

12. 抗原抗体反应中，抗体严重过剩的现象称为（检验师 2014 基础）

A. 带现象　　B. 等价带

C. 前带　　D. 后带

E. 平衡带

13. 关于抗原抗体的叙述，正确的是（检验师 2015 基础）

A. 亲和层析法不适用于酶蛋白和辅酶的分离纯化

B. 颗粒性抗原多使用佐剂作皮下注射

C. 聚合物沉淀法是最经典的蛋白质分离纯化技术

D. 采用盐析法分离纯化蛋白质可影响其活性

E. 免疫原是能诱导机体产生抗体并与抗体发生反应的物质

14. 抗原抗体反应形成明显沉淀物的条件是（主管检验师 2016 相关、2013 基础）

A. 抗原略多于抗体　　B. 抗体略多于抗原

C. 抗原抗体比例合适　　D. 抗原显著多于抗体

E. 抗体显著多于抗原

15. 抗原抗体反应体系中如抗原量过多，将产生（主管检验师 2012 实践）

A. 免疫复合物增多

B. 前带反应

C. 后带反应

D. 既有前带反应，又有后带反应

E. 对检测结果无影响

16. 抗原抗体比例不适合出现的沉淀现象称为（主管检验师 2018 相关）

A. 等价带　　B. 带现象

C. 前带　　D. 后带

E. 以上都不对

17. 沉淀反应中如抗体过量将出现（主管检验师 2015 实践、2014 基础）

A. 前带现象　　B. 后带现象

C. 沉淀物增多　　D. 等价带现象

E. 假阳性

18. 抗原抗体反应中，前带现象因何原因引起（主管检验师 2012 基础）（检验师 2013 基础）

A. 抗原过剩　　B. 抗体过剩

C. pH 值的变化　　D. 温度的变化

E. 离子强度的变化

19. 抗原抗体反应中，后带现象因何种原因引起（检

验师 2013 基础）

A. 抗体过剩　　B. 抗原过剩

C. H 值的变化　　D. 温的变化

E. 离子强度的变化

20. 下列有关抗原抗体反应特点的叙述中，错误的是（主管检验师 2021 基础、2019 基础）

A. 需要最合适的比例

B. 最合适反应温度为 37℃

C. 反应都不可逆

D. 特异性

E. 反应阶段

21. 检测特定抗原时，必须考虑的抗体特性是（检验士 2014 基础）

A. 特异性、灵敏度、亲和力

B. 特异性、浓度、亲和力

C. 特异性、浓度、分子量

D. 特异性、来源、灵敏度

E. 灵敏度、浓度、亲和力

22. 下列关于抗原抗体反应的特点，叙述错误的是（检验士 2015 基础）

A. 抗原抗体反应具有特异性

B. 抗原抗体反应具有不可逆性

C. 抗原抗体反应有阶段性

D. 只有在抗原抗体分子比例合适时才会出现最强反应

E. 反应曲线中，抗原抗体比例合适的范围称等价带

23. 下列哪项不是抗原抗体反应的特点（检验士 2018 基础）

A. 特异性

B. 不可逆性

C. 最适比例性

D. 反应第一阶段是抗原抗体结合阶段

E. 反应第二阶段是抗原抗体反应可见阶段

24. 下列有关抗原抗体反应特点的叙述中，错误的是（检验士 2018 实践）

A. 抗原抗体的反应具有特异性

B. 抗原抗体只有在分子比例合适时才会出现最强的反应

C. 反应曲线中，抗原抗体分子比例合适的范围称为等价带

D. 抗原抗体反应具有不可逆性

E. 抗原抗体反应具有可逆性

25. 抗原抗体反应的特点不包括（主管检验师 2017 基础）

A. 特异性　　B. 高效性

C. 阶段性　　D. 可逆性

E. 比例性

26. 下列关于抗原抗体反应的特点，叙述错误的是（主管检验师 2015 基础）

A. 抗原抗体反应具有特异性

B. 抗原抗体反应具有不可逆性

C. 抗原抗体反应有阶段性

D. 只有在抗原抗体分子比例合适时才会出现最强反应

E. 反应曲线中，抗原抗体比例合适的范围称等价带

27. 可以用已知抗原或抗体来检测相对应的抗体或抗原，是由于抗原抗体反应的（检验士 2020 基础）

A. 特异性　　B. 比例性

C. 可逆性　　D. 亲和性

E. 带现象

28. 患者男，38 岁。上腹疼痛 1 个月，黑便 3 天入院。患者上腹疼痛，饥饿时加重，进食后缓解。体格检查：贫血貌。实验室检查：粪便呈柏油状，用免疫学方法检测粪便中血红蛋白结果为阴性，经 10 倍稀释后再测结果为阳性，此现象为（检验师 2015 基础）

A. 等价带　　B. 假阳性

C. 后带　　D. 前带

E. 拖尾现象

第三节　抗原－抗体反应的影响因素

A1 型题

1. 抗原抗体反应的最适温度是（检验士 2014 基础）

A. 0℃　　B. 20℃

C. 37℃　　D. 56℃

E. 90℃

2. 通常抗原抗体反应的最适温度为（检验师 2014 专业，2019 相关）

A. 42℃　　B. 37℃

C. 56℃　　D. 4℃

E. 25℃

3. 抗原抗体反应的影响因素不包括（检验师 2020 基础）

A. 温度　　B. 酸碱度

C. 电解质　　D. 大气压

E. 抗原、抗体的比例

4. 在对患者采用免疫血清学方法进行传染病诊断时，可用不同的血清学技术，血清学反应必须有电解质参与，一般抗原抗体反应的电解质（NaCl）常用的浓度是（主管检验师 2017 相关）

A. 1.85%　　B. 1.90%

C. 1.00%　　D. 0.85%

E. 0.65%

5. 检测抗原时，抗原抗体反应的最佳条件不包括（检验士 2013 基础、2017 基础、2020 实践）

A. 抗原抗体比例在合适范围

B. 8.5g/L 盐水或其他缓冲液
C. 反应溶液 pH6~8
D. 反应温度 56℃
E. 有高度特异性、高亲和力抗体

6. 关于抗原抗体的叙述，正确的是（检验师 2012 基础）
A. 亲和层析法不适用于酶蛋白和辅酶的分离纯化
B. 颗粒性抗原多使用佐剂作皮下注射
C. 聚合物沉淀法是最经典的蛋白质分离纯化技术
D. 采用盐析法分离纯化蛋白质可影响其活性
E. 免疫原是能诱导机体产生抗体并能与抗体发生反应的物质

7. 检测抗原时，抗原抗体的最佳条件不包括（检验士 2015 基础）
A. 抗原抗体比例在合适范围
B. 8.5g/L 盐水或其他缓冲液
C. 反应 pH6~8
D. 反应温度 56℃
E. 有高度特异性、高亲和力的抗体

8. 抗原抗体反应液中，使免疫复合物形成速度最快的离子成分是（检验士 2015 专业）
A. SCN^-　　B. NO_3^-
C. Cl^-　　D. HPO_4^{2-}
E. SO_4^{2-}

第四节　抗原－抗体反应的基本类型

A1 型题

1. 下列与抗原抗体反应无关的是（检验士 2012 基础、2014 基础、2016 基础）
A. 沉淀反应　　B. 凝集反应
C. 中和反应　　D. 补体结合反应
E. 蛋白质降解

2. 应用抗原抗体反应原理的试验技术是（主管检验师 2015 基础）（检验士 2015 基础）
A. 微生物药敏试验　　B. 原子吸收光谱法
C. 基因体外扩增试验　　D. 乙肝病毒表面抗原测定
E. 肿瘤细胞检测

第十二章　凝集反应

A1 型题

1. 凝集反应是（检验师 2018 实践）（主管检验师 2018 实践，2017 专业，2016 相关）

A. 颗粒性抗原与相应抗体在适当电解质存在下形成肉眼不可见的凝集现象

B. 颗粒性抗原与相应抗体在适当电解质存在下形成肉眼可见的凝集现象

C. 可溶性抗原与相应抗体在适当电解质存在下形成肉眼不可见的凝集现象

D. 可溶性抗原与相应抗体在适当电解质存在下形成肉眼可见的凝集现象

E. 必须在显微镜下观察

2. 关于凝集反应的叙述，不正确的是（主管检验师 2012 专业）

A. 参与凝集反应的抗原称为凝集原

B. 参与凝集反应的抗体称为凝集素

C. 玻片法主要用于鉴定菌种

D. Widal 反应属于凝集反应

E. 直接凝集反应的抗原不是颗粒性抗原

3. 凝集反应中抗原称（主管检验师 2016 相关）

A. 超抗原　　B. 凝集原

C. 过敏原　　D. 沉淀

E. 自身抗原

4. 下列试验属于凝集试验的是（检验士 2018 实践）

A. WB 试验　　B. 免疫电泳试验

C. RIA 试　　D. ELISA 试验

E. 肥达氏反应

5. 凝集反应的抗原是（检验士 2012 专业）

A. 颗粒性抗原　　B. 可溶性抗原

C. 超抗原　　D. 半抗原

E. 异嗜性抗原

6. 属于颗粒性抗原的是（检验士 2019 相关）

A. 病毒　　B. 球蛋白

C. 脂多糖　　D. DNA

E. 细菌

7. 属于颗粒性抗原的是（检验士 2017 专业）

A. 白蛋白　　B. 球蛋白

C. 脂多糖　　D. RNA

E. 血小板

8. 用肉眼即可判定抗原、抗体反应结果的试验是（检验士 2014 专业、2019 基础、2020 实践、2021 实践）

A. 间接荧光免疫技术　　B. 凝集反应

C. 化学反应技术　　D. 放射免疫技术

E. 电化学发光免疫技术

B1 型题（标准配伍题）

（1~2 题共用备选答案）

A. 凝集素　　B. 凝集原

C. 载体　　D. 抗体

E. 溶血素

1. 凝集反应中的抗原称为（检验士 2013 专业、2018 专业、2021 基础）（检验师 2012 基础）

2. 凝集反应中的抗体称为（检验士 2013 专业、2018 专业、2021 基础）（检验师 2012 基础）

第一节　直接凝集反应

A1 型题

1. 将红细胞悬液分别加到血型卡的两个区域内。再分别加入抗“A”和抗“B”血清，检测结果：血“AB”型。下列说法错误的是（检验师 2020 专业）

A. 属于直接凝集反应　　B. 属于间接凝集反应

C. 红细胞为颗粒性抗原　　D. 红细胞是凝集原

E. 抗血清是凝集素

2. 临床中，Rh 血型鉴定常用的方法是（主管检验师 2021 基础）

A. 免疫印迹法　　B. ELISA（夹心法）

C. 直接凝集试验　　D. ELISA（间接法）

E. 免疫荧光技术

3. 将伤寒菌悬液与伤寒诊断血清反应，以鉴定伤寒菌血清分型，出现了凝集颗粒，此反应是（检验士 2020 基础）

A. 沉淀反应　　B. 直接凝集反应

C. 补体参与的反应　　D. 间接凝集反应

E. 中和反应

4. 下图（附录 3 图 4-1）中所示的原理是（主管检验师 2021 专业）

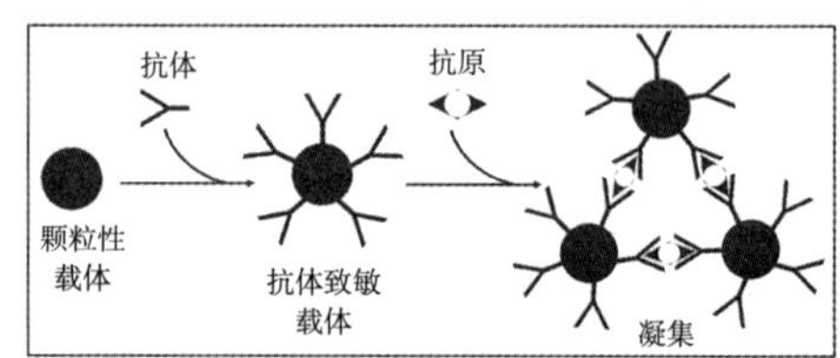

A. 正向间接凝集反应　　B. 反向间接凝集反应
C. 凝集反应　　D. 协同凝集反应
E. 胶乳凝集反应

5. 关于葡萄球菌 A 蛋白描述正确的是（主管检验师 2012 相关）
A. 为半抗原　　B. 有型特异性
C. 有种属特异性　　D. 是一种多糖抗原
E. 存在于葡萄球菌胞浆中

6. 凝集试验用于半定量检测时，是以何种指示表示检测结果（检验士 2014 实践）
A. OD　　B. S/CO
C. S/N　　D. IU/ml
E. 滴度

7. 试管凝集试验是（检验师 2012 专业）
A. 定量试验　　B. 定性试验
C. 半定量试验　　D. 半定性试验
E. 定性定量试验

8. 试管凝集试验常用的方法是（主管检验师 2014 专业）
A. 抗原定性　　B. 抗体定性
C. 抗原定量　　D. 抗体半定量
E. 抗体定量

9. 肥达实验常用于哪种疾病的辅助诊断（检验士 2018 基础）
A. 霍乱　　B. 菌痢
C. 伤寒和副伤寒　　D. 流行性脑脊髓膜炎
E. 鼠疫

10. 肥达反应用于诊断（检验师 2013 相关，2020 相关）
A. 斑疹伤寒　　B. 伤寒
C. 支原体肺炎　　D. 白喉
E. 猩红热

11. 肥达反应的原理是（检验士 2018 相关）
A. 直接凝集　　B. 间接凝集
C. 间接凝集抑制试验　　D. 沉淀反应
E. 补体结合

12. 肥达试验属于哪种实验（检验士 2019 专业、2021 相关）
A. 直接凝集试验　　B. 间接凝集试验
C. 乳胶凝集试验　　D. 沉淀试验
E. 中和试验

13. 外斐反应用于辅助诊断微生物感染的是（检验士 2012 相关）
A. 立克次体　　B. 螺旋体
C. 变形杆菌　　D. 衣原体
E 支原体

14. 外斐反应属于（检验士 2016 专业、2021 实践）
A. 补体结合试验　　B. 直接凝集试验
C. 间接凝集试验　　D. 间接凝集抑制试验
E. 沉淀试验

15. 诊断伤寒的 Widal 试验属于（主管检验师 2021 相关、2016 基础）
A. 直接凝集反应　　B. 间接凝集反应
C. 乳胶凝集反应　　D. 免疫浊度测定
E. 絮状沉淀反应

16. 临床中进行外斐试验最常采用的方法是（检验师 2018 专业）
A 正向间接凝集反应　　B. 玻片凝集法
C 间接凝集抑制反应　　D. 反向间接凝集反应
E. 试管凝集法

17. 外斐试验属于（主管检验师 2019 基础）
A. 沉淀反应　　B. 交叉凝集反应
C. ELISA 法　　D. 常用玻片凝集法
E. 辅助诊断伤寒沙门菌感染

18. 外斐试验属于（主管检验师 2019 专业、2016 专业）
A. 直接凝集试验　　B. 间接凝集试验
C. 补体结合试验　　D. 间接血凝试验
E. 协同凝集试验

19. 临床中进行外斐试验最常采用的方法是（主管检验师 2018 专业）
A. 正向间接凝集反应
B. 玻片凝集法
C. 间接凝集抑制反应
D. 反向间接凝集反应
E. 试管凝集法

20. 外斐反应 OX19 强阳性提示患者可能感染了（主管检验师 2013 专业）
A. 流行性斑疹伤寒　　B. 地方性斑疹伤寒
C. 斑点热　　D. 恙虫病
E. Q 热

21. 用于辅助诊断恙虫病的血清学试验是（主管检验师 2015 基础）
A. 肥大反应　　B. 外斐反应
C. 冷凝集反应　　D. Shick 试验
E. Dick 试验

22. 肥大反应和外斐反应检查属于（主管检验师 2013 专业、2017 专业）
A. 沉淀试验　　B. 直接凝集试验
C. 间接凝集试验　　D. 胶乳凝集试验
E. 红细胞凝集试验

23. 关于血清学试验结果分析，错误的是（检验师 2019 专业）
A. 试验阴性能完全排除病原体感染的可能性
B. 试验阳性说明机体接触过相近的病原体
C. 单次试验阳性不能完全证明新近感染
D. 双份血清标本，后者抗体效价比前者高 4 倍或者 4 倍以上时有诊断意义
E. 试验阳性不一定有诊断意义

B1 型题（标准配伍题）

（1~2 题共用备选答案）
A. 直接凝集　　B. 间接凝集
C. 间接凝集抑制试验　　D. 沉淀反应
E. 荧光反应

1. 肥达反应属于（主管检验师 2020 相关）
2. 免疫电泳反应属于（主管检验师 2020 相关）

第二节 间接凝集反应

A1 型题

1. 血细胞凝集抑制试验检测流感病毒时，相应抗体与病毒结合后，抑制了病毒表面的何处成分与红细胞的结合（主管检验师 2012 基础）

A. 血凝素　　B. 社会氨酸
C. 融合素　　D. CD4 细胞受体
E. 碱性磷酸酶

2. 关于反向间接凝集抑制试验叙述，错误的是（检验师 2012 基础、2021 实践）

A. 抗体为致敏载体　　B. 抗原为诊断试剂
C. 检测抗体　　D. 出现凝集为阳性
E. 不出现凝集为阳性

3. 将可溶性抗体先吸附于适当大小的颗粒型载体（如正常人 O 型红细胞、细菌、乳胶颗粒等）的表面，然后与相应抗原作用，在适宜的电解质存在条件下，出现特异性凝集现象，称为（检验师 2015 实践）

A. 直接凝集反应　　B. 间接凝集反应
C. 正向间接凝集反应　　D. 反向间接凝集反应
E. 直接 Coombs 试验

4. 属于间接凝集反应的是（主管检验师 2019 基础、2014 实践、2012 相关、2012 实践）

A. 胶乳凝集试验　　B. ABO 血型鉴定
C. Widal 反应　　D. Weil-Felix 反应
E. 交叉配血试验

5. 血细胞凝集抑制试验检测流感病毒时，相应抗体与病毒结合后，阻抑了病毒表面何种成分与红细胞的结合（检验师 2013 基础）

A. 血凝素　　B. 神经氨酸
C. 融合素　　D. CD4 细胞受体
E. 碱性磷酸酶

6. 嗜异性凝集试验使用的红细胞是（检验师 2014 专业）

A. O 型红细胞　　B. AB 型红细胞
C. A 型红细胞　　D. B 型红细胞
E. 绵羊红细胞

7. 反向溶血空斑试验利用的是 SPA 的什么特征（检验师 2018 基础）

A. 能与人 IgG 的 Fab 段结合
B. 能与人 IgG 的 Fc 段结合
C. 能与人的 C3 受体结合
D. 能与绵羊红细胞受体结合
E. 能与丝裂原受体结合

8. 患者女，35 岁。已婚并有一子。因病需要输血，血型鉴定为 A 型 Rh（D）阴性。根据此情况，可通过哪种试验方法检测患者是否有不规则抗体（检验士 2016 实践）

A. 间接凝集试验　　B. 液体内沉淀试验
C. 疫固定电技术　　D. 单克隆抗体胶体金技术
E. 双向扩散试验

9. 若为二期梅毒，用梅毒血清学方法初筛选用的试验是（主管检验师 2013 相关）

A. TPHA　　B. RPR
C. TPI　　D. FTA-ABSDS
E. FTA-ABS

10. 检测神经梅毒的首选试验是脑脊液的（主管检验师 2015 实践）

A. 压力测定
B. 蛋白定量
C. 免疫球蛋白测定
D. 螺旋体荧光抗体吸附试验
E. 玻片试验（VDRL）

11. 下列哪项属于间接凝集反应（检验师 2013 专业）

A. 胶乳凝集试验　　B. ABO 血型鉴定
C. Widal 反应　　D. Weil-Felik 反应
E. 交叉配血试验

12. 有关胶乳凝集试验的说法，不正确的是（检验师 2014 专业）

A. 是一种间接凝集反应
B. 可用聚苯乙烯胶乳为载体
C. 可分为试管法和玻片法两种
D. 胶乳凝集试验的灵敏度高于凝血试验
E. 可用来检测抗溶血素 O

13. 尿 HCG 胶乳凝集抑制试验的原理是尿液（检验士 2013 实践）

A. 只与胶乳 HCG 反应
B. 只与抗 HCG 反应，再与抗 HCG 血清反应
C. 先于胶乳 HCG 反应，再与抗 HCG 血清反应
D. 先与 HCG 血清反应，再与胶乳 HCG 反应
E. 同时与抗 HCG 血清和胶乳 HCG 反应

14. SPA 协同凝集试验中抗体类别是（检验师 2014 专业、检验师 2018 专业）

A. IgM　　B. IgG
C. IgA　　D. IgE
E. IgD

15. 协同凝集试验属于（主管检验师 2019 基础）

A. 正向间接凝集　　B. 反向间接凝集
C. 间接凝集抑制试验　　D. 血球凝集试验
E. 乳胶凝集

16. 关于 RPR 试验的叙述，错误的是（检验士 2013 相关）

A. 检测患者血清中的反应素
B. 属于梅毒螺旋体非特异性抗体检测
C. 半定量 RPR 试验可用于疗效评价
D. 肉眼判读凝集结果

E. 是梅毒螺旋体感染的确证试验

17. 非密螺旋体抗原试验的抗原是（主管检验师 2019 基础）

A. 非致密的螺旋体　B. 梅毒病变组织
C. 牛心肌类脂　D. 梅毒螺旋体
E. 雅司螺旋体

18. 非密螺旋体抗原试验检测梅毒所用的抗原是（主管检验师 2019 实践、2016 专业）

A. 密螺旋体抗原　B. 牛心肌脂质
C. 疏螺旋体抗原　D. 致敏红细胞
E. 病变组织

19. 梅毒螺旋体感染的抗体检测试验中，下列哪项检测的是非特异性抗体（主管检验师 2017 专业、主管检验师 2013 专业）

A. FTA-ABS　B. MHA-TP
C. RPR　D. TPPA
E. FTA-ABS-DS

B1 型题（标准配伍题）

（1~3 题共用备选答案）

A. 亲和素　B. IgG
C. 植物凝集素　D. 抗体
E. 受体

1. 能够与葡萄球菌 A 蛋白发生协同凝集反应的是（检验士 2013 相关）

2. 能够与细胞膜上的糖蛋白或糖脂中的糖基特异性结合的物质是（检验士 2013 相关）

3. 能够与生物素特异性结合的是（检验士 2013 相关）

第三节　抗球蛋白试验

A1 型题

1. Coombs 试验用来检测（检验士 2021 相关）

A. 红细胞上的完全抗体
B. 变态反应性抗体
C. 红细胞上及血清中的不完全抗体
D. 血清中的完全抗体
E. 血清中的补体

2. Coombs 试验属于（主管检验师 2020 基础）

A. 沉淀反应　B. 凝集反应
C. ELISA 反应　D. 荧光反应
E. 电泳反应

3. 测定抗人球蛋白试验用于检测（检验士 2015 基础）

A. 不完全抗体　B. 致敏红细胞
C. ABO 血型　D. 冷凝集试验
E. 白蛋白 / 球蛋白比例

4. 直接抗人球蛋白试验能够检测（检验士 2020 实践）

A. 完全抗体
B. 不完全抗体
C. 红细胞表面的不完全抗体
D. 血清中的不完全抗体
E. 血清和细胞表面的不完全抗体

5. 抗人球蛋白试验阳性，应首先怀疑下列哪种疾病（主管检验师 2015 专业）

A. 再障　B. 铁粒幼细胞性贫血
C. 缺铁性贫血　D. 巨幼细胞性贫血
E. 自身免疫性溶血性贫血

6. 检测红细胞表面结合的不完全抗体应采用（检验师 2018 基础）

A. 胶乳凝集试验
B. 间接凝集试验
C. 自身红细胞凝集试验
D. 直接抗人球蛋白（Coombs）试验
E. 间接抗人球蛋白（Coombs）试验

7. 关于抗人球蛋白试验直接法，下列哪项是正确的（主管检验师 2015 专业、2014 相关）

A. 检查红细胞表面不完全抗体
B. 加抗人球蛋白血清发生凝集
C. 直接试验阳性并有溶血者，其间接试验可能是阴性
D. 直接试验阳性不一定发生溶血
E. 以上都是

8. 关于直接 Coombs 试验，说法错误的是（检验师 2014 专业）

A. 检测血清中游离的不完全抗体
B. 可用于自身免疫性溶血性贫血的检测
C. 可定性检测
D. 可作半定量分析
E. 可用于药物诱导的溶血检测 E

9. 直接 coombs 试验测定的是（主管检验师 2014 实践）

A. 血清中的完全抗体　B. 血清中的不完全抗体
C. 红细胞上的完全抗体　D. 红细胞上的不完全抗体
E. 血清中的抗红细胞抗体

10. Coombs 试验用于检测（检验师 2013 实践）

A. 半抗原　B. 完全抗原
C. 不完全抗体　D. 完全抗体
E. 补体

11. 间接抗人球蛋白试验用于（主管检验师 2019 实践、2015 实践）（检验士 2013 基础）

A. 致敏红细胞　B. 冷凝集红细胞
C. 检测 ABO 亚型　D. 检测不完全抗体
E. 测定白蛋白 / 球蛋白比例

12. Coombs 试验是诊断哪一类溶血性贫血最重要的试

验（主管检验师 2015 专业、2014 相关）

A. 膜缺陷性贫血　　B. 酶缺陷性贫血

C. 血红蛋白病　　D. 自身免疫性贫血

E. 溶血性贫血

13. 患儿男，5 天。诊断为新生儿溶血，Coombs 试验阳性，该试验属于（主管检验师 2013 基础）

A. 沉淀反应　　B. 凝集反应

C. 电泳试验　　D. 荧光反应

E. 花环试验

14. 不能检测出不完全抗体的配血方法是（检验士 2012 基础）

A. 盐水法　　B. 抗球蛋白法

C. 酶法　　D. 白蛋白法

E. 聚凝胺法

15. 检测血清中不完全抗体常用（主管检验师 2016 实践）

A. 直接 Coombs 试验　　B. 间接 Coombs 试验

C. 间接血凝试验　　D. 反向间接凝集试验

E. 间接凝集抑制试验

16. 不完全抗体，下列说法正确的是（检验士 2018 基础）

A. 不与抗原结合

B. 与抗原结合并出现凝集

C. 与抗原结合不出现凝集

D. 常为 IgM 类抗体

E. 多克隆抗体

第十三章 沉淀反应

A1 型题

1. 在沉淀反应中，抗体过多时将出现（检验士 2019 相关，2021 基础）

A. 大量沉淀物　　B. 非特异反应

C. 前带现象　　D. 后带现象

E. 无影响

2. 沉淀反应中与特异性抗体发生反应的抗原物质是（检验士 2013 专业，2019 基础）

A. 细胞抗原性物质　　B. 细菌型抗原

C. 仅核酸抗原　　D. 仅脂类抗原

E. 可溶性抗原

3. 下列哪项试验不是沉淀试验（主管检验师 2016 实践）

A. 单向免疫扩散试验　　B. 双向免疫扩散试验

C. 对流免疫电泳　　D. Coombs 试验

E. 免疫比浊法

4. 不属于沉淀反应的是（检验士 2013 实践）

A. 肥达反应　　B. 免疫比浊

C. 单向琼脂扩散试验　　D. 免疫电泳

E. 免疫固定电泳

5. 属于沉淀反应的是（主管检验师 2013 实践）

A. 肥达反应　　B. 外斐反应

C. 免疫比浊　　D. 梅毒 RPR 试验

E. 抗人球蛋白试验

6. 有关沉淀反应的叙述，不正确的是（检验师 2020 实践）

A. 沉淀反应的抗原多是颗粒性物质

B. 抗原与相应抗体结合的第一阶段十分快速，但不可见

C. 沉淀反应的抗原多是可溶性抗原

D. 第二阶段形成大的可见的免疫复合物

E. 第二阶段通常需几十分钟到数小时完成

第一节 液相内沉淀试验

A1 型题

1. 下列关于免疫浊度测定的叙述，正确的是（检验师 2012 相关）

A. 属于沉淀反应

B. 属于凝集反应

C. 定量测定大分子物质

D. 吸光度值与待测抗原量成反比

E. 透光度与待测抗原量成正比

2. 目前可进行定量检测的方法是（检验士 2021 实践）

A. 环状沉淀反应　　B. 免疫比浊法

C. 双向免疫扩散实验　　D. 絮状沉淀反应

E. 单向免疫扩散

3. 有关免疫浊度法的叙述，正确的是（检验师 2013 相关、检验师 2019 相关）

A. 抗原抗体在生理盐水中快速形成免疫复合物

B. 只能用于定性检测，不能用于定量测定

C. 反应体系中必须有过量得抗原

D. 只能用于测定抗体

E. 常用的有透射比浊及散射比浊两种技术

4. 血清学试验的前带现象是指（检验士 2012 实践）

A. 抗体过量　　B. 抗原过量

C. 凝集明显　　D. 沉淀物明显

E. 溶血明显

5. 沉淀反应中如果抗体过剩将出现（主管检验师 2012 专业）

A. 等价带　　B. 前带

C. 抗原过剩带　　D. 后带

E. 前带与后带同时出现

6. 液相内沉淀试验广泛应用于血液和体液蛋白质测定。目前应用最广泛、定量比较准确的方法是（检验士 2013 相关）

A. 抗原稀释法　　B. 抗体稀释法

C. 方阵测定法　　D. 免疫透射比浊法

E. 免疫速率散射比浊法

第二节　凝胶内沉淀试验

A1 型题

1. 关于单向扩散试验平板法叙述，不正确的是（检验师 2012 专业）

A. 单向扩散试验平板法 24~48 小时后可出现机淀环

B. Mancini 曲线适用于小分子抗原

C. Fahey 曲线适用于小分子抗原

D. Mancini 曲线适用于较长时间（＞48 小时）扩散的结果

E. Fahey 曲线适用于较短时间扩散的结果

2. 双扩试验平板法中，抗体含量较大，则反映沉淀线应（检验师 2013 实践、检验师 2019 实践）

A. 靠近抗原孔　　B. 无沉淀线

C. 在两孔之间　　D. 呈多条沉淀线

E. 靠近抗体孔

3. 可用于鉴定抗体纯度的方法是（检验士 2018 实践）

A. 双向免疫扩散法

B. 单向免疫扩散法

C. SDS- 聚丙烯酰胺凝胶电泳法

D. 离子交换层析法

E. 亲和层析法

4. 双向琼脂扩散试验中，抗体含量较大时，反应沉淀线（检验士 2016 实践）

A. 靠近抗体孔　　B. 靠近抗原孔

C. 两孔正中间　　D. 弯向抗原孔

E. 呈多条沉淀线

5. 抗血清效价鉴定常用的方法是（检验师 2012 专业）

A. 单向免疫扩散法　　B. 双向免疫扩散法

C. 火箭免疫电泳法　　D. 免疫比浊法

E. SDS 聚丙烯酰胺凝胶电泳法

6. 下图（附录 3 图 4-2）中的图 E 表示（主管检验师 2019 专业）

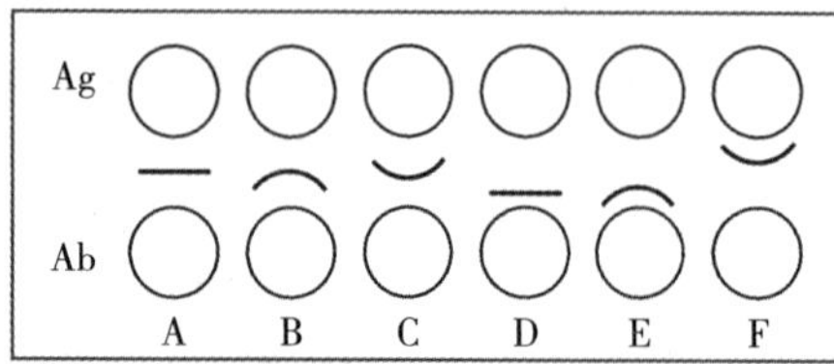

A. Ag、Ab 浓度相近，分子量 Ag ＜ Ab

B. Ag、Ab 浓度相近，分子量 Ag ＞ Ab

C. 浓度 Ag ＞ Ab，分子量相近

D. Ag、Ab 浓度及分子量相近

E. 浓度 Ag ＞ Ab，分子量 Ag ＜ Ab

7. 单向琼脂扩散试验常用于（检验士 2012 实践）

A. 定性测定　　B. 定量测定

C. 定性和定量测定　　D. 定性和半定量测定

E. 半定量测定

8. 不适用于单向免疫扩散测定的是（主管检验师 2013 实践）

A. IgG　　B. IgA

C. C3　　D. IgM

E. HBsAg

9. 可来进行定量测定试验（主管检验师 2017 专业）

A. 双向扩散试验　　B. 单向扩散试验

C. 免疫电泳　　D. 对流免疫电泳

E. 抗人球蛋白试验

10. 单向琼脂扩散法的检测敏感度（主管检验师 2016 相关）

A. 不高，检测时间长达 48~72 小时

B. 高，检测时间长达 48~72 小时

C. 不高，检测时间仅需 12 小时

D. 高，检测时间仅需 12 小时

E. 高，检测时间仅需 2 小时

11. 患者男，30 岁。发热待查，需要做免疫球蛋白 IgG、IgA 及 IgM 检查，除了常用的免疫比浊法外，在基层医院可以用的检测（检验师 2018 实践、主管检验师 2018 实践）

A. 化学发光法　　B. 间接凝集试验

C. 放射免疫试验　　D. 单向扩散试验

E. 直接凝集试验

12. 患者男，30 岁。发热待查，需要做免疫球蛋白 IgG、IgA 及 IgM 检查，除了常用的免疫比浊法外，在基层医院还使用下列何种方法检测（主管检验师 2015 基础）

A. 直接凝集试验　　B. 间接凝集试验

C. 单向扩散试验　　D. 放射免疫试验

E. 化学发光试验

13. 双向扩散试验中，当抗原分子量大时，下列叙述正确的是（检验师 2015 实践）

A. 沉淀环弯向抗原一方

B. 沉淀环弯向抗体一方

C. 沉淀线为靠近抗体孔的直线

D. 沉淀线为靠近抗原孔的直线

E. 沉淀线为两孔之间的等距直线

14. 关于双向免疫扩散实验的说法，正确的是（主管检验师 2020 相关）

A. 能够检测抗原抗体的相对分子质量和含量

B. 只能检测抗原

C. 只能检测抗体

D. 试管法可以测定多个标本

E. 沉淀线相互吻合说明抗原完全相同

15. 双扩散平板法出现多条沉淀线的原因是（主管检验师 2018 相关）

A. 抗原抗体过剩　　B. 抗原抗体相等

C. 抗原抗体缺乏　　D. 抗原抗体不纯
E. 抗原抗体比例不当

16. 双向琼脂扩散实验结果如下图（附录3 图4-3）所示，下列说法正确的是（检验士2020相关）

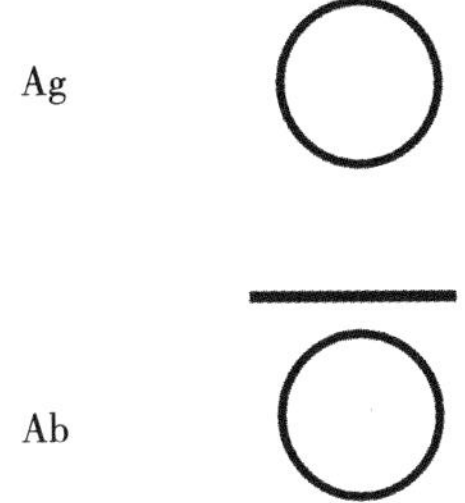

A. Ag、Ab浓度及分子量接近
B. Ag、Ab浓度近似，分子量Ag＜Ab
C. Ag、Ab浓度近似，分子量Ag＞Ab
D. 浓度Ag＞Ab，分子量近似
E. 浓度Ag＞Ab，分子量Ag＜Ab

17. 双向琼脂扩散试验中，抗体含量较大，反应沉淀线应（检验士2020实践）
A. 在两孔之间　　B. 靠近抗原孔
C. 靠近抗体孔　　D. 沉淀线弯向抗原孔
E. 呈多条沉淀线

18. 双向免疫扩散试验中，如抗体浓度大于抗原浓度，则沉淀线（检验师2020实践）
A. 靠近抗原孔　　B. 靠近抗体孔
C. 在两孔中间　　D. 呈多条沉淀线
E. 以上均不是

19. 双向扩散试验中分析抗原或抗体的相对分子量是根据（检验师2021实践）
A. 沉淀线的位置　　B. 沉淀线的数量
C. 沉淀线的形态　　D. 沉淀线吻合程度
E. 孔的形态

20. 可用于鉴定抗体纯度的方法是（检验士2013实践）
A. 双向免疫扩散法
B. 单向免疫扩散法
C. SDS-聚丙烯酰胺凝胶电泳
D. 离子交换层析法
E. 亲和层析法

21. 为了保证速率散射比浊测定结果准确，应进行（检验士2014实践）
A. 抗原过剩检测　　B. 抗体过剩检测
C. 补体过剩检测　　D. 增浊剂过剩检测
E. 沉淀剂过剩检测

22. 为了保证速率散射测定分析的准确性和精确度，该类型仪器中特有的设计是（主管检验师2013实践）
A. 抗体过量检测系统　　B. 抗原过量检测系统
C. 样本自动稀释系统　　D. 信号处理系统
E. 数字转换系统

23. 散射比浊分析，当抗原过量时，可导致（主管检验师2019专业）
A. 浊度增加　　B. 浊度降低
C. 形成伪浊度　　D. 浊度不受影响
E. 完全不受影响

24. 可定量检测抗原性物质的免疫学方法中，不属于标记免疫技术的是（检验士2014相关、2016相关、2020专业、2012相关）
A. 免疫比浊法　　B. 酶标免疫技术
C. 放射免疫技术　　D. 免疫放射技术
E. 发光免疫技术

25. 为防止钩状效应，免疫比浊法的基本原理是在反应体系中（检验士2015实践）
A. 保持有电解质的溶液　　B. 保持在37℃中进行
C. 保持抗原过量　　D. 保持抗体过量
E. 使用增浊剂

26. 免疫浊度法中，试剂中常含有PEG（或PVP），其作用是（检验师2020相关）
A. 提高反应的特异性
B. 减少交叉反应
C. 增强抗原抗体复合物的形成
D. 减少抗血清用量
E. 减少温度对反应的影响

27. 免疫比浊法常用的增浊剂是（主管检验师2013实践）
A. NaCl　　B. 明胶
C. 硫酸铵　　D. 聚乙二醇或吐温-20
E. 牛血清白蛋白

28. 在沉淀反应中，抗体过多时将出现（检验士2015实践，2016专业）
A. 大量沉淀物　　B. 非特异反应
C. 前带现象　　D. 后带现象
E. 无影响

29. 关于沉淀反应第二阶段的叙述，错误的是（检验士2016实践）
A. 抗原抗体形成复合物
B. 出现肉眼可见的沉淀线或沉淀环
C. 可用散射比浊测定反应结果
D. 几秒钟或几分钟内完成
E. 可用透射比浊测定反应结果

B1型题（标准配伍题）

（1~2题共用备选答案）
A. 特异性IgE　　B. 抗红细胞不完全抗体
C. 抗基底膜抗体　　D. 抗血小板抗体
E. IgG含量

1. 单向免疫扩散用于检测（检验士2013实践、检验士2014实践）

2. Coombs试验用于检测（检验士2013实践、检验士2014实践）

第三节　凝胶免疫电泳技术

A1 型题

1. 下列方法是测定单个补体成分含量的是（检验士 2019 专业、2021 实践）

A. CH50 试验　　B. 补体结合试验
C. 免疫溶血法　　D. 火箭免疫电泳
E. 对流免疫电泳

2. 对流免疫电泳实质上是（检验士 2014 实践）

A. 定向加速的免疫双扩散技术
B. 单向电泳扩散免疫沉淀技术
C. 区带电泳与免疫双向扩散技术
D. 双向加速的电泳技术
E. 火箭免疫电泳

3. 火箭免疫电泳是一种（检验师 2021 相关）

A. 定向加速度的单向扩散试验
B. 定向的单向扩散实验
C. 不定向加速度的沉淀实验
D. 定向加速度的沉淀实验
E. 区带电泳

4. 加速单向扩散试验是（主管检验师 2019 基础）

A 对流免疫电泳　　B. 火箭免疫电泳
C. 免疫固定电泳　　D. 免疫电泳
E. 交叉免疫电泳

5. 将区带电泳与免疫沉淀反应相结合的技术是（检验士 2013 实践）

A. 对流免疫电泳　　B. 火箭免疫电泳
C. 免疫电泳　　D. 免疫固定电泳
E. 血清蛋白电泳

6. 区带电泳与免疫双向扩散相结合的分析技术是（检验师 2018 基础）

A 对流免疫电泳　　B. 火箭免疫电泳
C. 免疫电泳　　D. 免疫固定电泳
E 区带电泳

7. 免疫电泳的实质是（检验士 2016 实践）

A. 液相沉淀试验
B. 补体结合试验
C. 直流电场下的凝胶扩散试验
D. 单相扩散试验
E. 乳胶凝集试验

8. 免疫电泳属于（主管检验师 2020 实践）

A. 絮状沉淀试验　　B. 环状沉淀试验
C. 凝胶内沉淀试验　　D. 免疫浊度法
E. 单向免疫扩散

9. 下列关于免疫电泳技术的叙述，正确的是（检验士 2018 实践）

A. 在交流电场作用下的凝胶扩散试验
B. 在直流电场作用下的沉淀反应
C. 颗粒越大，电泳速度越快
D. 缓冲液 pH 小于蛋白质等电点时，蛋白质分子向阳极泳动
E. 静电荷量越少，泳动速度越快

10. 免疫球蛋白定量的测定方法是（检验士 2018 实践）

A. 速率散射比浊法
B. 免疫球蛋白的分类与鉴定
C. 双向扩散
D. 免疫电泳
E. 免疫固定电泳

11. 如果蛋白质的 PI 小于电泳缓冲液的 pH 时则（检验师 2014 基础）

A. 蛋白质带负电，电泳时如不考虑电渗的影响，向正极移动
B. 蛋白质带负电，电泳时如不考虑电渗的影响，向负极移动
C. 蛋白质不带电，电泳时如不考虑电渗的影响，不移动
D. 蛋白质不带电，电泳时如不考虑电渗的影响，向负极移动
E、蛋白质不带电，电泳时如不考虑电渗的影响，向正极移动

12. 将电泳与免疫单向扩散相结合的技术是（检验士 2018 实践）

A. 对流免疫电泳　　B. 火箭免疫电泳
C. 免疫电泳　　D. 免疫固定电泳
E. 血清蛋白电泳

13. 临床上检测 M 蛋白，首选血清蛋白区带电泳的目的是（检验士 2018 实践）

A. 用于对 M 蛋白定性　　B. 用于对 M 蛋白定量
C. 用于对 M 蛋白定型　　D. 用于对 M 蛋白鉴别
E. 用于对 M 蛋白选择

14. 用于 M 蛋白鉴定的蛋白电泳分离方法是（主管检验师 2015 实践）

A. 琼脂凝胶电泳　　B. 醋酸纤维素电泳
C. 等电聚焦电泳　　D. 聚丙烯酰胺凝胶电泳
E. 免疫固定电泳

15. 目前常用鉴定 M 蛋白类型的方法是（主管检验师 2015 专业）（检验师 2020 实践）

A. 免疫电泳　　B. 区带电泳
C. 免疫对流电泳　　D. 免疫固定电泳
E. 免疫选择电泳

16. 关于“火箭电泳”下列哪些叙述是正确的（主管检验师 2020 相关）

A. 利用了“单向免疫扩散”的原理
B. 利用了“双向免疫扩散”的原理

C. 利用了“平板电泳”的原理
D. 由在“单向免疫扩散”平板两端加上电场而形成
E. 利用凝集反应的原理

17. 免疫电泳技术的实质是（检验士 2021 相关）
A. 液相沉淀试验
B. 补体结合试验
C. 在直流电场下的凝胶扩散试验
D. 单相扩散试验
E. 乳胶凝集试验

18. 对流免疫电泳中，抗体向阴极移动的原因是（主管检验师 2012 实践）
A. 抗体带正电荷 B. 抗体带负电荷
C. 电渗作用 D. 电泳作用
E. 抗原带正电荷

19. 相对于其他免疫电泳，不属于免疫固定电泳优势的是（检验师 2019 实践）
A. 敏感性高 B. 分辨力强
C. 可定量 D. 结果易分析
E. 周期短

B1 型题（标准配伍题）

（1~3 题共用备选答案）
A. 沉淀反应 B. 凝集反应
C. 荧光免疫反应 D. 免疫反应
E. 放射免疫反应

1. 免疫电泳属于（主管检验师 2016 实践）
2. 肥达反应属于（主管检验师 2016 实践）
3. 用 FITC 标记抗体间接法测 ANA 属于（主管检验师 2016 实践）

（4~5 题共用备选答案）
A. 免疫固定电泳 B. 免疫印迹技术
C. 对流免疫电泳 D. 免疫电泳
E. 火箭免疫电泳

4. 在琼脂板上打两排孔，两侧分别加待测抗原和相应抗体，在两者之间或者抗体测形成沉淀线的是（检验士 2016 实践）
5. 在琼脂板中央纵向挖槽，将待测标本于标准抗原分别加入两侧孔内进行琼脂区带电泳的是（检验士 2016 实践）

（6~7 题共用备选答案）
A. 免疫电泳 B. 免疫固定电泳
C. 血清蛋白区电泳 D. 等电聚焦电泳
E. 单向琼脂扩散电泳

6. 单克隆蛋白鉴定和分型的首选方法是（检验士 2014 实践）
7. 免疫球蛋白定量测定使用的方法是（检验士 2014 实践）

（8~10 题共用备选答案）
A. 免疫固定电泳 B. 单向扩散试验
C. 双向扩散试验 D. 免疫浊度测定
E. 火箭免疫电泳

8. 鉴定多发性骨髓瘤最常用的免疫电泳技术（检验士 2016 相关）
9. 属于液体内的沉淀试验是（检验士 2016 相关）
10. 抗血清抗体滴度的检测试验是（检验士 2016 相关）

第十四章　免疫比浊分析

第一节　免疫比浊技术原理

A1 型题

1. 关于免疫浊度法的优点，错误的是（主管检验师 2016 专业）

A. 简便快速　　B. 易于自动化
C. 无放射性污染　　D. 适合大批量本的检测
E. 灵敏度可达 ng 水平

2. 目前检测 Ig 含量最常用的方法（检验师 2013 实践）

A. ELISA　　B. RIA
C. CLIA　　D. 免疫比浊法
E. 单扩法

3. 免疫浊度法中，可保证反应体系中的浊度随待测抗原量的增加而增加的是（主管检验师 2019 相关、2016 相关）

A. 反应溶液为生理盐水时
B. 反应溶液人 pH 为 6.5~8.5 时
C. 抗体特异性强时
D. 抗原过剩时
E. 抗体过剩时

4. 为防止钩状效应，免疫比浊法的基本原理是在反应体系中（主管检验师 2015 实践）

A. 保持有电解质的溶液　　B. 保持在 37℃中进行
C. 保持抗原过量　　D. 保持抗体过量
E. 使用增浊剂

5. 关于免疫比浊法的描述，正确的是（检验师 2012 专业）

A. 抗原过剩时称为前带现象
B. 抗体过剩时称为后带现象
C. 多采用速率法测定
D. 校正常用 LOGIT SPALINE 方程拟合
E. 自动生化分析仪一般只能做散射比浊分析

6. 免疫比浊法测定 IgA、IgG、IgM 时出现假阴性，这种情况可能的原因是（主管检验师 2020 专业）

A. 抗原过量，后带现象　　B. 抗原过量，前带现象
C. 抗体过量，后带现象　　D. 抗体过量，前带现象
E. 等价带

7. 关于免疫比浊法中对抗体的要求，下列不正确的是（主管检验师 2019 基础）

A. 特异性强　　B. 效价高
C. 亲和力强　　D. 使用 R 型抗体
E. 使用 H 型抗体

8. 患者男，贫血、广泛骨质疏松、肾功能损伤，初步诊断为多发性骨髓瘤，为进行血清中免疫球蛋白定量，可采用（检验师 2015 实践）

A. 免疫比浊法　　B. 血清区带电泳
C. 免疫固定电泳　　D. 双向琼脂扩散
E. 沉淀反应

9. 速率散射比浊分析中，其检测过程应保持（检验师 2014 实践、2021 相关）

A. 抗原过量　　B. 复合物过量
C. 抗体过量　　D. 抗原抗体量相等
E. 抗原抗体量按一定比例

10. 一种沉淀反应，采用动力学方法监测抗原抗体反应，这样的测定方法属于（检验师 2014 专业）

A. 散射免疫比浊法　　B. 定时散射比浊法
C. 速率散射比浊法　　D. 终点散射比浊法
E. 免疫透射比浊法

11. 定时散射比浊法与速率散射比浊法最大的区别在于（主管检验师 2012 相关）

A. 要检测的蛋白质类型不同
B. 所选用的检测试剂不同
C. 设计的光学原理不同
D. 设计的抗原过量检测不同
E. 采集的测定信号不同

12. 免疫透射比浊分析中，吸光度和复合物的量的关系是（检验士 2013 专业）

A. 成正比　　B. 成反比
C. 没有关系　　D. 对数关系
E. 三角函数关系

13. 患者女，类风湿性因子阳性，怀疑为风湿性关节炎，欲进一步检查抗链球菌溶血素“O”，可采用下列哪种试验方法（检验师 2020 相关）

A. 红细胞凝集试验　　B. 免疫散射比浊试验
C. 蛋白质沉淀反应　　D. 琼脂扩散试验
E. 乳胶凝集试验

14. 免疫球蛋白定量的测定方法（检验士 2013 实践）

A. 速率散射比浊法
B. 免疫球蛋白的分类与鉴定
C. 双向扩散
D. 免疫电泳
E. 免疫固定电泳

15. 免疫透射比浊法，光线的吸收量（检验士 2014

实践）

A. 与抗原浓度成正比

B. 与抗体浓度成反比

C. 与补体浓度成反比

D. 与抗原抗体复合物成反比

E. 与抗原抗体复合物成正比

第二节 自动化免疫比浊分析

A1 型题

1. 考虑到测定速度和自动化应用，临床实验室最可能用来测定血清载脂蛋白的方法是（检验师 2015 实践）

A. 单向免疫扩散法　　B. 活检电泳法

C. 酶联免疫吸附试验　　D. 免疫比浊法

E. 放射免疫测定法

2. 利用 Apo（a）的单克隆抗体，采用多点定标（5~7点）用 log-logit 多元回归方程进行曲线拟合运算，便于自动化大批量检测的测定 LP（a）方法是（主管检验师 2020 实践）

A. 单向扩散法　　B. 免疫透射比浊法

C. ELISA 方法　　D. 火箭电泳法

E. 免疫散射比浊法

3. 散射免疫比浊法测定时，为保证能与标本中的抗原完全反应，必须使（主管检验师 2019 实践）

A. 检测体系抗原保持过量

B. 检测体系抗体保持过量

C. 充分稀释待测样品

D. 具足够强的发射光

E. 足够强的照射光

4. 在免疫散射比浊中，当颗粒直径小于入射光波长的 1/10 时，称为（主管检验师 2020 实践、2017 实践）

A. Rayleigh 散射　　B. Mie 散射

C. Debye 散射　　D. 定时散射

E. 速率散射

5. 散射比浊分析、当抗原过量时，可导致（主管检验师 2015 实践）

A. 浊度增加　　B. 浊度降低

C. 形成伪浊度　　D. 浊度不受影响

E. 完全不受影响

B1 型题（标准配伍题）

（1~2 题共用备选答案）

A. 酶免疫测定原理　　B. 免疫浊度测定原理

C. 免疫荧光测定原理　　D. 化学发光免疫测定原理

E. 电化学发光免疫测定原理

1. 临床检测脑脊液中蛋白质含量的常用仪器的设计原理是（检验士 2018 专业）

2. 适用于吖啶酯标记抗原或抗体检测的自动化仪器的设计原理是（检验士 2018 专业）

第十五章　酶免疫技术

第一节　概述

A1 型题

1. 酶免疫测定中的均相型与非均相型的区别是（检验师 2013 专业）（主管检验师 2012 相关）

A. 均相需将结合的与游离的酶标记物分离，非均相则不需要

B. 非均相需将结合的与游离的酶标记物分离，均相则不需要

C. 抗原或抗体酶与结合后导致酶失活为非均相，酶不失活为均相

D. 均相为酶标记抗原，非均相为酶标记抗体

E. 均相为液相酶免疫测定，非均相为固相酶免疫测定

2. 均相酶免疫测定主要用于（主管检验师 2012 实践）

A. 细菌抗原测定　　B. 药物和小分子物质测定

C. 病毒抗体测定　　D. 寄生虫抗原测定

E. 结核分枝杆菌测定

3. 均相酶免疫测定的优点不包括（主管检验师 2015 实践）

A. 多用小分子激素和半抗原测定

B. 无需分离游离的酶标抗原

C. 易于自动化分析

D. 易受样品中非特异性的内源酶的干扰

E. 灵敏度可达 109mmol/L

4. 酶免疫技术的基本原理是（检验师 2014 相关）

A. 酶能与抗体或抗原的蛋白分子共价结合，且不影响抗原抗体反应的特异性

B. 酶具备抗体特异性

C. 酶具备反应原性

D. 酶具备抗原特异性

E. 酶具备特异性

5. 酶免疫技术中的酶结合物是指（检验师 2015 相关）

A. 专指酶标记的抗原

B. 专指酶标记的抗体

C. 酶标记的抗原或抗体

D. 酶标记的抗原与待测抗体的结合物

E. 酶标记的抗体与待测抗原的复合物

6. ELISA 反应板用抗原、抗体包被后，为消除反应板的非特异显示，常用何物进行封闭（检验师 2013 相关）

A. 1%~5% 兔血清白蛋白　B. 1%~5% 牛血清白蛋白

C. 1% 人血清白蛋白　　D. 1% 马血清白蛋白

E. 5% 明胶

7. ELISA 测定中，抗原或抗体与固相载体结合的过程称为（2015 专业）

A. 包被　　B. 封闭

C. 标记　　D. 结合

E. 显色

8. ELISA 中最常见的固相载体是（主管检验师 2015 基础）

A. 硝酸纤维素膜　　B. 聚苯乙烯

C. 三聚氰胺　　D. 硅胶

E. 磁性微球

9. 酶免疫方法中最常用的固相载体是（主管检验师 2013 实践）

A. 硝酸纤维膜　　B. 聚苯乙烯反应板

C. 醋酸纤维膜　　D. 琼脂板

E. 玻璃纤维板

10. 关于 EIA 固相载体的叙述，错误的是（主管检验师 2012 专业、2013 专业）

A. 最常用的为聚苯乙烯微量反应板

B. 每批号使用前要检查其性能

C. 聚氯乙烯板也可使用

D. 固相载体应对蛋白有一定吸附能力

E. 阳性和阴性标本测定结果差别最小者是最适载体

11. ELISA 试验中辣根过氧化物酶（HRP）的底物包括（检验师 2014 相关）

A. 对硝基苯酚

B. 四甲基联苯胺

C. 4- 甲基伞酮 -β-D 半乳糖苷

D. 对硝基苯磷酸酯

E. 4- 甲基伞酮

12. ELISA 是哪种免疫测定方法的英文缩写（检验士 2016 专业）

A. 直接凝集试验　　B. 酶联免疫吸附试验

C. 放射免疫试验　　D. 化学发光免疫试验

E. 抗人球蛋白参与的血清试验

13. 酶联免疫测定的特点是（检验师 2018 相关）

A. 敏感性高、特异性低　B. 敏感性高、特异性高

C. 敏感性低、特异性高　D. 敏感性低、特异性低

E. 灵敏度低、特异性低

14. 目前用于 HRP 标记抗体或抗原的最常用的方法是（主管检验师 2019 专业）

A. 戊二醛交联一步法　　B. 戊二醛交联二步法
C. 直接法　　D. 间接法
E. 改良过碘酸钠法

15. 亲合素标记 HRP 的常用方法是（主管检验师 2012 基础）
A. 光化学法　　B. 改良过碘酸钠法
C. Bolton–Hunter 法　　D. LPO 法
E. ch–T 法

16. ELISA 试验中最常用的标记酶是（主管检验师 2016 基础）
A. AKP　　B. HRP
C. ALP　　D. GGT
E. AST

17. 将抗原或抗体固相化的过程称为（2018 相关）
A. 封闭　　B. pH9.6 的碳酸缓冲液
C. 4℃过夜　　D. 包被
E. 1%~5% 牛血清蛋白

18. ELISA 中最常用的酶是（检验师 2015 实践）
A. HRP 和葡萄糖氧化酶
B. β- 半乳糖苷酶和 HRP
C. 葡萄糖氧化酶和碱性磷酸酶
D. 脲酶和碱性磷酸酶
E. HRP 和碱性磷酸酶

19. ELISA 标记酶必须具备的特异性不包括（主管检验师 2016 实践）
A. 有可与抗原、抗体结合的基团
B. 标记抗原后，酶活性保持稳定
C. 当标记与抗体结合后，活性可出现激活或抑制
D. 催化底物反应生成易于测定、重复性好
E. 标记抗原后，不影响抗原的免疫活性

20. 用于标记的酶应符合的要求中，哪一项可以除外（主管检验师 2014 基础）
A. 酶活性增高
B. 具有可与抗原、抗体结合的基团
C. 具有可与生物素、亲和素结合的基团
D. 酶催化底物后的成色信号易判断
E. 纯度比活性高

21. ELISA 检测中应用最广泛的底物是（检验士 2017 相关）
A. OPD　　B. TMB
C. p–NPP　　D. 4–MUU
E. 4–MU

22. ELISA 反应中，应用最多的底物是（检验师 2015 专业）
A. 4- 甲基伞酮 -β-D- 葡萄糖
B. 邻苯二胺
C. 四甲基联苯胺
D. 对硝基苯磷酸酯
E. ABTS

23. HRP 最敏感的色原底物，显色反应需避光，且具有致癌性的是（检验士 2019 基础）
A. 邻苯二胺（OPD）
B. 过氧乙酸
C. 四甲基联苯胺（TMB）
D. 对 – 硝基苯磷酸酯
E. 4- 甲基伞酮基 -R-D 半乳糖苷（4–MUU）

24. 有关酶免疫技术特点的叙述，错误的是（检验士 2017 相关）
A. 灵敏度高　　B. 特异性高
C. 准确度高　　D. 方法简单
E. 使用范围窄

25. HRP 的辅基和酶蛋白的比值应大于（检验师 2021 专业）
A. 2：3　　B. 3：2
C. 3：1　　D. 2：1
E. 1：1

26. HRP 的底物中最广泛的是（检验士 2020 专业）
A. TMB　　B. OPD
C. ABTS　　D. 5–ASA
E. 4MUG

27. HRP 最敏感的色原底物，显色反应需避光，且具有致癌性的是（检验士 2020 专业）
A. 邻苯二胺（OPD）　　B. 过氧乙酸
C. 四甲基联苯胺（TMB）　D. 对 – 硝基苯磷酸酯
E. 4- 甲基伞酮基 -R-D 半乳糖苷（4–MUU）

A3 型题

（1~2 题共用题干）
酶免疫组化中不同技术可使用不同的酶。

1. PAP 法使用的酶是（主管检验师 2012 专业）
A. 碱性磷酸酶　　B. 葡萄糖氧化酶
C. 辣根过氧化物酶　　D. 胰蛋白酶
E. 酸性磷酸酶

2. APAAP 法使用的酶是（主管检验师 2012 专业）
A. 过氧化物酶　　B. 碱性磷酸酶
C. 葡萄糖氧化酶　　D. 胶原酶
E. 辣根过氧化物酶

B1 型题（标准配伍题）

（1~2 题共用备选答案）
A. 对硝基苯酚
B. 四甲基联苯胺（TMB）
C. 4 甲基伞酮 -R-D- 半乳糖苷
D. 对硝基苯磷酸酯（p–NPP）
E. 4 甲基伞酮

1. ELISA 试验中碱性磷酸酶（AP）的底物为（主管检验师 2012 实践）

2. ELISA 试验中辣根过氧化物酶（HRP）的底物为（主管检验师 2012 实践）

第二节 酶联免疫吸附试验

A1 型题

1. 临床免疫测定分析技术中，灵敏度最低的是（主管检验师 2016 基础）

A. 酶联免疫吸附技术
B. 微粒子化学发光分析技术
C. 电疫分析技术
D. 化学发光免疫分析技术
E. 化学发光酶免疫分析技术

2. 在 ELISA 技术中，将抗原或抗体固相化的过程称为（检验师 2015 专业）

A. 封闭　　B. 固定
C. 包被　　D. 吸附
E. 结合

3. 对 EIA 试剂的叙述，正确的是（检验士 2020 专业）

A. 选择酶试剂，活性比纯度重要
B. 抗体要有高比活性
C. 底物应颜色变化明显
D. 抗原要有较好纯度
E. 以上都是

4. 最常用于测定抗原的 ELISA 是（检验士 2014 相关）

A. 双抗体夹心法　　B. 间接法
C. 竞争法　　D. 捕获法
E. 斑点法

5. 对 EIA 试剂的叙述，错误的是（检验士 2016 相关）

A. 选择酶试剂，纯度（RZ）比活性重要
B. 抗体要有高比活性
C. 底物颜色变化明显
D. 载体吸附性好
E. 抗原要有较好纯度

6. 酶免疫分析中的关键试剂是（主管检验师 2013 相关）

A. 缓冲液　　B. 牛血清蛋白
C. 生理盐水　　D. 酶标记结合物
E. 免疫吸附剂

7. 酶联免疫反应的影响因素不包括（检验士 2016 相关、2018 专业，2021 专业）

A. 疾病类型　　B. 试验温度
C. 体系 pH　　D. 标记物量
E. 洗涤次数

8. 酶联免疫法测定的优点不包括（主管检验师 2015 基础）

A. 灵敏度高
B. 特异性高
C. 操作简单
D. 比较适用于同工酶的测定
E. 可用于免疫原性未受影响但催化活性易于丧失的酶蛋白的测定

9. ELISA 板包被后，最常用的封闭物质是（检验士 2019 基础）

A. 人白蛋白　　B. 人球蛋白
C. 牛血清白蛋白　　D. 牛血清球蛋白
E. 鼠白蛋白

10. 目前临床检测 HBsAg 主要采用（检验士 2015 专业、2017 专业）

A. 间接免疫荧光法　　B. 直接免疫荧光法
C. ELISA 法　　D. 比浊法
E. 免疫印迹法

11. 目前临床上检测 HBsAg 主要采用（检验士 2012 专业）

A. RIA　　B. IRMA
C. ELISA　　D. ANA
E. ECLIA

12. ELISA 检测方法中，关于竞争法下列哪种说法正确（主管检验师 2020 相关）

A. 只用于检测抗原
B. 只用于检测抗体
C. 待测管的颜色比参照管的淡表示被检测物量少
D. 被检测物含量高，则酶标记物被结合的机会少
E. 被检测物与酶标记物的免疫活性各不相同

13. HIV 感染最常用的筛检方法为（检验士 2012 专业）

A. 艾滋病毒培养　　B. p24 检验
C. 抗体检测（ELISA）　　D. CD4/CD8 比值测定
E. 免疫荧光法测抗原

14. ELISA 间接法测人血清抗 HBs 抗体是应用（主管检验师 2016 专业、2013 专业）

A. 酶标记抗原测抗体
B. 酶标记抗人 IgG 测抗体
C. 酶标记抗羊 HBs 测抗体
D. 酶标记抗鼠 IgG 测抗体
E. 酶标记抗兔 IgG 测抗体

15. ELISA 双抗体夹心法一步法检测中，若怀疑存在钩状效应，应采取何种措施（主管检验师 2017 实践）

A. 加入更多的酶标抗体　　B. 增加洗板次数
C. 缩短孵育时间　　D. 降低孵育温度
E. 将标本稀释后重新检测

16. 用双位点一步法检测抗原时，若怀疑显示降低是由于钩状效应所造成，应采取何种措施（主管检验师 2021 实践、2015 实践）

A. 增加酶标抗体的用量　　B. 增加洗涤次数
C. 延长反应时间　　D. 稀释抗原
E. 稀释抗体

17. 下列哪种方法用一种标记物可检测多种被测物（主管检验师 2016 相关）

A. ELISA 双抗夹心法、ELISA 竞争法

B. ELISA 间接法、间接法荧光免疫技术

C. ELISA 竞争法、放射免疫测定

D. ELISA 双位点一步法、直接法荧光免疫技术

E. ELISA 竞争法、直接荧光法

18. 在酶联免疫反应夹心法中，被检测物质含量与显色关系是（检验士 2013 相关、2020 实践）

A. 无关　　B. S 型曲线

C. 抛物线　　D. 反比

E. 正比

19. 采用 ELISA 夹心法测定 AFP 时，包被在固相上的成分是（主管检验师 2014 实践）

A. 酶标记的抗原　　B. 酶标记的抗体

C. 特异性抗原　　D. 特异性抗体

E. 抗原抗体复合物

20. 用 ELISA 法检查 HIV 抗体，最后加入底物孵育 10 分钟整板不显色的原因是（检验师 2020 专业）

A. 洗板不净

B. 底物加错，终止液误当底物

C. 酶结合物活性降低所致

D. 孵育温度过高

E. 以上均正确

21. 用 ELISA 方法检测抗原时，检测孔最后显示的深浅程度呈负相关的是（主管检验师 2013 专业）

A. 双抗体夹心法　　B. 双位点一步法

C. 间接法　　D. 竞争法

E. 捕获法

A3 型题

（1~6 题共用题干）

采用 ELISA 竞争一步法检测抗 HBc 抗体，如果固相包被的物质是抗原。

1. 该抗原是（检验师 2014 专业）

A. PreS1　　B. HBvAg

C. HBeAg　　D. HBsAg

E. HBcAg

2. 酶标记物是（检验师 2014 专业）

A. 酶标记的 HBeAg

B. 酶标记的抗 HBe 抗体

C. 酶标记的抗 HBc 抗体

D. 酶标记的鼠抗人 IgG 抗体

E. 酶标记的鼠抗人抗体

3. 反应体系中，固定限量的物质是（检验师 2014 专业）

A. 固相抗原与酶标抗体　　B. 固相抗体与酶标抗原

C. 固相抗原与酶标抗原　　D. 固相抗体与酶标抗体

E. 酶标抗原与酶标抗体

4. 如果抗 HBc 抗体弱阳性，则在固相载体表面形成的复合物为（检验师 2014 专业）

A. HBcAg- 抗 HBc 抗体复合物

B. HBcAg- 酶标记抗 HBc 抗体复合物

C. HBcAg- 抗 HBc 抗体复合物和 HBcAg- 酶标记抗 HBc 抗体复合物

D. 抗 HBc 抗体 -HBcAg- 酶标记抗 HBc 抗体复合物

E. HBcAg- 抗 HBc 抗体 - 酶标记抗 HBc 抗体复合物

5. 如果标本离心不充分，存在纤维蛋白，可能导致（检验师 2014 专业）

A. 假阴性　　B. 假阳性

C. 灵敏度增加　　D. 特异性增加

E. 临界值下降

6. 如果标本严重溶血，可导致（检验师 2014 专业）

A. 假阴性　　B. 假阳性

C. 灵敏度增加　　D. 特异性增加

E. 临界值下降

B1 型题（标准配伍题）

（1~3 题共用备选答案）

A. 双抗体夹心法　　B. 双抗原夹心法

C. 竞争法　　D. 间接法

E. 捕获法

1. 测定乙型肝炎表面抗原的常用方法是（检验士 2018 相关、2021 基础）（检验师 2019 相关、2020 相关）（主管检验师 2012 实践）

2. 测定乙型肝炎核心抗体的常用方法是（检验士 2018 相关、2021 基础）（检验师 2019 相关、2020 相关）（主管检验师 2012 实践）

3. 测定戊肝 IgM 的常用方法（检验士 2018 相关、2021 基础）（检验师 2019 相关、2020 相关）（主管检验师 2012 实践）

（4~5 题共用备选答案）

A. 免疫印迹法　　B. ELISA（夹心法）

C. 直接凝集试验　　D. ELISA（间接法）

E. 免疫荧光技术

4. 可溶性抗原定量测定常用的方法是（检验师 2015 相关）

5. 标记免疫技术中发展最早的一种是（检验师 2015 相关）

第三节 膜载体的酶免疫技术

A1 型题

1. HIV 抗体确认试验采用何种检测方法（检验士 2015 实践）
A. ELISA B. 凝集试验
C. 射免疫分析法 D. 免疫印迹法
E. 化学发光免疫分析法

B1 型题（标准配伍题）

（1~2 题共用备选答案）
A. 免疫印迹法 B. ELISA 间接法
C. 免疫比浊法 D. 直接凝集法
E. 免疫层析法（胶体金标记）
1. AIDS 的确诊试验是（主管检验师 2013 相关）
2. 血清中 IgG 和 IgM 测定采用（主管检验师 2013 相关）

第四节 生物素 – 亲和素系统酶联免疫吸附试验

A1 型题

1. 生物素不能标记的物质是（检验士 2014 相关）
A. 蛋白质类抗原 B. 抗体
C. 激素 D. 酶
E. 肌酐
2. 生物素分子与亲和素分子结合的部位是（检验师 2015 基础）
A. 戊醛相同 B. 咪唑酮环
C. 噻吩环 D. 苯环
E. 末竭羧基
3. 每个亲和素能结合多少分子的生物素（检验士 2015 基础）
A. 1 B. 2
C. 3 D. 4
E. 5
4. 亲和素标记 HRP 的常用方法是（检验师 2013 基础、2019 基础、2021 相关）
A. 光化学法 B. 改良过碘酸钠法
C. Bolton–Hunter 法 D. LPO 法
E. ch–T 法
5. 用活化生物素标记的物质不包括（检验师 2013 相关）
A. 蛋白质酪氨酸残基 B. 蛋白质羧基
C. 蛋白质氨基 D. 蛋白质醛基
E. 蛋白质硫基
6. 标记蛋白质氨基的活化生物素是（检验师 2018 实践）
A. N– 羟基二酰亚胺酯
B. 生物素酰肼
C. 生物素对硝基酚酯
D. 肼化生物胞素
E. 光敏生物素
7. 标记蛋白质巯基的活化生物素是（主管检验师 2018 实践）
A. 3– 马来酰胺 – 丙酰 – 生物胞素
B. 生物素酰肼
C. 生物素对硝基酚酯
D. 肼化生物胞素
E. 光敏生物素
8. 标记蛋白质醛基的活化生物素（主管检验师 2017 基础）
A. N 羟基丁二酰亚胺酯
B. 3– 马来酰亚胺 – 丙酰 – 生物胞素
C. 生物素对硝基酚酯
D. 肼化生物胞素
E. 生物素脱氧核苷酸三磷酸
9. 既能用于标记蛋白质氨基，又能标记蛋白质醛基的活化生物素是（主管检验师 2021 专业）
A. HZ B. BNHS
C. BCHZ D. BCNHS
E. MPB
10. 亲和素、链霉亲和素活性的基因是（主管检验师 2013 基础）
A. 酪氨酸 B. 色氨酸
C. 精氨酸 D. 蛋氨酸
E. 天门冬氨酸
11. 生物素标记蛋白质时的注意事项中，错误的有（检验士 2014 基础，2016 基础，2021 专业）
A. 应根据抗原或抗体分子结构中所带可标记基团的种类选择相应的活化生物素
B. 应根据抗原或抗体分子结构中所带可标记基团的分子理化性质选择相应的活化生物素
C. 标记反应时活化生物素要过量

D. 标记反应时活化生物素与待标记物应有适当比例

E. 在生物素与被标记物之间加入交联臂结构有助于减少空间位阻

12. 生物素亲合素系统（BAS）放大作用的机制主要是（检验师 2012 相关，2015 相关，2021 相关）

A. 亲合素的四个生物素部位可同时结合多价性的生物素化衍生物

B. 生物素、亲和素可分别与酶、放射性核素等结合形成标记物

C. 二者之间有极高的亲和力

D. 经化学修饰后，生物素活化为活化生物素

E. 二者之间的结合的特异性强

13. 生物素 – 亲和素系统（BAS）的特点不包括（检验师 2015 专业）

A. 1 个亲和素分子可以结合 4 个生物素分子起放大作用

B. 亲和素和生物素有极强的亲和力，其多级放大作用的特异性

C. 生物素易与酶、酶、多聚核苷酸结合

D. 1 个生物素分子可以结合多个亲和素分子起放大作用

E. 亲和素易与酶、铁蛋白、荧光素、核素结合

14. 生物素 – 亲和素系统的特点不包括（检验士 2012 基础）

A. 灵敏度高　　B. 高度专一性

C. 稳定性高　　D. 适用范围广

E. 简便性

15. 下列哪项不是生物素 – 亲和素系统的特点（检验士 2018 基础）

A. 灵敏度高　　B. 特异性好

C. 稳定性高　　D. 使用广泛

E. 无需活化

16. 生物素 – 亲和素系统中的 ABC 指的复合物是（主管检验师 2021 实践、2017 相关）

A. 生物素 – 亲和素

B. 生物素 – 亲和素 – 荧光素

C. 亲和素 – 辣根过氧化物酶

D. 生物素 – 辣根过氧化物酶

E. 生物素 – 亲和素 – 辣根过氧化物酶

17. 关于生物素标记蛋白质的标记过程中需要注意的事项正确的是（主管检验师 2019 专业、2017 相关）

A. 标记时不需要考虑活化生物素与待标记物的比例

B. 仅根据标记基团的种类选择反应条件

C. 仅根据标记基团的理化性质选择活化生物素

D. 生物素标记抗体后应不影响其免疫活性

E. 在生物素与标记物之间加入交联，可增加空间位阻

18. 关于 ABC-ELISA 法，下列说法错误的是（主管检验师 2014 实践）

A. 1 个亲和素分子可结合 4 个生物素分子

B. 生物素与亲和素的结合有很强的专一性

C. 生物素和亲和素之间的亲和力比抗原与抗体的亲和力强

D. 生物素和亲和素分别标记酶和抗体分子

E. ABC 试剂具有通用性

19. 关于亲和素（AV）或者链霉亲和素（SA）特点的叙述。错误的是（检验师 2018 相关）

A. 因 SA 的特异性结合远低于 AV 而在标记酶结合物时更为常用

B. AV 富含的色氨酸与其活性密切相关

C. 1 个 AV 或者 SA 具有 6 个生物素分子结合位点

D. 辣根过氧化物酶与 AV 或 SA 的标记方法常用过碘酸钠法

E 几乎所有用于标记的物质均可同 AV 或者 SA 结合

B1 型题（标准配伍题）

（1~3 题共用备选答案）

A. BNHS　　B. BCHZ

C. MPB　　D. HZ

E. BZHC

1. 标记蛋白质氨基的活化生物素是（检验师 2018 基础）（主管检验师 2018 基础）

2. 标记蛋白质醛基的活化生物素是（检验师 2018 基础）（主管检验师 2018 基础）

3. 标记蛋白质硫基的活化生物素是（检验师 2018 基础）（主管检验师 2018 基础）

第五节　酶免疫技术的应用

B1 型题（标准配伍题）

（1~3 题共用备选答案）

A. 免疫印迹法　　B. ELISA（夹心法）

C. 直接凝集试验　　D. ELISA（间接法）

E. 免疫荧光技术

1. 可溶性抗原定量测定常用的方法是（主管检验师 2017 专业）

2. 标记免疫技术中发展最早的一种是（主管检验师 2017 专业）

3. 目前抗可提取性核抗原抗体的检测方法是（主管检验师 2017 专业）

第十六章　荧光免疫技术

第一节　基本知识

A1 型题

1. 不属于荧光淬灭物质的是（主管检验师 2014 基础）

A. 甲基红　　B. 亚甲蓝

C. 碘溶液　　D. 碱性复红

E. 伊文思蓝

2. 下列关于荧光的说法，不正确的是（主管检验师 2019 基础）

A. 是某些物质受紫外光或可见光照射后发出的

B. 荧光的能量大于激发光的能量

C. 荧光的波长长于激发光

D. 荧光的平均寿命很短

E. 除去激发光源，荧光立即熄灭

3. 荧光效率是指（检验师 2018 基础、2019 基础）

A. 荧光素产生荧光的效率

B. 物质产生荧光的效率

C. 荧光素接受激发光照射后产生的荧光色调

D. 特异性荧光和非特异性荧光的强度比

E. 荧光素将吸收的光能转变为荧光的百分率

4. 藻红蛋白与哪种荧光素结合用于双重标记（检验师 2020 基础）

A. 四甲基异硫氰罗丹明　　B. 四甲基－伞酮体磷酸盐

C. 异硫氰荧光素　　D. 对羟基苯乙酸

E. 四乙基罗丹明

5. 临床实验室中，荧光免疫技术常用的底物不包括（检验士 2018 专业）（主管检验师 2020 相关）

A. 生物素酰肼　　B. 四甲基异硫氰酸罗丹明

C. 四乙基罗丹明　　D. 藻红蛋白

E. 异硫氰酸荧光素

6. FITC 在紫外光的激发下，所产生的荧光为（检验士 2012 相关、2020 基础）

A. 灰蓝色　　B. 黄绿色

C. 橙色　　D. 橙红色

E. 黄色

7. FITC 的最大吸收波长和最大发射波长分别为（检验师 2019 相关）

A. 240~250nm，360~380nm

B. 380~390nm，450~460nm

C. 490~495nm，520~530nm

D. 570~575nm，595~600nm

E. 550~560nm，620~625nm

8. 下列关于异硫氰酸荧光素的叙述，正确的是（检验师 2021 基础）

A. 最大吸收波长是 520~560nm

B. 最大发射光谱为 490mm

C. 呈现黄绿色荧光

D. 呈现红色荧光

E. 性质不稳定

9. 用 FITC 标记抗体间接法测 ANA 属于（主管检验师 2020 实践）

A. 沉淀反应　　B. 凝集反应

C. 荧光免疫反应　　D. 酶免疫反应

E. 放射免疫反应

10. 关于异硫氰酸荧光素的特点，正确的是（检验士 2015 基础、2017 基础）

A. 橘红色粉末

B. 不溶于水

C. 不溶于酒精

D. 明亮的黄绿色荧光

E. 荧光效率低

11. 最常用的荧光素是（检验士 2016 相关）

A. FITC　　B. PE

C. RB200　　D. 4- 甲基伞酮

E. Eu^{3+}

12. 下列不属于荧光色素的是（主管检验师 2020 基础）

A. FITC

B. 四乙基罗丹明

C. 四甲基罗丹明

D. 4- 甲基伞酮 -β-D- 半乳糖苷

E. 藻红蛋白

13. 不能作为荧光物质的是（主管检验师 2019 相关、2016 相关）

A. 异硫氰酸荧光素

B. 四乙基罗丹明

C. 四甲基联苯胺

D. 4- 甲基伞酮 -β-D 半乳糖苷

E. 镧系螯合物

14. 关于异硫氰酸荧光素的特点，正确的是（检验士 2021 相关）

A. 橘红色粉末　　B. 不溶于水

C. 不溶于酒精　　D. 呈明亮的黄绿色荧光

E. 荧光效率

15. 镧系元素作为示踪物的优点不包括（检验士 2020 实践、2021 实践）

A. 发光稳定　B. 荧光寿命长

C. Stokes 位移大　D. 激发光谱带较宽

E. 不易受到环境中镧系元素的污染

第二节　荧光免疫显微技术

A1 型题

1. 在荧光显微镜技术中，关于标本制作的描述，不正确的是（检验士 2013 实践）

A. 在制作程中尽量保持抗原的完整性

B. 薄片以利于抗原抗体接触和镜检

C. 常见临床标本有组织、细胞、细菌

D. 制片完毕后置室温下，自然风干后使用

E. 标本中干扰抗原抗体反应的物质要充分洗涤

2. 荧光免疫技术常用的设备是（检验士 2017 基础）（主管检验师 2015 基础）

A. 电镜　B. 相差显微镜

C. 荧光显微镜　D. 普通显微镜

E. 倒置显微镜

3. 直接荧光抗体技术检查是将光素标记在（主管检验师 2014 实践）

A. 羊抗人 lgG　B. 豚鼠补体

C. 针对抗原的特异性抗体　D. 已知抗原

E. 抗补体抗体

4. 关于荧光显微镜技术应用的叙述，错误的是（检验师 2015 实践）

A. 直接法用于检测抗原　B. 间接法用于检测抗体

C. 补体法用于检测抗原　D. 直接法用于检测抗体

E. 间接法用于检测抗原

5. 关于荧光显微术的技术类型的叙述，错误的是（主管检验师 2016 实践）

A. 直接法敏感度低

B. 间接法灵敏度高

C. 补体法不易出现非特异性染色

D. 直接法只能测抗体

E. 间接法可测抗原或抗体

6. 下列组成荧光显微镜的结构中，与普通显微镜相同的是（检验师 2013 基础）（主管检验师 2017 基础、2012 基础）

A. 光源　B. 滤板

C. 聚光器　D. 目镜

E. 物镜

7. 不能作为荧光显微镜光源的是（主管检验师 2014 专业）

A. 氙灯　B. 高压汞灯

C. 卤素灯　D. 紫外灯

E. 氚灯

8. 荧光显微镜观察的注意事项中，哪项是错误的（检验师 2018 专业）（主管检验师 2018 专业）

A. 染色后标本应即刻镜检

B. 镜下观察时间不宜太长

C. 油镜检查时，需用无荧光镜油

D. 在 37℃时，观察效果更好

E. 检查在通风良好的暗室内进行

9. 荧光免疫技术在细菌诊断中的应用，错误的是（检验士 2014 相关）

A. 用于细菌的鉴定

B. 用于细菌的快速检测

C. 作为一种补充手段

D. 可替代常规诊断

E. 较其他鉴定细菌的血清学方法操作简单，敏感性高

10. 直接法荧光抗体技术检查抗原是将荧光素标记在（检验士 2012 实践）

A. 抗人 IgG　B. 补体

C. 特异性抗体　D. 抗原

E. 抗补体抗体

11. 关于直接法荧光抗体试验的叙述，错误的是（主管检验师 2013 实践）

A. 操作简单、特异性好

B. 敏感性比间接法低

C. 只用来检测抗体

D. 检测一种抗原需要制备一种荧光抗体

E. 一般用 FITC

12. 关于间接荧光免疫法的叙述，错误的是（主管检验师 2013 实践）

A. 敏感性高于直接荧光法

B. 荧光素标记是抗原的特异抗体

C. 一种标记物可对多种抗原进行检测

D. 即可检测抗原也可检测抗体

E. 易出现非特异性荧光

13. 实验将痰液直接涂在载玻片上干燥固定，将荧光标记的兔抗结核分枝杆菌抗体滴加到标本表面，37℃温育 1 小时，洗片晾干，荧光显微镜观察可见着色的杆菌。此方法为（检验师 2020 专业）

A. 间接法　B. 直接法

C. 夹心法　D. 补体结合法

E. 双标记法

14. 荧光免疫技术常用的设备是（检验士 2015 基础）

A. 电镜　B. 相差显微镜

C. 荧光显微镜　D. 普通显微镜

E. 倒置显微镜

15. 关于免疫荧光抗体技术基本原理的叙述中，错误

的是（主管检验师 2013 基础）

A. 荧光素可同抗体牢固结合

B. 标记抗体保留了抗体的特异性及荧光素的荧光特性

C. 荧光标记抗体与抗原结合后，荧光素才可发出荧光

D. 根据荧光的出现可对抗原定位

E. 可同时检测标本中的多种抗原

16. 需使用间接荧光免疫技术的检验是（检验师 2013 相关）

A. 抗核抗体　　B. 抗 HIV

C. HBsAg　　D. IgG、IgA、IgM

E. 抗 HBs

17. 荧光免疫技术常用的设备是（检验士 2013 基础、2021 相关 ）

A. 普通光学显微镜　　B. 暗视野显微镜

C. 荧光显微镜　　D. 相差显微镜

E. 电子显微镜

18. 目前用于筛查患者血清中的 ANA 最佳方法是（检验师 2014 实践，2020 相关）

A. ELISA 法　　B. 免疫印迹法

C. 间接免疫荧光法　　D. 对流免疫电泳法

E. 单向免疫扩散法

19. 用免疫荧光技术间接法检测自身抗体时，荧光素标记在何种物质上（检验师 2020 相关）

A. 相应抗原　　B. 抗人 IgG 抗体

C. 抗鼠 IgG 抗体　　D. 抗原 – 抗体复合物

E. 抗 C3 抗体

20. 目前临床上检测抗核抗体主要采用（检验师 2018 相关）

A. 酶联免疫法　　B. 直接免疫荧光法

C. 间接免疫荧光法　　D. 放射免疫法

E. 免疫印迹法

21. 采用间接免疫荧光法检测 ANA 抗体，以 HEp-2 细胞为机制，以 FITC 标记鼠抗人 IgG 抗体为标记抗体，如果 ANA 抗体阳性，形成的复合物为（检验师 2014 实践）

A. ANA- 细胞核组分

B. ANA-FITC

C. 细胞核组分 – 标记抗体

D. 细胞核组分 -ANA- 标记抗体

E. ANA- 标记抗体

22. 间接免疫荧光法检测 ANA，荧光模型不包括（检验士 2018 专业）

A. 着丝点型　　B. 核膜型

C. 斑点型　　D. 原生质型

E. 均质型

第三节　时间分辨荧光免疫测定

A1 型题

1. 时间分辨免疫荧光技术中，标记物为（检验士 2021 基础、2019 基础）

A. Eu　　B. Tb

C. Ce　　D. Au

E. Zn

2. 时间分辨荧光分析法最为常用的稀土金属是（检验师 2019 基础）

A. 钐　　B. 铽

C. 镧　　D. 铕

E. 镝

3. 时间分辨免疫荧光，延缓测量时间的目的是（检验士 2014 实践）

A. 测量稀土元素螯合物的特异性荧光

B. 排除非特异性本底荧光的干扰

C. 增强系活性

D. 增高激发能

E. 拓宽发射荧光的光谱带

4. 关于时间分辨荧光免疫测定特点的叙述，错误的是（主管检验师 2013 相关）

A. Eu 是最常用的荧光标记物

B. 镧系螯合物荧光寿命长

C. 灵敏度较普通荧光抗体技术高

D. 激发光与发射光谱之间 Stoke 位移小

E. 不受非特异性自然本底荧光的干扰

A3 型题

（1~2 题共用题干）

时间分辨荧光免疫测定（TRFIA）是以镧系元素为标记抗体或抗原作为示踪物，并与时间分辨测定技术相结合，建立起来的一种新型非放射性微量分析技术。

1. TRFIA 中最常用的示踪物是（检验士 2016 专业、检验士 2020 实践、检验士 2021 实践）

A. Eu^{3+}　　B. Sm^{3+}

C. Tb^{3+}　　D. Nb^{3+}

E. Dy^{3+}

2. 镧系元素作为示踪物的优点不包括（检验士 2016 专业、检验士 2020 实践、检验士 2021 实践）

A. 发光稳定　　B. 光命长

C. Stokes 位移大　　D. 激发光谱带较宽

E. 不易受到环境中镧系元素的污染

B1 型题（标准配伍题）

（1~3 题共用备选答案）

A. 直接免疫荧光抗体技术

B. 间接免疫荧光抗体技术

C. 双标记免疫荧光抗体技术

D. 时间分辨荧光测定技术

E. 荧光免疫偏振测定技术

1. 可用一种标记物检查多种抗体或抗原的技术是（检验师 2019 实践）

2. 可用于小分子抗原测定的技术是（检验师 2019 实践）

3. 流式细胞仪可对细胞两种分化抗原同时分析，所采用的技术是（检验师 2019 实践）

第十七章 流式细胞术

A1 型题

1. 流式细胞术中未涉及的技术是（检验士 2015 基础）

A. 激光技术　　B. 计算机技术
C. 流体喷射技术　　D. 电化学发光技术
E. 光染料与单抗标记技术

2. 不属于流式细胞光学系统的是（检验师 2019 相关）

A. 分光镜　　B. 光速形成器
C. 透镜　　D. 长通率片
E. 计算机及数据形成系统

3. 流式细胞仪进行淋巴细胞及其亚群分析时，主要利用的技术是（检验士 2015 相关）

A. ELISA
B. 生物素 – 亲和素标记物技术
C. 荧光抗原抗体检测技术
D. PCR
E. 基因芯片技术

4. 综合光学、流体力学、电子计算机技术、利用荧光素产生荧光的特点，对单个细胞急性多参数量测定和分选的技术称（检验师 2014 基础）

A. 荧光免疫分析　　B. 酶联免疫分析
C. 流式细胞免疫分析　　D. 化学发光免疫分析
E. 放射免疫分析

5. 流式细胞仪包含（检验士 2017 相关）

A. 酶免疫技术　　B. 流体喷射技术
C. 单克隆抗体技术　　D. 自动化分析技术
E. 化学发光技术

6. 目前流式细胞仪中常用的光源是（检验师 2014 相关）

A. 钨灯　　B. 汞灯
C. 紫外灯　　D. 激光
E. 荧光

7. 在流式细胞技术中常用的激光波长是（主管检验师 2017 基础）

A. 405nm　　B. 450nm
C. 488nm　　D. 550nm
E. 620nm

8. 流式细胞仪流动池鞘液孔径通常为（主管检验师 2019 相关）

A. 50μm　　B. 50~100μm
C. 50~200μm　　D. 50~300μm
E. 300μm

9. 流式细胞仪液流系统中的鞘液的主要作用不包括（检验师 2012 相关）

A. 使样本信号不易检测
B. 防止细胞堵塞喷孔
C. 使细胞以稳定的速度通过流动室
D. 使待测细胞成单个细胞悬液，易于通过喷嘴
E. 使样本处于喷嘴中心位置以保证监测的准确性

10. 流式细胞仪液流系统中鞘液的主要作用不包括（检验师 2020 相关）

A. 包裹样本流的周围
B. 是一种基质液
C. 保证检测准确性
D. 使细胞以稳定的速度通过流动室
E. 易引起细胞堵塞喷孔

11. 流式细胞仪前向角散射光用于检测（检验师 2021 相关）（主管检验师 2021 专业）

A. 细胞的大小　　B. 细胞膜表面抗原
C. 细胞质中的抗原　　D. 核膜上的抗原
E. 样品中的碎片

12. 流式细胞仪中反映颗粒内部结构复杂程度，表面光滑程度的参数是（主管检验师 2013 相关）

A. 前向散射光　　B. 侧向散射光
C. 荧光　　D. 绝对计数
E. 透射光强

13. 依据流式细胞仪测定的原理，激发测定光束与单细胞液柱方向应（主管检验师 2021 基础、2017 相关）

A. 一致　　B. 平行
C. 垂直　　D. 成 45° 角
E. 成 30° 角

14. 流式细胞仪中涉及的散射光信号分为（主管检验师 2021 相关、2020 基础、主管检验师 2013 基础）

A. 前向散射光和侧向散射光
B. 前向散射光和速率散射光
C. 速率散射光和侧向散射光
D. 定时散射光和侧向散射光
E. 定时散射光和前向散射光

15. 用免疫荧光染料对细胞悬液进行染色，影响因素不包括（检验师 2014 专业）

A. 温度　　B. pH 值
C. 荧光染料的浓度　　D. 固定剂
E. 增强剂

16. 在流式细胞术的样本处理和荧光标记抗体反应中，正确的是（主管检验师 2015 专业相关）

A. 组织样本可以直接进行检测
B. 使用功能 FITC 荧光标记抗体，要求反应 pH 值 < 8
C. FITC 的荧光强度强于 PE，故对低表达的 CD 分子应采用 FITC 标记抗体检测
D. 同型对照抗体作用在于去掉非特异染色的干扰
E. 荧光标记抗体与抗原反应的最佳温度为 37℃

17. 流式细胞的参数分析基于选定的目的的细胞群进行的，与细胞群的选定密切相关的技术是（主管检验师 2016 基础）

A. 设门　　B. 调节电压
C. 调节补偿　　D. 调节光强度
E. 调剂散射光

B1 型题（标准配伍题）

（1~3 题共用备选答案）

A. 前向散射光　　B. 侧向散射光
C. 荧光　　D. 激光
E. 单色光

1. 反映细胞或颗粒大小等表面属性的指标是（检验师 2013 相关）

2. 流式细胞仪的光源是（检验师 2013 相关）

3. 反映细胞或颗粒内部结构复杂程度的指标是（检验师 2013 相关）

第十八章　放射免疫技术

A1 型题

1. 放射免疫测定的最大缺点是（检验士 2013 相关、2015 相关、2017 相关）

A. 灵敏度低　　B. 重复性差
C. 特异性差　　D. 样本用量大
E. 核素污染

2. 放射免疫测定的缺点是（检验士 2015 专业）

A. 灵敏度高　　B. 特异性强
C. 精确度佳　　D. 样品用量少
E. 重复性差

3. 放射免疫技术的优点不包括（主管检验师 2014 基础）

A. 灵敏度高　　B. 特异性强
C. 重复性好　　D. 无污染
E. 样品及试剂用量小

4. 对于极微量（ng 甚至 pg 水平）抗原的检测，首先可考虑使用（检验士 2018 实践）

A. 反向间接血凝法　　B. 荧光抗体技术
C. 放射免疫测定　　D. ELISA. 法
E. 胶乳凝集试验

5. 不能采用放射性免疫技术检测的物质是（检验士 2013 相关）

A. 总 T_3　　B. 甲胎蛋白
C. 总蛋白　　D. 地高辛
E. 生长激素

6. 下列物质中可用放射免疫技术检测的是（检验师 2021 相关）

A. T_3、T_4、TSH
B. T_3、T_4、乙肝表面抗原
C. 丙肝、乙肝表面抗原、T_3
D. 乙肝表面抗原、TSH、T_4
E. 核心抗原、T_3、T_4

第一节　放射性核素与放射标记物的制备

A1 型题

1. 放射免疫技术常用的放射核素不包括（主管检验师 2013 相关）

A. ^{125}I　　B. ^{131}I
C. ^{3}H　　D. ^{12}C
E. ^{14}C

2. ^{125}I 标记检测的射线为（主管检验师 2013 实践）

A. α 射线　　B. β 射线
C. γ 射线　　D. δ 射线
E. μ 射线

3. 最常用于放射免疫分析的放射性核素是（主管检验师 2015 相关）

A. ^{123}I　　B. ^{124}I
C. ^{125}I　　D. ^{126}I
E. ^{127}I

第二节　放射免疫分析

A1 型题

1. 在用 RIA 检测某种激素在血清中的浓度时，其抗原抗体复合物中的放射性强度越大，表明（检验士 2016 实践，2021 相关）（主管检验师 2018 专业）

A. 该激素在血清中的浓度越低
B. 该激素在血清中的浓度越高
C. 游离的标记激素的浓度越高
D. 对这种激素的特异性抗体浓度越高
E. 抗原抗体复合物的量越高

2. 在用 R1A 检测某种激素在血清中的浓度时，其抗原抗体复合物中的放射性强度越大，表明（检验师 2018 专业）

A. 该激素在血清中的浓度越高
B. 游离的标记激素的浓度越高
C. 该激素在血清中的浓度越低
D. 对这种激素的特异性抗体浓度越高
E. 以上均不对

3. 用放射免疫分析 RIA 法测定血清 hCG 水平时，其抗原抗体复合物的放射强度越小，说明（主管检验师 2015 基础）

A. 血清待测 hCG 水平越低

B. 血清待测 hCG 水平越高

C. 游离标记 hCG 水平越高

D. 对这种 hCG 的特异性抗体浓度越高

E. 游离的标记 hCG 水平越低

4. 在放射免疫分析用试剂中，最常用于标记抗原的放射性核素是（检验士 2019 专业）

A. ^{131}I B. ^{125}I

C. ^{99m}Tc D. ^{3}H

E. ^{32}p

5. 在 RIA 这一反应系统中，参与反应的有标记抗原、已知抗体和待测抗原，对这三种成分的要求是（主管检验师 2012 专业、2015 基础）

A. 只需固定标记抗原量

B. 待测抗原的量要先标定

C. 标记抗原和已知抗体的量都是固定的

D. 只需固定已知抗体的量

E. 标记抗原、已知抗体、待测抗原的量均需固定

6. 关于放射免疫分析原理的描述，正确的是（检验士 2014 相关）

A. 属于非竞争性免疫结合反应

B. 属于竞争性免疫结合反应

C. 被标记物是抗体

D. 抗体过量

E. 放射性强度与测抗原呈正比

7. 以下关于 RIA 体系的叙述，正确的是（检验师 2012 相关）

A. Ag 和 Ag* 具有同等的与 Ab 结合的能力

B. Ag* 为限量，且 Ag 的分子数多于 Ag，故竞争抑制 Ag* 与 Ab 的结合

C. Ag* Ab 的形成与 Ag 的量成正比

D. 反应结束时，测定 AgAb，即可确定待测抗原的量

E. 属半竞争性反应

8. 放射免疫分析技术的必备条件不包括（检验士 2013 相关、2016 相关、2018 专业）

A. 符合一定要求的放射性核素标记物

B. 高纯度的标准品和高质量的特异性抗体

C. 合适的标记抗原复合物与游离标记抗原分析技术

D. 放射性测量仪器

E. 试剂保存期长

9. 放射免疫分析法目前用于检测（检验士 2013 实践、2016 实践）

A. HBsAg B. 抗 HCV

C. 激素 D. 同工酶含量

E. 抗 HIV

10. 关于放射免疫分析和免疫放射分析的区别，不正确的是（主管检验师 2014 实践）

A. RIA 是竞争性结合

B. IRMA 是非竞争性结合

C. IRMA 只能测定至少两个抗原决定簇的抗原

D. IRMA 用固相免疫吸附剂对 B 或 F 进行分离

E. RIA 中的碘 125 是过量的

11. 发射 γ 射线的放射性核素有（主管检验师 2020 相关）

A. ^{14}C、^{3}H、^{32}P B. ^{125}I、^{131}I、^{51}Cr

C. ^{60}Co、^{125}I、^{131}I D. ^{3}H、^{32}P、^{60}Co

E. ^{60}Co、^{51}Cr

12. 放射免疫分析用试剂中，最常用于标记抗原的放射性核素是（检验士 2021 基础）

A. ^{131}I B. ^{125}I

C. ^{99m}Tc D. ^{3}H

E. ^{32}P

13. 临床上放射免疫分析最常用的放射性核素为（主管检验师 2019 基础）

A. ^{130}I B. ^{125}I

C. ^{3}H D. ^{14}C

E. ^{51}Cr

14. 常用于放射免疫分析的放射性核素是（主管检验师 2019 相关）

A. ^{12}I B. ^{124}I

C. ^{125}I D. ^{121}I

E. ^{127}I

15. 临床核医学显像诊断最常用的放射性核是（主管检验师 2013 专业）

A. ^{14}C B. ^{3}H

C. ^{99m}Tc D. ^{131}I

E. ^{188}Re

16. ^{125}I 标记物用于下列哪种方法（检验师 2020 专业）

A. EIA B. RIA

C. CLIA D. TR-FIA

E. FPIA

17. 放射免疫技术基本类型中不包括（主管检验师 2020 实践、2017 相关）

A. RIA B. IRMA

C. 放射受体分析 D. 放射配体结合分析

E. 同位素示踪技术

18. 放射免疫分析中可用于计算待测物质含量的反应参数不包括（检验师 2012 实践）（主管检验师 2015 实践）

A.（B+F）/B_0 B. B/F

C. F/（B+F） D. B/（B+F）

E. B/B_0

B1 型题（标准配伍题）

（1~2 题共用备选答案）

A. 单克隆二点免疫法 B. 乳胶凝集抑制试验

C. 放射免疫法 D. 生物学方法

E. 免疫比浊法

1. 测定 hCG 敏感度最高的试验是（检验士 2018 实践）（检验师 2013 相关）

2. 女性排卵期 hCG 检测时，为避免交叉反应，应选择的试验是（检验士 2018 实践）（检验师 2013 相关）

第三节　免疫放射分析

A1 型题

1. 关于 IRMA 的说法，正确的是（主管检验师 2012 实践）

A. 反应中加入过量的标记

B. 反应中加入过量的标记抗体

C. 反应中加入定量抗原

D. 反应中加入过量抗体

E. 反应中加入过量抗原

2. 在双位点免疫放射分析中，分离结合标志物的方法为（检验士 2012 专业）

A. 第二抗体沉淀　　B. PEG 沉淀

C. 高速离心沉淀　　D. 第二抗体 +PEG 沉淀

E. 固相吸附沉淀

3. 关于免疫放射分析的叙述，正确的是（检验士 2013 相关）

A. 竞争性结合反应　　B. 非竞争性结合反应

C. 可测定常量物质　　D. 定性免疫分析技术

E. 试剂用量大

4. 下列对 IRMA 的叙述，错误的是（检验师 2012 专业）

A. IRMA 即放射免疫分析

B. 核素标记抗体

C. 采用非竞争抑制法

D. 结合物的放射性强度与抗原浓度呈正比

E. 仅能测定分子上具有两个以上抗原决定物的物质

5. 与放射免疫分析相比，免疫放射分析最显著的特点是（检验师 2013 相关、2018 相关）

A. 使用单克隆抗体

B. 只能测定具有二个抗原决定簇的抗原

C. IRMA 更多选用固相法分离 B、F

D. 反应属于非竞争性结合

E. 反应属于竞争结合

6. 免疫放射（IRMA）与放射免疫（RIA）的区别中，哪项论述不正确（检验师 2015 专业）

A. RIA 使用标记抗原，IRMA 使用标记抗体

B. RIA 中抗体结合标记抗原的量与被测抗原浓度成反比关系，而 IRMA 中则相反

C. RIA 用于检测抗体，IRMA 使用标记抗原

D. RIA 中需对 B、F 分别做放射强度测定，IRMA 只测定上清液的放射强度

E. IRMA 为非竞争结合，RIA 为竞争结合

7. 免疫放射分析（1RMA）和放射免疫（RIA）都是以放射性核素作为示踪物。这两种方法最本质的区别是（检验师 2019 实践、2021 基础）

A. IRMA 相比 RIA 特异性高

B. RIA 是竞争抑制性反应，IRMA 则是非竞争性反应

C. IRMAF 成本更便宜

D. RIA 是放射性核素标记抗原，而 IRMA 则标记抗体

E. IRMAR 反应速率比 RIA 快

第十九章　金免疫技术

A1 型题

1. 免疫金是哪种物质的简称（检验士 2015 专业、2019 基础）
A. 四氧金酸溶液
B. 胶体金
C. 具有金原子的抗原性物质
D. 胶体金和蛋白质的结合物
E. 胶体金与免疫活性物质的结合物

2. 在免疫电子显微镜技术中，利用颗粒的高电子密度特性的标记物是（主管检验师 2016 相关）
A. 胶体金　B. HRP
C. ALP　D. 氧化
E. 蛋白酶

3. 用还原法制备胶体金溶液，与胶体金溶液的光散射性有关的因素是（主管检验师 2015 基础）
A. 胶体金颗粒的纯度　B. 胶体金颗粒的大小
C. 还原剂的纯度　D. 金颗粒的含量
E. 选用何种还原剂

4. 有关免疫胶体金染色技术，描述正确的是（检验师 2021 专业）
A. 胶体金既可用于透射电镜又可用于扫描电镜
B. 其最大优点是可进行单重标记
C. 不同的胶体金水溶胶因粒子大小不同，颜色相同
D. 胶体金只可用于透射电镜
E. 胶体金只可用于扫描电镜

5. 用胶体金结合物做免疫渗透试验，阳性时斑点出现（检验士 2015 实践）
A. 无色　B. 黄色
C. 蓝色　D. 红色
E. 发出光

6. 斑点免疫层析试验的常用载体材料为（检验士 2014 实践，2020 实践）
A. 醋酸纤维素膜　B. 尼龙膜
C. 滤纸　D. 硝酸纤维素膜
E. 塑料膜

7. 斑点免疫层析法的特点是（检验士 2014 专业，检验士 2018 专业）
A. 灵敏度高　B. 特异度高
C. 操作简单　D. 定量准确
E. 不产生钩状效应

8. 单克隆抗体胶体金法检测针对的 hCG 的（检验师 2021 相关）
A. α 多肽链　B. β 多肽链
C. Y 多肽链　D. δ 多肽链
E. ε 多肽链

9. 免疫方法检测尿中 hCG 时与 LH 有交叉反应是由于（主管检验师 2018 专业）
A. hCG 与 LH 的 β 亚基相似
B. hCG 与 LH 的 α 亚基相似
C. hCG 与 LH 的分子量相似
D. 试验方法的敏感度过高
E. hCG 与 LH 的生物活性接近

10. 与促甲状腺激素类似，都由 α 和 β 两个亚基组成，并且与 α 亚基同源性高的激素是（主管检验师 2017 相关）
A. 催乳素　B. 生长激素
C. 雌激素　D. 促肾上腺皮质激素
E. 人绒毛膜促性腺激素

11. 尿液 hCG 检测常用的方法是（主管检验师 2018 基础）
A. 检孕卡法　B. 放射免疫试验
C. 胶乳凝集抑制试验　D. 酶联免疫吸附试验
E. 单克隆抗体胶体金法

12. 操作简便、灵敏度高、检测快速的 hCG 方法是（检验师 2021 专业）
A. 电化学发光法　B. 放射免疫试验
C. 单克隆胶体金法　D. 酶联免疫吸附法
E. 胶乳凝集抑制试验

13. 利于进行床边检测的实验技术为（检验士 2012 相关）
A. ELISA　B. 荧光免疫
C. 放射免疫　D. 酶免疫印迹
E. 胶体金层析

14. 免疫法测粪便隐血的主要缺点在于（检验师 2012 专业）
A. 特异性不高　B. 后带现象
C. 药物影响多　D. 铁剂影响
E. 维生素 C 影响

15. 患者男，29 岁。平时饮食不规律，经常出现胃疼，一次中午饭后胃痛加重而就诊。临床医生要求检测粪便隐血试验，针对此患者的情况最佳的方法是（检验士 2017 专业，2020 相关，2021 实践）
A. 化学法　B. 单克隆抗体胶体金技术
C. 免疫荧光法　D. ELISA 法
E. 放射免疫分析

16. 特异性最好的粪便隐血试验是（主管检验师 2019 实践）
A. 免疫学法　B. 还原酚酞法
C. 邻－甲苯胺法　D. 无色孔雀绿法
E. 愈创木酯法

17. 胶体金标记免疫电镜技术中常用的酶是（检验师 2018 基础）（主管检验师 2020 基础，2020 相关，2018 基础，2013 基础）
A. β- 半乳糖苷酶　B. 葡萄糖氧化酶
C. 碱性磷酸酶　D. 脲酶
E. 辣根过氧化物酶

第二十章　化学发光免疫技术

第一节　发光的基本知识

A1 型题

1. 用分析的物质中，直接参与发光反应的是（检验士 2013 相关）

A. 吖啶酯　　B. 鲁米诺
C. 三联钌　　D. 碱性磷酸酶
E. 辣根过氧化物酶

2. 化学发光免疫分析中，直接标记抗原或抗体的物质是（检验师 2019 基础）

A. 吖啶酯　　B. 三丙胺
C. 鲁米诺　　D. 三联吡啶钌
E. 三氧乙烷

3. 下列不属于标记用化学发光剂的特点的是（检验士 2014 相关）

A. 能参加化学发光反应
B. 能与抗原或抗体形成稳定的偶联结合物
C. 不改变标记物的理化性质
D. 标记后仍具有酶的活性
E. 在化学反应中获得能量后能发射光子

4. 常用的 ALP 化学发光底物为（检验士 2020 专业）

A. 吖啶酯　　B. 三联吡啶钌
C. 鲁米诺或其衍生物　　D. 4-MUP
E. AMPPD

5. 化学发光免疫分析中常用的两种酶是

A. 辣根过氧化为酶、碱性磷酸酶
B. 辣根过氧化为酶、半乳糖苷酶
C. 碱性磷酸酶、半乳糖苷酶
D. 碱性磷酸酶、过氧化为酶
E. 半乳糖苷酶、葡萄糖氧化酶

6. 化学发光免疫测定较为理想的发光底物是（检验士 2016 相关、主管检验师 2014 相关、主管检验师 2019 相关）

A. 磷酸酯　　B. 三联吡啶钌
C. 吖啶酯　　D. 邻苯二胺
E. 镧系元素

7. 患者男，42 岁。慢性乙肝病史 3 年，因“反复乏力、食欲减退 2 年、伴腹胀 1 年，加重 1 个月”来诊，需用化学发光法对其乙肝血清学标志物进行半定量分析。化学发光反应的首要条件是（主管检验师 2017 相关）

A. 吸收光使分子激发而发射光
B. 反应能提供足够多的化学能
C. 通过酶促放大反应
D. 需要很高的光辐射效率
E. 需要比较高的活性

8. 化学发光免疫测定中常用的标记酶是（检验士 2013 专业、检验士 2015 专业）

A. 转氨酶　　B. 辣根过氧化物酶
C. 邻苯二胺　　D. 单胺氧化酶
E. 胆碱酯酶

9. 化学发光免疫测定中常用来标记抗原或抗体的物质为（检验士 2016 专业）

A. 吖啶酯类　　B. 鲁米诺
C. 三联吡啶　　D. ALP
E. 4-MUP

10. 发光物吖啶酯标记的化学发光反应体系应在何种环境中进行（检验师 2014 实践）

A. 中性　　B. 酸性
C. 碱性　　D. 酸性或中性
E. 碱性或中性

第二节　直接化学发光免疫分析

A1 型题

1. 直接化学发光标记免疫测定中常用的发光底物为（检验师 2020 实践）

A. 吖啶酯类　　B. 鲁米诺
C. 三联吡啶钌　　D. HRP
E. 三丙胺

2. 化学发光免疫分析竞争法主要用于检测（检验士 2012 相关、检验师 2013 专业、主管检验师 2013 专业）

A. 体液中中等分子蛋白质
B. 体液中小分子蛋白质或多肽
C. 体液中大分子蛋白质
D. 化学毒性
E. 淋巴细胞活性

第三节　化学发光酶免疫分析

A1 型题

1. 化学法光酶免疫测定中常用来标记抗原或抗体的物质是（检验士 2014 专业，2018 专业，2020 相关，2020 实践）

A. 吖啶脂类　　B. 鲁米诺
C. 三联钌　　D. ALP
E. 4-MUP

2. 常用的 AT Ⅱ 活性检测的方法是（检验士 2016 实践）

A. ELISA　　B. 发色底物法
C. 免疫比浊法　　D. 凝固法
E. 电泳法

3. 化学发光酶免疫测定中常用的发光底物为（主管检验师 2019 相关）

A. 吖啶酯类　　B. 鲁米诺
C. 三联吡啶钌　　D. HRP
E. 邻二苯胺

4. 化学发光酶免疫测定中常用的标记酶是（检验士 2020 相关）

A. 单胺氧化酶　　B. 邻苯二胺
C. 辣根过氧化物酶　　D. 转氨酶
E. 胆碱酯酶

第四节　电化学发光免疫分析

A1 型题

1. 以三联吡啶钌作为发光底物的化学发光免疫分析类型是（检验士 2020 专业、检验士 2016 相关）（主管检验师 2021 实践）

A. 化学发光免疫测定
B. 化学发光酶免疫测定
C. 微粒子化学发光免疫测定
D. 电化学发光免疫测定
E. 荧光酶免疫分析

2. 电化学发光免疫分析（ECLIA）常采用的标记物是（检验士 2019 专业）

A. 吖啶酯　　B. ALP
C. HRP　　D. 三联吡啶钌
E. 三丙胺

3. 电化学发光免疫测定的标记物是（检验士 2019 相关）

A. 四甲基联苯胺　　B. 三丙胺
C. 三联吡啶钌　　D. 异硫氰酸荧光素
E. 吖啶酯

4. 电化学免疫测定的标记物（主管检验师 2017 相关）

A. 邻苯二胺　　B. 鲁米诺
C. 三联吡啶钌　　D. 镧系元素
E. 磷酸酯

5. 电化学发光免疫分析的发光剂为（检验师 2021 相关）

A. 鲁米诺　　B. 吖啶酯
C. 三联吡啶钌　　D. HRP
E. 罗丹明

6. 电化学发光免疫分析是在何种环境中进行的特异性化学反应（主管检验师 2016 实践）

A. 在气相反应中进行　　B. 在液相反应中进行
C. 固相反应中进行　　D. 在电解质表面进行
E. 在流动池中进行

B1 型题（标准配伍题）

（1~2 题共用备选答案）

A. 吖啶酯　　B. 三联吡啶钌
C. 镧系元素　　D. FITC
E. HRP

1. 电化学发光分析应用（检验师 2012 相关）
2. 时间分辨荧光免疫分析应用（检验师 2012 相关）

第五节 发光氧通道免疫分析

A1 型题

1. 微粒子化学发光免疫分析检测水平可达 pg/ml，重复性好，但不常用于测定（主管检验师 2013 实践）

A. 药物浓度　　B. IgM

C. 激素　　D. 乙肝病毒标志物

E. 丙肝病毒标志物

2. 关于微粒子化学发光免疫分析的描述，错误的是（主管检验师 2015 实践）

A. 最常用的是双抗体夹心法

B. 检测水平可达 ng/ml，重复性好

C. 以顺磁性微珠作为载体包被抗体

D. 发光底物是 AMPPD

E. 检测水平可达 pg/ml，重复性好

第六节 化学发光免疫技术的临床应用

A1 型题

1. 关于化学发光免疫测定的叙述，错误的是（检验师 2012 专业）（主管检验师 2015 基础）

A. 敏感性高

B. 精确性与放免相似

C. 试剂不稳定，保存期短

D. 测定可自动化

E. 可用于肿瘤标记物的检测

第二十一章　免疫组织化学检验技术

第一节　免疫组织化学检验技术基本知识

A1 型题

1. 免疫组织化学技术的基本原理为（检验师 2021 相关）

A. 化学反应　B. 物理吸附
C. 染料非特异性吸附　D. 抗原抗体特异性反应
E. 特异性酯酶催化反应

2. 免疫组织化学技术中的关键步骤是（检验师 2015 实践）

A. 取材　B. 固定
C. 切片　D. 免疫染色
E. 抗原修复

3. 组织细胞标本固定的目的不包括（主管检验师 2019 实践，2017 实践，2013 实践）

A. 使细胞内蛋白质凝固
B. 保存组织细胞的抗原性
C. 保持细胞固有形态与结构
D. 使细胞脱落
E. 防止细胞自溶

4. 关于免疫组织化学技术中组织标本处理的叙述，不正确的是（检验士 2013 相关、2015 相关、2019 基础）

A. 检测材料及时处理
B. 可在普通冰箱中保存 2 天以上
C. 防止组织块干燥
D. 可立即做冰冻切片处理
E. 可立即用固定液脱水后行石蜡切片

5. 免疫组化技术中最常用的制片方法是（检验师 2021 专业）

A. 塑料切片　B. 振动切片
C. 直接推片　D. 冷冻切片和石蜡切片
E. 干片法

6. 免疫组化抗体稀释液中加入 BSA（牛血清蛋白）是为了（主管检验师 2020 基础）

A. 减少抗体非特异性吸附　B. 促进抗原抗体反应
C. 保护抗原活性　D. 保护标记酶活性
E. 减少标记物用量

7. 蛋白类抗原可用哪种固定剂固定（检验士 2016 相关）

A. 乙醚　B. 乙醇
C. 丙酮　D. 10% 福尔马林
E. 二氧化碳

8. 免疫组织化学分析时，对细胞和组织常用固定剂进行固定，其主要目的是（检验士 2017 专业、2020 专业）

A. 可缩短染色时间
B. 有利于保证切片的质量
C. 保持细胞、组织原有结构及其抗原性
D. 更易与标记体结合减少标记抗体用量
E. 减少非特异染色，使背景更加清晰

9. 下列哪项不是免疫组织化学的基本过程（主管检验师 2017 相关）

A. 抗原的提取和纯化及标本的处理和制备
B. 免疫动物或细胞融合，制备特异性抗体以及抗原的纯化
C. 将标志物与抗体结合形成标记抗体
D. 细胞的染色体分离并萃取
E. 抗原抗体免疫学反应以及标志物呈色反应并观察结果

10. 哪种情况会出现免疫组化检测假阳性结果（主管检验师 2014 专业）

A. 固定时间过长　B. 抗体浓度过低
C. 抗体交叉反应　D. 浸蜡、烤片温度过高
E. 孵育时间过短

11. 患者女，55 岁。钼钯检查查出疑似乳腺癌。查体：右乳外上象限触及 1.0cm × 2.3cm 肿物，质硬，边界不清。手术切除肿物后，为提高病理诊断的准确性，对于此类组织标本，下一步应该采用的检测技术方法是（检验士 2012 相关）

A. 免疫电泳技术　B. 间接凝集反应
C. 免疫浊度测定　D. 流式细胞术
E. 免疫组织化学技术

12. 患者女，50 岁。发现右乳肿物 2 个月。查体：右乳外上现触及 2.0cm × 2.3cm 肿物、质硬、边界不清。手术切除肿物后。为提高病理诊断的准确性，对于此类组织标本，下一步应该采用的检测技术方法是（检验士 2015 相关、2017 相关、2020 专业、2020 实践、2021 实践）

A. 免疫电泳技术　B. 间接凝集反应
C. 免疫浊度测定　D. 流式细胞术
E. 免疫组织化学技术

13. 患者男，39 岁。因持续低热、头晕、无力来医院就医。实验室检查：淋巴细胞 6.0×10^9/L，考虑为病毒感染。若要将病毒抗原在细胞内定位，可做（检验师 2013 实践）

A. ELISA　B. 凝胶电泳
C. 免疫组织化学法　D. 固相膜免疫电泳
E. 固相免疫

第二节　酶免疫组织化学检验技术

A1 型题

1. 免疫组织化学技术中，最常见的酶是（检验士 2014 实践、2017 实践、2021 相关）
A. 胃蛋白酶　B. 胰蛋白酶
C. 萄糖氧化酶　D. 辣根过氧化物酶
E. 链霉蛋白酶

2. 酶免疫组织化学技术中最常用的酶是（检验师 2020 实践）
A. 辣根过氧化物酶　B. 碱性磷酸酶
C. 葡萄糖氧化酶　D. 乳酸脱氢酶
E. 脲酶

3. 关于酶免疫组织化学技术的叙述，错误的是（检验师 2020 实践）（主管检验师 2013 实践）
A. 敏感性比免疫荧光标记技术高
B. 可用电子显微镜观察结果
C. 不能用普通光学显微镜观察结果
D. 便于对组织细胞微结构作分析
E. 常用的酶是 HRP

4. 区别与常规病理组织学能在一个组织中认出癌的微小转移灶，并对进一步治疗和预后都有意义的方法是（主管检验师 2013 相关）
A. 流式细胞法　B. NK 细胞活化法
C. 链霉素亲和素染色法　D. 酶免疫组化法
E. 酶桥法

5. 酶桥染色法中的桥抗体是指（主管检验师 2015 实践）
A. 特异性抗体　B. 抗酶抗体
C. 第一抗体　D. 第二抗体
E. 第三抗体

6. PAP 复合物中的酶是（主管检验师 2013 相关）
A. 辣根过氧化物酶　B. 碱性磷酸酶
C. 葡萄糖氧化酶　D. 胶原酶
E. 胃蛋白酶

7. PAP 法使用的是（主管检验师 2012 专业）
A. 碱性磷酸酶　B. 葡萄糖氧化酶
C. 辣根过氧化物酶　D. 胰蛋白酶
E. 酸性磷酸酶

8. APAAP 法使用的酶是（主管检验师 2012 专业）
A. 过氧化物酶　B. 碱性磷酸酶
C. 葡萄糖氧化酶　D. 胶原酶
E. 辣根过氧化物酶

B1 型题（标准配伍题）

（1~2 题共用备选答案）
A. PAP 法　B. BC 法
C. LAB 法　D. BAB 法
E. 直接法

1. 属于酶标记抗体免疫组化染色的是（检验士 2014 相关）

2. 属于非标记抗体免疫组化染色的是（检验士 2014 相关）

第三节　荧光免疫组织化学检验技术

A1 型题

1. 免疫荧光组化技术与酶免疫组织化学技术比较，其优点是（检验士 2013 实践）
A. 敏感性高
B. 可用电镜观察
C. 便于对细胞微细结构的分辨
D. 可同时检测多种抗原
E. 染色标本可长期保存

2. 目前免疫荧光组织化学技术中，使用最广泛的荧光素为（主管检验师 2021 基础、2019 基础、2016 相关、2013 相关）
A. FITC　B. RB200
C. TRITC　D. PE
E. Eu^{3+}

第二十二章　免疫细胞及其功能检测技术

第一节　免疫细胞的分离与纯化

A1 型题

1. 外周血中黏附能力中最大的细胞为（检验师 2020 专业）

A. 树突状细胞　　B. 单核细胞
C. B 细胞　　D. T 细胞
E. 红细胞

2. 利用 E 花环沉降法可分离下列哪种细胞（主管检验师 2018 相关）

A. 单核细胞和 B 细胞　　B. 浆细胞和粒细胞
C. B 细胞和 T 细胞　　D. B 细胞和粒细胞
E. B 细胞和吞细胞

3. 分离淋巴细胞亚群的原理是根据（检验师 2015 实践、2019 实践）

A. 细胞的大小
B. 细胞的密度
C. 细胞所带电荷
D. 相应细胞的特性和不同标志
E. 细胞的黏附性

4. 比重 1.077 的 Ficoll 分层液用于分离外周血中的（检验师 2020 相关）

A. 单个核细胞　　B. 淋巴细胞
C. 红细胞　　D. 血小板
E. 粒细胞

5. 用 Ficoll 分离外周血，经离心后，沉于管底的细胞是（主管检验师 2021 专业、2019 专业、2017 专业、2013 专业）

A. 单个核细胞　　B. 单核细胞
C. 血小板　　D. 红细胞
E. 淋巴细胞

6. 用黏附贴壁法纯化单个核细胞悬液中的淋巴细胞时，被除去的细胞是（检验士 2013 专业、2016 专业、2021 实践）（检验师 2018 相关）

A. 粒细胞　　B. 血小板
C. 红细胞　　D. NK 细胞
E. 单核细胞

7. 分离外周血单个核细胞的常用方法是（检验士 2020 基础）

A. ELISA　　B. E 花环试验
C. 尼龙毛法　　D. 流式细胞术
E. 葡聚糖－泛影葡胺密度梯度离心法

8. 外周血单个核细胞 Percoll 分层液法，最上层为（检验师 2013 专业）

A. 死细胞和血小板层　　B. 单核细胞层
C. 淋巴细胞层　　D. 粒细胞层
E. 红细胞层

9. 外周血单个核细胞 Percoll 分层液法，从上而下表层为（检验师 2015 专业）（主管检验师 2012 相关）

A. 死细胞和血小板层　　B. 单核细胞层
C. 淋巴细胞层　　D. 粒细胞层
E. 红细胞层

10. 在外周血单个核细胞的分离中常用的分层液正确为（主管检验师 2020 相关）

A. Ficoll　　B. Picoll
C. Fercoll　　D. Percoll
E. Tercoll

11. 关于淋巴细胞冷冻保存的叙述，错误的是（检验师 2018 实践、主管检验师 2020 相关、主管检验师 2018 实践）

A. 液氮可长期保存
B. 深低温环境中断细胞的代谢
C. 待保存的细胞活力测定应合格
D. 可利用两步降温法
E 不需加冷冻保护剂

B1 型题（标准配伍题）

（1~2 题共用备选答案）

A. 稀释的血浆层、红细胞层、单个核细胞层、粒细胞层

B. 稀释的血浆层、单个核细胞层、粒细胞层、红细胞层

C. 死细胞层、富含单核细胞组分层、富含淋巴细胞组分层、红细胞与粒细胞分层

D. 富含单核细胞组分层、富含淋巴细胞组织、红细胞层与粒细胞分层、死细胞层

E. 死细胞层、单个核细胞层、粒细胞层、红细胞层

1. 用 Ficoll 分层液法分离外周血由上至下出现依次为（主管检验师 2016 相关）

2. 用 Peroll 分层液法分离外周血由上至下层依次为（主管检验师 2016 相关）

第二节　淋巴细胞数量及功能检测

A1 型题

1. 细胞免疫功能的测定不包括（主管检验师 2021 实践、主管检验师 2020 基础）
   A. T 淋巴细胞数量测定
   B. B 淋巴细胞数量测定
   C. T 淋巴细胞功能测定
   D. Tc 细胞的效应功能测定
   E. 细胞因子的测定

2. 溶血空斑试验检测的是哪类细胞的功能（检验士 2013 实践、2019 专业）（检验师 2015 实践）
   A. T 淋巴细胞　B. 巨噬细胞
   C. NK 细胞　D. B 淋巴细胞
   E. LAK 细胞

3. 溶血空斑试验检测的是何种细胞的功能（检验师 2015 实践）
   A. T 淋巴细胞　B. 浆细胞
   C. NK 细胞　D. B 淋巴细胞
   E. 中性粒细胞

4. 溶血空斑形成试验测定的是（主管检验师 2012 实践）
   A. T 细胞功能　B. B 细胞功能
   C. NK 细胞功能　D. 中性粒细胞功能
   E. 中毒性粒细胞

5. 反向溶血空斑试验利用的是 SPA 的什么特征（主管检验师 2018 基础）
   A. 能与人 IgG 的 Fab 段结合
   B. 能与人 IgG 的 Fc 段结合
   C. 能与人的 C3 受体结合
   D. 能与绵羊红细胞受体结合
   E. 能与丝裂原受体结合

6. 可刺激 B 淋巴细胞增殖转化的刺激物（主管检验师 2018 相关）
   A. PWM　B. PHA
   C. ConA　D. MHC
   E. BCG

7. $CD4^+$T 细胞与 $CD8^+$T 细胞数的正常比值为（检验师 2018 基础）
   A. ＜ 0.5　B. 0.5~1
   C. 1.5~2　D. 2~2.5
   E. ＞ 2.5

8. 细胞毒试验可用于（检验师 2015 实践）
   A. 检测 Tc 细胞的效应功能
   B. Smlg 测定
   C. IgG 测定
   D. T 细胞亚群测定
   E. 淋巴细胞转化试验

9. T 细胞增殖试验中，非特异性刺激物是（主管检验师 2014 实践）
   A. 植物血凝素　B. 结核菌素
   C. 葡萄球菌毒素　D. 破伤风类毒素
   E. 肿瘤抗原

10. 不适用于 B 细胞缺陷检测的试验是（检验士 2013 专业）
   A. 血清 Ig 测定
   B. 同种血型凝集素测定
   C. 特异性抗体产生能力测定
   D. 噬菌体试验
   E. 趋化功能试验

11. EA 花环试验用于测定（检验师 2013 实践）
   A. T 细胞特异受体　B. B 细胞特异受体
   C. NK 细胞特异受体　D. 中性粒细胞受体
   E. 巨噬细胞受体

12. E 花环试验是通过检测何种受体对 T 细胞进行计数的一种试验（主管检验师 2016 相关）
   A. 补体受体　B. Fc 受体
   C. SRBC 受体　D. 小鼠 RBC 受体
   E. Fab 受体

13. 关于细胞生物学活性测定法的叙述，不正确的是（检验士 2015 相关）
   A. 敏感性较高　B. 特异性较高
   C. 操作较繁琐　D. 易受干扰
   E. 耗时较长

14. E 花环试验检测的是 T 细胞上的（检验士 2018 专业）
   A. 补体受体　B. Fc 受体
   C. SRBC 受体　D. 小鼠 RBC 受体
   E. Fab 受体

15. 鉴别 T 细胞与 B 细胞的最佳依据是（检验师 2014 相关）
   A. 形态不同　B. 大小不同
   C. 胞质内颗粒的差异　D. 细胞核的差异
   E. 膜表面标志的差异

16. 可用于检测外周 T 细胞总数的 CD 分子是（主管检验师 2014 基础）
   A. CD1　B. CD2
   C. CD3　D. CD4
   E. CD8

17. 检测 NK 细胞活性不能采用的实验方法是（检验士 2014 相关）

A. 能参加化学发光反应
B. 能与抗原或抗体形成稳定的偶联结合物
C. 不改变标记的理化性质
D. 标记后仍具有酶的活性
E. 在化学反应中获得能量后能发射光子

18. 免疫细胞表面标志常用的检测方法不包括（检验师 2015 基础）
A. 抗体致敏细胞花环法 B. 免疫细胞化学法
C. 溶血空斑法 D. 免疫荧光法
E. 流式细胞分析法

19. 检测细胞免疫缺陷的细胞免疫功能试验是（主管检验师 2016 实践）
A. 溶血空斑试验
B. 免疫球蛋白检测
C. 淋巴细胞对 PHA 的免疫应答
D. NBT 还原试验
E. 速发性皮肤点刺试验

20. 免疫细胞表面标志检测方法不含有（主管检验师 2014 基础）
A. 抗体致敏细胞花环法 B. 凝胶过滤层析法
C. 免疫荧光法 D. 免疫细胞化学法
E. 流式细胞分析法

21. 目前检测指示细胞增殖的方法不包括（主管检验师 2014 基础）
A. 直接计数法
B. 细胞代谢活性测定法
C. ^{14}C 测定法
D. 代谢产物荧光强度测定法
E. 指示细胞表面标记测定法

22. 为了保证免疫荧光细胞化学染色的准确性，排除某些非特异性染色，必须在初次实验时进行对照试验。下列选项中不必要的是（主管检验师 2014 专业）
A. 自身对照 B. 吸收试验
C. 阴性对照 D. 阳性对照
E. 补体对照

B1 型题（标准配伍题）

（1~3 题共用备选答案）
A. 测定 Tc 细胞功能 B. IgG 测定
C. 可溶性细胞因子测定 D. T 细胞亚群测定
E. 淋巴细胞转化试验

1. 免疫比浊法可用于（主管检验师 2017 专业）
2. 流式细胞仪可用于（主管检验师 2017 专业）
3. PHA 刺激法可用于（主管检验师 2017 专业）

第三节 吞噬细胞功能检测

A1 型题

1. 吞噬细胞功能检测中，常用的吞噬颗粒不包括（主管检验师 2014 专业）
A. 鸡血红细胞 B. 白色念珠菌
C. 流感病毒 D. 酵母细胞
E. 大肠杆菌

第二十三章　超敏反应及临床检验

A1 型题

1. 超敏反应分为Ⅰ～Ⅳ型，依据是（检验师 2014 基础）

A. 抗原性质　B. 反应部位
C. 发病时间　D. 疾病严重程度
E. 发病机制和临床特点

2. 参与变态反应的抗原称为（检验士 2012 专业、2014 专业、2018 专业）

A. 耐受原　B. 自身抗原
C. 变应原　D. 共同抗原
E. 内源性抗原

3. 下列哪种物质不属于免疫分子（检验师 2012 基础）

A. 补体　B. 干扰素
C. 免疫球蛋白　D. 人类白细胞分化抗原
E. 变应原

第一节　Ⅰ型超敏反应及临床检测

A1 型题

1. 引起支气管哮喘发作，释放生物活性物质的细胞是（检验师 2020 专业）

A. 浆细胞　B. 肥大细胞
C. 柱状上皮细胞　D. 肺泡Ⅰ型细胞
E. 肺泡Ⅱ型细胞

2. 下列哪种细胞可作为Ⅰ型变态反应的辅助诊断指标（检验士 2013 实践）

A. 中性粒细胞　B. 单核细胞
C. B 淋巴细胞　D. T 淋巴细胞
E. 嗜碱性粒细胞

3. 由Ⅰ型超敏反应引起的疾病是（检验士 2017 实践）

A. 血清过敏性休克　B. 接触性皮炎
C. 类风湿关节炎　D. 新生儿溶血症
E. 甲状腺功能减低症

4. 属于Ⅰ型变态反应的疾病是（检验士 2013 专业）

A. 血清病　B. Gravs
C. 接触性皮炎　D. 急性风湿热
E. 过敏性哮喘

5. 不属于Ⅰ型变态反应的疾病是（检验士 2016 专业、2019 实践、2021 专业）

A. 支气管哮喘　B. 过敏性休克
C. 变应性鼻炎　D. 血清病
E. 食物过敏

6. 最严重的Ⅰ型超敏反应是（检验士 2018 相关）

A 消化道过敏反应　B. 皮肤过敏反应
C. 过敏性皮炎　D. 呼吸道过敏反应
E. 过敏性休克

7. 蛔虫性哮喘的免疫学反应属于（检验士 2018 相关）（检验师 2013 基础）

A. Ⅰ型变态反应　B. Ⅱ型变态反应
C. Ⅲ型变态反应　D. Ⅳ型变态反应
E. 迟发型变态反应

8. 花粉引起的支气管哮喘属于（检验士 2018 专业、2020 相关）（检验师 2018 相关、2019 专业、2020 实践）

A. Ⅰ型变态反应　B. Ⅱ型变态反应
C. Ⅲ型变态反应　D. Ⅳ型变态反应
E. Ⅴ型变态反应

9. 蛔虫性哮喘的免疫学反应属于（主管检验师 2012 基础）

A. Ⅰ型变态反应　B. Ⅱ型变态反应
C. Ⅲ型变态反应　D. Ⅳ型变态反应
E. 迟发型变态反应

10. 不能引起Ⅰ型超敏反应的抗原是（主管检验师 2012 基础）

A. 花粉　B. 螨
C. 某些药物　D. 变性 IgG
E. 虾

11. 肥大细胞主要参与（主管检验师 2013 基础）

A. IgA 介导的炎性反应　B. IgG 介导的炎性反应
C. IgE 介导的炎性反应　D. IgM 介导的炎性反应
E. IgD 介导的炎性反应

12. 过敏性鼻炎，主要表现为（主管检验师 2019 基础）

A. IgG 增高　B. IgA 增高
C. IgM 增高　D. IgD 增高
E. IgE 增高

13. Ⅰ型超敏反应患者的血清学特点是（检验师 2012 基础）

A. IgA 含量正常　B. IgE 含量增高
C. IgM 含量增高　D. IgG 含量降低
E. IgD 含量增高

14. 在Ⅰ型超敏反应中发挥重要作用的抗体类型是（主管检验师 2019 相关、主管检验师 2017 专业）

A. IgG　B. IgA

C. IgM　　D. IgE
E. IgD

15. 下列关于 IgE 的疾病中，不见于（检验师 2020 实践）
A. 过敏性支气管哮喘　　B. 寄生虫感染
C. SLE　　D. 类风湿性关节炎
E. 肿瘤

16. 可引起Ⅰ型超敏反应的抗原是（检验师 2012 专业）
A. 油漆　　B. 变性 IgG
C. 花粉　　D. 血型抗原
E. 核抗原

17. 属于Ⅰ型超敏反应的疾病是（检验士 2012 实践）
A. 重症肌无力病　　B. 过敏性休克
C. 接触性皮炎　　D. 系统性红斑狼疮
E. 新生儿溶血症

18. 属于Ⅰ型超敏反应的疾病是（检验师 2014 实践）
A. 肾小球肾炎　　B. 风湿病
C. 过敏性休克　　D. 免疫性溶血性贫血
E. 接触性皮炎

19. 下列疾病不属于Ⅰ型变态反应的是（检验士 2020 基础）
A. 支气管哮喘　　B. 药物过敏性荨麻疹
C. 过敏性鼻炎　　D. 过敏性休克
E. 血清病

20. 与Ⅰ型超敏反应有关的成分是（主管检验师 2014 专业）
A. 补体　　B. 抗体
C. 巨噬细胞　　D. 嗜酸性粒细胞
E. NK 细胞

21. 与Ⅰ型超敏反应相关且含量增加的血液 lgG 亚类是（主管检验师 2014 实践）
A. IgG1　　B. IgG2
C. IgG3　　D. IgG4
E. IgG1/2/3

22. Ⅰ型变态反应又称为（主管检验师 2012 专业）
A. 迟发型　　B. 速发型
C. 免疫复合型　　D. 细胞毒型
E. 细胞介导型

23. 人体速发型皮肤试验的判定时间为（检验士 2012 基础、检验士 2014 基础）
A. 20 分钟　　B. 2 小时
C. 24 小时　　D. 48~72 小时
E. 7 天

24. 皮内试验诊断Ⅰ型超敏反应时，观察结果应在（主管检验师 2015 基础）
A. 20~30 分钟　　B. 2 小时
C. 12 小时后　　D. 24 小时后
E. 72 小时后

25. 注射青霉素引起的过敏性休克属于（主管检验师 2018 相关）
A. 速发型超敏反应　　B. 细胞毒性超敏反应
C. 免疫复合物型超敏反应　D. 迟发型超敏反应
E. 免疫缺陷病

26. 食物过敏症发病机制为（主管检验师 2021 实践、主管检验师 2016 实践）
A. Ⅰ型超敏反应　　B. Ⅱ型超敏反应
C. Ⅲ型超敏反应　　D. Ⅳ型超敏反应
E. Ⅰ型和Ⅳ型超敏反应

27. 某患者食用虾后出现过敏反应，该反应属于（主管检验师 2020 相关）
A. Ⅰ型超敏反应　　B. Ⅱ型超敏反应
C. Ⅲ型超敏反应　　D. Ⅳ型超敏反应
E. 迟发性超敏反应

28. 支气管哮喘属于（检验士 2012 相关）
A. Ⅰ型超敏反应　　B. Ⅱ型超敏反应
C. Ⅳ型超敏反应　　D. Ⅲ型超敏反应
E. 迟发型超敏反应

29. 过敏性支气管哮喘属于（主管检验师 2020 相关、2016 相关）
A. Ⅰ型超敏反应　　B. Ⅱ型超敏反应
C. Ⅲ型超敏反应　　D. Ⅳ型超敏反应
E. 非超敏反应

30. 过敏性支气管哮喘应做的检查是（主管检验师 2021 相关、2017 实践、2014 实践、2012 实践）
A. 特异性 IgE　　B. 血清 IgG 含量测定
C. 斑贴试验　　D. C3、C4 测定
E. 肾组织活检荧光染色

31. 人体诊断速发型变态反应的试验中最安全的是（检验士 2014 专业）
A. 斑贴试验　　B. 挑刺试验
C. 呼吸道激发试验　　D. 鼻激发试验
E. 血清特异性 IgE

32. 属于Ⅰ型超敏反应的是（检验士 2015 专业）
A. 血清病　　B. 花粉病
C. Arthus 反应　　D. 免疫复合物型肾炎
E. 自身免疫溶血性贫血

33. 介导Ⅰ型超敏反应的免疫球蛋白是（检验士 2020 基础）（主管检验师 2021 相关、2019 专业、2016 基础）
A. IgA　　B. IgD
C. IgG　　D. IgE
E. IgM

34. 某患者注射青霉素后面色苍白，血压急剧下降，瞳孔散大，应该是发生了（主管检验师 2020 基础）
A. Ⅳ型超敏反应　　B. Ⅱ型超敏反应
C. 青霉素毒性引起　　D. Ⅲ型超敏反应
E. Ⅰ型超敏反应

35. 下列哪项是检测Ⅰ型超敏反应的特异性试验（检验师 2019 相关）
A. 嗜酸性粒细胞计数　　B. 嗜碱性粒细胞计数
C. 过敏原皮内试验　　D. 血清总 IgE 测定
E. 血清 IgG 测定

36. 人对荔枝过敏，为了防止过敏最好的方法是（检验士 2016 专业）

A. 服用抗过敏药物
B. 服用调节免疫功能药物
C. 脱敏治疗
D. 避免接触荔枝
E. 高温处理荔枝

37. 参与变态反应的抗原称为（检验士 2016 专业）
A. 耐受原　B. 自身
C. 变应原　D. 共同抗原
E. 内源性抗原

38. 一般不会引起Ⅰ型超敏反应的物质是（检验士 2016 实践）
A. 尘螨　B. 牛奶
C. 动物毛　D. 鸡蛋
E. Rh 抗体

39. 皮肤试验主要用于检测的变态反应是（主管检验师 2013 实践）
A. Ⅰ型和Ⅳ型　B. Ⅰ型和Ⅱ型
C. Ⅰ型和Ⅲ型　D. Ⅱ型和Ⅲ型
E. Ⅲ型和Ⅳ型

40. 放射性过敏原吸附试验有助于诊断（主管检验师 2015 专业）
A. Ⅰ型超敏反应　B. Ⅱ型超敏反应
C. Ⅲ型超敏反应　D. Ⅳ型超敏反应
E. Ⅴ型超敏反应

41. 支气管激发试验的缺点是（主管检验师 2015 专业）
A. 不能明确变应原
B. 较皮试的特异性低
C. 每次只能测试一种抗原
D. 不能检测Ⅱ、Ⅲ型超敏反应
E. 只能在呼吸道进行试验

A2 型题（病历摘要型最佳选择题）

1. 患者女，26 岁。每年一到春天就会有流鼻涕、打喷嚏、鼻塞等症状，诊断为过敏性鼻炎。以下免疫球蛋白会升高的是（检验士 2012 专业、检验士 2016 专业、检验士 2021 相关））
A. IgA　B. IgG
C. IgE　D. IgM
E. IgD

2. 一天前做蛋糕接触小麦粉，随即出现咽喉痛流涕、哮喘加剧，属于（检验师 2013 专业）
A. Ⅰ型变态反应　B. Ⅱ型变态反应
C. Ⅲ型变态反应　D. Ⅳ型变态反应
E. Ⅴ型变态反应

3. 患者男，外伤后，紧急注射破伤风抗毒素后出现休克，属于（主管检验师 2012 相关）
A. Ⅰ型变态反应　B. Ⅱ型变态反应
C. Ⅲ型变态反应　D. Ⅳ型变态反应
E. 应激反应

4. 患者女，22 岁。近期因流鼻涕，不断打喷嚏，有时感觉呼吸困难就诊。诊断为过敏性鼻炎，主要表现为哪种免疫球蛋白升高（检验士 2019 相关）
A. IgG　B. IgA
C. IgD　D. IgE
E. IgM

5. 一患者经常胸部胀闷、呼吸困难、伴有呼气延长，有哮鸣音及干咳，发作时间短则数分钟，长达数小时，嗜酸性粒细胞计数 15%，其诱因为花粉。此病为（检验士 2019 专业）
A. Ⅰ型超敏反应
B. Ⅱ型超敏反应
C. Ⅲ型超敏反应
D. Ⅱ及Ⅲ型超敏反应性疾病
E. Ⅴ型超敏反应

6. 患者男，上呼吸道感染，注射青霉素，数秒后，患者出现胸闷、呼吸困难、面色苍白、脉搏细弱，属于（检验师 2020 基础）
A. Ⅰ型超敏反应　B. Ⅱ型超敏反应
C. Ⅲ型超敏反应　D. Ⅳ型超敏反应
E. 应激反应

7. 患者女，15 岁。做青霉素皮试试验 4 分钟后发生休克，经注射肾上腺素等措施，血压恢复正常。其发生机制属于哪一型超敏反应（主管检验师 2015 实践）
A. Ⅰ型超敏反应　B. Ⅱ型超敏反应
C. Ⅲ型超敏反应　D. Ⅳ型超敏反应
E. Ⅴ型超敏反应

8. 患者女，16 岁。吸入花粉后出现哮喘，参与此过敏反应的是（检验师 2013 实践）
A. IL-4　B. IL-3、IL-4、IL-5
C. C3a、C5a　D. C3a、C4
E. IL-10、IL-12

A3 型题

（1~3 题共用题干）

患者，女性，16 岁，每到春天花粉传播的时候易诱发哮喘，遂到医院就诊，医生说可能是过敏性哮喘。

1. 过敏性哮喘超敏反应属于（检验士 2012 实践）
A. Ⅰ型超敏反应　B. Ⅱ型超敏反应
C. Ⅲ型超敏反应　D. Ⅳ型超敏反应
E. 非超敏反应

2. 下列免疫球蛋白对过敏性哮喘有诊断意义的是（检验士 2012 实践）
A. IgA　B. IgD
C. IgE　D. IgG
E. IgM

3. 预防此类型过敏反应最好的办法是（检验士 2012 实践）
A. 服用抗过敏药物　B. 避免接触过敏原
C. 注射免疫球蛋白　D. 服用降低免疫应答药物
E. 提前注射氨茶碱

B1 型题（标准配伍题）

（1~2 题共用备选答案）

A. 风团（荨麻疹） B. 红象
C. 红肿和水疱 D. 红肿
E. 硬结

1. Ⅰ型变态反应皮内试验结果判断主要是（主管检验师 2016 专业）

2. Ⅳ型变态反应斑贴试验阳性反应主要是（主管检验师 2016 专业）

（3~4 题共用备选答案）

A. 中毒反应 B. Ⅰ型超敏反应
C. Ⅱ型超敏反应 D. Ⅲ型超敏反应
E. Ⅳ型超敏反应

3. 患者女，15 岁。跟母亲去鲜花店，挑选鲜花中感觉不适，很快加重，最可能是花粉导致机体发生了（检验士 2015 基础）

4. 患儿男，7 岁。午餐吃了螃蟹，下午出现腹痛、呕吐症状。首先要考虑患者对异种蛋白过敏而发生，该反应类型是（检验士 2015 基础）

第二节 Ⅱ型超敏反应及临床检测

A1 型题

1. 自身免疫性溶血性贫血，属于（主管检验师 2020 相关）

A. Ⅰ型超敏反应 B. Ⅱ型超敏反应
C. Ⅲ型超敏反应 D. Ⅳ型超教反应
E. 迟发性超敏反应

2. 与Ⅱ型超敏反应无关的成分是（检验师 2013 专业）

A. IgM/IgG B. 补体
C. NK 细胞 D. 吞噬细胞
E. IgE

3. 血型不合引起的输血反应属于（检验士 2013 专业、检验士 2019 相关）

A. Ⅰ型超敏反应 B. Ⅱ型超敏反应
C. Ⅲ型超敏反应 D. Ⅳ型超敏反应
E. Ⅴ型超敏反应

4. 输血反应属于（检验师 2019 专业）

A. Ⅳ型超敏反应
B. Ⅱ型超敏发应 + Ⅲ型超敏反应
C. Ⅲ型超敏反应
D. Ⅱ型超敏反应
E. Ⅰ型超敏反应

5. 不属于免疫性输血反应的是（主管检验师 2014 相关）

A. 溶血反应 B. 过敏反应
C. 空气栓塞 D. 移植物抗宿主病
E. 输血后紫癜

6. 属于Ⅱ型超敏反应的疾病是（检验师 2012 基础）

A. 血清病 B. 荨麻疹
C. 接触性皮炎 D. 急性风湿热
E. 过敏性哮喘

7. 新生儿出生后 24 小时，出现溶血反应，属于（检验师 2012 基础、检验师 2020 基础）

A. Ⅰ型变态反应 B. Ⅱ型变态反应
C. Ⅲ型变态反应 D. Ⅳ型变态反应
E. 应激反应

8. 可通过胎盘引起的新生儿溶血病的孕妇血型抗体属于（检验士 2019 专业、检验士 2019 实践）

A. IgG B. IgM
C. IgA D. IgD
E. IgE

9. 关于过敏性紫癜的叙述，错误的是（主管检验师 2015 基础）

A. 无凝血异常
B. 好发于儿童和青少年
C. 也称许兰 – 亨诺综合征
D. 是一种变态反应性疾病
E. 发作时中性粒细胞不增高

10. 新生儿 Rh 血型不合而出现溶血，不属于本病损伤机制的是（检验师 2015 专业）

A. 调理吞噬作用 B. ADCC
C. 补体激活 D. 抗原抗体复合物形成
E. T 淋巴细胞激活

11. 药物过敏性血细胞减少症属于（主管检验师 2018 相关）

A. Ⅰ型超敏反应 B. Ⅱ型超敏反应
C. Ⅲ型超敏反应 D. Ⅳ型超敏反应
E. Ⅴ型超敏反应

12. 关于新生儿同种免疫性溶血病，下列哪项是正确的（主管检验师 2015 相关）

A. 在我国 Rh 血型不合新生儿溶血较 ABO 血型不合引起多见

B. Rh 阴性的孕妇从未接受输血，胎儿为 Rh 阳性时，第一胎即可发生严重溶血

C. ABO 血型较易发生黄疸

D. ABO 溶血病可发生与父亲为 A 型血，母亲为 O 型血的新生儿

E. 间接抗人球蛋白试验阴性

13. 属于Ⅱ型超敏反应性疾病的是（主管检验师 2016 基础）

A. 血清病 B. 接触性皮炎
C. 新生儿溶血症 D. 类风湿关节炎

E. 荨麻疹

14. 肺出血－肾炎综合征属于（检验师 2021 专业）

A. Ⅰ型超敏反应　B. Ⅱ型超敏反应
C. Ⅲ型超敏反应　D. Ⅳ型超敏反应
E. Ⅴ型超敏反应

15. 诊断自身免疫性溶血性贫血首选的检测是（检验师 2021 实践）

A. 血涂片　B. 骨髓涂片
C. Coombs 试验　D. 冷热溶血试验
E. 冷凝集素试验

16. 不属于自身免疫性溶血性贫血特点的是（主管检验师 2018 专业）

A. 患者体内出现抗红细胞自身抗体
B. Coombs 试验阳性
C. 此病多见于中年女性
D. 红细胞寿命延长
E. 继发性者多发于淋巴系统恶性病变

17. 抗血细胞抗体检测有助于诊断

A. Ⅰ型超敏反应　B. Ⅱ型超敏反应
C. Ⅲ型超敏反应　D. Ⅳ型超敏反应
E. 非超敏反应

A2 型题（病历摘要型最佳选择题）

1. 患者女，36 岁。乏力，面色苍白半个月，半个月以来无原因进行性面色苍白、乏力，稍动则气慌，气短，尿色如浓茶，查体：贫血貌，无皮疹和出血点。实验室检查：血 Hb68g/L，WBC 6.4×10^9/L，PLT 140×10^9/L，网织红细胞 18%，尿胆原强阳性，大便隐血（－），Coombs 试验（＋），此患者属于（主管检验师 2017 基础）

A. Ⅰ型超敏反应　B. Ⅱ型超敏反应
C. Ⅲ型超敏反应　D. Ⅳ型超敏反应
E. 不是超敏反应

2. 患者女，患 Graves 病。出现甲状腺功能亢进，属于（检验师 2013 基础、2019 相关、2021 实践）

A. Ⅰ型变态反应　B. Ⅱ型变态反应
C. Ⅲ型变态反应　D. Ⅳ型变态反应
E. 应激反应

3. 孕妇，为 Rh（－），第 1 胎分娩 Rh（＋）胎儿，为防止再次妊娠的胎儿产生溶血症，产后 72 小时内应考虑给母亲注射（主管检验师 2021 专业、主管检验师 2020 实践）

A. 抗 Rh 抗体　B. Rh 抗原
C. 免疫抑制剂　D. 免疫增强剂
E. 不需要注射

A3 型题

（1~2 题共用题干）

患者女，32 岁。妊娠前曾输同型血 400ml，曾有怀孕数月流产 3 次。此为第 4 次怀孕，经药物治疗维持到妊娠 36 周时行剖腹产取胎，新生儿出生后 12 小时出现黄疸，Hb 121g/L，RBC 3.35×10^{12}/L，其血清检查证实为由 Rh 系统抗 D 所致新生儿溶血病，经过输白蛋白和蓝光照射等治疗，新生儿痊愈出院。

1. 此患者的表现属于（主管检验师 2016 专业）

A. Ⅰ型超敏反应　B. Ⅱ型超敏反应
C. Ⅲ型超敏反应　D. Ⅳ型超敏反应
E. 不是超敏反应

2. Rh 系统抗血清试验一般采用的方法是（主管检验师 2016 专业）

A. 沉淀反应　B. 凝集反应
C. 免疫电泳　D. 化学发光
E. 免疫印迹

B1 型题（标准配伍题）

（1~2 题共用备选答案）

A. IgA 类抗体　B. IgM 类抗体
C. IgD 类抗体　D. IgG 类抗体
E. IgE 类抗体

1. 引起 ABO 血型不合溶血反应（血管内溶血）的抗体主要是（主管检验师 2017 相关）

2. 引起 Rh 血型不合溶血反应（血管外溶血）的抗体主要是（主管检验师 2017 相关）

（3~4 题共用备选答案）

A. IgA　B. IgD
C. IgE　D. IgG
E. IgM

3. 温抗体型自身免疫性溶血性贫血的抗体多为（检验师 2013 实践）

4. 冷凝集素综合征的抗体多为（检验师 2013 实践）

第三节　Ⅲ型超敏反应及临床检测

A1 型题

1. 关于Ⅲ型超敏反应中形成的免疫复合物，下面描述正确的是（主管检验师 2020 专业）

A. 由可溶性抗原与相应抗体（主要是 IgE）结合而成
B. 免疫复合物为大分子物质
C. 免疫复合物为中分子可溶性物质
D. 免疫复合物为小分子可溶性物质
E. 免疫复合物为小分子不可溶性物质

2. Ⅲ型超敏反应的重要病理学特征是（主管检验师 2019 专业，2013 专业，2012 专业）

A. 巨噬细胞浸润　　B. 淋巴细胞浸润
C. 中性粒细胞浸润　　D. 嗜酸性粒细胞浸润
E. 嗜碱性粒细胞浸润

3. Ⅲ型变态反应是由于（主管检验师 2016 相关）
A. 免疫复合物沉积在局部组织引起免疫反应
B. IgG 沉积在局部组织引起免疫反应
C. 补体 C3 沉积在局部组织引起免疫反应
D. 细胞黏附分子沉积在局部组织引起免疫反应
E. IgM 沉积在局部组织引起的免疫反应

4. 链球菌感染后肾小球肾炎常发生的变态反应是哪一型（主管检验师 2016 基础）
A. Ⅰ　　B. Ⅱ
C. Ⅲ　　D. Ⅳ
E. Ⅰ+Ⅱ

5. 糖尿病患者由于反复注射胰岛素后刺激机体产生相应 IgG 类抗体，若此时再次注射胰岛素，可在注射部位出现红肿、出血、坏死等剧烈炎症反应，属于（检验师 2013 基础）（主管检验师 2018 基础、2012 基础）
A. Ⅰ型变态反应　　B. Ⅱ型变态反应
C. Ⅲ型变态反应　　D. Ⅵ型变态反应
E. 应激反应

6. 注射异种血清治疗疾病，1~2 周后出现以发热、关节痛、荨麻疹属于（检验师 2021 专业）
A. Ⅰ型超敏反应　　B. Ⅱ型超敏反应
C. Ⅲ型超敏反应　　D. Ⅳ型超敏反应
E. Ⅴ型超敏反应

7. Ⅲ型超敏反应性疾病中引起组织损伤作用最强的细胞是（检验师 2013 专业）（主管检验师 2012 相关）
A. T 细胞　　B. 中性粒细胞
C. 血小板　　D. 淋巴细胞
E. 单核细胞

8. 由Ⅲ型超敏反应引起的疾病是（检验士 2019 相关）
A. 血清过敏症　　B. 接触性皮炎
C. 类风湿关节炎　　D. 新生儿溶血症
E. 甲状腺功能减低症

9. 易引起Ⅲ型变态反应的复合物分子是（主管检验师 2016 实践）
A. 巨分子　　B. 大分子
C. 中等大小分子　　D. 小分子
E. 微小分子

10. 不属于全身性免疫复合物病的是（检验士 2013 专业、检验士 2019 实践）
A. 血清病
B. 链球菌感染后肾小球肾炎
C. 静脉炎
D. 类风湿关节炎
E. 系统性红斑狼疮

A2 型题（病历摘要型最佳选择题）

1. 患者女，56 岁。发现糖尿病 1 年多。半个月前服药不能控制血糖，改肌注胰岛素，最近发现注射胰岛素部位出现红肿入院检查示 CIC 升高。此患者属于（主管检验师 2017 基础）
A. Ⅰ型超敏反应　　B. Ⅱ型超敏反应
C. Ⅲ型超敏反应　　D. Ⅳ型超敏反应
E. Ⅴ型超敏反应

2. 某患者因发热前来就诊，患者 1 周前曾注射狂犬病抗血清，2 天前周身出现荨麻疹红斑。全身淋巴结有不同程度肿大，关节轻度疼痛，排除病原微生物感染后，其病因最可能是注射异种血清形成的（主管检验师 2013 基础）
A. Ⅰ型超敏反应　　B. Ⅱ型超敏反应
C. Ⅲ型超敏反应　　D. Ⅳ型超敏反应
E. Ⅰ和Ⅳ型超敏反应

3. 患者女，56 岁。类风湿性关节炎患者，反复发作，其病理过程属于（检验师 2020 基础）
A. Ⅰ型超敏反应　　B. Ⅱ型超敏反应
C. Ⅲ型超敏反应　　D. Ⅳ型超敏反应
E. 应激反应

4. 患者女，32 岁。四肢小关节疼痛 3 年，晨僵，近端指关节、掌指关节肿挤压痛。实验室查血沉 83mm/h，C-反应蛋白 57.3mg/L，类风湿因子 273IU/ml，诊断为类风湿关节炎。该患者属于（检验师 2020 相关）（主管检验师 2020 基础）
A. 不是超敏反应　　B. Ⅲ型超敏反应
C. Ⅳ型超敏反应　　D. Ⅱ型超敏反应
E. Ⅰ型超敏反应

5. 患者女，26 岁。关节肿痛 1 年，加重 1 个月。双反应类型是手指关节屈曲畸形，HLA-27DNA 阴性，抗 CCP 抗体阳性。导致关节肿痛的超敏反应为（检验师 2019 实践）（主管检验师 2021 专业）
A. 其他类型的超敏反应　　B. Ⅰ型超敏反应
C. Ⅱ型超敏反应　　D. Ⅲ型超敏反应
E. Ⅳ型超敏反应

6. 患者女，63 岁。患糖尿病 20 余年，注射胰岛素控制，1 个月前开始在注射部位出现红肿，持续不消退，属于（检验师 2019 基础）
A. 非超敏反应　　B. Ⅱ型超敏反应
C. Ⅲ型超敏反应　　D. Ⅰ型超敏反应
E. Ⅳ型超敏反应

7. 患者男，血清 CH50 升高，血小板聚集，血管出现渗出水肿，最可能的诊断是（检验师 2019 实践）
A. Ⅰ型变态反应　　B. Ⅱ型变态反应
C. Ⅲ型变态反应　　D. Ⅳ型变态反应
E. 迟发型变态反应

第四节　Ⅳ型超敏反应及临床检测

A1 型题

1. 与Ⅳ型变态反应有关的疾病是（检验师 2012 专业）

A. 青霉素过敏　B. 过敏性鼻炎
C. 接触性皮炎　D. 肾小球肾炎
E. 哮喘

2. 关于结核菌素试验的叙述，错误的是（检验师 2015 实践）

A. 用于选择卡介苗接种对象
B. 检测机体细胞免疫和体液免疫状况
C. 作为婴儿结核病的辅助诊断
D. 红肿硬结直径大于 0.5cm 为阳性
E. 试验阳性说明已感染过结核分枝杆菌

3. 关于Ⅳ型超敏反应的特征正确的是（检验师 2018 基础）

A. 由抗体介导　B. 发生进展迅速
C. 有单个核细胞浸润　D. 需激活补体
E. 一般不引起炎性坏死

4. Ⅳ型超敏反应的描述，不正确的是（检验师 2018 专业）（主管检验师 2018 专业）

A. 可引起组织变性坏死
B. 需 T 细胞参与
C. 需 B 细胞参与
D. 炎症以单个核细胞浸润为主
E. 需 MHC-I、MHC-Ⅱ类分子参与

5. 属于迟发型超敏反应的试验是（检验师 2019 相关）

A. 库姆试验
B. 抗毒素血清皮试
C. 青霉素皮试
D. OT 试验（结核菌素试验）
E. 普鲁卡因皮试

6. 接触性皮炎属于（主管检验师 2019 相关）

A. Ⅰ型超敏反应　B. Ⅱ型超敏反应
C. Ⅲ型超敏反应　D. Ⅳ型超敏反应
E. 不是超敏反应

7. 皮肤试验主要用于检测的超敏反应是（检验师 2020 专业）

A. Ⅰ型和Ⅱ型　B. Ⅰ型和Ⅳ型
C. Ⅰ型和Ⅲ型　D. Ⅱ型和Ⅳ型
E. Ⅲ型和Ⅳ型

8. 结核菌素阳性表明发生了（检验师 2020 实践）

A. Ⅰ型超敏反应　B. Ⅱ型超敏反应
C. Ⅲ型超敏反应　D. Ⅳ型超敏反应
E. Ⅴ型超敏反应

9. 结合菌素反应属于（检验士 2013 专业）

A. Ⅰ型超敏反应　B. Ⅱ型超敏反应
C. Ⅲ型超敏反应　D. Ⅳ型超敏反应
E. 非超敏反应

10. 人体迟发型皮肤试验的判定时间是（主管检验师 2019 基础）

A. 20 分钟　B. 2 小时
C. 48~72 小时　D. 7 天
E. 24 小时

11. 下列哪一种不属于Ⅳ型超敏反应（主管检验师 2018 相关）

A. 接触性皮炎　B. 移植排斥反应
C. 结核病　D. 毛细支气管炎
E. 传染性超敏反应

A2 型题（病历摘要型最佳选择题）

1. 患者男，38 岁。患肺结核后肺部形成的空洞，是由哪种物质介导的超敏反应产生的结果（主管检验师 2021 实践）

A. IgM、补体　B. 免疫复合物、补体
C. IgE　D. T 细胞
E. IgG、IgM

2. 患者男性，30 岁。检验师 20 天前行肾移植手术，目前体温升高，肾功能降低，少尿，尿中白细胞增多。这种移植排斥反应属于（检验师 2018 实践、主管检验师 2018 实践）

A. Ⅰ型超敏反应性疾病　B. Ⅱ型超敏反应性疾病
C. Ⅲ型超敏反应性块病　D. Ⅳ型超敏反应性疾病
E. 不属于超敏反应性疾病

3. 女性患者，植发 3 天后头部及颈出现红肿、皮疹、水疱，其间无接触其他化学物品，则与该症状相关的是（检验师 2021 相关）

A. IgE　B. IgM
C. IgG　D. IgD
E. OT 皮试

A3 型题

（1~3 题共用题干）

患者女，20 岁。16 天前在某超市购买一瓶标有“美丽美肤霜”的化妆品，每日化妆时擦拭于面部，一周后面部红肿、皮疹，14 天后上肢和胸背部出现严重皮疹、大块水泡和明显渗出，局部皮肤有剥脱，创面护理较好未被感染。询问病史，在此期间患者没有用过其他化妆品，也没有服用过药品。

1. 最可能的临床诊断是（检验士 2021 实践）（检验师 2013 实践）

A. 药物过敏症　B. 传染性超敏反应
C. 免疫复合物型超敏反应　D. 自身免疫病
E. 接触性皮炎

2. 此疾病属于哪一类超敏反应（检验士 2021 实践）
A. I 型　　B. Ⅱ型
C. Ⅲ型　　D. Ⅳ型
E. Ⅰ型和Ⅲ型

3. 导致此患者发病的机制属于（检验士 2021 实践）（检验师 2013 实践）
A. 速发型超敏反应　　B. 细胞毒性超敏反应
C. 免疫复合物型超敏反应　　D. 迟发型超敏反应
E. 自身免疫反应

B1 型题（标准配伍题）

（1~3 题共用备选答案）
A. 速发性超敏反应　　B. 迟发型超敏反应
C. 细胞毒型超敏反应　　D. 免疫复合物型超敏反应
E. 抗体刺激性超敏反应

1. Ⅰ型超敏反应又称为（检验士 2017 基础）
2. Ⅱ型超敏反应又称为（检验士 2017 基础）
3. Ⅲ型超敏反应又称为（检验士 2017 基础）

（4~5 题共用备选答案）
A. Ⅰ型　　B. Ⅱ型
C. Ⅲ型　　D. Ⅳ型
E. Ⅴ型

4. 自身免疫性溶血性贫血属于几型超敏反应（主管检验师 2020 专业）
5. 肾移植排斥反应属于几型超敏反应（主管检验师 2020 专业）

（6~8 题共用备选答案）
A. 抗血细胞抗体检测　　B. 循环免疫复合物检测
C. 结核菌素试验　　D. 血清 IgE 检测
E. T 细胞检测

6. 与Ⅰ型超敏反应有关的试验是（检验士 2017 实践）
7. 与Ⅲ型超敏反应有关的试验是（检验士 2017 实践）
8. 与Ⅳ型超敏反应有关的试验是（检验士 2017 实践）

（9~10 题共用备选答案）
A. 特异性 IgE　　B. 抗双链 DNA 抗体
C. 抗性细胞胞浆抗体　　D. 类风湿因子
E. 循环免疫复合物

9. 与过敏性支气管哮喘有关的检测项目是（主管检验师 2016 专业）
10. 系统性红斑狼疮的活动指标是（主管检验师 2016 专业）

（11~13 题共用备选答案）
A. 中性粒细胞浸润　　B. 单核－巨噬细胞浸润
C. B 淋巴细胞浸润　　D. 嗜酸性粒细胞浸润
E. Th2 型淋巴细胞浸润

11. I 型超敏反应效应阶段（检验师 2014 基础）（主管检验师 2015 专业相关）
12. Ⅲ型超敏反应（检验师 2014 基础）（主管检验师 2015 专业相关）
13. IV 型超敏反应（检验师 2014 基础）（主管检验师 2015 专业相关）

（14~16 题共用备选答案）
A. Ⅰ型超敏反应　　B. Ⅱ型超敏反应
C. Ⅲ型超敏反应　　D. Ⅳ型超敏反应
E. Ⅴ型超敏反应

14. 抗体同自身组织细胞表面的抗原结合后，引起的细胞溶解和组织损伤，此类超敏反应为（检验师 2015 实践）
15. 可溶性抗原于相应的抗体结合，形成中等大小的可溶性免疫复合物，沉积于局部或全身毛细血管基底部，激活补体，并导致系列的炎症反应，此类过敏反应是（检验师 2015 实践）
16. 再次进入机体的变应原与固定在嗜碱性粒细胞和肥大细胞表面受体上的特异性 IgE 结合引起的免疫反应为（检验师 2015 实践）

（17~18 题共用备选答案）
A. 速发型超敏反应　　B. 迟发型超敏反应
C. 血管炎型超敏反应　　D. 细胞毒型超敏反应
E. 免疫复合物型超敏反应

17. 挑刺试验主要用于检测（检验师 2012 实践）（主管检验师 2019 实践、2015 实践）
18. 斑贴试验主要用于检测（检验师 2012 实践）（主管检验师 2019 实践、2015 实践）

（19~21 题共用备选答案）
A. 抗血细胞抗体检测　　B. 循环免疫复合物检测
C. 结核菌素试验　　D. 血清 lgE 检测
E. T 细胞亚群检测

19. 与Ⅱ型超敏反应有关的试验是（检验师 2018 专业）
20. 与Ⅲ型超敏反应有关的试验是（检验师 2018 专业）
21. 与Ⅳ型超敏反应有关的试验是（检验师 2018 专业）

（22~23 题共用备选答案）
A. Ⅰ型超敏反应　　B. Ⅱ型超敏反应
C. Ⅲ型超敏反应　　D. Ⅴ型超敏反应
E. 非超敏反应

22. 血小板减少性紫癜属于（检验师 2019 专业）
23. 青霉素过敏属于（检验师 2019 专业）

（24~26 题共用备选答案）
A. NK 细胞　　B. Tc 细胞
C. 中性粒细胞　　D. 肥大细胞
E. 单个核细胞

24. 参与Ⅰ型超敏反应的细胞是（检验师 2020 基础）
25. 参与Ⅱ型超敏反应的细胞是（检验师 2020 基础）
26. 参与Ⅲ型超敏反应的细胞是（检验师 2020 基础）

第二十四章 自身免疫病及检验

第一节 自身免疫病概述

A1 型题

1. 自身免疫是指（检验士 2019 专业）

A. 机体免疫系统对自身抗原不应答

B. 机体对自身组织成分产生自身抗体和（或）自身反应性 T 淋巴细胞的现象

C. 机体对自身抗原产生免疫应答，导致组织损伤并引起临床症状

D. 对机体有害的免疫应答

E. 对“非己”和自身抗原都产生免疫应答

2. 关于自身免疫病的叙述，错误的是（检验士 2013 专业）

A. 是由于自身免疫应答过分强烈导致的病理状态

B. 多有遗传倾向

C. 男性多于女性

D. 病理损伤的局部可有中性粒细胞浸润

E. 病程一般较长

3. 关于自身免疫的叙述，下列哪项是错误的（检验士 2018 相关）

A. 指机体对自身抗原产生免疫应答

B. 自身耐受的终止引起自身免疫

C. 体内产生自身抗体或自身致敏淋巴细

D. 男性多于女性

E. 具有维持机体生理自稳的作用

4. 自身免疫性疾病的特点不包括（检验士 2016 基础）（检验师 2020 相关）

A. 男性多于女性　　B. 多数病因不明

C. 疾病有重叠现象　　D. 有遗传倾向

E. 病程一般较长

5. 下列何种疾病为器官特异性自身免疫病（主管检验师 2018 基础、2017 专业、2014 基础）

A. 桥本甲状腺炎　　B. 干燥综合征

C. 多发性肌炎　　D. SLE

E. RA

6. 下述属于器官特异性自身免疫性疾病的是（主管检验师 2021 基础）

A. 硬皮病　　B. 类风湿关节炎

C. 桥本甲状腺炎　　D. 结节性多动脉炎

E. 口眼干燥综合征

7. 关于自身免疫的论述，下列正确的是（检验士 2012 基础、检验士 2014 基础）

A. 对自身的组织细胞成分不产生免疫应答

B. 对自身的组织细胞成分仅产生微弱的免疫应答

C. 对自身成分产生免疫应答

D. 不产生自身抗体

E. 不产生致敏 T 淋巴细胞

8. 关于自身免疫与自身免疫病的关系，叙述正确的是（检验士 2018 基础）

A. 一定程度的自身免疫是生理功能的需要

B. 自身免疫一定导致自身免疫病

C. 自身免疫与自身免疫病无关

D. 自身免疫病并不包含自身免疫的发生过程

E. 自身免疫与自身免疫病一定是免疫反应过高所致

9. 关于自身免疫的叙述，正确的是（检验士 2015 基础）

A. 自身免疫耐受加强可产生自身免疫

B. 正常的组织在一定条件下可刺激产生免疫应答

C. 自身免疫应答不会产生抗体

D. 自身免疫应答不会产生致敏淋巴细胞

E. 正常人血清没有自身抗体

10. 类风湿因子主要的类型是（检验士 2015 相关）

A. IgM　　B. IgG

C. IgA　　D. IgE

E. IgD

11. 患者女，20 岁。诊断为系统性红斑狼疮，特异性的自身抗体为（检验士 2015 专业、主管检验师 2015 专业）

A. 抗 DNP 抗体和 ANA

B. 抗 dsDNA 抗体和抗 Sm 抗体

C. 抗 dsDNA 抗体和 ANA

D. 抗 ssDNA 抗体和 ANA

E. 抗 ssDNA 抗体和抗核蛋白抗体

12. 抗 ENA 抗体中，系统性红斑狼疮（SLE）的血清标志性抗体是（主管检验师 2015 专业）

A. 抗 Jo-1 抗体　　B. 抗 Sm 抗体

C. 抗核 RNP 抗体　　D. 抗 Scl-70 抗体

E. 抗 SSA/Ro 抗体

13. 冷球蛋白出现沉淀的温度是（检验士 2015 实践、2017 实践、2021 基础）

A. 4℃　　B. 30℃

C. 37℃　　D. 56℃

E. 100℃

第二节 自身免疫病的发病机制

A1 型题

1. 关于自身抗体的叙述，不正确的是（检验士 2017 专业）
A. 自身抗体是免疫自稳功能失调引起
B. 自身抗体可损伤相应组织引起自身免疫性疾病
C. 自身抗体在不同自身免疫性疾病中有交叉重叠现象
D. 正常人血清中皆不含有自身抗体
E. 自身抗体的检测是诊断自身免疫性疾病的重要依据

2. 系统性红斑狼疮（SLE）致病机制属于（主管检验师 2017 实践、2015 实践）
A. Ⅰ型超敏反应　B. Ⅱ型超敏反应
C. Ⅲ型超敏反应　D. Ⅳ型超敏反应
E. 免疫缺陷病

B1 型题（标准配伍题）

（1~3 题共用备选答案）
A. 机体存在自身抗体
B. 直接损伤造血干细胞
C. 造血干细胞功能障碍
D. 粒细胞被脾脏滞留、吞噬
E 内毒素抑制骨髓释放粒细胞

1. 脾功能亢进白细胞减少的机制是（主管检验师 2016 相关）
2. 自身免疫性疾病白细胞减少的机制是（主管检验师 2016 相关）
3. 再生障碍性贫血白细胞减少的机制是（主管检验师 2016 相关）

第三节 自身免疫病检验

A1 型题

1. 免疫荧光法检测 ANA，抗体核型不包括（检验士 2020 专业）
A. 周边型　B. 均质型
C. 斑点型　D. 核仁型
E. 胞浆型

2. 在自身免疫性疾病中，下列何种血清中抗核抗体阳性率最高（检验士 2020 专业、2016 实践、2014 实践、2013 实践）
A. 系统性红斑狼疮　B. 类风湿性关节炎
C. 硬皮病　D. 强直性脊柱炎
E. 皮肌炎

3. 高滴度核膜型抗核抗体，与下列何种疾病密切相关（检验师 2014 相关）
A. 类风湿关节炎　B. 混合性结缔组织病
C. 硬皮病　D. 干燥综合征
E. 系统性红斑狼疮

4. 高滴度的抗 RNP 抗体主要见于（检验师 2013 专业、2015 专业）
A. 混合结缔组织病　B. 系统性红斑狼疮
C. 干燥综合征　D. 重症肌无力
E. 类风湿性关节炎

5. 高滴度的抗 RNP 抗体为其所特有的疾病是（主管检验师 2019 专业、2017 专业、2016 实践、2013 专业、2012 相关）
A. 混合结缔组织病　B. 系统性红斑狼疮
C. 干燥综合征　D. 重症肌无力
E. 类风湿关节炎

6. 可作为 SLE 特异性标志的自身抗体是（检验士 2012 基础）（检验师 2018 基础、2012 相关）
A. 抗 ssDNA 抗体和 ANA
B. 抗 dsDNA 抗体和 ANA
C. 抗 Sm 抗体和抗 dsDNA 抗体
D. 抗 DNP 抗体和 ANA
E. 抗 SS-A 抗体和抗核蛋白抗体

7. ANA 阳性率最高的疾病是（检验士 2018 相关）
A. 类风湿关节炎　B. 重症肌无力
C. 皮肌炎　D. 乙型病毒性肝炎
E. 系统性红斑狼疮

8. 自身免疫性疾病中，血清中 ANA 阳性率最高的是（主管检验师 2015 实践）
A. SLE　B. RA
C. PSS　D. DM
E. PM

9. 冷凝集综合征患者血清中存在的冷凝集素是（检验士 2018 相关）
A. IgA　B. IgG
C. IgD　D. IgM
E. IgE

10. 下列关于冷凝集综合征的叙述，错误的是（检验师 2014 实践）

A. 抗体主要为 IgM　　B. 0~4℃凝集反应最强
C. 慢性型血管外溶血为主　D. 溶血不需补体参与
E. 多见于女性

11. 冷凝集素综合征，抗原抗体发生作用的最适温度是（检验师 2020 基础）
A. 18℃　　B. 10℃
C. 6℃　　D. 20~25℃
E. 0~4℃

12. 核周型抗中性粒胞浆抗体的主要靶抗原是（检验师 2014 实践）
A. 蛋白酶　　B. 乳铁蛋白
C. 髓过氧化物酶　　D. 人类白细胞弹性蛋白酶
E. 组织蛋白酶 G

13. 下列不属于 ENA 的是（主管检验师 2014 专业）
A. Sm　　B. RNP
C. SSA　　D. dsDNA
E. Jo-1

14. 抗 dsDNA 抗体与下列哪种疾病最相关（主管检验师 2018 专业）
A. 桥本甲状腺炎　　B. 胰岛素依赖性糖尿病
C. SLE　　D. 类风湿关节炎
E. 原发性胆汁性肝硬化

15. RF 阳性率最高的疾病是（检验士 2016 实践）
A. 系统性红斑狼疮　　B. 萎缩性胃炎
C. 合结缔组织病　　D. 类风湿性关节炎
E. 自身免疫学甲状腺病

16. 以下哪种疾病血清补体水平降低不明显（检验士 2018 相关）
A. 链球菌感染后肾炎　　B. 系统性红斑狼疮
C. 过敏性紫癜　　D. 膜增生性肾小球肾炎
E. 遗传性血管神经性水肿

17. RF 的主要类型为（检验士 2019 专业、2013 相关）
A. IgA 型　　B. IgD 型
C. IgE 型　　D. IgG 型
E. IgM 型

18. 类风湿因子靶抗原是（检验师 2014 基础）
A. IgG 分子的重链恒定区
B. IgG 分子的重链可变区
C. IgG 分子的重链 Fc 段
D. IgG 分子的重链轻链可变区
E. IgG 分子的重链 Fab 段

19. 关于类风湿因子的叙述，错误的是（检验师 2015 相关）
A. 是变性 IgG 的自身抗体
B. 有 IgG 型，IgM 型和 IgE 型
C. 在 RF 中阳性率高
D. 可作为桥接抗原于 Fc 段结合
E. 只见于类风湿关节炎

20. 能与类风湿因子特异性结合的物质是（检验师 2015 专业）（主管检验师 2021 相关、2015 专业）
A. 自身变性的 IgA　　B. 自身变性的 IgG
C. 自身变性的 IgE　　D. 自身变性的 IgM
E. 自身变性的 IgD

21. 抗 Sm 抗体是以下哪种疾病的特异性标志抗体（主管检验师 2019 相关）（检验士 2012 相关）
A. 干燥综合征　　B. 类风湿关节炎
C. 混合性结缔组织病　　D. 系统性红斑狼疮
E. 强直性脊柱炎

22. ANA 荧光是斑点型提示（检验士 2013 实践）
A. 抗 DNP 抗体　　B. 抗 ENA 抗体
C. 抗 dsDNA 抗体　　D. 抗核膜抗体
E. 抗核仁抗体

23. CIC 测定所用 PEG6000 浓度是（检验士 2017 专业）
A. 3%~4%　　B. 6%~7%
C. 8%~12%　　D. 12%~15%
E. 15%~20%

24. 确定免疫复合物病的直接证据为（检验师 2018 基础）
A. 检出 CIC
B. 病变部位查到固定的 IC 沉积
C. CIC 水平显著升高
D. 临床症状
E. CIC ＞ 10μg/ml

25. 系统性红斑狼疮的英文缩写是（检验士 2017 专业、2021 专业）
A. HIV　　B. SLE
C. ANA　　D. HD
E. HLA

26. 系统性红斑狼疮的特异性标志是（检验士 2021 专业、2017 专业）
A. ANA　　B. ds-DNA
C. ss-DNA　　D. RF
E. 抗 SS-B

27. 类风湿因子的英文缩写是（检验士 2012 实践、2014 实践、2017 实践、2019 相关、2021 相关）
A. ANA　　B. CRP
C. RF　　D. ENA
E. ESR

28. 类风湿因子英文缩写是（检验士 2020 基础）
A. AFP　　B. CEA
C. RF　　D. HCV
E. 抗 HIV

29. 自身免疫性疾病的患者其血浆蛋白电泳图谱中哪个区带将增宽浓染（检验师 2012 专业）
A. 白蛋白　　B. α_1- 球蛋白
C. α_2- 球蛋白　　D. β- 球蛋白
E. γ- 球蛋白

30. HLA 基因复合体所表达的基因产物在免疫应答过程中发挥着重要的调控作用，也反映着自身免疫性疾病的基因易感性。目前尚未发现与 HLA 分子有关的疾病是（检验师 2013 专业、主管检验师 2012 相关）
A. 强直性脊柱炎　　B. 多发性硬化病
C. 类风湿性关节炎　　D. 颈椎病

E. I 型糖尿病

31. 与高滴度抗 RNP 抗体有关的疾病主要是（主管检验师 2015 基础）

A. 混合结缔组织病　　B. SLE
C. 干燥综合征　　D. 重症肌无力
E. 类风湿关节炎

32. 下列是 SLE 特征性标志抗体是（检验士 2020 相关）

A. 抗 ss-DNA 抗体和抗 Sm 抗体
B. 抗 ss-DNA 抗体和抗 ds-DNA 抗体
C. 抗 ds-DNA 抗体和抗 Sm 抗体
D. 抗 ENA 抗体和抗 Sm 抗体
E. 抗 ENA 抗体和抗 ds-DNA 抗体

33. SLE 的特征性自身抗体是（检验师 2013 专业）

A. 抗 Sm 抗体　　B. ANA
C. LKM　　D. SLA
E. APCA

34. SLE 患者发生反复自发性流产主要和哪种抗体有关（主管检验师 2019 基础）

A. ANA　　B. 抗心磷脂抗体
C. 抗 dsDNA 抗体　　D. 抗 Sm 抗体
E. 抗 RNP 抗体

35. 系统性红斑狼疮病情活动的图形是（检验师 2012 相关）

A. 均质型　　B. 斑点型
C. 核膜型　　D. 核仁型
E. 胞浆型

36. 不属于抗核抗体的荧光核型是（主管检验师 2012 专业）

A. 周边型　　B. 均质型
C. 斑点型　　D. 核仁型
E. 中心型

37. SLE 的特征性自然抗体是（主管检验师 2012 相关）

A. 抗 Sm 抗体　　B. AMA
C. LKM　　D. SLA
E. APCA

38. 属于器官特异性自身免疫的一种，最先出现的症状是眼肌无力，进而累及其他部位，常呈进行性加重，抗乙酰胆碱受体抗体呈阳性反应，这些症状最符合的疾病是（检验师 2014 相关）

A. 肌萎缩侧索硬化症　　B. 重症肌无力
C. 系统性红斑狼疮　　D. 类风湿关节炎
E. 干燥综合征

39. 重症肌无力患者体内可出现哪种抗体（主管检验师 2019 基础）

A. 抗核抗体　　B. 抗双链 DNA 抗体
C. 乙酰胆碱受体抗体　　D. IgE
E. 抗 Sm 抗体

40. 与抗乙酰胆碱受体抗体有关的疾病是（主管检验师 2012 实践）

A. 系统红斑狼疮　　B. 类风湿性关节炎
C. 恶性贫血　　D. 重症肌无力
E. 皮肌炎

41. 强直性脊柱炎患者与下列哪一种 HLA 分子密切相关（主管检验师 2019 基础）

A. HLA-B8　　B. HLA-DR3
C. HLA-B27　　D. HLA-B7
E. HLA-A5

42. 最可能出现 SSA 抗体的是（主管检验师 2019 专业、2014 实践、2012 实践）

A. 类风湿性关节炎　　B. 硬皮病
C. 混合性结缔组织病　　D. 进行性系统硬化病
E. 干燥综合征

43. SS 患者最常见的自身抗体是（主管检验师 2014 专业）

A. 抗 dsDNA 抗体　　B. 抗 Jo-1 抗体
C. 抗 Scl-70 抗体　　D. 抗 Sm 抗体
E. 抗 SSA/Ro 抗体和抗 SSB/La 抗体

44. 抗线粒体抗体阳性常见于（主管检验师 2020 相关）

A. 乙肝后肝硬化　　B. 酒精性肝硬化
C. 原发性肝癌　　D. 原发性胆汁性肝硬化
E. 肝外胆管结石梗阻

45. 下列哪项与抗磷脂抗体综合征无关（检验师 2020 专业）

A. 溶血性贫血　　B. 血小板减少
C. 习惯性流产　　D. 抗磷脂抗体阳性
E. 动静脉血栓形成

46. 对诊断干燥综合征有意义的自身抗体检查结果是（主管检验师 2019 实践）

A. ANA（+）
B. 抗 Sm（+），抗 ds-DNA（+）
C. ANCA（+）
D. 抗 Jo-1（+）
E. 抗 SSA（+），抗 SSB（+）

47. 与抗中性粒细胞胞质抗体有关的疾病是（主管检验师 2020 实践、2013 相关）

A. 原发性小血管炎　　B. 系统性红斑狼疮
C. 类风湿性关节炎　　D. 动静脉血栓形成
E. 重症肌无力

48. 下列与强直性脊柱炎相关的是（检验师 2019 基础、2012 相关）

A. HLA-DR2　　B. HLA-DR3
C. HLA-B27　　D. HLA-DR4
E. HLA-DR9

49. 在硬皮病中出现率最高的 ANA 荧光图为（主管检验师 2014 基础）

A. 均质型　　B. 斑点型
C. 核膜型　　D. 周边型
E. 核仁型

50. 小血管炎特异性抗体是（主管检验师 2013 相关）

A. ANA　　B. ANCA
C. 抗 ds-DNA 抗体　　D. 抗组蛋白抗体

E. 抗 LKM 抗体

51. 下列哪种疾病可见血清中 ASO 升高（主管检验师 2014 实践）

A. 急性扁桃体炎　　B. 类风湿性关节炎

C. 免疫功能低下　　D. 肾病综合征

E. 红斑狼疮

52. 下列自身免疫性疾病中，不能检测抗核抗体的是（主管检验师 2015 专业）

A. 系统性红斑狼疮

B. 自身免疫性血小板减少性紫癜

C. 链球菌感染后风湿性心脏病

D. 重症肌无力

E. 类风湿关节炎

A2 型题（病历摘要型最佳选择题）

1. 患者女，52 岁。反复多关节肿痛 5 年，累及双手近端指间关节、掌指关节、腕关节，伴晨僵 2 小时 / 天，平常口干，咽干，反复口腔溃疡，查体：双手指尺侧偏斜，握拳不能，该患者诊断最大的可能性是（检验士 2014 基础）

A. 骨关节炎　　B. 风湿热

C. 类风湿关节炎　　D. 干燥综合征

E. 系统性红斑狼疮

2. 患者女，38 岁。临床拟诊断为类风湿关节炎，对本病诊断价值最大的是（检验士 2014 实践、2017 实践、2019 相关、2020 相关）

A. ANA 阳性　　B. 心磷脂抗体阳性

C. C–ANCA 抗体　　D. P–ANCA 阳性

E. RF 阳性

3. 某患者，长期食用海鲜，关节疼痛 1 年，其他无症状，该患者最可能的诊断是（检验师 2021 实践）

A. 关节痛　　B. SLE

C. 类风湿关节炎　　D. 痛风

E. 风湿性关节炎

4. 患者女，指关节疼，对称状，关节周围轻度肿胀。检查：白细胞轻度增高，血沉加快。对临床最有价值的检测项目是（检验士 2014 专业、2019 基础）

A. 类风湿因子　　B. 免疫球蛋白

C. 补体　　D. 肿瘤标志物

E. 细胞因子

5. 患者女，35 岁。患类风湿关节炎 5 年，加重 3 个月。主诉全身多个关节对称性肿痛，晨僵 2 小时，行走不便。体检：双手近端指关节肿大畸形，双踝、双膝关节肿胀，双膝有积水，下蹲困难。下列何种检查最具有价值（检验士 2019 实践）

A. RF　　B. SSA

C. SSB　　D. ANA

E. HLA–B27

6. 患者诊断为类风湿关节炎时，常需检测 RF，可检出不同类型 RF 的方法是（检验师 2013 实践）

A. 胶乳凝集　　B. 速率散射比浊法

C. ELISA 法　　D. 电泳法

E. TRUST

7. 患者女，42 岁。双手指间关节疼痛半年。左腕关节肿痛，查体：左腕关节肿胀，压痛（+），双手第 2、4、5 近端指间关节压痛（+），无肿胀。化验：ESR45mm/h，CRP18.7mg/L（正常 < 8mg/L），RF（–），抗 CCP 抗体 152Ru/ml（正常 < 5Ru/ml），最可能的诊断是（检验师 2020 基础）

A. 强直性脊柱炎　　B. 系统性红斑狼疮

C. 干燥综合征　　D. 类风湿性关节炎

E. 多发性骨髓瘤

8. 患者男，因双膝关节肿胀疼痛就诊，实验室检查结果如下：ASO（–），RF（+）。最可能的诊断为（检验师 2020 相关）

A. 风湿性关节炎　　B. 类风湿关节炎

C. 腱鞘炎　　D. 感染性关节炎

E. 骨关节炎

9. 患者女，36 岁。甲状腺部位疼痛，甲状腺肿大，有压痛，诊断为桥本病。以下哪种抗体可升高（检验师 2012 基础）

A. TG–Ab　　B. MPO–Ab

C. TB–Ab　　D. ANCA

E. SMA

10. 患者颊部蝶形红斑，光敏感，多关节痛。具备下列哪种自身抗体可诊断为 SLE（检验师 2015 相关、2018 相关、2019 相关、2021 实践）

A 抗 RNA 抗体　　B. 抗 ds–DNA

C. 抗 Sm 抗体　　D. 抗 DNP 抗体

E. 抗 SSA 抗体

11. 患者女，20 岁。出现关节痛、面部红斑，诊断为系统性红斑狼疮。特异性的自身抗体为（检验士 2012 专业）

A. 抗 DNP 抗体和 ANA

B. 抗 dsDNA 抗体和抗 Sm 抗体

C. 抗 dsDNA 抗体和 ANA

D. 抗 ssDNA 抗体和 ANA

E. 抗 ssDNA 抗体和抗核蛋白抗体

12. 患者女，24 岁。因突发高热 40℃，面部出现蝴蝶状红斑，双手近端指间关节肿痛、晨僵。血常规、尿常规、肝、肾功能正常，ANA 阳性，抗 ds–DNA 抗体阳性，该患者诊断为 SLE，其中 SLE 有高度特异性，且效价高低对疾病活动期的判断和疗效观察均有重要意义的是（检验士 2015 实践）（主管检验师 2015 实践）

A. 抗 Sm 抗体　　B. 抗 ds–DNA 抗体

C. ANA　　D. 肝功能指标

E. 肾功能指标

13. 患者男，42 岁。两年前曾有双手指关节肿痛，经对症治疗后症状缓解。3 个月前关节肿痛加重，并间断发热，体温 37℃ ~38℃，伴乏力、气短，咳嗽不明显。体检：双手中指近端指间关节梭形肿胀，双腕压痛（+），活动受限，右肘关节不能完全伸直，伸面有一个 1cm × 1cm 皮下结节，ESR78mm/h，RF 高滴度阳性，ANA 阴性。提示：患者胸 X 线片示右侧胸腔中等量积液，左侧胸腔少量

积液，下肺纹理略粗。该病人双侧胸腔积液最可能的病因是（主管检验师 2019 专业）

A. 类风湿关节炎　　B. 系统性红斑狼疮
C. 结核性胸膜炎　　D. 恶性肿瘤
E. 甲状腺功能减退

14. 患者女，21 岁。发热、多处关节炎，面部有蝶形红斑，为系统性红斑狼疮。该患者最具特征性的筛查试验为（检验师 2020 实践）（主管检验师 2021 相关、2020 基础）

A. 红细胞花环形成　　B. 类风湿因子
C. 抗核抗体　　D. 抗 Sm 抗体
E. 抗 ds-DNA 抗体

15. 患者女，30 岁。近 2 年来梳头时易脱发，常反复发作口腔黏膜溃疡，冬季遇冷时手指疼痛，发绀，夏季受阳光照射后面部皮肤易患红斑，怀疑 SLE。从实验室角度分析，下列最有诊断价值的是（检验士 2016 相关、检验士 2021 相关）

A. ANA 阳性，RF 阳性
B. Coombs 试验阳性，LE 细胞阳性
C. 抗 RNP 抗体阳性，低补体血症
D. 抗 Sm 抗体阳性，抗 ds-DNA 抗体阳性
E. 抗 SS-A 抗体阳性，抗 SS-B 抗体阳性

16. 某患者，血液检测存在抗多种细胞核抗原的抗体，且同时存在多种其他自身抗体，补体水平低下，免疫球蛋白和补体沉积在肾内，为进一步明确诊断是否为系统性红斑狼疮。下一步应做（主管检验师 2015 专业）

A. 用固相免疫电泳法检测抗 Sm 抗体和抗 dsDNA 抗体
B. 乳胶凝集试验检测 RF
C. 间接免疫荧光染色法检测抗 ssDNA 抗体
D. 检测抗磷脂抗体
E. 检测抗血小板抗体

17. 某患者精神异常，口腔溃烂，外周血白细胞减少，尿蛋白阳性，面颊有盘状红斑，临床考虑系统性红斑狼疮。患者活动期经常出现的自身抗体是（检验师 2013 相关）

A. 抗 dsDNA 抗体　　B. 抗角蛋白抗体
C. 抗组蛋白抗体　　D. 抗 SSA 抗体
E. 抗 RNP 抗体

18. 患者男，主要症状为骨骼肌稍经活动后即感疲乏经休息或给予抗胆碱酯酶药物即可恢复最终诊断为重症肌无力。其标志性自身抗体为（检验师 2013 相关）

A. APICA　　B. AKA
C. ASMA　　D. AChR
E. APLA

19. 患者男，28 岁。3 年前无明显诱因出现腰、髋关节不适，晨起腰背僵板感。近 2 个月翻身困难，咳嗽时胸骨体剧痛，弯腰受限，多方治疗效果不佳。X 线片示：腰椎侧弯、骶髂关节炎，HLA-B27 阳性。该患者诊断为（检验师 2013 实践、2020 基础）

A. Behcet 综合征　　B. Reiter 病
C. 青少年类风湿关节炎　　D. 强直性脊柱炎
E. 雷诺综合征

20. 患者男，28 岁。近期出现厌食、低热、乏力、体重下降和轻度贫血等全身症状，下腰痛和脊柱僵硬，有牵扯痛，早起出现下腰部僵硬、起床困难。检查时发现吸气 时胸廓不能活动而只能靠膈肌呼吸。眼部发现急性葡萄膜炎，血沉增快，血清 C 反应蛋白明显增高。血清 IgA 和 IgM 有轻度和中度增高。最可能的诊断是（主管检验师 2015 实践）

A. IgA 肾病　　B. 系统性红斑狼疮
C. 干燥综合征　　D. 强直性脊柱炎
E. 巨球蛋白血症

21. 患者女，33 岁。口咽干燥、乏力、下肢荨麻疹、脱屑 4 个多月。实验室检查：血清 IgG22.5g/L，IgA2.68g/L，IgM1.89g/L，ANA1∶640（++）呈斑点型，RF160IU/ml，抗 SSA（+++），抗 SSB（++）。最可能的诊断是（检验师 2018 专业、2021 基础）（主管检验师 2021 基础、2020 实践、2018 专业、2017 实践、2013 实践）

A. 类风湿性关节炎　　B. 系统性红斑狼疮
C. 多发性肌炎　　D. 干燥综合征
E. 硬皮病

22. 患者女，发热，体温 38℃，双侧腮腺肿大，僵硬、口唇干裂，ESR 为 102.0mm/h，抗 SSA-Ro 抗体阳性，最可能的诊断是（检验师 2019 基础）

A. 强直性脊柱炎　　B. 系统性红斑狼疮
C. 类风湿关节炎　　D. 混合型结缔组织病
E. 干燥综合征

23. 患者女，35 岁。口干，思饮，皮肤干燥，紫斑，关节炎，疑为干燥综合征。以下哪项检查可有助于诊断（检验师 2021 相关）

A. 抗 SS-A 或抗 SS-B 抗体阳性
B. Coombs 试验阳性　　C. 抗核抗体阳性
D. 类风湿因子阳性　　E. 循环免疫复合物增高

24. 患者男，为原发性胆汁性肝硬化患者，检测该患者血清，最可能为阳性的自身抗体是（检验师 2015 基础）

A. 抗组蛋白抗体
B. 抗核糖核蛋白抗体（抗 RNP 抗体）
C. 抗 ScL-70
D. 抗 SS-A、SS-B 抗体
E. 抗线粒体抗体

25. 患者女，32 岁。四肢近端肌肉疼痛、乏力、伴眼睑部皮疹 3 个月。CK 及 CK-MM 均明显升高，肌电图提示肌源性损害，肌肉活检见肌横纹肌消失，肌纤维间可见炎症细胞。该患者最可能的诊断是（主管检验师 2016 基础）

A. 系统性硬化病　　B. 皮肌炎
C. 干燥综合征　　D. 类风湿关节炎
E. 系统性血管炎

A3 型题

（1~2 题共用题干）

患者女，52 岁。反复多关节肿痛 5 年，累及双手近端

指间关节、掌指关节、腕关节，伴随晨僵2小时/天，平常口干，眼干，反复口腔溃疡，查体：双手指尺侧偏斜，握拳不能。

1. 该患者诊断的最大的可能性是（检验士2014专业）（主管检验师2021专业）

A. 骨关节炎　　B. 风湿热
C. 类风湿性关节炎　　D. 干燥综合征
E. 系统性红斑狼疮

2. 对明确诊断价值最小的检查项目是（检验士2014专业）（主管检验师2021专业）

A. RF　　B. CRP
C. ESR　　D. 抗ENA抗体
E. 抗CCP抗体

（3~6题共用题干）

患者女，38岁。肘关节对称性疼痛伴压痛，鹰嘴突附近可触及一个直径1cm大小的结节，疑似类风湿关节炎。

3. 不支持此诊断的实验室检查是（检验师2020专业）

A. 血沉加快　　B. C-反应蛋白增高
C. 类风湿因子阳性　　D. 血清补体水平增高
E. 抗ScL-70抗体阳性

4. 对类风湿关节炎最具诊断价值的检查是（检验师2020专业）

A. RF+抗CCP抗体　　B. HLA-B27
C. ANA+ENA　　D. CRP+ASO
E. ESR+白细胞计数

5. 目前检测自身抗体常用的方法是（检验师2021专业）

A. 沉淀试验　　B. 间接血凝试验
C. 放射免疫测定　　D. 酶免疫技术
E. 间接免疫荧光实验

6. 对于RF早期诊断最具有价值的标志物是（检验师2021专业）

A. RF　　B. ANA
C. AKA　　D. ANCA
E. ASMA

（7~9题共用题干）

患者女，34岁。因手腕痛就医，初步检查ANA、RF均为阳性，肝、肾功能指标未见异常。

7. 检查ANA常用的方法为（检验师2013实践）（主管检验师2019专业）

A. 直接免疫荧光技术　　B. 间接免疫荧光技术
C. 酶免疫印迹技术　　D. ELISA
E. 如胶凝集试验

8. 乳胶凝集试验检测的RF，免疫球蛋白的类别是（检验师2013实践）（主管检验师2019专业）

A. IgG　　B. IgA
C. IgM　　D. IgD
E. IgE

9. 此患者应进一步检查的自身抗体是（检验师2013实践）（主管检验师2019专业）

A. 抗Sm抗体　　B. 抗SSA抗体
C. SSB抗体　　D. ENA抗体谱
E. 抗环瓜氨酸抗体

（10~11题共用题干）

患者女，38岁。因关节肿痛半年就医，化验检查：抗核抗体（ANA）检验结果为1∶40斑点型，类风湿因子（RF）检测结果为220IU/ml（参考范围＜201U/ml）。

10. 该患者最可能的诊断是（检验师2019实践）

A. SLE　　B. MCTD
C. RA　　D. SS
E. SSC

11. 关于ANA与RF的说法，正确的是（检验师2019实践）

A. RF与ANA检测结果有相关性
B. ANA只见于SLE
C. RF与ANA检测结果无相关性
D. RF与ANA均为抗变性IgG的自身抗体
E. RF检测是确诊性实验

（12~16题共用题干）

患者女，42岁。双手指间关节疼痛半年。左腕关节肿痛4周，查体：左腕关节肿胀，压痛（+），双手第2、4、5近端指间关节压痛（+），无肿胀。化验：ESR45mm/h，CRP187mg/L（正常＜8mg/L），RF（-），抗CCP抗体152RU/ml（正常＜5RU/ml）。

12. 最可能的诊断是（主管检验师2020专业）

A. 强直性脊柱炎　　B. 系统性红斑狼疮
C. 干燥综合征　　D. 类风湿性关节炎
E. 多发性骨髓瘤

13. 与该病相关的抗体是（主管检验师2020专业）

A. 抗Sm抗体　　B. 抗SS-B抗体
C. 抗ScL-70抗体　　D. 抗Jo-1抗体
E. RF

14. 临床上可以检测不同类型该抗体的方法是（主管检验师2020专业）

A. 胶乳颗粒凝集实验　　B. 速率散射比浊法
C. ELISA法　　D. 免疫固定电泳
E. 单向免疫扩散法

15. 诊断该病的一个高度特异性的新指标是（主管检验师2020专业）

A. 抗PCNA抗体　　B. 抗ANA抗体
C. 抗RNP抗体　　D. HEp-2
E. 抗CCP抗体

16. 下列哪种自身抗体判断该病愈后的一个标志性抗体是（主管检验师2020专业）

A. ENA　　B. ANA
C. RNP　　D. APLA
E. AKA

（17~19题共用题干）

患者女，32岁。因关节疼痛近2年、眼睑浮肿16个月、干咳 1 个月、神志欠佳 20 天于 2015 年 12 月 23 日住院。入院前患者诊断为系统性红斑狼疮（SLE），此次入院实验室检查：血红蛋白 78g/L，白细胞 5.2×10^9/L，血小板 120×10^9/L。尿常规：蛋白 5g/L，血白蛋白 18g/L，肾功能未见异常。激酶谱：肌酸激酶（CK）、天冬氨酸氨基转移酶（AST）正常。红细胞沉降率 98mm/h。补体 C3409mg/L，抗核抗体（-），抗 ds-DNA 抗体（+），其他自身抗体检测为（-）。

17. SLE 的标志性抗体是（主管检验师 2020 专业、2016 专业）

A. ANA　B. 抗 Sm 抗体
C. 抗 ScL-70 抗体　D. 抗 SSA 抗体
E. 抗 Jo-1 抗体

18. 实验室 ANA 检测结果为阴性，应考虑为（主管检验师 2020 专业、2016 专业）

A. 前带现象　B. 后带现象
C. 等价带　D. 质控品过期
E. 没有做阳性对照

19. 对患者 ANA 阴性结果，实验室应采取的措施是（主管检验师 2020 专业、2016 专业）

A. 延长抗原抗体反应时间
B. 减少待测血清量
C. 增加待测血清量
D. 缩小待测血清的稀释倍数
E. 增加待测血清的稀释倍数

（20~21 题共用题干）

患者女，32 岁。低热、乏力，面颊部红斑 2 月。实验室检查：血常规：WBC 3.53×10^9/L，NEU 53.5%，LYM 42.7%，血清 IgG 22.4g/L，IgA 2.79g/L，IgM 2.55g/L，ANA（+++）1∶1280，呈周边型。

20. 考虑最可能的诊断是（主管检验师 2015 基础）

A. 类风湿性关节炎　B. 系统性红斑狼疮
C. 多发性肌炎　D. 干燥综合征
E. 硬皮病

21. 对确诊最有价值的检查项目是（主管检验师 2015 基础）

A. 本 - 周蛋白　B. 类风湿因子
C. 抗 SS-A 抗体　D. 抗 SS-B 抗体
E. 抗 ds-DNA 抗体

（22~24 题共用题干）

患者女，35 岁。颜面部、颈部、胸上部等水肿性红肿多形性红斑，反复发作，无瘙痒，日晒易发，免疫球蛋白 IgM 及 IgG 增高

22. 该患者可能的诊断是（主管检验师 2014 专业）

A. 皮肤过敏反应　B. 接触性皮炎
C. 湿疹　D. 系统性红斑狼疮
E. 荨麻疹

23. 该病可能属于（主管检验师 2014 专业）

A. Ⅰ型超敏反应　B. Ⅱ型超敏反应
C. Ⅲ型超敏反应　D. Ⅳ型超敏反应
E. 以上都不是

24. 以下哪一项与该病直接相关（主管检验师 2014 专业）

A. IgE 升高
B. CD8Tc 介导的细胞毒作用
C. 抗 ds-DNA 抗体升高
D. 补体介导的细胞毒作用
E. ADCC 作用

（25~26 题共用题干）

患者女，30 岁。面部皮疹、发热 1 个月，水肿 1 周。查体：T37.8℃，BP160/100mmHg，颜面可见充血性皮疹，腹部移动性浊音（+），双下肢中度凹陷性水肿。血常规：Hb 96g/L，WBC 3.1×10^9/L，PLT 67×10^9/L，尿沉渣镜检 RBC 满视野，WBC 8~10 个 /HP，尿蛋白定量 4.2g/24h，肾功能正常，血 C3 下降。

25. 首先考虑的诊断是（检验士 2020 专业）

A. 原发性小血管炎肾损害
B. 乙型肝炎病毒相关性肾炎
C. 狼疮肾炎
D. 过敏性紫癜性肾炎
E. 急性肾小球肾炎

26. 为明确诊断，最有价值的实验室检查是（检验士 2020 专业）

A. 血 IgA 及 IgE
B. 血抗中性粒细胞胞浆抗体
C. 血抗链球菌溶血素“O”
D. 乙肝病毒标志物
E. 血抗核抗体及抗双链 DNA 抗体

（27~28 题共用题干）

患者女，35 岁。口干，思饮，皮肤干燥，紫斑，关节炎，疑为干燥综合征。

27. 以下哪项检查可有助于诊断干燥综合征（检验师 2012 专业）（主管检验师 2015 基础）

A. 抗 SS-A 或抗 SS-B 抗体阳性
B. Coombs 试验阳性
C. 抗核抗体阳性
D. 类风湿因子阳性
E. 循环免疫复合物增高

28. 关于干燥综合征，错误的是（检验师 2012 专业）

A. 口干、皮肤干燥、但眼一般不干
B. 女性发病率高，提示本病与性激素有关
C. 可见白细胞和血小板减少
D. 类风湿因子阳性
E. 常可查出循环免疫复合物增高

（29~30 题共用题干）

患者女，30 岁。近期口干、眼干加重，进干食时需用水送服，全身乏力，关节疼痛，明显消瘦，体验发现双侧腮腺、颌下腺、舌下腺肿大，质硬，挤压腮腺时导管口有少许脓性分泌物，肝脾不大。余未见异常。

29. 这患者初步诊断为（主管检验师 2012 专业）

A. 类风湿性关节炎　B. Addison 病

C. 干燥综合征　D. 甲状腺功能亢进

E. 混合性结缔组织病

30. 为明确诊最必要的检查是（主管检验师 2012 专业）

A. 抗 SS-A 抗体、抗 SS-B 抗体

B. T_3、T_4、TSH

C. RF

D. 血细胞计数

E. 血浆 ACTH

B1 型题（标准配伍题）

（1~2 题共用备选答案）

A. 速率散射比浊法　B. 单向免疫扩散试验

C. 流式细胞术　D. 间接免疫荧光法

E. 免疫印迹术

1. 抗 ENA 抗体目前临床检测最常用的方法（检验师 2019 专业）

2. ANA 检测目前最常用的筛选试验是（检验师 2019 专业）

（3~4 题共用备选答案）

A. 自身变性 IgG　B. 甲状腺激素抗体

C. 线粒体　D. 乙酰胆碱受体

E. 抗核抗体

3. 重症肌无力自身抗原是（检验师 2012 专业）（主管检验师 2019 专业）

4. 系统性红斑狼疮的自身抗体是（检验师 2012 专业）（主管检验师 2019 专业）

（5~6 题共用备选答案）

A. 抗组蛋白抗体　B. 抗 RNP 抗体

C. 抗 SS-B 抗体　D. 抗线粒体抗体

E. 抗 ds-DNA 抗体

5. 与活动性狼疮患者有关的自身抗体是（检验师 2015 实践、2018 实践）（主管检验师 2018 实践）

6. 与干燥综合征患者有关的自身抗体是（检验师 2015 实践、2018 实践）（主管检验师 2018 实践）

（7~8 题共用备选答案）

A. 抗核抗体测定　B. ENA 抗体测定

C. 类风湿因子测定　D. 循环免疫复合物测定

E. C3、C4 测定

7. 免疫印迹法用于（主管检验师 2017 相关）

8. 间接免疫荧光法用于（主管检验师 2017 相关）

（9~11 题共用备选答案）

A. 抗 Sm 抗体　B. 抗 Scl-70 抗体

C. 抗 SS-B 抗体　D. 抗 Jo-1 抗体

E. 高滴度抗 RNP 抗体

9. 混合性结缔组织病（MCTD）的标志抗体是（检验师 2018 基础、检验师 2019 基础）

10. 干燥综合征（SS）的标志性抗体是（检验师 2018 基础、检验师 2019 基础）

11. 系统性红斑狼疮（SLE）的标志性抗体是（检验师 2018 基础、检验师 2019 基础）

第二十五章　免疫缺陷病及检验

第一节　原发性免疫缺陷病

A1 型题

1. 患儿反复化脓性细菌感染，血清 IgG < 2g/L，淋巴结无生发中心，T 细胞数量和功能正常，初步诊断为（检验师 2014 相关）

A. 先天性胸腺发育不良　B. Bruton 综合征
C. 缺铁性贫血　D. AIDS
E. 急性淋巴细胞白血病

2. 属于低 Ig 血症的疾病是（检验师 2015 实践）

A. 慢性肝脏疾病　B. 慢性支气管炎
C. 体液免疫缺陷　D. 自身免疫性疾病
E. 寄生虫病

3. 血清中免疫球蛋白含量的缺乏，一般应考虑（主管检验师 2015 基础）

A. 轻链病人　B. 重链病人
C. 免疫缺陷病　D. 免疫增殖病
E. 以上都是

4. 婴儿暂时性的无丙种球蛋白血症见于下列哪种免疫缺陷（检验师 2020 相关）

A. 体液免疫缺陷病　B. 吞噬细胞缺陷病
C. 补体缺陷病　D. 细胞免疫缺陷病
E. 联合免疫缺陷病

5. 下列不属于原发性 B 细胞缺陷病的是（检验师 2020 实践）

A. 性联无丙种球蛋白血症
B. 选择性 IgA 缺陷
C. DiGeorge 综合征
D. 普通变化型免疫缺陷病
E. 性联高 IgM 综合征

6. 淋巴细胞及亚群检测发现 B 细胞减少提示（主管检验师 2015 专业）

A. 细胞免疫缺陷
B. 联合免疫缺陷
C. 体液免疫缺陷
D. 细胞免疫缺陷伴体液免疫缺陷
E. 原发性补体缺陷

第二节　继发性免疫缺陷病

A1 型题

1. 细胞内感染病原微生物所致的免疫缺陷病多为（检验士 2014 相关、2018 相关）

A. 补体免疫缺陷　B. T 细胞免疫缺陷
C. B 细胞免疫缺陷　D. 联合细胞免疫缺陷
E. 吞噬细胞免疫缺陷

2. AIDS 属于哪种疾病（检验士 2021 相关）

A. 细胞免疫缺陷病　B. 体液免疫缺陷病
C. 联合免疫缺陷病　D. 获得性免疫缺陷综合征
E. 吞噬细胞和补体缺陷病

3. 获得性免疫缺陷综合征（AIDS）的病原体是（主管检验师 2014 基础）

A. HBV　B. HCV
C. HIV　D. HPV
E. HAV

4. 艾滋病的特征性免疫学异常是（检验士 2015 相关）

A. 选择性 T 细胞缺乏，CD4/CD8 比值下降
B. 血清 IgG 升高
C. 迟发型皮肤超敏反应减弱或丧失
D. 补体减低
E. 血清 IgG 下降

5. AIDS 又称（检验士 2017 相关）

A. 原发性免疫缺陷病　B. 继发性免疫缺陷病
C. 获得性免疫缺陷综合征　D. T 细胞免疫缺陷病
E. 联合细胞免疫缺陷病

6. HIV 感染需要首先与细胞膜上的哪种特异受体分子相结合（主管检验师 2012 相关）

A. CD1　B. CD2
C. CD3　D. CD4
E. CD5

7. 获得性免疫缺陷综合征的典型特征不包括（检验士 2012 专业、2014 专业）（检验师 2018 相关）

A. 常见机会性感染
B. 易伴发卡波氏（Kaposi）瘤
C. CD4+T 细胞数量减少

D. CD4+T 细胞 /CD8+T 细胞比值倒置

E. CD8+T 细胞数量增加

8. CD4/CD8 比值降低见于（检验师 2021 相关）

A. 变态反应　　B. 艾滋病

C. 病毒性感染　　D. 自身免疫性疾病

E. 恶性肿瘤

9. CD4/CD8 极度减低提示（主管检验师 2021 实践、2020 相关）

A. 获得性免疫缺陷综合征　B. 自身免疫病

C. B 淋巴细胞缺陷　　D. 免疫排斥反应

E. 丙种球蛋白缺陷

10. 对诊断艾滋病有帮助的是（主管检验师 2012 专业）

A. CD4/CD8 下降　　B. CD4/CD8 不变

C. CD4/CD8 上升　　D. 淋巴细胞总数增多

E. T 细胞增多

11. HIV 感染后，外周血中细胞数量减少最明显的是（检验士 2014 相关、2018 相关、2019 基础）

A. CD8+T 细胞　　B. CD4+T 细胞

C. CD3+T 细胞　　D. NK 细胞

E. B 细胞

12. 人类免疫缺陷病毒（HIV）在人体内作用的靶细胞是（检验士 2016 实践）

A. CD4+T 淋巴细胞　　B. CD8+T 淋巴细胞

C. B 淋巴细胞　　D. NK 细胞

E. CTL 细胞

13. HIV 病毒主要侵犯和破坏（主管检验师 2017 专业、2013 专业）

A. CD2+T 细胞　　B. CD3+T 细胞

C. CD4+T 细胞　　D. CD8+T 细胞

E. B 细胞

14. 关于阵发性寒冷性血红蛋白的叙述，错误的是（主管检验师 2017 专业）

A. 与病毒感染有关　　B. 抗体主要是 IgM

C. 补体参与溶血　　D. 冷热溶血试验阳性

E. 儿童多见

A2 型题（病历摘要型最佳选择题）

1. 艾滋病是由人类免疫缺陷病毒（HIV）感染后，选择性侵入人类 T 淋巴细胞亚群中的 CD4T 辅助细胞，使 Th 群体受到破坏，T 细胞亚群比例失衡。HIV 感染者的免疫诊断指标是（主管检验师 2015 实践）

A. Th ＞ Tc ＞ 0. 1　　B. 淋巴细胞升高

C. CD4/CD8=4　　D. Th/Tc ＜ 0. 1

E. Th 细胞升高

2. 患者男，40 岁。1 个月前呼吸道感染后致疲乏无力实验室检查：淋巴细胞减少，HIV 初筛试验阳性。则其减少的淋巴细胞可能是（检验师 2012 相关）

A. CD4+T 淋巴细胞　　B. CD8+T 淋巴细胞

C. B 淋巴细胞　　D. A+B

E. B 淋巴细胞 +T 淋巴细胞

3. 患者男，40 岁。艾滋病患者。患病一年余，其间多次反复感染，免疫力低下。其免疫力低下的主要原因（检验师 2015 专业、2020 专业）

A. CD4+T 细胞减少，CD4/CD8 比值降低

B. CD8+T 细胞减少，CD4/CD8 比值升高

C. NK 细胞减少

D. B 淋巴细胞减少

E. 吞噬细胞减少

第三节　免疫缺陷病的检验技术

A1 型题

1. HIV 抗体阳性主要提示下列哪种疾病（主管检验师 2015 相关）

A. 艾滋病　　B. 移植物抗宿主

C. 多发性骨髓瘤　　D. IgA 缺乏症

E. 急性淋巴细胞白血病

2. HIV 检测中不能作为常规检查的是（检验士 2019 实践）

A. HIV 抗体检测

B. HIV 抗体 Westernblot 检测

C. HIV 病毒核酸检测

D. HIV 病毒载量检测

E. 病毒培养

3. 检测 HIV 的方法中，不适于临床常规检测的是（检验士 2013 实践、2014 实践）

A. 检测 CD4 细胞　　B. 免疫印迹试验

C. 酶免法　　D. 检测 P24 抗体

E. 病毒培养

4. 艾滋病的特异性实验诊断方法不包括（主管检验师 2020 专业）

A. ELISA 检测 HIV 抗体

B. 免疫印迹法检测 HIV 抗体

C. HIV 病毒培养

D. HIV 核酸检测

E. T 细胞亚群检测

5. 关于 HIV 的初筛试验的描述，正确的是（主管检验师 2019 实践）

A. 快速凝集筛选试验

B. ELISA 法 HIV 抗体检测

C. 放射免疫测定试验

D. Western 印迹法

E. PCR 法

6. HIV 感染最常用的筛选方法是（主管检验师 2012

实践）

A. 免疫印迹　　B. PCR

C. ELISA　　D. 自身红细胞凝集

E. RT-PCR

7. HIV 的确诊试验是（主管检验师 2021 实践、2020 相关）

A. ELISA 测 HIV 抗体

B. 免疫印迹法测 HIV 抗体

C. 血凝试验测 HIV 抗体

D. 对流免疫电泳测 HIV 抗体

E. 放射免疫法测 HIV 抗体

8. HIV 感染的确诊实验方法是（主管检验师 2021 实践）

A. ELISA　　B. 荧光免疫

C. 免疫印迹　　D. 免疫层析

E. 发光免疫

9. 确诊 HIV 感染可用的方法（检验师 2013 专业）

A. Westernblot　　B. 乳胶凝集试验

C. ELISA　　D. 反转录酶测定

E. 金标法

10. 血清学检测 HIV 抗体呈阴性表现，艾滋病患者的情况是（主管检验师 2014 实践）

A. 血清中含有抗核抗体

B. 血清中含有自身抗体

C. 血清中含有抗 HLA

D. 血清经 56℃处理 30min

E. 疾病晚期或极度衰竭状态

11. 怀疑丙种球蛋白缺陷症的患者应做的检查是（检验士 2013 实践、2015 实践、2017 实践、2018 实践、2019 专业、2019 实践、2021 实践）

A. T 细胞亚群测定　　B. E 花环试验

C. 免疫球蛋白检测　　D. 淋巴细胞转化试验

E. 结核菌素试验

A2 型题（病历摘要型最佳选择题）

1. 患者男，40 岁。常伴机会性感染、发热、腹泻，身体消瘦，且查明患者有卡波西肉瘤，初步怀疑为艾滋病患者，且 HIV 筛选试验为阳性结果。其确证试验方法应选用（主管检验师 2015 专业）

A. ELISA 法　　B. 免疫扩散法

C. 免疫散射比浊法　　D. 免疫印迹法

E. 免疫组织化学法

2. 患者男，39 岁。因四肢无力，低热，头晕来医院就诊，实验室检查：HIV 抗体检测试验初筛阳性，进一步确诊的试验主要采取（检验师 2019 专业）

A. 免疫印迹技术　　B. 凝集试验

C. 凝胶电泳法　　D. 固相免疫技术

E. ELISA

3. 患者男 40 岁。静脉毒瘾患者，近期发热、肌痛、淋巴结肿大，血常规结果为单核细胞增多，疑为 HIV 感染。确诊应用的试验是（主管检验师 2016 专业）

A. ELISA 法检测 HIV 抗原

B. 间接免疫荧光检测 HIV 抗原

C. 免疫印迹法检测抗体成分

D. 免疫印迹法检测抗原成分

E. 重复初试验

4. 患者男，29 岁。咳嗽、消瘦 4 月余，加重伴发热 1 月余。查体：颌下、颈部、腹股沟部触及蚕豆大小淋巴结，X 线显示间质性肺炎。WBC 2.6×10^9/L，RBC 3.5×10^{12}/L，HIV 抗体初筛试验阳性，该患者下一步首先应进行的实验室检查是（检验士 2014 基础）

A. T 细胞亚群检测　　B. 骨髓象检查

C. 血免疫球蛋白检测　　D. HIV 抗体确认试验

E. 抗核抗体检测

5. 患者男，36 岁。咳嗽 4 个月余，伴发热 1 个月余，显示间质性肺炎。WBC 4.2×10^9/L，RBC 3.2×10^{12}/L，HIV 抗体阳性（ELISA 法）。若该患者进行 T 细胞亚群监测，最可能出现的结果是（检验师 2019 相关）

A. CD4 下降，CD4/CD8 下降

B. CD4 上升，CD4/CD8 上升

C. CD8 下降，CD4/CD8 下降

D. CD8 上升，CD4/CD8 上升

E. CD4 正常，CD4/CD8 下降

6. 患者女，34 岁。9 年前因宫颈不典型增生在其他医院进行治疗时，发现并确诊感染了人类免疫缺陷病毒（HIV）。因要求妊娠，传染科和产科门诊共同对其病情进行评估，最好的评估病人免疫功能状态的指标是（主管检验师 2013 专业）

A. HIV-ELISA 法检测　　B. HIV- 印迹法检测

C. CD4/CD8 的测定　　D. B 细胞检测

E. 溶血空斑试验

A3 型题

（1~2 题共用题干）

AIDS 的实验室检测包括初筛试验和确认试验两类。

1. 如果在初筛时发现血清 HIV 抗体阳性，说明（检验士 2015 实践）

A. 患有艾滋病

B. 存在 HIV 感染

C. 存在免疫缺陷

D. 需进行 T 细胞亚群测定以评估病情

E. 不能作出判断，需做确认试验

2. HIV 抗体确认试验采用何种检测方法（检验士 2015 实践）

A. ELISA　　B. 凝集试验

C. 射免疫分析法　　D. 免疫印迹法

E. 化学发光免疫分析法

（3~4 题共用题干）

患者男，40 岁，静脉毒瘾患者近期发热、肌痛、淋巴结肿大，血常规示单核细胞增多，疑似 HIV 感染。

3. HIV 的确认试验是（检验师 2020 专业）

A. ELISA 法　　B. 免疫印迹法

C. 免疫扩散法　　　　D. 免疫散射比浊法

E. 淋巴细胞转化试验

4. HIV 感染的四个期不包括（检验师 2020 专业）

A. 急性感染期　　　　B. 潜伏期

C. 艾滋病前期　　　　D. 典型的艾滋病期

E. 持续性全身淋巴结肿大

（5~6 题共用题干）

患者男，40 岁。静脉毒瘾患者，近期发热、肌痛、淋巴结肿大，血常规检查单核细胞增多，疑为 HIV 感染。

5. 初步诊断试验可用的方法是（检验师 2012 专业、2018 实践）（主管检验师 2018 实践、2015 基础）

A. 病毒分离培养

B. ELISA 检测 HIV 抗体

C. ELISA 检测 HIV 抗原

D. 间接免疫荧光法检测 HIV 抗原

E. 放射免疫沉淀法检测 HIV 抗原

6. 确诊用下列哪种试验（检验师 2012 专业、2018 实践）（主管检验师 2018 实践、2015 基础）

A. ELISA 检测 HIV 抗原

B. 间接免疫荧光法检测 HIV 抗原

C. Western blot 检测抗体组分

D. Western blot 检测抗原组分

E. 重复初筛试验

（7~8 题共用题干）

患者男，40 岁。静脉毒瘾患者，近期发热肌痛，淋巴结肿大，血常规检查：单核细胞增多，初步诊断为获得性免疫缺陷综合征

7. 该病的致病病原菌是（检验士 2013 专业）

A. 风疹病毒　　　　B. HIV

C. 弓形虫　　　　D. 冠状病毒

E. 麻疹病毒

8. 关于该病的叙述，错误的是（检验士 2013 专业）

A. 初筛试验，用 ELISA 方法

B. 静脉毒瘤患者为易感人群

C. 抵抗力下降者如老年人为易感人群

D. CD4T 细胞下降

E. 可以通过母婴垂直传播

（9~10 题共用题干）

男性婴儿反复细菌感染，血清中免疫球蛋白含量极低，淋巴组织发有不良，患者预后不良。

9. 该患儿的诊断符合下面哪种疾病（检验师 2012 专业）（主管检验师 2015 基础）

A. 先天性胸腺发育不良

B. 腺苷脱氨酶缺乏症

C. 软骨毛发发育不全综合征

D. 性联丙种球蛋白缺乏症

E. 婴儿暂时性丙种球蛋白缺乏症

10. 该疾病属于下列哪种免疫缺陷病（检验师 2012 专业）（主管检验师 2015 基础）

A. 原发性 T 细胞免疫缺陷病

B. 原发性 B 细胞免疫缺陷病

C. 原发性吞噬细胞缺陷

D. 原发性补体缺陷

E. 获得性免疫缺陷综合征

（11~15 题共用题干）

患儿，18 个月。自 8 个月起多次患肺炎、中耳炎和脓疱病，为寻找病因家长带其到医院就诊，查体时发现患儿扁桃体缺如，血常规正常。

11. 该患儿最有可能诊断为（检验师 2020 实践）（主管检验师 2020 专业）

A. 选择性 IgA 缺陷症

B. 胸腺发育不全症

C. X 连锁无丙种球蛋白血症

D. 选择性 IgM 缺陷病

E. 联合免疫缺陷病

12. 医生为明确诊断作了有关的实验室检查，与该病诊断无关的是（检验师 2020 实践）（主管检验师 2020 专业）

A. 血清免疫球蛋白测定　　B. 白喉毒素试验

C. 结核菌素试验　　　　D. 同族血型凝集素测定

E. 淋巴结活检，查找浆细胞

13. 下列各项检查最可能在此患儿中出现的是（检验师 2020 实践）

A. 末梢血淋巴细胞＜ $1.2 \times 10^9/L$

B. 植物血凝素试验阴性

C. 胸部 X 线检查胸腺发育不良

D. 结核菌素试验阴性

E. 血清抗体水平很低或缺如

14. 该患儿外周血淋巴细胞亚群分析结果最可能是（检验师 2020 实践）

A. CD4+ 细胞比例显著降低

B. CD8+ 细胞比例显著降低

C. CD4+ 细胞比例显著升高

D. CD8+ 细胞比例显著升高

E. CD19+ 细胞比例显著降低

15. 相关实验室检查中，血清免疫球蛋白测定最宜采用的方法是（主管检验师 2017 实践）

A. 电化学发光　　　　B. 速率散射比浊法

C. 单项免疫扩散法　　D. 荧光偏振免疫测定

E. 微粒子化学发光法

B1 型题（标准配伍题）

（1~2 题共用备选答案）

A. ELISA 法　　　　B. 免疫印迹法

C. 免疫扩散法　　　　D. 免疫散射比浊法

E. 淋巴细胞转化试验

1. HIV 的确诊实验是（检验师 2021 相关）

2. HIV 的筛选试验是（检验师 2021 相关）

第二十六章　免疫增殖病及检验

第一节　免疫增殖病概述

A1 型题

1. 属于免疫增殖病的是（检验士 2016 专业）
   A. 多发性骨髓瘤　B. 艾滋病
   C. 自身免疫病　D. 变态反应病
   E. 肝硬化

2. 免疫增殖病不包括（检验师 2013 相关）
   A. 多发性骨髓瘤　B. 重链病
   C. 原发性巨球蛋白血症　D. 良性单克隆丙球血症
   E. 慢性淋巴肉芽肿

3. 发病率最低的多发性骨髓瘤类型是（主管检验师 2018 专业、2013 相关）
   A. IgG　B. IgA
   C. IgM　D. IgD
   E. IgE

4. 霍奇金病与非霍奇金淋巴瘤的鉴别最重要的是（检验士 2021 相关）
   A. 发病年龄　B. 淋巴结首发部位
   C. 并发白血病　D. R-S 细胞
   E. 白蛋白降低

5. 非霍奇金淋巴瘤中，属于低度恶性的是（主管检验师 2013 相关）
   A. 蕈样肉芽肿　B. Burkitt 淋巴瘤
   C. 浆细胞型淋巴瘤　D. 小淋巴细胞淋巴瘤
   E. 弥散大 B 细胞淋巴瘤

第二节　免疫增殖病的免疫损伤机制

A1 型题

免疫增殖病是哪种细胞的异常增殖（主管检验师 2013 相关）
   A. 红细胞　B. 淋巴细胞
   C. 浆细胞　D. 单核细胞
   E. 巨噬细胞

第三节　单克隆丙种球蛋白病的临床免疫学特征

A1 型题

1. 关于重链病的叙述，错误的是（主管检验师 2021 专业、2013 专业）
   A. 是良性病变
   B. 常见的有 γ 重链病
   C. γ 重链病可有淋巴结肿大
   D. γ 重链病一般无本 – 周蛋白区带
   E. 血清蛋白电泳可见 M 蛋白区带

2. 血清区带电泳检测 M 蛋白时，M 区带多见于 γ 区或 β 区。下列叙述不正确的是（主管检验师 2021 相关）
   A. 多克隆丙种球蛋白血症 –γ 区无区带
   B. IgG 型 –γ 区为主
   C. IgM 型 –β2 区或 γ 区
   D. IgA 型 –γ1 区和 β 区
   E. IgD 型 –β 区或 γ 区

3. 良性单克隆丙球血症常出现（检验师 2012 相关）
   A. 贫血　B. 血中 Ig 升高
   C. 尿中出现 Ig 轻链　D. 骨损害
   E. 外周血中浆细胞大量增加

4. 单克隆丙种球蛋白血症血清蛋白区带电泳中，IgG 型 M 蛋白多位于（检验师 2014 专业）
   A. 快 γ 区与 β 区　B. α 区至慢 γ 区
   C. β2 或 α 区　D. β 或 γ 区
   E. β 或 α 区

5. 巨球蛋白血症是以分泌 Ig 的浆细胞恶性肿瘤为病理基础的疾病，这种 Ig 是（检验师 2019 专业）
   A. 1gD　B. IgE

C. IgG D. IgM
E. IgA

6. 巨球蛋白血症轻链最常见的类型是（主管检验师2018专业）
A. λ链 B. κ链
C. γ链 D. δ链
E. μ链

7. 巨球蛋白血症血清中含量明显增高的是（主管检验师2016相关）
A. 单克隆IgG B. 单克隆IgM
C. 单克隆IgA D. 单克隆IgD
E. 单克隆IgE

8. 原发性巨球蛋白血症是指B细胞增殖伴血清中哪种Ig增加（主管检验师2017专业）
A. IgG B. IgE
C. IgD D. IgA
E. IgM

9. 免疫增殖性疾病血清蛋白电泳谱中的异常带称为（主管检验师2013实践）
A. γ带 B. A带
C. M带 D. κ带
E. α带

10. 不能干扰M蛋白检测分析的因素有（主管检验师2019基础）
A. 严重溶血标本 B. RF阳性标本
C. 尿毒症患者标本 D. 高免疫球蛋白的标本
E. 冷球蛋白血症标本

第四节 单克隆丙种球蛋白病的检测方法

A2型题（病历摘要型最佳选择题）

1. 患者女，49岁。有贫血症状，溶骨性损害很严重。骨髓象浆细胞＞10%，形态异常，怀疑为恶性单克隆丙种球蛋白病。下一步首选检测是（主管检验师2015专业）
A. 血清蛋白区带电泳 B. 免疫电泳
C. Ig定量测定 D. 免疫固定电泳
E. 本－周蛋白测定

2. 患者男，60岁。骨折入院。X线检查发现广泛性骨质疏松，有溶骨性病变。血红蛋白52g/L，尿本周蛋白阳性血清免疫球蛋白含量分别为：IgG10g/L，IgA 20g/L，IgM0.3g/L。该患者临床诊断可能为（检验师2019实践）
A. 骨转移瘤 B. IgA型多发性骨髓瘤
C. 原发性巨球蛋白血症 D. 骨肉瘤
E. 反应性IgA增多症

3. 患者女，44岁。近2个月感觉乏力，骨骼疼痛。血常规检测：血红蛋白85g/L，疑为多发性骨髓瘤，为确诊应检查的指标为（检验师2019相关）
A. M蛋白 B. IgG
C. ASO D. CA153
E. RF

4. 患者女，44岁。近2个月感觉乏力，骨骼疼痛。血常规检测：血红蛋白85.0g/L，检测以下哪种检验指标可辅助判断患者是否患有多发性骨髓瘤（检验师2021基础）
A. M蛋白 B. IgG
C. ASO D. CA153
E. RF

5. 患者男，69岁。以肝、脾和淋巴结肿大试验，实验室检测时发现血清呈胶冻状难以分离，电泳时血清难以泳动，免疫球蛋白检测为高水平的IgM，最可能的诊断是（主管检验师2017实践）
A. 重链病
B. 轻链病
C. 良性单克隆丙种球蛋白血症
D. 多发性骨髓瘤
E. 巨球蛋白血症

6. 患者男，60岁。骨折入院。X线检查发现广泛性骨质疏松，有溶骨性变，血红蛋白40g/L，尿本周蛋白阳性，血清蛋白电泳呈M蛋白带，血免疫球蛋白含量分别为：IgG35g/L，IgA0.2g/L，IgM0.3g/L。该患者临床诊断可能为（主管检验师2018实践）
A. IgG型多发性骨髓病
B. 原发性巨球蛋白血症
C. 冷球蛋白血症
D 一过性的单克隆丙种球蛋白病
E. 淀粉样变性

7. 患者男，30岁。查体发现：血清中有大量的M蛋白，IgG 32g/L，IgA 13g/L，IgM 15g/L，IgD 2.1g/L，IgE 2.5g/L，尿中有本周蛋白5g/24h，骨髓中有大量成熟的浆细胞，组织活检证实有浆细胞瘤，股长骨和肱骨的近端，可见多个大小不等的图形或卵形穿射样透亮缺损，边缘清晰，周围无断骨形成现象。该患者最可能的诊断是（主管检验师2015基础）
A. 巨球蛋白血症 B. 多发性骨髓瘤
C. 类风湿关节炎 D. 干燥综合征
E. 骨肉瘤

8. 患者女，65岁。5月前无明显诱因出现肋骨，锁骨疼痛，阵发性疼痛，无明显缓解。2月前出现皮肤紫癜，伴头晕，眼花、耳鸣。查体：胸骨见串珠样结节，背部、腹部见散在出血点。免疫学检查：IgG5.43g/L，IgA700mg/L，IgM380mg/L，尿轻链κ3.27mg/L，λ 10.4mg/L，κ/λ为0.31，尿本周蛋阳性。可能的诊断是（主管检验师2017实践）
A. 多发性骨髓瘤 B. 巨球蛋白血症
C. 链病 D. 轻链病
E. 良性单克隆丙种球蛋白

9. 患者男，48岁。因股骨骨折住院。X线显示多部位溶骨性改变，实验室检查：骨髓浆细胞占25%，ESR 50mm/h，Hb 80g/L。血清蛋白电泳呈现M蛋白，血清免疫球蛋白IgG 8g/L，IgA 12g/L，IgM 0. 2g/L，尿本周蛋白阳性，该患者最可能的诊断是（主管检验师2015实践）

A. 冷球蛋白血症
B. 多发性骨髓瘤
C. 原发性巨球蛋白血症
D. 一过性单克隆丙种球蛋白病
E. 持续性多克隆丙种球蛋白血症

A3 型题

（1~3题共用题干）

患者男，65岁。背部疼痛半年有余，时有不规则发热，伴尿频、尿痛感就诊。实验室检查：尿蛋白（+++），白细胞10~15/HP，尿本－周蛋白阳性，血清蛋白电泳在β和γ区之间有一M蛋白39.5%，拟诊为多发性骨髓瘤。

1. 下列哪项实验室检查最有助于确定本病例的诊断（检验士2014实践）

A. 肾功能损害
B. 血黏度升高
C. 免疫球蛋测定有单株Ig升高
D. 骨髓X线摄片有多处骨质破坏
E. 骨髓象示异常浆细胞超过15%

2. 此例M蛋白最不可能是（检验士2014实践）

A. IgG　　B. IgA
C. IgM　　D. 轻链
E. IgG+轻链

3. 假如在病程后期患者高热、咳嗽、两肺有湿啰音，外周血涂片浆细胞占23%，浆细胞绝对计数2.2×10^9/L，此时诊断是（检验士2014实践）

A. 肺炎　　B. 浆细胞性类白血病
C. 浆细胞性白血病　　D. 反应性浆细胞增多症
E. 终末期多发性骨髓瘤

B1 型题（标准配伍题）

（1~3题共用备选答案）

A. 蛋白区带电泳　　B. 免疫比浊分析
C. 对流免疫电泳　　D. 免疫固定电泳
E. 尿本周蛋白检测

1. 目前常用的鉴定M蛋白类型的方法是（检验师2021相关）
2. 定量检测M蛋白采用（检验师2021相关）
3. M蛋白分型常采用（检验师2021相关）

（4~7题共用备选答案）

A. 游离的轻链和重链　　B. 异常Ig轻链升高
C. 无免疫功能的lg重链　　D. 单克隆IgM增高
E. 大量的M蛋白

4. 多发性骨髓瘤患者血清中有（主管检验师2014专业）
5. 巨球蛋白血症患者血清中有（主管检验师2014专业）
6. 重链病患者血清和尿中存在着（主管检验师2014专业）
7. 良性单克隆丙种球蛋白血症患者血清和尿中无（主管检验师2014专业）

第二十七章　器官移植与免疫学检验

第一节　器官移植的基本知识

A1 型题

1. GVHR 常见于（主管检验师 2015 专业）

A. 骨髓移植　B. 肾移植
C. 脾移植　D. 胸腺移植
E. 免疫缺陷的新生儿接受输血

2. 肾移植后超急性排斥反应发生在（检验士 2018 专业）

A. 术后 24 小时内　B. 术后 24 小时后至数月
C. 术后 6 个月以后　D. 术后 1 年以后
E. 术后 3 年以后

3. 超急性排斥反应发生的时间是（主管检验师 2020 相关）

A. 数分钟至数小时出现　B. 3~5 天后出现
C. 6~60 天出现　D. 90 天 ~1 年
E. 1 年以上

4. 移植抗原是指（检验师 2015 基础、检验师 2019 基础）

A. CD 分子　B. CKS
C. HLA 分子　D. Ig 分子
E. TCR

5. 下列 HLA 座位对器官移植排斥反应影响最大的是（检验士 2020 基础）

A. HLA-A　B. HLA-B
C. HLA-C　D. HILA-DR
E. HLA-E

6. 移植排斥反应是由哪种抗原诱导产生的一种免疫损伤（检验师 2012 基础、2019 基础、2019 相关）

A. ABO 血型抗原　B. HLA 抗原
C. ABO 及 Rh 抗原　D. 组织特异性抗原
E. 次要组织相容性抗原

7. 下列哪一类 HLA 位点的抗原对移植最为重要（检验师 2018 专业、2021 相关）（主管检验师 2018 专业）

A. HLA-DP　B. HLA-DQ
C. HLA-DR　D. HLA-A
E. HLA-B

8. 下列何种抗原是触发移植排斥反应的首要抗原（检验师 2021 基础）

A. HLA-A、B、C　B. HLA-DP
C. HLA-DO　D. HLA-DR
E. HILA-D

9. 器官移植前应测定的最重要的抗原是（检验师 2012 相关、2019 基础）（主管检验师 2021 基础）

A. HILA-A　B. HILA-B
C. HLA-C　D. HLA-DR
E. HLA-DQ

10. 属于同系移植的是（检验师 2012 相关，2015 相关）

A. 不同种属间的移植
B. 自身组织从一个部位移到另一个部位
C. 同卵双生间的移植
D. 利用胚胎组织的移植
E. 同种不同基因个体的移植

11. 移植排斥反应损伤机制中能激活 CTL、NK 伤移植物，使 B 细胞产生抗体的细胞因子（检验士 2018 相关）

A. IL-1　B. IL-8
C. IL-2　D. IL-4
E. IL-5

12. 参与移植排斥反应的细胞是（检验师 2012 专业）

A. 粒细胞　B. 淋巴细胞
C. Tc 细放　D. 黏膜上皮细胞
E. 红细胞

13. 遗传基因完全相同的异体间移植称为（检验师 2014 基础、检验师 2018 基础）

A. 自体移植　B. 同系移植
C. 同种移植　D. 异种移植
E. 胚胎组织移植

14. 关于肾移植发生排斥反应时，黏附分子的叙述，错误的是（检验师 2015 专业）

A. 在内皮细胞表达减少
B. 在肾小管细胞表达增加
C. 在浸润白细胞上表达增加
D. 在移植物上表达增加
E. 抗体有抑制排斥作用

15. 效果最好的器官移植是（检验师 2019 相关）

A. 心　B. 肾
C. 肝　D. 骨髓
E. 造血干细胞

16. 临床开展最早、开展最多和效果最佳的移植是（检验师 2019 专业）

A. 肾脏移植　B. 肝脏移植
C. 心脏移植　D. 骨髓移植

E. 造血干细胞移植

17. 存在移植“免疫特惠现象”的器官移植是（检验师 2019 专业）

A. 肾脏移植　B. 肝脏移植
C. 心脏移植　D. 骨髓移植
E. 造血干细胞移植

18. 引起急性移植排斥反应最重要的抗原是（检验师 2020 基础）

A. ABO 血型抗原　B. HLA 抗原
C. 组织特异性抗原　D. 异嗜性抗原
E. Rh 血型抗原

19. 如果移植物与受者的 AB0 血型不符，移植后会发生以下哪种反应（主管检验师 2018 基础）

A. 超急性排斥反应　B. 急性排斥反应
C. 慢性排斥反应　D. 移植物抗宿主反应
E. 超慢性排斥反应

20. CD4/CD8 ＞多少预示急性移植排斥反应（检验师 2019 相关）

A. 0.8　B. 0.9
C. 1.0　D. 1.1
E. 1.2

21. 患者男，47 岁。因尿毒症晚期，进行肾移植。以下无关的是（检验师 2018 实践）

A. HLA–B　B. HLA–C
C. HLA–DR　D. HLA–DP
E. H LA–A

22. 某人烧伤后，取未受损的皮肤为其进行移植属于（检验师 2020 实践）

A. 自体移植　B. 同系移植
C. 同种移植　D. 异种移植
E. 胚胎组织移植

23. 进行肾移植组织配型时，对移植排斥反应影响最大的相容性 HLA 位点是（主管检验师 2014 实践）

A. HLA–A　B. HLA–B
C. HLA–C　D. HLA–DQ
E. HLA–DR

24. 下列哪项属于细胞免疫反应（主管检验师 2017 专业）

A. 血清病　B. Arthus 反应
C. 溶血反应　D. GVHR
E. 免疫复合物型超敏反应

25. 环孢素 A 在器官移植中主要作用于（主管检验师 2017 实践）

A. Ts 细胞　B. B 细胞
C. 血小板　D. 单核细胞
E. Th 细胞

A2 型题（病历摘要型最佳选择题）

1. 患者男，烧伤后，取未受损的皮肤为其进行移植，该移植属于（检验师 2015 实践）

A. 胚胎组织移植　B. 同系移植
C. 自体移植　D. 异种移植
E. 同种移植

2. 患者男，28 岁。患尿毒症晚期，拟接受肾移植手术。移植器官的最适供者是（检验师 2020 专业）

A. 父母双亲　B. 同卵双生兄弟
C. 同胞姐妹　D. 同胞兄弟
E. 无关个体

3. 患者男，28 岁。患尿毒症晚期，拟接受肾移植手术。介导超急性排斥反应的主要物质是（主管检验师 2021 专业、2019 基础）

A. 细胞毒抗体　B. 细胞毒 T 细胞
C. NK 细胞　D. K 细胞
E. 抗 Rh 抗体

4. 患者男，49 岁。1 年前因“肝肉芽肿”行肝切除，肝移植手术。一直进行抗排斥治疗。与抗排斥反应无关的是（主管检验师 2020 基础、2017 基础）

A. 组织相容性抗原　B. 血细胞抗原
C. 组织特异性抗原　D. 次要组织相容性抗原
E. 循环免疫复合物

B1 型题（标准配伍题）

（1~2 题共用备选答案）

A. HLA–A　B. HLA–B
C. HLA–C　D. HLA–DR
E. ABO 血型

1. 患者男，17 岁。确诊为急性淋巴细胞白血病 1 年，第 8 个月复发，现第二次缓解巩固治疗中，欲做骨髓移植，做组织相容性抗原配型，目前认为最重要的抗原是（检验士 2016 基础）

2. 患者女，50 岁。肾功能不全 2 年，间断透析治疗。等待肾源做移植，在对受者使用免疫抑制剂治疗情况下，可只要求供体与受体相配的是（检验士 2016 基础）

第二节　避免移植排斥反应的免疫学检验及意义

A1 型题

1. 外周血 T 细胞及其亚类的计数中，CD4/CD8 比值预示急性排斥反应即将发生的是（主管检验师 2021 相关、2019 实践）

A. ＜ 0.5　B. ＜ 1.0
C. 1.4~2.0　D. ＞ 2.0
E. ＜ 1.4

2. 患者男，52 岁。因肾衰竭入院，需做肾移植手术。为了避免发生超急性排斥反应，应做的检查是（主管检验

师 2021 相关、2020 实践、2012 实践）

A. PHA 激发的淋巴细胞转发试验

B. HLA 分子生物学定型试验

C. HLA 细胞学定型试验

D. HLA 血清学定型试验

E. 淋巴细胞毒交叉试验

3. 骨髓移植术前，应对受者和供者常规进行何种抗体的检测，预测有无相应的病毒感染（主管检验师 2017 实践）

A. 艾柯病毒抗体　　B. 柯萨奇病毒抗体

C. 巨细胞病毒抗体　　D. 腺病毒抗体

E. 丁型肝炎病毒抗体

第三节　移植后的免疫监测

A1 型题

1. 患者男，47 岁。因尿毒症晚期行肾移植，免疫监测术后排斥反应的项目不包括（主管检验师 2017 相关）

A. 血清蛋白电泳检测 M 蛋白

B. 补体 C3 水平检测

C. 细胞因子 IL–1 检测

D. 外周血 T 细胞及亚类的检测

E. C 反应蛋白的检测

2. 肾移植后排异反应，尿中可出现（主管检验师 2013 相关）

A. 大量酸性细胞　　B. 大量淋巴细胞

C. 大量肾小管上皮细胞　　D. 大量颗粒管型

E. 大量透明管型

3. IL–2 和 IL–2 受体的检测可用于对某些疾病的监测，一名肾移植患者，术后排斥反应明显，检测 IL–2、IL–2 受体结果为（主管检验师 2015 专业）

A. IL–2 水平升高，IL–2 受体水平也升高

B. IL–2 水平下降，IL–2 受体水平也下降

C. IL–2 水平升高，IL–2 受体水平下降

D. IL–2 水平下降，IL–2 受体水平升高

E. IL–2 水平升高，IL–2 受体水平无变化

4. 移植过后，CD4T/CD8T 的比值为多少应怀疑急性排斥反应（主管检验师 2013 专业）

A. ＞ 1.0　　B. ＜ 1.08

C. ＞ 1.2　　D. =1.09

E. ＜ 1.0

5. 预报急性排斥反应危象较为满意的实验是（主管检验师 2012 专业）

A. NK 细胞活性测定　　B. 细胞因子测定

C. T 细胞转化实验　　D. T 细胞亚类

E. Il–2 特异性 T 细胞比值

A3 型题

（1~2 题共用题干）

患者女，42 岁。不明原因的终末期肾病，1 年前行肾移植手术，移植后第 2 个月出现一次排斥反应。

1. 同种异体间的移植由组织抗原（HLA）引起受体 T 细胞识别异体器官而引起的排斥反应，属于（主管检验师 2021 专业）

A. Ⅰ型超敏反应　　B. Ⅱ型超敏反应

C. Ⅲ型超敏反应　　D. Ⅳ型超敏反应

E. 不属于超敏反应

2. 如果患者是超敏反应，有利于患者诊断的实验室检查是（主管检验师 2021 专业、主管检验师 2020 专业、主管检验师 2016 专业）

A. IgE　　B. IgG

C. IgA　　D. IgM

E. OT 皮试

第二十八章　肿瘤标志物检验

第一节　肿瘤标志物概述

A1 型题

1. 与肿瘤发生有关的内在因素是（检验士 2012 基础、2016 基础）

A. X 线照射　B. 病毒感染
C. 黄曲霉毒素　D. 免疫状态
E. 化学因素

2. 在下列肿瘤标志物中，属于胚胎抗原的是（检验士 2020 专业）

A. 角蛋白　B. 甲胎蛋白
C. 波形蛋白　D. 前列腺特异性蛋白
E. 清蛋白

3. 癌胚抗原的英文缩写为（检验士 2017 实践、2012 专业）

A. AFP　B. AFU
C. PSA　D. CEA
E. NSE

4. CEA 是哪种肿瘤标志物的缩写（主管检验师 2012 实践）

A. 甲胎蛋白　B. 癌胚抗原
C. 前列腺特异性抗原　D. 碱性磷酸酶
E. 组织多肽原

5. 自发肿瘤的抗原特点是（检验士 2013 相关）

A. 特异性强
B. 很难检测到特异性的抗原标记
C. 抗原性易变
D. 常多种特异性抗原同时存在
E. 易被 CTL 识别

6. 分化抗原的主要作用（检验士 2013 相关）

A. 刺激机体产生肿瘤抗体
B. 可直接作用于 CD8+T 细胞介导机体抗肿瘤免疫应答
C. 可作为肿瘤分化程度标志
D. 可协助判断预后
E. 可作为肿瘤起源的诊断性标志

7. 关于肿瘤抗原的叙述，错误的是（检验士 2013 相关）

A. 肿瘤特异性抗原是指所特有的抗原，不存在于正常组织
B. 肿瘤相关性抗原不是肿瘤细胞所特有的，正常组织细胞也可表达
C. 致癌病毒的 DNA 或 RNA 可整合到宿主细胞基因 DNA 中，诱导产生与病毒相关的肿瘤抗原
D. 自发性肿瘤表达的抗原多是突变基因产物
E. 常见的胚胎抗原有 AFP、CEA 等，在健康成人血液中是检测不到的

8. 根据肿瘤抗原的特异性，肿瘤抗原可分为（检验师 2013 相关）

A. 器官特异性和器官非特型性
B. 组织特异性和组织非特异性
C. 种属特异性和种属非特异性
D. 肿瘤特异性抗原和肿瘤相关性抗原两类
E. 胚胎抗原和分化抗原两类

9. 根据肿瘤抗原的特异性，可将肿瘤抗原分为（检验师 2021 专业）

A. 特异性抗原和相关性抗原
B. 自发性抗原和诱发性抗原
C. 内源性抗原和外源性抗原
D. 分化抗原和胚胎抗原
E. 理化因素诱发抗原和病毒诱发抗原

10. 肿瘤特异性抗原一般表达于（检验师 2020 基础）

A. 胚胎细胞表面　B. 胚胎细胞核内
C. 肿瘤细胞表面　D. 肿瘤细胞核内
E. 肿瘤细胞质内

11. 肿瘤特异性抗原一般表达于（检验师 2013 基础）

A. 胚胎细胞　B. 肿瘤细胞
C. 正常细胞　D. T 淋巴细胞
E. B 淋巴细胞

12. 不属于肿瘤相关抗原的是（主管检验师 2014 专业）

A. CEA　B. AFP
C. FER　D. PSA
E. MARA

13. 恶性畸胎瘤发生时，可显著增高的是（主管检验师 2015 专业）

A. 甲胎蛋白（AFP）　B. 癌胚抗原（CEA）
C. PSA　D. 糖链蛋白 125（CA125）
E. 神经元特异性烯醇化酶（NSE）

14. 属于胚胎抗原的是（检验士 2014 相关）

A. TSA　B. TAA
C. AFP　D. 唾液酸
E. 铁蛋白

15. 下列何种情况血清 AFP 一般不升高（检验士 2018 专业）

A. 原发性肝癌　B. 产妇分娩后

C. 妊娠妇女　　D. 新生儿
E. 急性肝炎

16. 甲胎蛋白（AFP）是（检验师 2015 基础）
A. 隐蔽的自身抗原　　B. 同种异型抗原
C. 肿瘤特异性抗原　　D. 肿瘤相关性抗原
E. 组织特异性抗原

17. 肿瘤坏死因子的简称是（检验士 2018 实践）
A. IFN　　B. TNF
C. IL　　D. CSP
E. TSOF

18. 以下哪种不是糖类抗原（检验师 2020 相关）
A. CA125　　B. CA19-9
C. CA15-3　　D. PSA
E. CEA

19. 下列不属于肿瘤标志物的是（主管检验师 2017 相关）
A. 前列腺酸性磷酸酶　　B. 脂肪酶
C. 神经元烯醇化酶　　D. α-L- 岩藻糖苷酶
E. 碱性磷酸酶

20. 下列属于酶类肿瘤标志物的是（主管检验师 2017 实践）
A. CEA　　B. CA19-9
C. hCG　　D. 铁蛋白
E. PSA

21. 可表达 ABO 血型抗原的肿瘤细胞是（主管检验师 2013 相关）
A. 乳腺癌肿瘤细胞　　B. 黑色素瘤细胞
C. 前列腺癌细胞　　D. 肝癌细胞
E. 胃癌细胞

第二节　常见肿瘤标志物

A1 型题

1. 下列不是前列腺癌相关标志物的是（检验士 2012 基础）
A. GGT　　B. ACP
C. PSA　　D. f-PSA
E. t-PSA

2. 胆囊癌相关的标志物为（检验师 2019 基础）
A. AFP　　B. CEA
C. PSA　　D. CA125
E. CA19-9

3. proGRP 的联合检测，对哪类肿瘤细胞辅助意义大（检验师 2019 专业）
A. 胃癌　　B. 宫颈癌
C. 结肠癌　　D. 卵巢癌
E. 肺癌

4. 属于器官特异性肿瘤标志物的是（检验师 2012 专业）
A. CEA　　B. CA15-3
C. CA50　　D. CA19-9
E. PSA

5. 前列腺特异性抗原的英文缩写是（检验士 2012 实践）（检验师 2015 专业）
A. AFP　　B. AFU
C. PSA　　D. NSE
E. PSP

6. 神经元烯醇化酶的英文缩写是（检验士 2021 实践）
A. AFP　　B. NSE
C. CA72-4　　D. CA15-3
E. PSA

7. 与小细胞肺癌较相关的肿瘤标志物是（检验师 2015 专业）
A. CYFRA21-1　　B. CA125
C. NSE　　D. TPA
E. CA72-4

8. 小细胞肺癌的标志物为（检验师 2018 实践）（主管检验师 2018 实践）
A. CEA　　B. PSA
C. CA15-3　　D. NSE
E. AFP

9. B-CLL 细胞主要表达的表面标志是（主管检验师 2015 基础）
A. CD2　　B. CD3
C. CD4　　D. CD8
E. CD19

10. 患者女，56 岁。患有右肺下叶高密度阴影，常出现呼吸困难和胸痛的症状，疑似小细胞肺癌，与诊断相关的标志物是（检验师 2021 专业）
A. AFP　　B. CA125
C. NSE　　D. CA199
E. PSA

第三节　肿瘤标志物的检测和联合应用

A1 型题

1. 为达到辅助诊断的目的，肿瘤免疫学检验是通过免疫学方法检测的物质是（检验士 2012 相关）
A. 免疫球蛋白　　B. 补体
C. 细胞因子　　D. 肿瘤标志物

E. 细胞因子受体

2. 检测细胞表面 CD 抗原可帮助哪一类肿瘤组织分型（检验师 2013 相关、2020 相关）

A. 消化道肿瘤　　B. 呼吸道肿瘤
C. 卵巢肿瘤　　D. 淋巴瘤
E. 前列腺肿瘤

3. 肿瘤免疫学检验是通过免疫学方法检测何种物质以达到辅助诊断的目的（检验士 2013 相关、2015 相关、2017 相关、2020 实践）

A. 免疫球蛋白　　B. 补体
C. 细胞因子　　D. 肿瘤标志物
E. 细胞因子受体

4. 关于肿瘤标志物联合检测的建议，不正确的叙述是（主管检验师 2014 实践）

A. 一种肿瘤可分泌多种肿瘤标志物
B. 提高检出的阳性率
C. 提高检测的特异性
D. 不同的肿瘤可分泌相同的肿瘤标志物
E. 提高肿瘤的检出率

5. 癌胚抗原的检测为（检验士 2013 实践）

A. AFP　　B. AFU
C. PSA　　D. CEA
E. NSE

6. 肝癌实验室检查最常用的指标是（检验士 2014 相关）

A. AFP　　B. GGT
C. PT　　D. ALP
E. CEA

7. 对卵巢癌诊断有意义的标志物是（主管检验师 2015 基础）

A. CEA　　B. CA125
C. CA19-9　　D. CA15-3
E. AFP

8. 目前常用作为直肠癌治疗后的随访指标是（检验士 2014 专业）

A. PSA　　B. AC199
C. CA125　　D. CA150
E. CEA

9. 关于甲胎蛋白（AFP）的叙述，错误的是（检验士 2016 实践）

A. 主要在胎儿肝脏中合成
B. 原发性肝癌患者血中明显升高
C. 恶心畸胎瘤患者羊水中升高
D. 健康成人肝细胞可大量合成
E. 慢性活动肝炎等患者血中呈中等程度升高

10. 与胃癌关系较小的肿瘤标志物是（检验士 2016 实践）

A. CA242　　B. CEA
C. CA-199　　D. CA50
E. PSA

11. 胚胎性肿瘤标志物是（检验士 2016 实践）

A. CA125　　B. CEA
C. SCC　　D. PSA
E. NSE

12. 成熟 B 细胞淋巴瘤与浆细胞肿瘤均可表达的免疫标记不包括（主管检验师 2013 基础）

A. CD79a　　B. CD38
C. CD10　　D. IgM
E. 免疫球蛋白轻链

13. 慢性 HBsAg 携带者，应定期检测的肿瘤标志物是（检验士 2017 专业、2019 相关）

A. AFP　　B. PSA
C. CEA　　D. SCC
E. CA199

14. 可用于辅助诊断前列腺癌的是（检验士 2020 基础、2021 相关）（检验师 2021 相关）

A. AFP　　B. CA125
C. CEA　　D. CA153
E. PSA

15. 前列腺癌相关的标记物是（主管检验师 2015 专业）

A. AFP　　B. CEA
C. PSA　　D. CA125
E. CA19-9

16. 与消化道肿瘤无关的是（检验师 2019 基础）

A. AFP　　B. CEA
C. CA-199　　D. CA-724
E. PSA

17. 肝癌实验室最常用的指标是（检验士 2020 相关）

A. AFP　　B. GGT
C. PT　　D. ALP
E. CEA

18. 肝癌的诊断标志物组合最有意义的是（主管检验师 2016 相关）

A. CA199、CEA　　B. CEA、CA125
C. AFP、AFU　　D. CEA、HCG
E. PSA、NSE

19. 化学致癌物诱发的肿瘤，其肿瘤抗原的显著特征是（检验士 2016 相关）

A. 数量多　　B. 种类多
C. 高个体化　　D. 特异性不强
E. 不稳定

20. 下列哪项指标为卵巢癌的新型肿瘤标志物（检验师 2021 实践）（主管检验师 2020 相关、2019 专业）

A. CA125　　B. AFP
C. HCG　　D. HE4
E. CA153

21. 对卵巢癌诊断最有意义的标志物是（主管检验师 2021 相关、2017 专业）

A. CEA　　B. CA125
C. CA199　　D. CA153
E. AFP

22. 有助于鉴别肝癌和活动性肝病的是（主管检验师 2012 相关）

A. HBsAg　　B. AFP
C. ALT　　D. 肝功能损害程度
E. AFP 和 ALT 动态曲线

23. AFP 升高时最有诊断价值的疾病是（主管检验师 2018 专业）

A. 肝转移癌　　B. 肝硬化
C. 胆管细胞癌　　D. 原发性肝癌
E. 慢性活动性肝炎

24. 与乳腺癌关系最密切的肿瘤标志物是（主管检验师 2013 相关）
A. AFP　　B. PSA
C. CA15-3　　D. CA19-9
E. CA125

25. 乳腺癌患者术后监测常选用的肿瘤标志物组合是（主管检验师 2012 相关）
A. CA125、CEA　　B. AFP、CEA
C. PSA、fPAS　　D. NSE、CEA
E. CA153、CEA

26. 尿 VWA 增高可见于（主管检验师 2015 基础）
A. 嗜铬细胞瘤　　B. Cushing 病
C. Addison 病　　D. 甲状旁腺功能亢进
E. 巨人症

A2 型题（病历摘要型最佳选择题）

1. 患者男，65 岁。下背部严重疼痛伴尿频和夜尿。6 个月内体重降低 6kg，查体发现腰椎触痛，前列腺呈结节样增大。为鉴别前列腺炎和前列腺癌，应做的实验室检查是（主管检验师 2012 实践、2013 实践、2015 实践）
A. CA50　　B. CA242
C. CEA　　D. PSA
E. CA199

2. 患者男，76 岁。出现尿频，夜尿增多，排尿困难及尿流变细，前列腺液常规检查可见成堆大小不一，边界不清的细胞，高度怀疑前列腺癌。检测应首选的肿瘤标志物是（主管检验师 2015 实践）
A. AFP　　B. PSA
C. CA125　　D. CA153
E. CA199

3. 患者女，26 岁。自述下腹胀痛，阴道血性分泌物，为明确诊断，应选择下列何种肿瘤标志物（主管检验师 2019 实践）
A. CA125　　B. CA199
C. CEA　　D. AFP
E. CA153

4. 患者肝癌，消瘦、乏力和黄疸，疑诊为原发性肝癌，下列肿瘤标志物联合检测中，有助于提高阳性率和特异性的是（检验师 2015 相关）
A. AFP+NSE　　B. AFU+NSE
C. AFP+AFU　　D. AFP+CA242
E. AFU+CA242

5. 患者表现食欲不振、消瘦上腹痛、消化道出血怀疑为胃癌。下列对辅助诊断意义不大的指标是（检验师 2012 基础）
A. CA50　　B. CEA
C. CA72-4　　D. PSA
E. CA19-9

6. 患者女，48 岁。腹腔积液呈血性，其癌胚抗原、CA-125 水平显著增高腹水常规检查与渗出液不符的结果是（主管检验师 2013 实践）
A. 腹水标本中可见凝块
B. 腹水比重为 1.0116
C. 腹水蛋白含量为 35g/L
D. 腹水中葡萄糖含量低于血糖
E. 腹水 LDH 为 1200IU

7. 患者男，68 岁。进行性吞咽困难 2 个月，1 周来仅能进流食，与该病相关的指标是（主管检验师 2020 相关）
A. SCC　　B. CEA
C. CA153　　D. CA125
E. CA199

A3 型题

（1~2 题共用题干）

患者女，40 岁。绝经后再次来潮，腹痛入院，B 超显示卵巢肿块。

1. 为进一步明确诊断，患者应做的血清学检查是（检验师 2019 实践、2021 实践）
A. CA199　　B. CA724
C. NSE　　D. PSA
E. CA125

2. 下列指标为卵巢癌的新型肿瘤标志物的是（检验师 2019 实践、2021 实践）
A. CA125　　B. AFP
C. HCG　　D. HE4
E. CA153

B1 型题（标准配伍题）

（1~2 题共用备选答案）
A. AFP　　B. CEA
C. PSA　　D. CA125
E. NSE

1. 原发性肝癌应做的检查是（检验士 2017 相关、2021 基础）

2. 前列腺肿瘤应做的检查是（检验士 2017 相关、2021 基础）

（3~4 题共用备选答案）
A. AFP　　B. CEA
C. CA-125　　D. CA19-9
E. PSA

3. 与前列腺癌密切相关的肿瘤标志物是（主管检验师 2020 相关）

4. 与结直肠癌相关的肿瘤标志物是（主管检验师 2020 相关）

（5~7 题共用备选答案）
A. AFP　　B. CEA
C. CA125　　D. CA19-9
E. PSA

5. 常用于检测卵巢癌相关的肿瘤标志物是（检验士

2018 专业）

6. 常用于检测原发性肝癌的肿瘤标志物是（检验士 2018 专业）

7. 常用于检测前列腺癌的肿瘤标志物是（检验士 2018 专业）

（8~10 题共用备选答案）

A. AFP　　B. CEA
C. RF　　D. HLA
E. 抗 HIV

8. 甲胎蛋白的英文缩写是（检验士 2015 实践）

9. 类风湿因子的英文缩写是（检验士 2015 实践）

10. 抗人类免疫缺陷病毒抗体英文缩写是（检验士 2015 实践）

（11~13 题共用备选答案）

A. AFP　　B. CEA
C. RF　　D. HCV
E. 抗 HIV

11. 类风湿因子英文缩写是（检验士 2019 基础）

12. 癌胚抗原英文缩写是（检验士 2019 基础、2020 相关）

13. 甲胎蛋白英文缩写是（检验士 2019 基础、2020 相关）

（14~16 题共用备选答案）

A. AFP　　B. CA125
C. CA19-9　　D. CEA
E. PSA

14. 原发性肝癌的标志物是（检验士 2019 相关）

15. 属于糖类肿瘤抗原（检验士 2019 相关）

16. 胆囊癌标志物抗原的是（检验士 2019 相关）

（17~19 题共用备选答案）

A. 酸性糖蛋白增高　　B. 酸性磷酸酶增高
C. AFP 增高　　D. CEA 增高
E. APC-IgM

17. 肺癌时（主管检验师 2021 相关）

18. 肝癌时（主管检验师 2021 相关）

19. 胃肠道癌症时（主管检验师 2021 相关）

（20~21 题共用备选答案）

A. NSE　　B. PSA
C. CA19-9　　D. CYFRA21-1
E. CA15-3

20. 与小细胞肺癌相关的（检验师 2013 实践）

21. 与胰腺癌相关的是（检验师 2013 实践）

（22~23 题共用备选答案）

A. EBV　　B. HAV
C. HSV　　D. HHV-8
E. HBV

22. 与肿瘤无关的病毒是（检验师 2014 相关）

23. 与卡波济肉瘤发生密切相关的病毒是（检验师 2014 相关）

（24~25 题共用备选答案）

A. AFP　　B. CEA
C. PSA　　D. CA125
E. NSE

24. 原发性肝癌应做的检查是（检验师 2018 相关）

25. 前列腺肿瘤应做的检查是（检验师 2018 相关）

（26~29 题共用备选答案）

A. AFP　　B. CA125
C. CEA　　D. PSA
E. CA199

26. 诊断原发性肝癌最常用的标志物是（检验师 2021 基础）

27. 诊断前列腺癌最常用的标志物是（检验师 2021 基础）

28. 适用于结肠癌术后复发监测的是（检验师 2020 专业）

29. 对乙肝患者进行肝癌普查的肿瘤标志物是（检验师 2020 专业）

（30~32 题共用备选答案）

A. CEA153、CEA、铁蛋白、ER、PR
B. AFP、γ-GGT、肝 ALP 同工酶
C. CA125、CEA、TPS、AFP
D. CA199、CEA、TPA、铁蛋白
E. CA724、CA50、CEA、铁蛋白

30. 胰腺癌常用的多标志组合检测是（主管检验师 2017 基础）

31. 乳腺癌常用的多标志组合检测是（主管检验师 2017 基础）

32. 原发性肝癌常用的多标志组合检测是（主管检验师 2017 基础）

第二十九章　免疫学检验的质量控制

第一节　免疫学检验的质量控制的基本保障

A1 型题

1. 免疫测定中质控品要求的前提是基质应为（检验师 2013 基础、2021 专业）（主管检验师 2012 基础）

A. 小牛血清　　B. 兔血清
C. 马血清　　D. 人血清
E. 其他动物血清

2. 免疫定性测定时，应有一个弱阳性的质控品，其理由是（检验师 2013 专业、2018 专业）（主管检验师 2012 相关）

A. 提高检测结果的灵敏度
B. 更灵敏地发现假阴性
C. 更灵敏地现非特异性反应
D. 更灵敏地发现交叉反应
E. 更灵敏地发现假阳性

3. 免疫检验质量保证的基本目的是（主管检验师 2013 基础）

A. 使试验结果可靠
B. 降低试验成本
C. 改进检测方法
D. 缩短报告时间
E. 保证检验结果准确可靠并尽可能使各实验室检验结果具有可比性

4. 用于标记免疫学检测的标准品必须具备的条件不包括（主管检验师 2015 基础）

A. 所含靶物质必须与被测物质有着相同的免疫化学特性
B. 定量准确、浓度设定合理
C. 储存方便，无细菌感染
D. 标准品必须是纯品
E. 在既定的保存方式与时间内，靶物质的生物学与免疫学活性稳定

5. 临床免疫检验成功的关键是（检验师 2019 专业）

A. 分析前样本运输　　B. 分析中质量控制
C. 分析后结果审核　　D. 分析中试验过程
E. 分析前样本采集

6. 关于 HIV 检测质量保证的叙述，不正确的是（主管检验师 2020 基础、2017 基础）

A. 分析前阶段质量保证
B. 选择和采用可靠的检测方法及标准品的正确使用
C. 定量项目可使用 L–J 质控图法，也可使用累计和及“即刻性”质控方法
D. 定性项目测定只需要做阴、阳性对照
E. 建立规范的管理程序和 SOP 及相关的质控体系和管理措施

7. 进行地高辛药物浓度分析时，标本采集的正确时间是（主管检验师 2015 基础）

A. 完成输液后 15~30min　B. 完成输液后 1~2min
C. 完成输液后 1~5min　D. 完成输液后 6~8min
E. 完成输液后 8~12min

第二节　免疫学实验常用评价指标

A1 型题

1. 评价免疫测定方法在疾病临床诊断中应用价值的指标不包括（检验士 2013 实践）

A. 敏感性　　B. 特异性
C. 准确度和精密度　　D. 预测值
E. 诊断效率

2. 检测传染病时，初筛试验和确诊试验、诊断试验是因哪项不同而区分的（主管检验师 2020 基础）

A. 阳性预测值　　B. 阴性预测值
C. 灵敏度　　D. 特异度
E. 准确度

3. 比率高可误诊的真阴性标注是（主管检验师 2014 基础）

A. 诊断敏感度　　B. 诊断特异性
C. 诊断指数　　D. 预检值
E. 似然比

A3 型题

（1~2 题共用题干）

临床实验室常规免疫检查的步骤很多，基本上可分为

分析前（标本采集）、分析中（实验室测定过程）、分析后（结果报告及其解释）。免疫检验分析前步骤中，临床标本常用血清或血浆，若采集、保存或处理不当，可造成检测结果假阳性或假阴性

1. 可造假阴性检测结果的是（主管检验师 2015 基础）

A. 溶血标本

B. 标本被某些细菌内源性酶污染

C. 血清或血浆标本的反复冻融

D. 标本 -70℃保存

E. 标本冷冻与低温保存

2. 标本采集的时间和体位不当，可造成下列哪项结果偏低或偏高（主管检验师 2015 基础）

A. 传染性病原体的抗原或抗体

B. 肿瘤标志物

C. 特种蛋白

D. 激素

E. 细胞因子

第五篇

微生物学检验

第一章　细菌的基本性状

第一节　细菌的形态与结构

A1 型题

一、细菌的大小与形态

1. 属于真核细胞型微生物的是（主管检验师 2020 基础，2021 相关）

A. 葡萄球菌　　B. 钩端螺旋体
C. 白假丝酵母菌　　D. 沙眼衣原体
E. 流感病毒

2. 属于真核细胞型微生物的是（检验士 2018 基础，2016 基础，2012 基础）

A. 衣原体　　B. 支原体
C. 立克次体　　D. 真菌
E. 放线菌

3. 不属于原核生物界的微生物是（检验师 2016 基础）

A. 细菌　　B. 真菌
C. 衣原体　　D. 支原体
E. 螺旋体

4. 下列微生物不属于原核细胞的是（检验师 2013 相关）

A. 肺炎支原体　　B. 梅毒螺旋体
C. 组织胞浆菌　　D. 汉塞巴通体
E. 大肠埃希菌

5. 病毒属于（检验师 2020 基础）

A. 原核细胞型微生物　　B. 真核细胞型微生物
C. 非细胞型微生物　　D. 无核细胞型微生物
E. 以上都不对

6. 微生物的共同特征不包括（检验士 2015 相关，2012 相关）（主管检验师 2015 相关）

A. 个体微小　　B. 结构简单
C. 繁殖迅速　　D. 分布广泛
E. 专性寄生

7. 下列描述微生物的特征中，不属于所有微生物共同特征的是（检验士 2020 专业）

A. 个体微小　　B. 分布广泛
C. 种类繁多　　D. 可无致病性
E. 只能在活细胞内生长繁殖

8. 用来测量细菌大小的单位是（检验士 2017 基础，2012 相关）

A. cm　　B. mm
C. μm　　D. nm
E. pm

9. 普通光学显微镜下呈粗大状的革兰阳性杆菌是（检验士 2014 专业）

A. 炭疽芽孢杆菌　　B. 结核分枝杆菌
C. 大埃希杆菌　　D. 布鲁菌
E. 流感嗜血杆菌

10. 从形态学上看，属于革兰阴性双球菌的是（检验士 2016 实践，2021 专业）

A. 脑膜炎奈瑟菌　　B. 布鲁菌
C. 金黄色葡萄球菌　　D. 大肠埃希菌
E. 鼠咬热螺菌

二、细菌的基本结构

11. 下列细菌属于革兰阴性杆菌的是（检验士 2016 基础）

A. 脑膜炎奈瑟菌　　B. 结核分枝杆菌
C. 铜绿假单胞菌　　D. 枯草芽孢杆菌
E. 白喉棒状杆菌

12. 革兰阴性菌和阳性菌的主要区别在于（检验士 2012 基础）

A. 细胞核结构的不同　　B. 细胞壁结构的不同
C. 细胞膜结构的不同　　D. 中介体的有无
E. 胞质颗粒的有无或不同

13. 细菌的革兰染色性质不同的原因是（检验师 2013 相关）

A. 细胞核结构不同　　B. 细胞壁结构不同
C. 细胞膜结构不同　　D. 核糖体结构不同
E. 中介体结构不同

14. 构成细菌细胞壁的主要成分是（检验师 2017 基础）

A. 肽聚糖　　B. 磷壁酸
C. 脂多糖　　D. 脂蛋白
E. 磷脂

15. 属于细菌基本结构的是（检验士 2013 基础）（检验师 2014 基础）

A. 核质　　B. 荚膜
C. 鞭毛　　D. 菌毛
E. 芽孢

16. 革兰阳性菌细胞壁的特有成分是（主管检验师 2021 相关）（检验师 2016 基础）

A. 肽聚糖　　B. 磷壁酸

C. 荚膜　　D. 脂多糖
E. 脂蛋白

17. 革兰阴性菌细胞壁的特殊组分是（检验士 2018 相关）
A. 肽聚糖　　B. 磷壁酸
C. 外膜　　D. 脂质双层
E. 脂多糖

18. 革兰阳性菌细胞壁的特点是（检验师 2019 相关，2019 专业，2017 相关）
A. 较疏松　　B. 无磷壁酸
C. 有脂多糖　　D. 有脂蛋白
E. 肽聚糖含量多

19. 革兰阳性菌重要的表面特征抗原是（检验师 2014 基础）
A. 外膜　　B. 脂多糖
C. 磷壁酸　　D. 脂蛋白
E. 肽聚糖

20. 革兰阳性（G^+）菌和革兰阴性（G^-）菌的细胞壁都含有（检验师 2015 基础，2018 基础）
A. 脂多糖　　B. 肽聚糖
C. 膜磷壁酸　　D. 类脂 A
E. 壁磷壁酸

21. 关于革兰阳性菌和革兰阴性菌细胞壁的叙述。正确的是（检验师 2018 基础，2016 基础）
A. 两者均含磷壁酸
B. 两者均具有外膜
C. 革兰阴性菌的肽聚糖为三维立体网络结构
D. 革兰阳性菌的细胞壁较薄，结构疏松
E. 两者均含有肽聚糖

22. 关于细菌大小和形态的叙述，错误的是（检验士 2019 实践，2015 基础，2013 基础）（主管检验师 2015 基础）
A. 测量其大小一般以微米为单位
B. 很多细菌的形态相似，多表现为球状或杆状
C. 在不利环境中常出现多形态
D. 细菌的菌龄对菌体大小无影响
E. 细菌在显微镜下的形态、大小、排列等特征有助于细菌的初步鉴定

23. 细胞壁中具有磷壁酸的是（检验师 2016 基础，2013 基础）（主管检验师 2012 基础）
A. 大肠埃希菌　　B. 肺炎克雷伯菌
C. 金黄色葡萄球菌　　D. 铜绿假单胞菌
E. 淋病奈瑟菌

三、细菌的特殊结构

24. 关于荚膜，下列说法中错误的是（检验士 2012 基础）
A. 其成分多为脂类
B. 对细菌的存活起一定的保护作用
C. 抗吞噬作用
D. 荚膜物质具有抗原性
E. 可作为细菌鉴别和分型的基础

25. 属于细菌特殊结构的是（检验士 2020 基础，2019 专业，2016 相关，2013 相关，2012 相关）
A. 荚膜　　B. 细胞膜
C. 细胞壁　　D. 细胞质
E. 核质

26. 细菌对外界抵抗力最强的是（检验士 2016 相关，2013 相关）
A. 荚膜　　B. 芽孢
C. 鞭毛　　D. 菌毛
E. 异染颗粒

27. 墨汁负染是利用新型隐球菌的哪种细胞结构特点来进行鉴定的（主管检验师 2021 专业）
A. 芽孢　　B. 荚膜
C. 菌毛　　D. 单鞭毛
E. 周鞭毛

28. 鞭毛的主要成分是（检验师 2016 相关）（主管检验师 2018 基础，2016 专业）
A. 多糖　　B. 蛋白质
C. 磷壁酸　　D. 脂多糖
E. 类脂 A

29. 具有周鞭毛的细菌是（检验师 2016 专业）
A. 宋内志贺菌　　B. 伤寒沙门菌
C. 肺炎克雷伯菌　　D. 铜绿假单胞菌
E. 鲍曼不动杆菌

30. 细菌的特殊结构中，与细菌致病性无关的是（检验士 2015 基础）（主管检验师 2015 基础）
A. 鞭毛　　B. 荚膜
C. 芽孢　　D. 性菌毛
E. 普通菌毛

31. 关于性菌毛的特点，下列叙述错误的是（检验师 2014 专业）
A. 仅见于少数革兰阳性菌
B. 比普通菌毛长
C. 数量少（1~4）根
D. 带有性菌毛的细菌称为雄性菌
E. 具有致育性

32. 细菌的特殊结构是（检验师 2014 基础）
A. 细胞壁　　B. 细胞膜
C. 菌毛　　D. 细胞质
E. 核质

33. 不属于细菌基本结构的是（主管检验师 2016 基础，2014 相关）
A. 细胞壁　　B. 细胞质
C. 荚膜　　D. 细胞膜
E. 核质

34. 细菌血清学检查中涉及的细菌 H 抗原属于细菌的（主管检验师 2015 基础）
A. 荚膜　　B. 鞭毛
C. 菌毛　　D. 芽孢
E. 质粒

35. 细菌的特殊结构中具有特殊 H 抗原的是（检验师 2012 专业）（主管检验师 2017 专业，2016 基础）

A. 荚膜　　B. 鞭毛
C. 普通菌毛　　D. 性菌毛
E. 芽孢

36. 无动力的肠道杆菌是（主管检验师 2014 专业）
A. 伤寒沙门菌　　B. 志贺菌
C. 大肠埃希菌　　D. 变形杆菌
E. 肠炎沙门菌

37. 关于细菌细胞结构的叙述，错误的是（检验师 2013 基础）（主管检验师 2012 基础）
A. L 型细菌缺细胞壁
B. 有 70S 核蛋白体合成蛋白
C. 核结构是由核膜构成
D. 细胞壁都有肽聚糖
E. 中介体称类线粒体

38. 患儿男，3 岁。诊断为细菌性脑膜炎。其脑脊液离心涂片行革兰染色后，于镜下见到革兰阳性球菌呈对或短链状排列，菌体周围有一未着色的透明带。此透明带所属的结构是（检验士 2019 基础）（检验士 2021 专业）
A. 芽孢　　B. 荚膜
C. 鞭毛　　D. 性菌毛
E. 普通菌毛

39. L 型细菌缺少的结构是（检验士 2021 实践，2019 基础，2016 基础）
A. 细胞膜　　B. 细胞壁
C. 细胞质　　D. 异染颗粒
E. 荚膜

40. 关于 L 型细菌的叙述，正确的是（检验士 2019 专业）
A. 是细胞壁和细胞膜同时缺陷的细菌
B. 分离培养时需用低渗、低琼脂、含血清的培养基
C. 不能返祖恢复原有的形态
D. 生长繁殖较原菌缓慢
E. 为革兰染色阳性菌

B1 型题（标准配伍题）

（1~2 题共用备选答案）
A. 核质　　B. 荚膜
C. 细胞膜　　D. 细胞质
E. 细胞壁

1. 细菌的主要遗传物质是（检验士 2015 基础）（主管检验师 2015 基础）
2. 属于细菌特殊结构的是（检验士 2015 基础）（主管检验师 2015 基础）

（3~4 题共用备选答案）
A. 鞭毛　　B. 普通菌毛
C. 性菌毛　　D. 荚膜
E. 芽孢

3. 细菌结构中与细菌耐药性变异相关的是（检验士 2012 相关，2015 专业）（主管检验师 2015 专业）
4. 细菌结构中可作为物品消毒灭菌效果判断的指标是（检验士 2012 相关，2015 专业）（主管检验师 2015 专业）

（5~7 题共用备选答案）
A. 外膜　　B. 脂多糖
C. 磷壁酸　　D. 脂蛋白
E. 肽聚糖

5. 革兰阳性菌特有的细胞壁成分是（检验士 2012 专业）（检验师 2017 基础）
6. 革兰阴性菌重要的细胞壁成分是（检验士 2012 专业）（检验师 2017 基础）
7. 细菌细胞壁共有的成分是（检验士 2012 专业）（检验师 2017 基础）

第二节　细菌的生理

A1 型题

1. 研究细菌的生物学性状时应选择的细菌生长阶段是（主管检验师 2018 基础）
A. 迟缓期　　B. 稳定期
C. 对数增殖期　　D. 衰亡期
E. 以上均可

2. 不属于细菌合成产物的是（主管检验师 2016 基础）
A. 色素　　B. 细菌素
C. 热原质　　D. 抗毒素
E. 抗生素

3. 下列物质中不属于细菌产生的代谢产物是（检验士 2018 基础）（检验师 2014 基础）
A. 细菌素　　B. 抗毒素
C. 抗生素　　D. 侵袭性酶
E. 外毒素

4. 细菌素是（检验师 2019 相关）
A. 一类具有抑菌活性的多肽或前体多肽
B. 蛋白质与脂多糖的复合物
C. 能杀死微生物，癌细胞的蛋白质
D. 内毒素
E. 外毒素

5. 大多数细菌生长最适的 pH 值范围是（检验士 2019 相关）（主管检验师 2015 基础）
A. 3.0~3.6　　B. 5.0~5.6
C. 7.2~7.6　　D. 8.0~8.6
E. 9.0~9.6

6. 一般细菌培养维持对数增殖期所需的时间为（主管检验师 2013 基础）
A. 20~30 分钟　　B. 0.5~1 小时

C. 3~4 小时　　D. 8~18 小时
E. 24~48 小时

7. 对于细菌，蛋白质和酶类合成的重要场所是（检验士 2014 基础）
A. 荚膜　　B. 鞭毛
C. 细胞膜　　D. 细胞质
E. 细胞壁

8. 细菌的生长方式是（检验士 2014 相关）
A. 有丝分裂　　B. 二分裂
C. 四分裂　　D. 复制
E. 出芽

9. 大多数细菌代谢过程中的能量代谢途径不包括（检验师 2018 专业）（主管检验师 2018 专业）
A. 无氧呼吸　　B. 有氧呼吸
C. 生物氧化　　D. 发酵
E. 光合作用

B1 型题（标准配伍题）

（1~3 题共用备选答案）
A. 迟缓期　　B. 对数增殖期
C. 稳定期　　D. 衰亡期
E. 生长曲线各期

1. 细菌呈几何级数增长的时期是（检验士 2016 基础）（检验师 2018 相关）
2. 研究细菌的性状应选择的时期是（检验士 2016 基础）（检验师 2018 相关）
3. 细菌进入新环境后的适应阶段是（检验士 2016 基础）（检验师 2018 相关）

第三节　细菌与环境

A1 型题

1. 能杀灭物体上所有微生物及细菌芽孢的方法是（检验士 2021 相关）
A. 清洁　　B. 消毒
C. 抗菌　　D. 灭菌
E. 杀菌

2. 去除或杀灭物体上所有微生物的过程是（主管检验师 2019 基础）
A. 抑菌　　B. 消毒
C. 清洁　　D. 无菌
E. 灭菌

3. 杀灭大多数病原菌的方法属于（检验士 2016 专业）
A. 无菌　　B. 消毒
C. 灭菌　　D. 防腐
E. 灭活

4. 杀灭物体上包括芽孢在内的所有微生物的方法称（检验师 2020 相关）
A. 消毒　　B. 防腐
C. 无菌　　D. 灭菌
E. 灭活

5. 防止和抑制细菌生长繁殖的方法称为（检验师 2014 基础）（主管检验师 2016 基础）
A. 消毒　　B. 防腐
C. 灭菌　　D. 干烤
E. 无菌操作

6. 对含血清、糖的培养基的灭菌，应选用（主管检验师 2013 实践）
A. 高压蒸汽灭菌法　　B. 间歇蒸汽灭菌法
C. 流通蒸汽灭菌法　　D. 煮沸法
E. 巴氏消毒法

7. 杀灭细菌芽孢最有效的方法是（检验士 2021 基础，2016 专业，2018 专业）（检验师 2015 基础）
A. 煮沸法　　B. 流通蒸汽灭菌法
C. 间歇蒸汽灭菌法　　D. 高压蒸汽灭菌法
E. 紫外线照射法

8. 在 103.4Pa 的压力下达 121.3℃，维持 15~20 分钟的灭菌方法称为（检验士 2017 专业）
A. 巴氏消毒法　　B. 煮沸法
C. 流通蒸汽灭菌法　　D. 间歇蒸汽灭菌法
E. 高压蒸汽灭菌法

9. 属于干热灭菌法的是（检验士 2019 专业）
A. 热压灭菌法　　B. 流通蒸汽灭菌法
C. 火焰灭菌法　　D. 微波灭菌法
E. 气体灭菌法

10. 用于牛乳消毒的主要方法是（检验师 2015 相关，2013 相关）
A. 煮沸法　　B. 流通蒸汽灭菌法
C. 间歇蒸汽灭菌法　　D. 巴氏消毒法
E. 高压蒸汽灭菌法

11. 对芽孢作用不明显的灭菌方法是（检验师 2015 相关）
A. 间隙蒸汽灭菌法
B. 流通蒸汽灭菌法
C. 高压蒸汽灭菌法（103.4kPa，121.3℃）
D. 160~170℃、干燥 2 小时
E. 烧灼法

12. 以细菌的哪种结构被杀死作为判断灭菌效果的指标（检验士 2018 基础）
A. 质粒　　B. 荚膜
C. 芽孢　　D. 异染颗粒
E. 菌毛

13. 紫外线杀菌的主要机制是（检验师 2015 相关）（主管检验师 2014 专业）

A. 损伤细胞壁　　B. 破坏酶系统
C. 干扰 DNA 复制　　D. 干扰蛋白质的合成
E. 损伤细胞膜

14. 细菌污染空气的指标是测定（检验师 2015 实践）
A. $1mm^3$ 空气中的细菌总数和链球菌数
B. $1mm^3$ 空气中的金黄色葡萄球菌数
C. $1mm^3$ 空气中的大肠埃希菌数
D. $1mm^3$ 空气中的铜绿假单胞菌数
E. $1mm^3$ 空气中的链球菌数

15. 关于菌群失调，下列叙述正确的是（主管检验师 2018 基础）
A. 由于宿主的影响，导致机体某一部位的正常菌群中各种细菌数量的变化
B. 由于外环境的影响，导致机体某一部位的正常菌群中细菌组成的变化
C. 由于宿主的影响，导致机体某一部位的正常菌群中细菌组成的变化
D. 由于外环境的影响，导致机体某一部位的正常菌群中各种细菌的数量变化
E. 以上都是

16. 关于菌群失调症原因的描述，不正确的是（主管检验师 2012 实践）
A. 不适当的抗菌药物治疗
B. 患者免疫功能紊乱　　C. 垂体功能紊乱
D. 外来菌的侵袭　　E. 医疗措施影响

17. 下列属于菌群失调引发的二重感染的是（主管检验师 2013 相关）
A. 食入霍乱弧菌污染的食物而发生霍乱
B. 破伤风梭菌侵入深部伤口后繁殖，引发破伤风
C. 食入肉毒梭菌污染的食物引起食物中毒
D. 淋病奈瑟菌通过性接触而引起泌尿生殖道感染
E. 长期应用广谱抗生素，耐药金黄色葡萄球菌在肠道大量繁殖而发生腹泻

18. 如果正常人发生菌群失调症，原因是（主管检验师 2013 实践）
A. 正常菌群的遗传性明显改变
B. 正常菌群的增殖方式明显改变
C. 正常菌群的耐药性明显改变
D. 生态制剂的大量使用
E. 正常菌群的组成和数量明显改变

19. 能够干扰细菌 DNA 复制而起杀菌作用的是（主管检验师 2020 相关）
A. 青霉素　　B. 头孢菌素
C. 甲醛　　D. 酒精
E. 紫外线

20. 关于医院感染消毒，灭菌检测的叙述，不正确的是（检验师 2015 专业）
A. 化学消毒剂中，污染细菌的监测方法常用稀释中和法及滤膜过滤法
B. 使用细菌复苏培养时，要采用相应的中和及消除残留的消毒剂
C. 压力蒸汽灭菌检测通常采用嗜热脂肪芽孢杆菌作为指标菌
D. 消毒剂应用效果监测的定量试验常用最低杀菌浓度评价
E. 紫外线消毒检测常用枯草芽孢杆菌黑色变种作为指示菌

B1 型题（标准配伍题）

（1~2 题共用备选答案）
A. 流通蒸汽灭菌法　　B. 巴氏消毒法
C. 烧灼法　　D. 间歇蒸汽灭菌法
E. 冷冻真空干燥法

1. 属于干热灭菌的是（检验士 2013 实践）
2. 目前保存菌种最好的方法是（检验士 2013 实践）

（3~5 题共用备选答案）
A. 过氧化氢　　B. 环氧乙烷
C. 石炭酸　　D. 消毒净
E. 乙醇

3. 上述消毒剂属于氧化剂的是（检验师 2014 实践）
4. 上述消毒剂属于酚类的是（检验师 2014 实践）
5. 上述消毒剂属于醇类的是（检验师 2014 实践）

第四节　细菌的遗传与变异

A1 型题

1. 细菌的遗传物质包括（检验师 2021 基础）
A. DNA 和质粒　　B. 核质、质粒和中介体
C. 染色体、质粒和转座子　D. 核质和前噬菌体
E. 核质、中介体和前噬菌体

2. 决定细菌性状和遗传特征的是（检验师 2020 基础）
A. 核质　　B. 核糖体
C. 荚膜　　D. 类脂 A
E. 脂蛋白

3. 下列属于毒力变异株的是（检验师 2016 专业）
A. 卡介苗　　B. 沙门菌 S-R 变异
C. 沙门菌 R-S 变异　　D. L 型细菌
E. 空斑突变株

4. 细菌的芽孢受外界环境条件影响可发生变异，此变异属于（检验士 2021 相关，2020 相关，2014 基础，2012 基础）
A. 形态和结构变异　　B. 培养特性变异
C. 毒力变异　　D. 耐药性变异
E. 酶活性变异

5. 细菌对某种抗菌药物敏感变成耐受的变异称为（检验士 2021 专业，2016 基础，2013 基础）
A. 毒力变异 B. 菌落变异
C. 形态变异 D. 耐药性变异
E. 抗原性变异

6. H-O 变异是指（检验师 2013 相关）
A. 形态变异 B. 菌落变异
C. 鞭毛变异 D. 毒力变异
E. 耐药性变异

7. 20 世纪初法国有两位细菌学家，他们足足花了 13 年的时间，终于成功培育了第 230 代被驯服的结核分枝杆菌，作为人工疫苗，又称“卡介苗”。关于卡介苗的说法，正确的是（主管检验师 2020 基础）
A. 是毒力减弱而保留免疫原性的病毒
B. 是毒力减弱而保留免疫原性的非变异株
C. 是毒力减弱而保留免疫原性的变异株
D. 是毒力增强而保留免疫原性的非变异株
E. 是毒力增强而未保留抗原性的变异株

8. 关于细菌质粒特征的叙述，正确的是（主管检验师 2020 基础，2013 基础）
A. 质粒不可自行丢失与消除
B. 质粒复制需依赖宿主染色体
C. 质粒所编码的基因产物能赋予宿主菌某些性状特征
D. F 质粒属于耐药质粒
E. 质粒比染色体大

9. 质粒是细菌的（检验师 2020 基础）
A. 染色体 DNA B. 胞质中核糖体
C. 胞质颗粒 D. 中介体
E. 染色体外 DNA

10. 质粒是细菌的（检验师 2021 相关）
A. 致病物质 B. 胞质颗粒
C. 染色体外 DNA D. 核质 DNA
E. 异染颗粒

11. 与细菌耐药性有关的质粒是（检验士 2021 实践、2020 基础，2019 实践，2017 基础，2012 相关）
A. F 质粒 B. R 质粒
C. Col 质粒 D. 产毒性质粒
E. 非结合质粒

12. 细菌染色体外的环状双股 DNA 称为（检验师 2015 基础）
A. 异染颗粒 B. 中介体
C. 质粒 D. 芽孢
E. 转位因子

13. 噬菌体 DNA 与细菌染色体重组的遗传变异是（主管检验师 2019 专业）
A. 细菌融合 B. 接合
C. 转化 D. 转导
E. 溶原性转换

14. 噬菌体 DNA 与细菌染色体重组，使宿主遗传结构发生改变而引起的遗传学变异称为（主管检验师 2019 实践，2017 基础）
A. 转化 B. 转导
C. 接合 D. 原生质体融合
E. 溶原性转换

15. 伤寒沙门菌经热处理后使其失去鞭毛的变异属于（主管检验师 2019 专业）
A. H-O 变异 B. S-R 变异
C. V-W 变异 D. Vi 抗原变异
E. 基因突变

16. 新分离的伤寒沙门菌有 Vi 抗原，经多次人工传代后失去了 Vi 抗原，这种变异称为（主管检验师 2018 实践，2013 基础）
A. H-O 变异 B. V-W 变异
C. S-R 变异 D. R-K 变异
E. 空斑变异

17. 细菌由能发酵乳糖变为不能发酵，此变异称为（检验师 2016 基础）
A. S-R 变异 B. 生化特性变异
C. 抗原性变异 D. 耐药性变异
E. 芽孢变异

18. 病原体表型分型是指（主管检验师 2016 基础）
A. 根据病原体特异性抗原进行分型
B. 利用病原体的代谢产物进行分型
C. 测病原体遗传物质进行分型
D. 分析病原体药物敏感结果进行分型
E. 利用特异性噬菌体进行分型

19. S-R 变异又称为（主管检验师 2012 基础）（检验师 2013 基础）
A. 鞭毛变异 B. 毒力变异
C. 耐药性变异 D. 菌落变异
E. 结构变异

B1 型题（标准配伍题）

（1~2 题共用备选答案）
A. 酶活性变异 B. 鞭毛变异
C. 形态与结构变异 D. 培养特性变异
E. 芽孢变异

1. L 型细菌的产生属于（检验师 2012 基础，2015 基础）
2. S-R 变异属于（检验师 2012 基础，2015 基础）

（3~5 题共用备选答案）
A. 抗原性变异 B. 形态变异
C. 耐药性变异 D. 菌落变异
E. 毒力变异

3. H-O 变异属于（主管检验师 2019 基础）
4. S-R 变异属于（主管检验师 2019 基础）
5. 卡介苗属于（主管检验师 2019 基础）

（6~7 题共用备选答案）
A. H-O 变异 B. S-R 变异
C. L 型变异 D. 耐药性变异

E. 毒力变异

6. 将普通变形杆菌点种在含 1% 石炭酸培养基上，细菌只能在点种处形成单个菌落。该菌发生的变异称（主管检验师 2016 实践）

7. 从患者体内分离的细菌常为光滑型，经人工培养后菌落呈现粗糙型。这种变异称（主管检验师 2016 实践）

（8~10 题共用备选答案）

A. 致育性质粒　　B. Col 质粒
C. R 质粒　　D. Vi 质粒
E. M 质粒

8. 编码细菌耐药性的质粒为（检验师 2018 专业）（主管检验师 2018 专业）

9. 编码有性生殖的质粒为（检验师 2018 专业）（主管检验师 2018 专业）

10. 编码细菌毒力的质粒为（检验师 2018 专业）（主管检验师 2018 专业）

第五节　细菌的分类与命名

A1 型题

1. 生物学分类系统中最小的分类单位是（检验师 2013 基础）（主管检验师 2012 基础）

A. 群　　B. 目
C. 科　　D. 属
E. 种

2. 微生物的最小分类单位是（检验士 2021 基础，2020 实践，2017 基础，2014 基础）

A. 纲　　B. 属
C. 目　　D. 种
E. 科

3. 细菌的基本分类单位是（检验师 2012 基础）

A. 科　　B. 属
C. 种　　D. 亚种
E. 型

第二章　细菌的感染与免疫

A1 型题

1. 病原菌侵入机体致病与否取决于（检验师 2016 基础）

A. 细菌的毒力
B. 细菌的毒力和机体的免疫力
C. 机体的免疫力
D. 细菌的毒素与侵袭力
E. 细菌的侵袭力

2. 长期使用抗生素导致的腹泻为（检验师 2020 基础）

A. 外源性感染　B. 潜伏感染
C. 隐性感染　D. 内源性感染
E. 交叉感染

3. 内毒素血症致白细胞减少是由于（主管检验师 2021 基础）

A. 粒细胞生成减少　B. 粒细胞破坏过多
C. 粒细胞分布异常　D. 粒细胞释放障碍
E. 白细胞被吞噬

4. 内毒素的毒性作用引起的全身反应不包括（主管检验师 2017 基础）

A. 发热　B. WBC 无明显变化
C. DIC　D. 休克
E. 微循环障碍

5. 关于外毒素的叙述，正确的是（检验师 2017 基础）

A. 主要由革兰阳性菌产生
B. 其基本成分为脂多糖
C. 耐热
D. 毒性作用较弱
E. 不能用甲醛脱毒成类毒素

6. 与细菌致病性无关的是（检验师 2021 实践）

A. 侵袭性酶　B. 芽孢
C. 荚膜　D. 毒素
E. 黏附因子

7. 革兰阴性菌的致热物质主要是（检验师 2021 相关）（主管检验师 2021 基础）

A. 脂蛋白　B. 脂多糖
C. 磷壁酸　D. 肽聚糖
E. 荚膜

8. 患者男，32 岁。在工地工作时不慎被长锈铁钉扎伤右足底 19 小时。伤后仅在当地诊所作简单局部消毒包扎处理。为求进一步诊治遂来我院就诊。首先应采取的处置措施是（主管检验师 2021 实践）

A. 局部换药，门诊观察
B. 检查伤口，根据情况予以清创
C. 大剂量青霉素静脉滴注
D. 立即注射破伤风抗毒素
E. 立即注射破伤风类毒素

9. 病原菌由局部侵入血流，并未在血液中生长繁殖，称为（主管检验师 2020 基础）

A. 毒血症　B. 菌血症
C. 败血症　D. 脓毒血症
E. 内毒素血症

10. 下列不会导致败血症的细菌是（检验师 2014 专业）

A. 淋病奈瑟菌　B. 脑膜炎奈瑟菌
C. 草绿色链球菌　D. 金黄色葡萄球菌
E. 表皮葡萄球菌

11. 由疖、痈继发的败血症。其细菌多为（主管检验师 2018 专业）

A. 大肠埃希菌　B. 金黄色葡萄球菌
C. 肺炎克雷伯菌　D. 脑膜炎奈瑟菌
E. 流感嗜血杆菌

12. 从病原微生物侵入至开始出现临床症状为止的时期，称为（主管检验师 2014 相关）

A. 隐性感染期　B. 潜伏期
C. 前驱期　D. 症状明显期
E. 恢复期

13. 关于病原携带状态的描述，错误的是（检验师 2016 相关）

A. 发生在隐性感染后
B. 发生在显性感染后
C. 没有临床症状但不断排出病原体
D. 没有临床症状也不排出病原体
E. 在感染性疾病中是重要的传染源

14. 可以用类毒素预防的疾病是（主管检验师 2014 相关）

A. 百日咳　B. 痢疾
C. 伤寒　D. 白喉
E. 结节病

15. 常可引起败血症的细菌有（主管检验师 2014 专业）

A. 白喉杆菌　B. 破伤风梭菌
C. 铜绿假单胞菌　D. 百日咳鲍特菌
E. 肉毒杆菌

16. 下列不能引起败血症的细菌是（检验师 2014 相关）

A. 链球菌　B. 大肠埃希菌
C. 脑膜炎奈瑟菌　D. 破伤风梭菌
E. 伤寒沙门菌

17. 下列细菌抗感染免疫，哪一种以细胞免疫为主（主管检验师 2019 专业）

A. 链球菌　B. 结核分枝杆菌

C. 白喉杆菌　D. 葡萄球菌
E. 肺炎链球菌

18. 院内感染病原菌的特点是（主管检验师 2019 实践）
A. 多为耐药菌
B. 与社区获得性感染的病原菌相同
C. 感染容易控制
D. 为革兰阳性球菌
E. 很少发生在重症监护室

19. 不会引起间歇热的疾病是（主管检验师 2019 实践，2013 实践）
A. 回归热　B. 布氏病
C. 鼠咬热　D. 疟疾
E. 细菌性肺炎

20. 细菌在体内能够扩散的因素是其具有（主管检验师 2017 相关）
A. 透明质酸酶　B. 荚膜
C. 血浆凝固酶　D. M 蛋白
E. T 蛋白

21. 使血浆中纤维蛋白原转变为纤维蛋白，使血浆发生凝固的侵袭性酶是（检验师 2018 实践）
A. 链激酶　B. 尿激酶
C. 血浆凝固酶　D. 透明质酸酶
E. M 蛋白

22. 不能产生肠毒素的细菌是（主管检验师 2016 基础）
A. 白喉棒状杆菌　B. 霍乱弧菌
C. 肠产毒性大肠埃希菌　D. 产气荚膜梭菌
E. 金黄色葡萄球菌

23. 内毒素的核心成分是（主管检验师 2014 专业）
A. 特异性多糖　B. 脂多糖
C. 核心多糖　D. 脂质 A
E. 脂蛋白

24. 治疗菌群失调症时，应首先选用（主管检验师 2012 实践）
A. 维生素　B. 干扰素
C. 抗毒素　D. 抗生素
E. 微生态制剂

25. 医院微生物室需对自制血琼脂平板进行质量控制，可选择下列哪种细菌观察其在平板上的草绿色溶血效果（检验士 2013 相关）
A. 无乳链球菌　B. 化脓性链球菌
C. 肺炎链球菌　D. 大肠埃希菌
E. 铜绿假单胞菌

26. 医院获得性肺炎中，引起肺炎较多的微生物为（主管检验师 2013 专业）
A. 流感嗜血杆菌　B. 铜绿假单胞菌
C. 肺炎链球菌　D. 军团菌
E. 肺炎支原体

27. 社区获得性肺炎的主要病原体是（检验师 2014 相关）
A. 肺炎克雷伯菌　B. 肺炎支原体
C. 金黄色葡萄球菌　D. 肺炎链球菌
E. 大肠埃希菌

28. 医院微生物室需对自制的血琼脂平板进行质量控制，可选择下列哪种细菌观察其在平板上的透明溶血效果（检验士 2013 相关）
A. 表皮葡萄球菌　B. 金黄色葡萄球菌
C. 肺炎链球菌　D. 大肠埃希菌
E. 肺炎克雷伯菌

29. 医院感染的控制措施中，防止多重耐药菌出现的最有效措施是（检验师 2012 相关）
A. 消毒灭菌　B. 隔离预防
C. 环境控制　D. 合理用药
E. 加强管理

30. 引起医院感染的病原菌大多数属于（检验师 2017 相关）
A. 衣原体　B. 支原体
C. 细菌　D. 病毒
E. 真菌

31. 医务人员携带率最高，并引起医院感染的病原体是（检验师 2013 专业，2019 相关）（主管检验师 2012 相关）
A. 痢疾志贺菌　B. 金黄色葡萄球菌
C. 普通变形杆菌　D. 白喉棒状杆菌
E. 粪肠球菌

32. 常引起医院交叉感染的细菌是（检验师 2017 相关）
A. 耐甲氧西林的金黄色葡萄球菌
B. 伤寒沙门菌　C. 痢疾志贺菌
D. 霍乱弧菌　E. 耶尔森菌

33. 引起医院内交叉感染最常见的细菌是（检验师 2021 相关）
A. 肺炎杆菌
B. 耐药性痢疾杆菌
C. 耐甲氧西林的金黄色葡萄球菌
D. 乙型溶血性链球菌
E. 肺炎链球菌

B1 型题（标准配伍题）

（1~3 题共用备选答案）
A. 内毒素　B. 外毒素
C. 神经毒素　D. 细胞毒素
E. 红疹毒素

1. A 组链球菌产生（检验师 2014 基础）
2. 伤寒沙门菌产生（检验师 2014 基础）
3. 破伤风梭菌产生（检验师 2014 基础）

（4~5 题共用备选答案）
A. 毒血症　B. 菌血症
C. 败血症　D. 脓毒血症
E. 内毒素血症

4. 病原菌在侵入的局部组织生长繁殖，仅产外毒素进入血液循环，这种感染类型称为（检验师 2018 基础）（主管检验师 2018 基础）
5. 革兰阴性菌侵入血流大量繁殖崩解释放出大量内毒素，这种感染类型称为（检验师 2018 基础）（主管检验师 2018 基础）

第三章　细菌检验基本技术

第一节　细菌形态检验技术

A1 型题

一、不染色标本检验

1. 不染色标本在普通光学显微镜下主要用于检查细菌的（检验士 2018 实践）

A. 形态　B. 结构　C. 动力　D. 鞭毛　E. 芽孢

2. 观察细菌有无动力最简单常用的方法是（检验士 2012 相关）

A. 平板培养基接种观察生长情况
B. 墨汁染色光学显微镜下观察
C. 革兰染色光学显微镜下观察
D. 悬滴法光学显微镜下观察
E. 免疫电镜观察

3. 检查菌体的不同结构成分及抗原与特异性抗体结合形成复合物时，须用（检验师 2014 基础）

A. 普通显微镜　B. 荧光显微镜　C. 暗视野显微镜　D. 倒置显微镜　E. 照像显微镜

4. 与观察细菌动力无关的是（检验士 2018 实践，2015 实践，2012 实践）（主管检验师 2015 实践）

A. 压滴标本普通光学显微镜镜检
B. 革兰染色　C. 半固体穿刺
D. 暗视野显微镜镜检　E. 相差显微镜镜检

5. 使用普通光学显微镜，采用悬滴法可观察细菌的（检验士 2013 实践）

A. 鞭毛　B. 芽孢　C. 菌毛　D. 动力　E. 荚膜

6. 关于革兰染色的叙述，不正确的是（检验师 2013 实践）

A. 是最经典、最常用的染色方法
B. 可对病原菌进行初步鉴定
C. 可为临床用药提供参考
D. 属于复染色法
E. 对血液标本在培养前要常规进行革兰染色，镜检细菌

7. 观察细菌运动情况，常用的方法是（检验士 2020 相关，2019 基础，2013 专业）（检验师 2018 相关）

A. 悬滴法　B. 革兰染色法　C. 抗酸染色　D. 鞭毛染色法　E. 墨汁染色法

二、染色标本检验

8. 在革兰染色中，石炭酸复红或沙黄染液起的作用是（检验士 2018 相关）

A. 初染剂　B. 复染剂　C. 脱色剂　D. 媒染剂　E. 固定剂

9. 在革兰染色结果判断中，革兰阳性菌体被染成（检验师 2014 实践）

A. 红色　B. 紫色　C. 黑色　D. 黄色　E. 白色

10. 萋尼 – 抗酸染色呈阳性的细菌菌体呈（检验士 2013 专业）（检验师 2018 相关）

A. 蓝色　B. 绿色　C. 紫色　D. 红色　E. 棕色

11. 最常用于细菌染色的染料是（检验师 2018 专业，2015 专业）

A. 酸性染料　B. 中性染料　C. 碱性染料　D. 复合染料　E. 荧光染料

12. 常用于细菌染色的酸性染料是（检验士 2013 专业）

A. 伊红　B. 刃天青　C. 美蓝　D. 结晶紫　E. 碱性复红

13. 革兰染色的复染试剂是（检验士 2013 专业）

A. 结晶紫溶液　B. 碘液　C. 石炭酸复红溶液　D. 稀释复红溶液　E. 35% 盐酸乙醇

14. 革兰染色中，碘液的作用是（主管检验师 2012 实践）

A. 杀死细菌　B. 将细菌黏附于玻片上　C. 促使染料与菌体结合　D. 脱色　E. 使脱色的细菌重新着色

15. 革兰染色所用染液的顺序为（检验士 2020 实践，2017 实践）

A. 结晶紫→碘液→酒精→稀释复红
B. 结晶紫→稀释复红→碘液→酒精
C. 结晶紫→酒精→碘液→稀释复红
D. 碘液→酒精→结晶紫一稀释复红
E. 稀释复红→结晶紫→碘液→酒精

16. 一标本经革兰染色后在普通显微镜下镜检。下列细菌结构不能观察到的是（检验士 2015 实践）（检验师 2018 相关）（主管检验师 2015 实践）
A. 细菌的形态　B. 芽孢
C. 异染颗粒　D. 荚膜
E. 质粒

17. 细菌的革兰染色性不同是由于（检验师 2014 相关）
A. 细菌核结构的不同　B. 细胞壁结构的不同
C. 细胞膜结构的不同　D. 中介体的有无
E. 胞质颗粒的有无或不同

18. 细菌学中最经典，最常用的染色方法是（检验士 2020 基础）（主管检验师 2014 专业）
A. 革兰染色　B. 抗酸染色
C. 鞭毛染色　D. 荧光染色
E. 异染颗粒染色

19. 墨汁负染是利用新型隐球菌的哪种细胞结构特点来进行鉴定（主管检验师 2013 基础）
A. 芽孢　B. 荚膜
C. 菌毛　D. 单鞭毛
E. 周鞭毛

20. 抗酸染色利用的是细菌细胞壁中的哪种成分（检验士 2019 基础）
A. 蛋白质　B. 多糖类
C. 核酸　D. 脂质
E. 核蛋白

21. 关于结核分枝杆菌行抗酸染色的叙述，错误的是（检验师 2013 专业）
A. 标本直接涂片，干燥固定
B. 石炭酸复红染液加热染色 5 分钟，水洗
C. 3% 盐酸酒精脱色，水洗
D. 吕氏美蓝复染 1~2 分钟，水洗
E. 红色为抗酸阴性、蓝色为抗酸阳性

22. 用热染法抗酸染色能初步鉴定的细菌是（检验师 2017 相关）
A. 布鲁菌　B. 消化链球菌
C. 结核分枝杆菌　D. 肺炎链球菌
E. 脑膜炎奈瑟菌

23. 适用于检测骨髓核外周血中的荚膜组织胞浆菌的染色方法是（检验师 2014 专业）
A. 革兰染色　B. 抗酸染色
C. 墨汁负染　D. 瑞氏染色
E. 乳酸酚棉蓝染色

B1 型题（标准配伍题）

（1~2 题共用备选答案）
A. 瑞氏染色　B. 吉姆萨染色
C. 巴氏染色　D. 新亚甲蓝活体染色
E. 抗酸染色

1. 行结核分枝杆菌检查时，所用的染色方法是（检验士 2014 专业）
2. 行网织红细胞计数时，所用的染色方法是（检验士 2014 专业）

（3~5 题共用备选答案）
A. 乳酸酚棉蓝染色法　B. 革兰染色法
C. 镀银染色法　D. 吉姆萨染色法
E. 墨汁负染法

3. 检测白假丝酵母菌常用（检验士 2017 专业）
4. 检查衣原体常用（检验士 2017 专业）
5. 检查新型隐球菌常用（检验士 2017 专业）

（6~8 题共用备选答案）
A. 结晶紫溶液　B. 碘液
C. 95% 乙醇　D. 稀释复红溶液
E. 碳酸复红溶液

6. 革兰染色的第二液为（检验士 2015 基础）（主管检验师 2015 基础）
7. 革兰染色中的脱色液为（检验士 2015 基础）（主管检验师 2015 基础）
8. 萋尼 - 抗酸染色中第一液为（检验士 2015 基础）（主管检验师 2015 基础）

第二节　细菌接种与培养技术

A1 型题

一、培养基

1. 一般用于细菌培养、分离的培养基是（检验士 2018 基础）
A. 血平板　B. 中国蓝平板
C. 巧克力平板　D. 营养肉汤
E. 麦康凯平板

2. SS 琼脂培养基属于（检验师 2015 实践）
A. 基础培养基　B. 营养培养基
C. 鉴别培养基　D. 选择培养基
E. 特殊培养基

3. 巧克力培养基是（检验士 2016 基础）
A. 含有溶解血液的培养基
B. 含有 5% 巧克力的培养基

C. 一种鉴别培养基
D. 一种厌氧培养基
E. 一种液体培养基

4. 为提高血液标本细菌的阳性，培养时最通常选用的培养基是（检验士 2012 实践）
A. 血平板　B. 巧克力培养基
C. 增菌培养基　D. 选择培养基
E. 普通培养基

5. 巧克力琼脂培养基用于培养嗜血杆菌，是因为其中含有（检验师 2015 基础）
A. 尿素　B. 溴甲酚紫
C. X 因子和 V 因子　D. 葡萄糖
E. 酵母浸液

6. 选择培养基中加入抑制剂能够抑制标本中杂菌的生长，加入胆盐的作用机制为（检验师 2018 实践）（主管检验师 2021 相关，2018 实践）
A. 能够抑制大肠埃希菌　B. 能够抑制革兰阳性菌
C. 能够抑制厌氧菌　D. 能够抑制变形杆菌
E. 能够抑制产气肠杆菌

7. 在培养基中加入特定的作用底物和指示剂，通过指示剂的反应来观察细菌生长过程中分解底物所释放产物的差异，此培养基称为（检验师 2012 专业）
A. 基础培养基　B. 营养培养基
C. 鉴别培养基　D. 选择培养基
E. 特殊培养基

8. 制备培养基常用的抑制剂是（主管检验师 2013 基础）
A. 黄嘌呤　B. 卫矛醇
C. 煌绿　D. 酵母浸液
E. 血红素

9. 培养基中加入的酚红属于（检验士 2021 专业，2017 基础）
A. 抑制剂　B. 指示剂
C. 凝固物质　D. 生长因子
E. 无机盐类

10. 培养肠道致病菌时，常用的选择性培养基是（主管检验师 2012 实践）
A. 沙氏培养基　B. 巧克力琼脂培养基
C. 改良罗氏培养基　D. BCYE 培养基
E. SS 琼脂培养基

11. 对肠道致病菌有选择作用的培养基是（检验士 2012 实践，2014 实践，2016 实践，2021 相关）
A. 肉浸液　B. 血琼脂培养基
C. SS 琼脂培养基　D. 高渗低琼脂培养基
E. 半固体培养基

12. 临床上最常见的真菌培养基是（主管检验师 2014 专业）
A. 脑心浸膏琼脂　B. 沙保琼脂
C. 尿素琼脂　D. 马铃薯葡萄糖琼脂
E. 玉米粉聚山梨酯 -80 琼脂

二、细菌接种与培养

13. 常用于制作接种针或接种环的材料为（检验士 2019 基础）（检验师 2019 基础）
A. 银丝　B. 铁丝
C. 铜丝　D. 铅丝
E. 镍铬合金丝

14. 若在有氧和无氧环境的培养中生成的菌落相同，则该菌是（主管检验师 2021 相关）
A. 需氧菌　B. 微需氧菌
C. 厌氧菌　D. 兼性厌氧菌
E. 兼性需氧菌

15. 属于专性需氧菌的是（检验师 2020 相关）
A. 葡萄球菌　B. 肺炎链球菌
C. 铜绿假单胞菌　D. 大肠埃希菌
E. 伤寒杆菌

16. 属于 CO_2 培养法的是（检验师 2012 实践）
A. 厌氧罐法　B. 厌氧气袋法
C. 烛缸法　D. 庖肉培养基法
E. 焦性没食子酸法

17. 常用做厌氧状态指示剂的为（检验师 2018 基础）
A. 结晶紫　B. 复红
C. 甲基红　D. 酚红
E. 刃天青

18. 常用美蓝（亚甲蓝）监测厌氧环境，美蓝在无氧环境中呈（检验师 2015 相关）
A. 红色　B. 蓝色
C. 白色　D. 绿色
E. 粉红色

19. 下列属于微需氧菌的是（主管检验师 2013 基础）
A. 脆弱类杆菌　B. 大肠埃希菌
C. 幽门螺杆菌　D. 金黄色葡萄球菌
E. 铜绿假单胞菌

20. 以无生命的有机物作为主要营养物质的细菌是（检验师 2014 相关）
A. 寄生菌　B. 光能自养菌
C. 腐生菌　D. 化能自养菌
E. 自养菌

21. 某地夏季突然出现腹泻病人群，发病人数在数日内迅速上升，但临床症状不典型，细菌学诊断中对病原菌的检验方法不推荐（主管检验师 2020 基础）
A. 分离培养　B. 直接涂片镜检
C. 血清学试验　D. 动物实验
E. 人体试验

22. CCFA 培养基主要培养的细菌是（主管检验师 2020 专业）
A. 金黄色葡萄球菌　B. 肠出血性大肠埃希菌
C. 结核分枝杆菌　D. 布鲁菌
E. 艰难梭菌

23. 平板划线法分离细菌成功的标志是（检验士 2021 相关，2017 实践，2015 实践）（主管检验师 2015 实践）
A. Ⅰ区和Ⅱ区不能相连　B. 有明显的三区划线
C. 培养出单个菌落　D. 不能划破培养基
E. 不能有污染菌生长

24. 平板划线的主要目的是（检验士 2021 基础，2020

基础，2019 基础，2016 实践，2014 实践，2012 实践）

A. 促进细菌生长　　B. 观察菌体形态

C. 分离出单个菌落　　D. 使细菌大量增殖

E. 合理利用培养基

25. 平板分区划线的目的是（检验士 2019 实践）（主管检验师 2019 实践）

A. 使细菌获得充分的营养

B. 减少细菌间的相互抑制作用

C. 获得足够的单个菌落

D. 加快细菌的生长速度

E. 利于细菌的大量生长

26. 在被检标本中，常混杂多种细菌，为分出单个菌落而选用的方法是（检验士 2015 实践）（主管检验师 2015 实践）

A. 斜面接种法　　B. 平板划线接种法

C. 液体接种法　　D. 穿刺接种法

E. 涂布接种法

27. 证明细菌具有鞭毛结构（动力）的常用方法是（检验师 2016 相关，2020 相关）

A. 革兰染色　　B. 抗酸染色

C. 普通琼脂培养法　　D. 液体培养法

E. 半固体培养法

28. 关于半固体培养基穿刺菌种保存法，在接种、孵育后，再向培养基中加入灭菌的试剂是（检验师 2019 实践）

A. 乙醇　　B. 甲醛

C. 石炭酸　　D. 液状石蜡

E. 牛乳

29. 获得纯种细菌最简单有效的方法是（主管检验师 2016 实践）

A. 分区划线接种于固体培养基中培养

B. 接种于液体培养基中培养

C. 接种于半固体培养基中培养

D. 涂布于固体培养基中培养

E. 接种于固体斜面培养基中培养

30. 二氧化碳培养基的 CO_2 浓度要求达到（检验士 2017 专业）

A. 25%~30%　　B. 15%~20%

C. 5%~10%　　D. 2%~4%

E. 1%

三、细菌生长现象

31. 菌落是指（检验师 2021 基础）

A. 不同种细菌在培养基上生长繁殖而形成肉眼可见的细胞集团

B. 多个细菌在培养基上生长繁殖而形成肉眼可见的细胞集团

C. 单个细菌在培养基上生长繁殖而形成肉眼可见的细胞集团

D. 单个细菌细胞

E. 从培养基上脱落的细胞

32. 证明细菌具有动力的常用方法是（检验师 2012 相关）

A. 革兰染色法　　B. 抗酸染色法

C. 普通琼脂培养法　　D. 液体培养法

E. 半固体培养法

33. 患者女，22 岁。因泌尿系统感染就诊。其尿培养分离出一株大肠埃希菌，在进行动力试验时可见半固体培养基内穿刺线变模糊。造成这种现象是因为该菌具有的结构为

A. 鞭毛　　B. 细胞膜

C. 芽孢　　D. 荚膜

E. 质粒

34. 在半固体培养基中，沿接种线生长、接种线清晰、培养基澄清的细菌是（主管检验师 2013 基础）

A. 大肠埃希菌　　B. 铜绿假单胞菌

C. 阴沟杆菌　　D. 肺炎克雷伯菌

E. 伤寒沙门菌

35. 穿刺接种半固体培养基后，细菌在穿刺线上及穿刺线两侧生长，此现象表明该细菌（检验士 2019 实践）（主管检验师 2016 实践）

A. 不完全溶血　　B. 有动力

C. 完全溶血　　D. 无动力

E. 产色素

36. 在半固体培养基的穿刺线生长，呈模糊或根须状，并使培养基变浑浊，此现象表明（检验士 2018 基础）

A. 细菌无动力　　B. 细菌生长旺盛

C. 细菌无鞭毛　　D. 细菌有动力

E. 培养基污染有杂菌

第三节　细菌生化鉴定技术

A1 型题

1. 细菌通过分泌何种酶将菌体外的多糖分解为单糖（检验士 2014 专业）

A. 过氧化物酶　　B. 凝固酶

C. 胞外酶　　D. 氧化酶

E. 胞内酶

2. 下列属于分解糖类的试验是（检验师 2021 实践）

A. 吲哚试验　　B. VP 试验

C. 杆菌肽试验　　D. CAMP 试验

E. 七叶苷水解试验

3. 下列试验属于碳源和氮源利用试验的是（主管检验师 2014 专业）

A. CAMP 试验　　B. 丙二酸盐利用试验

C. 胆汁溶菌试验　　D. 硝酸盐还原试验

E. 尿素分解试验

4. 细菌碳源利用试验是（检验师 2012 实践）

A. O/F 试验　　B. 枸橼酸盐利用试验
C. 吲哚试验　　D. 氧化酶试验
E. 硝酸盐还原试验

5. 吲哚试验属于（检验师 2012 专业）（主管检验师 2019 基础，2013 专业）

A. 碳水化合物的代谢试验
B. 蛋白质和氨基酸的代谢试验
C. 有机酸盐和铵盐的利用试验
D. 呼吸酶类试验
E. 鉴定细菌用的抑菌或敏感试验

6. 用于区分革兰阴性与革兰阳性的试验是（检验师 2015 实践）

A. 硫化氢　　B. 吲哚试验
C. 七叶苷水解试验　　D. 尿素酶试验
E. 氢氧化钾拉丝试验

7. 细菌糖代谢中一个关键性中间代谢物是（主管检验师 2012 基础）

A. 甲酸　　B. 乙酸
C. 丙酮酸　　D. 乳酸
E. 乙酰甲基甲醇

8. 分解尿素的细菌可使尿素培养基中的酚红指示剂变为（主管检验师 2012 专业）

A. 绿色　　B. 无色
C. 红色　　D. 黄色
E. 黑色

9. 有关七叶苷水解试验的叙述，错误的是（主管检验师 2012 专业）

A. 七叶苷被水解为葡萄糖和七叶素
B. 七叶素与培养基中的二价铁离子形成黑色的化合物
C. 肠球菌属的试验结果为阳性
D. D 群链球菌的试验结果为阴性
E. 可用于革兰阴性杆菌及厌氧菌的鉴定

10. IMViC 试验常用于鉴别（主管检验师 2012 实践）

A. 葡萄球菌　　B. 肺炎链球菌
C. 脑膜炎奈瑟菌　　D. 大肠埃希菌
E. 厌氧菌

11. 氧化酶试验结果为阴性的细菌是（主管检验师 2012 实践）

A. 嗜麦芽窄食单胞菌　　B. 产碱杆菌
C. 黄杆菌　　D. 霍乱弧菌
E. 气单胞菌

12. KIA 一般不用于观察（检验士 2017 实践，2012 实践）

A. 乳糖发酵　　B. 葡萄糖发酵
C. 硫化氢产生　　D. 产气现象
E. 动力

13. KIA 结果的最佳观察时间为（检验师 2019 实践）

A. 48 小时　　B. 8~12 小时
C. 18~24 小时　　D. 72 小时
E. 36 小时

14. 克氏双糖铁琼脂培养观察的最佳时间为（检验师 2019 基础）

A. 12~18 小时　　B. 18~24 小时
C. 24~36 小时　　D. 36~48 小时
E. 46~60 小时

15. 甲基红试验的阳性结果呈现（检验士 2017 实践，2015 实践）

A. 红色　　B. 黄色
C. 绿色　　D. 蓝色
E. 黑色

16. 甲基红试验中培养基的 pH 需降至多少，指示剂才指示阳性结果（检验师 2014 实践）

A. 2.5　　B. 4.5
C. 5　　D. 6.5
E. 7.4

17. 触酶试验所加入的试剂为（检验士 2021 相关，2017 基础）

A. 1% 盐酸四甲基对苯二胺
B. 3% 过氧化氢溶液　　C. 3% 盐酸酒精溶液
D. 40%KOH 溶液　　E. 1mol/L 盐酸

18. 大肠埃希菌的靛基质试验阳性，靛基质是细菌分解什么物质产生的（主管检验师 2014 基础）

A. 葡萄糖　　B. 色氨酸
C. 尿素　　D. 半胱氨酸
E. 枸橼酸盐

19. 巯基乙醇酸钠培养基属于（主管检验师 2012 实践）

A. 基础培养基　　B. 营养培养基
C. 鉴别培养基　　D. 选择培养基
E. 特殊培养基

20. 细菌的 ONPG 试验阳性呈现的颜色是（检验师 2015 专业）

A. 黄色　　B. 红色
C. 蓝色　　D. 绿色
E. 紫色

21. IMViC 试验不包括（主管检验师 2014 专业）

A. 糖发酵试验　　B. 吲哚试验
C. 枸橼酸盐利用试验　　D. 甲基红试验
E. VP 试验

22. 鉴别产生硫化氢的沙门菌与志贺菌最可靠的简便方法是（主管检验师 2014 实践）

A. 培养特性
B. 直接与诊断血清做凝集试验
C. 检测患者血清中的抗体
D. 生化反应
E. 形态染色

23. 动力阴性的细菌是（主管检验师 2013 专业）

A. 荧光假单胞菌　　B. 粪产碱杆菌
C. 鲍曼不动杆菌　　D. 铜绿假单胞菌
E. 恶臭假单胞菌

24. 下列试验属于碳水化合物代谢试验的是（检验师 2014 专业）

A. 吲哚试验　B. 尿素分解试验
C. 七叶苷水解试验　D. 硫化氢试验
E. 枸橼酸盐利用试验

25. 氧化酶阳性，不分解任何糖类的是（主管检验师2013专业）
A. 黄杆菌属　B. 产碱杆菌属
C. 不动杆菌属　D. 窄食单胞菌属
E. 假单胞菌属

26. 下列细菌中快速脲酶试验呈阳性的是（主管检验师2012基础）
A. 空肠弯曲菌　B. 幽门螺杆菌
C. 大肠埃希菌　D. 胎儿弯曲菌
E. 痢疾志贺菌

27. 单纯生化反应难以将沙门菌属鉴定到种时，应进行（主管检验师2012相关）
A. 血清学试验　B. 核酸鉴定试验
C. 甘露醇试验　D. 溶血素试验
E. 亚硝酸盐试验

28. 属于蛋白质和氨基酸代谢试验的是（检验师2020专业，2013专业）（主管检验师2012相关）
A. VP试验　B. 吲哚试验
C. 氰化钾试验　D. 硝酸盐还原试验
E. 触酶试验

29. 细菌以枸橼酸盐作为碳源，其产物指示剂溴麝香草酚蓝由淡绿色变为（主管检验师2012实践）
A. 红色　B. 深蓝色
C. 无色　D. 黄色
E. 棕色

30. 细菌分解糖的功能不同，主要取决于（检验师2018基础，2014基础）
A. 细菌的营养型　B. 细菌的血清型
C. 细菌的酶系统　D. 细菌的转运系统
E. 外界的温度

B1型题（标准配伍题）

（1~3题共用备选答案）
A. O/F试验　B. 枸橼酸盐利用试验
C. 吲哚试验　D. 血浆凝固酶试验
E. 硝酸盐还原试验

1. 可用于区分肺炎克雷伯菌和产酸克雷伯菌的试验是（主管检验师2020实践，2017实践）
2. 用于区分葡萄球菌属和微球菌属的试验是（主管检验师2020实践，2017实践）
3. 鉴定金黄色葡萄球菌的试验是（主管检验师2020实践，2017实践）

（4~5题共用题干）
A. 脱氧核糖核酸酶　B. 神经氨酸酶
C. 血浆凝固酶　D. 过氧化氢酶
E. 链激酶

4. 化脓性链球菌产生的酶是（检验师2012基础）
5. 能溶解纤维蛋白，使化脓灶扩散的酶是（检验师2012基础）

第四节　细菌的其他检验技术

A1型题

1. 保存菌种最好的方法是（检验师2021基础，2019专业）
A. 置于4℃冰箱中
B. 置于半固体培养基中
C. 置于甘油盐水保存液中
D. 置于-20℃冰箱中
E. 采用冷冻真空干燥法

2. 下列选项中，需要保存于37℃的细菌是（检验师2015专业，2018专业）
A. 肺炎链球菌　B. 大肠埃希菌
C. 副溶血弧菌　D. 淋病奈瑟菌
E. 致病性大肠埃希菌

3. 患儿男，6个月。人工喂养，腹泻2天，做粪便培养，有可疑致病菌生长时，要在最短时间内初步判断菌种，首选的方法是（主管检验师2021相关，2019实践，2017基础）
A. 不染色暗视野下观察活菌形态
B. 革兰染色镜检　C. 鲎试验
D. 接种于SS培养基　E. PCR检测

4. 细菌血清学检查中涉及的细菌H抗原属于细菌的（主管检验师2020相关）
A. 荚膜　B. 鞭毛
C. 菌毛　D. 芽孢
E. 质粒

5. 适用于对中等潜在危害的微生物进行防护的生物安全防护实验室等级为（主管检验师2013专业）
A. 一级　B. 二级
C. 三级　D. 四级
E. 五级

6. 分离、鉴定肺炎链球菌时，应选用的最适宜的实验动物是（主管检验师2013专业）
A. 小白鼠　B. 大白鼠
C. 豚鼠　D. 家兔
E. 绵羊

7. 对于自动血培养系统的工作原理，主要是通过自动监测培养基中的（主管检验师2019专业）
A. 混浊度和底物的变化
B. pH值的变化

C. 代谢终产物 CO_2 浓度的变化
D. 荧光标记底物的变化
E. 以上均正确

8. 自动血培养系统要求成人最适采血量为每瓶（主管检验师 2016 实践）
A. 0.5~3ml　B. 1~5ml
C. 5~8ml　D. 8~10ml
E. 18~20ml

9. 用鲎试验测定的物质是（检验士 2019 实践，2015 相关，2012 相关）（主管检验师 2015 相关）
A. 肠毒素　B. 神经毒素
C. 类毒素　D. 内毒素
E. 外毒素

B1 型题（标准配伍题）

（1~2 题共用备选答案）
A. 无菌动物　B. 悉生动物
C. 无特病动物　D. 清洁动物
E. 常规动物

1. 体表或肠道内均无微生物存在，并且体内不含任何抗体的动物称为（检验士 2016 专业）
2. 在自然环境中饲养的带菌动物称为（检验士 2016 专业）

第四章　抗菌药物敏感试验

A1 型题

1. 标准药敏试验检测使用的 M-H 平板厚度是（主管检验师 2016 专业，2012 专业）

A. 3mm　　B. 4mm
C. 5mm　　D. 6mm
E. 7mm

2. 倾注 M-H 平板时，培养基的厚度为（主管检验师 2014 专业）

A. 3mm　　B. 4mm
C. 6mm　　D. 2mm
E. 5mm

3. M-H 琼脂培养基的储存温度为（检验士 2014 实践）

A. ＞ 25℃　　B. 20~25℃
C. 16~20℃　　D. 8~16℃
E. 2~8℃

4. 制备好的 M-H 琼脂可置于 4℃冰箱保存的时间为（检验师 2014 实践）

A. 5 天　　B. 6 天
C. 14 天　　D. 7 天
E. 30 天

5. 关于 K-B 纸片扩散法操作的描述，错误的是（检验师 2014 实践）

A. 各纸片中心距离不小于 24mm
B. 纸片距平板内缘不应大于 15mm
C. 直径 90mm 的平皿可贴 6 张纸片
D. 纸片贴牢后避免移动
E. 35℃培养 16~18 小时后阅读结果

6. 培养基的 pH 过低时，其抑菌圈可扩大的是（检验师 2014 实践）

A. 米诺环素　　B. 庆大霉素
C. 红霉素　　D. 诺氟沙星
E. 头孢菌素

7. CLSI/NCCLS 推荐的用于需氧菌和厌氧菌的药敏试验培养基是（检验师 2015 实践）

A. 血琼脂平板　　B. 沙氏平板
C. Machonkey 平板　　D. M-H 平板
E. SS 平板

8. MIC 又称为（检验士 2020 基础，2017 相关，2019 实践，2014 相关）

A. 药物最低抑菌浓度　　B. 药物最低杀菌浓度
C. 药物最低抑菌商数　　D. 药物最低杀菌商数
E. 部分抑菌浓度

9. 药敏试验中，MIC 的含义是（检验师 2020 实践）

A. 最低杀菌浓度　　B. 最高杀菌浓度
C. 最低抑菌浓度　　D. 最高抑菌浓度
E. 最低稀释度

10. 用稀释法进行药敏试验时，无肉眼可见细菌生长的最低抗菌药物浓度称为（检验师 2013 专业）

A. 最大抑菌浓度　　B. 最大杀菌浓度
C. 最小抑菌浓度　　D. 最小杀菌浓度
E. 敏感

11. 细菌的毒力常用何种指标表示（主管检验师 2014 基础）

A. MIC　　B. MBC
C. LD50　　D. MICmm
E. FIC

12. 用液体稀释法测定抗生素最小抑菌浓度，MIC 结果不易判读的药物是（主管检验师 2012 相关）

A. 头孢乙肟　　B. 青霉素
C. 红霉素　　D. 万古霉素
E. 环丙沙星

13. 铜绿假单胞菌的标准菌株是（检验士 2019 基础）

A. ATCC27853　　B. ATCC10231
C. ATCC8739　　D. ATCC6538
E. ATCC21059

14. 培养基 pH ＜ 7.2 时，容易出现“敏感”结果的药物是（检验师 2012 实践）

A. 四环素　　B. 庆大霉素
C. 环丙沙星　　D. 青霉素
E. 卡那霉素

15. 细菌对药物的敏感试验中，属于半定量的方法是（检验师 2016 实践）

A. 常量肉汤稀释法　　B. 扩散法（K-B）法
C. 琼脂稀释法　　D. E-test 法
E. 微量肉汤稀释法

16. 下列关于稀释法药敏试验的描述，错误的是（检验师 2014 专业）

A. 是体外定量测定抗菌药物抑制待测菌生长活性的方法
B. 抗菌药物可在固体或液体培养基中稀释
C. 既可测定 MIC，也可测定 MBC
D. 肉汤稀释法是细菌药敏试验的金标准
E. 分为肉汤稀释法和琼脂稀释法

17. 关于细菌的稀释法药敏试验的叙述，错误的是（检验师 2016 专业）

A. 抗菌药物可在液体或固体培养基中稀释
B. 可测定 MIC
C. 不能测定 MBC
D. 联合抑菌试验也可应用此方法
E. 可分为常量法和微量法

18. 下列不需要血药浓度监测的药物是（主管检验师 2021 相关）

A. 地高辛　　B. 氨基糖苷类抗生素

C. 维生素　　D. 茶碱

E. 苯妥英钠

19. 青霉素类药物的作用机制是（主管检验师 2016 相关）

A. 阻碍细菌细胞壁肽聚糖的合成

B. 干扰 DNA 的复制、修复和重组

C. 抑制蛋白质的合成

D. 断链延长

E. 阻断细菌的代谢

20. 耐药性是指（检验士 2021 专业）

A. 因连续用药，机体对药物的敏感性低

B. 患者对药物产生了精神依赖性

C. 因连续用药，病原体对药物的敏感性降低甚至消失

D. 患者对药物产生了躯体依赖性

E. 以上均不是

21. 关于细菌耐药机制，下列叙述错误的是（检验师 2014 专业，2018 专业）

A. R 质粒是携带耐药基因的质粒

B. 染色体突变可导致耐药

C. 转座子可携带耐药基因

D. 耐药基因极少通过接合转移

E. 质粒编码的耐药通常是多药耐药

22. 关于药敏试验中耐药含义的叙述，正确的是（检验师 2015 专业，2017 专业，2020 专业）

A. 细菌生长不能被抑制

B. 常规剂量药物在体内感染部位达到的浓度不能抑制细菌生长

C. 大剂量给药后，细菌能被抑制

D. 改变给药途径，细菌能被抑制

E. 常规剂量给药后，细菌能被抑制

23. 治疗 MRSA 所致的感染，使用的抗生素是（主管检验师 2013 基础）

A. 亚胺培南　　B. 头孢他啶

C. 万古霉素　　D. 青霉素

E. 红霉素

24. MRSA 指的是（检验师 2013 专业，2017 专业）（主管检验师 2012 相关）

A 苯唑西林敏感的葡萄糖氧化酶

B. 耐甲氧西林表皮葡萄球菌

C. 耐甲氧西林 A 群链球菌

D. 耐甲氧西林肠球菌

E. 耐甲氧西林金黄色葡萄球菌

25. MRSA 是指（检验师 2020 实践）（检验士 2019 相关）

A. 耐青霉素葡萄球菌

B. 耐甲氧西林金黄色葡萄球菌

C. 耐青霉素肺炎链球菌

D. 耐甲氧西林凝固酶阴性葡萄球菌

E. 耐苯唑西林金黄色葡萄球菌

26. 诺氟沙星的作用机制是（检验师 2014 相关）

A. 阻断细菌细胞壁肽聚糖的合成

B. 作用于 DNA 旋转酶，干扰 DNA 的复制、修复和重组

C. 干扰细菌的氧化还原系统，阻断细菌代谢

D. 抑制蛋白质合成

E. 抑制 mRNA 合成

27. 携带 mecA 耐药基因的细菌，产生耐药的抗生素是（主管检验师 2013 实践）

A. 氨基糖苷类　　B. β- 内酰胺类

C. 氯霉素　　D. 大环类酯类

E. 万古霉素

28. 下列哪种抗生素不受超广谱 β- 内酰胺酶（ESBLs）水解作用的影响（主管检验师 2021 专业）

A. 哌拉西林　　B. 头孢西丁

C. 氨曲南　　D. 头孢唑啉

E. 头孢噻肟

29. 下列哪种细菌是超广谱 β- 内酰胺酶（ESBLs）的主要产酶株（检验师 2012 专业）

A. 伤寒沙门菌　　B. 阴沟肠杆菌

C. 奇异变形杆菌　　D. 黏质沙雷菌

E. 大肠埃希菌

30. β- 内酰胺酶检测呈阳性的嗜血杆菌、淋病奈瑟菌和卡他莫拉可对（检验师 2019 专业）

A. 青霉素耐药

B. 青霉素、苯唑西林和头孢他啶耐药

C. 青霉素、苄卡西林耐药

D. 青霉素、氨苄西林和阿莫西林耐药

E. 青霉素、氨苄西林和头孢曲松耐药

31. 肺炎链球菌对青霉素的耐药机制是（检验师 2020 专业）

A. 青霉素结合蛋白的改变　B. 产 β- 内酰胺酶

C. 药物作用靶位改变　　D. 药物外排作用

E. 外膜蛋白减少

32. 对于耐甲氧西林金黄色葡萄球菌引起的菌血症，首选的药物为（检验师 2018 专业）

A. 万古霉素　　B. 庆大霉素

C. 亚胺培南　　D. 复方新诺明

E. 环丙沙星

33. 金黄色葡萄球菌纸片扩散法药敏试验，如果头孢西丁的抑菌环直径为 6mm，下列药敏报告不正确的是（检验师 2016 实践）

A. 头孢唑啉耐药　　B. 哌拉西林敏感

C. 头孢美唑敏感　　D. 亚胺培南敏感

E. 哌拉西林 - 他唑巴坦耐药

34. 以 K-B 法进行药物敏感性试验时，常采用的接种方法为（检验士 2018 相关）（主管检验师 2020 实践）

A. 分区划线法

B. 倾注平板法

C. 棋盘格划线法

D. 平板涂布法

E. 连续划线法

35. 药敏试验为耐甲氧西林的金葡菌（MRSA），首选抗生素是（主管检验师 2019 基础）

A. 头孢唑啉 + 万古霉素　B. 青霉素 + 庆大霉素

C. 林可霉素 + 红霉素　D. 氯霉素 + 甲硝唑

E. 头孢他啶 + 阿米卡星（丁胺卡那霉素）

36. 纸片扩散法药敏试验要求的菌液浓度是（主管检验师 2019 实践，2017 实践）

A. 1.0×10^8CFU/ml　B. 1.5×10^8CFU/ml

C. 2.0×10^8CFU/ml　D. 3.0×10^8CFU/ml

E. 1.5×10^9CFU/ml

37. 金黄色葡萄球菌 K-B 纸片扩散药物敏感试验接种液的浓度为（检验士 2013 实践，2019 实践，2021 相关）

A. 0.25 麦氏比浊度　B. 0.5 麦氏比浊度

C. 1.0 麦氏比浊度　D. 1.5 麦氏比浊度

E. 2.0 麦氏比浊度

38. 纸片扩散法药敏试验的标准接种量是（检验师 2019 实践）

A. 3.2 麦氏单位　B. 1.8 麦氏单位

C. 2.2 麦氏单位　D. 0.3 麦氏单位

E. 0.5 麦氏单位

39. 鉴定真菌时，需要的麦氏单位大概相当于多少亿的含菌量（主管检验师 2014 相关）

A. 1　B. 2

C. 3　D. 5

E. 6

40. 不影响琼脂扩散法药敏试验的因素是（检验师 2018 基础）（主管检验师 2018 基础）

A. M-H 培养基的质量，包括其 pH、厚度、干燥度等

B. 菌液的数量，如绝对活菌数的多少

C. 培养皿的直径

D. 药物纸片的质量，如含药量、直径大小、吸水量等

E. 操作者的操作质量

41. 下述哪类药物的作用机制是作用于 DNA 旋转酶，干扰细菌 DNA 复制（主管检验师 2017 基础）

A. 内酰胺类　B. 大环内酯类

C. 喹诺酮类　D. 氨基糖苷类

E. 磺胺类

42. 产生 ESBLs 最常见的细菌是（主管检验师 2016 实践，2014 专业）

A. 痢疾志贺菌　B. 肺炎链球菌

C. 肺炎克雷伯菌　D. 金黄色葡萄球菌

E. 阴沟肠杆菌

43. 属于 ESBLs 主要产酶株的细菌是（主管检验师 2013 相关）

A. 鲍曼不动杆菌　B. 大肠埃希菌

C. 阴沟肠杆菌　D. 铜绿假单胞菌

E. 普通变形杆菌

44. 所有产 ESBLs 的菌株耐受（检验师 2014 专业）

A. 青霉素类、头孢菌素类、氟喹诺酮类

B. 青霉素类、四环素类、大环内酯类

C. 青霉素类、头孢菌素类、氨曲南

D. 氯霉素类、四环素类、大环内酯类

E. 头孢菌素类、氟喹诺酮类、四环素类

45. 适用于纸片法药敏测定的接种方法是（主管检验师 2016 相关）

A. 连续接种法　B. 涂布接种法

C. 穿刺接种法　D. 倾注平板法

E. 液体接种法

46. 不属于院内感染常分离到的耐药菌是（主管检验师 2016 相关）

A. MRSA　B. MRS

C. PRSP　D. VRE

E. E.coli

47. WHO 推荐的定性药敏试验是（主管检验师 2015 相关）

A. 纸片扩散法　B. 肉汤稀释法

C. 琼脂稀释法　D. E-test 法

E. 联合药物敏感试验

48. 可同时做测定某种药物对多株菌落的 MIC 的方法为（主管检验师 2014 相关）

A. 纸片琼脂扩散法　B. 肉汤稀释法

C. 琼脂稀释法　D. E-test 试验

E. 直接药敏试验

49. API 系统中用于鉴定肠杆菌科细菌的试剂为（主管检验师 2012 专业）

A. API-20E　B. API-20NE

C. AP1-20A　D. API-IN

E. API-STAPH

50. 运用全自动微生物鉴定和药敏系统，鉴定出嗜麦芽窄食单胞菌，该菌药敏一般不选择的抗菌药物是（检验师 2020 实践）

A. 复方磺胺甲噁唑　B. 亚胺培南

C. 替卡西林 / 克拉维酸　D. 米诺环素

E. 左氧氟沙星

51. 下列属于受体阻断剂的是（主管检验师 2012 专业）

A. 阿托品　B. 甲氰咪胍（西咪替丁）

C. 奥美拉唑　D. 前列腺素

E. 生长抑素

52. 尿中多黏菌素 B 测定，主要是为了（检验士 2016 基础）

A. 泌尿系统的诊断　B. 泌尿系统的监测

C. 用药安全的监测　D. 职业病的辅助诊断

E. 健康状况的评估

A2 型题（病历摘要型最佳选择题）

1. 患者女，48 岁。重症外伤，导尿 1 周后出现菌血症，血液培养出金黄色葡萄球菌，如果急需治疗应首先考虑应用（主管检验师 2021 相关，2018 实践，2016 基础）

A. 万古霉素　B. 庆大霉素

C. 环丙沙星　D. 复方新诺明

E. 亚胺培南

2. 患者男，53 岁。牙周脓肿，除将脓肿切开引流外，应给予的抗生素是（主管检验师 2020 专业）

A. 四环素　　B. 螺旋霉素
C. 甲硝唑　　D. 青霉素
E. 罗红霉素

3. 患者男，73 岁。在 ICU 住院时发生肺炎，临床微生物检验痰标本有大量肺炎克雷伯菌，超广谱 β- 内酰胺酶阳性，可选择的治疗药物为（主管检验师 2017 专业）

A. 头孢他啶　　B. 头孢曲松
C. 头孢噻肟　　D. 哌拉西林
E. 亚胺培南

4. 患儿男，血培养为 B 群链球菌，该患儿对青霉素过敏。则进行药敏试验的药物应选择（主管检验师 2017 实践）

A. 头孢曲松　　B. 环丙沙星
C. 头孢拉定　　D. 红霉素
E. 诺米沙星

A3 型题

（1~2 题共用题干）

耐甲氧西林的葡萄球菌（MRS）是院内感染的主要致病菌，需引起临床医生的重视。

1. 关于 MRS 检测方法的叙述，正确的是（检验师 2015 实践）

A. 日常工作常用甲氧西林检测 MRS
B. 金黄色葡萄球菌和其他葡萄球菌检测标准相同
C. 孵育温度要求为 33~37℃
D. mecA 基因阴性
E. 头孢西丁也可用于检测 MRS

2. 对于 MRS 引起的感染，临床治疗可使用的抗生素是（检验师 2015 实践）

A. 青霉素　　B. 头孢唑啉
C. 头孢呋辛　　D. 万古霉素
E. 亚胺培南

B1 型题（标准配伍题）

（1~2 题共用备选答案）

A. MRSA　　B. VRE
C. MRSE　　D. PRP
E. ESBLs

1. 超广谱 β- 内酰胺酶的简称是（主管检验师 2018 基础）

2. 耐甲氧西林表皮葡萄球菌的简称是（主管检验师 2018 基础）

（3~4 题共用备选答案）

A. 具有 mecA 基因　　B. 产生 $β_2$- 内酰胺酶
C. 产生金属酶　　D. DNA 解旋酶突变
E. 核糖体突变

3. 嗜麦芽窄食单胞菌对亚胺培南耐药的主要机制是（检验士 2012 实践）（主管检验师 2016 专业，2012 专业）

4. 金黄色葡萄球菌对红霉素耐药的主要机制是（检验士 2012 实践）（主管检验师 2016 专业，2012 专业）

（5~6 题共用备选答案）

A. 头孢他啶　　B. 青霉素
C. 亚胺培南　　D. 头孢曲松
E. 氨曲南

5. 对产 AmpC 菌株，临床治疗有效的药物是（检验师 2014 实践，2015 相关）

6. 一般情况下，ESBLs 不能水解的抗生素为（检验师 2014 实践，2015 相关）

第五章　常见病原性球菌

第一节　葡萄球菌属

A1 型题

1. 血平板接种有 β- 溶血的菌落，涂片为革兰阳性球菌，血浆凝固酶试验阳性，其最可能的细菌是（检验士 2012 专业）

A. 表皮葡葡球菌　　B. 金黄色葡萄球菌
C. A 群链球菌　　D. 肺炎链球菌
E. 草绿色链球菌

2. 属于凝固酶阳性的葡萄球菌是（检验士 2012 相关，2013 基础，2017 基础，2019 实践，2021 专业）

A. 溶血葡萄球菌　　B. 表皮葡萄球菌
C. 腐生葡萄球菌　　D. 金黄色葡萄球菌
E. 松鼠葡萄球菌

3. 鉴定金黄色葡萄球菌的依据是（检验士 2016 专业，2018 专业，2019 相关）

A. 触酶阴性　　B. 血浆凝固酶阳性
C. 新生霉素耐药　　D. 不发酵甘露醇
E. β- 内酰胺酶阳性

4. 血液标本增菌培养结果呈均匀浑浊生长并有胶胨状凝块，此细菌可能为（检验师 2013 实践）

A. 肠球菌　　B. 肺炎链球菌
C. 金黄色葡萄球菌　　D. 铜绿假单胞菌
E. 伤寒沙门菌

5. 葡萄球菌为人体条件致病菌，多数为非致病菌，少数可导致疾病，鉴定葡萄球菌致病性的重要试验是（主管检验师 2020 基础，2021 专业）

A. 血浆凝固酶试验　　B. 卵磷脂酶试验
C. DNA 酶试验　　D. CAMP 试验
E. 杆菌肽试验

6. 与葡萄球菌致病性无关的是（检验师 2020 专业）

A. 杀白细胞素　　B. 血浆凝固酶
C. 热原质　　D. 细菌素
E. 金黄色葡萄球菌 A 蛋白

7. 金黄色葡萄球菌的表面抗原成分是（主管检验师 2013 基础）

A. M 蛋白　　B. 黏蛋白
C. SPA　　D. C 蛋白
E. 黏多糖

8. SPA 的致病作用是（检验师 2021 相关）

A. 在菌体表面形成保护层　B. 具有溶细胞作用
C. 具有抗吞噬作用　　D. 能破坏吞噬细胞
E. 干扰细菌细胞蛋白质的合成

9. 关于葡萄球菌 A 蛋白的描述，正确的是（检验师 2013 专业，2016 相关）

A. 为半抗原　　B. 有型特异性
C. 有种属特异性　　D. 是一种多糖抗原
E. 存在于葡萄球菌胞浆中

10. 鉴别金黄色葡萄球菌与表皮葡萄球菌最主要的区别是（检验师 2018 基础）

A. 色素　　B. 溶血素
C. A 蛋白　　D. 产生凝固酶
E. 在厌氧条件下分解甘露醇

11. 金黄色葡萄球菌与表皮葡萄球菌共有的特点是（检验师 2020 实践）

A. 产生金黄色色素　　B. 有核糖核酸酶
C. 甘露醇发酵试验阳性　　D. 血浆凝固酶试验阳性
E. 触酶试验阳性

12. 为了区分葡萄球菌和微球菌，可选择哪种培养基进行试验（检验师 2016 专业）

A. 葡萄糖蛋白胨水　　B. 蛋白水
C. O/F 培养基　　D. 醋酸铅培养基
E. 尿素培养基

13. 葡萄球菌可分为金黄色葡萄球菌、表皮葡萄球菌、腐生葡萄球菌三类，分类依据主要是（检验士 2017 实践，2021 实践）

A. 凝固酶　　B. 色素
C. 发酵乳糖　　D. 发酵甘露醇
E. 内毒素

14. 要从粪便或者呕吐物标本中分离金黄色葡萄球菌，首选的培养基是（主管检验师 2017 实践，2019 实践）

A. EMB 培养基　　B. 巧克力琼脂培养基
C. M-H 培养基　　D. SS 培养基
E. 高盐甘露醇培养基

15. 分离金黄色葡萄球菌时，应将呕吐物接种在（检验师 2017 相关）

A. SS 平板　　B. 高盐甘露醇平板
C. 普通肉汤增菌液　　D. 普通琼脂平板
E. GN 增菌液

16. 可引起假膜性肠炎的细菌是（检验师 2018 基础）

A. 金黄色葡萄球菌　　B. 变形杆菌
C. 沙门菌　　D. 肉毒梭菌
E. 大肠埃希菌

17. 触酶试验阳性、血浆凝固酶试验阴性、对新生霉素敏感的细菌是（检验师 2021 相关）
A. 金黄色葡萄球菌　B. 草绿色链球菌
C. 肺炎链球菌　D. 表皮葡萄球菌
E. 腐生葡萄球菌

18. 葡萄球菌的培养特性是（主管检验师 2014 专业）
A. 营养要求高，必须在血平板上才能生长
B. 均能产生金黄色色素
C. 均可分解菊糖
D. 耐盐性强，可在含 10%~15%NaCl 培养基中生长
E. 专性需氧

19. 血培养分离出哪种细菌时，需考虑排除采集标本时皮肤细菌污染的可能（检验士 2014 相关，2017 相关）
A. 结核分枝杆菌　B. 肺炎链球菌
C. 表皮葡萄球菌　D. 流感嗜血杆菌
E. 大肠埃希菌

20. 腐生葡萄球菌常引起（检验士 2020 专业）
A. 亚急性细菌性心内膜炎
B. 类风湿关节炎
C. 尿路感染
D. 风湿热
E. 蜂窝织炎

A2 型题（病历摘要型最佳选择题）

1. 患者男，51 岁。行阑尾炎手术，刀口处出现脓性分泌物，经培养，血平板上有透明溶血的柠檬色菌落，表面光滑，革兰染色为阳性球菌，触酶试验阳性，血浆凝固酶试验阳性，此菌最可能为（检验士 2019 实践）（主管检验师 2015 实践）
A. 金黄色葡萄球菌　B. 肠球菌
C. 腐生葡萄球菌　D. 表皮葡萄球菌
E. A 群链球菌

2. 某学校发生集体食物中毒，主要症状为呕吐，但在厨房用具及厨师手上没有检出肠道致病菌，但在一厨师手上查出了化脓性感染灶，该致病菌可能是（主管检验师 2021 实践，2020 相关）
A. 大肠埃希菌　B. 空肠弯曲菌
C. 鼠伤寒沙门菌　D. 霍乱弧菌
E. 金黄色葡萄球菌

3. 某一脓汁标本行涂片革兰染色镜检：革兰阳性球菌，直径 1μm 左右，呈单个，成对或短链排列；血琼脂平板分离培养：菌落表面光滑湿润，圆形，边缘整齐，黄色凸起，直径 1~1.5mm，菌落周围有完全透明的溶血环；菌落涂片革兰染色镜检：革兰阳性球菌，呈单、双，短链和葡萄串状排列，以葡萄串状排列为主；生化试验：触酶阳性，血浆凝固酶（试管法）阳性，发酵葡萄糖产酸，发酵甘露醇产酸，对新生霉素敏感。应报告（主管检验师 2021 实践，2019 专业）
A. 表皮葡萄球菌生长　B. 金黄色葡萄球菌生长
C. 腐生葡萄球菌生长　D. 中间葡萄球菌生长
E. 家畜葡萄球菌生长

4. 某新生儿室暴发脓毒血症，脓汁标本经涂片革兰染色镜检发现葡萄球菌。为确定该菌是否有致病性，应检查（主管检验师 2020 专业）
A. DNA 酶　B. 尿素酶
C. 触酶　D. 血浆凝固酶
E. 卵磷脂酶

5. 某校多名学生在食堂进餐后数小时出现恶心、呕吐症状，取剩余食物做细菌培养，培养物呈金黄色、可产生血浆凝固酶，可分解甘露醇。此菌的其他特点是（主管检验师 2019 专业，2017 专业）
A. 胆汁溶菌试验阳性　B. 致病物质有 SPA
C. 不耐低温　D. 人是其唯一宿主
E. 可形成双层溶血环

第二节　链球菌属

A1 型题

1. 触酶阴性的细菌是（检验士 2013 基础）
A. 金黄色葡萄球菌　B. 腐生葡萄球菌
C. A 群链球菌　D. 脑膜炎奈瑟菌
E. 淋病奈瑟菌

2. 与链球菌无关的疾病是（检验士 2016 相关）
A. 过敏性鼻炎　B. 扁桃体炎
C. 中耳炎　D. 猩红热
E. 感染性心内膜炎

3. 猩红热是由哪种病原体引起的（检验师 2021 相关）
A. 肺炎链球菌　B. A 型 β 溶血性链球菌
C. 肠道弯曲菌　D. 金黄色葡萄球菌
E. 单纯疱疹病毒

4. 甲型溶血性链球菌生长时，菌落周围常出现溶血环，此现象称为（检验士 2017 相关）
A. α 溶血　B. β 溶血
C. γ 溶血　D. δ 溶血
E. 不溶血

5. 用 Lancefield 血清分型法将链球菌分为多个群，其中对人类有致病性的大多属于（主管检验师 2021 实践）
A. A 群　B. B 群
C. C 群　D. D 群
E. G 群

6. 下列引起人类感染的链球菌中，最常见的是（主管检验师 2017 相关，2019 基础）
A. 甲型溶血性链球菌　B. A 群链球菌
C. B 群链球菌　D. C 群链球菌
E. D 群链球菌

7. 链球菌属与葡萄球菌属的主要鉴别试验是（检验士

2020 专业）

A. cAMP 试验　B. 触酶试验
C. 氧化试验　D. O/F 试验
E. 动力试验

8. 链球菌与葡萄球菌可用于属间初步鉴别的试验是（主管检验师 2020 专业，2012 专业）

A. 葡萄糖发酵试验　B. 蔗糖氧化试验
C. 血浆凝固酶试验　D. 氧化酶试验
E. 触酶试验

9. 肺部感染患儿的痰培养，某菌在血平板上生长时，会形成光滑湿润、扁平的菌落，菌落中心凹陷，周围有草绿色溶血环，且涂片检查呈革兰阳性球菌短链状排列。该菌属于（检验士 2014 相关，2017 相关）

A. 肺炎链球菌　B. B 群链球菌
C. 淋病奈瑟菌　D. 猪链球菌
E. 脑膜炎奈瑟菌

10. 肺炎链球菌行革兰染色后，镜下形态为（检验师 2017 专业）

A. 革兰阳性呈栅栏状排列
B. 革兰阳性呈葡萄状排列
C. 革兰阳性呈矛头状排列
D. 革兰阴性呈链状排列
E. 革兰阴性呈矛头状排列

11. 肺炎链球菌与草绿色链球菌的鉴别可选用（检验士 2019 实践）

A. 硝酸还原试验　B. 甲基红试验
C. Optochin 敏感试验　D. 杆菌肽试验
E. 触酶试验

12. 杆菌肽试验主要用于鉴别的细菌组合是（检验师 2012 实践，2015 实践）

A. 金黄色葡萄球菌—表皮葡萄球菌
B. 肺炎链球菌 – 草绿色链球菌
C. A 群链球菌 –B 群链球菌
D. 大肠埃希菌 – 肺炎克雷伯菌
E. 霍乱弧菌—嗜水气单胞菌

13. 肺炎链球菌感染引起（检验士 2019 实践）

A. 小叶性肺炎　B. 干酪性肺炎
C. 大叶性肺炎　D. 肺气肿
E. 间质性肺炎

14. 可用荚膜肿胀试验分型的细菌是（主管检验师 2016 实践）

A. A 群链球菌　B. B 群链球菌
C. D 群链球菌　D. 肺炎链球菌
E. 草绿色链球菌

15. cAMP 试验用于鉴定（检验师 2015 专业、2021 实践）

A. A 群链球菌　B. B 群链球菌
C. C 群链球菌　D. D 群链球菌
E. G 群链球菌

16. cAMP 试验阳性的细菌是（检验师 2019 实践）

A. D 群链球菌　B. C 群链球菌
C. B 群链球菌　D. 肺炎链球菌
E. A 群链球菌

17. B 群链球菌 cAMP 试验阳性结果的溶血区性状为（主管检验师 2016 实践）

A. 散点状　B. 箭头状
C. 环状　D. 牙状
E. 线状

18. 与人肾小球基底膜有共同抗原的细菌是（主管检验师 2013 实践）

A. 金黄色葡萄球菌　B. 甲型链球菌
C. 14 型肺炎链球菌　D. 淋病奈瑟菌
E. 溶血性链球菌

19. 亚急性感染性心内膜炎常见的致病菌是（检验士 2015 专业）（主管检验师 2015 专业）

A. 金黄色葡萄球菌　B. 草绿色链球菌
C. 化脓性链球菌　D. 粪肠球菌
E. 厌氧菌

20. 引起亚急性感染性心内膜炎的最常见病原体是（检验师 2021 相关）

A. 立克次体　B. 衣原体
C. 丙型溶血性链球菌　D. 乙型溶血性链球菌
E. 甲型溶血性链球菌

21. ASO（+）常见于（主管检验师 2019 相关）

A. C 群溶血性链球菌感染
B. D 群溶血性链球菌感染
C. A 群溶血性链球菌感染
D. B 群溶血性链球菌感染
E. 以上都不是

22. 引起猩红热的主要病原菌为（检验士 2018 相关、2021 实践）

A. A 群链球菌　B. 无乳链球菌
C. C 群链球菌　D. D 群链球菌
E. 肺炎链球菌

23. 肺炎链球菌的主要致病因素是（主管检验师 2013 相关）

A. 鞭毛　B. 芽孢
C. 荚膜　D. 内毒素
E. 外毒素

24. 下列哪种链球菌呈矛头状，成双排列，有时呈短链状排列（检验士 2018 实践）

A. 肺炎链球菌　B. 化脓性链球菌
C. 无乳链球菌　D. 草绿色链球菌
E. 丙型链球菌

25. 属于 D 群链球菌重要特征的是（检验师 2016 专业，2015 基础，2019 基础）

A. 对奥普托欣敏感　B. 对杆菌肽敏感
C. 胆汁七叶苷试验阳性　D. 水解尿酸
E. cAMP 试验阳性

A2 型题（病历摘要型最佳选择题）

1. 在亚急性心内膜炎患者血液中分离出一株细菌，在血平板上生长时，形成灰白色、α 溶血、扁平较小菌落，革兰染色为阳性双球菌，链状排列，触酶试验阴性，杆菌肽试验阴性，Optochin 敏感试验阴性，6.5% NaCl 生长试验阴性。此菌最可能是（主管检验师 2020 实践）

A. 金黄色葡萄球菌　B. 草绿色链球菌
C. 肺炎链球菌　D. A 群链球菌
E. 肠球菌

2. 在急性肺炎患者血液中分离出一株细菌，在血平板上生长时，形成灰白色、α 溶血，扁平较小菌落，革兰染色为阳性双球菌，矛头状，坦面相对，触酶试验阴性，杆菌肽试验阴性，Optochin 敏感试验阳性，胆汁溶菌试验阳性，6.5% NaCl 生长试验阴性，此菌最可能是（主管检验师 2021 基础，2019 相关，2016 基础）

A. 金黄色葡萄球菌　B. D 群链球菌
C. 肺炎链球菌　D. A 群链球菌
E. 肠球菌

3. 患儿女，10 岁。发热伴咽痛 1 天，拟诊为上呼吸道感染。次日体温上升至 39℃，面红，全身瘙痒，皮肤可见弥漫鲜红色细小皮疹，扁桃体红。初步考虑为猩红热。引起本病的病原菌是（主管检验师 2019 专业）

A. 草绿色链球菌　B. 金黄色葡萄球菌
C. B 群链球菌　D. D 群链球菌
E. 溶血性链球菌

第三节 肠球菌属

A1 型题

1. 能够在含 6.5%NaCl 培养基中生长的细菌是（检验师 2015 基础）（主管检验师 2014 基础）

A. A 群链球菌　B. D 群链球菌
C. 粪肠球菌属　D. 草绿色链球菌
E. 肺炎链球菌

2. 不会形成荚膜的革兰阳性菌是（检验士 2015 基础）（主管检验师 2015 基础）

A. 葡萄球菌　B. 链球菌
C. 肠球菌　D. 淋病奈瑟菌
E. 脑膜炎奈瑟菌

第四节 奈瑟菌属

A1 型题

1. 疑似流行性脑脊髓膜炎患者的脑脊液标本应注意（检验士 2012 实践）（主管检验师 2016 实践）

A. 冷藏送检
B. 低温存放过夜
C. 立即接种于普通琼脂平板上
D. 常温存放过夜
E. 保温、立即送检

2. 对于怀疑化脓性脑膜炎患者的脑脊液标本，处理不正确的是（主管检验师 2019 专业）

A. 尽快送检
B. 保持常温运输
C. 冷藏运输
D. 实验室收到标本应优先处理
E. 涂片应离心

3. 分离脑膜炎奈瑟菌的最佳培养基是（检验师 2019 相关）

A. 血平板　B. EMB 培养基
C. 巧克力培养基　D. 卵黄平板
E. 麦康凯平板

4. 培养脑膜炎奈瑟菌常用的培养基是（检验师 2021 基础）

A. 罗氏培养基　B. 柯氏培养基
C. 巧克力培养基　D. 沙保培养基
E. 普通琼脂培养基

5. 脑膜炎奈瑟菌传播的主要方式是（检验士 2020 相关）

A. 由动物传染人　B. 借飞沫经空气传播
C. 粪 – 口传播　D. 昆虫传播
E. 输血传播

6. 脑膜炎奈瑟菌在普通光学显微镜下为（检验士 2012 实践，2015 实践，2019 实践，2021 实践）（主管检验师 2015 实践）

A. 双球菌　B. 链球菌
C. 葡萄球菌　D. 四联球菌
E. 八叠球菌

7. 与脑膜炎奈瑟菌无关的性状是（主管检验师 2019 相关）

A. 革兰阴性肾形双球菌　B. 营养要求较高
C. 普通培养基上即可生长　D. 触酶试验阳性
E. 氧化酶试验阳性

8. 关于脑膜炎奈瑟菌的叙述，错误的是（主管检验师 2017 专业，2013 专业）

A. 为革兰阴性菌　B. 成双排列
C. 触酶试验阳性　D. 氧化酶阴性
E. 分解葡萄糖

9. 目前对人致病的脑膜炎奈瑟菌株主要是（主管检验师 2016 基础）

A. X 群　B. Y 群

C. A 群　　D. W135 群

E. 29E 群

10. 与鉴别脑膜炎奈瑟菌和淋病奈瑟菌有关的试验是（检验士 2012 实践）

A. 葡萄糖发酵　　B. 麦芽糖发酵

C. 果糖发酵　　D. 蔗糖发酵

E. 甘露糖发酵

11. 脑膜炎奈瑟菌与淋病奈瑟菌的区别在于是否分解（主管检验师 2012 实践）

A. 葡萄糖　　B. 乳糖

C. 麦芽糖　　D. 甘露糖

E. 藤糖

12. 属于革兰阴性双球菌的是（检验士 2017 专业、2019 相关）

A. 金黄色葡萄球菌　　B. 表皮葡萄球菌

C. 溶血葡萄球菌　　D. 肺炎链球菌

E. 淋病奈瑟菌

13. 与淋病奈瑟菌无关的性状是（检验士 2018 实践）

A. 革兰阴性双球菌

B. 营养要求较高

C. 初次分离需 5%~10%CO_2

D. 在普通营养琼脂上即可生长

E. 氧化酶试验阳性

14. 关于淋病奈瑟菌的描述，错误的是（检验师 2016 实践）

A. 氧化酶试验阳性　　B. 触酶试验阳性

C. 分解葡萄糖　　D. 分解麦芽糖

E. DNA 酶阴性

15. 不属于淋病奈瑟菌特征的是（主管检验师 2013 专业）

A. 革兰阴性双球菌　　B. 触酶阳性

C. 氧化酶阳性　　D. 分解葡萄糖

E. 分解麦芽糖

16. 人类是唯一宿主的球菌是（检验师 2014 相关）

A. 金黄色葡萄球菌　　B. 链球菌

C. 肺类链球菌　　D. 脑膜炎奈瑟菌

E. 淋病奈瑟菌

17. 怀疑淋病奈瑟菌感染，应立即送检的标本是（检验士 2013 相关，2016 相关，2018 专业，2021 基础）

A. 腹水　　B. 尿

C. 痰　　D. 伤口分泌物

E. 尿道口分泌物

18. 怀疑淋球菌感染，下列操作不正确的是（检验师 2020 实践）

A. 直接接种到从冰箱中取出的巧克力平板中

B. 应将内衣裤、毛巾等进行煮沸消毒

C. 患者的便器应用含氯消毒剂擦拭

D. 指导患者的性伴侣同时接受治疗

E. 治疗期间避免性交

19. 淋病奈瑟菌常用的培养基是（主管检验师 2020 基础）

A. 沙保培养基　　B. 罗氏培养基

C. 庖肉培养基　　D. 巧克力培养基

E. 亚碲酸钾培养基

20. 培养淋病奈瑟菌所用的培养基是（主管检验师 2020 相关）

A. 巧克力平板　　B. 罗 - 琴培养基

C. 沙保培养基　　D. SS 培养基

E. 吕氏血清斜面

21. 分离培养淋病奈瑟菌最好选用（主管检验师 2019 相关）

A. SS 平板

B. 麦康凯平板

C. TCBS 平板

D. 含万古霉素和多黏菌素的巧克力平板

E. 普通血平板

22. 一新生儿脓漏眼，其最可能感染的途径是（检验士 2015 实践，2020 专业，2021 实践）（主管检验师 2015 实践）

A. 成人亲吻患儿的脸部　　B. 不洁净的水洗脸

C. 经母亲产道分娩时感染　　D. 游泳池污染的水感染

E. 污染的手接触眼部感染

A2 型题（病历摘要型最佳选择题）

1. 患者男，23 岁。出现发热、恶心、呕吐、颈项强直的症状。脑脊液涂片见革兰阴性双球菌。此细菌最可能为（检验士 2019 实践）（主管检验师 2015 基础）

A. 脑膜炎奈瑟菌　　B. 金黄色葡萄球菌

C. 大肠埃希菌　　D. 无乳链球菌

E. 结核分枝杆菌

2. 患者男，23 岁。因尿痛、尿频、尿道口有黄绿色脓性分泌物而入院。脓性分泌物涂片后行革兰染色镜检，可见大量多形核白细胞，白细胞内有革兰阴性双球菌。针对此患者的标本送检及处理，说法不正确的是（主管检验师 2021 相关，2017 基础）

A. 可以送检尿液标本，分泌物标本

B. 标本采集以后要及时送检

C. 送检的时候要注意保温

D. 如果无法及时送检，可以暂时存放在冰箱中保存

E. 平板培养要放置在二氧化碳孵箱中

3. 患者男，30 岁。因尿道脓性分泌物并有轻微尿痛而就诊，取尿道分泌物作革兰染色镜检，可见大量 WBC。在 WBC 中见革兰阴性球菌。该菌可能是（主管检验师 2019 专业，2016 相关）

A. 表皮葡萄球菌　　B. B 群链球菌

C. 淋病奈瑟菌　　D. 沙眼衣原体

E. 脑膜炎奈瑟菌

4. 患者男，18 岁。突然高热、头痛、呕吐并出现颈项强直、皮肤出现瘀点，取脑脊液离心后行革兰染色镜检，发现大量白细胞，细胞内发现革兰阴性双球菌、肾形排列。最可能的病原菌是（主管检验师 2021 实践）

A. 肺炎链球菌　　B. 大肠埃希菌

C. 表皮葡萄球菌　　D. 脑膜炎奈瑟菌

E. 草绿色链球菌

5. 患者女，曾有不洁性交史。培养结果：革兰阴性双球菌生长。生化试验：触酶试验阳性、氧化酶试验阳性、30%H_2O_2试验阳性，不发酵麦芽糖。最可能感染的细菌是（主管检验师 2020 基础）

A. 流感嗜血杆菌　B. 脑膜炎奈瑟菌
C. 卡他莫拉菌　D. 淋病奈瑟菌
E. 干燥奈瑟菌

6. 患者男，50 岁。出现尿道瘙痒、灼烧感、排尿困难。并有脓性分泌物，外生殖器分泌物涂片，见大量革兰阴性球菌。鉴定该菌最主要的依据是（主管检验师 2019 实践，2016 专业）

A. 形态学检查　B. 氧化酶试验
C. 生化反应　D. 抗原检测
E. PCR 检测

7. 患者女，在一次不洁性交后出现子宫颈口红肿、阴道分泌物增多、排尿困难等症状，医生怀疑为淋球菌感染，取分泌物进行形态学检查，此时应选择的培养基为（主管检验师 201 实践，2013 基础）

A. 血平板培养基　B. 普通琼脂培养基
C. SS 培养基　D. 巧克力培养基
E. L-J 培养

8. 患者男，37 岁。下呼吸道标本做细菌培养，在普通培养基及血平板上 35℃培养 24 小时，生长出光滑、不透明、灰白色、易从培养基上推动的菌落。该菌为革兰阴性双球菌，无芽孢，无鞭毛，氧化酶试验阳性，触酶阳性，产 DNA 酶。还原硝酸盐和亚硝酸盐。该菌为（主管检验师 2012 基础）

A. 脑膜炎奈瑟菌　B. 卡他莫拉菌
C. 淋病奈瑟菌　D. 肺炎链球菌
E. 葡萄球菌

A3 型题

（1~3 题共用题干）

曾有一大学食堂，在一次午餐后，部分同学出现了呕吐、腹泻等消化道系统症状。后对相应呕吐物进行细菌培养，发现在血平板上出现 β 溶血，并产生金黄色菌落。

1. 此菌最可能是（检验士 2020 实践，2021 专业）

A. 金黄色葡萄球菌　B. 草绿色链球菌
C. 奈瑟菌　D. 大肠埃希菌
E. 痢疾志贺菌

2. 可判断检出菌是否具有致病性的试验是（检验士 2020 实践，2021 专业）

A. 触酶试验　B. 血浆凝固酶试验
C. 丙二酸试验　D. 氧化酶实验
E. O/F 实验

3. 在食堂厨师手上发现了化脓性伤口，并有脓液渗出，在做细菌培养时需接种的培养基为（检验士 2020 实践，2021 专业）

A. 血平板　B. 巧克力平板
C. 高盐甘露醇平板　D. MAC 平板
E. SS 平板

（4~6 题共用题干）

患者男，28 岁。午餐后数小时出现头晕、恶心、腹痛、呕吐等症状。呕吐物接种到血平板后培养出具有完全溶血环的菌落，呈金黄色、圆形，凸起，表面光滑湿润、边缘整齐且不透明。直径 1~2mm。

4. 该患者的临床诊断最可能为（检验师 2017 实践）

A. 金黄色葡萄球菌引起的食物中毒
B. 肠产毒型大肠埃希菌引起的食物中毒
C. 致病型大肠埃希菌引起的食物中毒
D. 鼠伤寒杆菌引起的食物中毒
E. 肉毒梭菌引起的食物中毒

5. 对进一步鉴定食物中毒病原菌无参考价值的是（检验师 2017 实践）

A. 涂片革兰染色　B. 触酶试验
C. 凝固酶试验　D. β- 内酰胺试验
E. 甘露醇试验

6. 如果该食物中毒的病原菌对苯唑西林耐药，经验用药应首选的抗生素是（检验师 2017 实践）

A. 青霉素 G　B. 氨苄西林
C. 头孢他啶　D. 亚胺培南
E. 万古霉素

（7~8 题共用题干）

患者男，以突然高热、头痛、呕吐、皮肤黏膜瘀斑、瘀点为主诉收入院。查体示颈项强直，脑膜刺激征。取脑脊液沉淀涂片检查，发现中性粒细胞内革兰阴性双球菌，呈肾形成对排列，诊断为流行性脑脊髓膜炎。

7. 该菌可能为（主管检验师 2021 专业）

A. 脑膜炎奈瑟菌　B. 淋球菌
C. 肠球菌　D. 卡他莫拉菌
E. 金黄色葡萄球菌

8. 该菌培养需用（主管检验师 2021 专业）

A. 巧克力血平板　B. 嗜盐菌选择培养基
C. 血琼脂培养基　D. SS 培养基
E. 碱性蛋白胨水

（9~10 题共用题干）

患儿女，1 岁。1 周前出现发热、咳嗽、流涕等上呼吸道症状，今日出现高热、呕吐、昏睡等脑膜刺激征表现。取脑脊液进行病原学检查。

9. 不符合实验室检查要求的是（主管检验师 2013 专业）

A. 脑脊液细菌培养标本，应在 25℃ ~35℃保温送检
B. 标本采集后立即送检，不超过 1~2 小时
C. 疑嗜血杆菌感染的送检标本，应冷藏
D. 疑似嗜血杆菌感染的标本，应选用血平板 + 巧克力平板
E. 流感嗜血杆菌药敏试验需常规检测 β- 内酰胺酶

10. 依据荚膜抗原性不同，将流感嗜血杆菌分为 a、b、c、d、e、f 型。菌株致病力最强的是（主管检验师 2013 专业）

A. a 型　B. b 型

C. c 型　　D. d 型
E. e 型

（11~12 题共用题干）

患者男，34 岁。有不洁性交史，以尿痛、尿道口有脓性分泌物就诊。1 周前尿道口有瘙痒、伴尿痛。尿急、尿道口发红，分泌物由浆液性逐渐变成黄色黏稠脓性。

11. 此患者最可能由何种细菌引发感染（主管检验师 2017 专业）
A. 大肠埃希菌　　B. 粪肠球菌
C. 阴沟肠杆菌　　D. 淋病奈瑟菌
E. 白假丝酵母菌

12. 该病原菌的镜下形态是（主管检验师 2017 专业）
A. 革兰阳性球菌　　B. 革兰阴性杆菌
C. 革兰阳性杆菌　　D. 革兰阴性双球菌
E. 似酵母样菌

（13~15 题共用题干）

患者女，68 岁。1 个月前在当地医院诊断为尿路感染，并用氨苄西林治疗至今，近 2 天出现腹泻，取粪便标本革兰染色镜检，见大量革兰阳性球菌，成双或不规则葡萄状排列。

13. 为确认该菌是否有致病力，应检查（检验师 2014 实践，2021 实践）（主管检验师 2021 实践，2019 实践）
A. 触酶　　B. 氧化酶
C. 尿素酶　　D. 血浆凝固酶
E. 卵磷脂酶

14. 该患者腹泻发生机制可能是（检验师 2014 实践，2021 实践）（主管检验师 2021 实践，2019 实践）
A. 菌群失调
B. 肠毒素使腺苷环化酶活性增加
C. 细菌侵袭肠黏膜所致
D. 内毒素作用于肠黏膜
E. 肠蠕动快

15. 导致菌群失调的最主要原因是（检验师 2014 实践，2021 实践）（主管检验师 2021 实践，2019 实践）
A. 正常菌群的定位转移
B. 细菌从无（弱）毒株突变成为有（强）毒菌株
C. 长期使用广谱抗生素
D. 使用免疫抑制剂或放射治疗
E. 微生态制剂的大量使用

（16~18 题共用题干）

患者女，54 岁。因发热、尿频、尿痛 1 周就诊。查体示 T 37.5℃，BP 110/ 70mmHg，无其他异常体征。

16. 既往无病史，下列检查必要的是（主管检验师 2012 实践）
A. 尿培养　　B. 骨髓培养
C. 痰培养　　D. 血培养
E. 粪便培养

17. 假如两天后培养出一株触酶阴性，不溶血的革兰阳性球菌，菌落计数＞ 10^5CFU/ml。此时最应该做的检查是（主管检验师 2012 实践）
A. 氧化酶试验　　B. 凝固酶试验
C. 七叶苷水解试验　　D. cAMP 试验
E. 杆菌肽试验

18. 假如七叶苷水解试验阳性，最应该做的检测是（主管检验师 2012 实践）
A. 氧化酶试验　　B. 阿拉伯糖分解试验
C. 棉籽糖分解试验　　D. 6.5%NaCl 生长试验
E. 葡萄糖发酵试验

（19~20 题共用题干）

患者女，22 岁。发热伴头痛 1 天，喷射状呕吐 2 次。查体示 T 38℃，表情淡漠，颈项强直，呼吸音清，肝脾肋下未触及，腰椎穿刺抽取脑脊液，胆管均呈浑浊状，但无血性改变。

19. 脑脊液白细胞检查的参考范围是（检验士 2015 专业）
A.（10~20）× 10^6/L　　B.（0~5）× 10^6/L
C.（0~10）× 10^6/L　　D.（0~8）× 10^6/L
E.（0~5）× 10^8/L

20. 若患者检验结果为 WBC 60 × 10^6/L，葡萄糖 1mmol/L，培养见革兰阴性球菌。该患者可初步诊断为（检验士 2015 专业）
A. 结核性脑膜炎　　B. 病毒性脑膜炎
C. 流行性脑膜炎　　D. 化脓性乙型脑炎
E. 新型隐球菌性脑膜炎

（21~22 题共用题干）

患者男，23 岁。因尿痛、尿频，尿道有黄绿色脓性排出物或分泌物而入院。脓性分泌物涂片镜检显示有大量多形核白细胞，其内有革兰染色阴性双球菌。

21. 患者最可能感染的病原体是（检验士 2020 专业）
A. 脑膜炎奈瑟菌　　B. 杜克嗜血杆菌
C. 溶脲脲原体　　D. 淋病奈瑟菌
E. 性病淋巴肉芽肿衣原体

22. 该病原体在缺乏特异性抗体的情况下具有抗吞噬作用，这主要是由哪种抗原所致（检验士 2020 专业）
A. 荚膜　　B. 菌毛
C. 外膜蛋白　　D. IgA 蛋白酶
E. 脂多糖

（23~24 题共用题干）

患者男，62 岁。因发热、寒战入院做血培养，24 小时后观察血培养瓶出现凝块。

23. 最有可能的病原菌是（检验师 2016 实践）
A. 金黄色葡萄球菌　　B. 肺炎链球菌
C. 厌氧菌　　D. 枯草杆菌
E. 铜绿假单胞菌

24. 对该种细菌感染有效的药物是（检验师 2016 实践）
A. 亚胺培南　　B. 头孢塞肟
C. 头孢呋辛　　D. 万古霉素

E. 庆大霉素

（25~27 题共用题干）

某女性在一次不洁性交后出现子宫颈红肿、阴道分泌物增多、排尿困难等症状，医生疑为淋球菌感染，取分泌物行细菌学检查。

25. 培养该菌选用的培养基是（检验师 2021 实践）

A. 血平板培养基　B. 普通琼脂培养基
C. SS 培养基　D. 巧克力培养基
E. L–J 培养基

26. 接种方法为（检验师 2021 实践）

A. 平板分区划线　B. 平板连续划线
C. 斜面接种　D. 液体接种
E. 涂布接种

27. 该菌的培养条件为（检验师 2021 实践）

A. 需氧培养　B. 微需氧培养
C. 厌氧培养　D. 二氧化碳培养
E. 以上均可

B1 型题（标准配伍题）

（1~2 题共用备选答案）

A. 腐生葡萄球菌 – 表皮葡萄球菌
B. 肺炎链球菌 – 甲型溶血性链球菌
C. A 群链球菌 –B 群链球菌
D. 大肠埃希菌 – 肺炎克雷伯菌
E. 霍乱弧菌 – 嗜水气单胞菌

1. 胆汁溶菌试验主要用于鉴别的细菌组合是（检验士 2013 相关）

2. CAMP 试验主要用于鉴别的细菌组合是（检验士 2013 相关）

（3~5 题共用备选答案）

A. A 群链球菌　B. B 群链球菌
C. D 群链球菌　D. 肠球菌
E. 肺炎链球菌

3. 可致猩红热、风湿热及急性肾小球肾炎的链球菌是（主管检验师 2018 相关）

4. 革兰阳性菌中仅次于葡萄球菌的重要的医院感染病原菌是（主管检验师 2018 相关）

5. 可致新生儿败血症和脑膜炎的链球菌是（主管检验师 2018 相关）

（6~7 题共用备选答案）

A. 细菌细胞壁中含有大量类脂 A
B. 菌体的一端附着单端单根鞭毛
C. 细菌合成产物中有血浆凝固酶
D. 革兰染色时不被 97% 乙醇脱色
E. 细菌细胞壁中含有 SPA 等物质

6. 葡萄球菌共同的生物学性状是（主管检验师 2016 专业）

7. 金黄色葡萄球菌与表皮葡萄球菌的鉴别要点是（主管检验师 2016 专业）

（8~9 题共用备选答案）

A. 血标本增菌培养呈现浑浊并有气体产生
B. 血标本增菌培养呈现均匀浑浊，发酵葡萄糖产酸
C. 血标本增菌培养呈现微浑浊，有绿色变化
D. 血标本增菌培养表面有菌膜，膜下见绿色浑浊
E. 血标本增菌培养血细胞层上面有颗粒生长，并有自上而下的溶血

8. 多为肺炎链球菌生长现象的是（主管检验师 2017 实践）

9. 多为化脓性链球菌生长现象的是（主管检验师 2017 实践）

（10~11 题共用备选答案）

A. A 群链球菌　B. 肺炎链球菌
C. 粪肠球菌　D. 表皮葡萄球菌
E. 霍乱弧菌

10. 对 Optochin 敏感的细菌是（检验士 2012 相关，2015 专业，2020 实践，2021 基础）（检验师 2017 专业，2019 专业）（主管检验师 2015 专业）

11. O/129 敏感试验用于鉴别的细菌是（检验士 2012 相关，2015 专业，2020 实践，2021 基础）（检验师 2017 专业，2019 专业）（主管检验师 2015 专业）

（12~13 题共用备选答案）

A. 血浆凝固酶试验　B. 触酶试验
C. 胆汁七叶苷试验　D. 芽孢试验
E. 胆汁溶菌试验

12. 金黄色葡萄球菌和腐生葡萄球菌的鉴别试验是（检验师 2017 实践）

13. 粪肠球菌和 B 群链球菌的鉴别试验是（检验师 2017 实践）

第六章　肠杆菌科

第一节　概述

A1 型题

1. 下列关于肠杆菌科的叙述，错误的是（主管检验师 2016 基础）

A. 革兰阴性杆菌

B. 能耐胆盐

C. 条件致病菌为医院感染主要病原菌

D. 氧化酶试验阳性

E. 触酶试验阳性

2. 不属于肠杆菌科的细菌是（检验士 2012 专业）

A. 枸橼酸杆菌属　B. 克雷伯菌属

C. 肠杆菌属　D. 沙雷菌属

E. 假单胞菌属

3. 下列细菌中属于肠杆菌科的是（检验士 2012 实践）

A. 鼠疫耶尔森菌　B. 流感嗜血杆菌

C. 军团菌　D. 布鲁菌

E. 铜绿假单胞菌

4. 肠杆菌科细菌不具有的是（检验士 2018 相关）

A. 鞭毛　B. 菌毛

C. 荚膜　D. 芽孢

E. 质粒

5. 对肠杆菌科斜面培养特性的描述，最恰当的是（检验师 2012 相关）

A. 液体培养基中呈沉淀生长

B. 普通营养琼脂上不能生长

C. 麦康凯培养基上生长良好

D. 厌氧培养基上不能生长

E. 血平板上培养 24 小时形成针尖大小的菌落

6. 初步诊断肠杆菌科致病菌及非致病菌的试验是（检验师 2014 相关）

A. 葡萄糖发酵试验　B. 吲哚试验

C. 甲基红试验　D. 乳糖发酵试验

E. 枸橼酸盐利用试验

7. 可发酵乳糖的细菌是（检验师 2019 专业）

A. 痢疾志贺菌　B. 大肠埃希菌

C. 普通变形杆菌　D. 伤寒沙门菌

E. 奇异变形杆菌

8. 肠杆菌可行血清学分群和分型的依据是（检验师 2017 基础）

A. O 抗原和 K 抗原　B. O 抗原和 Vi 抗原

C. K 抗原和 H 抗原　D. H 抗原和 Vi 抗原

E. O 抗原和 H 抗原

9. 无鞭毛的细菌是（检验师 2019 基础）

A. 埃希菌属　B. 沙门菌属

C. 志贺菌属　D. 变形杆菌属

E. 枸橼酸杆菌属

10. 有 Vi 抗原的是（检验师 2019 基础）

A. 沙门菌属　B. 志贺菌属

C. 埃希菌属　D. 变形杆菌属

E. 肠杆菌属

11. Vi 抗原属于（主管检验师 2016 基础）

A. 肠杆菌科的细菌抗原

B. 葡萄球菌细胞壁的蛋白成分

C. 沙门菌的表面抗原

D. 核蛋白抗原

E. 链球菌属表面抗原

第二节　埃希菌属

A1 型题

1. 典型的大肠埃希菌的生化反应结果是（检验士 2013 相关）

A. 乳糖（+），IMViC（++−−）

B. 乳糖（−），IMViC（++−−）

C. 乳糖（+），IMViC（−−++）

D. 乳糖（−），IMViC（−−++）

E. 可发酵任何糖类，IMViC（+−+−）

2. 下列各组生化反应符合大肠埃希菌的是（检验师 2013 实践）

A. 氧化酶（+）、吲哚（−）、甲基红（+）、VP（−）、硫化氢（−）

B. 氧化酶（−）、吲哚（+）、甲基红（+）、VP（+）、硫化氢（+）

C. 氧化酶（−）、吲哚（−）、甲基红（−）、VP（−）、

硫化氢（-）

D. 氧化酶（-）、吲哚（+）、甲基红（+）、VP（-）、硫化氢（-）

E. 氧化酶（+）、吲哚（+）、甲基红（-）、VP（+）、硫化氢（+）

3. 下列生化反应中不符合大肠埃希菌的是（检验师2021基础，2021相关）

A. 吲哚（+）、甲基红（+）

B. VP（-）、枸橼酸盐（-）

C. 硝酸盐还原（+）

D. 氧化酶（+）

E. 脲酶（-）

4. 用作粪便污染监测指标的细菌是（检验师2014相关）

A. 伤寒沙门菌　　B. 霍乱弧菌

C. 痢疾志贺菌　　D. 大肠埃希菌

E. 变形杆菌

5. 某菌为革兰阴性菌，在KIA培养基上，分解葡萄糖和乳糖、产气、不产生H_2S；在MIU培养基上，动力阳性；吲哚试验阳性，脲酶试验阴性，IMViC试验（++--），氧化酶试验阴性，触酶试验阳性，硝酸还原试验阳性。该菌是（检验师2016专业）

A. 大肠埃希菌　　B. 肺炎克雷伯菌

C. 福氏志贺菌　　D. 小肠结肠炎耶尔森菌

E. 阴沟肠杆菌

6. 大肠埃希菌对IMViC试验的结果是（主管检验师2012专业）

A.（++--）　　B.（+-+-）

C.（--++）　　D.（-+-+）

E.（-+++）

7. 细菌性胆道感染时，胆汁中最常见的致病菌为（检验师2016实践）

A. 大肠埃希菌　　B. 变形杆菌

C. 克雷伯菌　　D. 铜绿假单胞菌

E. 链球菌

8. KIA培养基上反应为A/AG，H_2S（-）；MIU培养上呈M（+），I（+），U（-）。该细菌最可能为（主管检验师2017实践）

A. 大肠埃希菌　　B. 鲍曼不动杆菌

C. 变形杆菌　　D. 志贺菌

E. 沙门菌

9. 关于大肠埃希菌的描述，正确的是（主管检验师2016基础）

A. 不能分解乳糖产酸产气

B. 在SS平板上菌落无色透明

C. 有O、K、H三种抗原

D. 专性需氧菌

E. IMViC（--++）

10. EHEC是指（检验师2016实践）

A. 肠致病性大肠埃希菌　　B. 肠产毒性大肠埃希菌

C. 肠出血性大肠埃希菌　　D. 肠侵袭性大肠埃希菌

E. 肠集聚黏附性大肠埃希菌

11. 在临床上可引起类似志贺样腹泻症状的大肠埃希菌是（主管检验师2014相关）

A. ETEC　　B. EPEC

C. EIEC　　D. EHEC

E. EaggEC

12. 含有$O_{157}:H_7$这一血清型的大肠埃希菌是（主管检验师2012专业）

A. ETEC　　B. EPEC

C. EIEC　　D. EHEC

E. EaggEC

13. 严重感染时可引起溶血性尿毒综合征的主要病原菌是（检验师2019专业）

A. 痢疾志贺菌　　B. 沙门菌属

C. 肠出血性大肠埃希菌　　D. 小肠结肠炎耶尔森菌

E. 肠产毒性大肠埃希菌

14. 主要引起婴儿腹泻的肠道细菌是（主管检验师2019基础）

A. 肠炎杆菌　　B. 痢疾杆菌

C. 沙门菌　　D. 肠致病性大肠埃希菌

E. 霍乱弧菌

15. 患儿男，3岁。突发高热，面色苍白，四肢发冷，意识不清，嗜睡，全身中毒症状重，无明显消化道症状。该病最可能的病原菌是（主管检验师2019专业，2019实践，2017相关）

A. 肠产毒性大肠埃希菌　　B. 中毒性痢疾

C. 沙门菌　　D. 痢疾志贺菌

E. 肺炎克雷伯菌

第三节　志贺菌属

A1 型题

1. 我国分离出的志贺菌最常见的是（检验士2018相关）

A. 痢疾志贺菌

B. 福氏志贺菌

C. 鲍氏志贺菌

D. 宋内志贺菌与鲍氏志贺菌

E. 痢疾志贺菌

2. 人类细菌性痢疾最常见的病原菌是（主管检验师2015相关）（检验士2015相关）

A. 铜绿假单胞菌　　B. 志贺菌

C. 金黄色葡萄球菌　　D. 军团菌

E. 弯曲菌

3. 引起细菌性痢疾的细菌是（检验师2017相关）

A. 粪肠球菌　　B. 产气肠杆菌

C. 志贺菌　　D. 黏质沙雷菌
E. 产酸克雷伯菌

4. 引起细菌性痢疾的细菌是（检验师 2021 实践）
A. 大肠埃希菌　　B. 沙门菌
C. 鲍曼不动杆菌　　D. 铜绿假单胞菌
E. 志贺菌属

5. 从粪便中分离志贺菌应选择的平板为（检验士 2013 实践，2018 实践）
A. 血平板和中国蓝平板　　B. M-H 和血平板
C. 麦康凯和 SS 平板　　D. 巧克力和麦康凯平板
E. 麦康凯和 CCFA 平板

6. 不属于志贺杆菌血清群的是（检验士 2013 专业）（检验师 2018 相关）
A. 痢疾志贺菌　　B. 鲍氏志贺菌
C. 福氏志贺菌　　D. 宋内志贺菌
E. 克雷伯菌

7. 用于志贺菌属群（型）鉴定的试验是（主管检验师 2012 实践）
A. 诊断血清凝集试验　　B. 乳糖发酵试验
C. 吲哚试验　　D. VP 试验
E. 甲基红试验

第四节　沙门菌属

A1 型题

1. 沙门菌属在血清鉴定时，需要凝集的 H 血清是该菌哪种细胞结构的抗原（检验士 2017 基础，2021 基础）
A. 菌体多糖　　B. 荚膜
C. 核糖体　　D. 鞭毛
E. 包膜

2. 属于法定传染病的是（检验士 2016 相关，2018 专业）
A. 念珠菌性肠炎　　B. 湿疹
C. 伤寒　　D. 胰腺炎
E. 大肠埃希菌引起的尿路感染

3. 下列对沙门菌的叙述，正确的是（检验士 2016 基础）
A. 革兰阴性杆菌、氧化酶（+）、动力（+）
B. 革兰阳性杆菌、氧化酶（-）、动力（+）
C. 革兰阴性杆菌、氧化酶（-）、动力（-）
D. 革兰阴性杆菌、氧化酶（-）、动力（+）
E. 革兰阳性杆菌、氧化酶（+）、动力（-）

4. 骨髓涂片中，常见的革兰阴性杆菌是（检验师 2015 相关）
A. 大肠埃希菌　　B. 产气肠杆菌
C. 黏质沙雷菌　　D. 伤寒沙门菌
E. 普通变形杆菌

5. 可以区分沙门菌属与志贺菌属的试验是（主管检验师 2013 专业）
A. 甲基红试验　　B. 硝酸盐还原试验
C. 尿酶试验　　D. VP 试验
E. 动力试验

6. 伤寒沙门菌 O 抗原刺激机体产生的抗体是（检验师 2014 专业）
A. IgA　　B. lgD
C. lgE　　D. IgG
E. IgM

7. 伤寒恢复期肥达反应的结果为（检验师 2016 实践）
A. O 与 H 凝集效价均高于正常值
B. O 与 H 凝集效价均低于正常值
C. O 凝集效价低而 H 凝集效价高
D. O 凝集效价高而 H 凝集效价低
E. O 与 H 凝集效价均不变

8. 沙门菌属不具有的抗原为（主管检验师 2020 基础）
A. O 抗原　　B. H 抗原
C. K 抗原　　D. Vi 抗原
E. M 抗原

9. 下列抗原中作为沙门菌分群依据的是（主管检验师 2014 基础）
A. O 抗原　　B. H 抗原
C. Vi 抗原　　D. M 抗原
E. S 抗原

10. 沙门菌属中的 Vi 抗原属于（检验师 2019 相关）
A. 菌体抗原　　B. 鞭毛抗原
C. 表面抗原　　D. H 抗原
E. O 抗原

11. Vi 抗原属于（主管检验师 2019 基础）
A. 肠杆菌科的细菌抗原
B. 葡萄球菌细胞壁的蛋白成分
C. 沙门菌的表面抗原
D. 核蛋白抗原
E. 链球菌属表面抗原

12. 为了破坏沙门菌属的表面 Vi 抗原，通常可采用的方法为（主管检验师 2019 实践）
A. 加热 100℃，5 分钟　　B. 加热 56℃，5 分钟
C. 紫外灯照射 1 小时　　D. 0.4% 甲醛处理
E. 冷冻 1 小时

13. 对伤寒、副伤寒沙门菌的分离培养，下述不正确的是（检验士 2012 相关）
A. 其选择培养基可为 SS 琼脂
B. 可采用血液培养分离病原菌
C. 可采胆汁标本进行分离
D. 尿中不会检出
E. 骨髓标本培养阳性率在发病第 1 周时也比较高

14. 单凭生化反应难以将沙门菌属鉴定菌种时，应进行（主管检验师 2021 实践）（检验师 2015 专业，2013 专

业，2020 专业）

A. 血清学试验　　B. 枸橼酸盐利用试验

C. 甘露醇试验　　D. 溶血素试验

E. 亚硝酸盐试验

15. 下列为胞内寄生的细菌是（主管检验师 2020 专业）

A. 鲍曼不动杆菌　　B. 伤寒沙门菌

C. 产碱不动杆菌　　D. 大肠埃希菌

E. 肺炎克雷伯菌

16. 属于胞内寄生的细菌是（检验师 2012 专业）

A. 肠致病性大肠埃希菌　　B. 痢疾志贺菌

C. 伤寒沙门菌　　D. 普通变形杆菌

E. 肠产毒性大肠埃希菌

17. 伤寒发病第 3 周细菌培养阳性率最高的化验标本是（主管检验师 2014 相关）

A. 脑脊液　　B. 骨髓

C. 血液　　D. 粪便

E. 痰

18. 患者女，23 岁。发热 5 天，体温 39~40℃，物理、化学降温无效。患者自述曾进食腌制的贝壳类食物。予以抗生素抗感染治疗。3 天体温恢复正常。抗生素使用前做血培养，血培养结果阳性，革兰阴性杆菌生长，细菌在 SS 平板上形成中心黑色菌落。最可能感染的细菌是（主管检验师 2021 基础，2019 专业，2019 实践，2017 基础）

A. 大肠埃希菌　　B. 伤寒沙门菌

C. 痢疾志贺菌　　D. 鲍曼不动杆菌

E. 洋葱伯克霍尔德菌

19. 关于伤寒，不正确的是（2019 相关）

A. 伤寒是消化道传染病

B. 伤寒病程的第 2~4 周可发生肠出血、肠穿孔等并发症

C. 肥达反应阳性，说明机体已产生了对伤寒的免疫力

D. 喹诺酮类药物对伤寒治疗有效

E. 嗜酸性粒细胞计数对伤寒的诊断和预后有参考意义

20. 患者男，成年人。发热 2 周，食欲不振、乏力、腹胀、脾肿大，白细胞 3.8×10^9/L，发热持续不退，临床疑为伤寒病。为辅助诊断，可以明确病原的首选检查是（检验士 2018 实践）

A. 外斐试验　　B. 肥达试验

C. 血培养　　D. 骨髓培养

E. 痰培养

第五节　其他肠杆菌科细菌

A1 型题

一、耶尔森菌属

1. 鼠疫耶尔森菌的微生物学检查，不宜采取的标本为（主管检验师 2014 专业）

A. 淋巴穿刺液　　B. 患者痰液

C. 患者粪便　　D. 患者血液

E. 尸体肝、脾等组织

2. 在 37℃ 培养无动力，25℃ 培养有动力的细菌是（检验士 2018 实践）

A. 普通变形杆菌　　B. 奇异变形杆菌

C. 小肠结肠炎耶尔森菌　　D. 摩根菌

E. 大肠埃希菌

3. 可通过呼吸道在人与人之间直接传播的鼠疫类型是（检验士 2013 基础，2017 基础）

A. 腺鼠疫　　B. 肠鼠疫

C. 败血症鼠疫　　D. 眼鼠疫

E. 肺鼠疫

4. 下列哪种细菌可在 4℃生长（检验士 2018 相关）

A. 炭疽芽孢杆菌　　B. 霍乱弧菌

C. 小肠结肠炎耶尔森菌　　D. 产气荚膜梭菌

E. 鼠疫耶尔森菌

二、克雷伯菌属

5. 下列细菌中 DNA 酶阳性的是（检验士 2012 基础）

A. 大肠埃希菌　　B. 肺炎克雷伯菌

C. 产气肠杆菌　　D. 阴沟肠杆菌

E. 黏质沙雷菌

6. 常引起肠道疾病的无动力细菌是（检验师 2016 相关）

A. 副伤寒沙门菌　　B. 霍乱弧菌

C. 副溶血弧菌　　D. 痢疾志贺菌

E. 肺炎克雷伯菌

7. 在初次分离培养基上可形成较大、灰白色黏稠液型菌落，相邻菌易发生融合，用接种针挑取可挑出丝状细丝的是（主管检验师 2019 专业）

A. 变形杆菌　　B. 液化沙雷菌

C. 肺炎克雷伯菌　　D. 阴沟肠杆菌

E. 伤寒沙门菌

8. 患者男，57 岁。肺癌化疗后 WBC ＜ 2×10^9/L。住院期间出现发热、咳嗽，对患者痰液进行细菌培养后发现该细菌用接种环挑起呈黏液丝样。该细菌可能是（主管检验师 2016 实践）

A. 肺炎克雷伯菌　　B. 肺炎链球菌

C. 铜绿假单胞菌　　D. 金黄色葡萄球菌

E. 大肠埃希菌

三、变形杆菌

9. 从腹腔感染患者腹腔液中分离出革兰阴性杆菌，氧化酶阴性，苯丙氨酸脱氨酶阳性，在血平板上有迁徙生长，H_2S 阳性。该细菌可能是（检验师 2018 基础）（主管

检验师2021专业，2020实践，2019相关，2018基础，2017相关）

A. 变形杆菌　　B. 摩根菌
C. 普罗威登梭菌　　D. 伤寒沙门菌
E. 枸橼酸杆菌

10. 普通变形杆菌与奇异变形杆菌的区别试验为（主管检验师2021实践）

A. 发酵葡萄糖试验　　B. 枸橼酸盐利用试验
C. 尿素酶试验　　D. 动力试验
E. 吲哚试验

11. 迁徙扩散生长的细菌最有可能是（检验师2013专业）（主管检验师2012相关）

A. 大肠埃希菌　　B. 普通变形杆菌
C. 伤寒沙门菌　　D. 肺炎克雷伯菌
E. 弗劳地枸橼酸杆菌

12. 有迁徙生长现象的细菌是（主管检验师2016基础）

A. 霍乱弧菌　　B. 伤寒沙门菌
C. 大肠埃希菌　　D. 变形杆菌
E. 痢疾志贺菌

13. 变形杆菌经脱硫氨基作用，使含硫氨基（胱氨酸）分解成（主管检验师2016相关）

A. 丙酮　　B. 丙酮酸
C. 氨和 H_2S　　D. H_2 和 H_2O
E. CO_2 和 H_2O

14. 与外斐反应有关的细菌是（主管检验师2013相关）

A. 伤寒沙门菌
B. 变形杆菌属中某些特殊菌株
C. 肺炎链球菌
D. 痢疾志贺菌
E. 粪肠球菌

四、肠杆菌属

15. 产气肠杆菌对IMViC试验的结果是（检验师2012专业）（主管检验师2016专业）

A.（++−−）　　B.（+−+−）
C.（−−++）　　D.（−+−+）
E.（++++）

16. 细菌中最小者可用于检查滤菌器效果的是（检验师2014实践）

A. 大肠埃希菌　　B. 金黄色葡萄球菌
C. 蜡样芽孢杆菌　　D. 草绿色链球菌
E. 黏质沙雷菌

A3型题

（1~2题共用题干）

一患者夜间突然出现畏冷发热，同时出现腹痛、脓血便。粪便常规检查发现大量红细胞、白细胞和大量黏液。

1. 细菌学培养分离出疑似志贺菌属菌落，以下鉴定措施价值最小的是（检验士2013实践）

A. 接种KIA培养基　　B. 接种MIU培养基
C. 触酶试验　　D. 氧化酶试验
E. 血清学试验

2. 若进行细菌学检查，下列哪项标本处理方法最不适于检测可疑的病原菌（检验士2013实践）

A. 肛拭子可接种GN肉汤
B. 肛拭子可接种脑心浸液肉汤
C. 取粪便黏液或脓血部分接种SS琼脂
D. 取粪便黏液或脓血部分接种麦康凯培养基
E. 取粪便黏液或脓血部分接种中国蓝琼脂

（3~4题共用题干）

患者男，40岁。在餐馆就餐2小时后出现发热、呕吐和腹泻。粪便标本接种在SS培养基和羊血平板上。

3. 用SS培养基接种粪便标本，主要检测的细菌是（检验士2014专业）

A. 金黄色葡萄球菌　　B. 大肠埃希菌
C. 草绿色链球菌　　D. 志贺菌
E. 结核分枝杆菌

4. 羊血平板有β溶血的菌落，涂片为革兰阳性，血浆凝固酶试验阳性，其最可能的细菌是（检验士2014专业）

A. 表皮葡萄球菌　　B. 金黄色葡萄球菌
C. A群链球菌　　D. 肺炎链球菌
E. 草绿色链球菌

（5~7题共用题干）

患者女，35岁。发热1周，食欲不振、乏力、腹胀、腹泻、脾肿大。外周血白细胞偏低，中性粒细胞减少，嗜酸性粒细胞缺失。起病后曾服用“退烧药”及磺胺药，发热仍不退。临床怀疑为伤寒病。

5. 为进一步诊断，首先应做的检查是（检验师2013实践）

A. 肥达反应　　B. 外斐反应
C. 尿培养　　D. 粪便培养
E. 骨髓培养或血培养

6. 不符合伤寒沙门菌生物学特点的是（检验师2013实践）

A. 发酵葡萄糖产酸产气
B. 有动力
C. 在普通琼脂平板上形成中等大小、半透明的S型菌落
D. 不发酵乳糖和蔗糖
E. 属于细胞内寄生菌

7. 关于肥达试验所用抗原，不正确的是（检验师2013实践）

A. 伤寒沙门菌O抗原
B. 伤寒沙门菌H抗原
C. 甲型副伤寒沙门菌O抗原
D. 甲型副伤寒沙门菌H抗原
E. 乙型副伤寒沙门菌H抗原

（8~10 题共用题干）

患者男，因左下肢化脓性骨髓炎入院，骨科手术切开排脓，送脓液培养，实验室报告培养出一株革兰阴性杆菌，触酶阳性，氧化酶阴性，发酵葡萄糖。

8. 该菌可能属于（检验师 2015 专业）

A. 假单胞菌属　　B. 肠杆菌科菌属
C. 弧菌科细菌　　D. 不动杆菌属
E. 艾青菌属

9. 假设该菌苯丙氨酸脱氨酶阳性，产 H_2S 气体。那该菌最可能是（检验师 2015 专业）

A. 爱德华菌　　B. 沙门菌
C. 变形杆菌　　D. 普罗威登斯菌
E. 弗劳地枸橼酸杆菌

10. 假设该菌动力阴性，枸橼酸阳性。那该菌最可能是（检验师 2015 专业）

A. 志贺菌属　　B. 大肠埃希菌
C. 克雷伯菌属　　D. 沙雷菌属
E. 肠杆菌属

（11~13 题共用题干）

患者女，尿培养为革兰阴性杆菌，血平板上蔓延生长，H_2S 阳性。

11. 该病原菌可能是（检验师 2015 实践）

A. 大肠埃希菌　　B. 痢疾志贺菌
C. 普通变形杆菌　　D. 产酸克雷伯菌
E. 肺炎克雷伯菌

12. 对于可能的病原菌，下列叙述错误的是（检验师 2015 实践）

A. 为肠道正常菌群　　B. 运动活泼
C. 苯丙氨酸脱氨酶阳性　　D. 氧化酶阳性
E. 触酶阳性

13. 用抗生素治疗此感染时，不应考虑的方案是（检验师 2015 实践）

A. 氨苄西林　　B. 庆大霉素
C. 环丙沙星　　D. 亚胺培南
E. 万古霉素

（14~16 题共用题干）

患者男，16 岁。寒战高热、伴左小腿疼痛 2 天入院。查体：体温 39.5℃，精神差，胫骨近端有压痛，局部皮肤红肿。实验室检查：WBC 20.5×10^9/L，Neu91%，X 线片检查左胫骨近端软组织肿胀，骨膜下穿刺液为淡红色脓液。

14. 若分离出革兰阴性菌，氧化酶阴性，触酶阳性，发酵葡萄糖该菌应是（检验师 2021 实践）

A. 大肠埃希菌　　B. 肺炎克雷伯菌
C. 宋内志贺菌　　D. 小肠结肠炎耶尔森菌
E. 阴沟肠杆菌

15. 假设从淡红色脓液中出分离一革兰阴性杆菌，在血平板上有迁徙生长，H_2S 阳性，它可能是（检验师 2021 实践）

A. 变形杆菌　　B. 摩根菌
C. 普罗威登斯菌　　D. 伤寒沙门菌
E. 枸橼酸杆菌

16. 若该致病菌可能是普通变形杆菌、普罗威登斯菌属和摩根菌属，则能鉴别三者的试验是（检验师 2021 实践）

A. 甘露醇分解试验　　B. 硫化氢试验
C. 吲哚试验　　D. 尿素酶试验
E. 苯丙氨酸脱氨酶试验、鸟氨酸脱羧酶试验

B1 型题（标准配伍题）

（1~2 题共用备选答案）

A.（+++−）　　B.（−+++）
C.（−−++）　　D.（++−−）
E.（−+−−）

1. 大多数肠杆菌属细菌对 IMViC 试验的结果为（主管检验师 2013 实践）

2. 大肠埃希菌对 IMViC 试验的结果为（主管检验师 2013 实践）

（3~4 题共用备选答案）

A. 沙门菌属　　B. 志贺菌属
C. 埃希菌属　　D. 变形杆菌属
E. 肠杆菌属

3. 有 Vi 抗原的细菌是（检验师 2013 基础）（主管检验师 2012 基础）

4. 无鞭毛抗原的细菌是（检验师 2013 基础）（主管检验师 2012 基础）

（5~6 题共用备选答案）

A. 普通变形杆菌　　B. 副溶血性弧菌
C. 产气荚膜梭菌　　D. 肉毒梭菌
E. 鼠伤寒沙门菌

5. 可能引起食物中毒，与食入不洁海产品有关的细菌是（检验师 2017 实践）

6. 可引起深部创伤伤口感染的厌氧菌是（检验师 2017 实践）

第七章　非发酵革兰阴性杆菌

第一节　假单胞菌属

A1 型题

1. 下列菌属中属于非发酵菌属的是（检验士 2019 专业）
A. 克雷伯菌属　B. 气单胞菌属
C. 不动杆菌属　D. 埃希菌属
E. 变形杆菌属

2. O/F 试验用于肠杆菌科细菌与非发酵菌的鉴别，其主要原因是（检验师 2016 实践）
A. 肠杆菌科细菌与非发酵菌均为发酵型
B. 肠杆菌科细菌与非发酵菌均为氧化型
C. 肠杆菌科细菌为发酵型，非发酵菌为氧化型或产碱型
D. 肠杆菌科细菌为氧化型，非发酵菌为发酵型
E. 肠杆菌科细菌与非发酵菌均为产碱型

3. 关于非发酵菌的叙述，不正确的是（检验师 2016 实践）
A. 不发酵糖，不分解糖
B. 常规标本应培养于 30℃，再培养于 35~37℃
C. 氧化酶试验大部分呈阳性
D. 大部分为专性需氧菌
E. 鞭毛的有无及其特点可辅助发酵菌的鉴定

4. 铜绿假单胞菌产生（检验士 2018 基础）
A. 脂溶性色素　B. 水溶性色素
C. 抗生素　D. 分支菌酸
E. 脂质

5. 具有绿脓素的微生物是（检验士 2017 专业，2019 实践，2021 实践）
A. 军团菌　B. 铜绿假单胞菌
C. 肺炎克雷伯菌　D. 流感嗜血杆菌
E. 肺炎链球菌

6. 在肉汤培养基表面能形成菌膜的是（检验士 2013 专业）（检验师 2018 相关）
A. 鲍曼不动杆菌　B. 铜绿假单胞菌
C. 草绿色链球菌　D. 普通变形杆菌
E. 恶臭假单胞菌

7. 对铜绿假单胞菌生化特征的描述，错误的是（检验师 2016 专业，2021 实践）
A. 氧化酶阳性　B. 氧化分解葡萄糖
C. 不利用枸橼酸盐　D. 不产生吲哚
E. 还原硝酸盐

8. 对铜绿假单胞菌致病性的描述，错误的是（检验师 2016 专业）
A. 烧伤感染　B. 创伤感染
C. 尿路感染　D. 最常见食物中毒
E. 引起菌血症

9. 铜绿假单胞菌和荧光假单胞菌的鉴别试验可选择（检验师 2012 基础）
A. 触酶试验　B. 氧化酶试验
C. 4℃生长试验　D. 硝酸盐还原试验
E. 葡萄糖 O/P 试验

10. 关于铜绿假单胞菌的叙述，不正确的是（检验师 2013 基础）（主管检验师 2012 基础）
A. 无芽孢　B. 无荚膜
C. 兼性厌氧　D. 在普通培养基上生长
E. 大多菌株可产生多种胞酶

11. 常引起烧伤或创伤后感染的细菌是（主管检验师 2021 实践，2019 相关，2016 相关）
A 福氏志贺菌　B. 流感嗜血杆菌
C. 分枝杆菌　D. 铜绿假单胞菌
E. 人型支原体

12. 铜绿假单胞菌引起的医源性感染最常见于（检验士 2012 专业）（检验师 2021 专业）
A. 烧伤患者　B. 脑膜炎患者
C. 肾结石患者　D. 肾炎患者
E. 亚急性心内膜炎患者

13. 铜绿假单胞菌引起的医源性感染的常见部位是（检验师 2017 实践）
A. 烧伤创面　B. 胸膜
C. 尿路　D. 血液
E. 肠道

14. 鉴别铜绿假单胞菌与醋酸钙不动杆菌的试验是（主管检验师 2017 实践）
A. 触酶试验　B. 氧化酶试验
C. 葡萄糖 O/F 试验　D. 在普通肉汤中生长
E. 在麦康凯培养基上生长

15. 关于铜绿假单胞菌毒力因子的描述，错误的是（主管检验师 2012 专业）
A. 具有黏附素　B. 具有多糖荚膜
C. 产生绿脓素　D. 具有磷脂酶 C
E. 无外毒素

A2 型题（病历摘要型最佳选择题）

1. 某患者行右下肢截肢术后，在手术创面出现脓性分泌物。经培养，血平板上有扁平、枫叶状带金属光泽的大菌落生长，具生姜味，有水溶性绿色色素。此菌很可能是（主管检验师 2021 基础，2019 实践，2018 实践）

A. 金黄色葡萄球菌　B. 嗜麦芽窄食单胞菌
C. 大肠埃希菌　D. 草绿色链球菌
E. 铜绿假单胞菌

2. 患者男，45 岁。烧伤部位发生感染，对其伤口分泌物进行细菌培养后发现在血平板上形成扁平、湿润、灰绿色、透明溶血的菌落，可见蓝绿色浓汁。初步判断引起感染的微生物是（检验士 2021 专业）（主管检验师 2021 实践）

A. 金黄色葡萄球菌　B. 大肠埃希菌
C. 铜绿假单胞菌　D. 鲍曼不动杆菌
E. 化脓性链球菌

3. 患者男，36 岁。右上肢截肢后创面出现脓性分泌物，分泌物培养于血平板上长出扁平、边缘不整齐，有生姜味，带金属光泽的菌落，菌落周围有透明溶血环。据此可推断此菌为（主管检验师 2020 基础）

A. 大肠埃希菌　B. 鲍曼不动杆菌
C. 草绿色链球菌　D. 金黄色葡萄球菌
E. 铜绿假单胞菌

第二节　其他非发酵革兰阴性杆菌

A1 型题

1. 动力阴性的细菌是（检验师 2012 专业）

A. 荧光假单胞菌　B. 类产碱杆菌
C. 鲍曼不动杆菌　D. 铜绿假单胞菌
E. 恶臭假单胞菌

2. 标本直接涂片显示革兰阴性球杆菌呈双排列，氧化酶试验阴性。最可能提示（检验师 2012 专业）

A. 奈瑟菌属　B. 窄食单胞菌属
C. 不动杆菌属　D. 肠杆菌属
E. 假单胞菌属

3. 不动杆菌属引起的院内感染，最常见的部位是（检验师 2013 实践）

A. 呼吸道　B. 消化道
C. 生殖道　D. 皮肤伤口
E. 泌尿道

4. 符合不动杆菌生物学特性的是（主管检验师 2019 基础，2016 实践，2014 实践）

A. 氧化酶试验阳性、触酶试验阳性、麦康凯培养基生长
B. 氧化酶试验阴性、无动力、硝酸盐还原试验阴性
C. 氧化酶试验阳性、动力试验阳性、麦康凯培养基生长
D. 动力、触酶、硝酸盐还原试验均为阳性
E. 氧化酶试验阴性、葡萄糖 O/F 试验为发酵型、35℃不生长

5. 不动杆菌生物学特征中的“三阴”是指（检验师 2019 基础）

A. 氧化酶试验阴性，动力试验阴性，硝酸盐还原试验阴性
B. 尿素酶试验阴性，动力试验阴性，吲哚试验阴性
C. 氧化酶试验阴性，H_2S 试验阴性，硝酸盐还原试验阴性
D. 尿素酶试验阴性，动力试验阴性，硝酸盐还原试验阴性
E. 氧化酶试验阴性，H_2S 试验阴性，吲哚试验阴性

6. 氧化酶阴性、硝酸还原试验阴性、动力试验阴性的细菌是（检验士 2018 相关）（检验师 2015 基础，2021 相关）

A. 产碱杆菌　B. 嗜麦芽窄食单胞菌
C. 芳香黄杆菌　D. 鲍曼不动杆菌
E. 铜绿假单胞菌

7. 不动杆菌属的哪项试验呈阳性（主管检验师 2013 相关，2021 实践）

A. 触酶试验　B. 氧化酶试验
C. 硝酸盐还原试验　D. 动力试验
E. 发酵葡萄糖

8. 初步鉴定不动杆菌的主要依据为（检验师 2013 专业，2019 相关）（主管检验师 2012 相关）

A. 氧化酶试验阳性、硝酸盐还原试验阳性、动力试验阴性
B. 氧化酶试验阳性、硝酸盐还原试验阴性、动力试验阴性
C. 氧化酶试验阴性、硝酸盐还原试验阴性、动力试验阴性
D. 氧化酶试验阴性、硝酸盐还原试验阳性、动力试验阴性
E. 氧化酶试验阴性、硝酸盐还原试验阴性、动力试验阳性

9. 初次分离需要 L- 半胱氨酸的细菌是（主管检验师 2019 基础，2017 专业）

A. 肺炎链球菌　B. 大肠埃希菌
C. 金黄色葡萄球菌　D. 铜绿假单胞菌
E. 军团菌

10. 关于军团菌生物学特性，正确的是（主管检验师 2021 实践，2020 实践，2018 专业，2016 专业）

A. 革兰阴性杆菌　B. 有芽孢
C. 在厌氧环境中生长良好　D. 触酶试验阴性
E. 在 BCYE 培养基中不生长

11. 军团菌的传播途径是（检验师 2013 专业，2017

专业，2020 专业）（主管检验师 2012 相关）

A. 接触性传播　B. 呼吸道传播
C. 输血传播　D. 性接触传播
E. 粪 – 口传播

A2 型题（病历摘要型最佳选择题）

患者女，71 岁。因慢性阻塞性肺疾病急性加重，伴意识模糊入住 ICU，经呼吸机支持，止咳、化痰等治疗数日后病情好转。近 2 日出现发热，咳嗽，气道分泌物增多。经气管插管可出现较多黄白色脓性痰。体温 39℃，双下肺可闻及较多细小水泡音。血 WBC 升高为 20.3×10^9/L。X 线检查示双下肺野斑片状阴影。痰培养示灰白色菌落生长，革兰阴性球杆菌。该菌氧化酶阴性，硝酸盐还原试验阴性，动力阴性，专性需氧。该病原菌可能是（主管检验师 2020 专业）

A. 嗜麦芽窄食单胞菌　B. 铜绿假单胞菌
C. 产碱杆菌　D. 大肠埃希菌
E. 鲍曼不动杆菌

A3 型题

（1~2 题共用题干）

从一位菌血症患者的血液中培养出嗜麦芽窄食单胞菌。

1. 不符合其生物学特性的是（主管检验师 2013 实践）

A. 革兰阴性杆菌，无芽孢
B. 氧化酶试验阴性
C. 不能在麦康凯培养基上生长
D. 水解七叶苷
E. 液化明胶

2. 嗜麦芽窄食单胞菌对下列哪种抗生素天然耐药（主管检验师 2013 实践）

A. 亚胺培南　B. 复方新诺明
C. 环丙沙星　D. 替卡西林
E. 米诺环素

（3~4 题共用题干）

从一位中耳炎患者的耳拭子中分离到一株铜绿假单胞菌。

3. 不符合该菌的培养特性是（检验士 2013 实践）

A. 普通琼脂平板上生长
B. 在血平板上形成有透明溶血环的菌落
C. 平板上菌落灰绿色、有特殊气味
D. 不能在麦康凯培养基上生长
E. 在肉汤培养基的液面上生长良好

4. 符合铜绿假单胞菌生化反应的是（检验士 2013 实践）

A. 触酶试验阴性
B. 氧化酶试验阴性
C. 葡萄糖 O/F 试验为发酵型
D. 硝酸盐还原试验阳性
E. 不能液化明胶

B1 型题（标准配伍题）

（1~2 题共用备选答案）

A. 0.2% 蛋白胨，1% 葡萄糖
B. 1% 蛋白胨，1% 葡萄糖
C. 产碱反应
D. 产酸反应
E. 分解尿素

1. Hugh–Leifson 设计的 O/F 培养基成分为（检验士 2014 基础）

2. 产碱杆菌在 O/F 培养基中的反应为（检验士 2014 基础）

（3~5 题共用备选答案）

A. 绿脓素　B. 荧光素
C. 黄色素　D. 褐色素
E. 紫色素

3. 斯氏假单胞菌产生（主管检验师 2012 专业）

4. 铜绿假单胞菌产生（主管检验师 2012 专业）

5. 荧光假单胞菌产生（主管检验师 2012 专业）

（6~7 题共用备选答案）

A. 可产生水溶色素　B. 专性厌氧
C. 硝酸盐还原试验阴性　D. 微需氧
E. 兼性厌氧

6. 属于铜绿假单胞菌理化性质的是（检验士 2013 专业）

7. 属于不动杆菌理化性质的是（检验士 2013 专业）

第八章　弧菌科

A1 型题

1. 霍乱弧菌不染色动力检查除使用普通显微镜外，还可采用的是（检验师 2013 专业，2017 专业，2019 专业）（主管检验师 2012 相关）

A. 相差显微镜　B. 暗视野显微镜
C. 荧光显微镜　D. 透射电子显微镜
E. 扫描电子显微镜

2. 关于霍乱弧菌的生物学性状，错误的是（检验师 2020 基础）

A. 增菌培养基通常为碱性蛋白胨水
B. 有菌毛和单鞭毛
C. 悬滴观察呈“穿梭”样运动
D. EI-Tor 生物型可形成芽孢
E. 革兰染色为阴性

3. 用于霍乱弧菌分离培养的平板是（检验师 2020 基础）

A. SS 平板
B. 麦康凯平板
C. TCBS 平板
D. 含万古霉素和多黏菌素的巧克力平板
E. 血平板

4. 在 TCBS 上能生长，粪便呈米泔水样的细菌是（检验师 2021 相关）

A. 大肠埃希菌　B. 宋内志贺菌
C. 变形杆菌　D. 副溶血性弧菌
E. 霍乱弧菌

5. 不能及时接种的粪便标本保存在碱性蛋白胨水中，主要是为了分离哪种细菌（检验师 2020 相关，2016 相关）

A. 弯曲菌　B. 志贺菌
C. 弧菌　D. 沙门菌
E. 耶尔森菌

6. 分离霍乱弧菌所用的平板是（检验师 2021 相关）

A. SS 平板　B. TCBS 平板
C. 麦康凯平板　D. EMB 平板
E. 中国蓝平板

7. 可分离培养霍乱弧菌的是（检验士 2018 基础）

A. 碱性琼脂平板　B. 吕氏血清斜面
C. 庖肉培养基　D. SS 培养基
E. 血琼脂平板

8. 在碱性条件下，生长良好的细菌是（检验士 2016 基础）

A. 葡萄球菌　B. 大肠埃希菌
C. 霍乱弧菌　D. 铜绿假单胞菌
E. 结核分枝杆菌

9. 怀疑霍乱弧菌感染的粪便应接种于何种培养基中增菌（检验师 2013 实践，2015 实践，2019 实践）

A. SS 培养基　B. pH2.0 普通肉汤
C. pH6.0 普通肉汤　D. pH8.5 碱性蛋白胨水
E. pH4.0 蛋白胨水

10. 正常胃酸条件下需要大量霍乱弧菌才能引起感染，原因是（检验师 2015 相关）

A. 该菌不耐酸　B. 胃内乳酸杆菌拮抗该菌
C. 人体对该菌有免疫力　D. 该菌致病力弱
E. 幽门螺杆菌拮抗该菌

11. 血液、骨髓标本中检出革兰阴性杆菌，首先应考虑排除的细菌是（检验师 2014 实践）

A. 大肠埃希菌　B. 变形杆菌
C. 铜绿假单胞菌　D. 沙门菌
E. 霍乱弧菌

12. 不属于霍乱弧菌检查的是（检验士 2018 实践）

A. 动力观察　B. 制动试验
C. 庆大琼脂培养　D. 碱性胨水增菌培养
E. 荚膜肿胀试验

13. 神奈川现象阳性的弧菌为（主管检验师 2021 实践，2020 基础）

A. 拟态弧菌　B. 霍乱弧菌
C. 创伤弧菌　D. 溶藻弧菌
E. 副溶血性弧菌

14. 下列细菌中神奈川现象试验阳性的是（检验士 2014 专业，2012 专业）

A. 铜绿假单胞菌　B. 单核李斯特菌
C. 奇异变形杆菌　D. 副溶血性弧菌
E. 鼠疫耶尔森菌

15. 霍乱弧菌的主要致病物质是（检验士 2017 基础）

A. 鞭毛　B. 荚膜
C. 霍乱肠毒素　D. 索状因子
E. 氧化酶

16. 常引起人类急性烈性肠道传染病的弧菌是（检验士 2013 相关，2017 相关）

A. 溶藻弧菌　B. 创伤弧菌
C. 霍乱弧菌　D. 麦氏弧菌
E. 福尼斯弧菌

17. 关于霍乱弧菌的描述，正确的是（检验师 2012 基础）

A. 是烈性肠道传染病霍乱的病原菌，不能引起世界流行
B. O_1 群菌体抗原由 A、B 两个抗原成分组成
C. O_{139} 群是 EI-Tor 生物型
D. 小川型和稻叶型为常见的流行型别
E. 在 pH 2.0 时能很好地生长

18. 属于霍乱弧菌大规模筛查试验的是（主管检验师 2020 专业）

A. 暗视野 + 动力 + 制动试验

B. 暗视野＋动力　　C. 生化试验
D. 血清分型　　E. 碱性胨水增菌培养

19. 我国沿海地区食物中毒最常见的病原菌是（检验士 2013 基础，2019 相关）
A. 霍乱弧菌　　B. 副溶血性弧菌
C. 金黄色葡萄球菌　　D. 拟态弧菌
E. 伤寒沙门菌

20. 关于副溶血性弧菌致病性的叙述，错误的是（主管检验师 2021 实践，2019 基础，2013 实践）
A. 常因食入未煮熟的海产品而感染
B. 潜伏期 5~72 小时
C. 主要致病物质是耐热溶血素
D. 主要症状为腹痛、腹泻、呕吐、发热等
E. 病后可获得牢固免疫力

21. 食入未煮熟的海产品容易感染下列哪种细菌（主管检验师 2019 相关）
A. 大肠埃希菌　　B. 伤寒沙门菌
C. 副溶血性弧菌　　D. 金黄色葡萄球菌
E. 粪肠球菌

22. 引起的食物中毒与食用不洁海产品有关的是（检验师 2012 相关）
A. 奇异变形杆菌　　B. 副溶血性弧菌
C. 产气荚膜梭菌　　D. 肉毒梭菌
E. 鼠伤寒沙门菌

23. 进食被污染的海产品、腌制食品引起食物中毒，最可能的病原体是（检验师 2021 相关）
A. 沙门菌属　　B. 副溶血性弧菌
C. 大肠埃希菌　　D. 金黄色葡萄球菌
E. 志贺菌

24. 弧菌科细菌区别于肠杆菌科细菌的特征是（主管检验师 2017 基础）
A. 氧化酶试验阳性　　B. 有动力
C. 发酵葡萄糖　　D. 有鞭毛
E. 吲哚试验阳性

25. 下列哪个试验能够区分大多数肠杆菌科与弧菌科细菌（主管检验师 2016 实践）
A. 尿素酶试验　　B. 氧化酶试验
C. 触酶试验　　D. 苯丙氨酸脱氨酶试验
E. 葡萄糖酸盐利用试验

26. 关于霍乱，下列描述错误的是（主管检验师 2016 基础）
A. 为烈性传染病
B. 经口传播
C. 病后可获得短暂免疫力
D. 人是霍乱弧菌的唯一感染者
E. 人对霍乱的免疫力主要依靠 sIgA

27. 关于霍乱弧菌的叙述，错误的是（主管检验师 2016 实践）
A. 曾引起 7 次世界大流行
B. 可用悬滴法直接观察其动力
C. 本菌初次分离通常用碱性蛋白胨水
D. 运动活泼，有菌毛和芽孢
E. 患者粪便常呈米泔水样

28. 霍乱弧菌的血清分型主要依据（主管检验师 2014 专业）
A. O 抗原　　B. H 抗原
C. K 抗原　　D. S 抗原
E. M 抗原

29. 不能用于鉴别霍乱弧菌古典生物型和 Eltor 生物型的生化试验是（主管检验师 2013 基础）
A. V-P 试验
B. 鸡红细胞凝集试验
C. 多黏菌素 B 敏感试验
D. 第Ⅳ组噬菌体裂解试验
E. 黏丝实验

30. 用于副溶血性弧菌致病力检查的试验是（检验师 2012 实践）（主管检验师 2013 实践）
A. D 试验　　B. OT 试验
C. 肥达试验　　D. 神奈川现象试验
E. 锡克试验

31. 属于嗜盐性细菌的是（检验士 2018 实践）
A. 霍乱弧菌　　B. 副溶血性弧菌
C. 大肠埃希菌　　D. 黏质沙雷菌
E. 肺炎克雷伯菌

32. 属于嗜盐性细菌的是（检验师 2014 专业）
A. 霍乱弧菌　　B. 大肠埃希菌
C. 结核分枝杆菌　　D. 副溶血性弧菌
E. 铜绿假单胞菌

33. 副溶血性弧菌生长的最佳含盐浓度是（检验师 2017 基础）
A. 0%　　B. 3.5%
C. 7%　　D. 10%
E. ＞15%

34. 副溶血性弧菌与霍乱弧菌在生物特性方面最显著的差别是（检验师 2014 相关）
A. 不耐酸、耐碱　　B. 可引起败血症
C. 常见的食物中毒病原菌　　D. 嗜盐
E. 病后免疫力不强

A2 型题（病历摘要型最佳选择题）

1. 患者女，35 岁。食用海鲜后突发腹痛、腹泻、呕吐、大便呈水样，查体：T 37.5℃。该患者最可能感染的细菌是（检验士 2019 实践）（主管检验师 2021 专业）
A. 霍乱弧菌　　B. 肠致病性大肠埃希菌
C. 副溶血性弧菌　　D. 铜绿假单胞菌
E. 金黄色葡萄球菌

2. 患者男，30 岁。突发腹泻，大便次数多且量多，初为黄水便，后转为米泔水样便。腹泻后出现喷射性呕吐，怀疑霍乱弧菌感染。取米泔样便培养，霍乱弧菌在亚碲酸钾选择性平板上的菌落颜色是（主管检验师 2019 相关，2017 基础）
A. 中心呈黄色　　B. 中心呈黑色
C. 中心呈灰褐色　　D. 中心呈紫色
E. 中心呈绿色

3. 患者男，18 岁。水样腹泻，自服抗菌药物后腹泻次数有所减少。粪便培养，在 TCBS 培养基中分离出的霍乱弧菌菌落为光滑型。该患者可能处于（主管检验师 2017 实践，2019 实践）

A. 疾病急性期　　B. 疾病恢复期
C. 长期带菌状态　　D. 一过性感染
E. 已病愈

4. 患者男，20 岁。生食海鲜后出现腹痛、腹泻、水样便。粪便常规示白细胞（+），红细胞（+），TCBS 平板不发酵蔗糖，呈绿色菌落。可能的细菌是（主管检验师 2018 实践）

A. 大肠埃希菌　　B. 霍乱弧菌
C. 副溶血性弧菌　　D. 白色念珠菌
E. 艰难梭菌

A3 型题

（1~2 题共用题干）

患者男，腹泻，粪便呈米泔水样。做悬滴观察，可见流星状运动；液体培养物滴片染色镜检，可见“鱼群状”革兰阴性菌。

1. 此菌疑为（检验士 2014 实践）

A. 大肠埃希菌　　B. 霍乱弧菌
C. 痢疾志贺菌　　D. 伤寒沙门菌
E. 鼠疫耶尔森菌

2. 符合此菌特征的是（检验士 2014 实践）

A. 氧化酶试验阳性、动力试验阳性、靛基质试验阳性、ONPG 试验阳性
B. 氧化酶试验阳性、动力试验阴性、靛基质试验阳性、ONPG 试验阴性
C. 氧化酶试验阴性、动力试验阳性、靛基质试验阴性、ONPG 试验阳性
D. 氧化性试验阴性、动力试验阴性、靛基质试验阳性、ONPG 试验阳性
E. 氧化酶试验阴性、动力试验阴性、靛基质试验阳性、ONPG 试验阴性

（3~4 题共用题干）

一渔民出海捕鱼时被渔具刺伤手部，引起表皮感染，几天后引起高热，白细胞显著升高（$17.2 \times 10^9/L$），无腹泻、腹痛，常规血培养阴性。

3. 引起该感染最可能的病原菌是（主管检验师 2021 实践，2018 专业，2014 实践）

A. 副溶血性弧菌　　B. 嗜水气单胞菌
C. 假单胞菌　　D. 霍乱弧菌
E. 变形杆菌

4. 针对该病原菌，应选用的培养基是（主管检验师 2021 实践，2018 专业，2014 实践）

A. 血琼脂平板
B. 巧克力琼脂平板
C. 麦康凯平板
D. 3.5% NaCl 营养血琼脂平板
E. 沙保罗琼脂平板

（5~6 题共用题干）

患者男，30 岁。在小饭店就餐后出现腹痛、腹胀，剧烈腹泻，呈水样便伴呕吐 1 天。头晕无力，无腹痛，无里急后重。查体：血压 80/60mmHg，面容疲倦，皮肤松弛，口干舌燥，眼窝内陷。

5. 该菌可能是（主管检验师 2021 实践）

A. 大肠埃希菌　　B. 痢疾志贺菌
C. 伤寒沙门菌　　D. 霍乱弧菌
E. 副溶血性弧菌

6. 该菌的培养一般是（主管检验师 2021 实践）

A. 便常规
B. 尿常规
C. 取粪便标本立即进行直接悬滴检查
D. 取耳血立即进行直接悬滴检查
E. 碱性蛋白胨水接种

（7~9 题共用题干）

患者男，35 岁。因患严重腹泻、呕吐 2 天就诊。经医生检查发现，患者出现低血压和代谢性酸中毒的症状。大便常规检查为水样便。镜检无红细胞，患者自述发病前曾食用未煮熟的虾类。

7. 患者粪便进行湿片显微镜检查发现有穿梭样运动的细菌，该患者感染的致病菌最可能是（检验士 2015 专业）（主管检验师 2015 专业）

A. 大肠埃希菌　　B. 肺炎克雷伯菌
C. 变形杆菌　　D. 肠炎沙门菌
E. 霍乱弧菌

8. 为了筛选培养此病原菌，需将粪便标本接种于何种液体培养基增菌（检验士 2015 专业）（主管检验师 2015 专业）

A. 硫基乙醇酸钠肉汤　　B. 碱性蛋白胨水
C. 脑心浸液　　D. MH 肉汤
E. 普通营养肉汤

9. 经上述液体培养基增菌后转种庆大琼脂平板，该病原菌在庆大琼脂上的菌落形态特征是（检验士 2015 专业）（主管检验师 2015 专业）

A. 蔓延生长　　B. 呈较大黄色菌落
C. 呈无色透明水滴样　　D. 菌落中心呈灰褐色
E. 呈绿色菌落

（10~11 题共用题干）

从患者胃底部取活检组织，病理诊断为胃癌，同时在病理切片上见到大量海鸥状排列的弯曲杆菌。

10. 可能导致胃癌的细菌是（主管检验师 2017 专业）

A. 奇异变形杆菌　　B. 大肠埃希菌
C. 双歧杆菌　　D. 空肠弯曲菌
E. 幽门螺杆菌

11. 为了快速地鉴定该菌，活检组织首选试验是（主管检验师 2017 专业）

A. 硝酸盐还原试验　　B. 触酶试验
C. 脲酶试验　　D. 马尿酸水解试验
E. 1% 胆盐生长试验

第九章　弯曲菌属与螺杆菌属

A1 型题

1. 下列引起人类腹泻的病原菌中，需要微需氧环境培养的是（检验士 2014 基础）

A. 沙门菌　　B. 志贺菌
C. 霍乱弧菌　　D. 肠致病性大肠埃希菌
E. 空肠弯曲菌

2. 幽门螺杆菌的最适培养温度是（检验士 2012 实践、2017 实践，2019 实践，2021 基础）

A. 20℃　　B. 25℃
C. 37℃　　D. 45℃
E. 52℃

3. 幽门螺杆菌鉴定的主要依据是（检验师 2012 相关，2016 相关）

A. 过氧化氢酶　　B. 氧化酶
C. 脲酶　　D. 碱性磷酸酶
E. DNA 酶

4. 消化性溃疡发生于细菌感染，其有关的细菌是（检验师 2012 基础）

A. 空肠弯曲菌　　B. 幽门螺杆菌
C. 大肠弯曲菌　　D. 痢疾志贺菌
E. 胎儿弯曲菌

5. 碳标记呼气试验可用于检测哪种病原菌的感染（检验师 2013 相关，2017 相关，2019 基础）

A. 空肠弯曲菌　　B. 大肠弯曲菌
C. 志贺菌　　D. 幽门螺杆菌
E. 霍乱弧菌

6. 关于幽门螺杆菌生化反应的叙述，正确的是（检验师 2019 专业）

A. 氧化酶试验阳性，脲酶试验阳性
B. 氧化酶试验阳性，过氧化氢酶试验阴性
C. 氧化酶试验阳性，脲酶试验阴性
D. 氧化酶试验阴性，过氧化氢酶试验阴性
E. 氧化酶试验阴性，过氧化氢酶试验阳性

7. 区别幽门螺杆菌与空肠弯曲菌的主要依据是（主管检验师 2020 基础）

A. 染色性特点　　B. 形态特点
C. 尿素酶试验　　D. 动力试验
E. 氧化酶试验

8. 幽门螺杆菌的培养条件是（主管检验师 2020 相关）

A. 5%~10%O_2、80%N_2
B. 5%O_2、10%CO_2、85%N_2
C. 5%~15%CO_2
D. 5%~10%O_2、15%CO_2
E. 20%O_2、10%CO_2、70%N_2

9. 下列细胞中快速脲酶试验阳性的是（检验师 2013 基础）

A. 空肠弯曲菌　　B. 幽门螺杆菌
C. 大肠埃希菌　　D. 胎儿弯曲菌
E. 痢疾志贺菌

10. 快速脲酶试验阳性提示感染的病原菌为（检验师 2015 专业）

A. 伤寒沙门菌　　B. 空肠弯曲菌
C. 痢疾志贺菌　　D. 白假丝酵母菌
E. 幽门螺杆菌

11. 以下检测幽门螺杆菌的方法中，最简便的方法是（检验师 2020 专业）

A. 快速脲酶试验　　B. 细菌培养
C. 血清抗体检测　　D. 组织病理学检查
E. PCR

A2 型题（病历摘要型最佳选择题）

1. 患者男，25 岁，5 年来反复上腹痛、空腹痛，进食后缓解。胃镜检查提示十二指肠前壁有直径为 1.2cm 的溃疡（AI 期），用兰索拉唑治疗后复查胃镜提示溃疡愈合，但次年春季溃疡又复发。该患者溃疡复发的最可能原因是（主管检验师 2020 专业，2019 专业，2017 专业）

A. 有幽门螺杆菌（Hp 感染）
B. 兰索拉唑抑酸效果不好
C. 患者吸烟
D. 未注意劳逸结合
E. 未注意饮食卫生

2. 患者女，41 岁。因十二指肠溃疡入院。取其胃黏膜活检标本接种于巧克力培养基上，37℃微需氧培养 3 天长出菌落，为革兰阴性杆菌，尿素酶试验阳性。该菌最有可能是（主管检验师 2017 基础）

A. 空肠弯曲菌　　B. 副溶血性弧菌
C. 流感嗜血杆菌　　D. 幽门螺杆菌
E. 胎儿弯曲菌

第十章 其他革兰阴性杆菌

第一节 嗜血杆菌属

A1 型题

1. 流感嗜血杆菌可经（检验师 2019 相关）

A. 水及食物传播　B. 飞沫传播
C. 性传播　D. 接触传播
E. 虫媒传播

2. 鲍－金培养基用于培养（检验师 2015 基础）

A. 葡萄球菌　B. 脑膜炎奈瑟菌
C. 肺炎链球菌　D. A 群链球菌
E. 百日咳鲍特菌

3. 流感嗜血杆菌必须在哪种培养基上才能生长（检验士 2017 相关，2019 实践，2021 基础）

A. SS 培养基　B. 麦康凯平板
C. 巧克力琼脂平板　D. 营养琼脂平板
E. 胆汁七叶苷平板

4. 培养流感嗜血杆菌需要（检验士 2018 基础）

A. CO_2 气体环境　B. 厌氧环境
C. 碱性环境　D. 高渗增菌液增菌
E. X 和 V 因子

5. 流感嗜血杆菌最好在哪种环境中进行初次分离培养（检验士 2013 专业，2016 专业）（主管检验师 2016 实践）

A. 厌氧环境　B. 微需氧环境
C. 5%~10%CO_2 环境　D. 空气中
E. 50%CO_2 环境

6. 流感嗜血杆菌是社区呼吸道感染的主要致病菌之一。下列叙述不正确的是（检验师 2017 实践，2020 实践）

A. 常规培养要求高
B. 对糖发酵不稳定
C. 生长只需要 X 因子
D. 初次培养需要在 5%~10% 的 CO_2 环境中
E. 直接镜检有助于初步诊断

7. 导致幼儿园脑膜炎最多见的流感嗜血杆菌的菌株是（检验士 2012 相关，2017 基础）

A. a 型　B. b 型
C. c 型　D. d 型
E. e 型

8. 下列关于副流感嗜血杆菌生长的叙述，正确的是（检验师 2015 专业）

A. 需要 X 因子　B. 需要 V 因子
C. 同时需要 X、V 因子　D. 不需要 V 因子
E. 不需要 X、V 因子

9. 流感嗜血杆菌在巧克力培养基上的菌落点是（检验师 2015 实践）

A. 红色　B. 露滴状
C. 黄色菌落　D. 油煎蛋样
E. 颗粒状

10. 下列哪种嗜血杆菌生长时，即需要 X 因子，又需要 V 因子（检验士 2015 实践，2019 基础）（主管检验师 2015 实践）

A. 嗜沫雷嗜血杆菌　B. 流感嗜血杆菌
C. 杜克雷嗜血杆菌　D. 副流感嗜血杆菌
E. 埃及嗜血杆菌

11. 下列对嗜血杆菌生物学特征的描述，正确的是（检验士 2016 基础，2019 相关）

A. 革兰阴性杆菌多形性，有鞭毛，无芽孢
B. 革兰阳性杆菌多形性，无鞭毛，有芽孢
C. 革兰阴性杆菌多形性，无鞭毛，无芽孢
D. 革兰阳性杆菌多形性，无鞭毛，无芽孢
E. 革兰阴性球菌，有鞭毛，有芽孢

12. 主要通过呼吸道感染引起肺炎的细菌是（主管检验师 2013 相关）

A. 杜克嗜血杆菌　B. 流感嗜血杆菌
C. 梅毒螺旋体　D. 淋病奈瑟菌
E. 霍乱弧菌

13. 提高流感嗜血杆菌分离率的最佳培养基是（主管检验师 2019 专业，2018 基础）

A. 在 M-H 培养基中加入万古霉素
B. 单血平板
C. 巧克力平板
D. 巧克力平板中加入万古霉素、杆菌肽和克林霉素
E. 中国蓝平板中加入杆菌肽和克林霉素

14. 与金黄色葡萄球菌共同培养见卫星现象的是（主管检验师 2019 实践，2017 实践）

A. 铜绿假单胞菌　B. 幽门螺杆菌
C. 肺炎克雷伯菌　D. 变形杆菌
E. 流感嗜血杆菌

15. 引起软下疳的病原菌是（主管检验师 2016 相关）

A. 杜克雷嗜血杆菌　　B. 副流感嗜血杆菌
C. 埃及嗜血杆菌　　D. 嗜沫嗜血杆菌
E. 副嗜沫嗜血杆菌

16. 革兰阴性杆菌，厌氧不生长，能产生自溶酶，可被胆汁溶解，在急性感染标本中菌体呈短小球杆菌，恢复期病灶呈多形性。该菌是（检验师 2013 实践）

A. 白喉棒状杆菌　　B. 流感嗜血杆菌
C. 脆弱类杆菌　　D. 普通变形杆菌
E. 脑膜炎奈瑟菌

A2 型题（病历摘要型最佳选择题）

患儿 5 岁。持续发热、嗜睡、昏迷、惊厥、颈强直，呼吸困难及痉挛性咳嗽，脑膜刺激征阳性，怀疑脑脊液细菌感染，腰椎穿刺行细胞学培养为革兰阴性杆菌，在血平板上不生长。则该菌最可能为（主管检验师 2021 实践，2020 专业）

A. 新生隐球菌　　B. 流感嗜血杆菌
C. 金黄色葡萄球菌　　D. 肺炎链球菌
E. 大肠埃希菌

第二节　布鲁菌

A1 型题

1. 下列不属于人畜共患病病原体的是（主管检验师 2020 相关）

A. 鼠疫杆菌　　B. 布鲁菌
C. 炭疽杆菌　　D. 百日咳杆菌
E. 莫氏立克次体

2. 能引起人畜共患病的病原体是（检验士 2020 相关）

A. 梅毒螺旋体　　B. 霍乱弧菌
C. 布鲁菌　　D. 淋球菌
E. 白喉杆菌

3. 关于布鲁菌微生物的叙述，错误的是（主管检验师 2013 基础）

A. 无鞭毛　　B. 革兰阴性菌
C. 营养要求高　　D. 生长较快
E. 抗原结构复杂

4. 属于动物源性细菌的是（检验士 2012 实践）

A. 布鲁菌　　B. 百日咳鲍特菌
C. 麻风分枝杆菌　　D. 结核分枝杆菌
E. 军团菌

A2 型题（病历摘要型最佳选择题）

1. 患者男，35 岁。屠宰场工作。近 2 个月反复发热，每次发热持续 2 周，间隔 3~5 天再次发热。发热期间伴肌肉疼痛和大关节游走性疼痛，热退时大汗淋漓。体检见各关节无明显红肿，肝脾均可触及。实验室检查示白细胞总数正常，淋巴细胞增多，红细胞沉降率加快。该患者最可能感染的病原菌是（主管检验师 2021 相关，2019 专业，2017 专业）

A. 立克次体　　B. 布鲁菌
C. 诺卡菌　　D. 伯氏疏螺旋体
E. 沙眼衣原体

2. 患者男，35 岁。皮衣加工人员。近 2 个月反复发热，每次发热持续约 2 周，间隔 3~5 天再次发热。发热期间伴肌肉疼痛和大关节游走性疼痛，退热时大汗淋漓。查体：各关节无明显红肿。肝脾均可触及，肋下 2cm。实验室检查：白细胞总数正常，淋巴细胞增多，红细胞沉降率增快。该患者最可能感染的病原体是（主管检验师 2020 专业）

A. 立克次体　　B. 布鲁菌
C. 诺卡菌　　D. 恙虫病东方体
E. 伯氏疏螺旋体

3. 患者男，36 岁。突发高热，体温达 39℃，患者发病前曾到过牧区，抽取血培养明确病原菌。血培养：有革兰阴性小杆菌生长，在 5%~10%CO_2 环境中培养 24 小时后，在血平板上可形成小菌落。该菌尿素酶试验阳性，硝酸盐还原试验阳性，动力试验阴性。四环素治疗后病情稳定。则该菌可能是（主管检验师 2021 专业，2016 专业）

A. 军团菌　　B. 鲍特菌
C. 布鲁菌　　D. 嗜血杆菌
E. 弗朗西斯菌

A3 型题

（1~2 题共用题干）

患儿女，2 岁。脑膜刺激征阳性，腰穿脑脊液呈云雾状，拟诊断为细菌性脑膜炎，脑脊液细菌培养阳性，细菌鉴定：卫星试验（+）。

1. 该致病菌最可能是（检验士 2019 实践）（主管检验师 2013 专业）

A. 脑膜炎奈瑟菌　　B. 金黄色葡萄球菌
C. 流感嗜血杆菌　　D. 肺炎链球菌
E. B 群链球菌

2. 关于卫星试验的叙述，正确的是（检验士 2019 实践）（主管检验师 2013 专业）

A. 主要用于鉴定金黄色葡萄球菌
B. 主要用于鉴定肺炎链球菌
C. 葡萄球菌合成 V 因子释放于培养基中，促进待检菌生长
D. 葡萄球菌合成 X 因子释放于培养基中，促进待

检菌生长

E. 越靠近葡萄球菌菌落越小

B1 型题（标准配伍题）

（1~2 题共用备选答案）

A. 百日咳鲍特菌　　B. 流感嗜血杆菌

C. 军团菌　　D. 铜绿假单胞菌

E. 幽门螺杆菌

1. 引起胃溃疡的细菌主要是（主管检验师 2016 相关）

2. 与金黄色葡萄球菌在血平板上共同孵育时，可形成“卫星现象”的是（主管检验师 2016 相关）

（3~4 题共用备选答案）

A. 布鲁菌　　B. 鲍特菌属

C. 嗜血杆菌属　　D. 巴斯德菌属

E. 费朗西斯菌属

3. 百日咳的病原菌属是（检验士 2013 基础，2020 实践）

4. 人畜共患感染性疾病的致病菌是（检验士 2013 基础，2020 实践）

第十一章　常见革兰阳性需氧或兼性厌氧杆菌

第一节　革兰阳性无芽孢杆菌

A1 型题

1. 引起白喉的病原体是（检验士 2017 基础，2020 相关）
A. 白喉棒状杆菌　B. 假白喉棒状杆菌
C. 结膜干燥棒状杆菌　D. 溃烂棒状杆菌
E. 化脓性棒状杆菌

2. 引起白喉的病原菌是（检验士 2012 相关，2013 相关）
A. 蜡样芽孢杆菌　B. 产单核细胞李斯特菌
C. 白喉棒状杆菌　D. 炭疽芽孢杆菌
E. 红斑丹毒丝菌

3. 白喉棒状杆菌致病主要靠（检验士 2019 相关）
A. 侵袭性物质　B. 内毒素
C. 外毒素　D. 黏附素
E. 荚膜

4. 白喉棒状杆菌的主要致病物质是（主管检验师 2014 专业）
A. 内毒素　B. 外毒素
C. 脂质　D. 菌毛
E. 荚膜

5. 白喉棒状杆菌的最主要致病物质是（检验师 2017 相关，2019 相关）
A. 杀白细胞毒素　B. 肠毒素
C. 溶血素　D. 白喉毒素
E. 蛋白酶 K

6. 白喉棒状杆菌易形成异染颗粒的培养基是（检验师 2013 相关，2016 相关）
A. 中国蓝培养基　B. 亚碲酸钾培养基
C. 巧克力培养基　D. 半胱氨酸 - 铁培养基
E. 吕氏血清斜面培养基

7. 适用于分离培养白喉棒状杆菌的培养基是（检验师 2021 相关）
A. 庆大霉素培养基　B. 巧克力琼脂培养基
C. 吕氏血清斜面培养基　D. 罗氏改良培养基
E. 沙氏琼脂选择性培养基

8. 菌体两端有异染颗粒，在吕氏血清斜面上生长迅速的革兰阳性杆菌是（检验师 2020 专业，2021 相关）
A. 痤疮丙酸杆菌　B. 艰难梭菌
C. 破伤风杆菌　D. 鲍曼不动杆菌
E. 白喉棒状杆菌

9. 可在 4℃生长进行冷增菌的细菌是（检验师 2014 实践）
A. 产单核细胞李斯特菌　B. 不动杆菌
C. 金黄色葡萄球菌　D. 肺炎链球菌
E. 流感嗜血杆菌

10. 37℃动力缓慢，20℃有动力的革兰阳性杆菌为（主管检验师 2021 相关）
A. 红斑丹毒丝菌　B. 白喉棒状杆菌
C. 炭疽芽孢杆菌　D. 蜡样芽孢杆菌
E. 产单核细胞李斯特菌

11. 革兰阳性小杆菌，20~25℃动力（+），37℃动力缓慢或无的是（主管检验师 2020 专业）
A. 志贺菌　B. 变形杆菌
C. 红斑丹毒丝菌　D. 鼠疫耶尔森菌
E. 产单核细胞李斯特菌

12. 正常人体阴道菌群的主要优势菌是（检验师 2012 基础，2015 专业，2019 专业）
A. 链球菌　B. 类杆菌
C. 奈瑟菌　D. 葡萄球菌
E. 乳酸杆菌

A2 型题（病历摘要型最佳选择题）

1. 患儿男，5 岁。因咽喉痛、发热和吞咽困难就诊，体格检查发现患儿颈前淋巴结肿大。未确诊是否为白喉，留取咽拭子进行涂片检查。革兰染色见革兰阳性杆菌排列成簇，Alber 染色见到浅绿色杆菌菌体上有深绿色颗粒，该颗粒为（检验士 2021 专业）（主管检验师 2015 基础）
A. 质粒　B. 异染颗粒
C. 线粒体　D. 核糖体
E. 芽孢

2. 患儿男，发热 1 周，咽痛，免疫接种史不详。查体：在咽后壁，颚弓等处发现灰白色膜状物，涂片可见革兰阳性棒状杆菌，并有明显异染颗粒。可能的诊断是（主管检验师 2015 专业）
A. 白喉　B. 急性喉炎
C. 病毒性喉炎　D. 扁桃体炎
E. 支气管炎

第二节　革兰阳性需氧芽孢杆菌

A1 型题

1. 普通光学显微镜呈粗大杆状的革兰阳性杆菌是（检验士 2012 专业）

A. 炭疽芽孢杆菌　　B. 结核分枝杆菌
C. 大肠埃希菌　　D. 布鲁菌
E. 流感嗜血杆菌

2. 某学校出现了集体食物中毒事件，采取样本培养结果为需氧芽孢杆菌。下列可引起食物中毒的需氧芽孢杆菌为（检验师 2020 专业）

A. 枯草芽孢杆菌　　B. 嗜热脂肪芽孢杆菌
C. 马铃薯芽孢杆菌　　D. 蜡样芽孢杆菌
E. 破伤风芽孢杆菌

3. 为鉴别炭疽芽孢杆菌和类炭疽杆菌，将待检菌接种于含有 0.3U/ml 青霉素培养基上，35℃，6 小时后，在培养基中使用亚甲蓝进行显微镜观察，结果如图（附录 3 图 5-1）示，由此可判断此菌为（检验士 2016 专业）

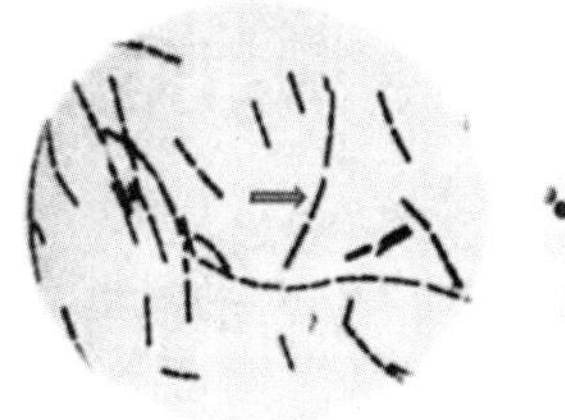

常规培养后染色

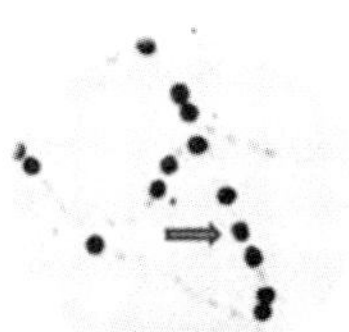

接种于含 0.5U/ml 培养基
24 小时后染色

图 5-1　细菌镜下图

A. 枯草芽孢杆菌　　B. 蜡样芽孢杆菌
C. 苏云金芽孢杆菌　　D. 炭疽芽孢杆菌
E. 巨大芽孢杆菌

第十二章　分枝杆菌属、放线菌属与诺卡菌属

第一节　分枝杆菌属

A1 型题

1. 不属于分枝杆菌属特点的是（检验士 2012 实践）
A. 有分枝生长趋势　B. 细胞壁有大量脂质
C. 一般不易着色　D. 革兰染色呈阴性
E. 能抵抗酸性乙醇脱色

2. 结核分枝杆菌的传播途径主要是（检验士 2017 相关）
A. 呼吸道　B. 消化道
C. 皮肤伤口　D. 胎盘
E. 接种

3. 关于结核分枝杆菌的生物学性状，错误的是（检验士 2018 实践）
A. 抗酸染色阳性，细长，稍弯曲杆菌
B. 菌体上可含有一至数个异染颗粒
C. 在改良罗氏培养基上生长迅速
D. 专性需氧
E. 菌落多为 R 型

4. 结核分枝杆菌常用的培养基是（检验士 2019 实践，2020 基础）
A. 血培养基　B. 罗氏培养基
C. 沙保培养基　D. 巧克力培养基
E. 亚碲酸钾培养基

5. 诊断结核病的特异性细胞是（检验士 2012 实践）
A. 组织细胞　B. 间皮细胞
C. 淋巴细胞　D. 单核细胞
E. 类上皮细胞

6. 漂浮法检查结核菌，留取痰标本提高阳性率的方法是（检验师 2013 相关，2016 相关）
A. 2 小时痰　B. 随机痰
C. 8 小时痰　D. 10 小时痰
E. 12~24 小时痰

7. 关于结核分枝杆菌的抵抗力，错误的是（检验师 2016 实践）
A. 耐酸碱　B. 耐干燥
C. 对 75% 乙醇有耐受性　D. 对湿热敏感
E. 对紫外线敏感

8. 结核分枝杆菌不易感染的部位是（检验师 2021 专业）
A. 脑　B. 骨
C. 心　D. 肺
E. 肠

9. 结核分枝杆菌所致疾病最常见的是（检验士 2020 专业）
A. 肾结核　B. 肺结核
C. 肠结核　D. 淋巴结核
E. 结核性胸膜炎

10. 结核分枝杆菌所致结核病历经数年，从病程上来说属于（检验师 2013 实践，2017 实践，2020 实践）
A. 隐性感染　B. 急性感染
C. 慢性感染　D. 亚急性感染
E. 全身感染

11. 痰液中检测出的具有临床诊断意义的细菌是（主管检验师 2020 基础）
A. 表皮葡萄球菌　B. 金黄色葡萄球菌
C. 甲型溶血性链球菌　D. 脑膜炎奈瑟菌
E. 结核分枝杆菌

12. 检查痰液中结核分枝杆菌最常用的染色方法是（检验师 2017 实践）
A. Gram 染色　B. HE 染色
C. Wright 染色　D. 抗酸染色
E. 巴氏染色

13. 关于结核分枝杆菌的特性，错误的是（主管检验师 2019 实践）
A. 营养要求高
B. 专性需氧
C. 生长快，3~12 小时能形成肉眼可见菌落
D. CO_2 可刺激生长
E. 菌落呈颗粒状

14. 结核分枝杆菌在罗氏培养基培养时，如菌落占整个斜面面积的 1/2，则应报告为（主管检验师 2016 实践）
A. 分枝杆菌培养为阳性
B. 分枝杆菌培养为阳性（+）
C. 分枝杆菌培养为阳性（2+）
D. 分枝杆菌培养为阳性（3+）
E. 分枝杆菌培养为阳性（4+）

15. 患者男，50 岁。咳嗽、咳痰 2 个月。近几次痰量增加且痰中带血，为诊断肺结核，可进行何种痰涂片染色（主管检验师 2015 基础）

A. 革兰染色　　B. 抗酸染色
C. 墨汁染色　　D. 镀银染色
E. 阿伯尔染色

16. 某患者脑脊液涂片染色见抗酸杆菌阳性，该患者初步诊断考虑（检验师 2020 实践）

A. 细菌性脑膜炎　　B. 化脓性脑膜炎
C. 病毒性脑膜炎　　D. 梅毒性脑膜炎
E. 结核性脑膜炎

17. 不符合结核分枝杆菌细菌学诊断标准操作的是（主管检验师 2013 专业）

A. 抗酸镜检染色至少观察 100 个视野
B. 分离培养 6 周后不生长，则报告培养阴性
C. 利用 rRNA 特异 DNA 探针与分枝杆菌 rRNA 杂交，可鉴定结核分枝杆菌
D. 通过检测 16rRNA 基因序列，可鉴定结核分枝杆菌
E. 应用 PCR 反向膜探针杂交 ELISA 法能消除假阳性，提高特异性

18. 关于结核分枝杆菌抗酸染色的叙述，错误的是（检验师 2018 专业）（主管检验师 2012 相关）

A. 标本直接涂片，干燥固定
B. 石炭酸复红加热染色 5 分钟，水洗
C. 3% 盐酸酒精脱水
D. 吕氏美蓝复染 1~2 分钟，水洗
E. 红色为抗酸阴性、蓝色为抗酸阳性

19. 接种卡介苗的健康中年人，结核菌素试验阳性。下列说法不正确的是（检验师 2017 专业）

A. 需要接种卡介苗　　B. 不需要接种卡介苗
C. 对结核分枝杆菌有免疫力　　D. 细胞免疫功能正常
E. 感染过结核分枝杆菌

20. 适用于快速生长分枝杆菌的药物敏感试验方法是（主管检验师 2012 实践）

A. 比例法　　B. 放射性同位素法
C. 琼脂纸片洗脱法　　D. 绝对浓度法
E. 耐药率法

21. 属于抗结核第一线药物的是（检验士 2014 相关）

A. 万古霉素　　B. 青霉素
C. 异烟肼　　D. 头孢他啶
E. 氯毒素

22. 最好的第一线抗结核病药物是（检验士 2020 相关）

A. 利福平　　B. 氨苯砜
C. 异烟肼　　D. 链霉素
E. 反应停

A2 型题（病历摘要型最佳选择题）

1. 从一患者胸腔积液中分离出一株菌株在某培养基上培养，6 周后菌落呈颗粒、结节或花菜状，乳白色或米黄色，不透明。则该致病菌最可能是（主管检验师 2021 基础）

A. 铜绿假单胞菌　　B. 白色念珠菌
C. 变形杆菌　　D. 结核分枝杆菌
E. 大肠埃希菌

2. 患者女，47 岁。近 3 周来常有干咳、潮热、盗汗、消瘦、乏力等症状。X 线检查：左肺上叶有边缘模糊的片状影。考虑肺结核的可能性大，现做痰涂片找抗酸杆菌以明确诊断。抗酸杆菌染色应采用哪种染色法（主管检验师 2021 实践，2020 基础，2017 相关，2013 相关）

A. 革兰染色　　B. 瑞氏染色
C. 吉姆萨染色　　D. 鞭毛染色
E. 萋 – 尼染色

3. 患者男，40 岁。反复咳嗽、咳痰、低热 1 年，多次胸部 X 线及肺部 CT 显示病灶造影，见大量杆状菌丝，末端呈球形膨大。下列有助于病原菌鉴定试验的是（主管检验师 2018 实践）

A. 墨汁染色镜检　　B. 吉姆萨染色镜检
C. 10%KOH 湿片镜检　　D. 抗酸染色镜检
E. 革兰染色镜检

4. 患者脑脊液标本放置后表面形成网状薄膜，涂片抗酸染色后，镜下查到分枝杆菌。该患者最有可能的诊断为（主管检验师 2015 专业）

A. 病毒性脑膜炎　　B. 化脓性脑膜炎
C. 结核性脑膜炎　　D. 隐球菌性脑膜炎
E. 脊髓灰质炎

5. 患者女，28 岁。因咳嗽、发热 7 天就诊。查体：体温 37.8℃，右上肺闻及湿啰音，胸片示右肺上叶见片状阴影。结核菌素试验：红肿直径大于 20mm。该患者可能为（主管检验师 2013 实践）

A. 注射过卡介苗
B. 处于结核病活动期
C. 处于结核病恢复期
D. 处于结核分枝杆菌早期感染
E. 对结核分枝杆菌无免疫力

6. 患儿男，5 岁。有结核病患者接触史，欲做 OT 试验（结核菌素试验），下列说法正确的是（主管检验师 2012 相关）

A. OT 试验阳性可肯定有结核病
B. 凡 OT 试验阴性则可除外结核病
C. 卡介苗接种成功 OT 试验呈阳性
D. 粟粒结核的 OT 试验可呈阴性
E. 初次感染结核菌 2 周，OT 试验呈阳性

A3 型题

（1~3 题共用题干）

患者男，33 岁。偶尔有胸痛，消瘦并感疲乏无力。咳嗽、咳痰 2 个月，痰中带血，低热，胸片有可疑阴影。

1. 痰标本中重点检查的微生物是（检验士 2012 实践）

A. 百日咳鲍特菌　　B. 白喉棒状杆菌
C. 结核分枝杆菌　　D. 霍乱弧菌
E. 放线菌

2. 痰标本采集菌涂片后，应选用的染色方法是（检验士 2012 实践）

A. 荧光染色法　B. 墨汁染色法
C. 革兰染色法　D. 抗酸染色法
E 镀银染色法

3. 若进行培养，应选用的培养基是（检验士 2012 实践）

A. 血琼脂培养基　B. 巧克力培养基
C. 罗氏培养基　D. 沙保培养基
E. 营养琼脂培养基

（4~6 题共用题干）

患者女，29 岁。近 1 年来常有低热、盗汗、咳嗽、痰中带血。X 线片见肺尖有直径 35cm，边缘模糊不清的云雾状阴影。

4. 痰标本中重点检查的微生物是（检验士 2013 实践）（检验师 2018 专业）（主管检验师 2018 专业）

A. 百日咳鲍特菌　B. 白喉棒状杆菌
C. 结核分枝杆菌　D. 霍乱弧菌
E. 放线菌

5. 痰标本采集涂片后。应选用的染色方法是（检验士 2013 实践）（检验师 2018 专业）（主管检验师 2018 专业）

A. 荧光染色法　B. 吉姆萨染色法
C. 革兰染色法　D. 抗酸染色法
E. 阿伯尔染色法

6. 若进行培养，应选择的培养基是（检验士 2013 实践）（检验师 2018 专业）（主管检验师 2018 专业）

A. 庖肉培养基　B. 巧克力培养基
C. 罗氏培养基　D. 沙保培养基
E. 营养琼脂培养基

（7~9 题共用题干）

患者男，50 岁。近期出现低热，盗汗现象。患者咳嗽咳痰，痰中带血，胸部X线显示左上肺叶有空洞浸润。

7. 为确定患者是否有肺结核，痰涂片后可行的染色方法是（检验士 2013 专业，2015 专业，2021 专业）（主管检验师 2015 专业）

A. 革兰染色　B. 抗酸染色
C. 墨汁染色　D. 荚膜染色
E. 异染颗粒染色

8. 为培养结核分枝杆菌，需选择接种痰标本的培养基是（检验士 2013 专业，2015 专业，2021 专业）（主管检验师 2015 专业）

A. 血琼脂培养基　B. 中国蓝平板
C. SS 平板　D. 普通营养琼脂平板
E. 罗氏培养基

9. 治疗抗结核的一线药物是（检验士 2013，2015 专业，2021 专业）（主管检验师 2015 专业）

A. 异烟肼　B. 万古霉素
C. 红霉素　D. 氟康唑
E. 甲硝唑

（10~11 题共用题干）

患者女，18 岁。学生。就诊时主诉：近 1 个月来咳嗽、痰中带有血丝，消瘦并感疲乏无力，午后微热，心悸、盗汗、食欲不振。医生高度怀疑为肺结核并对其进行临床检查，其中包括痰标本微生物检查。

10. 痰标本采集涂片后，应选用的染色方法是（检验师 2015 实践）

A. 鞭毛染色　B. 墨汁染色
C. 荚膜染色　D. 荧光染色
E. 抗酸染色

11. 培养痰结核分枝杆菌，应选用的培养基是（检验师 2015 实践）

A. 血平板　B. 巧克力平板
C. 罗氏培养基　D. 沙保培养基
E. 普通琼脂培养基

（12~13 题共用题干）

患者男，56 岁，有肺结核病史，现有上腹疼痛，常伴有反酸、嗳气，腹痛与进食无关，经一般抗菌药物治疗无效，怀疑胃结核。

12. 胃镜活检切片应进行（检验师 2019 实践）

A. 瑞氏染色　B. 美蓝染色
C. 革兰染色　D. 抗酸染色
E. 奈瑟染色

13. 如果是胃部结核，应选择的一线治疗药物是（检验师 2019 实践）

A. 异烟肼、氯霉素　B. 利福平、异烟肼
C. 利福平、氯霉素　D. 异烟肼、青霉素
E. 利福平、青霉素

B1 型题（标准配伍题）

（1~2 题共用备选答案）

A. 肺　B. 脑
C. 肾　D. 腹膜
E. 皮肤

1. 结核分枝杆菌引起感染的部位最多见于（检验士 2012 基础，2014 相关）（检验师 2018 相关）

2. 麻风分枝杆菌早期主要损害的部位为（检验士 2012 基础，2014 相关）（检验师 2018 相关）

（3~4 题共用备选答案）

A. 红斑丹毒丝菌　B. 白喉棒状杆菌
C. 炭疽芽孢杆菌　D. 产单核细胞李斯特菌
E. 结核分枝杆菌

3. 在罗氏培养基上形成乳白色或米黄色、干燥颗粒样菌落的是（检验士 2013 基础）

4. 异染颗粒染色所筛查的细菌是（检验士 2013 基础）

第二节　放线菌属与诺卡菌属

A1 型题

1. 临床标本可疑为诺卡菌感染，直接观察标本中有无（检验师 2015 专业）

A. 白细胞、红细胞
B. 黄色、红色或黑色颗粒
C. 陈旧出血
D. 吞噬细胞
E. 革兰阴性细长杆菌

2. 抗酸染色具有弱抗酸性（部分抗酸性）的病原体为（主管检验师 2019 专业）

A. 诺卡菌　B. 结核分枝杆菌
C. 支原体　D. 大肠埃希菌
E. 粪肠球菌

3. 星形诺卡菌与衣氏放线菌的相同点是（检验师 2020 相关）

A. 菌丝末端不膨大　B. 抗酸染色阳性
C. 为需氧菌　D. 常引起外源性感染
E. 治疗均可应用磺胺类药物

4. 在病灶组织和脓样物质中见到的“硫磺样颗粒”由下列何种细菌形成（主管检验师 2019 实践）

A. 星形诺卡菌　B. 白假丝酵母菌
C. 新生隐球菌　D. 葡萄球菌
E. 炭疽芽孢杆菌

5. 关于硫磺样颗粒的叙述，不正确的是（主管检验师 2014 实践）

A. 为分支缠绕的小菌落
B. 压片后镜下观察呈菊花状
C. 中央为革兰阳性丝状体
D. 周围是粗大的革兰阴性棒状体
E. 病理标本经苏木精染色后呈红色

6. 下列引起感染的病原微生物中，可在伤口脓液中找到黄、红、黑等色素颗粒的是（主管检验师 2017 基础）

A. 结核分枝杆菌　B. 军团菌
C. 肺炎衣原体　D. 肺炎支原体
E. 星形诺卡菌

7. 革兰阳性无芽孢厌氧杆菌、口腔正常菌群可引起面颈部软组织化脓性感染，下列病原体符合上述特征的是（主管检验师 2017 相关）

A. 肺炎支原体　B. 莫氏立克次体
C. 星形诺卡菌　D. 衣氏放线菌
E. 结核分枝杆菌

8. 下列关于放线菌的叙述，正确的是（主管检验师 2014 专业）

A. 革兰阳性球菌　B. 革兰阴性球菌
C. 有芽孢　D. 革兰阳性杆菌
E. 革兰阴性杆菌

A2 型题（病历摘要型最佳选择题）

患者女，43 岁。因“慢性咳嗽、咳痰、反复咯血”20 余年，发热 5 天入院，痰培养无致病菌。胸部 CT 示右肺术后缺如，右下肺支气管扩张并感染，脓肿形成。支气管镜下右下叶背段黏膜活检病理提示大量浆细胞、淋巴细胞和中性粒细胞浸润，经培养并见到大量细菌菌落，染色镜检形态为革兰阳性杆菌、多形态、抗酸及弱酸染色为阴性，无菌丝，有分枝，成链状排列。该患者可能为何种菌引起的肺病（主管检验师 2019 专业，2016 相关）

A. 诺卡菌　B. 放线菌
C. 结核分枝杆菌　D. 军团菌
E. 肺炎克雷伯菌

第十三章 厌氧菌

A1 型题

1. 有关厌氧菌标本的采集与处理，错误的是（检验士 2018 实践，2021 专业，2013 实践）

A. 不能被正常菌群污染

B. 尽量避免接触空气

C. 厌氧培养最理想的标本是组织标本

D. 厌氧培养标本在运送过程中可以接触氧气

E. 厌氧培养标本应尽快处理，最长不超过 1 小时

2. 有关厌氧菌的特点，下列错误的是（检验师 2014 相关）

A. 无芽孢厌氧菌的种类和数量多于有芽孢厌氧菌

B. 厌氧菌多为条件致病菌

C. 厌氧菌导致的感染多为混合感染

D. 厌氧菌是体内正常菌群的组成成员

E. 氨基糖苷类抗生素可用来治疗厌氧菌感染

3. 深部感染的分泌物有很强的恶臭，应首先考虑引起感染的病原体是（检验士 2016 实践，2019 基础，2014 实践）

A. 需氧菌　　B. 厌氧菌

C. 真菌　　D. 病毒

E. 支原体

4. 有芽孢的破伤风梭菌，需煮沸多长时间才能被杀死（检验士 2013 专业）

A. 30 分钟　　B. 60 分钟

C. 2 小时　　D. 3 小时

E. 4 小时

5. 气相色谱鉴定厌氧菌是检测菌落的（检验士 2013 实践）

A. 代谢产物　　B. 核酸

C. 抗原物质　　D. 酶类

E. 蛋白质

6. 下列关于分离培养厌氧菌的叙述，正确的是（检验士 2014 专业）

A. 培养前未做直接涂片染色镜检

B. 培养时间不足

C. 标本在空气中放置过久

D. 培养基未添加必要的补充物质

E. 适合的培养标本

7. 破伤风梭菌属于（检验士 2018 专业）

A. 需氧菌　　B. 微需氧菌

C. 专性厌氧菌　　D. 耐氧厌氧菌

E. 兼性厌氧菌

8. 以神经组织为特异性靶位的外毒素是（检验师 2019 专业）

A. 葡萄球菌肠毒素　　B. 霍乱毒素

C. 艰难梭菌 A 毒素　　D. 葡萄球菌溶血素

E. 破伤风痉挛毒素

9. 肉毒梭菌的致病毒素本质是一种（主管检验师 2016 专业）

A. 肠毒素　　B. 红疹毒素

C. 外毒素　　D. 神经毒素

E. 内毒素

10. 肉毒素的作用部位是（主管检验师 2014 专业）

A. 脊髓前庭　　B. 脊髓后脚

C. 外周神经－肌肉接头处　D. 呕吐中枢

E. 血管内皮

11. 对怀疑肉毒梭菌引起的中毒患者，最直接有效的方法是检测（检验师 2014 专业）

A. 血液　　B. 脑脊液

C. 剩余食物　　D. 伤后渗液

E. 尿液

12. 关于厌氧芽孢杆菌的分类及生物学特性的叙述，正确的是（主管检验师 2013 实践）

A. 引起内源性感染

B. 多数为人体正常菌群

C. 厌氧芽孢梭菌属细菌是革兰阳性厌氧芽孢杆菌

D. 常引起医院感染

E. 繁殖体抵抗力强于其他无芽孢细菌

13. 标本接种厌氧平板上有菌生长，为确定是否为厌氧菌，下一步还需进行（主管检验师 2013 实践）

A. 生化鉴定　　B. 涂片染色

C. 耐氧试验　　D. 拉丝试验

E. 药敏试验

14. 下列毒性最强的是（主管检验师 2016 专业）

A. 白喉外毒素　　B. 破伤风痉挛毒素

C. 肉毒毒素　　D. 肠毒素

E. 链球菌致热毒素

15. 在血平板上产生双溶血环，在牛乳培养基中出现"汹涌发酵"现象，菌体为革兰阳性粗大杆菌，有芽孢。初步考虑为（主管检验师 2012 实践）

A. 肉毒梭菌　　B. 产气荚膜梭菌

C. 破伤风梭菌　　D. 肺炎克雷伯菌

E. 真杆菌

16. 在培养中出现"汹涌发酵"现象的细菌是（检验士 2019 基础，2020 基础）

A. 大肠埃希菌　　B. 肠炎沙门菌

C. 幽门螺杆菌　　D. D 群链球菌

E. 产气荚膜梭菌

17. 下列在牛乳培养基中可呈汹涌发酵现象的厌氧菌是（检验师 2019 专业）

A. 坏死梭杆菌　　B. 破伤风梭菌
C. 产气荚膜梭菌　　D. 肉毒梭菌
E. 艰难梭菌

18. 产气荚膜梭菌的 a 毒素的本质为（主管检验师 2013 相关）

A. 溶血毒素　　B. 坏死毒素
C. 肠毒素　　D. 卵磷脂酶
E. 外毒素

19. 产气荚膜梭菌 5 个血清型中，最常见的对人体具有致病性的是（主管检验师 2012 专业）

A. E 型　　B. D 型
C. C 型　　D. B 型
E. A 型

20. 产气膜梭菌在厌氧血平板上呈现出双层溶血环，产生此现象的毒素是（检验士 2013 专业）

A. α 和 β 毒素　　B. α 和 θ 毒素
C. α 和 δ 毒素　　D. α 和 Y 毒素
E. β 和 γ 毒素

21. 粪便中数量最多的厌氧菌是（主管检验师 2014 基础）

A. 消化链球菌　　B. 消化球菌
C. 艰难梭菌　　D. 韦荣球菌
E. 脆弱类杆菌

22. 对气性坏疽感染患者，早期诊断最有价值的检查方法是（主管检验师 2017 专业）

A. 取坏死组织做汹涌发酵试验
B. 取坏死组织做病原菌分离培养
C. 取坏死组织做涂片染色检查
D. 取坏死组织接种于豚鼠腹腔
E. 取坏死组织做病理切片检查

23. 关于尿液标本做厌氧菌培养时的叙述，正确的是（主管检验师 2019 基础）

A. 取消毒中段尿
B. 放入无菌试管送检
C. 自然导尿
D. 无菌注射器从耻骨上缘行膀胱穿刺术抽取
E. 盛装尿液的容器不必将标本与空气隔绝

24. 常用作厌氧状态指示剂的试剂是（主管检验师 2018 基础）

A. 结晶紫　　B. 复红
C. 甲基红　　D. 酚红
E. 刃天青

25. 常引起抗生素相关性腹泻的厌氧菌是（主管检验师 2018 实践）（检验师 2018 实践）

A. 艰难梭菌　　B. 肉毒梭菌
C. 破伤风梭菌　　D. 脆弱类杆菌
E. 产气荚膜梭菌

26. 正常人肠道中厌氧菌和需氧菌的比例大致为（主管检验师 2017 相关，2014 相关）

A. 10∶1　　B. 100∶1
C. 1000∶1　　D. 1∶10
E. 1∶1000

A2 型题（病历摘要型最佳选择题）

1. 患者男，26 岁。建筑工人，工作中被生锈铁钉钉入脚掌约 15cm，当时仅做简单消毒处理 2 天后出现肌肉强直性痉挛，呼吸困难。此患者感染的病原体最可能是（检验士 2021 专业）

A. 破伤风梭菌
B. 产气荚膜梭菌
C. 肉毒梭菌
D. 森林脑炎病毒
E. 流行性乙型脑炎病毒

2. 一开放性骨折患者有大面积组织撕裂伤，伤口局部剧烈肿胀，触摸有捻发感，并有恶臭，病变发展迅速，伤口深部细菌涂片可见革兰阳性粗大杆菌和革兰阴性杆菌。该患者可能感染（主管检验师 2019 实践，2021 基础）

A. 肺炎克雷伯菌　　B. 破伤风梭菌
C. 产气荚膜梭菌　　D. 肉毒梭菌
E. 炭疽杆菌

3. 某患者大面积组织撕裂伤，患处组织胀痛剧烈，水气夹杂，触摸有捻发感，患处组织涂片行革兰染色后见大量革兰阳性杆菌。最可能的致病菌为（主管检验师 2017 相关）

A. 大肠埃希菌　　B. 金黄色葡萄球菌
C. 霉菌　　D. 产气荚膜梭菌
E. 产气肠杆菌

4. 患者男，33 岁。2 天前被铁丝扎进腿部，仅消毒包扎未做其他处理，现有恶臭、肿胀、伤口剧烈疼痛，遂来医院治疗。查体：T 39℃，肿胀处按压有捻发音。该患者最可能感染的是（主管检验师 2015 专业）

A. 破伤风梭菌　　B. 肉毒梭菌
C. 脆弱类杆菌　　D. 产气荚膜梭菌
E. 放线菌

5. 患者女，阴道手术后，下腹部疼痛，阴道后穹隆穿刺物恶臭，接种于心脑浸液培养基厌氧环境中，有菌落生长，涂片为革兰阴性杆菌，两端钝圆，中间色浅且不均匀。该病原体最可能是（主管检验师 2012 专业）

A. 铜绿假单胞菌　　B. 大肠埃希菌
C. 脆弱类杆菌　　D. 产气荚膜梭菌
E. 变形杆菌

6. 患者女，30 岁。下腹部疼痛 4 天，左下腹部有中度痉挛性疼痛，阴道有大量黄色、无气味的分泌物。1 周前曾做过阴道结扎手术，行阴道后穹隆穿刺术，采集 20ml 带血、恶臭的脓性液体，常规细菌培养无生长。进一步检查首选（检验师 2017 实践）

A. 厌氧菌培养　　B. 细菌 L 型培养
C. 支原体培养　　D. 病毒培养
E. 结核菌培养

A3 型题

（1~3 题共用题干）

患者男，35 岁。在地震废墟中埋压 75 小时后被救出。发热，休克，左小腿肿胀，发黑，皮下有捻发音，分泌物涂片查见革兰阳性粗大杆菌。

1. 病原体最可能属于（检验师 2012 专业）

A. 丙酸杆菌属　　B. 梭杆菌属

C. 梭菌属　　D. 放线菌属

E. 类杆菌属

2. 培养基最宜选择（检验师 2012 专业）

A. KVLB 冻溶血琼脂平板

B. 七叶苷胆汁平板

C. CDC 厌氧血琼脂平板

D. 卵黄和兔血平板

E. CCFA 平板

3. 抗生素治疗首选（检验师 2012 专业）

A. 庆大霉素　　B. 青霉素

C. 红霉素　　D. 复方新诺明

E. 万古霉素

（4~6 题共用备选答案）

A. 艰难梭菌　　B. 肉毒梭菌

C. 破伤风梭菌　　D. 脆弱类杆菌

E. 产气荚膜梭菌

4. 常引起气性坏疽的厌氧菌是（检验士 2018 实践）（检验师 2013 相关）

5. 常引起食物中毒的细菌是（检验士 2018 实践）（检验师 2013 相关）

6. 常引起抗生素相关性腹泻的厌氧菌是（检验士 2018 实践）（检验师 2013 相关）

第十四章　其他原核细胞型微生物

第一节　螺旋体

A1 型题

1. 莱姆病的病原体是（主管检验师 2014 相关）

A. 奋森螺旋体　　B. 回归热螺旋体

C. 伯氏疏螺旋体　　D. 钩端螺旋体

E. 梅毒螺旋体

2. 钩端螺旋体的主要传染源和储存宿主是（主管检验师 2013 实践）

A. 鼠和犬　　B. 鼠和猪

C. 猪和犬　　D. 猪和牛

E. 马和牛

3. 人类感染钩端螺旋体的主要途径是（检验师 2015 相关）

A. 吸入孢子　　B. 皮肤伤口感染芽孢

C. 接触疫水　　D. 犬咬伤

E. 性接触

4. 下列可引起自然疫源性疾病的病原体是（检验师 2014 相关）

A. 钩端螺旋体　　B. 狂犬病毒

C. 肺炎衣原体　　D. 肺炎支原体

E. 汉塞巴通体

5. 对钩端螺旋体致病性的描述，正确的是（检验士 2014 相关）

A. 对人类致病，对动物不致病

B. 对禽类致病，对人不致病

C. 对人和畜类致病

D. 人类感染是经呼吸道吸入

E. 不能引起人钩端螺旋体血症

6. 显微镜凝集试验常用于检测哪种病原体感染时的血清抗体（检验师 2014 实践）

A. 解脲脲原体　　B. 肺炎衣原体

C. 普氏立克次体　　D. 钩端螺旋体

E. 衣氏放线菌

7. 检查梅毒螺旋体最常用的染色方法是（检验师 2013 实践、2017 实践）

A. 革兰染色　　B. 瑞氏染色

C. 抗酸染色　　D. 墨汁染色

E. 镀银染色

8. 梅毒硬下疳分泌物常采用下列哪种方法检出病原体（检验师 2018 实践）

A. 革兰染色，油镜检查

B. 不染色标本，高倍镜检查

C. 不染色标本，暗视野显微镜检查

D. 电子显微镜检查

E. 抗酸染色，油镜检查

9. 梅毒螺旋体的致病因素是（主管检验师 2017 基础）

A. 梅毒内毒素样物质和外毒素

B. 梅毒唾液酸和内毒素样物质

C. 梅毒外膜蛋白和外毒素

D. 梅毒外膜蛋白和透明质酸酶

E. 梅毒唾液酸和透明质酸酶

10. 梅毒螺旋体离体后在高温环境中的存活时间为（主管检验师 2013 基础）

A. 数分钟　　B. 1~2 小时

C. 3~4 小时　　D. 6~8 小时

E. 1~2 天

11. 通过性传播可以侵犯心血管，引起动脉内膜炎的病原微生物是（检验士 2016 相关，2021 专业）

A. 淋病奈瑟菌　　B. 沙眼衣原体

C. 梅毒螺旋体　　D. HIV

E. 单纯疱疹病毒

12. 检测梅毒的非密螺旋体试验所用的抗原是（检验师 2012 实践）

A. 梅毒螺旋体抗原　　B. 雅司螺旋体抗原

C. 奋森螺旋体抗原　　D. 牛心类脂质

E. 致敏红细胞

A2 型题（病历摘要型最佳选择题）

1. 患者男，有不洁性交史，2 个月前出现生殖器皮肤的无痛性溃疡（硬下疳），1 个月后自然愈合，近日出现全身皮肤红疹，伴有淋巴结肿大。该患者可能患有（主管检验师 2019 实践）

A. 猩红热　　B. 麻疹

C. 风疹　　D. 梅毒

E. 淋病

2. 患者男，30 岁。常出入娱乐场所，2 个月前其生殖器出现不同溃疡，躯干、四肢出现不同红色皮疹，手掌、足底有硬性脓疱。实验室检查：快速血浆反应素环状卡片试验（RPR）阳性。可初步诊断引起感染的病原微生物是（主管检验师 2015 实践）

A. 淋病奈瑟菌　　B. 人型支原体

C. 梅毒螺旋体　　D. 生殖道支原体

E. 钩端螺旋体

3. 患者男，36岁。农民。高热持续1周，畏寒，腰背肌肉痛，腓肠肌压痛，球结膜充血，蛋白尿（++），腹股沟淋巴结如蚕豆大小，病程第5天起咳嗽、咯血不断，气促，喉中痰声噜噜，心率110次/分，口唇青紫。患者最可能的诊断是（主管检验师2020专业）

A. 肺结核
B. 流行性出血热
C. 钩端螺旋体病肺大出血型早期
D. 大叶性肺炎
E. 支气管扩张症伴感染

第二节　支原体

A1型题

1. 支原体初代分离培养时，在固体培养基上形成的典型菌落呈（检验士2012专业）

A. 丝状　B. 颗粒状
C. 黏液状　D. 卷曲发状
E. 油煎蛋状

2. 在人工培养基上呈现“油煎蛋”菌落的微生物是（检验师2015基础）

A. 支原体　B. 衣原体
C. 立克次体　D. 病毒
E. 螺旋体

3. 在活细胞外能生长繁殖的最小微生物是（检验师2018基础）

A. 病毒　B. 立克次体
C. 梅毒螺旋体　D. 衣氏放线菌
E. 支原体

4. 非淋菌性尿道炎的常见病原体为（检验士2017专业，2021专业）

A. 金黄色葡萄球菌　B. 解脲脲原体
C. 肠球菌　D. 大肠埃希菌
E. 肺炎支原体

5. 下列没有细胞壁的微生物是（检验师2019基础）

A. 肺炎支原体　B. 衣原体
C. 真菌　D. 金黄色葡萄球菌
E. 链球菌

6. 能通过细菌滤器的微生物是（检验师2014基础）

A. 支原体　B. 放线菌
C. 立克次体　D. 螺旋体
E. 真菌

7. 关于支原体生物学特性的叙述，正确的是（检验师2013相关，2018相关）

A. 能通过滤菌器　B. 对低渗不敏感
C. 返祖显现　D. 有细胞壁
E. 在人工培养基上不能生长

8. 菌落呈油煎蛋样，不出现返祖现象。该病原体是（检验师2012实践）

A. 细菌L型　B. 放线菌
C. 诺卡菌　D. 支原体
E. 衣原体

9. 关于肺炎支原体检验的叙述，错误的是（检验师2015实践）

A. 标本涂片革兰染色镜检的诊断意义不大
B. 营养要求较高，标本不能接种于普通琼脂培养基上
C. 初步分离培养生长缓慢
D. 冷凝集试验为特异性血清学试验
E. 可用ELISA法检测IgM和IgG抗体

10. 一位非典型肺炎患者冷凝集试验双价血清效价呈4倍以上增高，则怀疑引起感染的病原体是（检验士2013相关）

A. 肺炎链球菌　B. 金黄色葡萄球菌
C. 肺炎支原体　D. 肺炎克雷伯菌
E. 鹦鹉热衣原体

11. 解脲脲原体培养基的最适pH为（主管检验师2017实践）

A. 7.2~7.6　B. 5.5~6.5
C. 7.8~8.4　D. 4.5~5.4
E. 6.6~7.0

12. 关于解脲脲原体，错误的是（主管检验师2016基础）

A. 吉姆萨染色呈紫蓝色　B. 生长最适pH 5.5~6.5
C. 不能分解尿素　D. 不利用葡萄糖
E. 不分解精氨酸

13. 能分解尿素的病原体是（检验士2015专业，2017专业，2021相关）（主管检验师2015专业）

A. 人型支原体　B. 大肠埃希菌
C. 解脲脲原体　D. 肺炎支原体
E. 粪肠球菌

14. 可利用尿素酶分解尿素的支原体是（检验士2020实践，2020实践）

A. 解脲脲原体　B. 人型支原体
C. 肺炎支原体　D. 生殖道支原体
E. 口腔支原体

15. 用于培养解脲脲原体的培养基为（主管检验师2016实践）

A. 罗－琴培养基　B. 山梨醇培养基
C. 鲍－金培养基　D. SS琼脂培养基
E. 含小牛血清和酵母牛心脑培养基

16. 不能用于支原体感染治疗的抗生素是（主管检验师2013相关）

A. 青霉素　B. 红霉素

C. 四环素 D. 米诺环素
E. 环丙沙星

A2 型题（病历摘要型最佳选择题）

1. 患儿男，12 岁。因咳嗽 1 个月就诊。查体：双肺呼吸音粗，未闻及湿啰音。实验室检查：冷凝集试验≥1∶64，白细胞计数正常，中性粒细胞增多，结核菌素试验阴性，红细胞沉降率加快。胸部 X 线检查可见两肺纹理增强、均匀的片状阴影。该患者的临床诊断为（主管检验师 2021 实践，2020 实践，2019 相关，2017 相关）
A. 肺结核 B. 肺炎支原体肺炎
C. 病毒性肺炎 D. 真菌性肺炎
E. 嗜酸性细胞肺炎

2. 患儿男，4 岁。咳嗽、咳痰 1 周，伴发热，胸痛，体温 38.2℃。血常规：WBC 8.5×10^9/L，N 75%。胸部 X 线：左下肺斑片阴影。痰培养 2~3 周，有“油煎蛋”状菌落生长。该病原菌最可能是（主管检验师 2015 实践）
A. 肺炎衣原体 B. 肺炎支原体
C. 肺炎链球菌 D. 沙眼衣原体
E. 铜绿假单胞菌

3. 患儿女，12 岁。发热，体温 38~39℃，乏力，阵发性刺激性咳嗽，以夜间为重，咳嗽少量黏液脓性痰，胸部 X 线提示间质性肺炎。痰标本分离培养，对分离株菌种、分型判断具有准确定义的试验是（主管检验师 2013 实践）
A. 革兰染色形态学观察
B. 吉姆萨染色观察包涵体
C. “油煎蛋”样菌落
D. 血清学检测
E. 使用特异性抗血清做生长抑制试验和代谢抑制试验

A3 型题

（1~2 题共用题干）

患儿男，6 岁。高热伴剧烈咳嗽 6 天。既往体健，规范接种疫苗。查体：一般状况好，无明显呼吸困难，右中下肺呼吸音减低。胸部 X 线示肺部薄云雾状浸润影，右侧胸腔少许积液。实验室检查：血 WBC 5.6×10^9/L，N 0.34，L 0.66，PPD 试验（–）。

1. 最可能的诊断为（主管检验师 2020 专业）
A. 肺炎支原体肺炎 B. 肺炎链球菌肺炎
C. 葡萄球菌肺炎 D. 腺病毒性肺炎
E. 肺结核

2. 该病早期快速诊断的检查是（主管检验师 2020 专业）
A. 胸部 X 线 B. 血常规
C. 冷凝集试验 D. 痰培养
E. Coombs 试验

第三节 衣原体

A1 型题

1. 细胞内专性寄生的病原体是（检验师 2018 实践）（主管检验师 2018 实践）
A. 诺卡菌 B. 衣原体
C. 放线菌 D. 支原体
E. 钩端螺旋体

2. 非淋菌性尿道炎的病原体是（检验士 2012 实践）
A. 杜克雷嗜血杆菌
B. 阴道加特纳菌
C. 沙眼衣原体
D. 人单纯疱疹病毒 2 型
E. 人乳头状瘤病毒

3. 可引起性传播疾病的是（检验士 2019 实践，2021 相关）
A. 肺炎衣原体 B. 鹦鹉热衣原体
C. 沙眼衣原体 D. 钩端螺旋体
E. 立克次体

4. 不能在无生命培养基上生长的是（检验士 2012 相关，2017 基础，2021 基础）
A. 军团菌 B. 肺炎链球菌
C. 肺炎支原体 D. 肺炎衣原体
E. 白假丝酵母菌

5. 衣原体发育周期中，具有高度感染性的颗粒结构是（主管检验师 2021 专业，2016 基础）
A. 始体 B. 原体
C. 网状体 D. 包涵体
E. 高尔基体

6. 关于衣原体始体的叙述，错误的是（主管检验师 2013 基础）
A. 呈球形或椭圆形
B. 无细胞壁
C. 胞浆内有纤细的网状结构
D. 有感染
E. 吉姆萨染色呈蓝色

7. 关于衣原体生物学特性的叙述，错误的是（检验师 2012 实践）
A. 抵抗力弱，不耐热
B. 抗原性复杂
C. 专性细胞内寄生
D. 体积较大，难以通过细菌滤器
E. 成熟衣原体在细胞外较稳定，无繁殖能力，但感染性强

8. 能将沙眼衣原体和肺炎衣原体鉴别的简单而有效的方法是（主管检验师 2014 专业）
A. 革兰染色 B. 吉姆萨染色

C. 卢戈碘染色　　D. 观察电镜下形态

E. 观察菌落特征

9. 有关沙眼衣原体的说法，不正确的是（检验师 2013 专业）（主管检验师 2012 相关）

A. 人是唯一自然宿主

B. 专性细胞内寄生

C. 具有 DNA 和 RNA 两种核酸

D. 除可致眼部感染，还可引起泌尿生殖系统感染、性病淋巴肉芽肿及其他器官疾病

E. 其发育周期分为原体和网状体

10. 下列关于沙眼衣原体的说法，正确的是

A. 天然宿主仅为人类

B. 传染来源为人 - 人、鼠 - 人、鼠 - 鼠

C. 包涵体体内不含糖，碘液染色呈阴性

D. 原体中有质粒 DNA

E. 青霉素对其无抑制作用

11. 培养沙眼衣原体最适合用（检验师 2014 专业）

A. HL 细胞系　　B. HeLa229 细胞

C. HEP-2　　D. McCoy 细胞

E. Ver0-E6

A2 型题（病历摘要型最佳选择题）

患者男，2 个月前出现生殖器皮肤的无痛性溃疡，1 个月后自然愈合，近日出现全身皮肤红疹，伴有淋巴结肿大，该患者曾有不洁性交史。最可能的诊断为（主管检验师 2021 相关，2019 相关）

A. 猩红热　　B. 麻疹

C. 性病淋巴肉芽肿　　D. 风疹

E. 梅毒

第四节　立克次体

A1 型题

1. 关于立克次体共同特征的说法，错误的是（检验师 2014 相关）

A. 以节肢动物为传播媒介

B. 对多种抗生素敏感

C. 菌体内同时含有 DNA 和 RNA

D. 大多只引起人类致病

E. 以二分裂方式进行繁殖

2. 关于立克次体生物学特性的叙述，正确的是（检验师 2017 相关）

A. Giemsa 染色呈紫红色

B. 革兰染色为阳性杆菌

C. 有鞭毛

D. 有可溶性群特异性抗原，无外膜种特异性抗原

E. 大多数立克次体不能在活的真核细胞内生长

3. 立克次体分离培养的适宜方法为（检验士 2014 实践）

A. Korthof 培养基　　B. 葡萄糖肉汤培养

C. 硫磺样颗粒　　D. 细胞系分离培养

E. 包涵体

4. 关于贝纳柯克斯体的叙述，正确的是（主管检验师 2021 相关）

A. 为 Q 热的病原体

B. 为目前发现最大的立克次体

C. 蜱为唯一传播媒介

D. 在立克次体中抵抗力弱

E. 无细胞壁

5. 外斐反应 OX_k 强阳性提示患者可能感染了（主管检验师 2020 专业）

A. 流行性斑疹伤寒　　B. 地方性斑疹伤寒

C. 斑点热　　D. 恙虫病

E. Q 热

6. 立克次体与革兰阴性菌最重要的共同特征是（主管检验师 2017 专业）

A. 细胞壁中有肽聚糖和脂多糖

B. 均只有 DNA

C. 都没有细胞壁

D. 可在人工培养基上生长

E. 均为二分裂方式繁殖

7. 可在人工培养基中生长的对人类有致病作用的立克次体是（主管检验师 2016 专业）

A. 立克次体属　　B. 柯克斯体属

C. 东方体属　　D. 埃立克体属

E. 巴通体属

8. 下列可不需节肢动物作为传播媒介的病原微生物是（检验师 2021 基础）

A. 莫氏立克次体　　B. 恙虫病立克次体

C. 普氏立克次体　　D. Q 热立克次体

E. 汉塞巴通体

A2 型题（病历摘要型最佳选择题）

患儿女，8 岁。曾被猫抓伤，后抓伤部位出现疱疹，近日出现头、颈部淋巴结肿大并伴有触痛，同时有发热及全身不适的症状。从病史分析，此患儿很可能感染了（主管检验师 2021 专业）

A. 腺热埃立克体　　B. 恙虫病立克次体

C. 普氏立克次体　　D. 莫氏立克次体

E. 汉塞巴通体

A3 型题

（1~2 题共用题干）

患者男，38 岁。低热、干咳 1 周，无肌肉疼痛，X 线

检查显示左肺弥散性间质肺炎，血白细胞数正常。

1. 最可能的诊断是（检验士 2013 专业）

A. 肺炎链球菌肺炎　B. 肺炎支原体肺炎

C. 呼吸窘迫综合征　D. 流行性感冒

E. 军团菌肺炎

2. 最快速的实验诊断是（检验士 2013 专业）

A. 冷凝集试验　B. 病毒分离培养

C. 补体结合试验　D. 痰革兰染色镜检

E. 细菌培养

（3~5 题共用题干）

患者男，20 岁。于 4 天前突然寒战发热，2 天后体温高峰达 39℃，查体可见颜面潮红，结膜充血，腹股沟可见焦痂形成，腹股沟淋巴结肿大，变形杆菌 OXK 凝集反应 1∶320。

3. 该患者最可能的诊断是（检验师 2014 专业）

A. 钩端螺旋体病　B. 斑疹伤寒

C. 恙虫病　D. 淋巴瘤

E. 流行性出血热

4. 对该患者最有效的药物是（检验师 2014 专业）

A. 环丙沙星　B. 氯霉素

C. 复方新诺明　D. 庆大霉素

E. 青霉素

5. 对本病例有确诊依据的检查是（检验师 2014 专业）

A. 外斐反应

B. 患者血接种小白鼠腹腔分离病原体

C. 肿大淋巴结活检

D. 皮疹处皮肤活检

E. 焦痂渗出液做培养

B1 型题（标准配伍题）

（1~2 题共用备选答案）

A. 沙眼衣原体沙眼生物变种

B. 沙眼衣原体鼠生物变种

C. 沙眼衣原体 LVG

D. 豚鼠结膜炎衣原体

E. 猫肺炎衣原体

1. 易感部位为人鳞状上皮细胞的是（检验师 2014 相关）

2. 易感部位为人淋巴结和单核 - 巨噬细胞的是（检验师 2014 相关）

（3~4 题共用备选答案）

A. 钩端螺旋体　B. 伯氏疏螺旋体

C. 回归热螺旋体　D. 密螺旋体

E. 其他螺旋体

3. 引起莱姆病的病原体是（主管检验师 2021 基础）

4. 梅毒螺旋体属于（主管检验师 2021 基础）

（5~6 题共用备选答案）

A. 钩端螺旋体　B. 伯氏疏螺旋体

C. 梅毒螺旋体　D. 回归热螺旋体

E. 奋森螺旋体

5. 人体接触疫水容易感染的是（检验士 2013 专业）（主管检验师 2018 专业）

6. 最适培养温度是 28℃的是（检验士 2013 专业）（主管检验师 2018 专业）

第十五章　真菌概述

A1 型题

1. 真菌细胞壁中不具有的成分是（主管检验师 2014 基础）

A. 肽聚糖　　B. 糖蛋白复合物

C. 几丁质　　D. 蛋白质

E. 葡聚糖

2. 真菌的繁殖方式不包括（检验师 2013 基础，2019 基础）（主管检验师 2012 基础）

A. 出芽繁殖　　B. 有性裂殖

C. 二分裂繁殖　　D. 菌丝断裂繁殖

E. 孢子繁殖

3. 真菌分类上，优先考虑的特征是（检验师 2019 基础）

A. 卵孢子　　B. 有性孢子

C. 无性孢子　　D. 结合孢子

E. 叶状孢子

4. 检测真菌常用的简便方法是（检验士 2012 实践，2014 实践，2017 实践）

A. 皮肤刮片检查　　B. 抗原检测

C. 抗体检测　　D. 核酸检测

E. 液相色谱鉴定

5. 鉴定真菌最常用的简便方法是（检验师 2014 专业）

A. 革兰染色后镜检　　B. 动物接种

C. 血清学鉴定　　D. 皮肤变态反应

E. 直接镜检形态结构

6. 真菌不染色标本显微镜检查用来观察（检验师 2021 专业）

A. 孢子和菌丝的形态结构特点

B. 孢子内部的细胞器结构

C. 菌丝的直径大小及孢子内细胞器的结构

D. 孢子的色素及孢子内细胞器的结构

E. 新型隐球菌的荚膜

7. 有假根的真菌是（检验士 2019 专业）

A. 毛霉　　B. 根霉

C. 黄曲霉　　D. 烟曲霉

E. 裴氏着色真菌

8. 培养真菌的最适温度是（主管检验师 2013 相关）

A. 4~9℃　　B. 10~15℃

C. 16~21℃　　D. 22~28℃

E. 29~37℃

9. 最常用的真菌培养基是（检验士 2017 实践）

A. 沙氏培养基　　B. 玉米 – 吐温 80 培养基

C. 血琼脂培养基　　D. SS 琼脂培养基

E. 基础琼脂培养基

10. 显微镜直接检测真菌，有助于真菌病诊断的结构是（主管检验师 2012 专业）

A. 鞭毛的数量　　B. 菌丝和孢子的形态结构

C. 细胞核的形态　　D. 核仁的数目

E. 胞浆颗粒的有无

11. 浅部真菌直接镜检所用的试剂是（检验师 2015 实践）

A. 10% HCl　　B. 4% H_2SO_4

C. 1%HCl　　D. 10% KOH

E. 95% 乙醇

12. 芽管试验呈阳性的真菌是（检验士 2018 相关）

A. 热带念珠菌　　B. 白色念珠菌

C. 光滑念珠菌　　D. 克柔念珠菌

E. 近平滑念珠菌

13. 真菌的繁殖器官是（主管检验师 2019 基础）

A. 菌丝体　　B. 芽孢

C. 芽管　　D. 菌丝

E. 孢子

14. 在显微镜下观察真菌时，常用于处理标本的物质是（检验士 2013 实践，2014 实践，2016 实践）（主管检验师 2014 实践）

A. 氯化银　　B. 明矾

C. 甘油　　D. 氢氧化钾

E. 抗菌药物

第十六章　常见病原性真菌

A1 型题

1. 假丝酵母菌属中仅白假丝酵母菌阳性的试验是（检验士 2021 实践，2019 专业）

A. 芽管形成试验　　B. 厚壁孢子形成试验
C. 酚氧化酶试验　　D. 尿素酶试验
E. 毛发穿孔试验

2. 最常见的引起临床感染的酵母菌是（检验师 2016 相关，2018 相关）

A. 白假丝酵母菌　　B. 热带假丝酵母菌
C. 柔假丝酵母菌　　D. 光滑假丝酵母菌
E. 近平滑假丝酵母菌

3. 容易入侵脑细胞的真菌是（检验师 2019 相关）

A. 白假丝酵母菌　　B. 新型隐球菌
C. 组织胞浆菌　　D. 葡萄球菌
E. 肺炎链球菌

4. 检查新型隐球菌感染常用（主管检验师 2021 基础，2020 相关，2014 专业）

A. 革兰染色　　B. 抗酸染色
C. 镀银染色　　D. 墨汁染色
E. Giemsa 染色

5. 怀疑新型隐球菌感染时，检查脑脊液涂片常用（检验师 2013 相关）（检验士 2020 相关）

A. 瑞氏染色　　B. 革兰染色
C. 墨汁染色　　D. 抗酸染色
E. 吉姆萨染色

6. 脑脊液涂片行墨汁染色，可见圆形菌体细胞周围宽的空白圈。可初步诊断为（检验师 2017 相关，2018 相关）

A. 隐球菌感染　　B. 念珠菌感染
C. 组织胞浆菌　　D. 球孢子菌感染
E. 芽生菌感染

7. 区分白色念珠菌和其他念珠菌的芽管形成试验，37℃孵育的时间为（主管检验师 2013 实践）

A. 0.5 小时　　B. 24 小时
C. 5 分钟　　D. 20 分钟
E. 3 小时

8. 某肿瘤患者化疗后持续发热，并发现口腔内有白色膜状物。最可能感染的病原菌是（主管检验师 2021 实践，2020 实践，2014 实践）

A. 金黄色葡萄球菌　　B. 肺炎链球菌
C. 流感嗜血杆菌　　D. 白假丝酵母菌
E. 草绿色链球菌

9. 鉴定白假丝酵母菌选用（主管检验师 2020 相关）

A. 厚壁孢子形成试验　　B. 毛发穿孔试验
C. TZC 反应　　D. 氧化酶试验
E. 触酶实验

10. 关于假丝酵母菌的叙述，正确的是（主管检验师 2020 专业，2017 专业）

A. 不能产生真 / 假菌丝
B. 多数产生假菌丝
C. 产生分隔菌丝，呈鹿角样分支
D. 产生不分隔粗大菌丝，飘带样
E. 产生分隔孢子

11. 白假丝酵母菌与新型隐球菌的主要区别为（检验士 2017 相关，2021 专业）

A 形成假菌丝　　B. 在 37℃下才能生长
C. 对抗生素不敏感　　D. 为出芽增殖
E. 细胞是卵圆形

12. 真菌性脑膜炎的常见病原菌是（检验士 2017 基础）

A. 白假丝酵母菌　　B. 曲霉菌
C. 毛霉菌　　D. 球孢子菌
E. 新型隐球菌

13. 引起人体感染最常见的酵母样真菌是（主管检验师 2016 相关，2013 相关）

A. 白色念珠菌　　B. 光滑念珠菌
C. 热带念珠菌　　D. 新型隐球菌
E. 克柔念珠菌

14. 菌落呈绿色，逐渐变黑的是（主管检验师 2017 实践）

A. 烟曲霉　　B. 黄曲霉
C. 土曲霉　　D. 杂色曲霉
E. 棒曲霉

15. 与原发性肝癌发病有关的真菌毒素是（检验士 2018 专业）

A. T-2 毒素　　B. 展青霉素
C. 灰黄霉素　　D. 黄曲霉素
E. 溶血毒素

16. 下列可以产生毒素导致肝癌的病原体是（检验师 2014 专业）

A. 白假丝酵母菌　　B. 金黄色葡萄球菌
C. 黄曲霉　　D. 烟曲霉
E. 毛霉菌

17. 卡氏肺孢子菌主要的传播途径是（主管检验师 2019 基础）

A. 接触传播　　B. 血液传播
C. 空气传播　　D. 垂直传播
E. 性传播

18. 卡氏肺孢子菌的主要传播途径为（检验师 2014 相关）

A. 水　　B. 血液
C. 唾液　　D. 皮肤

E. 空气

19. 关于卡氏肺孢子菌，不正确的是（检验师 2013 基础）（主管检验师 2012 基础）

A. 主要是空气传播

B. 是 AIDS 最常见的继发感染

C. 生活史有包囊和滋养体两种形态

D. 痰涂片染色可查见包囊

E. 滋养体为感染型

20. 新型隐球菌区别于白色念珠菌的最重要的鉴别特征是（检验师 2012 基础，2015 基础）

A. 25℃、37℃均能生长　B. 形成酵母样菌落

C. 孢子呈圆 / 卵圆形　D. 尿素酶试验阳性

E. 对小鼠有致病性

21. 鉴定白色念珠菌最有意义的试验是（主管检验师 2019 相关）

A. 沙氏培养基上 25℃、37℃均能生长

B. 革兰染色为阳性

C. 细胞为椭圆形

D. 血清培养 3 个小时能形成芽管

E. 能同化葡萄糖和麦芽糖

22. 引起 PCP 肺炎的病原菌是（主管检验师 2019 相关）

A. 汉坦病毒　B. 立克次体

C. 卡氏肺孢子菌　D. 组织胞浆菌

E. 曲霉菌

23. 若微生物真菌培养结果阳性，则以下能引起体癣的真菌是（检验士 2014 相关）

A. 隐球菌　B. 曲霉菌

C. 皮肤真菌　D. 组织胞浆菌

E. 毛霉目真菌

24. 一份脓液标本，用 20%KOH 涂片后镜检，可见厚壁酵母细胞，细胞内可见脂肪小滴，可疑为（检验师 2014 专业，2018 专业）

A. 杜波组织胞浆菌　B. 膜组织胞浆菌

C. 申克氏孢子丝菌　D. 卡氏肺孢子菌

E. 白假丝酵母菌

A2 型题（病历摘要型最佳选择题）

1. 患者女。29 岁，患有阴道炎。之前因治疗其他疾病长期使用激素。分泌物培养有出芽现象及假菌丝，在科马嘉显色培养基上长成耀绿色菌落。引起该病的病原菌是（主管检验师 2018 专业）

A. 无芽孢厌氧菌　B. 白假丝酵母菌

C. 蜡样芽孢杆菌　D. 解脲脲原体

E. 大肠埃希菌

2. 一青年女性患阴道炎，曾因治疗其他疾病长期使用激素类药物。微生物学检查结果：泌尿生殖道分泌物标本革兰染色后镜检可见有假菌丝的酵母型菌，玉米粉培养基培养观察到厚壁孢子。据此资料，你认为引起阴道炎的病原菌是（主管检验师 2021 基础）

A. 无芽孢厌氧菌　B. 衣原体

C. 解脲脲原体　D. 白假丝酵母菌

E. 梅毒螺旋体

A3 型题

（1~2 题共用题干）

患者男，31 岁。“信鸽协会”会员，轻度间歇性头痛 2 周。前 2 天因“头痛呈爆裂样剧痛”，伴有恶心，喷射性呕吐，精神烦躁不安入院。查体：脑膜刺激征阳性。脑脊液检查：透明无凝块，Pandy 试验阳性，葡萄糖 2.1mmol/L，氯化物 1.18mmol/L，白细胞计数 50×10^6/L，多核细胞占 42%，单个核细胞占 58%。

1. 最可能的临床诊断是（检验师 2015 专业）

A. 化脓性脑膜炎　B. 结核性脑膜炎

C. 病毒性脑膜炎　D. 隐球菌性脑膜炎

E. 蛛网膜下腔出血

2. 若诊断成立，下列实验室检查中对该病的诊断和疗效观察最有帮助的是（检验师 2015 专业）

A. 革兰染色　B. 墨汁染色

C. 抗酸染色　D. 瑞氏染色

E. HE 染色

B1 型题（标准配伍题）

（1~2 题共用备选答案）

A. 卵孢子　B. 有性孢子

C. 无性孢子　D. 结合孢子

E. 叶状孢子

1. 真菌分类学上，优先考虑的特征是（检验士 2014 基础）

2. 接合真菌可以形成（检验士 2014 基础）

（3~4 题共用备选答案）

A. 皮肤癣菌　B. 角层癣菌

C. 白色假丝酵母菌　D. 新型隐球菌

E. 卡氏肺孢子菌

3. 导致 PCP 的病原体是（主管检验师 2017 相关）

4. 易侵犯中枢神经系统的是（主管检验师 2017 相关）

（5~6 题共用备选答案）

A. 新型隐球菌　B. 卡氏肺孢子菌

C. 结核分枝杆菌　D. 白色念珠菌

E. 巨细胞病毒

5. 艾滋病患者肺部感染最多见的病原体是（主管检验师 2019 相关）

6. 隐球菌性脑膜炎的病原菌是（主管检验师 2019 相关）

（7~9 题共用备选答案）

A. 厚壁孢子形成试验　B. 毛发穿孔试验

C. TZC 反应　D. 氧化酶试验

E. 触酶试验

7. 鉴定白假丝酵母菌选用（主管检验师 2014 专业）

8. 鉴定热带假丝酵母菌选用（主管检验师 2014 专业）

9. 区分超敏反应癣毛癣菌与红色癣菌选用（主管检验师 2014 专业）

（10~11 题共用备选答案）

A. 癣病　　B. 食物中毒
C. 慢性脑膜炎　　D. 肢体象皮肿
E. 鹅口疮

10. 新生隐球菌可引起（主管检验师 2013 专业）

11. 白色念珠菌可引起（主管检验师 2013 专业）

（12~13 题共用备选答案）

A. 白色念珠菌　　B. 光滑念珠菌
C. 烟曲霉菌　　D. 新型隐球菌
E. 卡氏肺孢子菌

12. 在沙氏培养基上，产生有隔菌丝，菌丝可呈现 45° 排列的是（检验师 2012 实践）（主管检验师 2013 实践）

13. 对肺泡灌洗液采用镀银染色法，查找包囊体的是（检验师 2012 实践）（主管检验师 2013 实践）

（14~16 题共用备选答案）

A. 糠秕马拉色菌　　B. 表皮癣菌
C. 白假丝酵母菌　　D. 新型隐球菌
E. 卡氏肺孢子菌

14. 在组织中呈圆形或卵圆形，外周有宽厚荚膜，荚膜较菌体大 1~3 倍，折光性强不易染色的是（检验师 2015 相关）

15. 为条件致病菌，侵犯皮肤角质层引起花斑癣（又名汗癣）的是（检验师 2015 相关）

16. 由于抗真菌药物对其无效，有学者提出将其归于类真菌的是（检验师 2015 相关）

第十七章　病毒的基本性状

A1 型题

1. 病毒的基本结构为（检验士 2012 基础，2014 基础）（检验师 2013 基础，2017 基础，2019 基础）（主管检验师 2012 基础）

A. 核心　　B. 衣壳
C. 包膜　　D. 核心和衣壳
E. 刺突

2. 对病毒的描述，正确的是（检验士 2017 基础）

A. 病毒是一类非细胞型微生物
B. 不能通过细菌滤器
C. 用光学显微镜可以观察
D. 以二分裂方式进行繁殖
E. 细胞内含有 DNA 和 RNA

3. 流感病毒分离培养中，最敏感而特异的方法是（主管检验师 2019 实践）

A. 细胞培养　　B. 含血的培养基
C. 鸡胚接种　　D. 动物接种
E. 以上都不是

4. 缺损病毒是指（主管检验师 2016 基础）

A. 包膜表面刺突缺损　　B. 复制周期不完整
C. 颗粒变异　　D. 基因组缺损
E. 衣壳缺损

5. 病毒增殖的方式是（检验士 2014 相关）（主管检验师 2016 实践）

A. 有丝分裂　　B. 二分裂
C. 自我复制　　D. 减数分裂
E. 孢子生成

6. 关于病毒的叙述，正确的是（主管检验师 2013 相关）

A. 无细胞结构
B. 细胞内同时具有 DNA 和 RNA
C. 具有产生能量的酶系统
D. 不能通过细菌滤器
E. 可在人工培养基上生长繁殖

7. 朊病毒（或称朊粒）的化学本质为（检验士 2014 专业，2016 专业，2019 相关，2021 相关）

A. 核酸和多糖　　B. 核酸和蛋白质
C. 核酸　　D. 蛋白质
E. 糖蛋白

8. 下列仅含有一种类型核酸（DNA 或 RNA）的微生物是（检验师 2020 基础，2014 基础）

A. 螺旋体　　B. 细菌
C. 立克次体　　D. 病毒
E. 衣原体

第十八章　病毒的基本性状检查与防治

A1 型题

1. 诊断病毒感染的金标准是（主管检验师 2014 实践）
   A. 细胞病理性改变　　B. 血清学试验
   C. 分子生物学技术　　D. 分离培养
   E. 电镜技术

2. 可经血传播、性传播及垂直传播的是（检验师 2013 专业）（主管检验师 2012 相关）
   A. 乙型脑炎病毒　　B. 乙型肝炎病毒
   C. 狂犬病毒　　D. 单纯疱疹病毒
   E. 轮状病毒

第十九章 病毒感染的检验方法

A1 型题

1. 做病毒分离培养的标本，如不能立即处理需要保存数小时，应贮存在（检验士 2014 实践，2021 实践）

A. 4℃　　B. 20℃
C. 30℃　　D. 35℃
E. −70℃

2. 病毒和衣原体的共同点是（检验师 2012 基础）

A 无细胞结构　　B. 活细胞内寄生
C. 仅含有一种核酸　　D. 对抗生素敏感
E. 对干扰素敏感

3. 人胚成纤维细胞可用于培养（检验师 2019 相关）

A. 病毒、肺炎支原体　　B. 细菌、真菌
C. 立克次体、真菌　　D. 变形杆菌、立克次体
E. 病毒、真菌

4. 病毒与立克次体相同的特点是（检验师 2014 专业）

A. 均含有 DNA 和 RNA
B. 在人工合成培养基中不能生长
C. 含有核蛋白体
D. 以二分裂方式进行繁殖
E. 对抗生素敏感

5. 关于病毒标本采集和运送的方法，不正确的是（主管检验师 2015 专业）

A. 发病早期或急性期采集标本
B. 发病晚期采集标本
C. 标本运放在有冰袋的保温瓶内
D. 标本采集后应立即送往实验室检查
E. 运输培养基中应含有抗生素

6. 关于流感病毒分离培养与鉴定的叙述，错误的是（主管检验师 2012 实践）

A. 将标本置于 Hanksl 液中加抗生素处理
B. 接种于鸡羊膜腔 35℃，3 天
C. 收集羊水和尿囊液进行血凝试验
D. 血凝阴性时，应盲传 1~2 次仍不阳性，方可报告阴性
E. 在犬肾传代细胞中不生长

7. 实验动物在病毒感染的研究中占有重要地位。病毒不能像细菌一样在人工培养基上进行繁殖和鉴定等各项试验，是由于（检验师 2014 相关，2018 相关）

A. 病毒只感染动物
B. 病毒只感染细胞
C. 病毒在人工培养基上感染性降低
D. 病毒必须依赖有生命的宿主才能繁殖
E. 病毒只对动物敏感

8. 最能直接说明病毒在组织细胞中生长的指标是（检验师 2016 基础）

A. pH 值改变　　B. 红细胞吸附
C. 干扰现象　　D. 细胞病变
E. 蚀斑

A2 型题（病历摘要型最佳选择题）

患者男，35 岁。查体示阴部及嘴唇出现米粒般水疱，轻微瘙痒，发热，诊断为单纯疱疹病毒感染。检查该病毒最可靠的方法是（主管检验师 2015 专业）

A. PCR 技术　　B. 分离病毒
C. 血清学诊断　　D. 核酸杂交技术
E. 直接检查病毒

第二十章　常见病毒

第一节　呼吸道病毒

A1 型题

1. 下列属于甲型流感病毒的是（检验士 2012 基础）

A. H_1N_1　　B. H_5N_7

C. H_2N_9　　D. H_5N_1

E. H_2N_2

2. 甲型流感病毒引起周期性大流行的原因是（主管检验师 2017 实践）

A. 病毒 HA 与 NA 易发生抗原变异

B. 病毒能抵抗吞噬细胞的吞噬

C. 病毒能隐藏于细胞内，逃避免疫系统识别

D. 病毒能隐藏于细胞内，逃避免疫系统杀伤

E. 病毒能抵抗 CTL 细胞的吞噬

3. 2009 年 3 月在墨西哥出现的新型流感病毒是（检验士 2018 基础）

A. 禽流感病毒 H_5N_1　　B. 季节性人流感病毒 A 型

C. 甲型 H_1N_1 病毒　　D. 甲型 H_2N_2 病毒

E. 猪流感病毒

4. 呼吸道病毒中，基因常发生变异的是（检验士 2016 专业，2018 专业，2021 相关，2021 专业）

A. 流感病毒　　B. 副流感病毒

C. 麻疹病毒　　D. 腮腺炎病毒

E. 风疹病毒

5. 最易发生变异的呼吸道病毒是（检验士 2018 相关）

A. 鼻病毒　　B. 麻疹病毒

C. 呼吸道合胞病毒　　D. 流感病毒

E. 腮腺炎病毒

6. 流行性乙型脑炎病毒中间和扩散的主要宿主是（主管检验师 2016 相关）

A. 家禽　　B. 猪

C. 三带喙库蚊　　D. 硬蜱

E. 羌螨

7. 下列关于流感病毒的描述，错误的是（检验士 2015 专业，2016 专业，2017 专业，2021 实践）（主管检验师 2015 专业）

A. 为单股 RNA

B. 感染性较强

C. 抗原性是划分流感病毒亚型的依据

D. 甲型流感病毒根据 NA 和 HA 的抗原性不同分为若干亚型

E. 不容易发生变异

8. 造成流感世界性大流行的原因是（检验师 2017 基础）

A. 流感病毒分型多　　B. 流感病毒易发生变异

C. 免疫原性差　　D. 变异物质 HA 和 NA 发生基因重组

E. 流感病毒抵抗力强

9. 与淋巴瘤病有关的病毒是（检验师 2013 专业）（主管检验师 2012 相关）

A. 副流感病毒　　B. 流感病毒

C. HTLV 病毒　　D. 疱疹病毒

E. 腺病毒

10. 防止麻疹流行的主要措施是（检验师 2015 相关）

A. 对患者和带菌者及时治疗

B. 接种减毒活疫苗　　C. 注射丙种球蛋白

D. 接种灭活疫苗　　E. 防止硬蜱叮咬

11. 2003 年 4 月，WHO 宣布 2002 年出现的传染性非典（SARS）病原体为新的（检验师 2019 实践）

A. 正黏病毒科　　B. 副黏病毒科

C. 小 RNA 病毒科　　D. 呼吸病毒科

E. 冠状病毒科

12. 由 SARS 冠状病毒引起的疾病是（检验师 2021 相关）

A. 严重急性呼吸综合征　　B. 溃疡性结肠炎

C. 大叶性肺炎　　D. 流感

E. 普通感冒

A2 型题（病历摘要型最佳选择题）

1. 2 月份，幼儿园有若干低年级小朋友出现发热，上呼吸道感染，同时皮肤出现红色斑丘疹，伴颊部黏膜斑。该病毒感染后的潜伏期为（检验师 2016 相关）

A. 1~2 天　　B. 3~5 天

C. 5~10 天　　D. 10~14 天

E. 30 天

2. 患儿男，1 岁。鼻塞、流涕 3 天入院，突然喘憋加重，口唇发绀，鼻翼扇动。查体：T 39.5℃，R 42 次 / 分，三凹症阳性，两肺闻及广泛哮鸣音，右肺底闻及少许水泡音。血常规：WBC 4.0×10^9/L，N 40%，L 60%。胸部 X 线可见少许点片状阴影及肺气肿。最有可能的诊断是（主管检验师 2013 相关）

A. 肺炎链球菌肺炎　　B. 呼吸道合胞病毒肺炎

C. 腺病毒肺炎　　D. 肺炎支原体肺炎
E. 哮喘性支气管炎

3. 患儿男，50 岁。畏寒，发热伴头痛，咳嗽 2 天。查体：T 39.2℃，急性热病容，结膜充血，颌下淋巴结轻度肿大，两肺呼吸音粗，肝于肋下可触及，质软。脾未触及。WBC 3.9×10⁹/L，L 70%，N 30%。X 线提示肺纹理增粗。最可能的诊断是（主管检验师 2013 实践）

A. 流行性感冒　　B. 细菌性肺炎
C. 肺结核　　D. 真菌性肺炎
E. 传染性非典型肺炎

4. 患者男，因高热、头痛、肌肉痛并伴有流鼻涕、鼻塞症状到发热门诊就诊。留取患者鼻咽拭子经实验室检测确定为流感病毒感染。下列属于流感病毒命名方式的是（检验士 2016 基础）

A. H_1N_1　　B. S_1T_1 化传
C. M_1N_1　　D. W_1M_1
E. A_1B_1

第二节　肝炎病毒

A1 型题

1. 与病毒性肝炎有关的δ因子的特性是（检验师 2018 基础）（主管检验师 2018 基础）

A. 为 RNA 分子外被 HBsAg 包裹的球形颗粒
B. 系非甲非乙型肝炎病毒的缺损型，必须与 HBV 合并感染方可增殖
C. 存在于肝细胞核内
D. 以上都是
E. 以上均不是

2. 可侵入血流仅引起短暂病毒血症的是（检验师 2014 相关）

A. HAV　　B. 脊髓灰质炎病毒
C. 麻疹病毒　　D. 腮腺炎病毒
E. 仙台病毒

3. 甲型肝炎病程中传染性最强的阶段是（检验师 2014 实践）

A. 潜伏期　　B. 黄疸前期
C. 黄疸期　　D. 恢复期
E. 慢性期

4. 甲型肝炎病毒属于（主管检验师 2014 相关）

A. 嗜肝 DNA 病毒属　　B. 嗜肝 RNA 病毒属
C. 肠道病毒属 72 型　　D. 嵌状病毒科
E. 黄病毒科

5. Dane 颗粒是指（主管检验师 2020 专业）

A. 乙型肝炎病毒的核心颗粒
B. 乙型肝炎病毒的大球形颗粒
C. 乙型肝炎病毒的衣壳颗粒
D. 乙型肝炎病毒的管形颗粒
E. 乙型肝炎病毒的小球形颗粒

6. Dane 颗粒是（主管检验师 2016 实践）

A. 甲型肝炎病毒颗粒　　B. 乙型肝炎病毒颗粒
C. 流感病毒颗粒　　D. 脊髓灰质炎病毒颗粒
E. EB 病毒颗粒

7. 食用毛蚶后出现一系列消化道症状，可能感染的疾病是（主管检验师 2019 相关）

A. 甲肝　　B. 乙肝
C. 丙肝　　D. 丁肝
E. 戊肝

8. 乙型肝炎核心抗原是（检验士 2021 基础）

A. HBeAb　　B. HBeAg
C. HBcAg　　D. HBcAb
E. HBsAg

9. 偶尔可导致 EIA 检测 HBV 血清学标志物假阳性的是（检验师 2014 实践）

A. 脂血　　B. EDTA 抗凝
C. 枸橼酸钠抗凝　　D. 肝素化
E. 轻度溶血

10. 下列 HBV 血清学标志物提示血液传染病高的是（检验师 2014 实践）

A. HBsAg（+）、抗 -HBs（-）、抗 -HBc（+）、HBeAg（+）、抗 -HBe（-）
B. HBsAg（+）、抗 -HBs（-）、抗 -HBc（+）、HBeAg（-）、抗 -HBe（+）
C. HBsAg（-）、抗 -HBs（+）、抗 -HBc（+）、HBeAg（-）、抗 -HBe（+）
D. HBsAg（-）、抗 -HBs（+）、抗 -HBc（+）、HBeAg（-）、抗 -HBe（-）
E. HBsAg（-）、抗 -HBs（-）、抗 -HBc（+）、HBeAg（-）、抗 -HBe（-）

11. 血清学检测结果提示病毒复制能力最强的是（主管检验师 2017 专业）

A. HBsAg（-）、抗 -HBs（+）、HBeAg（-）、抗 -HBe（-）、抗 -HBc（+）
B. HBsAg（+）、抗 -HBs（+）、HBeAg（-）、抗 -HBe（-）、抗 -HBc（+）
C. HBsAg（+）、抗 -HBs（-）、HBeAg（+）、抗 -HBe（-）、抗 -HBc（+）
D. HBsAg（+）、抗 -HBs（-）、HBeAg（-）、抗 -HBe（+）、抗 -HBc（+）
E. HBsAg（+）、抗 -HBs（+）、HBeAg（-）、抗 -HBe（+）、抗 -HBc（+）

12. 在输血前对献血员的血样进行感染筛查中发现抗 -HCV 阳性，提示该献血员感染的病原体为（检验士 2019 实践）

A. 甲型肝炎病毒　　B. 梅毒螺旋体

C. 沙眼衣原体　　D. 丙型肝炎病毒

E. 淋病奈瑟菌

13. 引起与乙型肝炎病毒（HBV）相关联的急性和慢性肝病的亚病毒病原体为（检验士 2012 相关）

A. HAV　　B. HCV

C. HDV　　D. HEV

E. TTV

14. 关于戊型肝炎的叙述，不正确的是（主管检验师 2013 相关）

A. 抗 -HEV 多采用间接 EIA 法

B. HEV 是 RNA 病毒

C. 青壮年发病率高

D. 一般经饮食传播，少数经母婴传播

E. 可发生流行，也可散发

15. 可作为 HBV 复制及具有强感染性指标的是（检验士 2017 相关）

A. HBsAg　　B. HBsAb

C. HBeAg　　D. HBeAb

E. HBcAb

16. HBV 感染后第一个出现的血清学标志物是（主管检验师 2013 基础，2016 基础，2020 相关，2021 基础，2021 相关）

A. 抗 -HBc　　B. 抗 -HBe

C. HBeAg　　D. 抗 -HBs

E. HBsAg

17. 肝炎病毒感染后对人体具有保护性的抗体是（主管检验师 2020 基础）

A. 抗 -HAV-IgM　　B. 抗 -HBs

C. 抗 -HCV　　D. 抗 -HBc

E. 抗 -HBe

18. HCV-RNA 检测常采用的方法为（检验士 2012 相关）

A. ELISA　　B. IFA

C. RIA　　D. PHA

E. RT-PCR

19. 乙肝患者中，表示还具有传染性的指标是（主管检验师 2019 相关）

A. HBsAb　　B. HBsAg

C. HBeAg　　D. HBV-Dane 颗粒

E. HBV-DNA

20. HBsAg（-）、抗 - HBs（+）、HBeAg（-）、抗 -HBe（-）、抗 -HBc（-）表明（检验师 2012 相关）

A. 急性肝炎初期

B. 慢性活动性肝炎

C. 乙肝感染恢复期并产生免疫力

D. 既往乙肝病毒感染或接种过疫苗

E. 慢性迁延性肝炎

21. 有关乙型肝炎的叙述，错误的是（检验师 2012 专业）

A. 抗 -HBc 和抗 -HBs 是保护性抗体

B. HBsAg 常用 EIA 法检测

C. 抗 -HBe 常作为流行病学指标

D. 抗 -HBc-IgM 常对急性乙肝诊断很有意义

E. HBeAg 是乙肝传染性的标志

22. HBsAg（+），抗 -HBs（-），HBeAg（+），抗 -HBe（-），抗 -HBe（-）提示（检验师 2012 实践）

A. 乙肝潜伏期或急性乙肝早期

B. 乙肝康复，有免疫力　　C. 乙肝后期

D. 既往乙肝病毒感染　　E. 未感染过乙肝

23. 乙肝血清学标志物检测属于（主管检验师 2016 专业）

A. 为临床选用合理的治疗药物而形成的组合

B. 为正确及时诊断而形成的组合

C. 了解患者多方面信息而形成的组合

D. 为了从不同角度了解某一疾病病情有关信息而形成的组合

E. 为提高诊断敏感度而形成的组合

24. 疑为乙型肝炎患者，临床上常采用的确诊方法是（主管检验师 2015 基础）

A. 白 / 球蛋白检测

B. 病毒分离、培养

C. 血清乙型肝炎病毒标志物检测

D. ALP 检测

E. Y-GT 检测

25. RT-PCR 用于检测（主管检验师 2018 实践）

A. HBsAg　　B. 抗 -HCV

C. HBV-DNA　　D. 抗 -HBV

E. HCV-RNA

A2 型题（病历摘要型最佳选择题）

1. 患者男，35 岁。突发畏寒、发热、乏力，食欲不振，厌油腻、肝区疼痛。数日后体温降低，巩膜和皮肤出现黄疸。患者自述数周前曾食入毛蚶。最可能的诊断是（主管检验师 2021 实践）

A. 甲肝　　B. 乙肝

C. 丙肝　　D. 丁肝

E. 戊肝

2. 患者女，18 岁。乙肝五项检查结果为：HBsAg（+），抗 -HBs（-）、HBeAg（+）、抗 -HBe（-）、抗 -HBc（+）。该患者为（主管检验师 2017 基础，2021 相关）

A. 无症状 HBV 携带者　　B. 既往感染者

C. 急性感染后恢复期　　D. 急性感染者

E. 慢性感染者

3. 患者男，20 岁。体检时采集血液检测 HBsAg 阳性，但本人无不适症状且肝功能正常，肝炎病毒感染后对人体具有保护性的抗体为（主管检验师 2021 专业）

A. 抗 HAV-IgM　　B. 抗 -HBs

C. 抗 -HCV　　D. 抗 -HBc

E. 抗 -HBe

4. 患者男，42 岁。乏力、食欲减退 2 周。查体：肝于肋下缘 1cm，脾侧位可触及。实验室检查：HBsAg（+）HBeAg（+）、抗 -HBe（-）、抗 -HBc-IgM（+）、抗 -HBs（-）。可诊断为（主管检验师 2013 实践）

A. 急性乙型肝炎　　B. 慢性乙型肝炎

C. 慢性活动性肝炎　　D. 乙肝恢复期

E. 慢性迁延性肝炎

5. 患者女，50 岁。3 年前有肝炎史，HBsAg（+）、

HBeAg（+）、抗 -HBe（+），经治疗后好转。近来乏力、纳差。查体：巩膜黄染，肝掌、蜘蛛痣，慢性肝病面容，肝肋下 2cm，脾肋下刚触及，ALT 150U/L，类风湿因子（+），抗核抗体 1：100（+）。该患者可初步诊断为（主管检验师 2021 基础，2017 基础）

A. 慢性迁延性肝炎　　B. 慢性活动性肝炎
C. 慢性重症肝炎　　D. 肝硬化
E. 肝癌

6. 患者男，26 岁。10 年前乙型肝炎血清学标志物：HBsAg（+），抗 -HBs（-），HBeAg（+），抗 -HBe（-），抗 -HBc（+）。近期食欲减退，体重减轻，疲倦乏力，脸消瘦，面黝黑，肝区疼痛，皮下出血（紫斑），容易出现牙龈出血，鼻腔出血，皮下有出血点。实验室检查：ALT 520U/L，AST 320U/L，IgG 23g/L，IgA 7.2g/L，IgM 3.48g/L。可能的诊断是（主管检验师 2017 实践）

A. 多发性骨髓瘤　　B. 隐匿性肝硬化
C. 淋巴肉瘤　　D. 重链病
E. 轻链病

7. 患者女，43 岁。近 2 个月出现乏力、食欲减退，偶有呕吐感。近 1 个月时有肝区隐痛。患者有血液透析史。实验室检查：肝功能除 ALT 升高外，其余正常。考虑丙肝感染的可能性大，需检测丙肝病毒 RNA 确诊，实验室常用的检测方法是（检验士 2012 基础）

A. ELISA　　B. PCR
C. EIA　　D. RIA
E. IFA

8. 患者男，45 岁。血清蛋白电泳检测发现白蛋白明显降低，α_1- 球蛋白、α_2- 球蛋白正常，$\beta+\gamma$ 球蛋白明显升高，此患者最可能是（主管检验师 2021 专业）

A. 急性肝炎　　B. 慢性乙型肝炎
C. 肝硬化　　D. 肾病综合征
E. 急性时相反应症

A3 型题

（1~2 题共用题干）

患者女，36 岁。实验室检查结果为 HBsAg（+）、HBeAg（+）、抗 -HBe（-）、抗 -HBc-IgM（+）、抗 -HBs（-）。

1. 该患者最可能的诊断为（检验士 2016 实践）

A. 急性乙型肝炎　　B. 慢性乙型肝炎
C. 慢性迁延性肝炎　　D. 乙肝恢复期
E. 慢性活性性肝炎

2. 如果 HBsAg（+）、HBeAg（+）、抗 -HBe（-）、抗 -HBc-IgG（+）、抗 -HBs（-）。则可诊断为（检验士 2016 实践）

A. 急性乙型肝炎　　B. 慢性乙型肝炎
C. 慢性迁延性肝炎　　D. 乙肝恢复期
E. 慢性活动性肝炎

（3~4 题共用题干）

患者男，28 岁，乏力、厌油、食欲减退，巩膜黄染，疑诊为病毒性肝炎。

3. 首选的检验指标是（检验师 2020 实践）

A. ALT　　B. AST
C. TBIL　　D. HBsAg
E. GGT

4. 若诊断为乙型病毒性肝炎，治疗过程中最佳检测指标为（检验师 2020 实践）

A. HBsAg　　B. HBsAb
C. HBcAg　　D. HBV-RNA
E. HBV-DNA

（5~6 题共用题干）

医院某护士，乙肝两对半全阴性，给某急性乙肝患者抽血时不慎被针刺伤感染乙肝。

5. 该护士血中首先出现的病毒标志物是（检验师 2020 专业）

A. HBsAg　　B. 抗 -HBs
C. HBeAg　　D. 抗 -HBe
E. HBcAg

6. 有保护作用的是（检验师 2020 专业）

A. 抗 -HBs（表面抗原抗体）
B. HBeAg（e 抗原）
C. HBsAg（表面抗原）
D. 抗 -HBe（e 抗原抗体）
E. 抗 -HBc（核心抗原抗体）

B1 型题（标准配伍题）

（1~2 题共用备选答案）

A. HBsAg　　B. 抗 -HBs
C. HBeAg　　D. 抗 -HBe
E. 抗 -HBc

1. 提示感染性强、病毒持续复制的阳性指标是（主管检验师 2012 相关）

2. 对机体具有保护作用的是（主管检验师 2012 相关）

（3~4 题共用备选答案）

A. 乙肝血清学标志物 HBsAg（+）、抗 -HBs-IgG（-）、HBeAg（+）、抗 -HBe-IgG（-）、抗 -HBc-IgM（+）
B. 乙肝血清学标志物 HBsAg（+）、抗 -HBs-IgG（-）、HBeAg（-）、抗 -HBe-IgG（+）、抗 -HBc-IgM（+）
C. 乙肝血清学标志物 HBsAg（-）、抗 -HBs-IgG（+）、HBeAg（-）、抗 -HBe-IgG（-）、抗 -HBc-IgM（+）
D. 乙肝血清学标志物 HBsAg（-）、抗 -HBs-IgG（+）、HBeAg（-）、抗 -HBe-IgG（+）、抗 -HBc-IgM（+）
E. 乙肝血清学标志物 HBsAg（-）、抗 -HBs-IgG（-）、HBeAg（-）、抗 -HBe-IgG（-）、抗 -HBc-IgM（+）

3. 与急性乙型肝炎患者的实验室检查结果相符的是（检验士 2016 专业）

4. 与乙型肝炎恢复期患者的实验室检查结果相符的是（检验士 2016 专业）

第三节 逆转录病毒

A1 型题

1. AIDS 患者易感的非结核分枝杆菌是（检验师 2018 实践）（主管检验师 2020 实践，2018 实践，2016 专业）

A. 亚洲分枝杆菌　　B. 蟾分枝杆菌
C. 麻风分枝杆菌　　D. 耻垢分枝杆菌
E. 鸟－胞内复合分枝杆菌

2. HIV 的确诊试验是（主管检验师 2019 基础）

A. 病毒培养　　B. 直接红细胞凝集法
C. ELISA　　D. 免疫印迹法测抗体
E. PCR

3. 确认 HIV 感染的依据是（主管检验师 2012 相关）

A. Western blot　　B. 乳胶凝集试验
C. ELISA　　D. 反转录酶测定
E. 金标法

4. HIV 感染最常用的筛查方法为（检验士 2015 专业）

A. 艾滋病毒培养　　B. p24 检验
C. 抗体检测　　D. CD4/CUS 比值测定
E. 免疫荧光法

5. HIV 病毒通过哪种方式破坏 $CD4^{+}T$ 细胞（检验师 2017 专业）

A. gp41 与 CD4 分子结合
B. gp41 与 CD8 分子结合
C. gp120 与 CD4 分子结合
D. gp120 与 CD8 分子结合
E. gp120 与 CD3 分子结合

6. 在 HIV 病毒中，编码核心蛋白 p^{24} 的基因是（检验师 2013 专业，2016 专业）（主管检验师 2012 相关）

A. gag　　B. pol
C. env　　D. tat
E. vev

7. 下列关于 HIV 病毒的叙述，正确的是（检验士 2016 相关）

A. 该病毒抵抗力强
B. 感染后不产生细胞免疫应答
C. 该病毒主要通过性接触和血液传播，不能经过产道传播
D. 潜伏期长可达 6 个月到 10 年
E. 为 DNA 病毒

8. 关于 AIDS 的叙述，错误的是（主管检验师 2015 专业相关）

A. HIV 病毒是 DNA 病毒
B. 可通过性接触和吸毒传染
C. 发病表现为机体免疫功能受损
D. 易并发机会感染
E. 易并发肿瘤

A3 型题

（1~2 题共用题干）

AIDS 的实验室检测包括初筛试验和确认试验两类。

1. 如果在初筛时发现血清 HIV 抗体阳性，说明（主管检验师 2015 实践）

A. 患有艾滋病
B. 存在 HIV 感染
C. 存在免疫缺陷
D. 需进行 T 细胞亚群测定以评估病情
E. 不能做出判断，需做确认试验

2. HIV 抗体确认试验采用何种检测方法（主管检验师 2015 实践）

A. ELISA　　B. 凝集试验
C. 放射免疫分析法　　D. 免疫印迹法
E. 化学发光免疫分析法

第四节 肠道病毒

A1 型题

1. 脊髓灰质炎患者的传染性排泄物主要是（主管检验师 2014 专业）

A. 鼻咽分泌物　　B. 血液
C. 粪　　D. 尿
E. 唾液

2. 导致小儿麻痹的病原体是（检验士 2013 相关）

A. 肠道病毒　　B. 埃可病毒
C. HIV 病毒　　D. 柯萨奇病毒
E. 脊髓灰质炎病毒

3. 下列病毒感染人体后不会引起病毒血症的是（检验士 2012 基础）

A. 乙型脑炎病毒　　B. 腮腺炎病毒
C. ECHO 病毒　　D. 轮状病毒
E. 登革病毒

4. 轮状病毒的形状为（检验士 2017 实践）

A. 杆状　　B. 车轮状
C. 球状　　D. 长丝状
E. 梭状

5. 轮状病毒的特性不包括（检验师 2015 基础）
A. 属于 RNA 病毒
B. 电镜下呈车轮状
C. 主要通过粪 - 口传播
D. 可引起急性出血性结膜炎
E. 可引起婴幼儿腹泻

6. 引起小儿秋季腹泻常见的病原体是（主管检验师 2021 实践，2020 相关）
A. 埃可病毒　B. 轮状病毒
C. 柯萨奇病毒　D. 空肠弯曲菌
E. 大肠埃希菌

7. 引起婴幼儿腹泻的主要病原体是（检验师 2019 相关）
A. 脊髓灰质炎病毒　B. 柯萨奇病毒
C. 肠道病毒 71 型　D. 埃可病毒
E. 轮状病毒

8. 关于柯萨奇病毒的特点，不正确的是（主管检验师 2019 相关）
A. 是无包膜的 RNA 病毒
B. 根据其对新生小鼠的致病性，将 A 组分为 24 个型别
C. 主要以粪 - 口途径传播
D. 能引起人类的多种疾病
E. 有些型别具有血凝性质

9. 下列有关肠道病毒的叙述，错误的是（检验士 2015 相关）（主管检验师 2015 相关）
A. 肠道病毒属于小 RNA 病毒，由粪 - 口途径传播
B. 血清学诊断常用的方法有中和试验、补体结合试验及血凝抑制试验
C. 骨髓灰质炎病毒可损害神经系统，导致脊髓灰质炎即小儿麻痹症
D. 肠道病毒对外界抵抗力弱，在污水及粪便中不易存活
E. 肠道病毒感染以幼儿最为常见

10. 手足口病是由于感染了（主管检验师 2014 实践）
A. 肠道病毒 68 型　B. 肠道病毒 69 型
C. 肠道病毒 70 型　D. 肠道病毒 71 型
E. 轮状病毒

A2 型题（病历摘要型最佳选择题）

患儿男，2 岁。咳嗽、流涕 3 天伴发热、呕吐、腹泻、排绿色蛋花汤稀便 2 天。查体：T 38.4℃，咽部充血，双肺呼吸音略粗，肠鸣音亢进。实验室检查：粪便显微镜检见少量白细胞及红细胞。该患儿腹泻的原因可能是（主管检验师 2015 实践）
A. 轮状病毒感染　B. 埃可病毒感染
C. 阿米巴痢疾　D. 胃肠型上感
E. 肠易激综合征

第五节　疱疹病毒

A1 型题

1. 成人水痘最常见的并发症是（检验师 2014 相关）
A. 脑炎　B. 肺炎
C. 心内膜炎　D. 心肌炎
E. 脑脓肿

2. 肾移植患者最常见的病毒感染是（主管检验师 2021 相关）
A. 腺病毒感染　B. 巨细胞病毒感染
C. HIV 病毒感染　D. 轮状病毒感染
E. 疱疹病毒感染

3. 下列与宫颈癌最相关的病毒是（主管检验师 2020 基础）
A. EB　B. CMV
C. HPV　D. HSV
E. HIV

4. "猫头鹰眼"样包涵体是下列哪种病毒的病理学特征（检验师 2018 实践）（主管检验师 2018 实践）
A. 风疹病毒　B. EB 病毒
C. 柯萨奇病毒　D. 疱疹病毒
E. 巨细胞病毒

5. 能在人成纤维细胞中增殖，并形成猫头鹰眼特征的病毒是（主管检验师 2012 专业）
A. 单纯疱疹病毒　B. EB 病毒
C. 肝炎病毒　D. 人巨细胞病毒
E. HIV 病毒

6. 引起传染性单核细胞增多症的病毒是（检验士 2015 相关）
A. EB 病毒　B. HPV 病毒
C. HSV 病毒　D. 狂犬病毒
E. 乙肝病毒

A2 型题（病历摘要型最佳选择题）

患者男，41 岁。血清学诊断结果显示人巨细胞病毒（HCMV）IgG 抗体阳性。下列关于该病毒的叙述，错误的是（主管检验师 2015 相关）
A. 人巨细胞病毒不仅可以感染人，还可以感染其他动物
B. 巨细胞病毒分离可采用患者尿液、口腔咽拭子
C. 可用血清学方法诊断
D. 检测标本中巨细胞病毒抗原可利用免疫荧光技术和酶免疫法
E. 正常人群中人巨细胞病毒感染非常广泛

第六节　其他病毒

A1 型题

1. 亚病毒是病毒学的一个分支，属非典型病毒。下列不属于亚病毒的是（检验师 2018 专业）（主管检验师 2018 专业）

A. 类病毒　　B. RNA
C. 拟病毒　　D. 朊病毒
E. 腺病毒

2. 人乳头瘤病毒感染时，尿沉渣镜检可见到的特征细胞是（检验师 2013 实践，2021 相关）

A. 挖空细胞　　B. 鳞状上皮全角化细胞
C. 鳞状上皮角化前细胞　　D. 鳞状上皮中层细胞
E. 肾小管上皮细胞

3. 在中枢神经系统细胞增殖时，胞质中形成内基小体，最可能的病毒是（检验师 2015 相关，2018 相关，2019 相关，2021 基础）

A. 狂犬病毒　　B. HPV 病毒
C. HDV 病毒　　D. HBV 病毒
E. 汉坦病毒

4. 下列不属于嗜神经病毒的是（检验师 2017 相关）

A. 脊髓灰质炎病毒　　B. 带状疱疹病毒
C. 单纯疱疹病毒　　D. 麻疹病毒
E. 狂犬病毒

A2 型题（病历摘要型最佳选择题）

患者女，29 岁。因急性发热伴头痛、皮疹 4 天入院。体检：体温 39.1℃，全身皮肤有散在的斑丘疹和红斑疹，浅表淋巴结可触及。血常规：WBC 3.8×10^9/L，PLT 78×10^9/L。最可能的诊断是（主管检验师 2019 专业、2017 相关）

A. 流行性出血热　　B. 伤寒
C. 登革热　　D. 钩端螺旋体病
E. 病毒性肝炎

A3 型题

（1~2 题共用题干）

患者男，40 岁。间断发热、腹泻 3 个月。体温最高达 38.8℃，腹泻 4~6 次 / 日，水样便，体重下降 5kg，有静脉吸毒史。查体：T 38.6℃，消瘦，肺部未闻及干湿性啰音，腹软，无明显压痛及反跳痛，肝脾肋下未触及。

1. 最可能的诊断是（检验士 2020 专业）

A. 慢性阿米巴痢疾　　B. 艾滋病
C. 溃疡性结肠炎　　D. 慢性细菌性痢疾
E. 肺结核

2. 对明确诊断最有价值的检查是（检验士 2020 专业）

A. 血常规　　B. 血清抗体
C. 粪培养　　D. 胸部 X 线
E. 粪常规

（3~4 题共用题干）

患儿，4 岁。发热 3 天，伴咳嗽、流涕。查体：眼结膜充血，第一磨牙对面的颊结膜有一直径约为 1mm 的灰白色小点，外面围着红色圈晕，白细胞处于正常范围，淋巴细胞偏高。

3. 该患儿最可能的临床诊断是（检验师 2014 实践）

A. 风疹　　B. 幼儿急疹
C. 猩红热　　D. 麻疹
E. 药疹

4. 发热第 4 天耳后、颈部及全身出现玫瑰色斑丘疹，确诊为麻疹。该病最常见的并发症是（检验师 2014 实践）

A. 喉炎　　B. 心肌炎
C. 肺炎　　D. 呼吸道梗阻
E. 循环衰竭

B1 型题（标准配伍题）

（1~2 题共用备选答案）

A. 脊髓灰质炎病毒　　B. 柯萨奇病毒
C. 肠道病毒 71 型　　D. 埃可病毒
E. 轮状病毒

1. 引起小儿“秋季腹泻”最常见的病毒是（检验士 2020 基础，2021 基础）

2. 导致小儿麻痹的病原体是（检验士 2020 基础，2021 基础）

（3~4 题共用备选答案）

A. 无症状感染型　　B. 顿挫型
C. 无麻痹型　　D. 麻痹型
E. 脊髓型

3. 脊髓灰质炎病毒感染按症状分不同类型，5% 感染者病毒侵入血液，形成第一次毒血症的是（检验师 2017 相关）

4. 脊髓灰质炎病毒感染按症状分不同类型，当体内病毒大量再度入血，形成第二次毒血症的是（检验师 2017 相关）

（5~6 题共用备选答案）

A. 甲型肝炎病毒　　B. 乙型肝炎病毒
C. 丙型肝炎病毒　　D. 丁型肝炎病毒
E. 戊型肝炎病毒

5. 属于 DNA 病毒的是（检验师 2017 基础）

6. 不能独立复制，需要 HBV 辅助才能增殖的病毒是（检验师 2017 基础）

（7~8 题共用备选答案）

A. HAV　B. HBV　C. HCV　D. HIV　E. HPV

7. 引起 AIDS 的病原体是（检验师 2013 实践）

8. 引起甲型肝炎的病原体是（检验师 2013 实践）

（9~10 题共用备选答案）

A. HAV　B. HBV　C. HCV　D. HDV　E. HEV

9. 属于缺陷病毒的是（检验师 2012 专业）

10. 属于小 RNA 病毒科的是（检验师 2012 专业）

（11~12 题共用备选答案）

A. 正黏病毒科　B. 副黏病毒科　C. 小 RNA 病毒科　D. 呼吸道病毒科　E. 冠状病毒科

11. SARS 病毒属于（检验师 2019 基础）

12. 甲型肝炎病毒属于（检验师 2019 基础）

（13~14 题共用备选答案）

A. 柯萨奇病毒　B. 呼吸道合胞病毒　C. 脊髓灰质炎病毒　D. 新肠道病毒 68 型　E. 狂犬病毒

13. 感染死亡率几乎达 100% 的病毒是（检验师 2020 相关）

14. 不能引起中枢神经系统感染的病毒是（检验师 2020 相关）

（15~17 题共用备选答案）

A. 狂犬病毒　B. 朊粒　C. 人乳头瘤病毒　D. 人类细小病毒 B19　E. 人类 T 细胞病毒

15. 可引起传染性红斑的病毒是（检验师 2018 实践）（主管检验师 2018 实践）

16. 侵犯人的皮肤黏膜，导致增生病变的病毒是（检验师 2018 实践）（主管检验师 2018 实践）

17. 引起传染性海绵状脑病的病毒是（检验师 2018 实践）（主管检验师 2018 实践）

（18~20 题共用备选答案）

A. 乙型肝炎病毒　B. EB 病毒　C. 登革热病毒　D. 朊粒　E. 丁型肝炎病毒

18. 在我国属于高发流行病的病毒是（检验士 2012 专业，2016 基础）

19. 在我国南方地区与鼻咽癌发生有关的病毒是（检验士 2012 专业，2016 基础）

20. 不含核酸的病毒是（检验士 2012 专业，2016 基础）

（21~22 题共用备选答案）

A. 朊粒　B. 类病毒　C. 噬菌体　D. 卫星病毒　E. 疱疹病毒

21. 能在细菌内增殖并引起细菌裂解的病毒是（检验士 2013 基础）

22. 引起疯牛病的致病因子是（检验士 2013 基础）

（23~24 题共用备选答案）

A. Ⅰ型单纯疱疹病毒　B. Ⅱ型单纯疱疹病毒　C. 巨细胞病毒　D. 人类免疫缺陷病毒　E. 结核分枝杆菌

23. 与性病关系较密切的疱疹病毒为（检验师 2017 相关）

24. 艾滋病的病原体是（检验师 2017 相关）

第二十一章　临床微生物检验

A1 型题

1. 关于临床微生物实验室生物安全的要求，叙述错误的是（检验士 2019 实践，2015 相关）（主管检验师 2015 相关）

A. 实验室应制定特殊实验室管理制度

B. 进入实验室的人员应授权

C. 不得在实验室内储存食品

D. 医院重要感染样本（如 MRSA、VRE 等）要在净化工作台内操作

E. 实验室内应有分类标识和消毒管理制度

2. 对于微生物实验室检查，为保证标本的检验质量，及时提供临床有用的实验室检测信息，满足临床需要，下列叙述中错误的是（检验师 2016 相关）

A. 确保待检标本获取的正确合理

B. 了解机体正常菌群的分布

C. 选择快速检验程序以及合适的检验方法

D. 分析微生物检验结果必须定性、定量

E. 加强与临床的沟通

3. 微生物实验所用动物解剖完毕，处理方法错误的是（主管检验师 2016 实践）

A. 所取病变组织应立即进行涂片或培养

B. 实验台要用消毒液擦拭消毒

C. 解剖用具应严格灭菌处理

D. 隔离衣、帽、口罩要高压灭菌

E. 实验动物经高压灭菌后才能丢弃

4. 关于实验室生物安全的基本措施的叙述，不正确的是（检验师 2012 相关）

A. Ⅰ级生物安全柜能够保护操作对象和环境，不能保护操作者

B. Ⅱ级生物安全柜对操作者和操作对象都有保护作用，可用于操作危险度 2 级和 3 级微生物

C. 穿正压防护服在Ⅱ级生物安全柜中可处理危险度 4 级微生物

D. Ⅲ级生物安全柜所有接口密封为负压，对操作者防护

E. 水平和垂直方向流出气流的超净工作台，不属于生物安全柜，不能应用于生物安全操作

5. Ⅱ级生物安全实验室内，关于为防止利器损伤的操作规程，错误的是（检验师 2015 实践）

A. 除特殊情况（肠道外注射和静脉切开等）外，尽可能不在实验室使用针、注射器及其他利器，尽可能使用塑料器材代替玻璃器材

B. 尽可能应用一次性注射器，禁止用手直接操作用过的针头。用过的针头，非一次性利器必须放入防穿透的厚壁容器进行消毒灭菌

C. 尽可能使用无针注射器和其他安全装置

D. 尽可能用戴手套的手处理破碎的玻璃器具

E. 装有污染针、利器及破碎玻璃的容器在丢弃之前必须消毒，最好进行高压蒸汽灭菌

6. 根据我国“医院获得性支气管肺部感染诊断标准”痰定量培养分离的致病菌或条件致病菌浓度符合何种条件，可认为是肺部感染的病原体（检验师 2014 基础）

A. ≥ 10^4CFU/ml　　B. ≥ 10^5CFU/ml

C. ≥ 10^6CFU/ml　　D. ≥ 10^7CFU/ml

E. ≥ 10^8CFU/ml

7. 大部分临床标本微生物检验属于生物安全水平的（检验师 2021 相关，2016 相关，2013 相关）

A. Ⅰ级　　B. Ⅱ级

C. Ⅲ级　　D. Ⅳ级

E. Ⅴ级

8. 关于临床标本采集与处理的叙述，错误的是（主管检验师 2021 实践，2013 实践）

A. 生殖道标本进行淋球菌培养时，如未能及时接种，可将标本于 4℃环境下保存

B. 脓汁厌氧培养时，注射器取材后须将空气排空，针头插在灭菌橡皮塞内

C. 粪便标本不能及时分离培养，应接种卡 - 步运送培养基送检

D. 尿液厌氧菌培养采用膀胱穿刺法收集标本

E. 血培养一般应在患者发热初期或高峰时采集标本

9. 关于血液培养标本采集的叙述，不正确的是（检验师 2019 相关，2013 实践）

A. 一般在患者发热初期或高峰期采集

B. 怀疑细菌性心内膜炎时，血培养不少于 3 次

C. 成人采血量 10~20ml，儿童 3~5ml，婴儿 1~2ml

D. 抗凝剂通常为 EDTA 或枸橼酸钠

E. 一般在未使用抗生素前采集标本

10. 某小学自 4 月份以来，多名学生出现发热（体温 ≥ 38.0℃），同时伴有咳嗽、咽痛等症状，拟诊流行性感冒。若需采集样本进行培养，最佳的采集时间为（检验士 2021 专业）

A 在疾病任何时候均可

B. 在疾病的恢复期

C. 在非急性期采样

D. 在发病急性期前 5 天最好

E. 在发病急性期，前 3 天最好

11. 不符合血培养质量控制要求的是（检验师 2020 实践）

A. 采样时严格无菌操作

B. 尽量在使用抗生素前采集

C. 不同部位，24 小时内采用 3 次

D. 血标本不能存放于冰箱

E. 采血量大于 1ml 即可

12. 关于血液细菌培养的叙述。错误的是（检验师 2018 相关，2013 相关）

A. 正常人的血液是无菌的

B. 一般应在患者体温恢复正常时采集血液标本

C. 对怀疑细菌性心内膜炎的患者应多次进行血培养

D. 抗菌药物治疗可导致血培养为阴性，故需多次培养以提高检出率

E. 血管内导管末端培养可明确其与菌血症的关系

13. 尿培养时，尿液标本采集后一般不能超过（主管检验师 2018 实践）

A. 0.5 小时　　B. 1 小时

C. 2 小时　　D. 3 小时

E. 6 小时

14. 关于尿标本检验的叙述，错误的是（主管检验师 2013 实践）

A. 常采用清洁中段尿留取法

B. 导尿管采集时，注意防止逆行性感染

C. 膀胱穿刺法可用于尿厌氧菌培养

D. 采用定量培养法以辅助确定分离出的细菌的临床意义

E. 尿液采取后，应在室温 12 小时内接种

15. 细菌培养的前列腺液标本必须做到（检验士 2021 相关，2020 相关，2017 相关，2015 相关，2012 相关）（主管检验师 2015 相关）

A. 使用无菌容器

B. 直接滴在消毒载玻片上

C. 运送时注意冷藏

D. 疑为结核患者时应加强前列腺按摩

E. 使用塑料容器

16. 某地夏季突然出现腹泻病人群，发病人数在数日内迅速上升，但临床症状不典型。细菌学诊断中对病原菌的检验方法不推荐（主管检验师 2017 基础）

A. 分离培养　　B. 直接涂片镜检

C. 血清学试验　　D. 动物试验

E. 人体试验

17. 临床微生物检测工作中，应引起高度重视并放至首位的问题是（主管检验师 2017 实践）

A. 细菌培养的及时准确

B. 抗原抗体检测的准确

C. 实验生物安全

D. 标本直接涂片及电话报告

E. 核酸标本检测的正确处理

18. 鸡蛋培养基主要用于检测（主管检验师 2016 基础）

A. 金黄色葡萄球菌　　B. 大肠埃希菌

C. 草绿色链球菌　　D. 志贺菌

E. 结核分枝杆菌

19. 若进行清洁中段尿培养，请问具有尿路感染诊断意义的细菌数为（检验师 2014 专业）

A. ＞ 10^3/ml　　B. ＞ 10^4/ml

C. 10^4~10^5/ml　　D. ＜ 10^5/ml

E. ≥ 10^5/ml

20. 为保证培养结果的准确性，尿菌定量培养应注意（检验师 2014 专业）

A. 在应用抗菌药物之后立即取尿标本

B. 停用抗菌药物 2 天后再取尿标本

C. 24 小时尿液均可采用

D. 留取尿液前先清洗尿道外口，再取前端尿液

E. 宜取清晨第一次尿标本，并在 1 小时内接种培养

21. 下列微生物染色方法中，正确的是（主管检验师 2014 专业）

A. 立克次体 – 碘液染色

B. 结核分枝杆菌 – 吉姆萨染色

C. 钩端螺旋体 – 镀银染色

D. 新型隐球菌 – 革兰染色

E. 沙眼衣原体感染标本直接涂片 – 抗酸染色

22. 疑为菌血症患者进行血培养时，采血量应为增菌培养液的（主管检验师 2014 实践）

A. 1/20　　B. 1/5

C. 1/3　　D. 1/2

E. 1/10

23. 关于性传播疾病及其病原体的叙述，不正确的是（检验师 2016 实践，2019 实践，2021 基础）

A. 梅毒—梅毒螺旋体

B. 淋病—淋病奈瑟菌

C. 性病淋巴肉芽肿—沙眼衣原体

D. 软下疳—杜克嗜血杆菌

E. 细菌性阴道炎—乳酸杆菌

A2 型题（病历摘要型最佳选择题）

1. 患者女，哺乳期。右侧乳房出现红肿痛，并形成脓肿。无菌抽取脓液做细菌培养时，首选分离培养基是（主管检验师 2021 专业，2020 基础，2017 基础）

A. 肉汤培养基　　B. 营养琼脂培养基

C. 血平板　　D. 巧克力平板

E. 麦康凯培养基

2. 患者男，23 岁。出现泌尿系统感染症状，但常规尿细菌培养为阴性。要进行尿液厌氧菌培养时应如何采集标本（主管检验师 2015 相关）

A. 留取清洁中段尿液

B. 耻骨联合上行膀胱穿刺

C. 留取初段尿液

D. 采用尿管导尿

E. 留取末端尿液

3. 患者女，26 岁。因淋雨后发热、咳嗽。查体：T 39℃，左肺听诊湿啰音。实验室检查：WBC 12×10^9/L。临床拟做痰培养，合格的标本是（主管检验师 2015 实践）

A. 上皮细胞＞ 25 个 /LP，白细胞＜ 10 个 /LP

B. 上皮细胞＞ 25 个 /LP，白细胞＞ 25 个 /LP

C. 上皮细胞＜ 10 个 /LP，白细胞＜ 10 个 /LP

D. 上皮细胞＜ 10 个 /LP，白细胞＞ 25 个 /LP

E. 上皮细胞＞ 25 个 /LP，白细胞 10~20 个 /LP

A3 型题

（1~2 题共用题干）

患者女，出现尿频、尿急、尿痛等症状。尿常规查见大量白细胞。患者同时出现发热症状。现需要对此患者的血液和尿液进行细菌培养。

1. 关于血液细菌培养标本采集的叙述，错误的是（检验士 2014 实践）
   A. 一般在患者发热初期或高峰期采集
   B. 尽量在未用抗生素前采集
   C. 成人采血量较儿童的量大
   D. 一个静脉穿刺点采集一套血培养
   E. 皮肤消毒过程与血培养的假阳性无关

2. 有关尿液培养的标本采集，错误的是（检验士 2014 实践）
   A. 尽量在应用抗生素之前采集
   B. 通常留取清洁中段尿
   C. 留取尿液前需清洁外阴
   D. 如标本不能及时送检可加入防腐剂保存
   E. 膀胱穿刺法适用于进行厌氧菌培养

（3~6 题共用题干）

患者女，54 岁。因发热，尿频、尿痛 1 周就诊。查体：体温 37.5℃，血压 110/70mmHg，无其他异常体征。既往无其他疾病史。

3. 下列检查必要的是（检验师 2019 专业）
   A. 尿培养　　B. 骨髓培养
   C. 痰培养　　D. 血培养
   E. 粪便培养

4. 假如 2 天后尿培养出一株触酶试验阴性，不溶血的革兰阳性球菌，菌落计数＞ 10^5CFU/ml。最应该做的检查是（检验师 2019 专业）
   A. 氧化酶试验　　B. 凝固醇试验
   C. 七叶苷水解试验　　D. cAMP 试验
   E. 杆菌肽实验力群

5. 假如七叶苷水解试验阳性，最应该做的检测是（检验师 2019 专业）
   A. 氧化酶试验　　B. 阿拉伯糖分解试验
   C. 棉籽糖分解试验　　D. 6.5%NaCl 生长试验
   E. 葡萄糖发酵试验

6. 假如该细菌为粪肠球菌，不能用于治疗的抗生素是（检验师 2019 专业）
   A. 氨苄西林　　B. 万古霉素
   C. 环丙沙星　　D. 四环素
   E. 克林霉素

B1 型题（标准配伍题）

（1~4 题共用备选答案）

A. 抗链球菌溶血素 O 试验　　B. 肥大试验
C. 锡克试验　　D. 冷凝集试验
E. OT 试验

1. 用以辅助诊断风湿热的是（主管检验师 2014 基础）
2. 用于辅助诊断伤寒的是（主管检验师 2014 基础）
3. 用以辅助诊断结核病的是（主管检验师 2014 基础）
4. 用于调查人群对白喉免疫力的是（主管检验师 2014 基础）

（5~7 题共用备选答案）

A. 肥达试验　　B. 外斐试验
C. 抗链球菌溶血素 O 试验　　D. 冷凝集试验
E. Elek 平板独立试验

5. 用于伤寒沙门菌感染诊断的辅助试验为（检验士 2015 相关）
6. 用于立克次体感染诊断的辅助试验为（检验士 2015 相关）
7. 用于支原体感染诊断的辅助试验为（检验士 2015 相关）

（8~9 题共用备选答案）

A. 痰液　　B. 腹腔液
C. 随机留取的尿液　　D. 烧伤分泌物
E. 粪便

8. 适合可能分离出流感嗜血杆菌的标本是（检验士 2014 相关）
9. 适合做厌氧菌培养的标本是（检验士 2014 相关）

（10~12 题共用备选答案）

A. 血液标本　　B. 尿液标本
C. CSF 标本　　D. 咽拭子标本
E. 粪便标本

10. 患者发热初期或高峰期宜采集的是（2014 实践）
11. 宜清晨采集的是（2014 实践）
12. 细菌性痢疾需采集的是（2014 实践）

（13~14 题共用备选答案）

A. SS 平板
B. 麦康凯平板
C. TCBS 平板
D. 含万古霉素和多黏菌素的巧克力血琼脂平板
E. 血平板

13. 分离霍乱弧菌选用（检验士 2018 相关，2019 专业）（检验师 2013 相关，2017 相关）
14. 分离培养淋病奈瑟菌最好选用（检验士 2018 相关，2019 专业）（检验师 2013 相关，2017 相关）

（15~16 题共用备选答案）

A. 艰难梭菌　　B. 大肠埃希菌
C. 甲型溶血性链球菌　　D. 白色念珠菌
E. 金黄色葡萄球菌

15. 引起伪膜性肠炎的病原菌是（检验师 2012 专业）
16. 最常引起泌尿道感染的病原菌是（检验师 2012 专业）

（17~19 题共用备选答案）

A. 葡萄球菌　　B. 链球菌

C. 破伤风梭菌　　D. 产气荚膜梭菌

E. 副溶血性弧菌

17. 导致气性坏疽的病原菌是（检验师 2014 专业）

18. 不会引起败血症的病原菌是（检验师 2014 专业）

19. 在 TCBS 琼脂上菌落呈绿色的细菌是（检验师 2012 专业）

（20~21 题共用备选答案）

A. 柯氏培养基　　B. 沙氏培养基

C. 活细胞　　D. 羊血平板

E. SS 平板

20. 分离培养钩端螺旋体选用（检验师 2017 实践）

21. 分离培养立克次体选用（检验师 2017 实践）

第六篇

寄生虫检验

第一章　总论

A1 型题

1. 寄生虫病的防治原则是（检验士 2013 专业，2016 专业，2019 基础，2020 相关，2021 基础）

A. 治疗患者

B. 治疗带虫者

C. 针对流行环节，综合防治

D. 消灭保虫宿主

E. 保护易感人群

2. 确诊寄生虫病的主要实验室检查方法是（检验士 2015 实践，2017 实践）（检验师 2015 实践）

A. 病原学检查　　B. 免疫学检查

C. 分子生物技术　　D. 活组织检查

E. 动物接种

3. 为了计数寄生虫卵，应采集多少时间内的全部粪便（检验士 2016 实践）

A. 1 小时　　B. 12 小时

C. 24 小时　　D. 36 小时

E. 48 小时

4. 寄生虫感染的传播途径一般不包括（检验士 2013 专业）

A. 经口感染　　B. 注射接种

C. 输血感染　　D. 皮肤黏膜感染

E. 胎盘感染

5. 在我国危害严重、流行广泛、开展重点防治的 5 大寄生虫病是（检验师 2013 专业）（主管检验师 2012 相关）

A. 蛔虫病、钩虫病、丝虫病、鞭虫病、血吸虫病

B. 蛔虫病、钩虫病、丝虫病、黑热病、血吸虫病

C. 弓形虫病、钩虫病、丝虫病、黑热病、血吸虫病

D. 疟疾、钩虫病、丝虫病、黑热病、血吸虫病

E. 蛔虫病、钩虫病、疟疾、黑热病、血吸虫病

第二章　线虫

第一节　概述

A1 型题

1. 寄生性线虫虫卵卵壳多由几层组成（检验师 2017 基础）

A. 1 层　　B. 2 层
C. 3 层　　D. 4 层
E. 5 层

2. 关于线虫生活史的叙述，错误的是（检验师 2016 基础）

A. 土源性线虫不需要中间宿主
B. 生物源性线虫需要中间宿主
C. 线虫的基本发育过程分为卵、幼虫和成虫
D. 线虫使人感染的时期是幼虫
E. 外界环境因素影响线虫的发育

第二节　似蚓蛔线虫

A1 型题

1. 因蛔虫产卵量大，所以粪检蛔虫卵的方法最常采用（检验士 2013 实践，2018 实践）

A. 水洗沉淀法　　B. 直接涂片法
C. 饱和盐水浮聚法　　D. 虫体鉴定
E. 毛蚴孵化法

2. 蛔虫病最常用的实验诊断方法是（检验师 2020 实践）

A. 饱和盐水浮聚法　　B. 生理盐水直接涂片法
C. 碘液直接涂片法　　D. 离心沉淀法
E. 透明胶纸法

3. 蛔虫一般寄生在人的（检验士 2012 基础，2014 基础，2016 基础，2021 实践）

A. 肝脏　　B. 肾脏
C. 胰腺　　D. 肌肉
E. 小肠

4. 蛔虫病最常见的并发症是（检验士 2015 相关）（检验师 2013 相关，2015 相关，2016 相关）

A. 肠穿孔　　B. 阑尾炎
C. 肠梗阻　　D. 胆道蛔虫病
E. 肠出血

5. 蛔虫引起的最严重的并发症是（检验师 2019 基础）

A. 胆道梗阻　　B. 胆石症
C. 胆道外伤　　D. 胆道畸形
E. 胆道肿瘤

6. 蛔虫性哮喘的免疫学反应属于（检验师 2015 基础）

A. Ⅰ型变态反应　　B. Ⅱ型变态反应
C. Ⅲ型变态反应　　D. Ⅳ型变态反应
E. 迟发型变态反应

7. 似蚓蛔线虫的感染阶段为（检验师 2015 相关）

A. 受精蛔虫卵　　B. 未受精蛔虫卵
C. 感染期虫卵　　D. 丝状蚴
E. 囊蚴

8. 感染期蛔虫卵的特点是（主管检验师 2020 实践）

A. 受精卵内有幼虫　　B. 有单个卵
C. 有多个卵　　D. 表面有蛋白质膜
E. 受精卵内有折光性颗粒

9. 下图（附录 3　图 6–1）是何种寄生虫虫卵（主管检验师 2019 实践）

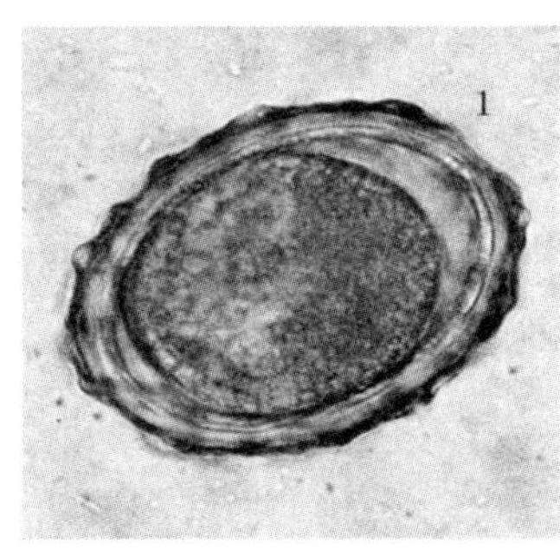

图 6–1　寄生虫虫卵

A. 蛔虫虫卵　　B. 姜片虫虫卵
C. 血吸虫虫卵　　D. 肝吸虫虫卵
E. 钩虫虫卵

10. 患儿 5 岁，患蛔虫病，2 天未排便，左下腹部有包块。考虑患有（检验师 2020 专业）

A. 胆道蛔虫病　　B. 蛔虫性肠梗阻
C. 肝脓肿　　D. 蛔虫性阑尾炎
E. 急性出血性胰腺炎

11. 患儿女，10岁。主诉白天短促呼吸，轻度干咳，夜间哮喘加重，出现端坐呼吸，体温正常。2年前有排虫史。体检：两肺有哮鸣音，肝脏轻度肿大，哮喘时伴有发痒性皮炎，上腹部触及一包块，较软，可活动。实验室检查：嗜酸性粒细胞63%，痰液中有大量嗜酸性粒细胞，粪便中发现宽卵圆形（45~75）μm×（35~50）μm大小的棕黄色虫卵。X线检查示肺纹理增粗。B超示腹部包块界限清，口服造影剂可见腹部反“C”形肠袢，内可见“发束状”。该病最可能与哪种病原体相关（检验师2017相关）

A. 吸虫　B. 蛔虫　C. 原虫　D. 绦虫　E. 蛲虫

12. 患儿男，6岁。腹痛伴呕吐，发热39.5℃，眼睑结膜苍白，压痛（–）。实验室检查：白细胞 12.5×10^9/L，嗜酸性粒细胞8%，血红蛋白115g/L，红细胞 3.5×10^{12}/L，血小板 180×10^9/L。粪便常规可见大量蛔虫卵。其诊断可能是（检验师2013专业）（主管检验师2012相关）

A. 肠穿孔　B. 阑尾炎　C. 胰腺炎　D. 膀胱炎　E. 胆道蛔虫病

第三节　蠕形住肠线虫

A1 型题

1. 在肛门褶皱处取材检查的寄生虫是（检验士2012实践，2014实践，2016实践，2020相关，2021基础）

A. 蛔虫　B. 钩虫　C. 蛲虫　D. 鞭虫　E. 华支睾吸虫

2. 检查蛲虫病的首选方法是（检验士2020实践）

A. 粪便直接涂片法　B. 粪便饱和盐水浮聚法　C. 肛门拭子法　D. 粪便直接找成虫法　E. 粪便自然沉淀法

3. 应在肛周取材查虫卵的病是（检验士2017实践）

A. 黑热病　B. 蛲虫病　C. 恙虫病　D. 包虫病　E. 囊虫病

4. 不会引起贫血的寄生虫为（检验师2013实践，2019基础）

A. 钩虫　B. 间日疟原虫　C. 恶性疟原虫　D. 蛲虫　E. 血吸虫

5. 诊断蛲虫病最常用的方法是（检验师2012实践，2017实践）

A. 饱和盐水浮聚法查虫卵
B. 夜间采血查幼虫
C. 幼虫孵育法查幼虫
D. 肛拭子法查虫卵
E. 酶联免疫法查抗体

6. 患者女，30岁。因肛门和外阴剧烈瘙痒，伴灼痛感，且以夜间为甚，阴道分泌物增多就诊。实验室检查：血、尿常规正常，白带常规提示黄色脓性分泌物，排除微生物感染所致，以透明胶纸法找到虫卵。诊断为寄生虫异位寄生阴道炎。该寄生虫最可能是（检验师2017专业）

A. 似蚓蛔线虫（蛔虫）
B. 十二指肠钩口线虫（钩虫）
C. 蠕形住肠线虫（蛲虫）
D. 布氏姜片吸虫（姜片虫）
E. 毛首鞭形线虫（鞭虫）

第四节　十二指肠钩口线虫和美洲板口线虫

A1 型题

1. 粪便中发现虫卵呈卵圆形，大小0.06mm×0.04mm，卵壳薄，一层，无盖，卵内常可见到4个卵细胞。其虫卵特征符合（检验师2020基础）（检验师2015基础）

A. 鞭虫卵　B. 蛔虫卵　C. 钩虫卵　D. 蛲虫卵　E. 绦虫卵

2. 可经皮肤感染人体的寄生虫为（检验师2016相关）

A. 溶组织内阿米巴　B. 蛲虫　C. 钩虫　D. 猪带绦虫　E. 蛔虫

3. 如图（附录3 图6–2）所示，该虫卵是（检验师2012实践）

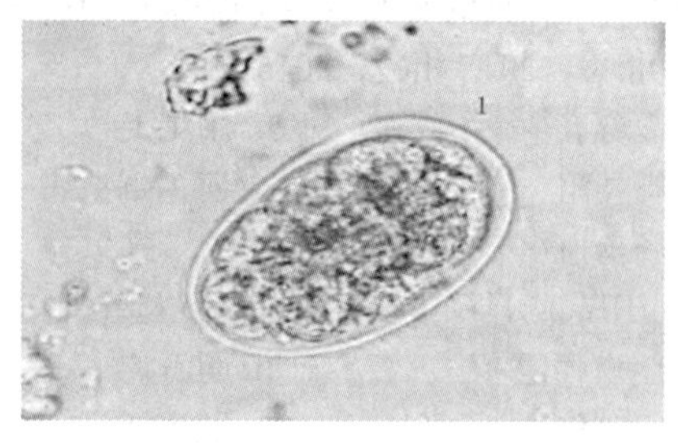

图6–2　寄生虫虫卵

A. 钩虫卵　B. 蛔虫卵　C. 鞭虫卵　D. 血吸虫卵　E. 蛲虫卵

第五节 毛首鞭形线虫

A1 型题

1. 虫卵两端有透明栓的寄生虫为（检验士 2019 基础）

A. 似蚓蛔线虫　　B. 蠕形住肠线虫
C. 毛首鞭形线虫　　D. 钩虫
E. 肝吸虫

2. 下列寄生虫中不会在脑脊液中出现的是（检验师 2016 相关）

A. 血吸虫卵　　B. 肺吸虫卵
C. 弓形虫卵　　D. 阿米巴滋养体
E. 鞭虫卵

3. 下图（附录 3 图 6–3）是哪种寄生虫的虫卵（检验师 2018 实践）（主管检验师 2018 实践）

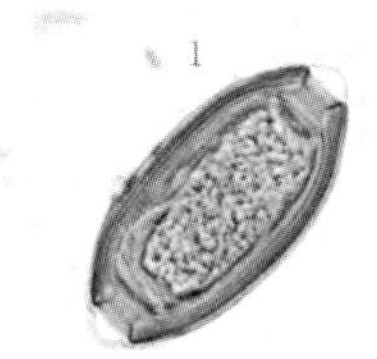

图 6–3　寄生虫虫卵

A. 丝虫卵　　B. 钩虫卵
C. 姜片虫卵　　D. 鞭虫卵
E. 血吸虫卵

4. 患儿男，7 岁。因经常腹痛到医院就诊。粪便中可见纺锤体、黄褐色、卵壳较厚、两端各有一个透明的盖塞形虫卵。可考虑为（检验师 2013 基础）（主管检验师 2012 基础）

A. 蛲虫感染　　B. 蛔虫感染
C. 钩虫感染　　D. 毛首鞭形虫感染
E. 姜片虫感染

第六节 班氏吴策线虫和马来布鲁线虫

A1 型题

1. 能在粪便中直接找到虫卵的寄生虫不包括（检验士 2017 基础）

A. 十二指肠钩口线虫　　B. 布氏姜片吸虫
C. 似蚓蛔线虫　　D. 班氏吴策线虫
E. 毛首鞭形线虫

2. 丝虫的感染方式为（检验士 2014 相关，2016 相关）

A. 经口　　B. 输血
C. 经胎盘　　D. 经媒介昆虫叮咬
E. 直接接触

3. 丝虫的中间宿主是（检验士 2012 基础，2013 基础）

A. 蚊　　B. 蝇
C. 人　　D. 蚤
E. 白蛉

4. 丝虫病的表现不包括（检验师 2015 专业）

A. 淋巴丝虫病　　B. 贫血
C. 象皮肿　　D. 乳糜尿
E. 鞘膜积液

5. 关于丝虫生活史的叙述，错误的是（检验师 2012 基础）

A. 成虫寄生于淋巴系统
B. 微丝蚴夜间出现在外周血中
C. 感染时期是微丝蚴
D. 感染时期是丝状蚴
E. 蚊是传播丝虫病的媒介

6. 微丝蚴检测留取标本的时间为（主管检验师 2014 专业）

A. 睡觉前　　B. 早晨
C. 正午　　D. 随时
E. 夜间熟睡时

7. 患者女，36 岁。被怀疑感染微丝蚴，需要什么时候采集外周血进行检查（检验士 2015 实践）（检验师 2015 实践）

A. 发热时　　B. 6：00~8：00
C. 10：00~14：00　　D. 16：00~20：00
E. 21：00~0：00

第七节　旋毛形线虫

A1 型题

可采用活组织检查法进行诊断的疾病是（检验士 2016 相关）

A. 旋毛虫病　　B. 蛔虫病
C. 吸虫病　　D. 蛲虫病
E. 丝虫病

第三章　吸虫

第一节　华支睾吸虫

A1 型题

1. 人体寄生的寄生虫卵中最小者为（检验士 2018 基础）

A. 姜片虫卵　B. 血吸虫卵
C. 肺吸虫卵　D. 肝吸虫卵
E. 以上均不正确

2. 华支睾吸虫感染人体的主要途径是（检验士 2013 相关）

A. 喝生水　B. 生食淡水鱼虾
C. 喜食某些螺类　D. 生吃蔬菜
E. 生食荸荠

3. 华支睾吸虫的感染阶段是（检验师 2019 基础，2013 基础）（主管检验师 2012 基础）

A. 囊蚴　B. 虫卵
C. 雷蚴　D. 毛蚴
E. 胞蚴

第二节　卫氏并殖吸虫

A1 型题

1. 对诊断肺吸虫病有参考价值的病史为（检验士 2020 相关，2021 相关，2014 专业，2019 实践）

A. 生食鱼史　B. 生食溪蟹、蝲蛄
C. 生食螺类　D. 咳铁锈色痰
E. 出现消化道症状

2. 卫氏并殖吸虫主要寄生在宿主的（检验士 2018 实践）

A. 脾脏　B. 肝脏
C. 骨髓　D. 肺脏
E. 肌肉

3. 可引起皮下游走性包块的寄生虫是（检验士 2017 相关）

A. 华支睾吸虫　B. 布氏姜片吸虫
C. 蛔虫　D. 血吸虫
E. 卫氏并殖吸虫

4. 肺吸虫的第二中间宿主是（检验士 2013 相关）（检验师 2013 实践，2015 实践）

A. 猫　B. 犬
C. 淡水鱼　D. 溪蟹
E. 菱角

5. 卫氏并殖吸虫又称为（检验师 2017 相关）

A. 布氏姜片吸虫　B. 华支睾吸虫
C. 肺吸虫　D. 斯氏狸殖吸虫
E. 裂体吸虫

6. 在肌肉中查不到的寄生虫是（主管检验师 2016 实践）

A. 旋毛虫幼虫　B. 猪囊尾蚴
C. 曼氏迭宫绦虫裂头蚴　D. 卫氏并殖吸虫
E. 以上都不是

第三节　日本裂体吸虫

A1 型题

1. 日本血吸虫的主要寄生部位为（检验士 2014 基础，2016 基础，2019 实践，2021 相关，2021 基础）

A. 食管静脉丛　B. 膀胱静脉丛
C. 胃底静脉丛　D. 肠系膜下静脉
E. 痔静脉

2. 雌雄异体的吸虫是（检验士 2013 基础）

A. 肺吸虫　B. 肝吸虫
C. 日本血吸虫　D. 姜片虫
E. 斯氏狸殖吸虫

3. 环卵沉淀试验可用于诊断（检验士 2019 相关）

A. 华支睾吸虫病　B. 卫氏并殖吸虫病
C. 斯氏狸殖吸虫病　D. 日本血吸虫病
E. 布氏姜片吸虫病

4. 环卵沉淀试验常用于检查（检验师 2012 实践）
A. 血清中的循环抗原　B. 抗血吸虫抗体
C. 粪便中的虫卵　D. 循环免疫复合物
E. 粪便中的抗原

5. 日本血吸虫的中间宿主是（检验师 2021 专业）
A. 田螺　B. 钉螺
C. 豆螺　D. 螃蟹
E. 椎实螺

6. 不会出现在粪便中的寄生虫是（检验士 2016 基础）（检验师 2015 相关）
A. 钩虫　B. 蛔虫
C. 绦虫节片　D. 蛲虫
E. 血吸虫

7. 实验诊断方法是 ELISA 法的寄生虫病是（检验师 2015 基础）
A. 血吸虫病　B. 硬蜱病
C. 阿米巴病　D. 牛带绦虫病
E. 蛲虫病

8. 毛蚴孵化法最适用于下列哪种寄生虫虫卵的检查（检验师 2014 基础）
A. 钩虫虫卵　B. 蛲虫虫卵
C. 蛔虫虫卵　D. 血吸虫虫卵
E. 阿米巴滋养体

第四节　布氏姜片吸虫

A1 型题

1. 下列虫卵中体积最大的是（检验士 2015 专业，2018 专业）（检验师 2015 专业）
A. 布氏姜片吸虫虫卵　B. 华支睾吸虫虫卵
C. 肺吸虫虫卵　D. 日本血吸虫虫卵
E. 卫氏并殖吸虫虫卵

2. 布氏姜片吸虫的中间宿主是（检验师 2017 基础）
A. 钉螺　B. 纹螺
C. 豆螺　D. 扁卷螺
E. 沼螺

3. 患者男，23 岁。半年来常出现腹痛、腹泻、消化不良。粪便检查提示有较大的卵圆形虫卵，虫卵一端有不明显的卵盖，粪便中还见有硕大肥厚的虫体，红色似姜片，虫体口吸盘较小，腹吸盘大。此寄生虫最可能是（检验师 2016 专业）
A. 布氏姜片吸虫　B. 华支睾吸虫
C. 日本血吸虫　D. 卫氏并殖吸虫
E. 斯氏狸殖吸虫

第四章 绦虫

A1 型题

1. 人是猪带绦虫的哪种宿主（检验士 2020 专业，2014 相关）

A. 中间宿主　　B. 终宿主

C. 转续宿主　　D. 保虫宿主

E. 既是中间宿主又是终宿主

2. 猪带绦虫寄生于人体危害最大的时期是（检验士 2016 专业）

A. 成虫期　　B. 虫卵期

C. 囊尾蚴期　　D. 微丝蚴期

E. 丝状蚴期

3. 猪带绦虫囊尾蚴在人体寄生危害最严重的部位是（检验士 2015 专业）（检验师 2015 专业）

A. 皮下　　B. 肌肉

C. 脑　　D. 眼

E. 肺

4. 下列哪项不是我国猪带绦虫流行的地区（检验师 2021 相关）

A. 云南　　B. 黑龙江

C. 吉林　　D. 内蒙古

E. 山东

5. 猪带绦虫对人体的主要危害是（检验师 2020 实践）

A. 夺取营养

B. 小钩及吸盘对肠壁的机械性损害

C. 代谢产物的毒素作用

D. 六钩蚴穿过组织时的破坏作用

E. 囊尾蚴寄生组织所造成的损伤

6. 细粒棘球绦虫的感染方式是（检验师 2013 相关）

A. 经口　　B. 经皮肤

C. 经媒介昆虫　　D. 经接触

E. 经血液（输血）

7. 包虫病的流行与以下哪种行业最密切（主管检验师 2016 实践）

A. 工业生产　　B. 农业生产

C. 水产养殖　　D. 畜牧业

E. A+B

第五章　根足虫

A1 型题

1. 医学原虫是指（检验士 2013 专业）

A. 寄生于人体并能致病的原虫

B. 营寄生生活的原虫

C. 引起人畜共患的原虫

D. 单细胞真核动物

E. 寄生于人体并不一定致病的原虫

2. 人体最大的寄生原虫是（检验师 2019 基础）

A. 阿米巴　　B. 疟原虫

C. 结肠小袋纤毛虫　　D. 人芽囊原虫

E. 弓形虫

3. 需要保温运送的粪便标本是为了检查（检验士 2016 实践）

A. 蛔虫虫卵　　B. 鞭虫虫卵

C. 血吸虫虫卵　　D. 肝吸虫虫卵

E. 溶组织内阿米巴

4. 溶组织内阿米巴生活史过程包括（检验士 2014 相关）

A. 包囊→滋养体→包囊

B. 滋养体→包囊→滋养体

C. 包囊→小滋养体→大滋养体

D. 包囊→滋养体

E. 滋养体→包囊

5. 在急性阿米巴痢疾的粪便中，最常见的是（主管检验师 16 实践）

A. 包囊　　B. 大滋养体

C. 小滋养体　　D. 四核包囊

E. 未成熟包囊

6. 患者男，43 岁。近 1 个月有发热，肝区疼痛，肝脏肿大，WBC 15×10^9/L。影像学检查示肝部有囊肿，肝穿刺抽得棕褐色脓液，细菌培养呈阴性，镜检可找到滋养体。可诊断为（检验师 2016 专业）

A. 细菌性肝脓肿　　B. 阿米巴性肝脓肿

C. 肝血管瘤　　D. 包虫病

E. 胆囊炎

第六章 鞭毛虫

A1 型题

1. 阴道毛滴虫的传播途径是（检验士 2012 基础，2015 基础，2017 基础，2019 实践，2020 基础）（检验师 2015 基础）

A. 血液传播　　B. 母婴传播
C. 经口传播　　D. 直接和间接传播
E. 昆虫叮咬传播

2. 阴道毛滴虫的传播途径不包括（检验师 2012 相关）

A. 输血　　B. 性接触传播
C. 共用游泳衣裤　　D. 共用浴具
E. 坐便器

3. 阴道毛滴虫病原学检查常用的方法是（检验士 2020 实践）

A. 生理盐水涂片法　　B. 动物接种法
C. 骨髓穿刺检查　　D. 碘液涂片法
E. 薄厚血膜涂片法

4. 关于阴道毛滴虫的检查方法，错误的是（检验士 2015 实践）

A. 生理盐水涂片法　　B. 涂片后染色
C. 血涂片　　D. 尿沉渣涂片
E. 前列腺分泌物涂片

5. 以下不属于阴道毛滴虫外观特点的是（检验士 2012 专业）

A. 倒置梨形　　B. 比白细胞大
C. 有 2 根前鞭毛　　D. 有 1 根后鞭毛
E. 体侧有波动膜

6. 能经接触感染的寄生虫是（检验师 2020 相关）

A. 钩虫　　B. 蛲虫
C. 溶组织内阿米巴　　D. 弓形虫
E. 阴道毛滴虫

7. 不属于阴道毛滴虫寄生部位的是（检验师 2020 专业）

A. 人体的消化道　　B. 女性的阴道
C. 男性的尿道　　D. 男性的前列腺
E. 女性的尿道

8. 阴道毛滴虫的感染阶段是（检验师 2020 实践）

A. 包囊　　B. 滋养体
C. 虫卵　　D. 幼虫
E. 鞭毛体

9. 甲硝唑可用于治疗（检验师 2017 相关）

A. 肝吸虫病　　B. 蛔虫病
C. 痢疾　　D. 滴虫性阴道炎
E. 猪带绦虫病

10. 不符合阴道毛滴虫形态特征的是（主管检验师 2012 基础，2013 基础，2012 专业，2013 专业）

A. 呈圆形
B. 大小为白细胞的 2~3 倍
C. 前端有 4 根前鞭毛
D. 最适生长 pH 为 5.5~6.0
E. 适宜温度为 25℃~42℃

11. 患者女，26 岁。外阴瘙痒伴分泌物增多 2 天，分泌物稀薄。实验室检查：阴道清洁度Ⅲ度，线索细胞阳性、加德纳菌（++）、杂菌（+）、白细胞（++），未检出霉菌和滴虫。最可能的诊断是（检验士 2021 专业）

A. 滴虫性阴道炎　　B. 细菌性阴道病
C. 淋病　　D. 真菌性阴道炎
E. 阿米巴性阴道炎

12. 蓝氏贾第鞭毛虫滋养体吸附于肠黏膜的结构是（检验师 2015 实践）

A. 前鞭毛　　B. 吸盘
C. 腹鞭毛　　D. 后鞭毛
E. 尾鞭毛

13. 蓝氏贾第鞭毛虫属于（主管检验师 2014 实践）

A. 蠕虫　　B. 吸虫
C. 原虫　　D. 绦虫
E. 昆虫

14. 可取骨髓进行病原学实验室检查的寄生虫是（检验师 2013 实践）

A. 溶组织内阿米巴　　B. 杜氏利什曼原虫
C. 阴道毛滴虫　　D. 肝吸虫
E. 肺吸虫

第七章　孢子虫纲

A1 型题

1. 疟疾病原学诊断常用的方法为（检验士 2017 实践，2021 基础）

A. 浓集法　　B. 体外培养法

C. 骨髓穿刺法　　D. 厚、薄血涂片法

E. 动物接种法

2. 下列哪种疟原虫不在人体内寄生（检验士 2018 相关）

A. 间日疟原虫　　B. 恶性疟原虫

C. 三日疟原虫　　D. 卵形疟原虫

E. 伯氏疟原虫

3. 厚血膜涂片适于检查的原虫为（检验士 2016 实践）

A. 隐孢子虫　　B. 溶组织内阿米巴

C. 蓝氏贾第鞭毛虫　　D. 阴道毛滴虫

E. 间日疟原虫

4. 检查疟原虫及丝虫时，常用的标本是（检验师 2017 专业）

A. 血液　　B. 粪便

C. 尿液　　D. 骨髓

E. 唾液

5. 除疟原虫外，均可通过血液检查的寄生虫是（检验士 2013 专业）

A. 微丝蚴　　B. 卡氏肺孢子虫

C. 隐孢子虫　　D. 旋毛虫

E. 卫氏并殖吸虫

6. 经输血可能感染的寄生虫是（检验师 2020 基础，2015 专业）

A. 丝虫　　B. 疟原虫

C. 血吸虫　　D. 隐孢子虫

E. 肺吸虫

7. 疟疾的传染源是指血液中哪期病原体的患者和带虫者（检验师 2013 相关）

A. 环状体　　B. 滋养体

C. 裂殖体　　D. 配子体

E. 子孢子

8. 疟疾的典型症状是（检验师 2013 专业）（主管检验师 2012 相关）

A. 周期性发热、畏寒、出汗

B. 周期性畏寒、发热、出汗

C. 周期性寒战、发热、出汗退热

D. 发热、头痛、出汗

E. 寒战、发热及全身酸痛

9. 关于间日疟原虫大滋养体的形态特点的叙述，错误的是（检验师 2012 基础）

A. 2 个细胞核　　B. 体大有伪足

C. 内有空泡　　D. 有疟色素

E. 有薛氏点

10. 关于疟疾检查的适宜采血时间，错误的是（主管检验师 2016 实践）

A. 间日疟发作后数小时

B. 间日疟发作后十余小时

C. 恶性疟发作时

D. 恶性疟发作开始后任何时间

E. 恶性疟发作前半小时

11. 疟原虫在人体红细胞内增殖期是主要致病阶段，在寒热发作时的血涂片中，可见各种形态的疟原虫，其形态特点通常为胞质少，中间有空泡，胞质被挤向一边呈环状，核位于一侧，形似指环。该阶段为疟原虫的（检验师 2017 实践）

A. 孢子体　　B. 配子体

C. 裂殖体　　D. 早期滋养体

E. 晚期滋养体

12. 艾滋病患者易合并感染的寄生虫是（检验士 2013 相关，2015 基础，2017 相关，2019 专业，2021 实践）

A. 肝吸虫　　B. 阿米巴

C. 隐孢子虫　　D. 肺吸虫

E. 蛔虫

13. 弓形虫的重要终宿主是（检验士 2014 相关，2016 相关）（检验师 2021 相关）

A. 牛　　B. 马

C. 鼠　　D. 猪

E. 猫

14. 可经胎盘感染的寄生虫是（检验士 2016 专业）

A. 隐孢子虫　　B. 弓形虫

C. 血吸虫　　D. 肝吸虫

E. 肺吸虫

15. 先天性弓形虫病的感染途径是（检验师 2012 相关，2019 相关，2021 实践）

A. 经口感染

B. 经损伤的皮肤黏膜感染

C. 经胎盘感染

D. 经输血感染

E. 经移植器官感染

16. 可以通过胎盘传染的寄生虫有（检验士 2015 相关）（检验师 2021 专业，2015 相关）

A. 丝虫和旋毛虫　　B. 弓形虫和疟原虫

C. 血吸虫和并殖吸虫　　D. 猪带绦虫和牛带绦虫

E. 蓝氏贾第鞭毛虫和隐孢子虫

17. 下列可引起胎儿畸形的寄生虫是（检验师 2015 实践）

A. 蛔虫　　B. 肝吸虫

C. 弓形虫　　D. 疟原虫

E. 肺吸虫

18. 染色试验用于检查（检验师 2013 实践，2017 实践）

A. 肝吸虫　　B. 肺吸虫

C. 疟原虫　　D. 弓形虫

E. 血吸虫

19. 患者女，20 岁。因 2 年内频发短暂性意识障碍入院，每次发作均对过程无记忆，有时幻听。仅 15 天内多次发作，有时出现全身强直，突然倒地，口唇青紫，抽搐 2~3 分钟后停止。曾按照癫痫治疗，效果不佳。既往无头部外伤史，有养猫嗜好。查体：神志清，智力、精神正常。脑脊液检查：离心后取沉淀物涂片，吉姆萨染色镜检见香蕉形虫体，一端尖，另一端圆，长 4~7μm，宽 2~4μm，胞浆染成蓝色，胞核紫红色，位于虫体中央，在核与尖端之间有红色颗粒，相应 IgG 抗体阳性。最可能的病原体是（检验师 2016 相关）

A. 吸虫　　B. 蛔虫

C. 疟原虫　　D. 绦虫

E. 弓形虫

第八章　医学节肢动物

A1 型题

1. 医学昆虫对人体最大的危害是（检验士 2017 基础，2021 实践，2020 基础）

A. 吸虫　　B. 刺蜇
C. 分泌毒液　　D. 传播病原体
E. 影响人类安宁

2. 蚤的吸血习性是（检验士 2013 实践，2018 实践，2020 相关）

A. 仅雄蚤吸血　　B. 蚤生活史各期均可吸血
C. 仅雌蚤吸血　　D. 雌、雄蚤均吸血
E. 仅幼虫阶段吸血

3. 传播流行性斑疹伤寒的媒介是（检验士 2018 专业）

A. 按蚊　　B. 库蚊
C. 白蛉　　D. 虱
E. 蚤

4. 生活史属于半变态的节肢动物是（检验士 2018 实践）

A. 蚊　　B. 蝇
C. 蛉　　D. 蚤
E. 虱

5. 毛囊蠕形螨与皮脂蠕形螨的形态区别是（检验士 2014 实践，2018 实践）

A. 毛囊蠕形螨末体较长、尾端尖；皮脂蠕形螨末体较长、尾端钝
B. 毛囊蠕形螨末体较短、尾端钝；皮脂蠕形螨末体较长、尾端尖
C. 毛囊蠕形螨末体较长、尾端钝；皮脂蠕形螨末体较短、尾端尖
D. 毛囊蠕形螨末体较长、尾端钝；皮脂蠕形螨末体较短、尾端钝
E. 毛囊蠕形螨末体较长、尾端尖；皮脂蠕形螨末体较短、尾端钝

6. 可传播森林脑炎病毒的是（检验士 2017 相关）

A. 中华按蚊　　B. 白蚊伊蚊
C. 森林硬蜱　　D. 疥螨
E. 蠕形螨

7. 新疆出血热的传播媒介是（检验士 2012 相关，2015 相关）（检验师 2015 相关）

A. 伊蚊　　B. 跳蚤
C. 硬蜱　　D. 疥螨
E. 蠕形螨

8. 蜱成虫由哪几部分构成（检验士 2014 基础）

A. 头、胸、腹三部分　　B. 头部与胸腹部
C. 头胸部与腹部　　D. 躯体和颚体
E. 颚体、螯肢、口下板与须肢

9. 患者男，农民。右肘窝瘙痒，出现针尖大小的丘疹，诊断为疥疮。实验室最好的诊断方法是（检验士 2014 实践）

A. 皮肤刮拭法
B. 挑出隧道盲端的虫体做镜检
C. 透明胶纸法
D. 手术探查
E. 免疫学检查

10. 下列引起毛囊炎的是（检验师 2020 专业）

A. 疥螨　　B. 尘螨
C. 毛囊蠕形螨　　D. 皮脂蠕形螨
E. 恙螨

11. 以昆虫为传播媒介的是（检验师 2016 相关）

A. 普氏立克次体　　B. 梅毒螺旋体
C. 沙眼衣原体　　D. 肺炎支原体
E. 解脲支原体

12. 在我国，作为流行性乙型脑炎病毒中间和扩散的主要宿主是（主管检验师 2013 相关）

A. 家禽　　B. 猪
C. 三带喙库蚊　　D. 硬蜱
E. 羌螨

A3 型题

（1~4 题共用题干）

患儿女，6 岁。因肛门及会阴部瘙痒、夜间为重就诊。患儿近来常有睡眠不安、经常搔抓肛门周围及会阴部，伴有尿急、排尿次数增多且疼痛。查体：心肺腹未见异常，肛周、会阴部、生殖器有抓痕、皮肤溃破，其他未见异常。

1. 最可能的诊断是（检验师 2021 专业）

A. 急性泌尿系统感染　　B. 阴道炎
C. 蛲虫病　　D. 湿疹
E. 肛门瘙痒症

2. 蛲虫病最常用的实验室诊断方法是（检验师 2021 专业）

A. 饱和盐水浮聚法　　B. 生理盐水直接涂片法
C. 碘液直接涂片法　　D. 离心沉淀法
E. 透明胶纸法立即镜检

3. 蛲虫引起的常见疾病是（检验师 2021 专业）

A. 慢性腹泻　　B. 发热
C. 异嗜症　　D. 肛门瘙痒
E. 胆囊炎

4. 蛲虫病难防治的主要原因是（检验师 2021 专业）

A. 生活史简单　　B. 雌虫产卵量大
C. 虫卵抵抗力强　　D. 雌虫寿命长

E. 易反复感染

（5~7 题共用题干）

患者男，32 岁，江苏渔民。腹泻伴间歇性发热 2 周。体检：四肢可见散在荨麻疹，全身浅表淋巴结轻度肿大。血中嗜酸性粒细胞明显增多。

5. 首先考虑的诊断为（检验师 2021 实践）

A. 阿米巴痢疾

B. 细菌性痢疾

C. 传染性单核细胞增多症

D. 地方性斑疹伤寒

E. 急性血吸虫病

6. 如果该病为血吸虫病，其中间宿主是（检验师 2021 实践）

A. 田螺　　B. 毛蚶

C. 钉螺　　D. 椎实螺

E. 蚊子

7. 不属于预防血吸虫病的措施是（检验师 2021 实践）

A. 消灭钉螺　　B. 严格管理好粪便

C. 不接触有血吸虫的水域　　D. 避免赤脚下田干活

E. 不与患血吸虫病的人接触

B1 型题

（1~2 题共用备选答案）

A. 肛拭子　　B. 血液及骨髓检查

C. 分泌物检查　　D. 粪便检查

E. 活组织检查

1. 适用于蛲虫检查的是（检验士 2017 相关，2021 基础）

2. 适用于猪囊虫检查的是（检验士 2017 相关，2021 基础）

（3~5 题共用备选答案）

A. 似蚓蛔线虫　　B. 蠕形住肠线虫

C. 旋毛形线虫　　D. 毛首鞭形线虫

E. 美洲板口线虫

3. 蛲虫的学名是（检验师 2021 基础）

4. 蛔虫的学名是（检验师 2021 基础）

5. 鞭虫的学名是（检验师 2021 基础）

（6~8 题共用备选答案）

A. 钉螺　　B. 川卷螺

C. 扁卷螺　　D. 豆螺

E. 蚊子

6. 日本血吸虫的中间宿主为（检验师 2019 相关）（主管检验师 2012 实践）

7. 肺吸虫的中间宿主为（检验师 2019 相关）（主管检验师 2012 实践）

8. 姜片吸虫的中间宿主为（检验师 2019 相关）（主管检验师 2012 实践）

（9~10 题共用备选答案）

A. 二分裂繁殖　　B. 多分裂繁殖

C. 出芽繁殖　　D. 结合繁殖

E. 配子繁殖

9. 阴道毛滴虫滋养体的增殖方式是（检验士 2015 相关）（检验师 2015 相关）

10. 间日疟原虫裂殖体的增殖方式是（检验士 2015 相关）（检验师 2015 相关）

（11~12 题共用备选答案）

A. 人虱　　B. 鼠蚤

C. 螨　　D. 蜱

E. 蚊

11. 传播地方性斑疹伤寒的是（主管检验师 2014 实践）

12. 传播流行性斑疹伤寒的是（主管检验师 2014 实践）

附　录

附录1　医学伦理

A1型题

1. 某医院的化验室前放有一个存放化验单的箱子，打开箱子后所有患者的化验结果一目了然。当然，为了方便查找，不同的病理结果箱都有不同的标识。诸如“大小便、胸腹水、前列腺常规、白带常规、防癌普查”等。此做法不符合医德规范要求中的（主管检验师2017基础）（检验士2017基础，2021专业）（检验师2017基础）

A. 救死扶伤，实行社会主义的人道主义

B. 尊重患者的人格

C. 文明礼貌服务

D. 为患者保守秘密，实行保护性医疗

E. 严谨求实

2. 医技科室可以将患者的检查、检验结果报告给（检验士2013基础，2016基础，2019实践，2020基础）（检验师2013基础，2016基础）（主管检验师2012基础，2013基础，2016基础）

A. 检查、检验的申请者

B. 不负责该患者的临床医生

C. 未经患者同意的其他人员

D. 依据法律不可知悉的人员

E. 认识该患者的其他人员

3. 某医疗机构从业人员，利用上班空闲时间为外地就诊患者挂号，插队检查，收取患者一定的费用，该行为违背了（检验士2012基础，2017基础，2019专业，2020相关）（检验师2017基础）（主管检验师2017基础）

A. 尊重患者，维护患者合法权益

B. 尊重患者被救治的权利

C. 廉洁自律，恪守医德

D. 利用职业之便谋取不正当利益

E. 为他人骗取、套取提供便利

4. 医技人员发现检查、检验结果达到危急值时，应及时通知（检验士2013基础，2016基础，2020实践）（检验师2013基础，2016基础，2020基础）（主管检验师2012基础，2013基础，2016基础）

A. 院长　　B. 医务处

C. 护士　　D. 临床医师

E. 科室主任

5. 患者男，65岁。既往有高血压病史25年。因一侧肢体偏瘫，在进行影像学检查过程中，患者小便失禁。作为技术人员，应该采取的措施是（检验士2013基础，2020实践）

A. 立即终止检查

B. 训斥患者

C. 停止检查，做卫生

D. 安慰患者，尽快完成检查

E. 喊家属帮助做卫生

6. 体现公正原则的是（检验士2018基础）

A. 对有危险或伤害的诊治措施通过评价

B. 一视同仁

C. 杜绝对患者的伤害

D. 医生在诊断时考虑患者的各方面因素

E. 医疗免费

7. 外伤患者与医生间的医患关系属于（检验士2018基础）

A. 主动-被动型　　B. 指导-合作型

C. 共同-参与型　　D. 亲近-远型

E. 主要-次要型

8. 标本的正确处理方式是（检验士2018基础）

A 直接倾倒　　B. 焚烧

C. 送往废品回收站　　D. 穿戴好防护措施

E. 掩埋

9. 下列说法不属于医疗机构从业人员基本行为规范的是（检验士2017基础）（检验师2017基础，2019相关）（主管检验师2017基础）

A. 以人为本，践行宗旨　　B. 遵纪守法，依法执业

C. 尊重患者，关爱生命　　D. 优质服务，医患和谐

E. 遵循公平，公正、公开原则

10. “以人为本，践行宗旨”的行为规范主要体现在（主管检验师2019基础）

A. 坚持救死扶伤，防病治病的宗旨

B. 发扬大医精诚理念和人道主义精神

C. 以患者为中心

D. 全心全意为人民健康服务

E. 以上都是

11. 在科研试验中，对患者进行试验前应让患者填写（检验士2017基础）（检验师2017基础）（主管检验师17基础）

A. 补偿金书　　B. 知情同意书

C. 实验证书　　D. 报告书

E. 检查证明书

12. 某医技人员在得知一名患者HIV阳性后，告诉了该患者的同学，这种行为侵犯了患者的（检验士2016基础）（检验师2016基础）（主管检验师2016基础）

A. 知情同意权　　B. 隐私权

C. 选择权　　D. 就医权

E. 人身权

13. 关于医务人员与患者合理的沟通技巧，正确的表述是（检验士2015基础）（主管检验师2015基础）

A. 说比听重要

B. 使用暗示性提问

C. 应适时的沉默

D. 提问时尽可能促使患者明确回答“是”或“否”

E. 应开诚布公，告知患者详细病情

14.《大医精诚》云:“见彼苦恼，若已有之；一心赴救，无作功夫行迹之心。”所体现的临床基本道德原则是（检验士 2015 基础）（检验师 2015 基础）（主管检验师 2015 基础）

A. 生命至上原则　　B. 知情同意原则

C. 最优化原则　　D. 医疗保密原则

E. 双重效益原则

15. 检验科工作人员将患者检验结果报告全放在桌子上，由患者或家属自取。该行为违背的伦理原则是（检验士 2015 基础）（检验师 2015 基础）（主管检验师 2015 基础）

A. 自主原则　　B. 有利原则

C. 公正原则　　D. 知情同意原则

E. 保密原则

16.“医乃精之诚之事”，医疗卫生职业的内在要求是（检验士 2015 基础）（检验师 2015 基础）（主管检验师 2015 基础）

A. 严谨求实，精益求精　B. 廉洁自律，恪守医德

C. 爱岗敬业，团结协作　D. 优质服务，医患和谐

E. 乐于奉献，热心公益

17. 医技人员在依据医嘱对某胃癌患者进行纤维胃镜检查前，患者突然拒绝接受检查。关于医技人员的做法，不正确的是（检验士 2014 基础）

A. 听其要求，放弃检查

B. 耐心向患者询问情况

C. 向患者说明拒绝检查而造成的后果

D. 患者因惧怕痛苦而拒绝检查可以理解

E. 患者同意接受检查后方能继续操作

18. 医院检验科人员最需要具备的意识是（检验士 2014 基础）

A. 谨慎用药意识　　B. 手术风险意识

C. 危急值报告意识　　D. 院务公开意识

E. 床旁服务意识

19. 临床实验室开展临床检验工作的原则是（检验士 2014 基础）

A. 安全、准确、及时、有效、经济、便民和保护患者隐私

B. 一切为了患者，为了一切患者，为了患者一切

C. 检验项目的选择、检验结果的解释和为进一步适当检查提供建议

D. 以患者为中心，以提高医疗服务质量为主题

E. 为诊断、预防、治疗人体疾病和评估人体健康提供信息

20. 改善医患关系的对策不包括（检验士 2013 基础）（检验师 2013 基础）（主管检验师 2012 基础，2013 基础）

A. 增加医生数量，提高业务能力

B. 增加卫生资金投入，缓解医患供需矛盾

C. 深化卫生改革，加强科学管理

D. 加强医德医风建设，落实医德规范

E. 切实用卫生法规范医患双方行为

21. 患者常用“杏林春暖”来表示对医生的敬意，“杏林佳话”是出自哪位医学家的典故（检验师 2021 基础）

A. 孙思邈　　B. 扁鹊

C. 董奉　　D. 张仲景

E. 李时珍

22. 病历是指医务人员在医疗活动过程中形成的文字、符号、图表、影像、切片等资料的总和，下列处理不正确的是（检验师 2021 基础）

A. 入院记录需在 24 小时内完成

B. 出院记录应转抄在门诊病历中

C. 接收（转入）记录由接收科室医师书写

D. 转科（转出）记录由转出科的住院科室医师书写

E. 病历书写可根据需要适当补充与再加工

23. 现代化的医院会给检查的患者提供换衣服的地方，最主要的原因是（检验师 2020 基础）（主管检验师 2020 基础）

A. 管理制度　　B. 服务意识

C. 保护隐私　　D. 有利于患者

E. 道德绑架

24. 标本是诊疗行为的重要依据。在标本的采集处置过程中，正确的是（检验师 2018 基础）（主管检验师 2015 基础）

A. 采集标本量越多越好

B. 采集标本量越少越好

C. 传染性标本注意防护

D. 使用完毕的标本交给科研机构

E. 标本放在黑色垃圾袋中焚烧

25. 医学伦理的原则为（检验师 2018 实践）（主管检验师 2018 实践）

A. 一视同仁　　B. 充满耐心

C. 充满爱心　　D. 细致周到

E. 充满责任心

26. 医院感染最重要的传染源是（检验师 2016 相关）

A. 探视者　　B. 患者

C. 人员　　D. 医院工作人员

E. 被患者接触过的物品

27. 在进行临床输血前，对有行为能力的患者要获得他的同意，属于（检验师 2014 基础）

A. 知情同意　　B. 代理同意

C. 口头同意　　D. 书面同意

E. 有效同意

28. 药物治疗中的道德要求是（检验师 2014 基础）

A. 精益求精，一丝不苟　B. 团结协作，勇担风险

C. 主动倾听，支持鼓励　D. 公正分配，避免浪费

E. 严密观察，全程负责

29. 医生对社会的义务不包括（检验师 2012 基础）

A. 面向社会的预防保健义务

B. 为广大群众提供医学咨询、健康咨询的义务

C. 促进医学科学发展的义务

D. 积极宣传、参与、模范地遵守和执行卫生法 规、政策的义务

E. 不断学习新知识、新技术，为深造做准备

30. 医患交往中，医者的道德规范不包括（检验师2012基础）

A. 举止端庄，文明礼貌　B. 尊重患者，一视同仁

C. 语言谨慎，保守秘密　D. 珍视声誉，药到病除

E. 钻研医术，精益求精

31. 近年来医患关系出现物化趋势的最主要原因是（主管检验师2021基础）

A. 医生对物理、化学等检测诊断手段的依赖性

B. 医生过度治疗

C. 医生收受红包

D. 伤医事件的增多

E. 医患交流中出现了屏障

32. 医生应做以下人文关怀，但除外的是（主管检验师2021相关）

A. 帮助患者建立战胜疾病的信心

B. 从仁爱出发为患者提供满意的服务

C. 医生帮助患者减轻恐惧心理，增加患者家属的心理负担

D. 细致耐心地了解患者病情

E. 与患者建立良好的人际关系，尽可能创造一个利于患者倾诉病情的环境

33. 对于住院患者血钾危急值的处理，正确的是（主管检验师2020基础）

A. 告知医生

B. 告知院长

C. 告知患者家属

D. 重复检验，并报告检验科主任

E. 不做处理直接发报告

34. 医技人员应合理采集、使用、保护、处置标本，不违规（ ）标本，谋取不正当利益（主管检验师2020基础）

A. 买卖　B. 处理

C. 弃置　D. 变换

E. 上交

35. 患者男，35岁。诊断为溃疡性结肠炎，在进行灌肠时，操作人员不恰当的操作是（检验士2016基础）（检验师2016基础）（主管检验师2016基础）

A. 提前告知准备事项和要求

B. 按照操作规程进行操作

C. 患者不适时耐心帮助缓解

D. 操作中患者有明显异常时立即停止

E. 操作前后不与患者做任何交流

36. 关于检验项目的选择原则，不正确的是（主管检验师2013相关，2016相关）

A. 针对性　B. 有效性

C. 时效性　D. 经济性

E. 全面性

37. 关于医德评价的方式，正确的是（主管检验师2014相关）

A. 社会习俗、社会舆论和传统信念

B. 传统习俗、个人修养和社会信念

C. 内心信念、传统习俗和社会舆论

D. 社会舆论、传统信念和良好动机

E. 完美效果、社会习俗和内心信念

38. 医疗机构从业人员违反规定的，视情节轻重给予处罚，其中不正确的是（主管检验师2014专业）

A. 批评教育、通报批评、取消当年评优评先资格

B. 缓聘、解职缓聘、解聘

C. 纪检监察部门按照纪委案件的调查处理程序办理

D. 涉嫌犯罪的，移送司法机关依法处理

E. 卫生行政部门依法给予警告、暂停职业或吊销职业证书

附录2 参考答案

第一篇 临床检验基础

第一章 血液检验基本技术

第一节 血液标本采集与处理

A1 型题

一、血液标本类型

1. B 2. D 3. D 4. E 5. A 6. A 7. D 8. A
9. A 10. E 11. E 12. A

二、血液标本添加剂

13. B 14. C 15. B 16. E 17. B 18. E 19. D
20. A 21. C 22. E 23. B 24. B 25. E 26. C
27. D 28. C 29. B 30. B 31. A 32. E 33. C
34. E 35. A 36. D 37. A 38. D 39. B 40. B
41. E 42. A 43. A 44. C 45. A 46. C

三、血液标本采集

47. C 48. A 49. D 50. D 51. E 52. C 53. E
54. C 55. C 56. A 57. D 58. D 59. D 60. A
61. C 62. E 63. E 64. E 65. E 66. D 67. E
68. E 69. A 70. E

四、血液标本处理

71. B 72. A 73. D 74. C 75. A 76. D 77. B

第二节 细胞显微镜计数

A1 型题

1. B 2. A 3. E 4. B 5. A 6. E 7. C

第三节 血涂片制备与染色

A1 型题

一、血涂片制备

1. E 2. B 3. A 4. D 5. B

二、血涂片染色

6. B 7. C 8. C 9. E 10. D 11. C 12. C 13. A
14. C 15. C 16. A 17. E

A3 型题

1. C 2. B 3. B 4. B

B1 型题

1. A 2. E 3. B 4. D 5. A 6. E 7. B 8. B
9. C 10. A 11. D 12. C

第二章 血液一般检验

第一节 白细胞检验

A1 型题

一、白细胞计数

1. C 2. D 3. D 4. A 5. D 6. D 7. E 8. D
9. B 10. C 11. C 12. D 13. C 14. B 15. C
16. E 17. D 18. B

二、白细胞分类

19. C 20. B 21. B 22. A 23. A 24. E 25. D
26. B 27. D 28. E 29. E 30. C 31. D 32. D
33. A 34. A 35. B 36. C 37. B 38. C 39. E
40. A 41. D 42. D 43. A 44. E 45. C 46. D
47. B 48. B 49. C 50. D 51. E 52. A 53. C
54. A 55. C 56. E 57. E 58. C 59. B 60. E
61. A 62. A 63. A 64. E 65. B 66. D 67. E

三、白细胞形态检验

68. D 69. A 70. D 71. E 72. B 73. D 74. C
75. B 76. B 77. D 78. C 79. B 80. D 81. A
82. C 83. D 84. B 85. D 86. B 87. A 88. A
89. D 90. D 91. A 92. E 93. E 94. E 95. C
96. E

四、嗜酸性粒细胞计数

97. B 98. D 99. D 100. E 101. B 102. E
103. D 104. D 105. B 106. A

五、红斑狼疮细胞检验

107. A 108. D 109. A 110. D 111. C

A3 型题

1. E 2. C 3. E 4. A 5. B 6. E 7. E 8. E
9. B 10. A 11. D 12. C

B1 型题

1. A 2. E 3. B 4. C 5. A 6. B 7. D 8. A
9. E 10. A 11. D 12. B 13. A 14. B 15. E
16. B 17. D

第二节 红细胞检验

A1 型题

一、红细胞计数

1. D 2. D 3. E 4. C 5. B 6. D 7. A 8. E
9. B 10. E 11. B 12. D

二、血红蛋白测定

13. A 14. E 15. B 16. B 17. E 18. B 19. B
20. A 21. A 22. C 23. B 24. B 25. D 26. D
27. E 28. B 29. C 30. D 31. B 32. D 33. C
34. E 35. B 36. E 37. E 38. B 39. B 40. C
41. D 42. D 43. E 44. D 45. D 46. D 47. D
48. B 49. A 50. E 51. E 52. E 53. D 54. D
55. B

三、红细胞形态

56. A 57. C 58. D 59. D 60. A 61. C 62. C
63. C 64. C 65. B 66. A 67. A 68. B 69. A
70. A 71. E 72. C 73. C 74. C 75. A 76. C
77. E 78. E 79. B 80. B

四、红细胞比容测定

81. B 82. C 83. E 84. A 85. D 86. B 87. E
88. E 99. D 90. D 91. C

五、红细胞平均指数

92. A 93. B 94. A 95. A 96. A 97. B 98. D
99. B 100. B 101. B 102. A 103. A 104. C
105. A 106. D 107. B 108. A 109. D 110. A
111. B 112. A 113. D

六、网织红细胞计数

114. A 115. C 116. D 117. E 118. B 119. E
120. E 121. E 122. E 123. D 124. B 125. D
126. C 127. E 128. C 129. C 130. C 131. D
132. C 133. B 134. B 135. C 136. C 137. E
138. C 139. E 140. A 141. E 142. E

七、嗜碱性点彩红细胞计数

143. E 144. C 145. B

八、红细胞沉降率测定

146. A 147. D 148. D 149. C 150. D 151. B
152. B 153. A 154. A 155. A 156. D 157. C
158. E 159. E 160. C 161. A 162. D 163. D
164. D 165. E 166. C 167. B 168. E 169. B
170. C 171. B 172. B 173. D 174. B 175. C

A3 型题

1. A 2. D 3. B 4. D 5. C 6. C 7. D 8. D
9. C 10. E 11. C

B1 型题

1. D 2. C 3. C 4. D 5. E 6. D 7. B 8. E
9. A 10. B 11. D 12. C 13. B 14. A 15. E
16. D 17. D 18. D 19. C 20. D 21. E

第三节 血小板检验

A1 型题

1. C 2. C 3. A

第四节 血栓与止血一般检验

A1 型题

1. A 2. B 3. D 4. B 5. E 6. C 7. D 8. C
9. A 10. D 11. A 12. D 13. B 14. E 15. D
16. A 17. C 18. A 19. B 20. A 21. B 22. C
23. A 24. C 25. A 26. C 27. C 28. C 29. B
30. C 31. B 32. A 33. E 34. C 35. C 36. A
37. B 38. E 39. B 40. A 41. B 42. E 43. A
44. A 45. E

第三章 血细胞分析仪

第一节 血细胞分析仪检验原理

A1 型题

1. D 2. E 3. C 4. A 5. C 6. B 7. D 8. B
9. B 10. A 11. A 12. C 13. B 14. A 15. C
16. A 17. C 18. D 19. B 20. A 21. B 22. A
23. A 24. D 25. B 26. A 27. D 28. A 29. B

第二节 血细胞分析仪校准、性能评价及对比

A1 型题

1. D 2. E 3. B 4. D 5. D 6. B 7. B 8. D
9. B 10. B

第三节 血细胞分析仪检验结果的质量保证

A1 型题

1. D 2. D 3. D 4. B 5. D 6. D 7. A 8. C
9. E 10. E 11. D 12. C 13. A 14. C 15. A
16. C 17. B 18. D

第四节 血细胞分析仪的临床应用

A1 型题

1. B 2. E 3. D 4. E 5. D 6. C 7. E 8. D
9. B 10. A 11. A 12. D 13. D 14. D 15. B
16. E 17. D

A2 型题

1. E 2. D 3. D 4. A 5. A 6. B

A3 型题

1. E 2. A

B1 型题

1. A　2. D　3. B　4. A　5. C　6. A

第四章　血型与输血检验

第一节　红细胞血型系统

A1 型题

一、ABO 血型系统

1. C　2. D　3. B　4. B　5. E　6. D　7. B　8. A
9. B　10. A　11. A　12. B　13. B　14. E　15. B
16. B　17. E　18. C　19. A

二、Rh 血型

20. A　21. A　22. A　23. C　24. C　25. A　26. C
27. A　28. A　29. B　30. C　31. E　32. C　33. C

第二节　红细胞血型及相关检验

A1 型题

一、红细胞血型鉴定

1. A　2. D　3. C　4. C　5. C　6. E　7. C　8. D
9. C　10. C　11. D　12. C　13. A　14. D　15. A

二、交叉配血试验

16. D　17. D　18. C　19. A　20. D　21. C　22. B
23. D　24. C　25. C

第三节　白细胞血型系统

A1 型题

1. C　2. B　3. B　4. B　5. D　6. B

第四节　采血、贮血与输血

A1 型题

1. B　2. E　3. E　4. E　5. D　6. E　7. C　8. C

第五节　血型与输血相关疾病

A1 型题

1. B　2. C　3. B　4. C　5. B　6. B　7. D　8. A
9. C　10. A　11. E　12. B　13. D　14. D

A3 型题

1. D　2. C　3. D　4. A　5. E

B1 型题

1. A　2. D　3. A　4. D

第五章　尿液检验

第一节　尿液标本采集与处理

A1 型题

一、标本采集与运送

1. A　2. D　3. D　4. D　5. E　6. D　7. C　8. A
9. C　10. A　11. A　12. D　13. E　14. B　15. A
16. C　17. D　18. B　19. C　20. B　21. D　22. D
23. E　24. C　25. B　26. A　27. C　28. E　29. C
30. D　31. C　32. D　33. E

二、尿液标本接收与处理

34. A　35. E　36. A　37. A　38. A　39. A　40. D
41. C　42. D　43. C　44. C　45. A　46. C　47. B
48. E　49. C　50. C

第二节　尿液一般性状

A1 型题

一、尿量

1. E　2. E　3. A　4. C　5. E　6. A　7. E　8. E
9. D　10. B　11. A　12. C　13. D　14. C　15. A

二、外观

16. A　17. B　18. B　19. A　20. A　21. B　22. B
23. A　24. B　25. E　26. C　27. C　28. B

三、尿比重

29. C　30. C　31. A　32. E　33. C　34. E　35. C
36. B　37. B　38. E　39. E

四、尿渗量

40. E　41. D　42. A　43. B　44. E　45. B　46. B
47. E　48. B　49. C　50. C

五、尿气味

51. E　52. B　53. C

第三节　尿液化学成分检验

A1 型题

一、尿液 pH 测定

1. A　2. D　3. C　4. D

二、尿液蛋白质定性检验

5. B　6. B　7. B　8. C　9. B　10. A　11. B　12. C
13. D　14. E　15. C　16. D　17. A　18. C　19. E
20. A　21. A　22. A　23. C　24. A　25. A　26. E
27. B　28. D　29. A　30. A　31. C　32. B　33. A
34. A　35. A　36. D　37. A　38. D　39. E　40. C

三、尿液葡萄糖定性检验

41. A　42. A　43. B　44. D　45. D　46. C　47. C

48. B 49. A 50. C 51. A 52. C 53. C 54. E
55. A 56. C 57. C 58. C 59. D 60. C 61. D
62. B

四、尿液酮体定性检验

63. A 64. E 65. A 66. E 67. C

五、尿液胆红素定性检验

68. B 69. C 70. C 71. C 72. C

六、尿液尿胆原定性检验

73. C 74. B 75. B 76. C 77. E 78. C 79. C

七、尿液亚硝酸盐定性检验

80. E 81. B 82. D 83. C

八、尿液血红蛋白定性检验

84. C 85. B

九、尿液白细胞酯酶定性检验

86. B 87. A 88. A 89. C 90. E

十、尿液维生素 C 定性检验

91. D 92. D 93. D 94. C 95. A 96. B 97. B
98. C

十一、尿液本 - 周蛋白定性检验

99. C 100. B 101. B 102. C 103. C 104. C
105. D 106. C 107. B 108. E 109. D

十二、尿液肌红蛋白定性检验

110. D 111. D 112. C

十三、尿液微量清蛋白定量测定

113. A 114. A 115. E 116. C 117. A 118. A

十四、乳糜尿定性检验

119. C 120. B 121. C 122. D 123. D

十五、尿液人绒毛膜促性腺激素定性检验

124. D 125. C 126. D 127. E 128. E 129. A
130. B 131. E 132. C 133. E 134. A 135. B
136. D 137. B 138. A 139. A 140. A 141. D
142. D 143. B 144. E

十六、尿液相关酶类检验

145. A 146. C 147. D

第四节 尿液显微镜检验

A1 型题

一、检验方法

1. B 2. A 3. C 4. A 5. B 6. D 7. C 8. D
9. D 10. D

二、尿液有形分形态及临床意义

11. C 12. E 13. D 14. B 15. B 16. A 17. D
18. D 19. A 20. E 21. C 22. B 23. E 24. E
25. C 26. E 27. C 28. C 29. A 30. C 31. C
32. B 33. E 34. B 35. D 36. B 37. E 38. E
39. C 40. B 41. E 42. C 43. D 44. B 45. D
46. E 47. B 48. C 49. C 50. A 51. C 52. A
53. C 54. B 55. D 56. A 57. E 58. E 59. C
60. C 61. D 62. B 63. C 64. A 65. E 66. D
67. D 68. E 69. E 70. B 71. B 72. D 73. A
74. A 75. B 76. B 77. B

第五节 尿液分析仪检验

A1 型题

1. E 2. D 3. A 4. B 5. A 6. A 7. C 8. A
9. A 10. D 11. B 12. D 13. E 14. D 15. C
16. E 17. C 18. E

A2 型题

1. C 2. B 3. D 4. C 5. E 6. B 7. A 8. E
9. B 10. A 11. E 12. D 13. B 14. B 15. E
16. B 17. D 18. D 19. A 20. A 21. C 22. B
23. E 24. D 25. B 26. A 27. C

A3 型题

1. E 2. C 3. C 4. A 5. E 6. D 7. D 8. C
9. D 10. A 11. E 12. B 13. E 14. E 15. C
16. C 17. C 18. B 19. C 20. C 21. D 22. B
23. C 24. E 25. A 26. C 27. E 28. A 29. A
30. D 31. C

B1 型题

1. A 2. C 3. C 4. A 5. B 6. C 7. B 8. B
9. A 10. C 11. A 12. E 13. A 14. C 15. B
16. A 17. B 18. D 19. B 20 .E 21. B 22. E
23. A 24. B 25. A 26. B 27. D 28. B 29. B
30. D 31. C 32. D 33. E 34. C 35. A 36. B
37. E 38. C 39. B 40. C 41. E 42. A 43. B
44. A 45. B 46. E 47. E 48. C

第六章 粪便检验

第一节 标本采集与处理

A1 型题

1. C 2. E 3. E 4. C. 5. B 6. C

第二节 一般性状检验

A1 型题

1. C 2. B 3. B 4. D 5. E 6. D 7. D 8. E
9. A 10. C 11. B 12. B 13. E 14. C 15. E
16. C 17. A 18. E 19. D

第三节 化学检查与免疫检验

A1 型题

1. A 2. A 3. A 4. A 5. C 6. A 7. B 8. A

9. C 10. D 11. C 12. D 13. E 14. C 15. E
16. C 17. A 18. C 19. A 20. B

第四节 显微镜检验

A1 型题

1. C 2. A 3. B 4. B 5. D 6. B 7. D 8. A
9. B 10. B 11. D 12. B 13. B 14. D 15. D
16. A 17. A 18. B 19. B 20. C 21. A

A2 型题

1. E 2. D 3. B 4. A 5. D 6. A 7. D 8. B
9. B 10. B 11. A 12. B 13. D 14. B 15. C
16. B 17. A

A3 型题

1. D 2. D 3. B 4. A 5. C 6. D

B1 型题

1. C 2. A 3. B 4. C 5. B

第七章 其他体液检验

第一节 脑脊液检验

A1 型题

一、标本采集与处理

1. C 2. B 3. E 4. C 5. A 6. E 7. A 8. C
9. A 10. B 11. B 12. B 13. E 14. D 15. C
16. E 17. C 18. B

二、一般性状检验

19. D 20. A 21. C 22. A 23. B 24. B 25. D
26. A 27. B 28. B 29. A 30. A 31. C 32. B
33. D

三、化学检验

34. A 35. E 36. B 37. D 38. C 39. E 40. A
41. C 42. C 43. C 44. A 45. C 46. C 47. E
48. C 49. C 50. B 51. A 52. D 53. C 54. E
55. D 56. B 57. D

四、显微镜检验

58. B 59. C 60. D 61. C 62. D 63. B 64. A
65. A 66. E 67. B 68. B 69. E

五、脑脊液检验的临床应用

70. A 71. C 72. D 73. C 74. C

A2 型题

1. C 2. D

B1 型题

1. C 2. B 3. A 4. B 5. A 6. D 7. B

第二节 浆膜腔积液

A1 型题

1. D 2. E 3. E 4. B 5. D 6. D 7. D 8. E
9. D 10. E 11. C 12. B 13. E 14. C 15. E
16. E 17. A 18. E 19. B 20. D 21. A 22. B
23. E 24. B 25. B 26. E 27. A 28. D 29. D
30. D 31. B 32. C 33. E 34. D 35. D 36. B
37. D 38. C 39. B 40. D 41. C 42. B 43. E
44. D 45. D 46. E 47. E

A2 型题

1. C 2. A

第三节 关节腔积液检验

A1 型题

1. C 2. C 3. B

第四节 羊水检验

A1 型题

1. A 2. E 3. C 4. A 5. A 6. B 7. A 8. E
9. A 10. A 11. B 12. C 13. C 14. A 15. C
16. C 17. B

B1 型题

1. D 2. E

第五节 痰液与支气管肺泡灌洗液检验

A1 型题

1. C 2. A 3. A 4. C 5. A 6. A 7. D 8. B
9. B

第八章 生殖道分泌物检验

第一节 精液检验

A1 型题

1. C 2. B 3. A 4. C 5. D 6. A 7. D 8. D
9. E 10. C 11. D 12. A 13. A 14. D 15. C
16. B 17. E 18. A 19. A 20. A 21. E 22. E
23. A 24. B 25. B 26. D 27. B 28. D 29. C
30. D 31. C 32. B 33. E 34. E 35. B 36. E
37. E 38. C 39. C 40. E 41. B 42. B 43. D
44. C 45. C 46. A

A2 型题

1. B 2. D 3. E 4. E 5. B 6. C

A3 型题

1. D 2. A

B1 型题

1. A 2. E 3. A 4. B 5. E 6. C 7. E 8. A

9. A　10. E

第二节　前列腺液检验

A1 型题

1. E　2. D　3. D　4. C　5. C　6. A　7. B　8. D
9. B　10. B　11. B　12. C　13. A　14. B　15. B
16. A　17. D　18. B　19. A　20. B　21. C

第三节　阴道分泌物检验

A1 型题

1. E　2. A　3. C　4. A　5. B　6. C　7. E　8. E
9. A　10. B　11. C　12. E　13. E　14. B　15. C
16. E　17. C　18. B　19. B　20. D　21. C　22. A
23. B　24. C　25. B　26. B　27. A　28. E　29. C
30. A　31. C　32. C

A2 型题

1. D　2. D　3. C　4. A　5. D　6. A　7. B

A3 型题

1. D　2. B

B1 型题

1. B　2. A

第九章　临床细胞学检验

A1 型题

1. A　2. A　3. A　4. A　5. A　6. B　7. B　8. C
9. E　10. C　11. A　12. D　13. E　14. E　15. E
16. C　17. A　18. A　19. B　20. B　21. C　22. D
23. D　24. B　25. A　26. A　27. D　28. D　29. C
30. D　31. B　32. E　33. B　34. D　35. B

A2 型题

1. B　2. C　3. E

第二篇　血液学检验

第一章　造血基础理论简介

第一节　造血器官及造血

A1 型题

1. D　2. C　3. C　4. E　5. A　6. A　7. B　8. C
9. C　10. C　11. C　12. C　13. A　14. B　15. E
16. E　17. C　18. A　19. C　20. C

第二节　造血细胞

A1 型题

1. A　2. E　3. C　4. E

第三节　造血微环境与造血调控

A1 型题

1. B　2. A　3. C　4. B　5. D　6. A　7. E　8. C
9. D　10. B　11. E　12. E　13. A

第四节　血细胞的生长发育

A1 型题

1. E　2. E　3. D　4. E　5. E

第二章　骨髓细胞基本形态及检验

第一节　骨髓细胞形态演变一般规律

A1 型题

1. B　2. C　3. E　4. D　5. E

第二节　正常骨髓细胞形态特征

A1 型题

1. A　2. C　3. D　4. D　5. D　6. D　7. C　8. E
9. B　10. E　11. D　12. A　13. D　14. C　15. C
16. D　17. C　18. C

B1 型题

1. C　2. B　3. D　4. E　5. A

第三节　骨髓象检查

A1 型题

1. D　2. B　3. E　4. E　5. B　6. D　7. B　8. D
9. D　10. B　11. B　12. D　13. C　14. D　15. B
16. A　17. B　18. A　19. C　20. C　21. D　22. C
23. D　24. C　25. B

B1 型题

1. E　2. A　3. C

第三章 细胞化学染色

A1 型题

一、过氧化物酶染色

1. D 2. A 3. C 4. B 5. B 6. C 7. C 8. E

二、脂酶染色

9. A 10. E 11. A 12. D 13. C 14. D 15. E

三、酸性磷酸酶染色

16. B

四、糖原染色

17. A 18. B 19. D 20. A 21. E 22. D

五、中性粒细胞碱性磷酸酶染色

23. C 24. B 25. D 26. C 27. D

六、铁染色

28. D 29. C 30. A 31. E 32. D

B1 型题

1. B 2. D 3. D 4. B

第四章 骨髓其他检验

A1 型题

1. A 2. C 3. E 4. E 5. B 6. B 7. E 8. A
9. B 10. C

B1 型题

1. B 2. C

第五章 贫血实验室诊断

A1 型题

1. E 2. A 3. C 4. A 5. D 6. E

B1 型题

1. B 2. E 3. A 4. C 5. C 6. B 7. A 8. A
9. B 10. C 11. D 12. B 13. A 14. C 15. C
16. C 17. C 18. A 19. B 20. A 21. D 22. A

第六章 铁代谢障碍性贫血的相关检验

A1 型题

1. A 2. E 3. A 4. A 5. D 6. C 7. B 8. E
9. D 10. D 11. A 12. D 13. C 14. A 15. B
16. E 17. D 18. B 19. A 20. E 21. C 22. D
23. B 24. A

A2 型题

1. D 2. A 3. D 4. D 5. D 6. D 7. A 8. B
9. D 10. C 11. D 12. B 13. E 14. C 15. A
16. D 17. D 18. C 19. C 20. C 21. B

A3 型题

1. A 2. D 3. B 4. B 5. E 6. B 7. B 8. A
9. C 10. B 11. E 12. B 13. E 14. C

B1 型题

1. A 2. D 3. A 4. A 5. A 6. A

第七章 DNA 合成障碍性贫血的相关检验

A1 型题

1. E 2. D 3. B 4. D 5. D 6. D 7. E 8. B
9. B

A2 型题

1. D 2. B 3. A 4. A

A3 型题

1. B 2. A 3. C 4. E 5. D 6. C 7. D 8. C
9. D 10. C 11. D 12. B

第八章 造血功能障碍性贫血的相关检验

A1 型题

1. E 2. B 3. D 4. C 5. D 6. A 7. E 8. A
9. C 10. C 11. C 12. E 13. B 14. A 15. B
16. E 17. D 18. A 19. C

A2 型题

1. A 2. B 3. E 4. D 5. C 6. A 7. C

第九章 溶血性贫血的相关检验

第一节 概述

A1 型题

1. D 2. C 3. A 4. D 5. D 6. C 7. E 8. C
9. D 10. D 11. E 12. B 13. D 14. D 15. B
16. D

A2 型题

1. A 2. C

第二节 免疫溶血性贫血检验

A1 型题

1. A 2. C 3. D 4. C

A2 型题

1. E 2. E 3. D

第三节 红细胞膜缺陷检验

A1 型题

1. A 2. A 3. E 4. D 5. D 6. C 7. C 8. B
9. D 10. A

A2 型题

1. D　2. B　3. E　4. B　5. B　6. E　7. D　8. A
9. B

第四节　红细胞酶缺陷检验

A1 型题

1. E　2. D　3. E　4. E　5. A　6. A　7. C　8. B

第五节　血红蛋白异常检验

A1 型题

1. C　2. B　3. D　4. C　5. C　6. D　7. A　8. C
9. E　10. B　11. D

A3 型题

1. B　2. C　3. B　4. E　5. D　6. C

B1 型题

1. E　2. B　3. A　4. B　5. A　6. C　7. B　8. C
9. A　10. A　11. C　12. E　13. D　14. A　15. C
16. B　17. A　18. A　19. E　20. B　21. D

第十章　白细胞检验基础

B1 型题

1. C　2. B　3. D　4. B

第十一章　白血病检验

第一节　概述

A1 型题

1. C　2. D　3. D

第二节　急性白血病分型与疗效判断标准

A1 型题

1. C　2. E　3. E　4. A　5. B　6. A　7. D　8. C
9. C　10. E　11. E　12. D　13. C　14. C　15. C
16. B　17. C　18. C　19. C　20. C　21. A　22. D
23. E　24. E　25. D　26. C

A2 型题

1. A　2. C　3. A　4. B　5. D　6. B　7. A　8. B

第三节　急性髓系白血病检验

A1 型题

1. C　2. D　3. A　4. C　5. C　6. E　7. D　8. B
9. C　10. C　11. D　12. D　13. C　14. D　15. B
16. C　17. D　18. D　19. E　20. B

A2 型题

1. A　2. A　3. A　4. B　5. B　6. A　7. B　8. A
9. B　10. B　11. D　12. D

A3 型题

1. B　2. C　3. C

第四节　淋巴细胞系白血病检验

A1 型题

1. A　2. C　3. E　4. A　5. E　6. C　7. B　8. E
9. B　10. E　11. B　12. A　13. E　14. E　15. A
16. A　17. D　18. E　19. C　20. A　21. B　22. C
23. D

A2 型题

1. E　2. C　3. B　4. D　5. E

A3 型题

1. C　2. C　3. B

第五节　浆细胞病检验

A1 型题

1. B　2. A　3. B　4. E　5. D　6. B　7. B　8. D
9. B　10. D　11. D　12. E　13. D　14. C　15. E
16. A　17. D　18. D　19. B

A2 型题

1. C　2. A　3. B　4. A　5. B　6. E　7. A　8. A
9. C　10. B　11. D

A3 型题

1. E　2. C　3. C　4. E　5. B　6. C　7. A　8. C
9. B

第六节　恶性淋巴瘤检验

A1 型题

1. A　2. C　3. A　4. D　5. B　6. C　7. C　8. E
9. C　10. D　11. D　12. A　13. A

第十二章　骨髓增殖性肿瘤检验

A1 型题

1. D　2. B　3. D　4. D　5. C　6. D　7. C　8. C
9. C　10. B　11. C　12. D　13. E　14. D　15. D
16. C　17. E　18. D　19. C　20. B　21. C　22. C
23. E　24. A　25. D　26. B　27. E　28. B

A2 型题

1. E　2. C　3. C　4. D　5. D　6. D　7. B　8. C
9. B　10. D　11. C　12. B　13. E　14. C

A3 型题

1. A　2. B

第十三章　骨髓增生异常综合征检验

A1 型题

1. D　2. D　3. C　4. E　5. C　6. C　7. A　8. E

A2 型题

1. A　2. A　3. B

第十四章　其他白细胞疾病

A1 型题

1. C　2. D　3. E　4. C　5. A　6. B　7. C　8. D
9. B　10. A　11. B　12. E　13. E　14. B　15. B
16. E　17. D　18. C　19. E

A2 型题

1. B　2. C　3. D　4. D　5. E　6. A　7. B　8. B
9. B

A3 型题

1. D　2. A　3. A　4. B　5. E　6. E　7. A

B1 型题

1. A　2. E　3. C　4. C　5. A　6. C　7. A　8. B
9. D　10. A　11. B　12. A　13. E　14. D　15. A
16. D　17. C　18. E　19. B　20. E　21. B　22. D
23. C　24. A　25. E　26. B　27. D　28. B　29. E
30. A

第十五章　血栓与止血检验

第一节　血管壁止血作用及检验

A1 型题

1. D　2. C　3. B　4. B　5. E　6. A

第二节　血小板止血作用及检验

A1 型题

1. A　2. E　3. B　4. B　5. C　6. A　7. A　8. B
9. D　10. A　11. A　12. B　13. D　14. C

第三节　血液凝固及凝血因子检验

A1 型题

1. B　2. E　3. E　4. E　5. E　6. A　7. B　8. C
9. A　10. A　11. B　12. B　13. B　14. D　15. E
16. A　17. A　18. B　19. E　20. C　21. A　22. B
23. D　24. B　25. C　26. A　27. A　28. C

第四节　抗凝物质及检验

A1 型题

1. B　2. E　3. E　4. E　5. C　6. A

第五节　纤维蛋白（原）溶解系统及检验

A1 型题

1. C　2. C　3. D

第十六章　血栓与止血检验的临床应用

第一节　概述

A1 型题

1. A　2. B　3. D　4. B　5. E　6. C　7. D　8. C
9. A　10. D　11. A　12. D　13. B　14. E　15. D
16. A　17. C　18. A　19. B　20. B　21. A　22. E
23. B　24. C　25. A　26. C　27. A　28. C　29. C
30. B　31. E　32. C　33. C

第二节　常见血管壁异常出血性疾病

A1 型题

1. C　2. D

第三节　常见血小板疾病

A1 型题

1. A　2. A　3. E　4. D　5. E　6. E　7. B　8. D
9. D　10. E　11. C　12. C　13. B　14. B　15. B

第四节　常见凝血功能异常疾病

A1 型题

1. E　2. D　3. C　4. D　5. A　6. D　7. E　8. E
9. B

第五节　弥散性血管内凝血

A1 型题

1. E　2. A　3. D　4. E　5. E　6. E　7. B　8. D
9. C　10. A　11. B　12. B　13. A　14. C

第六节　抗凝物质缺陷

A1 型题

C

第七节　抗血栓和溶栓治疗监测

A1 型题

1. B　2. B　3. A　4. B　5. B　6. E　7. A　8. A
9. E　10. E　11. A　12. A

A2 型题

1. C　2. B　3. E　4. A　5. B　6. E　7. A　8. D
9. B　10. D　11. B　12. D　13. E

A3 型题

1. D　2. D　3. A　4. D　5. B　6. E　7. C　8. C
9. D　10. A　11. D　12. D　13. E

B1 型题

1. C　2. B　3. A　4. A　5. C　6. D　7. A　8. B
9. C　10. E　11. C　12. D　13. C　14. E　15. A

16. B 17. C 18. A 19. B 20. A 21. B 22. B
23. C 24. A 25. B 26. C 27. A 28. C 29. B
30. A 31. B 32. D 33. A 34. B 35. A 36. C
37. A 38. B 39. C 40. B

第三篇 生物化学检验

第一章 绪论

A1 型题

1 .E 2. A 3. C 4. C

第二章 生物化学检验基本知识

第一节 生物化学检验的标本

A1 型题

1. C 2. D 3. C 4. D 5. C

第二节 标本因素对检验结果的影响

A1 型题

1. D 2. E 3. E

第三节 实验室检查相关

A1 型题

1. D 2. C 3. B 4. D 5. A

B1 型题

1. A 2. C 3. B

第三章 生物化学检验常用技术

第一节 光谱分析技术

A1 型题

1. A 2. C 3. B 4. C 5. E 6. C 7. B 8. C
9. C 10. A 11. A 12. B 13. C 14. A 15. E
16. D 17. B 18. A 19. A 20. E 21. C 22. C
23. B 24. A 25. E

第二节 电化学分析技术

A1 型题

1. A 2. E 3. B 4. D 5. B 6. C

第三节 电泳分析技术

A1 型题

1. E 2. B 3. D 4. D 5. D 6. D 7. D 8. E
9. B 10. B 11. D

B1 型题

1. C 2. D 3. E 4. B 5. B 6. C 7. A 8. B
9. A 10. B 11. E 12. E 13. B 14. A

第四章 自动生化分析技术

A1 型题

1. C 2. C 3. E 4. B 5. E 6. D 7. C 8. A
9. C 10. A 11. A 12. B 13. A 14. C 15 .E

A3 型题

1. B 2. A 3. A 4. B

第五章 临床酶学分析技术

第一节 酶学分析技术基本知识

A1 型题

1. E 2. D 3. C 4. C 5. A 6. B 7. E 8. A
9. A 10. A 11. E 12. D 13. D 14. E 15. C
16. D 17. B 18. B 19. E 20. A 21. C 22. B
23. C 24. A 25. E 26. D 27. B 28. A 29. E
30. A 31. B 32. B 33. B 34. B 35. B 36. A
37. D 38. A 39. B 40. C 41. E 42. B

第二节 酶活性测定方法

A1 型题

1. B 2. D 3. E 4. D 5. A 6. E 7. E 8. B
9. B 10. A 11. B 12. D 13. A

第三节 代谢物酶学分析技术

A1 型题

1. A 2. A 3. E 4. D 5. B 6. B 7. E 8. B
9. A 10. E 11. B 12. A 13. E 14. B 15. B
16. B 17. B 18. A 19. B 20. C 21. D

第四节 同工酶分析

A1 型题

1. E 2. A 3. C 4. B 5. A 6. A 7. B 8. A
9. A 10. D 11. D 12. A 13. C 14. C 15. E
16. C 17. D 18. A 19. B 20. A 21. D 22. A
23. E 24. E 25. A 26. A 27. B 28. C 29. E
30. D 31. E 32. C 33. A 34. D 35. E 36. A
37. C 38. D 39. D 40. D 41. D 42. D 43. B
44. D 45. A 46. D 47. B 48. A 49. E

A3 型题

1. C 2. E 3. B

第五节 酶学分析技术的影响因素

A1 型题

1. C 2. C 3. C 4. D 5. C

第六节 诊断酶学在临床中的应用

B1 型题

1. E 2. A 3. D 4. A 5. D 6. A 7. C 8. B
9. C

第六章 实验方法的选择与检验系统的评价验证

A1 型题

1. C 2. B 3. D 4. B 5. C 6. B 7. A 8. D
9. B 10. C 11. D 12. B 13. C 14. A 15. E
16. B 17. E 18. E 19. E

B1 型题

1. D 2. C 3. B 4. A 5. B 6. E 7. C 8. E

第七章 生物化学检验的质量控制

A1 型题

1. E 2. A 3. D 4. C 5. A 6. B 7. A 8. E
9. E 10. B 11. A 12. B 13. A 14. A 15. B
16. C 17. D 18. A 19. D 20. D 21. D 22. B
23. E 24. B 25. D 26. A 27. C 28. E 29. B

B1 型题

1. C 2. E 3. A 4. B

第八章 血浆蛋白质检验

第一节 血浆蛋白质概述

A1 型题

一、血浆蛋白质的功能及分类

1. B 2. D 3. D 4. B 5. C 6. B 7. E 8. C
9. D 10. D 11. A 12. D 13. E 14. E

二、血浆中几种主要的蛋白质

15. A 16. A 17. E 18. E 19. C 20. A 21. E
22. E 23. D 24. D 25. C 26. D 27. B 28. D
29. B 30. B 31. E 32. E 33. D 34. D 35. B
36. D 37. A 38. A 39. A 40. C 41. A 42. C
43. A 44. B

三、疾病时血浆蛋白的变化

45. D 46. A 47. E 48. C 49. C 50. E

第二节 体液蛋白质检验

A1 型题

一、血清蛋白测定

1. C 2. A 3. E 4. A 5. A 6. C 7. D 8. A
9. B 10. B 11. C 12. D 13. A 14. A 15. A
16. A 17. B 18. A 19. E 20. B

二、体液蛋白质电泳分析

21. D 22. E 23. A 24. E 25. D 26. E 27. E
28. E 29. B 30. D 31. B 32. C 33. E 34. A
35. D 36. C 37. A 38. C 39. A 40. E 41. A
42. C 43. A 44. A 45. A 46. A 47. E 48. C

A3 型题

1. D 2. E

B1 型题

1. A 2. B 3. B 4. C 5. A 6. D 7. C 8. E
9. B 10. A 11. C 12. A 13. B 14. A 15. E
16. A 17. C 18. A 19. B 20. C

第九章 糖代谢紊乱检验

第一节 概述

A1 型题

一、血糖及血糖浓度调节

1. C 2. E 3. B 4. E 5. A 6. A 7. D 8. A
9. B 10. B 11. D 12. D 13. C 14. E 15. D
16. D 17. E 18. D 19. E 20. B 21. D 22. B
23. D 24. B 25. D 26. E 27. B 28. C 29. C
30. C 31. A 32. C 33. B 34. B 35. E 36. E
37. A 38. E 39. C 40. A 41. B 42. A 43. C
44. D 45. E 46. B 47. A 48. E 49. B

二、糖尿病及其代谢紊乱

50. C 51. B 52. E 53. B 54. D 55. D 56. C
57. C 58. C 59. D 60. C 61. B 62. A 63. D
64. A 65. B 66. D 67. D 68. D 69. A 70. D
71. A 72. C 73. D 74. A 75. D 76. E 77. A

三、低血糖症

78. C 79. C 80. C 81. B 82. C

A2 型题

1. B 2. A 3. A 4. E 5. E 6. E 7. E 8. A
9. B 10. A 11. B 12. B 13. E 14. A 15. B
16. E 17. D 18. B

第二节 葡萄糖及其相关代谢物的检验

A1 型题

一、血清（浆）葡萄糖测定

1. D 2. A 3. B 4. B 5. C 6. C 7. C 8. D
9. D 10. D 11. C 12. A 13. B 14. D 15. A
16. E 17. B 18. B

二、口服葡萄糖耐量测定

19. B 20. E 21. C 22. E

三、糖化血红蛋白测定

23. D 24. D 25. E 26. A 27. B 28. A 29. A
30. D 31. D 32. E 33. A

四、糖化血清蛋白测定

34. D 35. D 36. B 37. D 38. A

五、其他相关检验

39. E 40. D 41. D 42. C

A2 型题

1. C 2. E 3. C 4. D 5. A 6. A

A3 型题

1. B 2. D 3. D 4. E 5. B 6. B 7. C 8. A
9. A 10. D 11. E 12. C 13. D 14. C 15. D
16. E 17. C 18. B 19. C 20. B 21. D 22. C

B1 型题

1. D 2. B 3. D 4. A 5. C 6. E 7. A 8. E
9. B 10. B 11. E 12. D 13. C 14. A 15. D
16. E 17. C 18. D 19. B 20. C 21. A 22. B

第十章 脂代谢紊乱检验

第一节 概述

A1 型题

一、血脂及血浆脂蛋白

1. B 2. E 3. C 4. E 5. E 6. E 7. E 8. C
9. C 10. A 11. B 12. D 13. B 14. E 15. D
16. D 17. A 18. B 19. B 20. A 21. D 22. E
23. C 24. E 25. E 26. E 27. E 28. E 29. D
30. E 31. D 32. D 33. D 34. C 35. B 36. E
37. B 38. D 39. A 40. E 41. B 42. C 43. B
44. C 45. C 46. C 47. C 48. B 49. E 50. B
51. A 52. C 53. A 54. D 55. B 56. C 57. A
58. E 59. C 60. C 61. E 62. B 63. B 64. C
65. D 66. C 67. D 68. B 69. E 70. A 71. D
72. D 73. C

二、脂蛋白代谢紊乱及其动脉粥样硬化的关系

74. A 75. B 76. C 77. C 78. E 79. E 80. B
81. B 82. C 83. C 84. E 85. C 86. A 87. C
88. E 89. A 90. B 91. E 92. C 93. C 94. C

A2 型题

1. E 2. D 3. D 4. B 5. E 6. C

第二节 血脂蛋白及载脂蛋白测定

A1 型题

1. B 2. C 3. D 4. C 5. C 6. C 7. D 8. A
9. D 10. C

B1 型题

1. C 2. D 3. B 4. A 5. D 6. B 7. A 8. A
9. B 10. B 11. A 12. D 13. B 14. A 15. A
16. B 17. B 18. D 19. C 20. C 21. A 22. A
23. E 24. D 25. A

第十一章 体液电解质与微量元素检验

第一节 钠、钾、氯代谢与检验

A1 型题

一、体液中水、电解质分布及功能

1. E 2. A 3. E 4. B 5. B 6. B 7. B 8. E
9. B 10. A 11. C 12. D 13. C 14. C 15. B
16. C 17. C 18. D 19. B 20. C 21. B 22. D
23. D 24. E 25. D 26. A 27. A

二、钠、钾、氯代谢及平衡紊乱

28. A 29. D 30. D 31. B 32. D 33. D 34. B
35. B 36. B 37. C 38. A 39. A 40. D 41. A
42. B

三、钾、钠、氯测定及方法学评价

43. A

A3 型题

1. B 2. D

第二节 钙、镁、磷代谢与检验

A1 型题

1. D 2. C 3. D 4. C 5. A 6. E 7. E 8. E
9. A 10. D 11. A 12. C 13. D 14. C 15. A
16. C 17. C 18. A 19. C 20. B 21. B 22. D
23. B 24. E 25. D 26. D 27. E 28. B 29. C
30. C 31. E 32. A 33. A 34. B 35. E 36. C
37. D 38. B 39. D 40. E 41. B 42. D 43. C
44. B 45. D 46. B 47. C 48. E 49. D 50. A
51. C 52. E 53. A 54. B 55. E 56. D 57. E
58. B 59. C 60. D

A3 型题

1. E 2. C 3. A 4. A

B1 型题

1. D 2. A 3. B 4. D 5. C

第三节 微量元素代谢与检验

A1 型题

1. A 2. B 3. E 4. B 5. A 6. A 7. E 8. C
9. D 10. B 11. C 12. C 13. B 14. A 15. A
16. B 17. D 18. E 19. D 20. D 21. A 22. A
23. B 24. E 25. D 26. C

B1 型题

1. A 2. D 3. A 4. B

第十二章 血气分析与酸碱平衡紊乱

A1 型题

1. B 2. C 3. D 4. C 5. D 6. B 7. B 8. E
9. A 10. D 11. C 12. B 13. A 14. B 15. A
16. C 17. C 18. B 19. D 20. E 21. C 22. B
23. B 24. C 25. B 26. B 27. B 28. A 29. E
30. D 31. B 32. C 33. B 34. B

A2 型题

1. A 2. B 3. D 4. B 5. D 6. A 7. A 8. E

A3 型题

1. B 2. D 3. C 4. D

B1 型题

1. C 2. D 3. E 4. D 5. C 6. E

第十三章 肝胆疾病检验

第一节 概述

A1 型题

1. B 2. D 3. B 4. A 5. A 6. A 7. A 8. D
9. D 10. E 11. E 12. A 13. B 14. A 15. D
16. C

第二节 肝功能试验

A1 型题

1. E 2. E 3. C 4. D 5. B 6. A 7. A 8. A
9. B 10. C 11. B 12. B 13. A 14. A 15. B
16. C 17. D 18. A 19. B 20. A 21. C 22. A
23. A 24. E 25. A 26. E 27. A 28. C 29. C
30. C 31. C 32. D 33. C 34. C 35. B 36. A
37. A 38. C 39. C 40. B 41. C 42. C 43. D
44. E 45. A 46. C 47. B 48. B 49. B 50. C
51. E 52. D 53. D 54. C 55. D 56. A 57. C
58. C 59. B 60. A 61. B 62. C 63. C 64. C
65. C 66. C 67. A 68. D 69. A 70. C 71. D
72. C 73. C 74. D 75. A 76. C 77. D 78. E
79. A 80. C 81. C 82. B 83. B

A2 型题

1. A 2. C 3. A 4. C 5. A 6. E 7. A 8. D
9. A 10. A 11. A

第三节 肝功能试验的选择与评价

A1 型题

1. D 2. B 3. A 4. D 5. E 6. D 7. A 8. C
9. A 10. D 11. E 12. A 13. E 14. D 15. C
16. A 17. D 18. C 19. C

A2 型题

1. B 2. E 3. D 4. C 5. C 6. C 7. E 8. E
9. B 10. B 11. C 12. C

A3 型题

1. D 2. A 3. E 4. C 5. A 6. D 7. D 8. A

B1 型题

1. D 2. A 3. C 4. A 5. B 6. C 7. C 8. A
9. E 10. A 11. D 12. D 13. B 14. B 15. A
16. D 17. A 18. B 19. D 20. E 21. D 22. A
23. B 24. D 25. C 26. B 27. D 28. A 29. E
30. C 31. A 32. A 33. C 34. A 35. A 36. B
37. E 38. C 39. E 40. B 41. B 42. A 43. A
44. B 45. C 46. B 47. D 48. A 49. A 50. C
51. D 52. A 53. C 54. B

第十四章 肾功能及早期肾损伤检验

第一节 概述

A1 型题

一、肾的结构与功能特点

1. C 2. E 3. B 4. E 5. E 6. A 7. D 8. D
9. A 10. A 11. D 12. E 13. C 14. C 15. B
16. C 17. E 18. B 19. C 20. A 21. B 22. C
23. E 24. D

二、肾疾病时功能变化特点

25. D 26. C 27. E 28. A 29. E 30. A 31. A
32. D 33. C 34. D 35. D 36. D 37. C 38. A
39. A 40. D 41. B 42. C 43. A 44. B

第二节 肾功能常用检验

A1 型题

一、血清肌酐测定

1. B 2. B 3. E 4. C 5. D 6. C 7. D 8. B
9. E 10. B 11. B

二、血清尿酸测定

12. C 13. C 14. E 15. E 16. C 17. B 18. D

19. B 20. D 21. E 22. C 23. C 24. B

三、血清尿素测定

25. D 26. C 27. A 28. E 29. A

A2 型题

1. C 2. B 3. E

第三节　早期肾损伤的检验

A1 型题

1. B 2. A 3. D 4. E 5. A 6. A 7. E 8. A

A2 型题

1. D 2. A 3. A 4. E 5. A 6. B 7. C 8. B
9. B 10. D

第四节　肾功能特殊检验

A1 型题

1. D 2. C 3. C

A3 型题

1. C 2. E 3. B 4. D 5. D 6. D 7. B

B1 型题

1. E 2. A 3. D 4. C 5. A 6. B 7. E 8. E
9. C 10. A 11. B 12. D 13. C 14. A 15. D
16. E 17. A

第十五章　心肌损伤标志物检验

第一节　心肌损伤标志物的测定

A1 型题

一、酶类标志物

1. D 2. D 3. D 4. C 5. C 6. C 7. E 8. C
9. C 10. A 11. C 12. A 13. B 14. C 15. B
16. D 17. A 18. C

二、蛋白类标志物

19. B 20. B 21. A 22. C 23. E 24. D 25. A
26. E 27. D 28. B 29. E 30. B 31. E 32. C
33. D 34. D 35. E 36. B 37. D 38. D 39. A
40. E 41. A 42. C

A2 型题

1. D 2. B 3. E 4. E 5. D 6. A 7. A 8. A
9. B

第二节　心力衰竭标志物

A1 型题

1. C 2. A 3. E 4. C

A3 型题

1. A 2. A 3. B 4. A 5. D 6. A 7. C

B1 型题

1. B 2. C 3. A 4. A 5. C 6. B 7. A 8. C
9. D 10. E 11. C 12. A 13. D 14. E 15. C
16. E 17. C 18. E 19. C 20. B 21. B 22. D
23. C 24. D 25. E 26. B 27. A 28. A 29. C

第十六章　胰腺疾病检验

第一节　概述

A1 型题

1. A 2. E 3. B 4. E 5. A 6. E 7. D 8. B

第二节　胰腺疾病的检验

A1 型题

1. B 2. A 3. C 4. E 5. C 6. E 7. E 8. A
9. C 10. D 11. D 12. E 13. B 14. E 15. C
16. A 17. D 18. A 19. C 20. E 21. C 22. B
23. E 24. B 25. E 26. C 27. B 28. B 29. A
30. E 31. E 32. C 33. A 34. C 35. D 36. B
37. C 38. E

A2 型题

1. D 2. B 3. A 4. C 5. C 6. C 7. D 8. D
9. B 10. E 11. C 12. B

A3 型题

1. E 2. D 3. E 4. D 5. D 6. C 7. C 8. C
9. B 10. C 11. B 12. D 13. A

B1 型题

1. B 2. C 3. A 4. B 5. C 6. A 7. A 8. B
9. D 10. C 11. D 12. E 13. A

第十七章　内分泌疾病检验

第一节　概述

A1 型题

1. D 2. D 3. C 4. E 5. E 6. C 7. D 8. E
9. A 10. C 11. B 12. A

第二节　甲状腺功能测定

A1 型题

1. D 2. E 3. D 4. B 5. B 6. D 7. B 8. E
9. A 10. B 11. A 12. D 13. A 14. B 15. B
16. D 17. D 18. E 19. C 20. E 21. A 22. B
23. A 24. C 25. E 26. B 27. E 28. B 29. B
30. B 31. E 32. A 33. D 34. D 35. B

A2 型题

1. A 2. A 3. A 4. D 5. D 6. C 7. E 8. C

第三节　肾上腺功能测定

A1 型题

1. C　2. E　3. A　4. C　5. E　6. E　7. C　8. C　9. E　10. A　11. D　12. D　13. E　14. C　15. B　16. A　17. A　18. D　19. D　20. D　21. D　22. C　23. B　24. A　25. D　26. E　27. A　28. E　29. B　30. A　31. B　32. D　33. B　34. A

A2 型题

1. B　2. A　3. E　4. E

第四节　性激素测定

A1 型题

1. C　2. A　3. B　4. B　5. A　6. D　7. C　8. B　9. D　10. E

A3 型题

1. C　2. B　3. D　4. A　5. A

B1 型题

1. C　2. D　3. C　4. A　5. D　6. C　7. E　8. B　9. A　10. B　11. D　12. E　13. D　14. A　15. E

第十八章　骨骼疾病的生物化学检验

A1 型题

1. B　2. C

B1 型题

1. D　2. E　3. B　4. C

第十九章　治疗药物浓度监测

A1 型题

1. B　2. A　3. A　4. E　5. C　6. E　7. A　8. A　9. C　10. E　11. C　12. B　13. E　14. C　15. C　16. B　17. B　18. C　19. B　20. B　21. C　22. B　23. E　24. D　25. E　26. D　27. D　28. B　29. A　30. B　31. B　32. A

第四篇　免疫学检验

第一章　免疫学检验概论

第一节　免疫学基本概念

A1 型题

1. C　2. D　3. B　4. B　5. A　6. A　7. A　8. A　9. B　10. D　11. D　12. E　13. C　14. C

B1 型题

1. C　2. A

第二节　免疫学检验的应用

A1 型题

1. C　2. C　3. D　4. A　5. D　6. B

第二章　免疫器官和免疫细胞

第一节　免疫器官

A1 型题

1. C　2. D　3. D　4. C　5. C　6. E　7. D　8. E　9. D　10. E　11. A　12. B　13. B

第二节　免疫细胞

A1 型题

1. D　2. B　3. E　4. C　5. B　6. B　7. C　8. C　9. A　10. A　11. C　12. A　13. A　14. A　15. A　16. A　17. C　18. C　19. C　20. B　21. C　22. C　23. D　24. A　25. D　26. C　27. A　28. C　29. B　30. B　31. D　32. C　33. B　34. B　35. C

B1 型题

1. A　2. B　3. C

第三章　细胞因子

A1 型题

1. C　2. A　3. D　4. E　5. D　6. D　7. D　8. A　9. E　10. C　11. D　12. D

B1 型题

1. D　2. E

第四章　抗　原

第一节　抗原的基本知识

A1 型题

1. B

第二节　抗原的特异性

A1 型题

1. B　2. E　3. D　4. B

第三节 抗原的分类

A1 型题

1. C 2. A 3. D 4. A 5. B 6. C 7. A 8. A

第四节 医学上重要的抗原物质

A1 型题

1. B 2. C 3. C 4. B 5. C 6. A 7. B 8. B
9. B 10. D 11. C 12. B 13. B 14. D 15. E

第五章 抗体

第一节 抗体的结构

A1 型题

1. E 2. A

第二节 抗体的生物学作用

A1 型题

1. A 2. A

第三节 抗体的特性和功能

A1 型题

1. A 2. C 3. C 4. B 5. B 6. B 7. C 8. B
9. A 10. A 11. C 12. A 13. A 14. D 15. C
16. C 17. B 18. D 19. C 20. A 21. D 22. D
23. E 24. C 25. C

A2 型题

1. C 2. B

B1 型题

1. A 2. B 3. B 4. C 5. E 6. E 7. A 8. C
9. D 10. A

第四节 单克隆抗体

A1 型题

1. C 2. C 3. D 4. D 5. C 6. A 7. C 8. E
9. A 10. E 11. D 12. D 13. C 14. E 15. E
16. A 17. D 18. D 19. B 20. C 21. C 22. C
23. B 24. D 25. C 26. C 27. E 28. C 29. E

A3 型题

1. A 2. E 3. D

B1 型题

1. B 2. A 3. C 4. E 5. D 6. B 7. D

第六章 补体系统

第一节 补体系统概述

A1 型题

1. E 2. B 3. A 4. A 5. B 6. A 7. C 8. B
9. E 10. A 11. B 12. C 13. E 14. A 15. C
16. A 17. A

第二节 补体系统的活化与调控

A1 型题

1. A 2. D 3. C 4. D 5. C 6. D 7. B 8. C
9. D 10. C

B1 型题

1. A 2. C 3. C

第三节 补体系统的生物学功能

A1 型题

1. B

第四节 补体检测技术与临床应用

A1 型题

1. B 2. D 3. D 4. E 5. C 6. B 7. C 8. C
9. A 10. C 11. C 12. D 13. E 14. A 15. D
16. C 17. B 18. B 19. C 20. D

第七章 主要组织相容性复合体

A1 型题

1. D 2. B 3. B 4. B

B1 型题

1. D 2. B 3. C 4. A

第八章 免疫应答

A1 型题

1. C 2. B 3. D 4. E 5. D 6. A 7. E 8. B
9. C 10. B 11. D

B1 型题

1. B 2. A

第九章 免疫学防治

A1 型题

1. E 2. D 3. D

第十章 免疫原和抗血清的制备

第一节 免疫原的制备

A1 型题

1. B 2. D 3. E 4. D 5. D 6. B 7. B 8. D
9. B 10. B 11. A 12. C 13. C 14. C 15. C
16. D 17. A 18. B 19. B 20. D

B1 型题

1. C 2. D 3. A 4. B

第二节 免疫血清的制备

A1 型题

1. E 2. C 3. B 4. D 5. B 6. C 7. B 8. B
9. E 10. A 11. A

第十一章 抗原 – 抗体反应

第一节 抗原 – 抗体反应的原理

A1 型题

1. D 2. B 3. C 4. D 5. E 6. D 7. A 8. E
9. D 10. C 11. D

第二节 抗原 – 抗体反应的特点

A1 型题

1. A 2. C 3. C 4. A 5. A 6. C 7. D 8. A
9. C 10. B 11. A 12. C 13. E 14. C 15. C
16. B 17. A 18. B 19. B 20. C 21. A 22. B
23. B 24. D 25. B 26. B 27. A 28. C

第三节 抗原 – 抗体反应的影响因素

A1 型题

1. C 2. B 3. D 4. D 5. D 6. E 7. D 8. C

第四节 抗原 – 抗体反应的基本类型

A1 型题

1. E 2. D

第十二章 凝集反应

A1 型题

1. B 2. E 3. B 4. E 5. A 6. E 7. E 8. B

B1 型题

1. B 2. A

第一节 直接凝集反应

A1 型题

1. B 2. C 3. B 4. B 5. C 6. E 7. C 8. D
9. C 10. B 11. A 12. A 13. A 14. B 15. A
16. E 17. B 18. A 19. E 20. A 21. B 22. B
23. A

B1 型题

1. A 2. D

第二节 间接凝集反应

A1 型题

1. A 2. D 3. D 4. A 5. A 6. E 7. B 8. A
9. B 10. D 11. A 12. D 13. D 14. B 15. B
16. E 17. C 18. B 19. C

B1 型题

1. B 2. D 3. A

第三节 抗球蛋白试验

A1 型题

1. C 2. B 3. A 4. C 5. E 6. D 7. E 8. A
9. D 10. C 11. D 12. D 13. B 14. A 15. B
16. C

第十三章 沉淀反应

A1 型题

1. C 2. E 3. D 4. A 5. C 6. A

第一节 液相内沉淀试验

A1 型题

1. A 2. B 3. E 4. A 5. B 6. E

第二节 凝胶内沉淀试验

A1 型题

1. B 2. A 3. C 4. B 5. B 6. E 7. B 8. E
9. B 10. A 11. D 12. C 13. A 14. A 15. D
16. D 17. B 18. A 19. C 20. A 21. B 22. B
23. B 24. A 25. D 26. C 27. D 28. C 29. D

B1 型题

1. E 2. B

第三节 凝胶免疫电泳技术

A1 型题

1. D 2. A 3. A 4. B 5. D 6. C 7. C 8. C
9. B 10. A 11. A 12. D 13. A 14. E 15. D
16. D 17. C 18. C 19. C

B1 型题

1. A 2. B 3. C 4. C 5. D 6. B 7. E 8. A
9. D 10. C

第十四章　免疫比浊分析

第一节　免疫比浊技术原理

A1 型题

1. E　2. D　3. E　4. D　5. D　6. A　7. E　8. A
9. C　10. C　11. E　12. A　13. B　14. A　15. E

第二节　自动化免疫比浊分析

A1 型题

1. D　2. B　3. B　4. A　5. B

B1 型题

1. B　2. D

第十五章　酶免疫技术

第一节　概述

A1 型题

1. B　2. B　3. D　4. A　5. C　6. B　7. A　8. B
9. B　10. E　11. B　12. B　13. B　14. E　15. B
16. B　17. D　18. E　19. C　20. C　21. B　22. C
23. A　24. E　25. C　26. A　27. A

A3 型题

1. C　2. B

B1 型题

1. D　2. B

第二节　酶联免疫吸附试验

A1 型题

1. A　2. C　3. A　4. A　5. A　6. D　7. A　8. C
9. C　10. C　11. C　12. D　13. C　14. B　15. E
16. D　17. B　18. E　19. D　20. B　21. D

A3 型题

1. E　2. C　3. A　4. C　5. A　6. A

B1 型题

1. A　2. C　3. E　4. B　5. E

第三节　膜载体的酶免疫技术

A1 型题

1. D

B1 型题

1. A　2. B

第四节　生物素－亲和素系统酶联免疫吸附试验

A1 型题

1. E　2. B　3. D　4. B　5. B　6. A　7. A　8. D
9. C　10. B　11. C　12. A　13. D　14. E　15. E
16. E　17. D　18. D　19. C

B1 型题

1. A　2. B　3. C

第五节　酶免疫技术的应用

B1 型题

1. B　2. E　3. A

第十六章　荧光免疫技术

第一节　基本知识

A1 型题

1. A　2. B　3. E　4. C　5. A　6. B　7. C　8. C
9. C　10. D　11. A　12. D　13. C　14. D　15. E

第二节　荧光免疫显微技术

A1 型题

1. D　2. C　3. C　4. D　5. D　6. D　7. D　8. D
9. D　10. C　11. C　12. B　13. B　14. C　15. C
16. A　17. C　18. C　19. B　20. C　21. D　22. D

第三节　时间分辨荧光免疫测定

A1 型题

1. A　2. D　3. B　4. D

A3 型题

1. A　2. E

B1 型题

1. B　2. E　3. C

第十七章　流式细胞术

A1 型题

1. D　2. E　3. C　4. C　5. B　6. D　7. C　8. D
9. A　10. E　11. A　12. B　13. C　14. A　15. E
16. D　17. E

B1 型题

1. A　2. D　3. B

第十八章　放射免疫技术

A1 型题

1. E　2. C　3. D　4. C　5. C　6. A

第一节　放射性核素与放射标记物的制备

A1 型题

1. D　2. C　3. C

第二节 放射免疫分析

A1 型题

1. A 2. C 3. B 4. B 5. C 6. B 7. A 8. E
9. C 10. E 11. B 12. B 13. B 14. C 15. C
16. B 17. E 18. A

B1 型题

1. C 2. A

第三节 免疫放射分析

A1 型题

1. B 2. E 3. B 4. A 5. D 6. C 7. B

第十九章 金免疫技术

A1 型题

1. E 2. A 3. B 4. A 5. D 6. D 7. C 8. B
9. B 10. E 11. E 12. C 13. E 14. B 15. B
16. A 17. E

第二十章 化学发光免疫技术

第一节 发光的基本知识

A1 型题

1. A 2. A 3. D 4. E 5. A 6. C 7. B 8. B
9. A 10. C

第二节 直接化学发光免疫分析

A1 型题

1. A 2. B

第三节 化学发光酶免疫分析

A1 型题

1. D 2. B 3. B 4. C

第四节 电化学发光免疫分析

A1 型题

1. D 2. D 3. C 4. C 5. C 6. D

B1 型题

1. B 2. C

第五节 发光氧通道免疫分析

A1 型题

1. B 2. B

第六节 化学发光免疫技术的临床应用

A1 型题

1. C

第二十一章 免疫组织化学检验技术

第一节 免疫组织化学检验技术基本知识

A1 型题

1. D 2. D 3. D 4. B 5. D 6. A 7. B 8. C
9. D 10. C 11. E 12. E 13. C

第二节 酶免疫组织化学检验技术

A1 型题

1. D 2. A 3. C 4. D 5. D 6. A 7. C 8. B

B1 型题

1. E 2. A

第三节 荧光免疫组织化学检验技术

A1 型题

1. D 2. A

第二十二章 免疫细胞及其功能检测技术

第一节 免疫细胞的分离与纯化

A1 型题

1. B 2. C 3. D 4. A 5. D 6. E 7. E 8. A
9. A 10. A 11. E

B1 型题

1. B 2. C

第二节 淋巴细胞数量及功能检测

A1 型题

1. B 2. D 3. D 4. B 5. B 6. A 7. C 8. A
9. A 10. D 11. B 12. C 13. B 14. C 15. E
16. C 17. E 18. C 19. C 20. B 21. C 22. E

B1 型题

1. B 2. D 3. E

第三节 吞噬细胞功能检测

A1 型题

1. C

第二十三章 超敏反应及临床检验

A1 型题

1. E 2. C 3. E

第一节　Ⅰ型超敏反应及临床检测

A1 型题

1. B　2. E　3. A　4. E　5. D　6. E　7. A　8. A
9. A　10. D　11. C　12. E　13. B　14. D　15. E
16. C　17. B　18. C　19. E　20. D　21. D　22. B
23. A　24. A　25. A　26. A　27. A　28. A　29. A
30. A　31. E　32. B　33. D　34. E　35. C　36. D
37. C　38. E　39. A　40. A　41. C

A2 型题

1. C　2. A　3. A　4. D　5. A　6. A　7. A　8. B

A3 型题

1. A　2. C　3. B

B1 型题

1. A　2. C　3. B　4. B

第二节　Ⅱ型超敏反应及临床检测

A1 型题

1. B　2. E　3. B　4. D　5. C　6. D　7. B　8. A
9. E　10. E　11. B　12. D　13. C　14. B　15. C
16. D　17. B

A2 型题

1. B　2. B　3. A

A3 型题

1. B　2. B

B1 型题

1. B　2. D　3. D　4. E

第三节　Ⅲ型超敏反应及临床检测

A1 型题

1. C　2. C　3. A　4. C　5. C　6. C　7. B　8. C
9. C　10. C

A2 型题

1. C　2. C　3. C　4. B　5. D　6. C　7. C

第四节　Ⅳ型超敏反应及临床检测

A1 型题

1. C　2. B　3. C　4. C　5. D　6. D　7. B　8. D
9. D　10. C　11. D

A2 型题

1. D　2. D　3. E

A3 型题

1. E　2. D　3. D

B1 型题

1. A　2. C　3. D　4. B　5. D　6. D　7. B　8. C
9. A　10. B　11. D　12. A　13. B　14. B　15. C
16. A　17. A　18. B　19. A　20. B　21. C　22. B
23. A　24. D　25. A　26. C

第二十四章　自身免疫病及检验

第一节　自身免疫病概述

A1 型题

1. B　2. C　3. D　4. A　5. A　6. C　7. C　8. A
9. B　10. A　11. B　12. B　13. A

第二节　自身免疫病的发病机制

A1 型题

1. D　2. C

B1 型题

1. D　2. A　3. C

第三节　自身免疫病检验

A1 型题

1. E　2. A　3. E　4. A　5. A　6. C　7. E　8. A
9. D　10. D　11. E　12. C　13. D　14. C　15. D
16. C　17. E　18. C　19. E　20. B　21. D　22. B
23. A　24. B　25. B　26. B　27. C　28. C　29. E
30. D　31. A　32. C　33. A　34. B　35. C　36. E
37. A　38. B　39. C　40. D　41. C　42. E　43. E
44. D　45. A　46. E　47. A　48. C　49. E　50. B
51. A　52. B

A2 型题

1. C　2. E　3. D　4. A　5. A　6. C　7. D　8. B
9. A　10. C　11. B　12. B　13. A　14. E　15. D
16. A　17. A　18. D　19. D　20. D　21. D　22. E
23. A　24. E　25. B

A3 型题

1. C　2. B　3. E　4. A　5. E　6. C　7. B　8. C
9. D　10. C　11. C　12. D　13. E　14. C　15. E
16. E　17. B　18. A　19. E　20. B　21. E　22. D
23. C　24. C　25. C　26. E　27. A　28. A　29. C
30. A

B1 型题

1. E　2. D　3. D　4. E　5. E　6. C　7. B　8. A
9. E　10. C　11. A

第二十五章　免疫缺陷病及检验

第一节　原发性免疫缺陷病

A1 型题

1. B　2. C　3. C　4. A　5. C　6. C

第二节 继发性免疫缺陷病

A1 型题

1. B 2. D 3. C 4. A 5. C 6. D 7. E 8. B
9. A 10. A 11. B 12. A 13. C 14. B

A2 型题

1. D 2. A 3. A

第三节 免疫缺陷病的检验技术

A1 型题

1. A 2. E 3. E 4. E 5. B 6. C 7. B 8. C
9. A 10. E 11. C

A2 型题

1. D 2. A 3. C 4. D 5. A 6. C

A3 型题

1. E 2. D 3. B 4. E 5. B 6. C 7. B 8. C
9. D 10. B 11. C 12. C 13. E 14. E 15. B

B1 型题

1. B 2. A

第二十六章 免疫增殖病及检验

第一节 免疫增殖病概述

A1 型题

1. A 2. E 3. E 4. D 5. D

第二节 免疫增殖病的免疫损伤机制

A1 型题

B

第三节 单克隆丙种球蛋白病的临床免疫学特征

A1 型题

1. A 2. A 3. B 4. B 5. D 6. B 7. B 8. E
9. C 10. D

第四节 单克隆丙种球蛋白病的检测方法

A2 型题

1. A 2. B 3. A 4. A 5. E 6. A 7. B 8. A
9. B

A3 型题

1. E 2. C 3. C

B1 型题

1. D 2. B 3. D 4. E 5. D 6. C 7. A

第二十七章 器官移植与免疫学检验

第一节 器官移植的基本知识

A1 型题

1. A 2. A 3. A 4. C 5. D 6. B 7. C 8. D
9. D 10. C 11. C 12. B 13. B 14. E 15. B
16. A 17. B 18. B 19. A 20. E 21. B 22. A
23. E 24. D 25. E

A2 型题

1. C 2. B 3. A 4. E

B1 型题

1. D 2. E

第二节 避免移植排斥反应的免疫学检验及意义

A1 型题

1. D 2. E 3. C

第三节 移植后的免疫监测

A1 型题

1. A 2. B 3. A 4. C 5. C

A3 型题

1. D 2. E

第二十八章 肿瘤标志物检验

第一节 肿瘤标志物概述

A1 型题

1. D 2. B 3. D 4. B 5. B 6. E 7. E 8. D
9. A 10. C 11. B 12. E 13. A 14. C 15. B
16. D 17. B 18. D 19. B 20. E 21. E

第二节 常见肿瘤标志物

A1 型题

1. A 2. E 3. E 4. E 5. C 6. B 7. C 8. D
9. E 10. C

第三节 肿瘤标志物的检测和联合应用

A1 型题

1. D 2. D 3. D 4. C 5. D 6. A 7. B 8. E
9. D 10. E 11. B 12. C 13. A 14. E 15. C
16. E 17. A 18. C 19. C 20. D 21. B 22. E
23. D 24. C 25. E 26. A

A2 型题

1. D 2. B 3. A 4. C 5. D 6. B 7. A

A3 型题

1. E　2. D

B1 型题

1. A　2. C　3. E　4. B　5. C　6. A　7. E　8. A
9. C　10. E　11. C　12. B　13. A　14. A　15. B
16. C　17. A　18. C　19. D　20. A　21. C　22. B
23. D　24. A　25. C　26. A　27. D　28. C　29. A
30. D　31. A　32. B

第二十九章　免疫学检验的质量控制

第一节　免疫学检验的质量控制的基本保障

A1 型题

1. D　2. B　3. E　4. D　5. B　6. D　7. D

第二节　免疫学实验常用评价指标

A1 型题

1. C　2. A　3. B

A3 型题

1. C　2. D

第五篇　微生物学检验

第一章　细菌的基本性状

第一节　细菌的形态与结构

A1 型题

一、细菌的大小与形态

1. C　2. D　3. B　4. C　5. C　6. E　7. E　8. C
9. A　10. A

二、细菌的基本结构

11. C　12. B　13. B　14. A　15. A　16. B　17. C
18. E　19. C　20. B　21. E　22. D　23. C

三、细菌的特殊结构

24. A　25. A　26. B　27. B　28. B　29. B　30. C
31. A　32. C　33. C　34. B　35. B　36. B　37. C
38. B　39. B　40. D

B1 型题

1. A　2. B　3. C　4. E　5. C　6. A　7. E

第二节　细菌的生理

A1 型题

1. C　2. D　3. B　4. A　5. C　6. D　7. D　8. B
9. E

B1 型题

1. B　2. B　3. A

第三节　细菌与环境

A1 型题

1. D　2. E　3. B　4. D　5. B　6. B　7. D　8. E
9. C　10. D　11. B　12. C　13. C　14. A　15. E
16. C　17. E　18. C　19. E　20. D

B1 型题

1. C　2. E　3. A　4. C　5. E

第四节　细菌的遗传与变异

A1 型题

1. C　2. A　3. A　4. A　5. D　6. C　7. C　8. C
9. E　10. C　11. B　12. C　13. E　14. E　15. A
16. B　17. B　18. A　19. D

B1 型题

1. C　2. D　3. A　4. D　5. E　6. A　7. B　8. C
9. A　10. D

第五节　细菌的分类与命名

A1 型题

1. E　2. D　3. C

第二章　细菌的感染与免疫

A1 型题

1. B　2. D　3. C　4. B　5. A　6. B　7. B　8. B
9. B　10. A　11. B　12. B　13. D　14. D　15. C
16. D　17. B　18. A　19. B　20. A　21. C　22. A
23. D　24. E　25. C　26. B　27. D　28. B　29. D
30. C　31. B　32. A　33. C

B1 型题

1. E　2. A　3. B　4. A　5. E

第三章 细菌检验基本技术

第一节 细菌形态检验技术

A1 型题

一、不染色标本检验

1. C 2. D 3. B 4. B 5. D 6. E 7. A

二、染色标本检验

8. B 9. B 10. D 11. C 12. A 13. D 14. C
15. A 16. E 17. B 18. A 19. B 20. D 21. E
22. C 23. D

B1 型题

1. E 2. D 3. A 4. D 5. E 6. B 7. C 8. E

第二节 细菌接种与培养技术

A1 型题

一、培养基

1. A 2. D 3. A 4. C 5. C 6. B 7. C 8. C
9. B 10. E 11. C 12. B

二、细菌接种与培养

13. E 14. D 15. C 16. C 17. E 18. C 19. C
20. C 21. E 22. E 23. C 24. C 25. C 26. B
27. E 28. D 29. A 30. C

三、细菌生长现象

31. C 32. E 33. A 34. D 35. B 36. D

第三节 细菌生化鉴定技术

A1 型题

1. C 2. B 3. B 4. B 5. B 6. E 7. C 8. C
9. D 10. D 11. A 12. E 13. C 14. B 15. A
16. B 17. B 18. B 19. E 20. A 21. A 22. D
23. C 24. C 25. B 26. B 27. A 28. B 29. B
30. C

B1 型题

1. C 2. A 3. D 4. A 5. E

第四节 细菌的其他检验技术

A1 型题

1. E 2. D 3. A 4. B 5. B 6. A 7. E 8. D
9. D

B1 型题

1. A 2. E

第四章 抗菌药物敏感试验

A1 型题

1. B 2. B 3. E 4. D 5. B 6. A 7. D 8. A
9. C 10. C 11. C 12. C 13. A 14. A 15. B
16. D 17. C 18. C 19. A 20. C 21. D 22. B
23. C 24. E 25. B 26. B 27. B 28. B 29. E
30. D 31. A 32. A 33. E 34. D 35. A 36. B
37. B 38. E 39. E 40. C 41. C 42. C 43. B
44. C 45. B 46. E 47. A 48. C 49. A 50. B
51. B 52. C

A2 型题

1. A 2. C 3. E 4. D

A3 型题

1. E 2. D

B1 型题

1. E 2. C 3. B 4. E 5. C 6. C

第五章 常见病原性球菌

第一节 葡萄球菌属

A1 型题

1. B 2. D 3. B 4. C 5. A 6. D 7. C 8. C
9. C 10. D 11. E 12. C 13. B 14. E 15. B
16. A 17. D 18. D 19. C 20. C

A2 型题

1. A 2. E 3. B 4. D 5. B

第二节 链球菌属

A1 型题

1. C 2. A 3. B 4. A 5. A 6. B 7. B 8. E
9. A 10. C 11. C 12. C 13. C 14. D 15. B
16. C 17. B 18. E 19. B 20. E 21. C 22. A
23. C 24. A 25. C

A2 型题

1. B 2. C 3. E

第三节 肠球菌属

A1 型题

1. C 2. C

第四节 奈瑟菌属

A1 型题

1. E 2. C 3. C 4. C 5. B 6. A 7. C 8. D
9. C 10. B 11. C 12. E 13. D 14. D 15. E
16. E 17. E 18. A 19. D 20. A 21. D 22. C

A2 型题

1. A　2. D　3. C　4. D　5. D　6. E　7. D　8. B

A3 型题

1. A　2. B　3. C　4. A　5. D　6. E　7. A　8. A
9. C　10. B　11. D　12. D　13. D　14. A　15. C
16. A　17. C　18. D　19. D　20. C　21. D　22. B
23. A　24. D　25. D　26. A　27. D

B1 型题

1. B　2. C　3. A　4. D　5. B　6. D　7. C　8. C
9. E　10. B　11. E　12. A　13. C

第六章　肠杆菌科

第一节　概述

A1 型题

1. D　2. E　3. A　4. D　5. C　6. D　7. B　8. E
9. C　10. A　11. C

第二节　埃希菌属

A1 型题

1. A　2. D　3. D　4. D　5. A　6. A　7. A　8. A
9. C　10. C　11. C　12. D　13. C　14. D　15. A

第三节　志贺菌属

A1 型题

1. B　2. B　3. C　4. E　5. C　6. E　7. A

第四节　沙门菌属

A1 型题

1. D　2. C　3. D　4. D　5. E　6. E　7. C　8. C
9. A　10. C　11. C　12. A　13. D　14. A　15. B
16. C　17. D　18. B　19. C　20. B

第五节　其他肠杆菌科细菌

A1 型题

一、耶尔森菌属

1. C　2. C　3. E　4. C

二、克雷伯菌属

5. E　6. D　7. C　8. A

三、变形杆菌

9. A　10. E　11. B　12. D　13. C　14. B

四、肠杆菌属

15. C　16. E

A3 型题

1. C　2. A　3. D　4. B　5. E　6. A　7. C　8. B
9. C　10. C　11. C　12. D　13. E　14. A　15. A
16. E

B1 型题

1. C　2. D　3. A　4. B　5. B　6. C

第七章　非发酵革兰阴性杆菌

第一节　假单胞菌属

A1 型题

1. C　2. C　3. B　4. B　5. B　6. B　7. C　8. D
9. C　10. C　11. D　12. A　13. A　14. B　15. E

A2 型题

1. E　2. C　3. E

第二节　其他非发酵革兰阴性杆菌

A1 型题

1. C　2. C　3. A　4. B　5. A　6. D　7. A　8. C
9. E　10. A　11. B

A2 型题

E

A3 型题

1. C　2. A　3. D　4. D

B1 型题

1. A　2. C　3. C　4. A　5. B　6. A　7. C

第八章　弧菌科

A1 型题

1. B　2. D　3. C　4. E　5. C　6. B　7. A　8. C
9. D　10. A　11. E　12. E　13. E　14. D　15. C
16. C　17. D　18. A　19. B　20. E　21. C　22. B
23. B　24. A　25. B　26. C　27. D　28. A　29. E
30. D　31. B　32. D　33. B　34. D

A2 型题

1. C　2. C　3. A　4. C

A3 型题

1. B　2. A　3. A　4. D　5. D　6. E　7. E　8. B
9. D　10. E　11. C

第九章　弯曲菌属与螺杆菌属

A1 型题

1. E　2. C　3. C　4. B　5. D　6. A　7. C　8. B
9. B　10. E　11. A

A2 型题

1. A　2. D

第十章 其他革兰阴性杆菌

第一节 嗜血杆菌属

A1 型题

1. B 2. E 3. C 4. E 5. C 6. C 7. B 8. B
9. B 10. B 11. C 12. B 13. D 14. E 15. A
16. B

A2 型题

B

第二节 布鲁菌

A1 型题

1. D 2. C 3. D 4. A

A2 型题

1. B 2. B 3. C

A3 型题

1. C 2. C

B1 型题

1. E 2. B 3. B 4. A

第十一章 常见革兰阳性需氧或兼性厌氧杆菌

第一节 革兰阳性无芽孢杆菌

A1 型题

1. A 2. C 3. C 4. B 5. D 6. E 7. C 8. E
9. A 10. E 11. E 12. E

A2 型题

1. B 2. A

第二节 革兰阳性需氧芽孢杆菌

A1 型题

1. A 2. D 3. D

第十二章 分枝杆菌属、放线菌属与诺卡菌属

第一节 分枝杆菌属

A1 型题

1. D 2. A 3. C 4. B 5. E 6. E 7. C 8. C
9. B 10. C 11. E 12. D 13. C 14. C 15. B
16. E 17. B 18. E 19. A 20. C 21. C 22. C

A2 型题

1. D 2. E 3. D 4. C 5. B 6. C

A3 型题

1. C 2. D 3. C 4. C 5. D 6. C 7. B 8. E
9. A 10. E 11. C 12. D 13. B

B1 型题

1. A 2. E 3. E 4. B

第二节 放线菌属与诺卡菌属

A1 型题

1. B 2. A 3. E 4. A 5. E 6. E 7. D 8. D

A2 型题

B

第十三章 厌氧菌

A1 型题

1. D 2. E 3. B 4. B 5. A 6. E 7. C 8. E
9. C 10. C 11. A 12. C 13. C 14. C 15. B
16. E 17. C 18. D 19. E 20. B 21. E 22. C
23. D 24. E 25. A 26. C

A2 型题

1. A 2. C 3. D 4. D 5. C 6. A

A3 型题

1. C 2. C 3. B 4. E 5. B 6. A

第十四章 其他原核细胞型微生物

第一节 螺旋体

A1 型题

1. C 2. B 3. C 4. A 5. C 6. D 7. E 8. C
9. D 10. B 11. C 12. D

A2 型题

1. D 2. C 3. C

第二节 支原体

A1 型题

1. E 2. A 3. E 4. B 5. A 6. A 7. A 8. D
9. D 10. C 11. B 12. C 13. C 14. A 15. E
16. A

A2 型题

1. B 2. B 3. E

A3 型题

1. A 2. C

第三节 衣原体

A1 型题

1. B 2. C 3. C 4. D 5. B 6. D 7. D 8. C

9. A 10. D 11. D

A2 型题

C

第四节 立克次体

A1 型题

1. D 2. A 3. D 4. A 5. D 6. E 7. E 8. E

A2 型题

E

A3 型题

1. B 2. A 3. C 4. B 5. B

B1 型题

1. A 2. C 3. B 4. D 5. A 6. A

第十五章 真菌概述

A1 型题

1. A 2. C 3. B 4. A 5. E 6. A 7. B 8. D
9. A 10. B 11. D 12. B 13. E 14. D

第十六章 常见病原性真菌

A1 型题

1. B 2. A 3. B 4. D 5. C 6. A 7. E 8. D
9. A 10. B 11. A 12. E 13. A 14. D 15. D
16. C 17. C 18. E 19. E 20. D 21. D 22. C
23. C 24. A

A2 型题

1. B 2. D

A3 型题

1. D 2. B

B1 型题

1. B 2. D 3. E 4. D 5. B 6. A 7. A 8. C
9. B 10. C 11. E 12. C 13. E 14. D 15. A
16. E

第十七章 病毒的基本性状

A1 型题

1. D 2. A 3. C 4. D 5. C 6. A 7. D 8. D

第十八章 病毒的基本性状检查与防治

A1 型题

1. D 2. B

第十九章 病毒感染的检验方法

A1 型题

1. A 2. B 3. A 4. B 5. B 6. E 7. D 8. E

A2 型题

B

第二十章 常见病毒

第一节 呼吸道病毒

A1 型题

1. A 2. A 3. C 4. A 5. D 6. C 7. E 8. B
9. C 10. B 11. E 12. A

A2 型题

1. D 2. B 3. A 4. A

第二节 肝炎病毒

A1 型题

1. D 2. A 3. B 4. B 5. B 6. B 7. A 8. C
9. D 10. A 11. C 12. D 13. C 14. D 15. C
16. E 17. B 18. E 19. A 20. D 21. A 22. A
23. D 24. C 25. E

A2 型题

1. A 2. D 3. B 4. A 5. D 6. B 7. B 8. C

A3 型题

1. A 2. B 3. D 4. E 5. A 6. A

B1 型题

1. C 2. B 3. A 4. D

第三节 逆转录病毒

A1 型题

1. E 2. D 3. A 4. C 5. C 6. A 7. D 8. A

A3 型题

1. E 2. D

第四节 肠道病毒

A1 型题

1. C 2. E 3. D 4. B 5. D 6. B 7. E 8. B
9. D 10. D

A2 型题

A

第五节 疱疹病毒

A1 型题

1. B 2. B 3. C 4. E 5. D 6. A

A2 型题

A

第六节 其他病毒

A1 型题

1. E 2. A 3. A 4. D

A2 型题

C

A3 型题

1. B 2. B 3. D 4. C

B1 型题

1. E 2. A 3. B 4. B 5. B 6. D 7. D 8. A
9. D 10. A 11. E 12. C 13. E 14. B 15. D
16. C 17. B 18. A 19. B 20. D 21. C 22. A
23. B 24. D

第二十一章 临床微生物检验

A1 型题

1. D 2. D 3. E 4. C 5. D 6. D 7. B 8. A
9. D 10. E 11. E 12. B 13. C 14. E 15. A
16. E 17. C 18. E 19. E 20. E 21. C 22. E
23. E

A2 型题

1. C 2. B 3. D

A3 型题

1. E 2. D 3. A 4. C 5. D 6. E

B1 型题

1. A 2. B 3. E 4. C 5. A 6. B 7. D 8. A
9. B 10. A 11. B 12. E 13. C 14. D 15. A
16. B 17. D 18. C 19. E 20. A 21. C

第六篇 寄生虫检验

第一章 总论

A1 型题

1. C 2. A 3. C 4. B 5. D

第二章 线虫

第一节 概述

A1 型题

1. C 2. D

第二节 似蚓蛔线虫

A1 型题

1. B 2. B 3. E 4. D 5. A 6. A 7. C 8. A
9. A 10. B 11. B 12. E

第三节 蠕形住肠线虫

A1 型题

1. C 2. C 3. B 4. D 5. D 6. C

第四节 十二指肠钩口线虫和美洲板口线虫

A1 型题

1. C 2. C 3. A

第五节 毛首鞭形线虫

A1 型题

1. C 2. E 3. D 4. D

第六节 班氏吴策线虫和马来布鲁线虫

A1 型题

1. D 2. D 3. A 4. B 5. C 6. E 7. E

第七节 旋毛形线虫

A1 型题

A

第三章 吸虫

第一节 华支睾吸虫

A1 型题

1. D 2. B 3. A

第二节 卫氏并殖吸虫

A1 型题

1. B 2. D 3. E 4. D 5. C 6. D

第三节 日本裂体吸虫

A1 型题

1. D 2. C 3. D 4. B 5. B 6. E 7. A 8. D

第四节 布氏姜片吸虫

A1 型题

1. A 2. D 3. A

第四章　绦虫

A1 型题

1. E　2. C　3. C　4. E　5. E　6. A　7. D

第五章　根足虫

A1 型题

1. E　2. C　3. E　4. A　5. B　6. B

第六章　鞭毛虫

A1 型题

1. D　2. A　3. A　4. C　5. C　6. E　7. A　8. B
9. D　10. A　11. B　12. B　13. C　14. B

第七章　孢子虫纲

A1 型题

1. D　2. E　3. E　4. A　5. A　6. B　7. D　8. C
9. A　10. D　11. D　12. C　13. E　14. B　15. C
16. B　17. C　18. D　19. E

第八章　医学节肢动物

A1 型题

1. D　2. D　3. D　4. E　5. C　6. C　7. C　8. D
9. B　10. C　11. A　12. C

A3 型题

1. C　2. E　3. D　4. E　5. E　6. C　7. E

B1 型题

1. A　2. E　3. B　4. A　5. D　6. A　7. B　8. C
9. A　10. B　11. B　12. A

附录 1　医学伦理

A1 型题

1. D　2. A　3. D　4. D　5. D　6. B　7. B　8. D
9. E　10. E　11. B　12. B　13. D　14. A　15. E
16. A　17. A　18. C　19. A　20. A　21. C　22. E
23. D　24. C　25. A　26. B　27. A　28. E　29. E
30. D　31. A　32. C　33. A　34. A　35. E　36. E
37. C　38. C

附录3　彩图

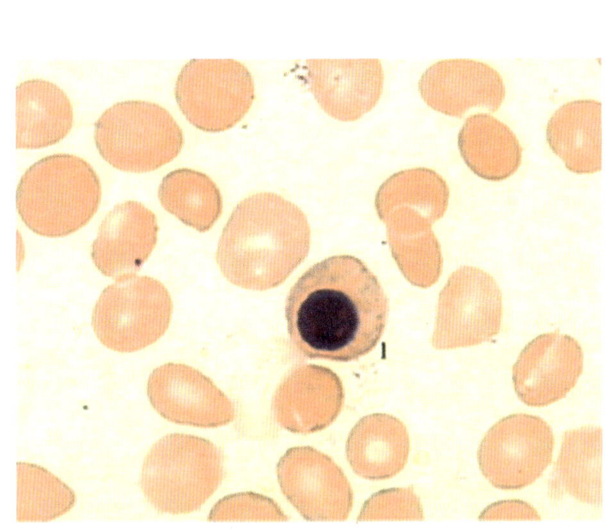

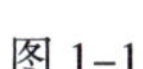
图 1-1

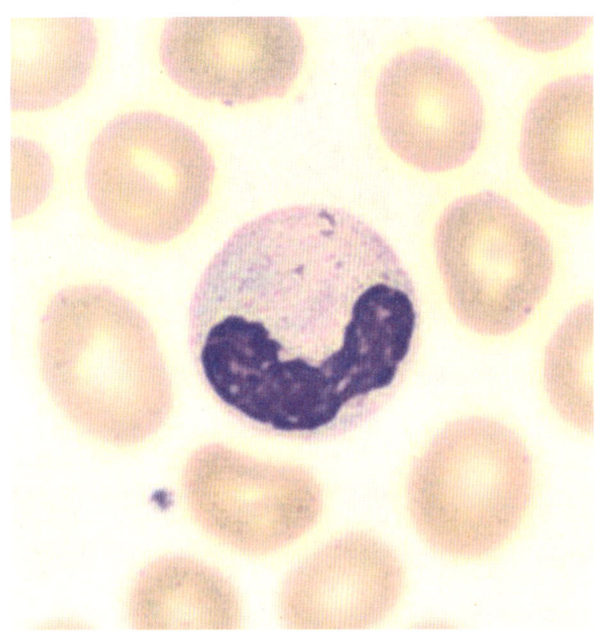

图 1-2

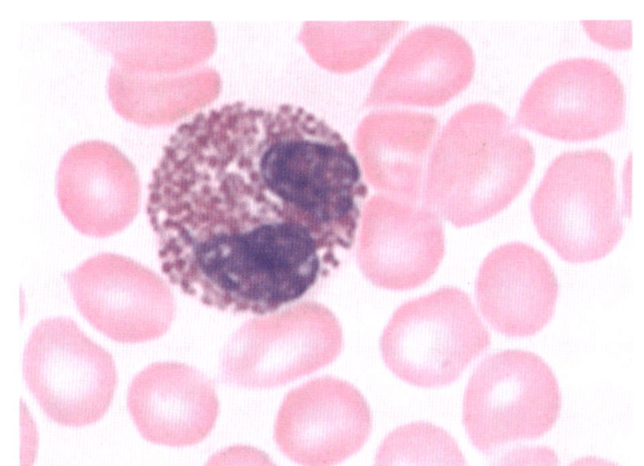

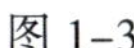
图 1-3

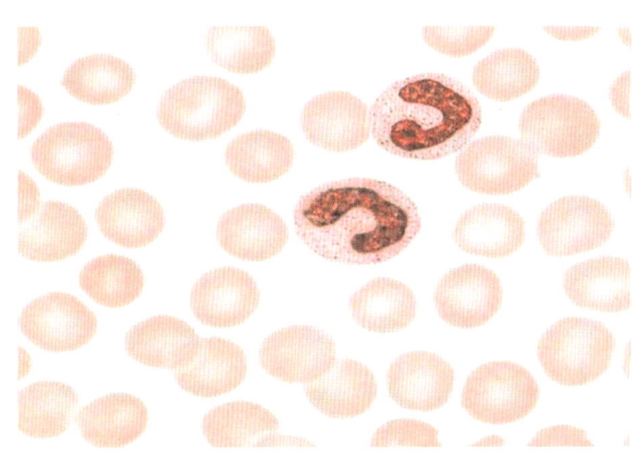

图 1-4

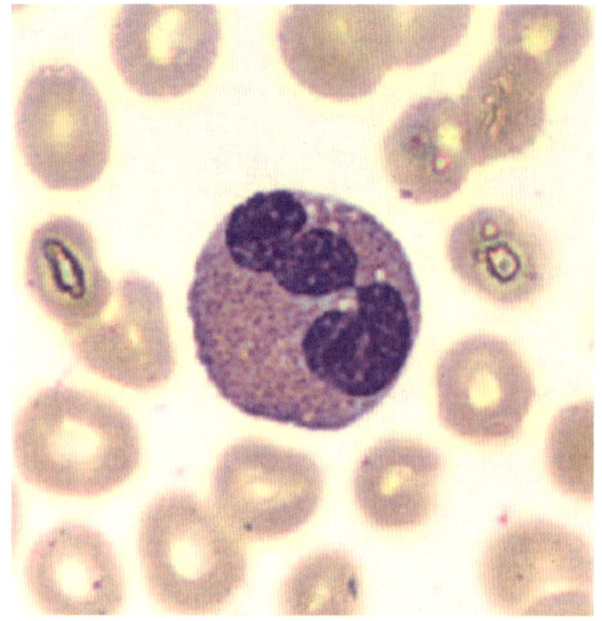

图 1-5

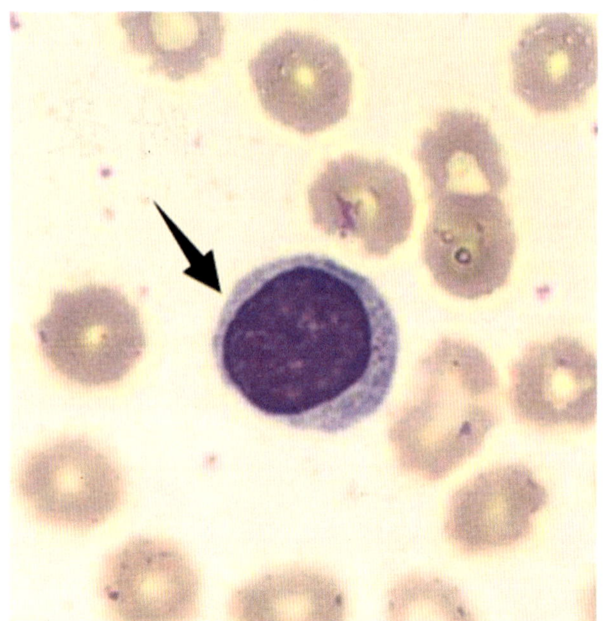

图 1-6

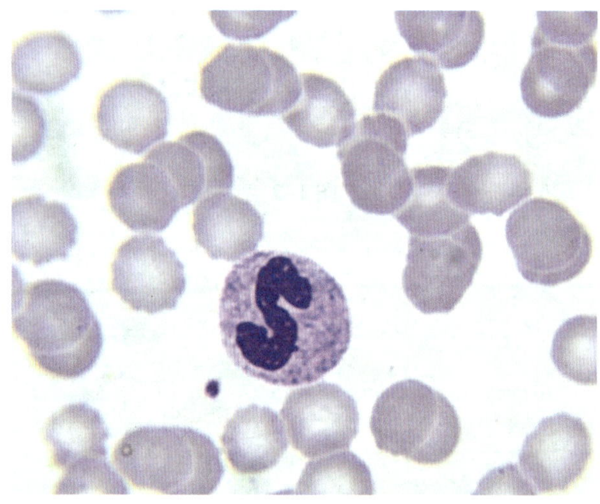

图 1-7

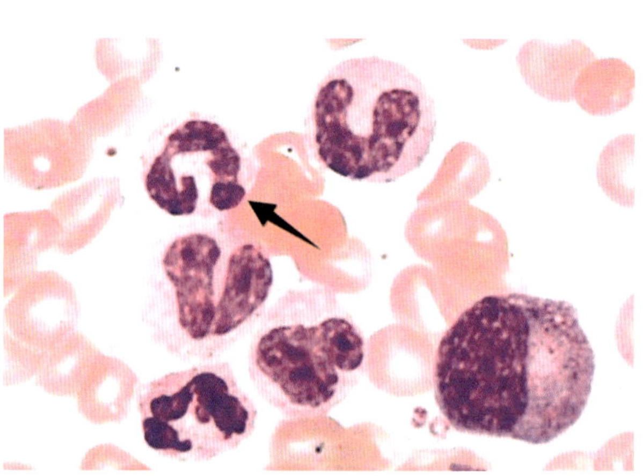

图 1-8

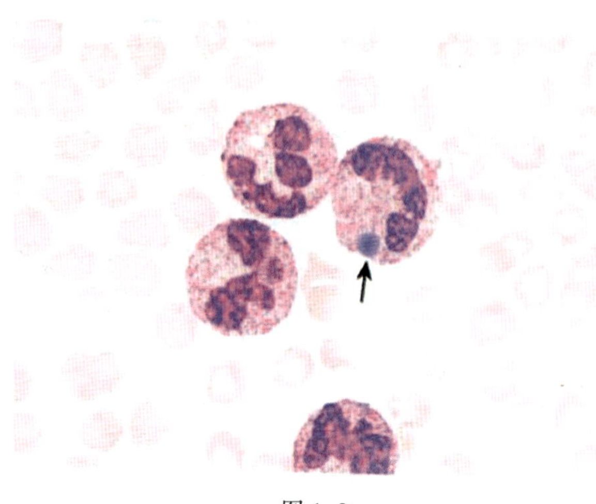

图 1-9

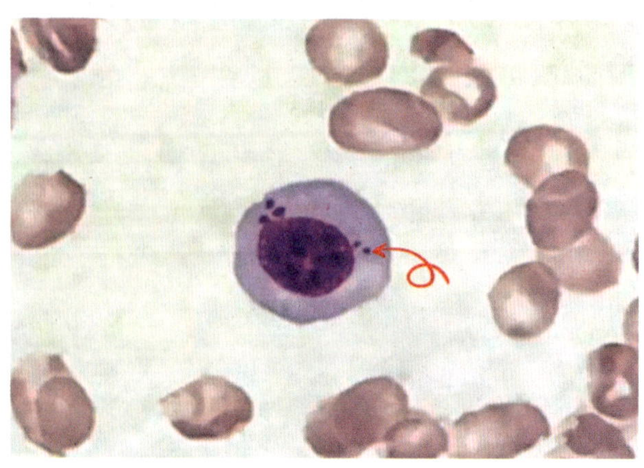

图 1-10

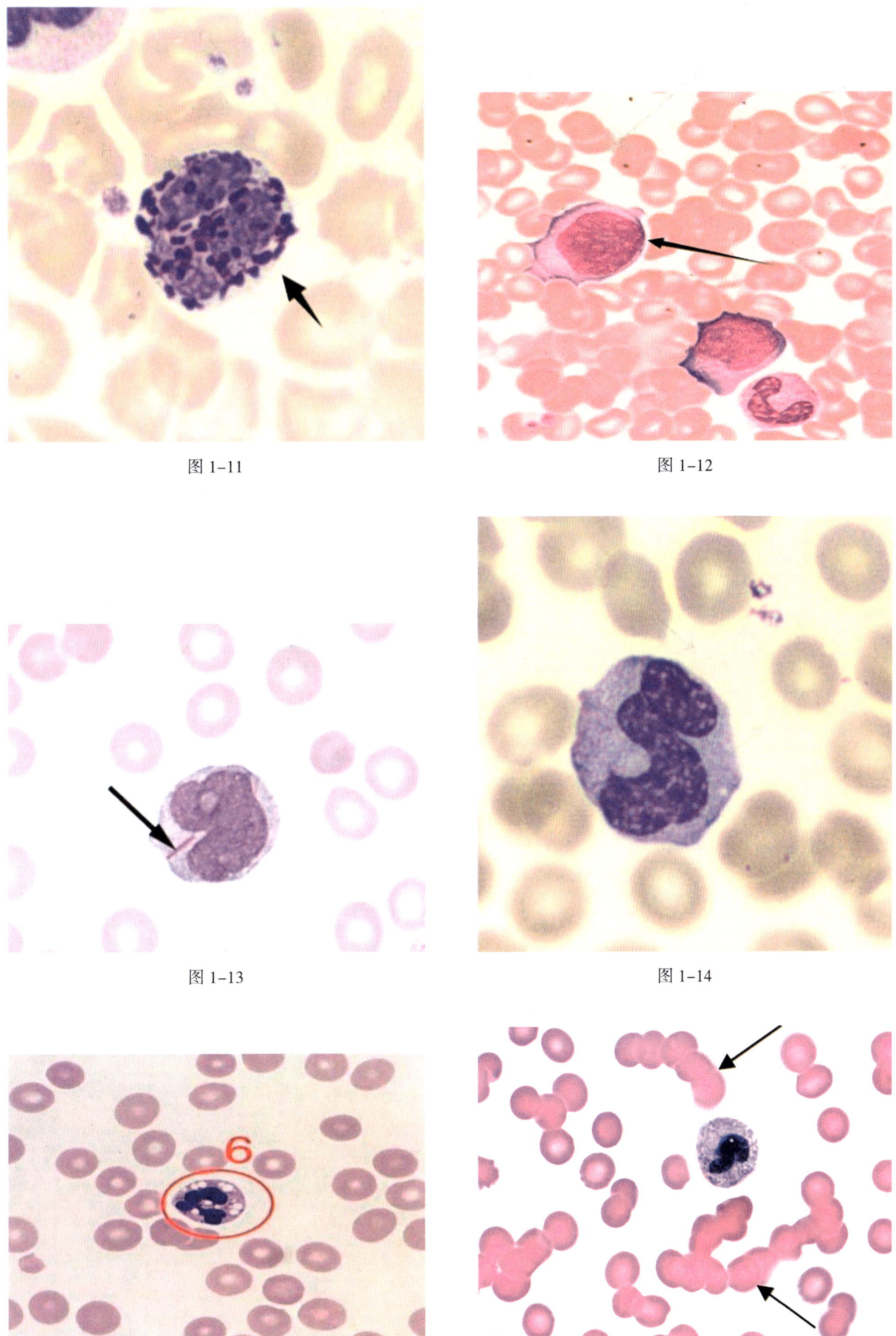

图 1-11

图 1-12

图 1-13

图 1-14

图 1-15

图 1-16

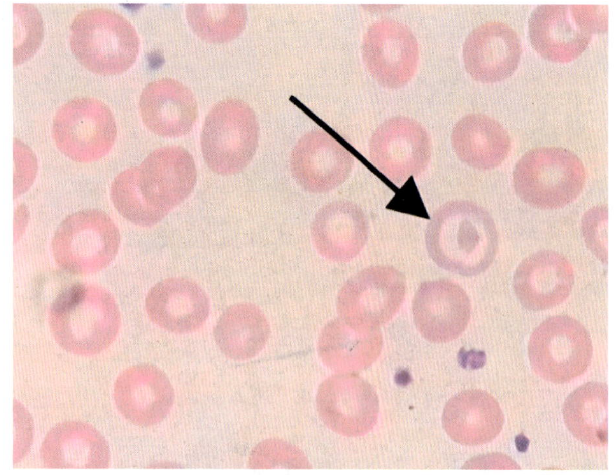

图 1-17

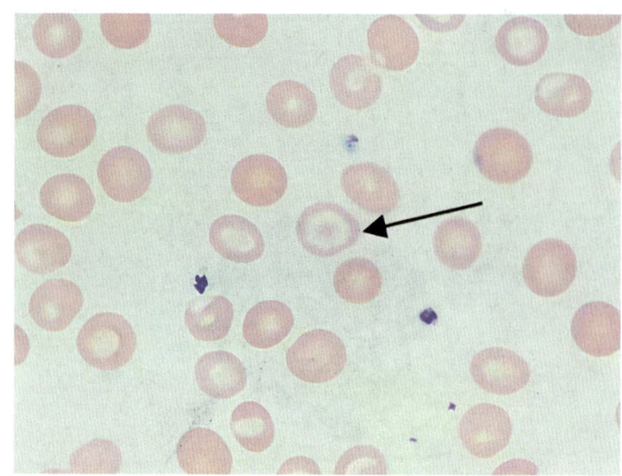

图 1-18

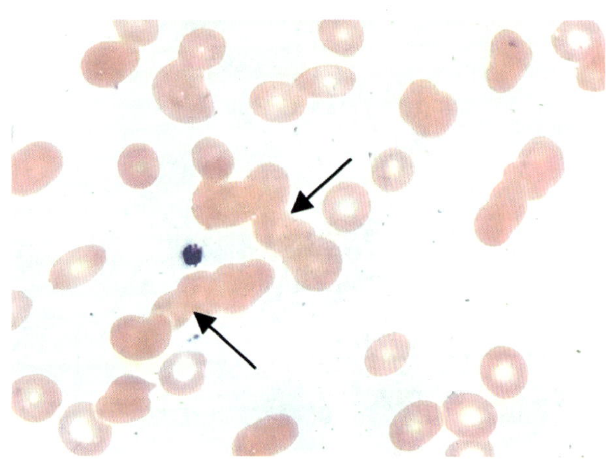

图 1-19

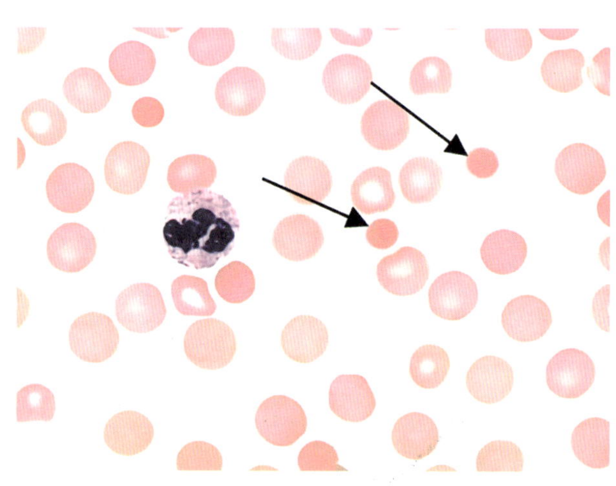

图 1-20

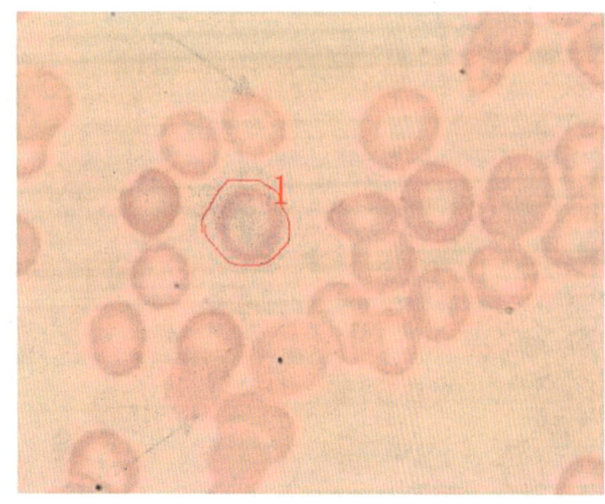

图 1-21

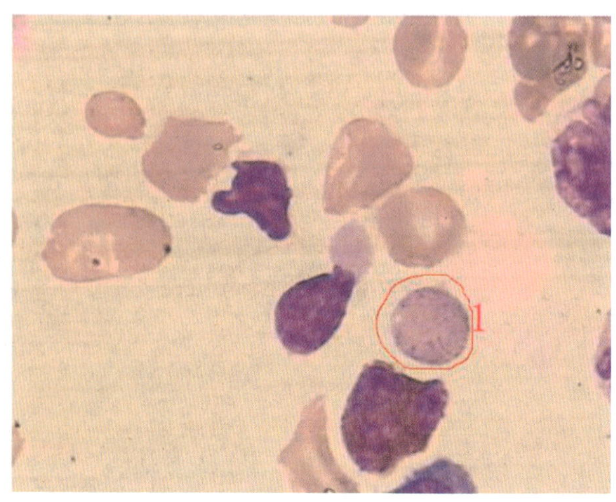

图 1-22

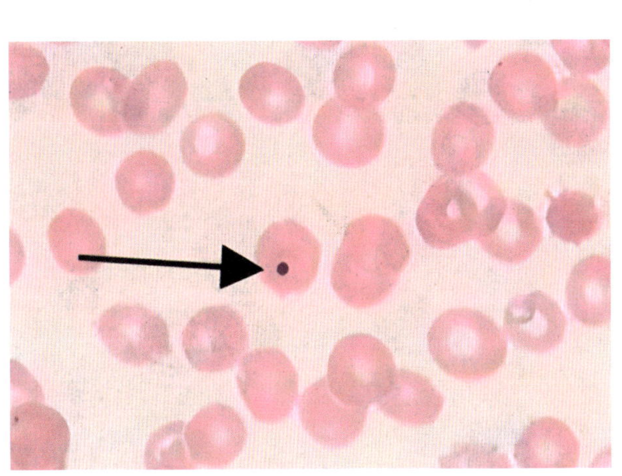

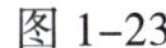

图 1–23

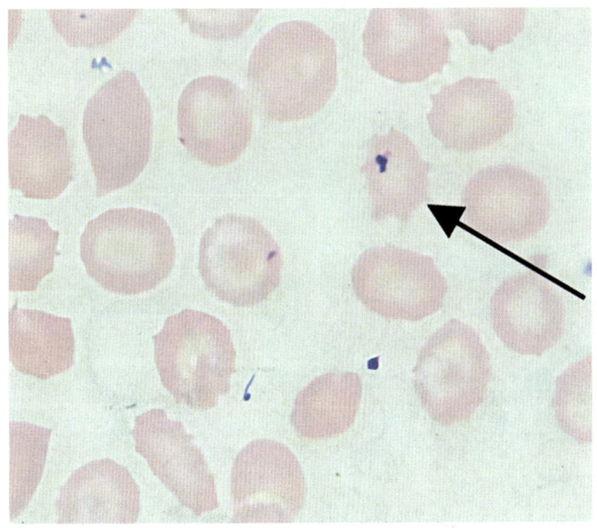

图 1–24

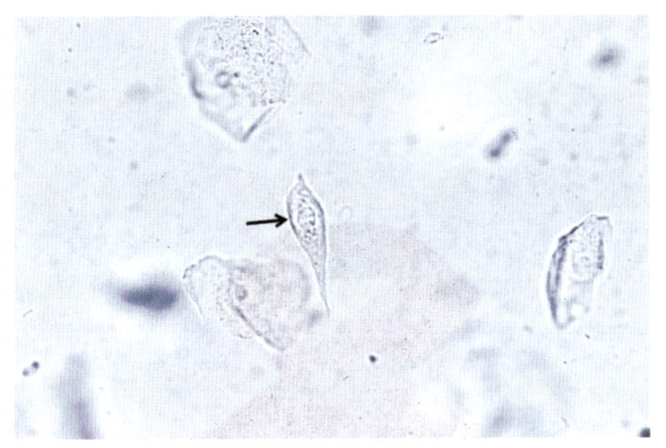

图 1–25

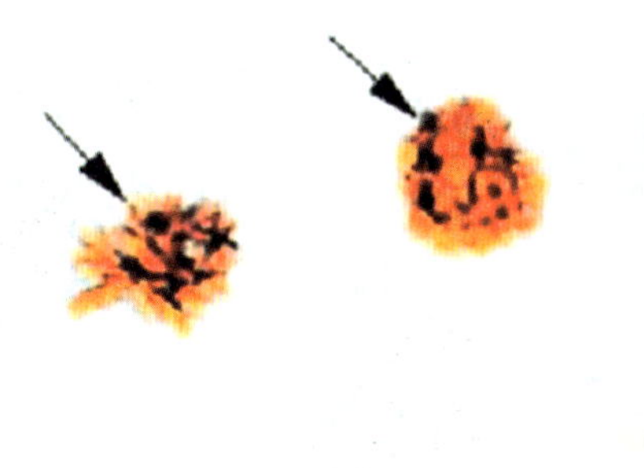

图 1–26

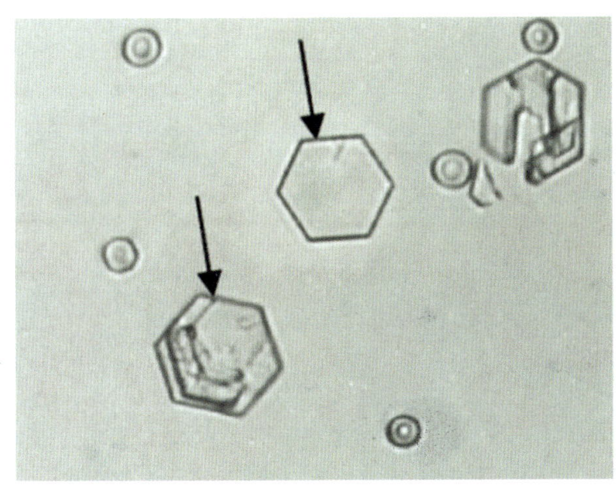

图 1–27

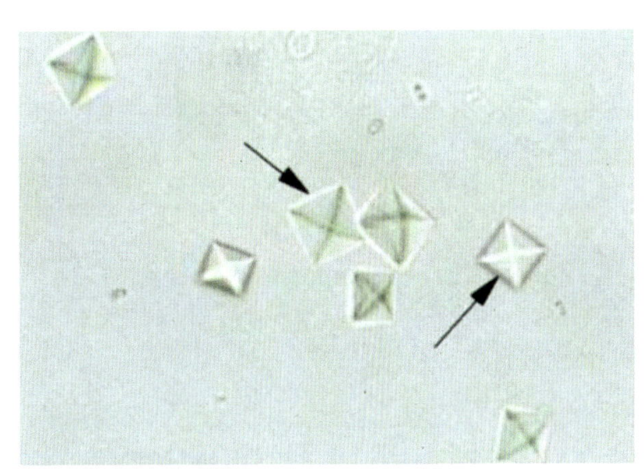

图 1–28

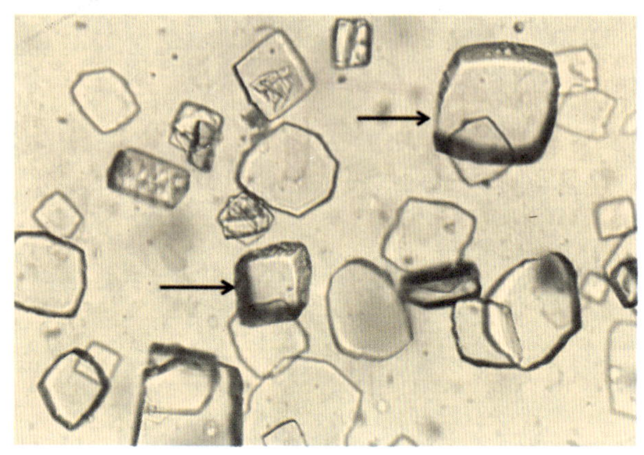

图 1-29

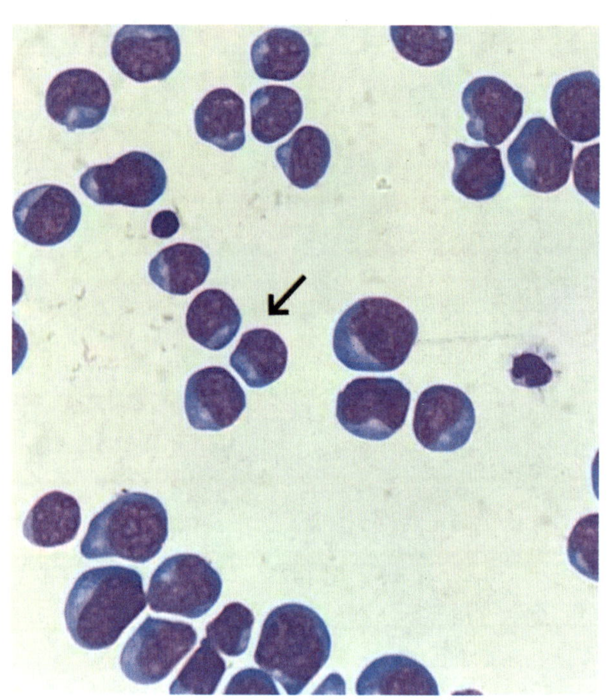

图 1-30

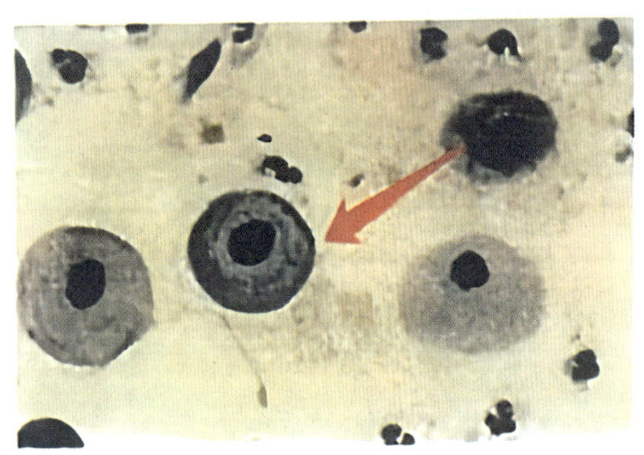

图 1-31

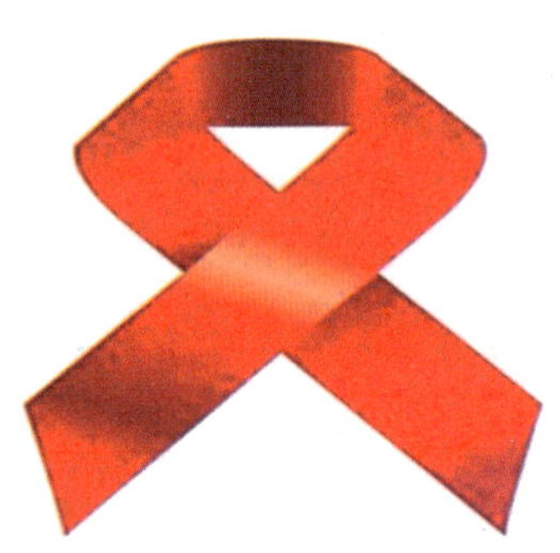

图 1-32

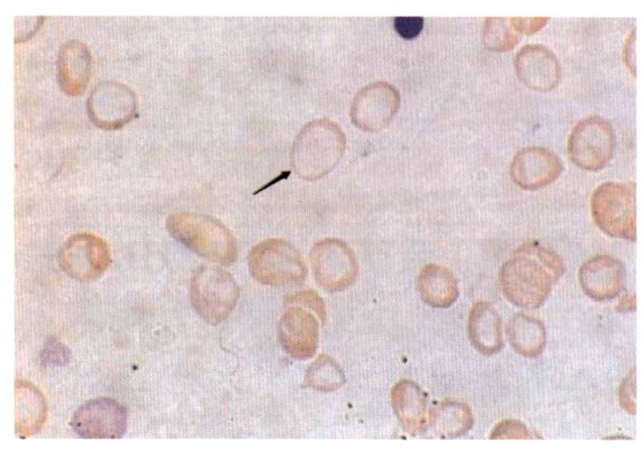

图 2-1

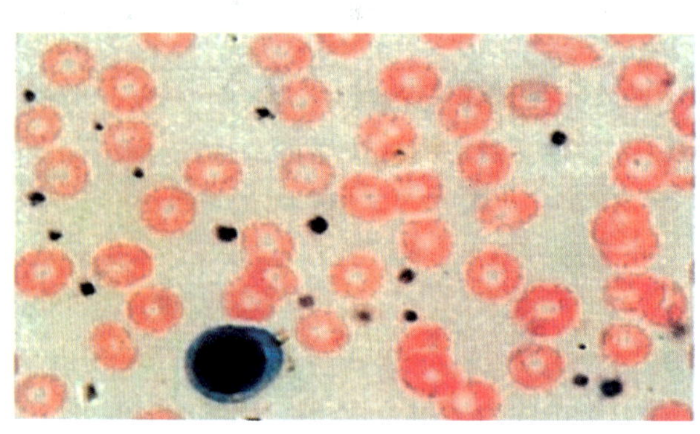

图 2-2